1000
Kräuter

1000 Kräuter

NGV

Hinweis

Dieses Buch ist weder eine Anleitung zur Selbstmedikation, noch sind die enthaltenen Informationen völlig umfassend bzw. verbindlich. Kräuter, Gewürze und Heilpflanzen können eine toxische Wirkung entfalten. Autor und Verlag übernehmen keine Verantwortung oder Haftung für die Folgen eines falschen Gebrauchs einer Pflanze.

Autor: Dr. Hans W. Kothe
Illustrationen: Marlene Passet unter Mitarbeit von Barbara Buccolini, Lena Bückert, Saskia Erman, Moritz Gemke, Belinda Kramer, Florian Mitgutsch, Otto Mitgutsch und Eva Schrüßner
Fotografie: dpa/picture alliance GmbH, Frankfurt/Main
(S. 6, 7, 8, 15, 16 oben, 17); MEV-Archiv (S. 9, 10, 11, 12, 13, 14, 16 unten, 18, 19)
Gesamtherstellung: Naumann & Göbel Verlagsgesellschaft mbH, Köln

ISBN 13: 978-3-625-10537-4
ISBN 10: 3-625-10537-3
www.naumann-goebel.de

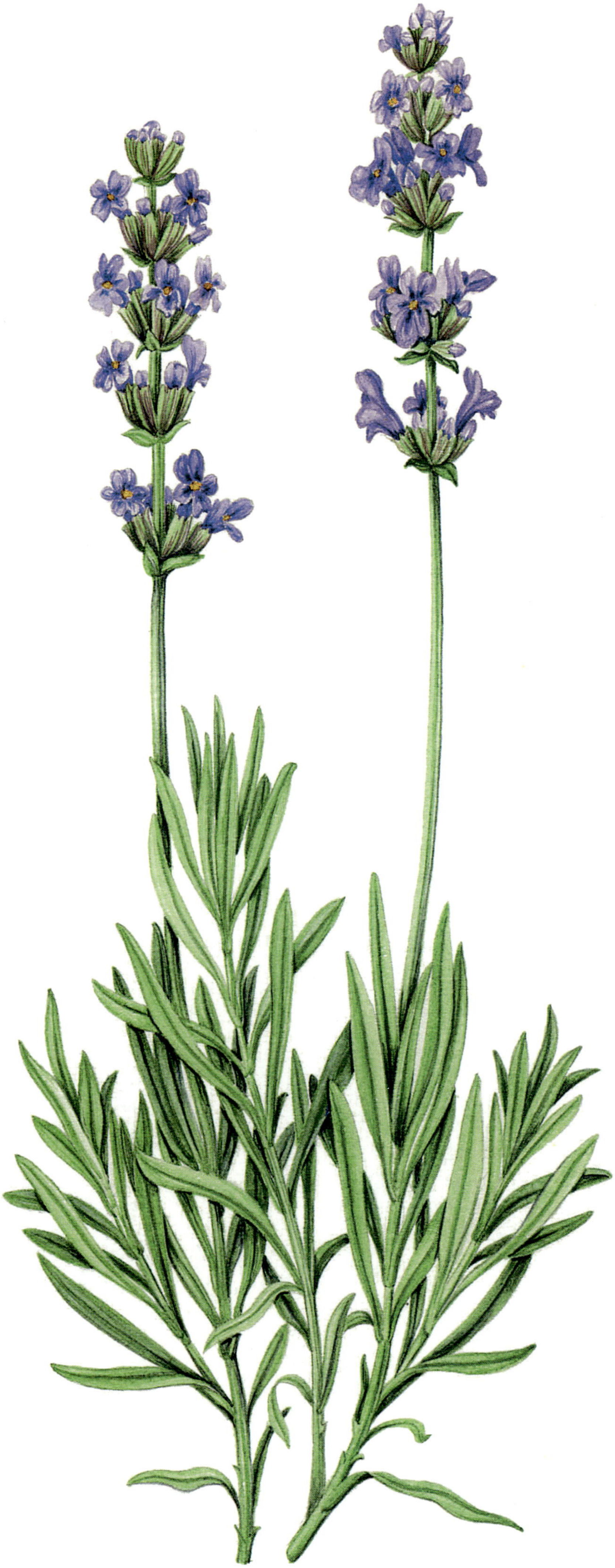

Inhalt

Einführung

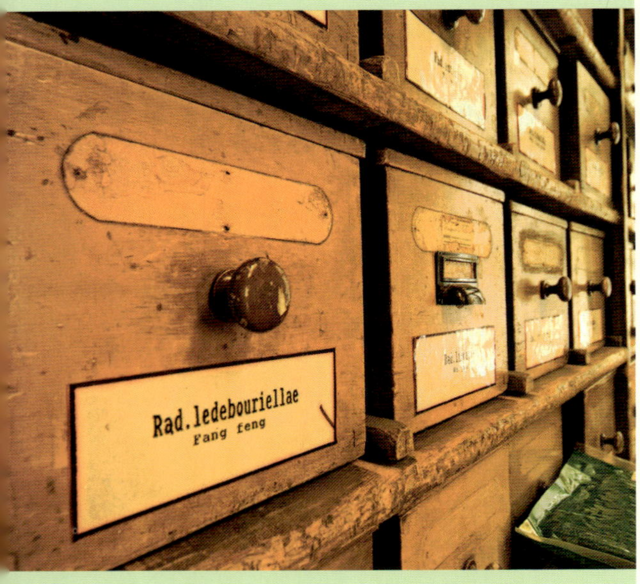

Zwar weiß niemand ganz genau, was unsere Urahnen zu Beginn ihrer Entwicklungsgeschichte vor 5–7 Millionen gegessen haben, aber dass Pflanzen zu ihrer alltäglichen Nahrung gehörten, ist sicher. Notwendig war das schon allein deswegen, weil der menschliche Körper unbedingt Vitamine („vita" = Leben) benötigt, diese Substanzen – im Gegensatz zu den Pflanzen – aber nicht selbst synthetisieren kann, sondern mit der Nahrung aufnehmen muss. Geschieht das nicht, kommt es zunächst zu Mangelerscheinungen und später zu ernsthaften gesundheitlichen Störungen.

Allerdings dienten Pflanzen unseren Vorfahren nicht nur als Quelle lebenswichtiger Vitamine, sondern die Urmenschen stillten mit den nährstoffreichen Samen bestimmter Arten auch ihren Hunger oder löschten ihren Durst mit saftigen Früchten. Außerdem entdeckten sie vermutlich auch schon sehr früh in ihrer Geschichte, dass einige Kräuter eine Reihe von Beschwerden lindern oder sogar beseitigen konnten, und sie erfuhren auch die geheimnisvollen, berauschenden oder psychoaktiven Wirkungen bestimmter Pflanzen, die sie für Göttergaben hielten – ihnen anvertraut, um mit den höheren Mächten in Verbindung zu treten.

Aus Grabfunden wissen wir in einigen Fällen sogar, welche Pflanzen bei unseren Vorfahren besonders beliebt waren. So hat man in mindestens 60 000 Jahre alten Gräbern im Zweistromland und in Ägypten, aber auch in Pfahlbauten am Bodensee, Überreste von Heilkräutern gefunden, darunter die Samen von Schafgarbe (*Achillea millefolium*) und Eibisch (*Althaea officinalis*), die beide noch heute begehrte Naturarzneien sind.

Für welche Beschwerden oder Krankheiten die Kräuter benutzt wurden, ist allerdings nicht bekannt, denn schriftliche Belege über die genaue Anwendung der unterschiedlichen Heilpflanzen liegen erst aus sehr viel späterer Zeit vor. Zu den umfangreichsten Aufzeichnungen auf diesem Gebiet gehört der „Papyrus Ebers", eine ägyptischen Papyrusrolle aus der Zeit um 16. v. Chr., die nach dem deutschen Ägyptologen Georg Ebers (1837–1898) benannt wurde, der die aus einer Raubgrabung stammende Kostbarkeit 1873 für ein deutsches Museum erwarb. Die Schriftrolle ist über 18 m lang und enthält insgesamt 877 Einzeltexte, bei denen es sich hauptsächlich um Heilkräuterrezepturen aus der ägyptischen Heilkunde handelt,

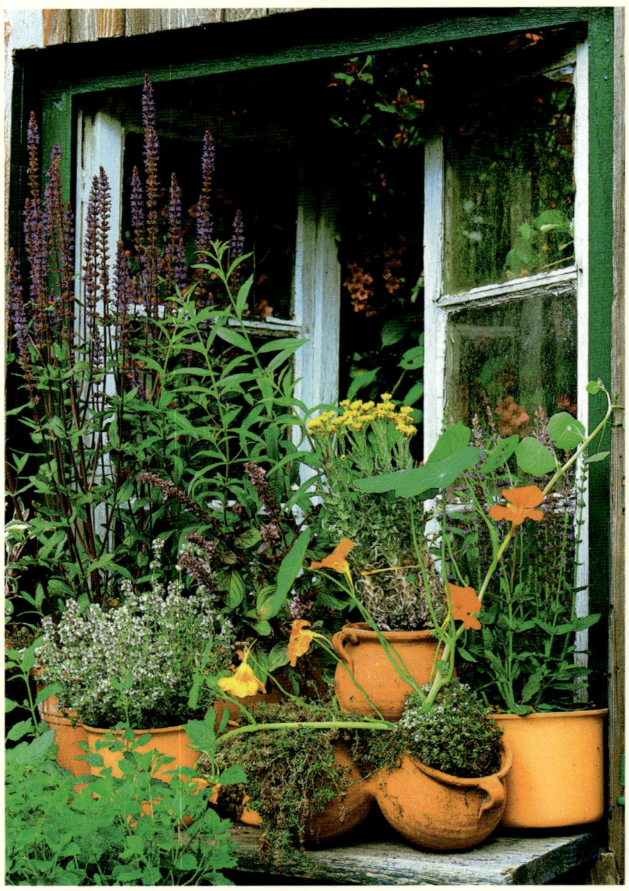

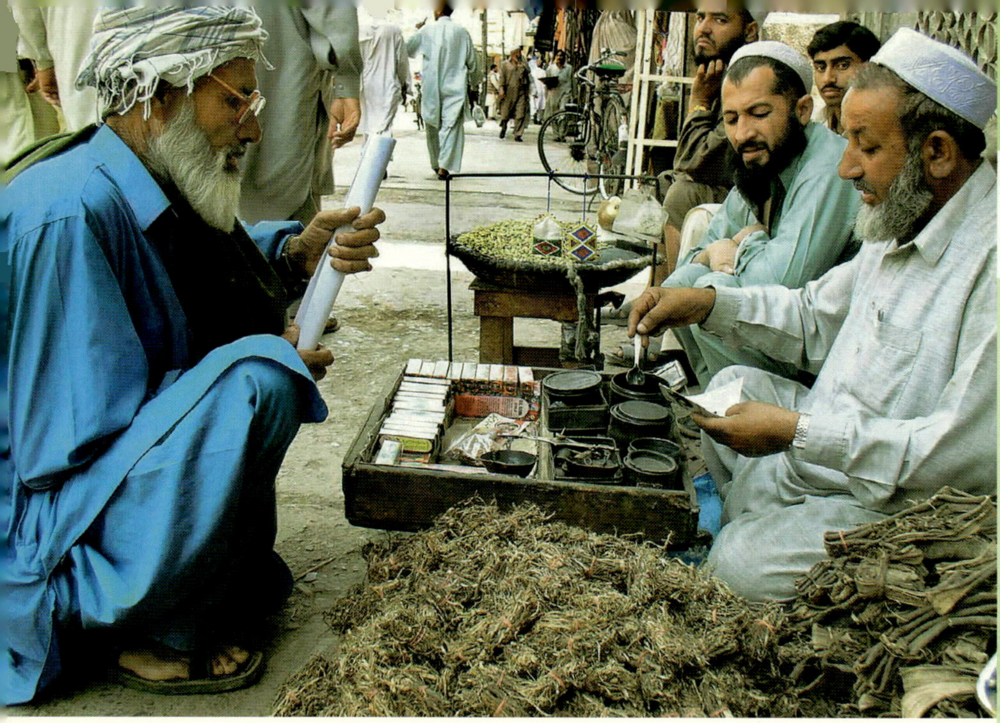

Einführung

aber auch um die damals unverzichtbaren Zaubersprüche und Beschwörungen. Zu den Pflanzen, die im Papyrus Ebers erwähnt werden, gehören die Myrrhe *(Commiphora molmol)* und der Knoblauch *(Allium sativum)*.

In Indien wurden ungefähr um diese Zeit ebenfalls die ersten Aufzeichnungen über den Gebrauch von Naturarzneien angefertigt. So enthält die Weda, eine Hymnensammlung, deren Titel sich etwa mit „Heiliges Wissen" übersetzen lässt, zahlreiche Angaben über das Heilpflanzenwissen jener Zeit, und in der „Charaka Samhita", einer Zusammenstellung medizinischer Abhandlungen, die etwa um 700 v. Chr. von dem indischen Arzt Charaka niedergeschrieben wurden, deren Ursprünge aber vermutlich schon sehr viel älter sind, finden wir dann sogar schon 1500 Heilpflanzen aufgelistet. Aber auch in China wurden während dieser Epoche bereits recht umfassende Werke zur Heilkunde mit mehreren Hundert Kräutern und den entsprechenden Anwendungen verfasst.

Um diese Zeit versuchte sich die Heilkunde in den Hochkulturen Europas und Asiens außerdem immer mehr von der Magie und Geisterwelt zu lösen, die zuvor bei der Behandlung von Patienten eine sehr wichtige Rolle gespielt hatte. So trat auch der Grieche Hippokrates (460–377 v. Chr.) dafür ein, Krankheiten in Zukunft als natürliche und nicht als übernatürliche Phänomene zu betrachten und die Heilbehandlung ohne rituelles Beiwerk durchzuführen. Diese revolutionäre Auffassung beeinflusste nicht nur die unmittelbaren Nachfolger von Hippokrates, etwa seinen Landsmann Dioskurides, der im 1. Jahrhundert n. Chr. lebte, und in dessen „Materia medica" etwa 800 Heilkräuter aufgeführt sind oder auch Galen (um 129–199), einen römischen Arzt griechischer Herkunft, der Hunderte von medizinischen Abhandlungen verfasste, sondern fast alle abendländischen Mediziner der nächsten eineinhalb Jahrtausende.

Nach dem Zerfall des Römischen Reiches war es vor allem der arabischen Heilkunde zu verdanken, dass das Wissen der Antike erhalten blieb und weiterentwickelt wurde. Zu nennen ist in diesem Zusammenhang vor allem der Arzt Avicenna (980–1037), der Verfasser der berühmten Enzyklopädie „Canon medicinae", die für die europäische Medizin bis ins 17. Jahrhundert ein unverzichtbares Lehrbuch blieb.

In Mitteleuropa waren es dagegen hauptsächlich die Klöster, die sich etwa mit Beginn des Mittelalters um die

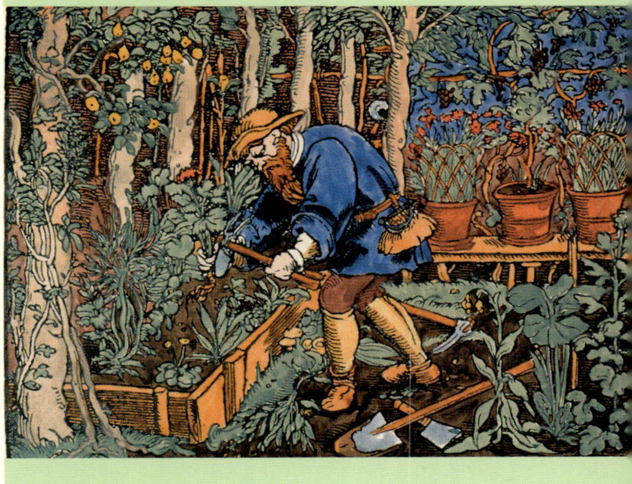

Anbau von Heilkräutern in einem Kräutergarten des 16. Jahrhunderts (Holzschnitt von Hans Weiditz d. J.)

Einführung

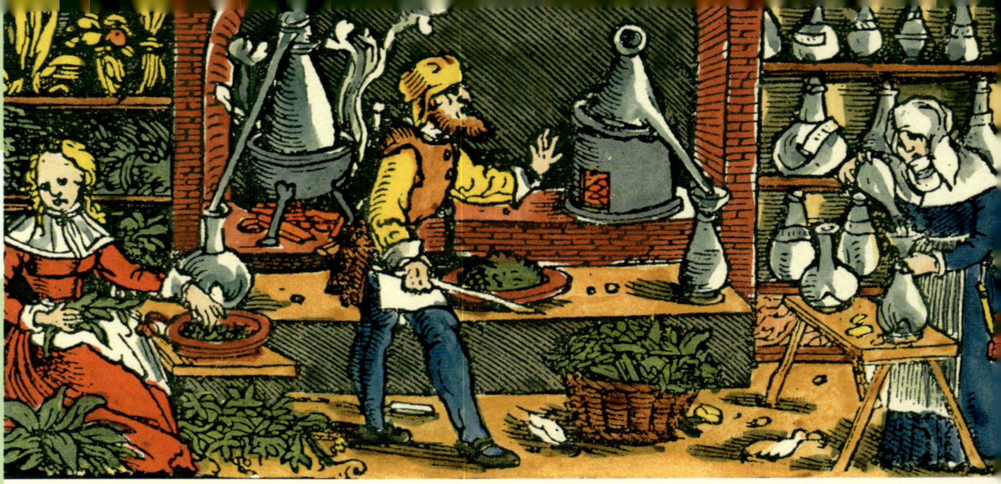

Verarbeitung von Pflanzen und Destillation von Pflanzenheilmitteln (Holzschnitt aus einem Kräuterbuch von Eucharius Rösslin aus dem 16. Jahrhundert)

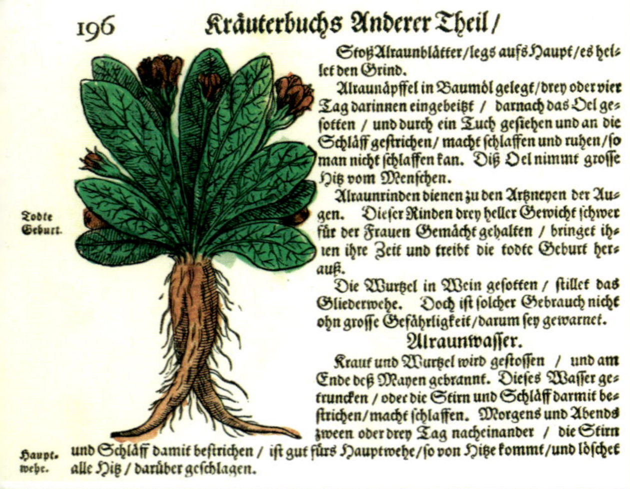

196 Kräuterbuchs Anderer Theil/

Stoß Alraunblätter/legs aufs Haupt/es hellet den Grind.

Alraunäpffel in Baumöl gelegt/drey oder vier Tag darinnen eingebeitzt / darnach das Oel gesotten / und durch ein Tuch gesiehen und an die Schläff gestrichen/ macht schlaffen und ruhen/so man nicht schlaffen kan. Diß Oel nimmt grosse Hitz vom Menschen.

Todte Geburt. Alraunrinden dienen zu den Artzneyen der Augen. Dieser Rinden drey heller Gewicht schwer für der Frauen Gemächt gehalten / bringet ihnen ihre Zeit und treibt die todte Geburt heraus.

Die Wurtzel in Wein gesotten / stillet das Gliederwehe. Doch ist solcher Gebrauch nicht ohn grosse Gefährligkeit/darum sey gewarnet.

Alraunwasser.

Kraut und Wurtzel wird gestossen / und am Ende deß Mayen gebrannt. Dieses Wasser getruncken / oder die Stirn und Schläff darmit bestrichen/macht schlaffen. Morgens und Abends zween oder drey Tag nacheinander / die Stirn

Haupt-wehe. und Schläff damit bestrichen / ist gut fürs Hauptwehe/so von Hitze kommt/und löschet alle Hitz / darüber geschlagen.

Alraunwurzel / Mandragora (Holzschnitt aus dem „Kreuterbuch" von Adamus Lonicerus, 1582)

Bewahrung und Fortentwicklung des medizinischen Wissens bemühten. So kopierte man hinter den dicken Mauern nicht nur alte Handschriften, sondern es wurden vor allem spezielle Heilpflanzengärten angelegt, in denen man Kräuter für den Eigenbedarf der Nonnen und Mönche heranzog, aber auch zur Behandlung der Kranken aus der Umgebung. Daher besaßen viele Klöster nicht nur einen gut sortierten Klostergarten mit einheimischen und fremdländischen Pflanzen, sondern betrieben auch schon spezielle Hospitäler oder Siechenheime.

Waren die Heilpflanzenbücher zunächst noch in lateinischer Sprache verfasst und dann in mühsamer Handarbeit vervielfältigt worden, so tauchten mit Erfindung des Buchdrucks durch Johannes Gutenberg (1400–1468) vermehrt auch Kräuterbücher in deutscher Sprache und vor allem zu einem erschwinglichen Preis auf, so dass die Pflanzenheilkunde im 15. und 16. Jahrhundert auch bei der nichtklösterlichen Bevölkerung einen beträchtlichen Aufschwung erlebte. Bekannte Heilpflanzenbücher aus dieser Zeit sind das „Kreutterbuch" von Hieronymus Bock (1498–1554) und das „New Kreuterbuch" von Leonhard Fuchs (1501–1566), von denen einige Exemplare erhalten geblieben sind, so dass man sich noch heute von ihrem erstaunlichen Umfang und den sehr exakten Holzschnittabbildungen überzeugen kann.

Nachdem die Behandlung der unterschiedlichsten Krankheiten viele Jahrtausende fast ausschließlich mit Heilkräutern durchgeführt worden war, setzte im 19. und 20. Jahrhundert ein plötzlicher Wandel ein. Dies lag vor allem daran, dass es dank großer Fortschritte in der chemischen Forschung nun möglich war, einzelne Wirkstoffe, etwa das Morphium des Schlafmohns, aus den Pflanzen zu isolieren, um diese Substanzen dann ganz gezielt einzusetzen. Später gelang es sogar, einige Wirkstoffe synthetisch herzustellen oder sie so zu verändern, dass ihre Wirksamkeit verbessert wurde, mit dem Ergebnis, dass die pharmazeutische Industrie die Naturmedizin immer weiter in den Hintergrund drängte. Dieser Wandel lässt sich auch durch Zahlen belegen: Waren in den 30er Jahren des letzten Jahrhunderts noch etwa 90 Prozent der Arzneien pflanzlichen Ursprungs, veränderte sich dieses Verhältnis im Verlaufe nur weniger Jahrzehnte ganz dramatisch zugunsten der pharmazeutischen Produkte, bis es sich schließlich vollständig umkehrte.

In neuerer Zeit setzte dann allerdings ein erneuter Wandel ein. Hauptgrund dafür war eine Art Vertrauenskrise in pharmazeutische Medikamente, die vor allem auf unglückselige Fehlentwicklungen mit Arzneimitteln zurückzuführen sind. Das bekannteste Beispiel ist vermutlich jener Skandal, durch den das Beruhigungsmittel Contergan traurige Berühmtheit erlangte, weil die Einnahme dieser Arznei dafür verantwortlich war, dass in Deutschland und Großbritannien über 3000 missgebildete Babys geboren wurden. Aber auch das bekannt werden von zahlreichen unerwünschten Nebenwirkungen bei bestimmten pharmazeutischen Arzneien führte dazu, dass heute viele Menschen sehr viel vorsichtiger bei der Anwendung dieser Medikamente geworden sind, und bei kleineren Problemen inzwischen lieber wieder einmal auf die alten, pflanzlichen Hausmittel aus Urgroßmutters Zeiten zurückgreifen.

Sicherer Umgang mit Heilkräutern

Es ist allerdings ein gefährlicher Irrglaube, anzunehmen, die Einnahme von Heilkräutern sei – im Gegensatz zu pharmazeutisch hergestellten Medikamenten – völlig gefahrlos. Vielmehr müssen auch Kräuterarzneien ganz gezielt eingesetzt werden, und man darf zudem die vorgeschriebene Dosierung keinesfalls überschreiten, damit keine unerwünschten oder gar gesundheitsschädigenden Nebenwirkungen auftreten, denn die Fähigkeit einer Kräuterarznei, die Funktionen des Körpers zu beeinflussen, ist sowohl von der Art des jeweiligen Inhaltsstoffs abhängig als auch von der Menge der Substanz, die aufgenommen wird.

Verdeutlichen kann man das am Beispiel des auch in Mitteleuropa sehr häufigen Roten Fingerhuts (*Digitalis purpurea*), einer Pflanze mit herzwirksamen Glykosiden, die schon unzähligen Herzpatienten das Leben gerettet hat. Angewendet werden die Wirkstoffe des Fingerhuts bei Herzinsuffizienz, einer schweren Erkrankung des Herzmuskels. In die Schulmedizin eingeführt wurde diese wertvolle Arznei durch den englischen Arzt und Botaniker William Withering (1741–1799), aber die eigentliche Entdeckerin war eine namentlich ungenannte Kräuterfrau, die an Herzinsuffizienz leidende Patienten schon seit längerer Zeit mit einem Extrakt aus über zwanzig verschiedenen Pflanzen behandelte und damit großen Erfolg hatte. Withering ging der Sache auf den Grund und entdeckte, dass der Rote Fingerhut für die lebensrettende Wirkung verantwortlich war. Allerdings darf dieses segensreiche Herzmedikament nur in sehr genauer Dosierung angewendet werden, denn schon eine überhöhte Einnahme um das eineinhalb- bis dreifache kann tödlich sein.

Neben dem Fingerhut gibt es aber noch zahlreiche andere Pflanzen, die ebenfalls stark gesundheitsschädigend wirken,

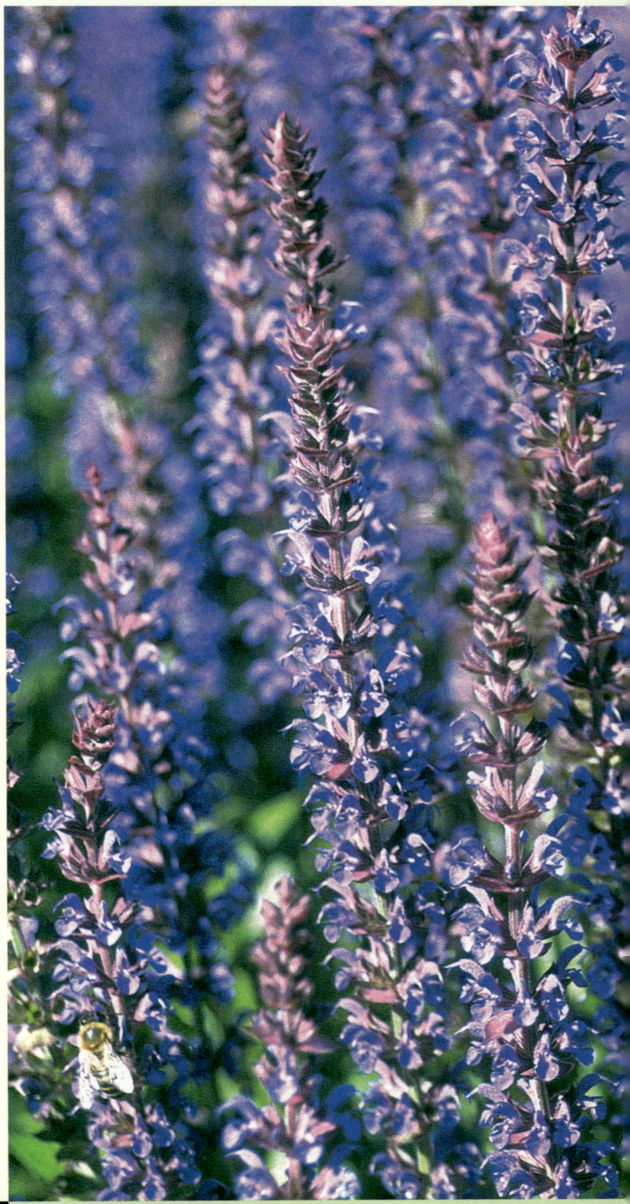

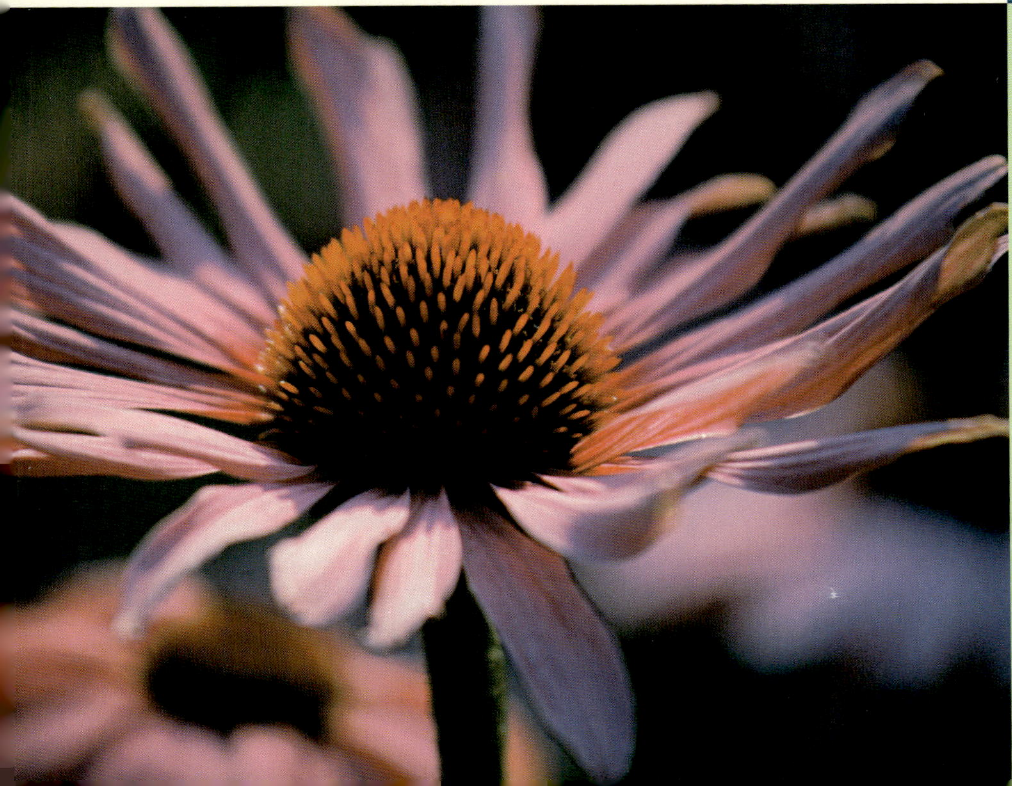

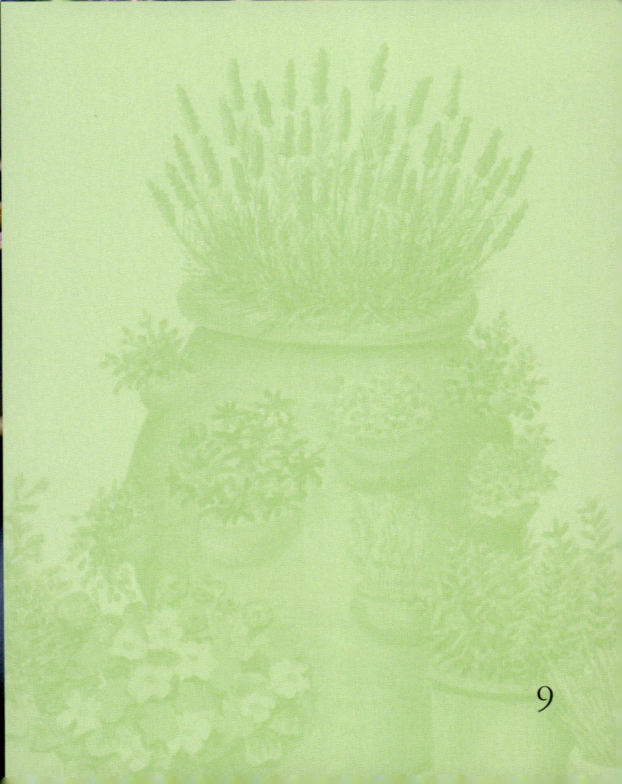

wenn man sie in zu hoher Dosis einnimmt oder unsachgemäß einsetzt. Daher muss an dieser Stelle noch einmal ganz eindringlich vor einem leichtsinnigen Umgang mit Kräuterarzneien

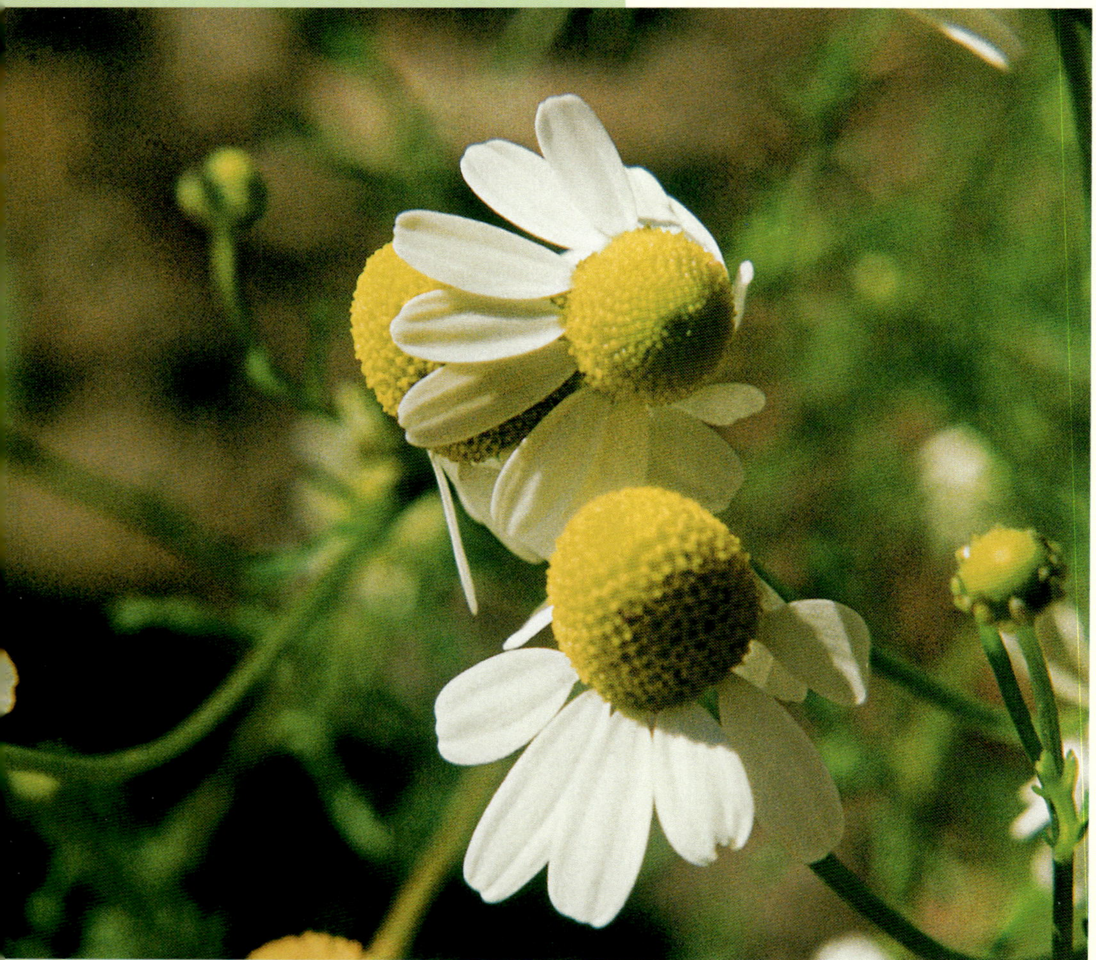

gewarnt werden. Um jedes Risiko zu vermeiden, sollten Sie – vor allem bei ernsthaften oder chronischen Beschwerden – keinesfalls eine Selbstdiagnose stellen und auch keine Selbstbehandlung durchführen, sondern stets den Rat eines Arztes einholen.

Bei der Behandlung mit Kräuterarzneien kann es aber nicht nur zu Fehlern bei der Selbstdiagnose und Selbstmedikation kommen, sondern auch das Sammeln und Zubereiten der Heilkräuter will gelernt sein. So darf man beispielsweise die in Mitteleuropa häufige Wilde Engelwurz *(Angelica sylvestris)*, die gern als Hustenarznei verwendet wird, auf keinen Fall mit dem sehr ähnlichen, aber tödlich giftigen Gefleckten Schierling *(Conium maculatum)* verwechseln. Und auch bei der Zubereitung vieler Kräuterarzneien sind oft genaue Prozeduren zu beachten, weil ansonsten die erwünschte Wirkung nicht erzielt wird oder gar unerwünschte Nebenwirkungen auftreten.

Besondere Vorsicht ist auch bei der Behandlung von Kindern angebracht, bei denen die jeweilige Dosierung wegen des geringeren Körpergewichts sehr viel geringer sein muss. Ähnliches gilt für ältere Menschen, und während der Schwangerschaft sollten Sie bei der Einnahme von Kräuterarzneien immer ganz besonders vorsichtig sein und stets Ihren Arzt konsultieren. Außerdem gilt für Naturheilmittel, was für viele Menschen bei pharmazeutischen Produkten eine Selbstverständlichkeit ist: Sie dürfen nur über einen begrenzten Zeitraum eingenommen werden.

Inhaltsstoffe und ihre Wirkung

Die Fähigkeit einer Kräuterarznei, die Funktionen des menschlichen Körpers zu beeinflussen, geht auf die jeweiligen Inhaltsstoffe zurück. Bei diesen handelt es sich zumeist um Produkte des pflanzlichen Stoffwechsel, die chemisch zu den unterschiedlichsten Stoffgruppen gehören können. Nachfolgend sind einige der wichtigsten Inhaltsstoffe von Heilkräutern aufgeführt.

Ätherische Öle

Bei den ätherischen Pflanzenölen handelt es sich um zumeist aromatisch duftende, flüchtige, ölartige Verbindungen mit zum Teil ganz unterschiedlicher Wirkung. So besitzen einige von ihnen entzündungshemmende Eigenschaften, während andere eine krampflösende, harntreibende oder schleimlösende Wirkung haben; außerdem gibt es ätherische Öle, die bei äußerlicher Anwendung die Haut reizen und so an den entsprechenden Stellen für eine bessere Durchblutung sorgen. Gewonnen werden ätherische Öle normalerweise durch Wasserdampfdestillation; eine typische Pflanze mit einem entzündungshemmenden ätherischen Öl ist die Echte Kamille *(Matricaria recutita)*.

Bitterstoffe

Die pflanzlichen Bitterstoffe bilden keine einheitliche Gruppe, sondern es ist allein der bittere Geschmack, der diese zum Teil sehr unterschiedlichen Substanzen miteinander verbindet. Die therapeutische Wirkung der Bitterstoffe beruht darauf, dass sie die Magen- und Gallesaftsekretion steigern und so den Appetit anregen und die Verdauung fördern; außerdem sagt man einigen zusätzlich eine kräftigende Wirkung nach. Zu den Kräutern mit bitteren Inhaltsstoffen gehören der Wermut *(Artemisia absinthium)* und die Eberraute *(Artemisia abrotanum)*.

Alkaloide

Alkaloide sind stickstoffhaltige, organische Verbindungen, denen die stets vorhandene Aminogruppe ihre pharmakologische Aktivität verleiht. Zu den Alkaloiden gehören viele gefährliche Gifte, etwa das Atropin aus der tödlich giftigen Tollkirsche *(Atropa belladonna)*, das in geringer Dosis aber auch für medizinische Zwecke eingesetzt werden kann.

Gerbstoffe

Bei den Gerbstoffen, die auch Tannine oder Gerbsäuren genannt werden, handelt es sich um komplexe organische Verbindungen, die in unterschiedlicher Konzentration in fast allen Pflanzen vorkommen. Häufig sind sie in die Rinde oder Blätter eingelagert, die dadurch einen unangenehm scharfen Geschmack bekommen, so dass sie beispielsweise für Weidetiere ungenießbar werden. Gerbstoffe haben die Eigenschaft, mit bestimmten Körpergeweben, etwa der

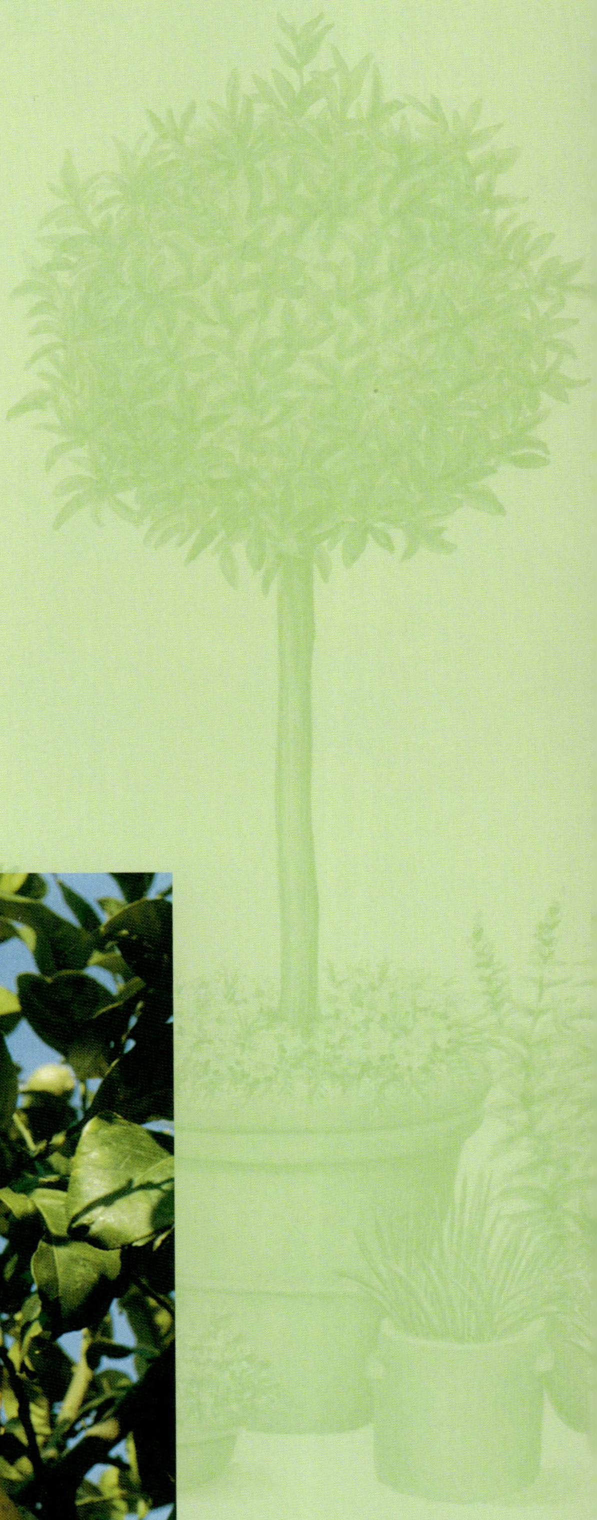

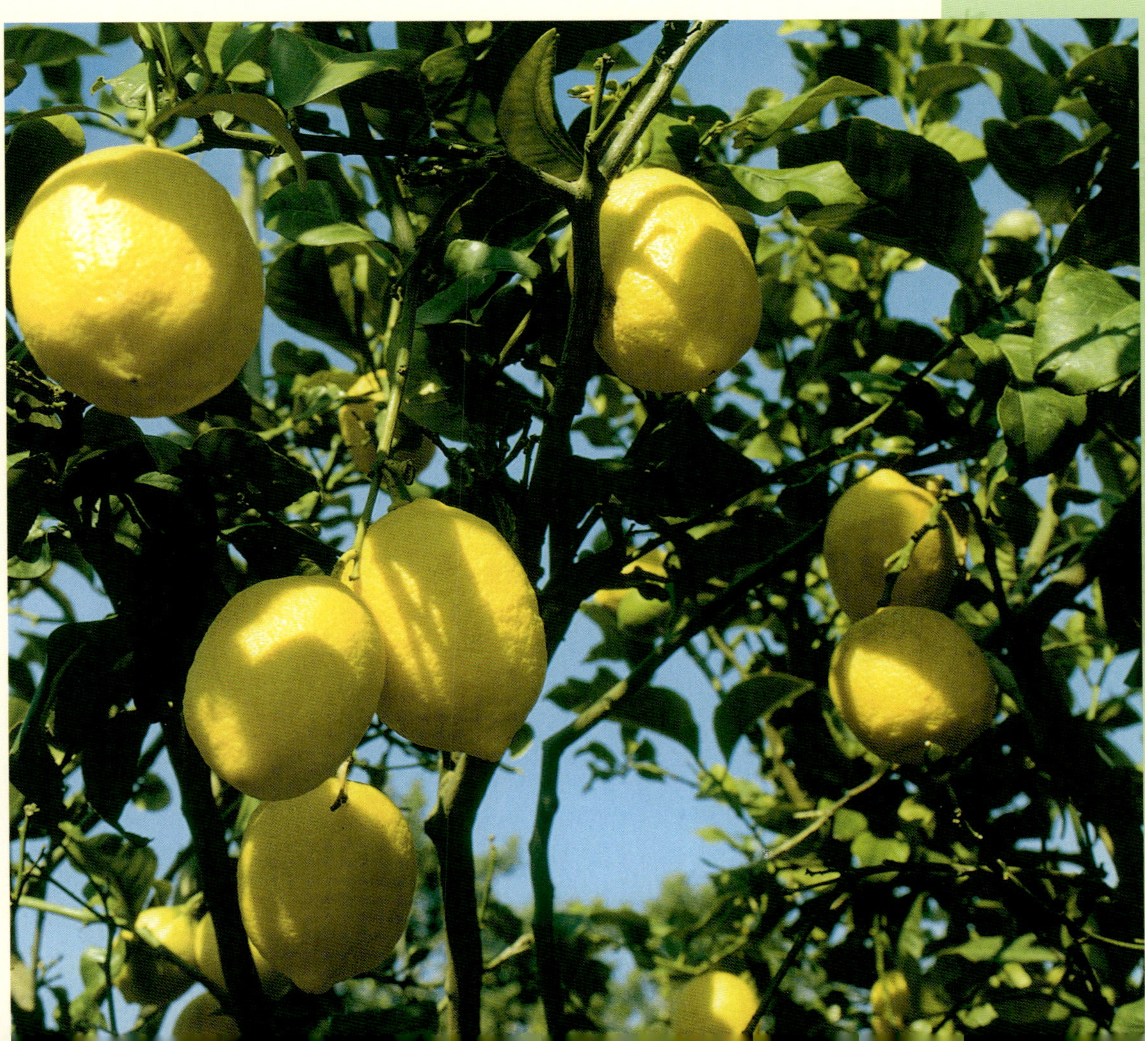

Inhaltsstoffe

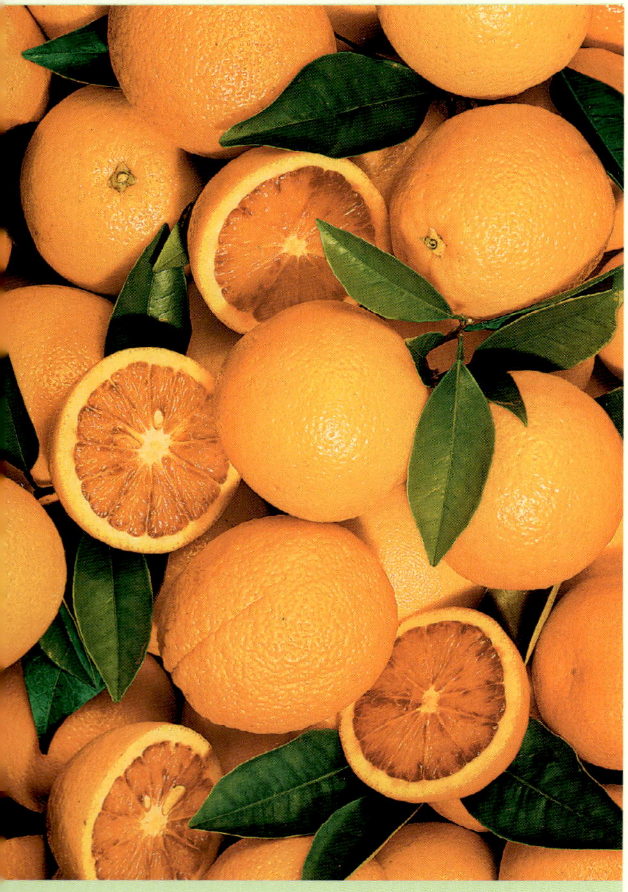

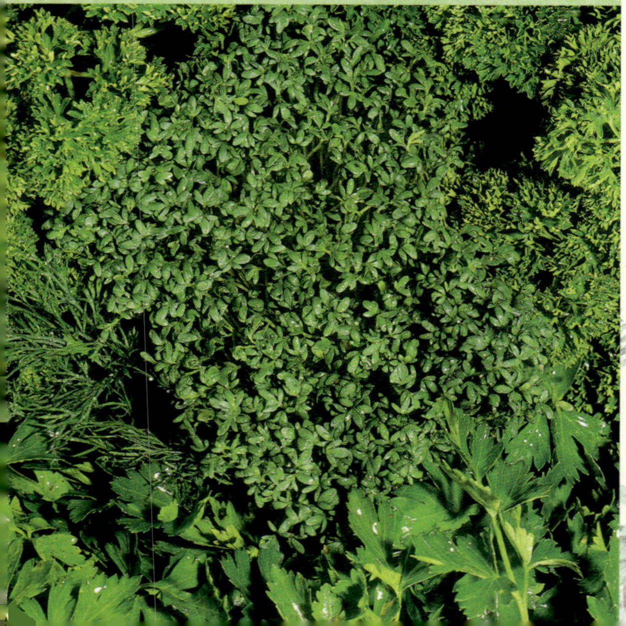

Haut, unlösliche Komplexe zu bilden und diese so zusammenzuziehen. Daher kann man diese Substanzen zum Gerben von Leder benutzen; sie lassen sich aber auch therapeutisch einsetzen, etwa bei der Behandlung von Durchfall oder gereizter Haut. Besonders reich an Tanninen ist beispielsweise die Stieleiche *(Quercus robur)*.

Glykoside

Glykoside sind organische Verbindungen mit oft ganz unterschiedlicher Wirkung, so dass sie noch in weitere Untergruppen aufgeteilt werden. Die wichtigste Gruppe ist die der Herzglykoside, die man benutzt, um die Aktivität eines in seiner Leistung eingeschränkten Herzens zu steigern. Außerdem wirken sie normalerweise harntreibend, was zu einer Verringerung der Flüssigkeit im Gewebe führt und damit zu einer Blutdrucksenkung. Herzglykoside kommen in verschiedenen Heilpflanzen vor, von denen der weit verbreitete Rote Fingerhut *(Digitalis purpurea)* sicher der bekannteste ist.

Pflanzenschleime

Viele Pflanzen enthalten aus langkettigen Zuckermolekülen aufgebaute Schleime, die in Wasser stark quellen und dann zu einer klebrigen, zähflüssigen Masse werden. Therapeutisch kann man sie beispielsweise einsetzen, um die Schleimhäute des Verdauungstrakts einzuhüllen, so dass sie gut vor reizenden oder Entzündungen auslösenden Stoffen geschützt sind. Schleimstoffe können aber auch als sanfte Abführmittel dienen, da sie aufgrund ihrer hohen Wasseraufnahmekapazität für eine Volumenvermehrung im Darm sorgen. Und weil sie die Empfindlichkeit der Geschmacksnerven herabsetzen, mischt man sie außerdem gern streng schmeckenden Arzneimitteln bei. Eine Pflanze mit einem hohen Schleimgehalt ist die Rotulme *(Ulmus rubra)*.

Phenole

Zu den Phenolen, die durch eine typische Ringstruktur gekennzeichnet sind, gehört unter anderem die Salicylsäure, aus der das bekannte Aspirin entwickelt wurde. Salicylsäure ist beispielsweise in der Silberweide *(Salix alba)* enthalten; ein anderes Phenol ist das Thymol des Thymians *(Thymus vulgaris)*. Phenole wurden in der Vergangenheit oft zum Desinfizieren von Wunden eingesetzt, wobei es in zu hoher Konzentration allerdings zu starken Hautreizungen kommen kann.

Anthrachinone

Anthrachinone sind aromatische Verbindungen, die bei Einnahme Kontraktionen der Dickdarmwand verursachen und dadurch eine stark abführende Wirkung haben. Anthrachinone sind beispielsweise in der Sennakassie *(Cassia angustifolia)* und im Handlappigen Rhabarber *(Rheum palmatum)* enthalten.

Saponine

Saponine sind glykosidische Pflanzeninhaltsstoffe, die ihren Namen der Eigenschaft verdanken, dass sie bei Zugabe von Wasser schäumen („sapo“ = Seife). Es gibt zwei unterschiedliche Gruppen von Saponinen: die Triterpensapogenine und Steroidsapogenine. Letztere haben eine strukturelle Ähnlichkeit mit den Steroidhormonen des menschlichen Körpers, und zeigen daher bei einer Anwendung manchmal eine hormonelle Aktivität. Triterpensapogenine sind oft starke Expektoranzien, also Mittel, die das Entfernen von Sekreten aus der Luftröhre und den Bronchien erleichtern. Steroidsapogenine findet man beispielsweise im Spanischen Süßholz *(Glycyrrhiza glabra)*; Triterpensapogenine u.a. in der Echten Schlüsselblume *(Primula veris)*.

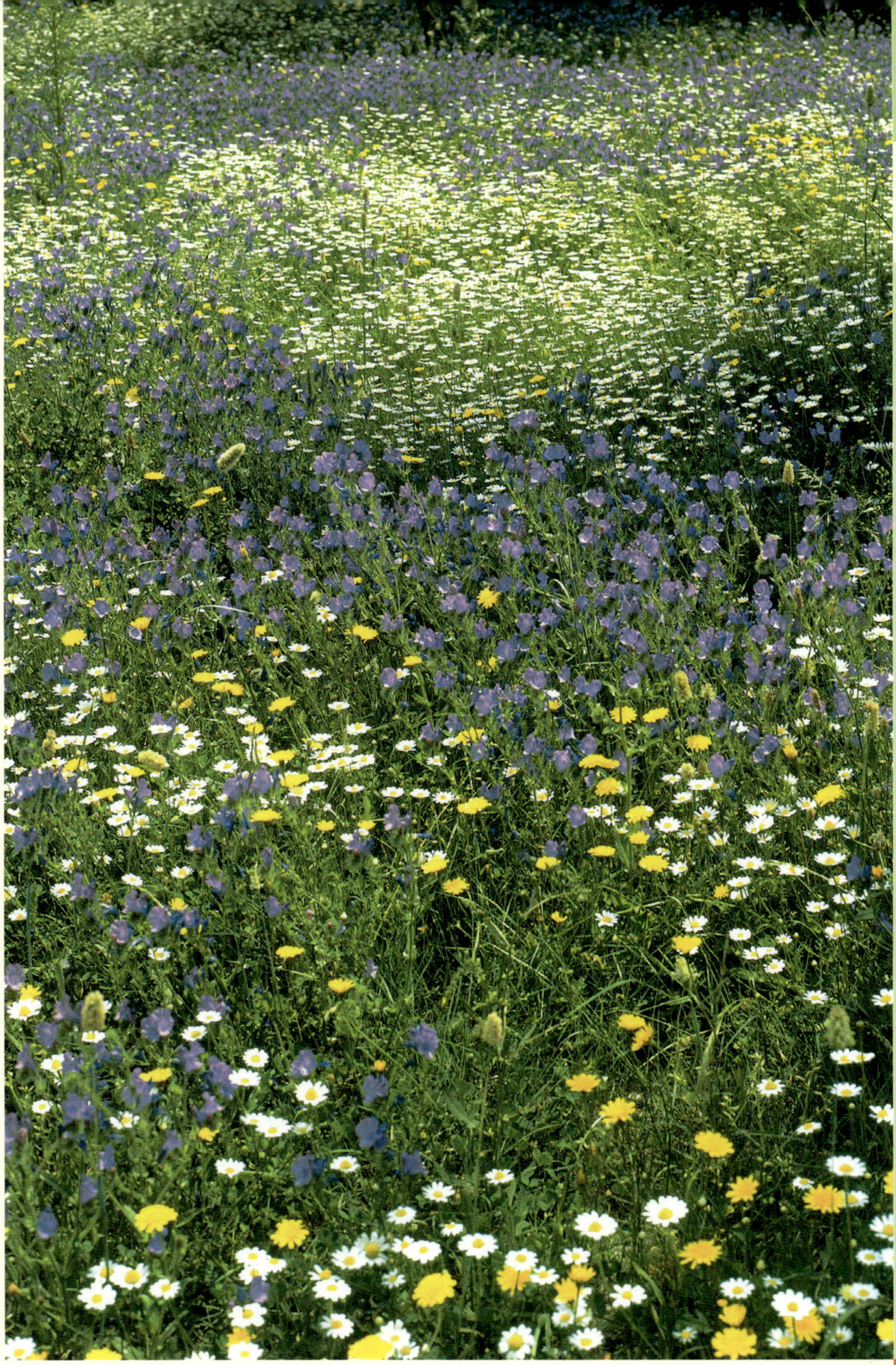

Inhaltsstoffe

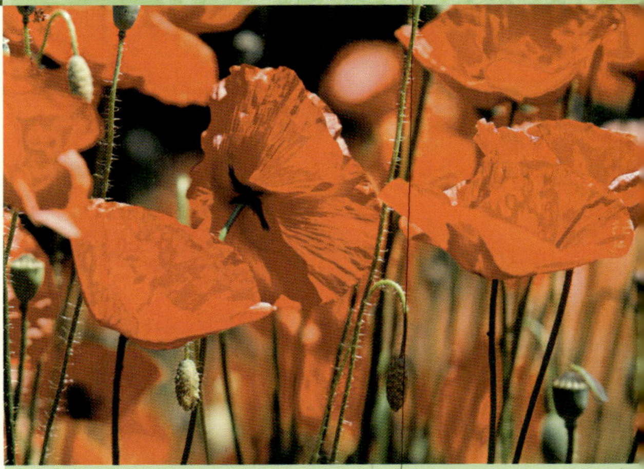

Vitamine

Vitamine sind lebenswichtige Substanzen für den menschlichen Stoffwechsel, die unser Körper aber nicht selbst synthetisieren kann, so dass sie mit der Nahrung aufgenommen werden müssen. Zumeist geschieht das durch Pflanzen, die oft beträchtliche Mengen an Vitaminen enthalten. Der Gehalt an verschiedenen Vitaminen ist bei den einzelnen Arten allerdings sehr unterschiedlich. So besitzt die Zitrone *(Citrus limon)* große Mengen an Vitamin C, während die Brunnenkresse *(Nasturtium officinale)* sehr viel Vitamin E aufweist.

Mineralstoffe

Einige Heilkräuter enthalten aber auch sehr viele Mineralstoffe, also anorganische Substanzen, die zum Aufbau von Stützgeweben, bei der Synthese von Enzymen und für die Funktion des Nervensystems benötigt werden. Beispiele für mineralstoffreiche Pflanzen sind die Krause Petersilie *(Petroselinum crispum* var. *crispum)* oder die Große Brennnessel *(Urtica dioica)*, die sehr viel Eisen enthalten, während der Löwenzahn *(Taraxacum officinale)* größere Mengen an Kalium aufweist.

Sammeln

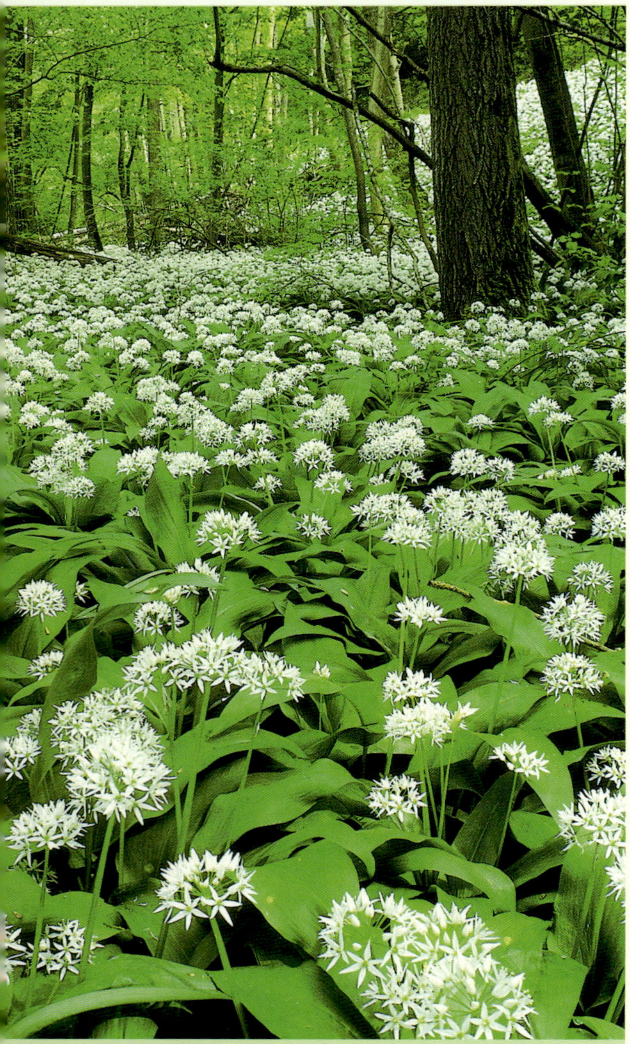

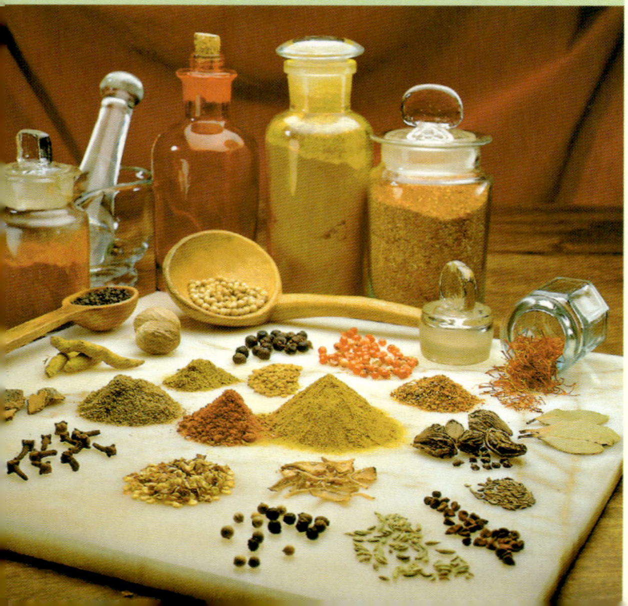

Sammeln von Heilkräutern

Alle, die ihre Kräuter selbst sammeln, tun in mehrfacher Hinsicht etwas für ihre Gesundheit: Sie bewegen sich an der frischen Luft, und sie sind zukünftig für die kleinen Unpässlichkeiten gewappnet, die immer wieder einmal auftreten. Allerdings gibt es beim Kräutersammeln einige Dinge zu beachten, da ansonsten die nutzbringenden Bemühungen schnell wieder zunichte gemacht werden.

Allgemeine Hinweise

Wer seine Kräuter am Morgen sammeln möchte, wartet mit dem Pflücken am besten so lange, bis die Sonne den Tau auf den Blüten und Blättern vollständig getrocknet hat. In der Regel sollte man nur einen Teil der Blätter und Blüten sammeln, damit die Pflanze nicht geschädigt wird und die verbleibenden Blüten noch ihre Samen bilden können. Außerdem gilt es zu beachten, dass einige Pflanzenteile zu bestimmten Jahreszeiten gesammelt werden müssen. So pflückt man die Samen normalerweise erst nach der Reife, während die Wurzel nur im zeitigen Frühjahr oder Herbst geerntet wird, weil sich viele Pflanzen dann in der Ruhephase befinden und daher den Großteil ihrer nutzbringenden Substanzen in den unterirdischen Organen eingelagert haben.

Verunreinigung durch Düngemittel und Pestizide

Beim Sammeln von Wildkräutern besteht heute immer die Gefahr, dass sie durch Düngemittel, Insektizide oder auch Rückstände von Autoabgasen verunreinigt sind, besonders wenn sie in der Nähe von landwirtschaftlichen Nutzflächen oder an Straßenrändern wachsen. Daher kann es durchaus empfehlenswert sein, selbst solche Kräuter in den Garten zu pflanzen, die man auch in der Umgebung finden könnte. Für alle Pflanzen, die in der Natur gesammelt werden, gilt die Regel: Möglichst an unbelasteten Standorten sammeln und die Pflanze auf jeden Fall gründlich abspülen.

Gefährdung durch den Fuchsbandwurm

Aber auch wenn Kräuter oder Früchte im Wald gesammelt werden, also dort wo normalerweise nicht mit einer Belastung durch Pestizide oder Abgase zu rechnen ist, dürfen bestimmte Vorsichtsmaßnahmen nicht außer Acht gelassen werden. So besteht dort beispielsweise die Gefahr, sich mit dem Fuchsbandwurm zu infizieren, dessen Larven die menschliche Leber befallen und sie schwer schädigen können. Die Eier dieses Bandwurms, die mit bloßem Auge nicht zu erkennen sind, können sich beispielsweise auf Walderdbeeren *(Fragaria vesca)* befinden oder auch auf den Blättern der nah am Boden wachsenden Waldmeisterpflanzen *(Galium odoratum)*, die leicht mit dem Kot von Füchsen in Kontakt kommen. Daher sollten alle Pflanzen, die im Wald gesammelt wurden, vor dem Verzehr ebenfalls gründlich abgewaschen werden. Ein Trocknen oder Einfrieren beseitigt die Gefahr einer Infizierung übrigens nicht, sondern erst ein Erhitzen auf etwa 60 °C.

Naturschutz

Weiterhin ist beim Sammeln von Wildkräutern unbedingt zu beachten, dass einige der gern verwendeten Heil- und Gewürzkräuter unter Naturschutz stehen und daher nicht gesammelt werden dürfen. In solchen Fällen hilft nur eine Kultur im Garten oder in Töpfen auf der Fensterbank. In Naturschutzgebieten, die durch Hinweistafeln besonders gekennzeichnet sind, ist das Entfernen von

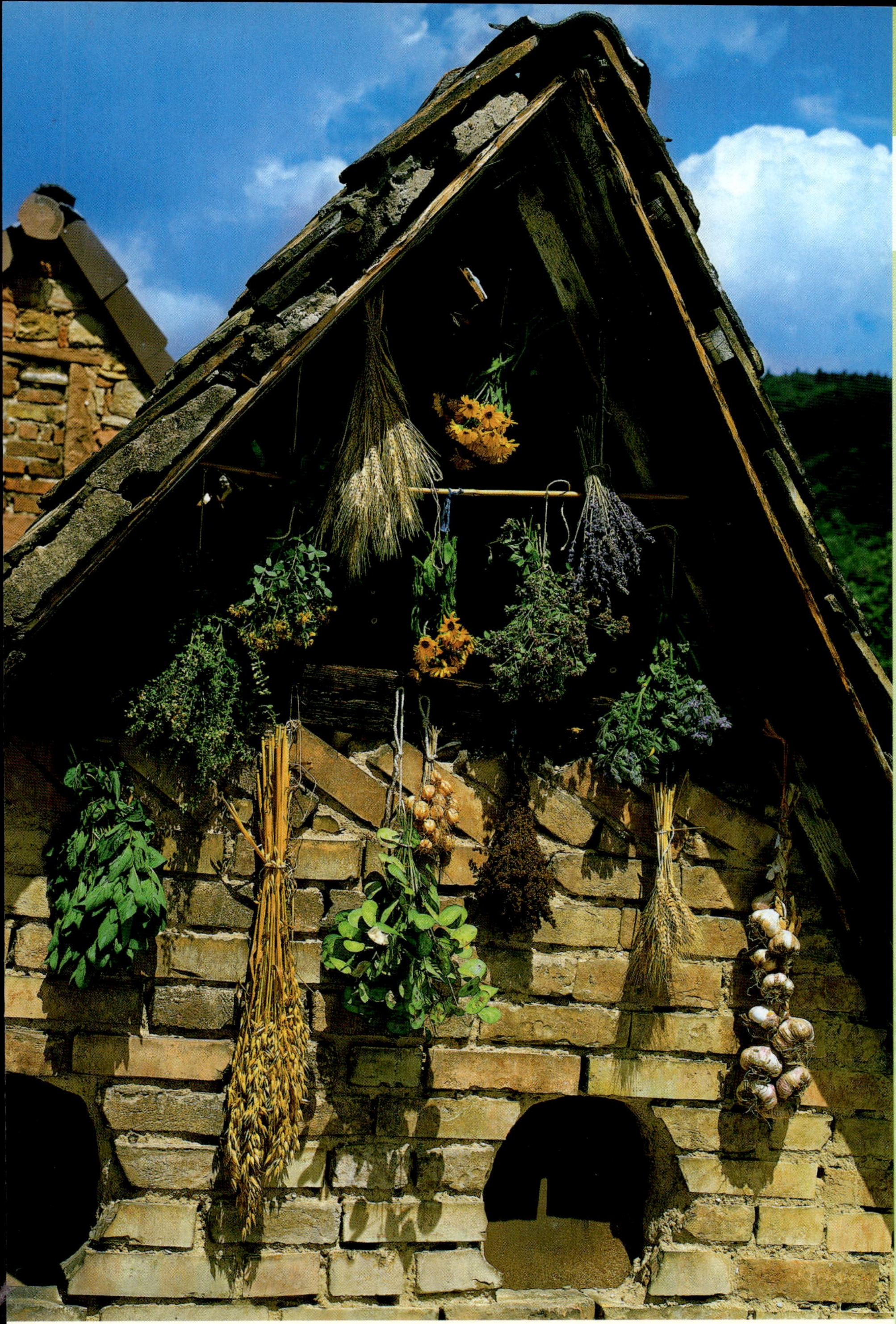

Lagerung

Pflanzen oder Pflanzenteilen grundsätzlich verboten. Dort dürfen also auch keine Arten gesammelt werden, die eigentlich nicht unter Schutz stehen.

Trocknen und Aufbewahren

Viele Heilkräuter sollen naturgemäß nicht sofort verwendet werden, sondern man will sie aufbewahren, bis eine tatsächliche Krankheit auftritt. Die Lagerung ist in vielen Fällen allerdings nur möglich, wenn man das Sammelgut zuvor bestimmten Prozeduren unterzieht. Eines der dabei am häufigsten angewendeten Verfahren ist das Trocknen der Kräuter. Verarbeiten Sie die dafür vorgesehenen Pflanzen möglichst bald nach dem Sammeln, und wählen Sie zum Trocknen einen warmen, schattigen Platz aus, an dem aber auch ein ausreichender Luftaustausch gewährleistet ist, beispielsweise ein Dachboden.

Ganze Pflanzen hängt man bündelweise mit den Spitzen nach unten an einen Deckenbalken (nicht mehr als ungefähr zehn Pflanzen pro Strauß); geschnittene Blätter, Triebe und Wurzeln können auf

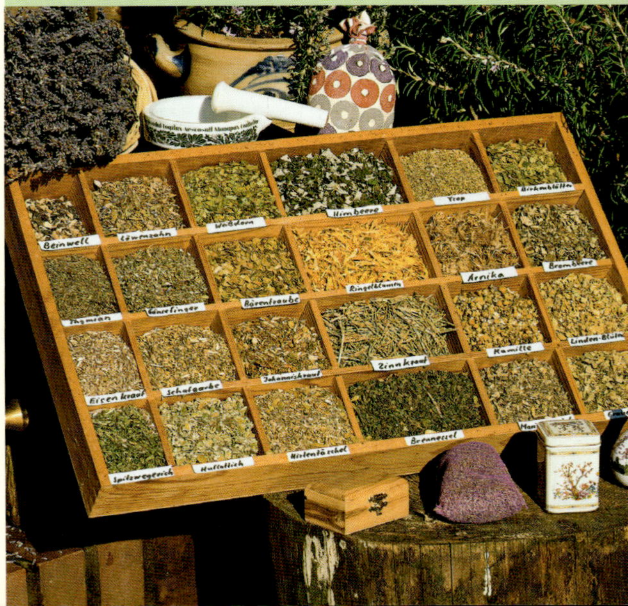

Zubereitungen

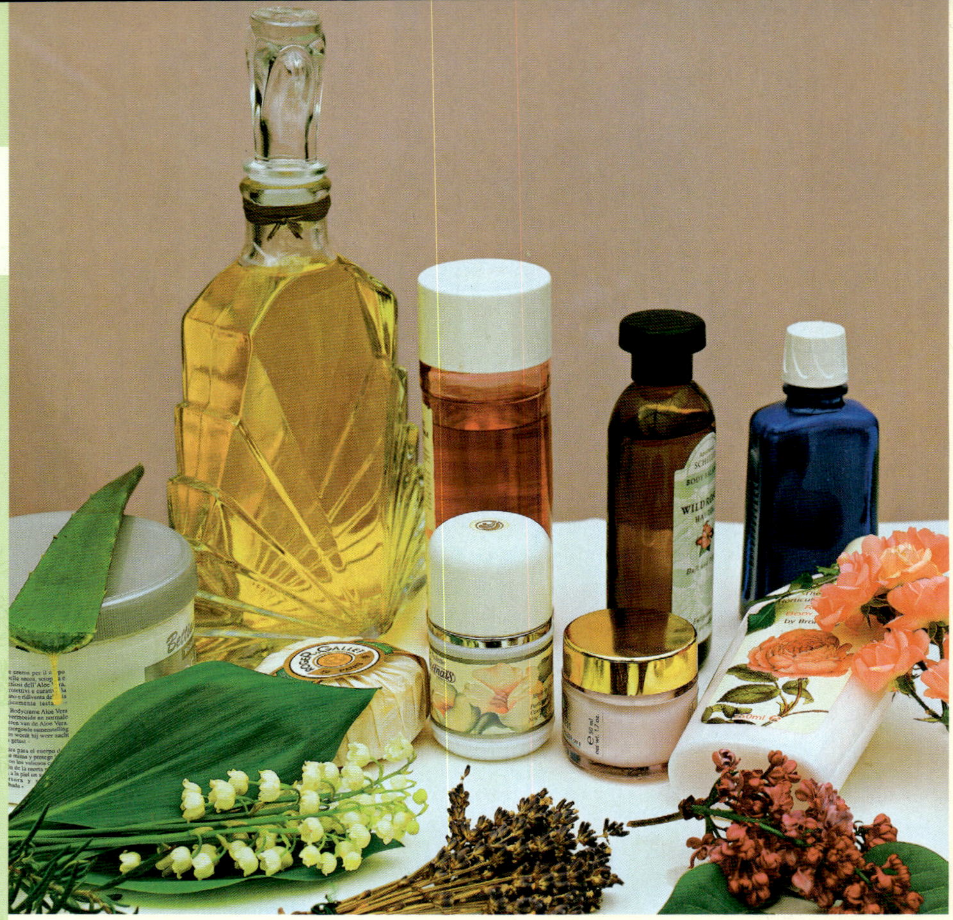

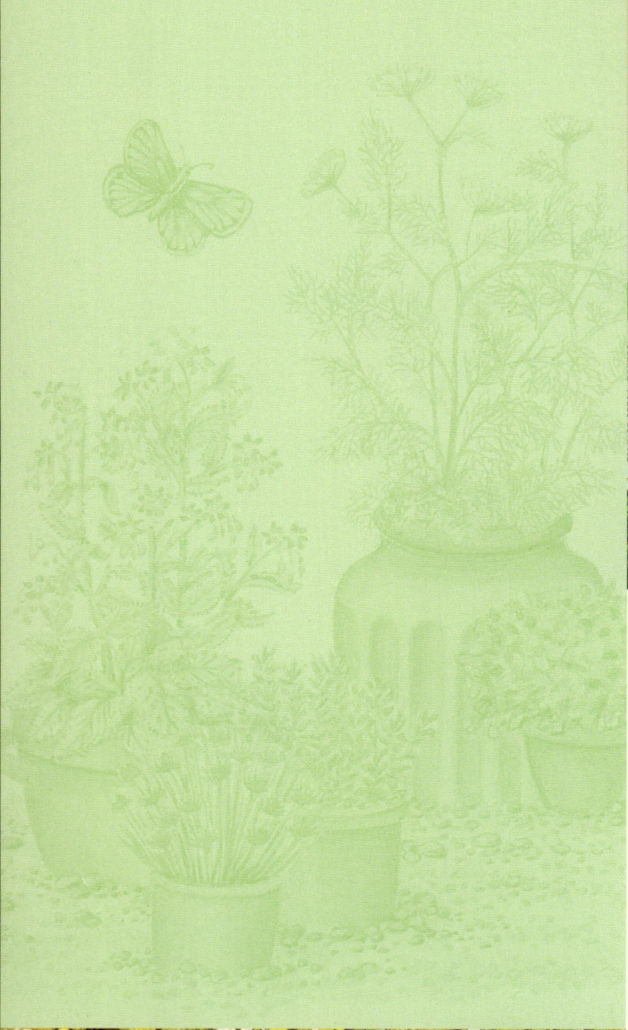

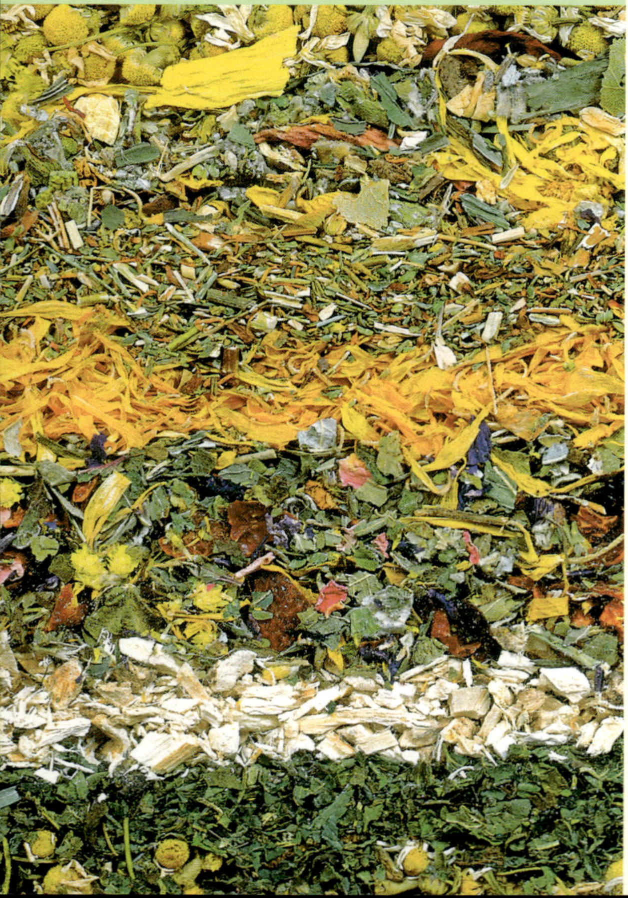

Gaze oder Küchenpapier ausgelegt werden. Empfehlenswert ist es, die Gaze oder das Papier über einem Drahtgestell auszubreiten, damit die Luftzufuhr auch von unten möglich ist. Die Trocknungsdauer hängt vom unterschiedlichen Wassergehalt und von der Dicke der Pflanzenteile ab. Kontrollieren Sie die ausgelegten Kräuter möglichst regelmäßig und entfernen Sie verschimmelte Teile. Außerdem ist es ratsam, größere Stücke immer wieder einmal umzudrehen. Grundsätzlich ist auch Trocknen im Backofen bei etwa 50 °C möglich oder in der Mikrowelle, wobei das Aroma und die therapeutischen Eigenschaften allerdings nicht immer voll erhalten bleiben.

Eingelagert wird das getrocknete Pflanzenmaterial, wenn es sehr leicht ist und schon ein wenig zerbrechlich wirkt. Zur Aufbewahrung eignen sich Glas- oder Porzellangefäße, aber auch Papiertüten oder Stoffbeutel. In sehr vielen Fällen ist außerdem ein Einfrieren der Kräuter möglich, wobei in vielen Fällen die Nähr- und Wirkstoffe sowie das Aroma sehr gut erhalten bleiben.

Zubereitung von Kräuterarzneien

Es gibt ganz unterschiedliche Methoden, um Kräuterarzneien zuzubereiten. Einige der wichtigsten sollen hier kurz erläutert werden.

Aufguss (Infus)

Ein Aufguss oder Tee ist die einfachste Methode, um vor allem Blätter und Blüten aufzubereiten. Die Pflanzenteile werden mit kochendem Wasser übergossen (etwa 2 Esslöffel auf 500 ml Wasser); anschließend lässt man den Sud 5–10 Minuten zugedeckt ziehen, um ihn dann abzusieben. Danach kann er getrunken oder beispielsweise auch auf verletzte bzw. schmerzende Stellen aufgetragen werden.

Abkochung (Dekokt)

Um die Wirkstoffe aus vergleichsweise festen Rinden- oder Wurzelstücken zu extrahieren, muss dagegen oft ein etwas höherer Aufwand betrieben werden. Üblich ist es, solche Pflanzenteile in hei-

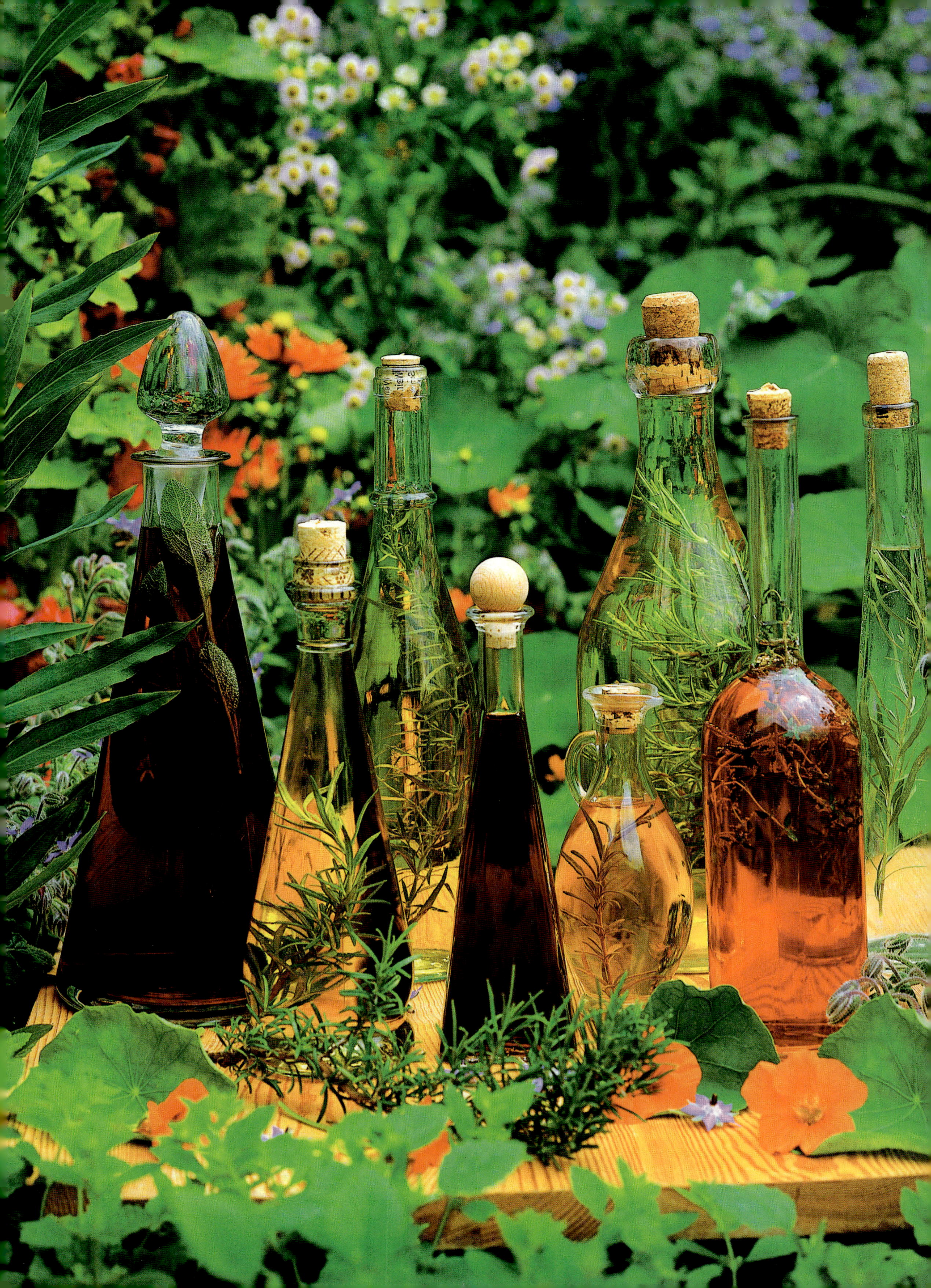

Zubereitungen

ßem Wasser einige Zeit bei schwacher Hitze zu kochen; anschließend lässt man sie noch ein paar Minuten ziehen, um sie dann abzusieben.

Kaltauszug (Mazerat)

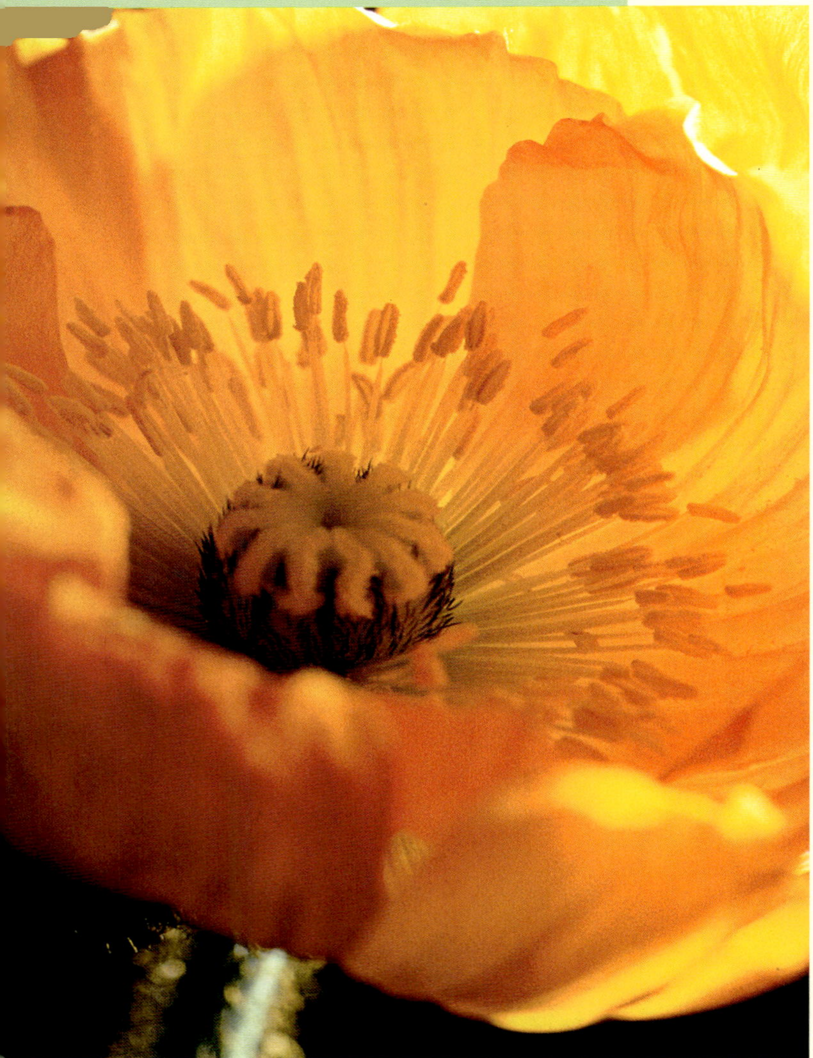

Da Hitze die Wirkstoffe von Heilpflanzen zerstören kann, muss in manchen Fällen ein Kaltauszug hergestellt werden. Dazu übergießt man zwei Esslöffel der gewünschten Kräuter mit einem halben Liter kaltem Wasser und lässt den Sud dann über Nacht ziehen. Nach dem Absieben wird die Flüssigkeit wie eine Abkochung angewendet.

Tinktur

Bei Tinkturen löst man die Wirkstoffe durch Extraktion mit Alkohol aus dem Pflanzenmaterial heraus. Tinkturen haben häufig eine stärkere und in einigen Fällen auch eine deutlich andere Wirkung als Aufgüsse oder Abkochungen, die ja beide nur die wasserlöslichen Wirkstoffe der Pflanze enthalten.

Kräuterbäder

Für ein Kräuterbad gibt man den Überstand eines 500-ml-Aufgusses ins einlaufende Badewasser; für ein Augenbad reicht eine deutlich geringe Menge. Augenbäder, die bis zu dreimal täglich wiederholt werden können, sollte man auf keinen Fall länger als 2–3 Wochen anwenden.

Inhalation

Inhalationen sind eine beliebte Methode zur Behandlung von Atemwegserkrankungen. Zur Vorbereitung einer solchen Prozedur wird in einer Schüssel zunächst ein Aufguss aus etwa 25 g einer geeigneten Pflanze, etwa der Echten Kamille *(Matricaria recutita)*, und 1 Liter kochendem Wasser zubereitet, den man dann 15 Minuten ziehen lässt. Anschließend breitet man ein Handtuch über Kopf und Schüssel und inhaliert die Dämpfe etwa 10 Minuten lang. Danach hält man sich noch einige Zeit in einem beheizten Raum auf, damit sich die Atemwege langsam wieder an die kühlere Luft gewöhnen und der gelöste Schleim abfließen kann.

Mundwasser

Flüssigkeiten zum Gurgeln oder zum Spülen des Mund- und Rachenraums enthalten zumeist adstringierende Wirkstoffe, die dafür sorgen, dass die Mund- und Rachenschleimhaut zusammengezogen wird und so besser heilt. Verwenden kann man Aufgüsse oder Abkochungen, von denen man nach dem Abseihen der Pflanzenteile und dem Abkühlen der Flüssigkeit etwa 100–150 ml zum Gurgeln nimmt.

Kräutersaft, Kräuterwein und Kräuterlikör

Frischsäfte werden vor allem dann verwendet, wenn dem Körper hitzeempfindliche Substanzen, etwa bestimmte Vitamine, unzerstört zuzuführen sind. Säfte aus nicht sehr wasserreichen Pflanzenteilen müssen zumeist verdünnt werden.

Um einen Kräuterwein herzustellen, übergießt man eine Hand voll frischer Kräuter mit einer Flasche trockenem Wein und lässt den Sud anschließend

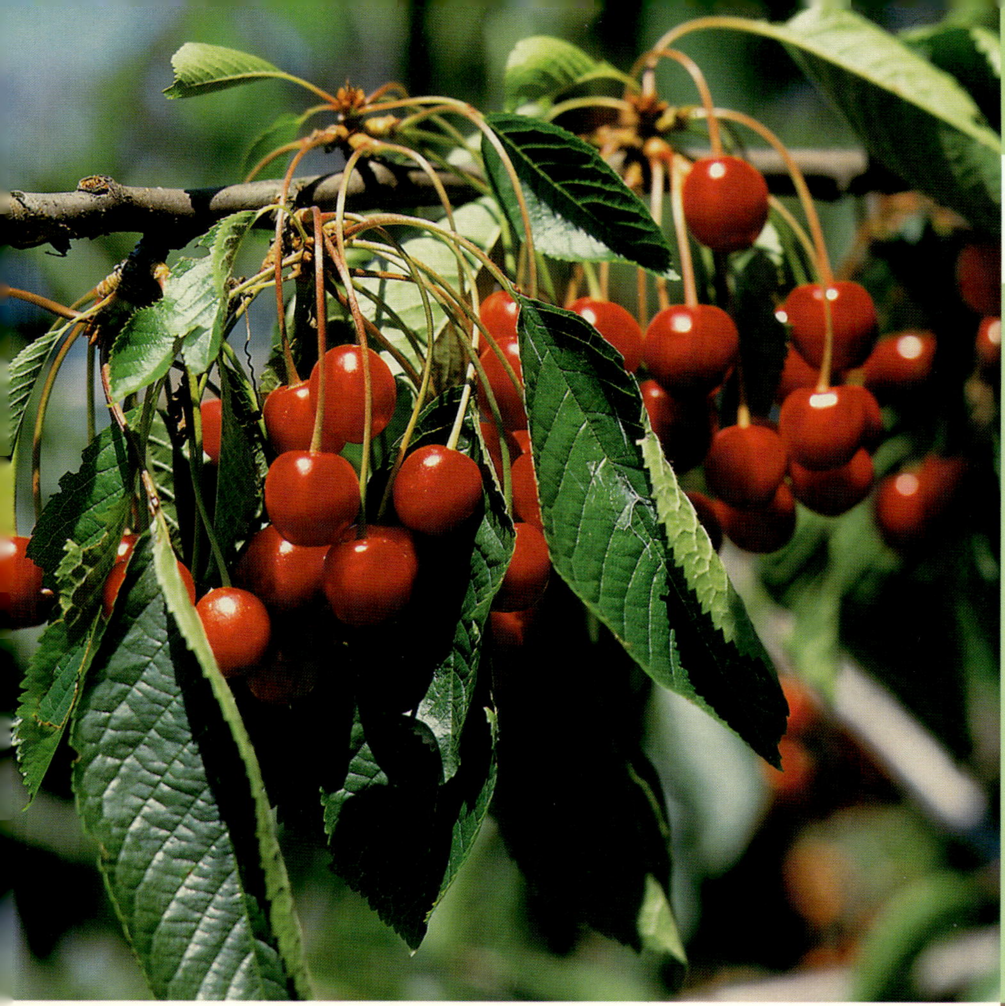

Zu diesem Buch

etwa eine Woche ziehen. Nach dem Abfiltern kann der Wein dann verwendet werden. Für Kräuterliköre wird statt des Weines hochprozentiger Alkohol benutzt, in dem die Pflanzenteile dann mehrere Wochen ziehen müssen, bevor sie abgefiltert werden. Die genaue Zeitdauer, aber auch die Menge der Kräuter hängt vom persönlichen Geschmack ab.

Zur Benutzung des Buches

In dem vorliegenden Buch werden 1000 unterschiedliche Pflanzenarten in Wort und Bild vorgestellt. Geordnet sind sie in alphabetischer Reihenfolge nach ihren wissenschaftlichen Namen; sie lassen sich mithilfe des ausführlichen Registers aber auch über ihre umgangssprachlichen Bezeichnungen finden. Ziel des Buches ist es, den Lesern einen Überblick über die Vielfalt der Heil-, Gewürz- und Färbepflanzen zu liefern. Wegen des nicht unbegrenzten Platzes können die einzelnen Arten allerdings nur in Form kurzer Porträts vorgestellt werden, so dass es durchaus notwenig sein kann, für die Bestimmung einzelner Pflanzen, aber auch für die Zubereitung von Kräuterarzneien weiterführende Literatur zu Rate zu ziehen, die in großer Auswahl im Buchhandel angeboten wird.

Abschließend noch ein ganz persönlicher Hinweis: Es kann nur empfohlen werden, die Vielfalt der Kräuter nicht nur dann zu nutzen, wenn man sich bereits unwohl oder krank fühlt, sondern auch, um das allgemeine Wohlbefinden zu erhöhen. Dies kann ein verdauungsförderndes Getränk nach einem schweren Essen sein oder auch ein belebender Badewasserzusatz nach einem anstrengenden Arbeitstag; außerdem gibt es viele Pflanzen, die als Nahrung dienen können und gleichzeitig ihre wohltuende Wirkung entfalten. Kräuter nur bei einer verstopften Nase oder einem kratzenden Hals anzuwenden, hieße, einen Teil ihrer wertvollen Eigenschaften brach liegen zu lassen, was bedauerlich ist, denn schließlich sind es ja bekanntlich die kleinen Dinge, die das Leben lebenswert machen.

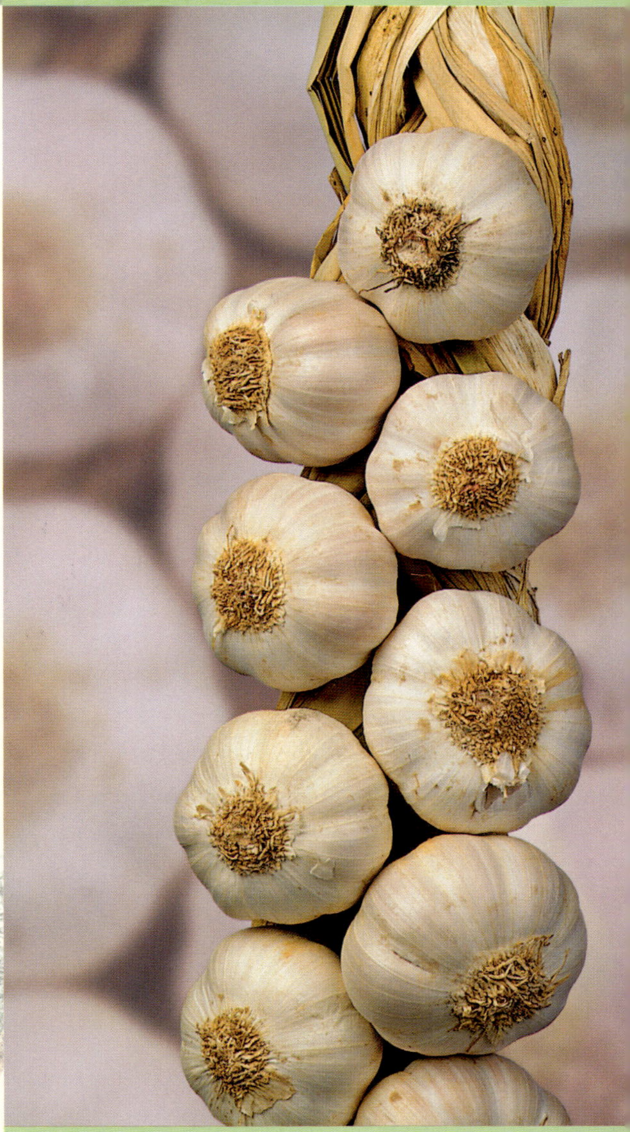

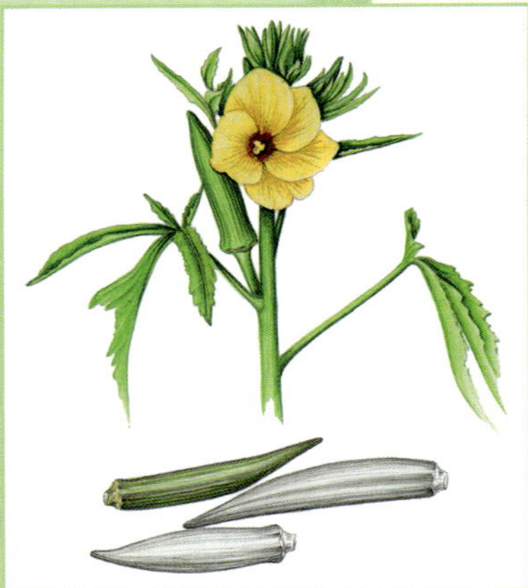

Abelmoschus esculentus

Bisameibisch

Familie: Malvaceae (Malvengewächse)
Weitere Namen: Okra, Gombo
Heimat: Afrika
Größe: Bis 2,5 m hohe, einjährige Pflanze
Typische Kennzeichen: Große malvenähnliche Blüten

Der Bisameibisch wird in einigen wärmeren Regionen der Erde vor allem wegen seiner wohlschmeckenden, vitamin- und mineralstoffreichen Früchte angebaut, die bis zu 15 cm lang werden können und sich zu einem wohlschmeckenden Gemüse verarbeiten lassen. Aus den Blättern kann man Bastfasern herstellen, und die Samen benutzt man manchmal zur Herstellung von Parfüm.

Abies alba

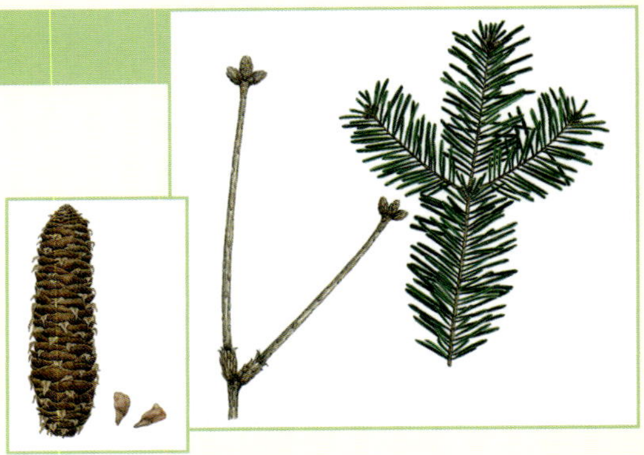

Weißtanne

Familie: Pinaceae (Kieferngewächse)
Weitere Namen: Schwarzwaldtanne, Silbertanne
Heimat: Europa
Größe: Bis 50 m hoher Baum
Typische Kennzeichen: Nadeln mit zwei weißen Streifen auf der Unterseite

Die Weißtanne ist nicht nur ein begehrter Nutzholzbaum, sondern sie wird auch schon lange für medizinische und kosmetische Zwecke eingesetzt. So verwendet man die Nadeln beispielsweise zur Behandlung von Rheumatismus, zur Anregung des Blutkreislaufs, bei Beschwerden der Atemwege oder des Harntrakts und häufig auch als deodorierenden Badewasserzusatz.

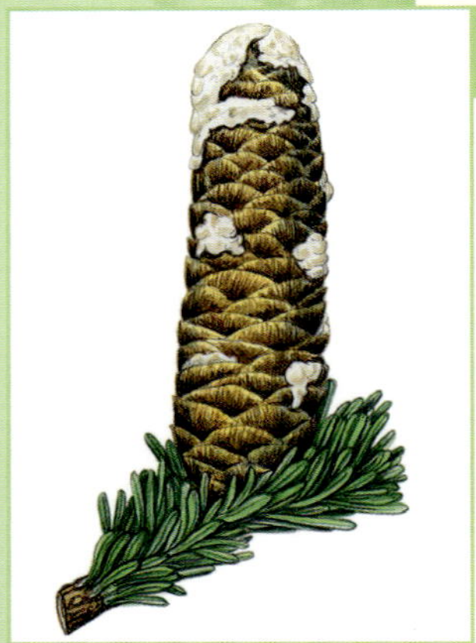

Abies balsamea

Balsamtanne

Familie: Pinaceae (Kieferngewächse)
Weitere Namen: –
Heimat: Nordamerika
Größe: Bis 25 m hoher Baum
Typische Kennzeichen: Graubraune, im Alter oft rötlich überlaufene Zapfen

Das Kanadabalsam genannte Harz dieses Baumes, das von den nordamerikanischen Ureinwohnern bei Atemwegsbeschwerden oder zur Behandlung von kleineren Wunden und Verbrennungen verwendet wurde, spielt in der Naturheilkunde heute praktisch keine Rolle mehr. Eine Zeit lang benutzte man den Kanadabalsam außerdem als Kittsubstanz in der optischen Industrie, bis auch hier andere Materialien zur Verfügung standen.

Abrus precatorius

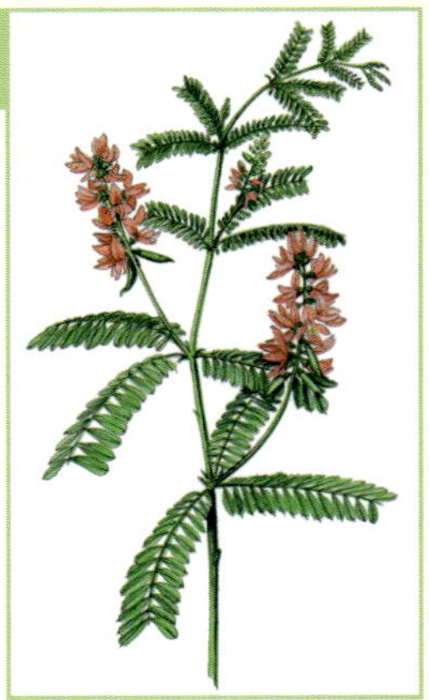

Paternostererbse

Familie: Fabaceae/Leguminosae (Hülsenfrüchtler)
Weitere Namen: Kranzerbse, Krabbenaugenwein
Heimat: Indien
Größe: Bis 10 m lange Kletterpflanze
Typische Kennzeichen: Große, rosafarbene bis blauviolette Blütentrauben

Die äußerst giftigen, blutrot und schwarz gefärbten Samen dieser Pflanze wurden früher manchmal als Zahlungsmittel eingesetzt, man benutzte sie aber auch zur Herstellung von Schmuckstücken. In der Naturheilkunde verwendete man sie zur Behandlung von Bindehautentzündungen und als Verhütungsmittel; heute wird die Pflanze wegen ihrer Giftigkeit kaum noch genutzt.

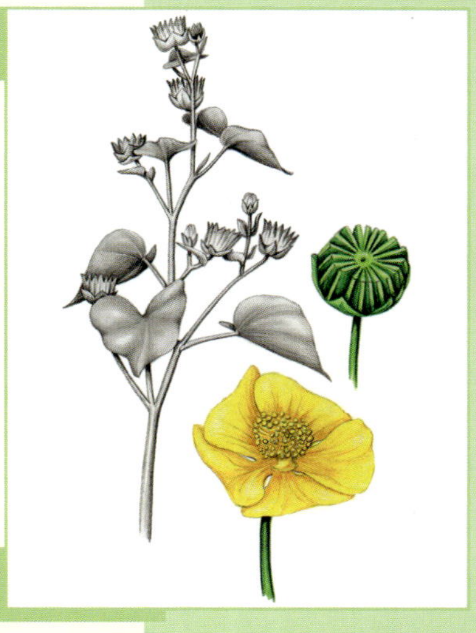

Abutilon indicum

Indische Samtpappel

Familie: Malvaceae (Malvengewächse)
Weitere Namen: Schönmalve
Heimat: Asien und Afrika
Größe: Bis 1 m hohe, ausdauernde Pflanze
Typische Kennzeichen: Große, leuchtend gelb gefärbte Blüten und nierenförmige Samen

Diese attraktive Art wird wegen ihrer hübschen, großen Blüten in Mitteleuropa manchmal als Gartenpflanze gezogen. Sie lässt sich aber auch medizinisch nutzen, denn sowohl die Wurzel, als auch Rinde, Blätter und Samen haben eine schleimlösende Wirkung und können daher bei Atemwegs- oder Harnwegsbeschwerden eingesetzt werden; außerdem sagt man den Samen leicht abführende Eigenschaften nach.

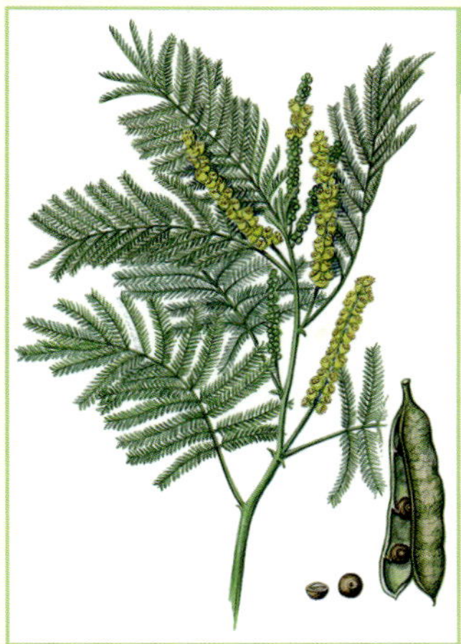

Acacia catechu

Gerberakazie

Familie: Mimosaceae (Mimosengewächse)
Weitere Namen: Cachou-Akazie
Heimat: Afrika und Asien
Größe: Bis 12 m hoher Baum
Typische Kennzeichen: Dornige Äste mit stark gefiederten Blättern

Aus dem Kernholz dieses Baumes wird das bekannte Katechu hergestellt, ein schwarzbrauner, in trockener Form spröder Extrakt, der äußerlich zum Gurgeln bei Mundschleimhaut- oder Rachenentzündungen, aber auch bei Nasenbluten, Hämorrhoiden oder Hautausschlägen benutzt wird. Innerlich kann man ihn bei chronischem Durchfall und Ruhr anwenden.

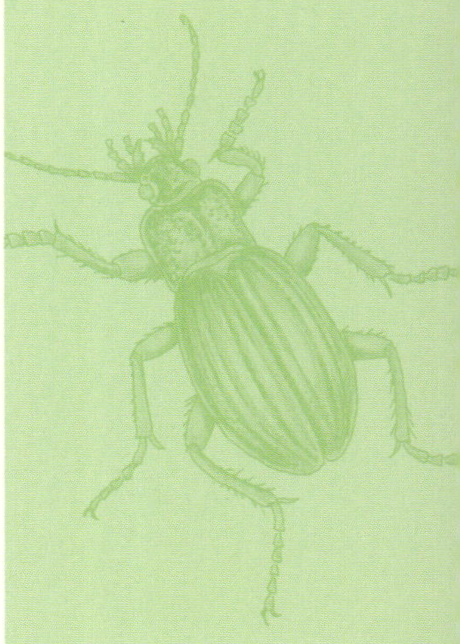

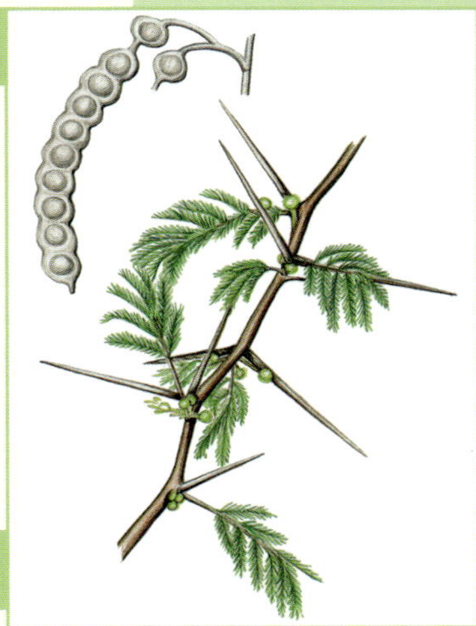

Acacia nilotica

Ägyptischer Schotendorn

Familie: Mimosaceae (Mimosengewächse)
Weitere Namen: Dufthülsenakazie
Heimat: Afrika
Größe: Bis 20 m hoher Baum
Typische Kennzeichen: Aromatisch duftende, bis 15 cm lange, perlschnurartige Hülsen

Die Blätter, Blüten und Samenhülsen dieses Baumes wurden schon in der Antike zur Behandlung von Wunden und für Wurmkuren verwendet. Heute nutzt man die Pflanze, die reich an Gerbstoffen und Schleim ist, vor allem als Mundwasser bei Zahnfleischentzündungen, zum Gurgeln bei Halsschmerzen und als Lotion bei Augenentzündungen oder Hautbeschwerden.

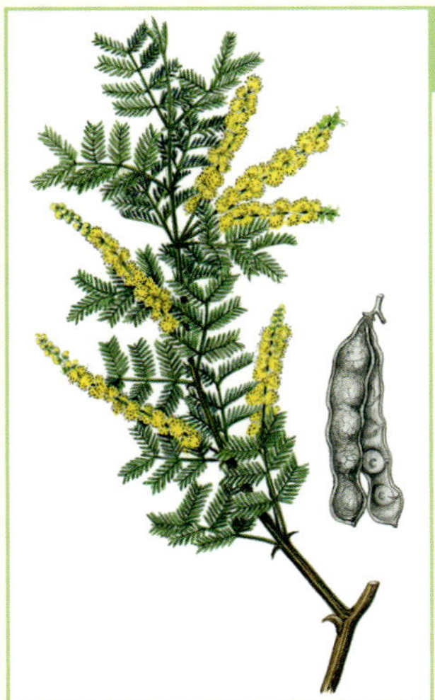

Acacia senegal

Gummiakazie

Familie: Mimosaceae (Mimosengewächse)
Weitere Namen: Gummiarabikumbaum, Arabischer Gummibaum
Heimat: Afrika
Größe: Bis 8 m hoher Strauch oder kleiner Baum
Typische Kennzeichen: Stark gefiederte, graugrüne Blätter und olivfarbene Samen

Diese Pflanze gehört zu den Akazien-Arten, aus denen sich das bekannte Gummiarabikum gewinnen lässt – eine gummiartige Substanz, die in Wasser gelöst zu einer klebrigen Masse wird. Diese wurde früher häufig für Klebstoffe oder Farben, aber auch zur Herstellung von Süßigkeiten und von Arzneimitteln verwendet, während sie heute nur noch eine geringe Rolle als Verdickungs- oder Bindemittel spielt.

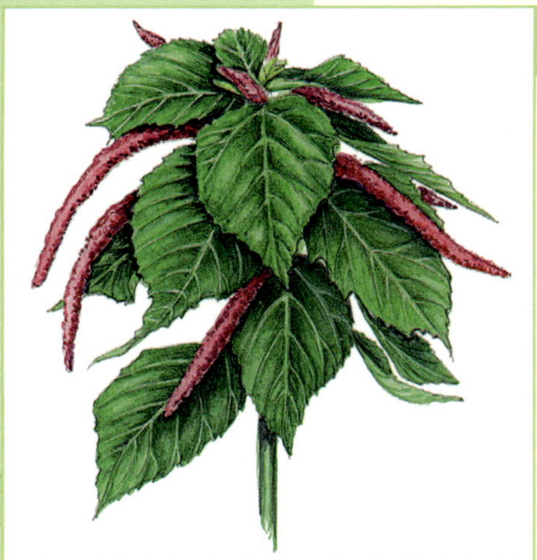

Acalypha hispida

Nesselschön

Familie: Euphorbiaceae (Wolfsmilchgewächse)

Weitere Namen: Paradiesnessel, Katzenschwanz

Heimat: Vermutlich Westafrika

Größe: Bis 1,5 m hoher Strauch

Typische Kennzeichen: Bis 50 cm lange, leuchtend rot gefärbte Blütenkätzchen

Diese Art ist in Europa in den letzten Jahrzehnten wegen ihrer langen, attraktiven, rot gefärbten Blütenkätzchen zu einer beliebten Zimmerpflanze geworden. Da sie einen giftigen Milchsaft enthält, kommt es durch das Nesselschön allerdings immer wieder zu Unfällen, besonders mit Haustieren, etwa Katzen, die an den Blättern oder Stängeln knabbern.

Acanthus mollis

Prachtakanthus

Familie: Acanthaceae (Akanthusgewächse)

Weitere Namen: Bärenklau, Akanthus

Heimat: Europa

Größe: Bis 1 m hohe, ausdauernde Pflanze

Typische Kennzeichen: Schwarze Pfahlwurzel

Die Blätter dieser beliebten Gartenpflanze sollen in der Antike als Vorbild für die Blattornamente auf korinthischen Säulen gedient haben. Außerdem setzte man die Art häufig für medizinische Zwecke ein, etwa bei Brandwunden oder Verstauchungen, und auch heute benutzt man Akanthuspaste immer noch, um verstauchte Gelenke zu behandeln.

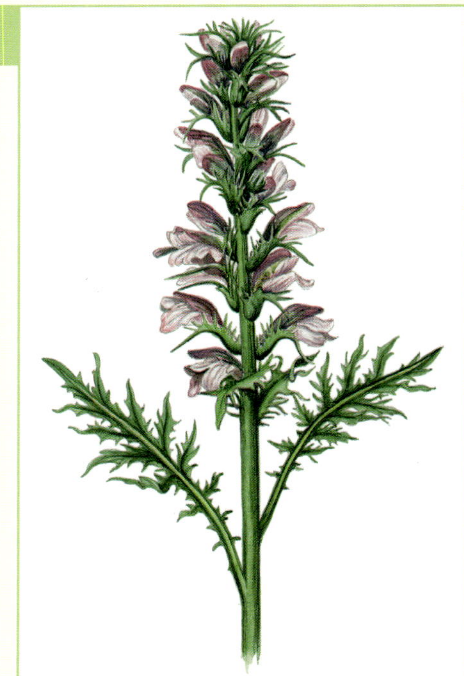

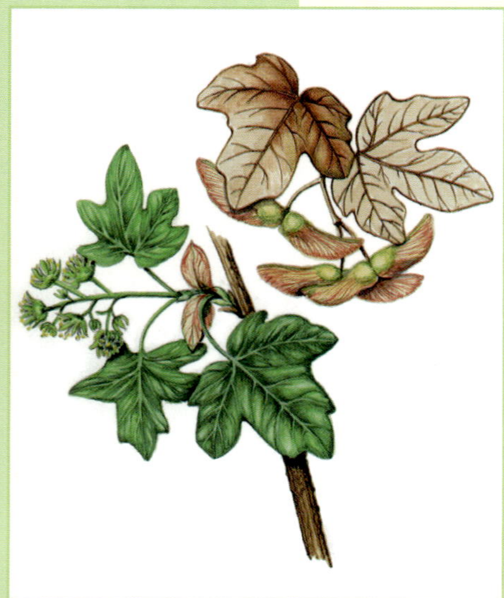

Acer campestre

Feldahorn

Familie: Aceraceae (Ahorngewächse)

Weitere Namen: Maßholder

Heimat: Europa

Größe: Bis 10 m hoher Baum

Typische Kennzeichen: Zweisamige, geflügelte Früchte

Die abgekochte Rinde dieses kleinen, auch in Mitteleuropa weit verbreiteten Baumes wird vor allem zur Beruhigung stark geröteter Hautpartien verwendet, kann aber auch als Badezusatz bei besonders empfindlicher oder sehr spröder Haut empfohlen werden. Aus dem nah verwandten Zuckerahorn (*Acer saccharum*) wird in Nordamerika der begehrte Ahornsirup gewonnen.

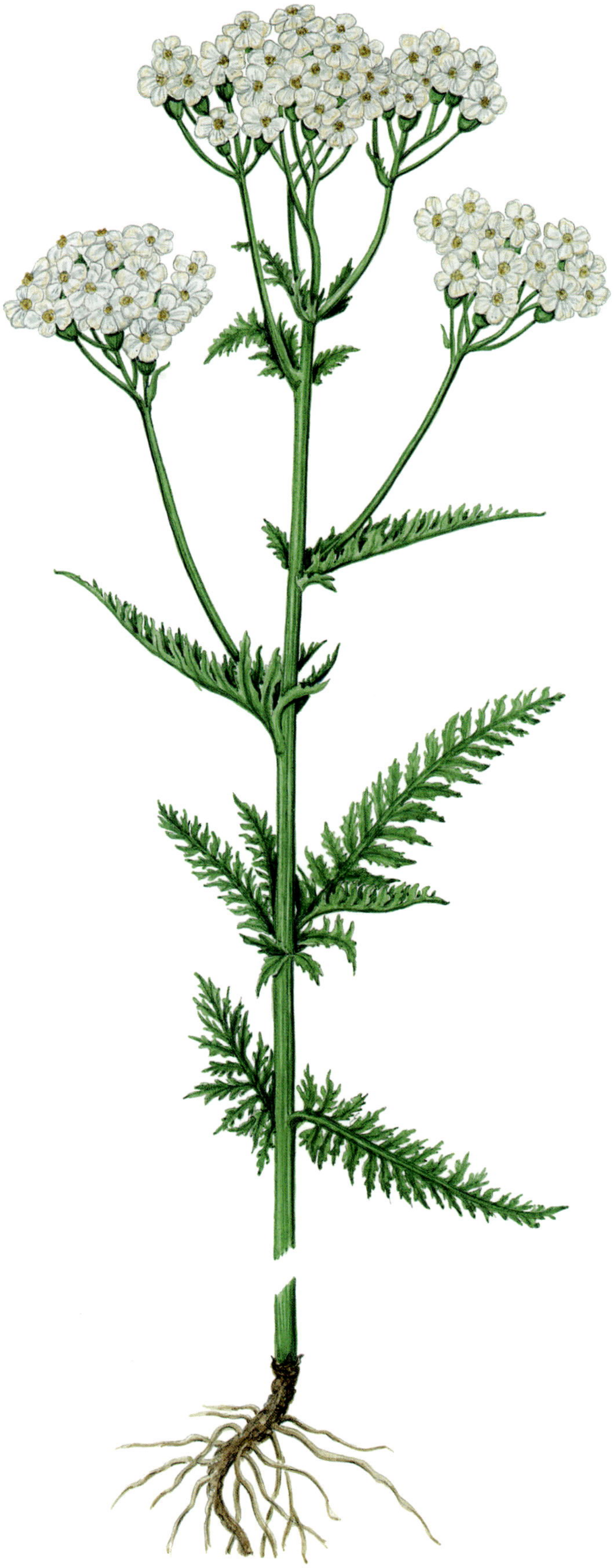

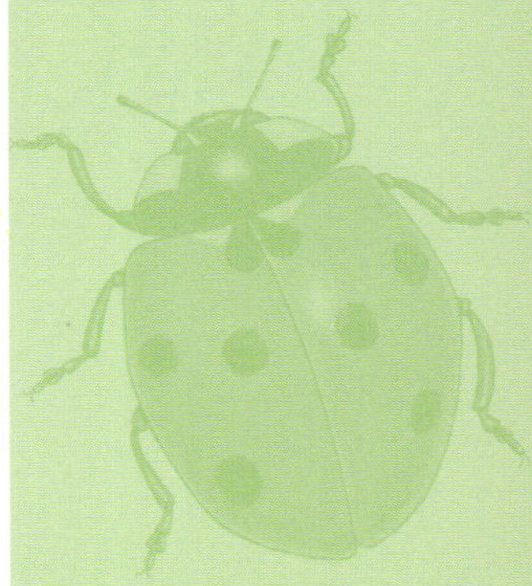

Achillea millefolium

Wiesen-Schafgarbe

Familie:

Asteraceae/Compositae (Korbblütler)

Weitere Namen:

Gewöhnliche Schafgarbe, Bauchwehkraut, Feldgarbe

Heimat:

Europa

Größe:

Bis 1 m hohe, ausdauernde Pflanze

Typische Kennzeichen:

Aromatisch duftende Staude mit weißen oder rosa Blütenköpfchen

Die Wiesen-Schafgarbe schätzt man vor allem wegen ihrer wundheilenden, entzündungshemmenden, verdauungsfördernden und beruhigenden Eigenschaften. So kann beispielsweise ein Aufguss der blühenden Sprosse zum Reinigen kleinerer Wunden verwendet werden, aber auch als Mundwasser; außerdem benutzt man die Pflanze manchmal zum Aromatisieren von Kräuterlikören.

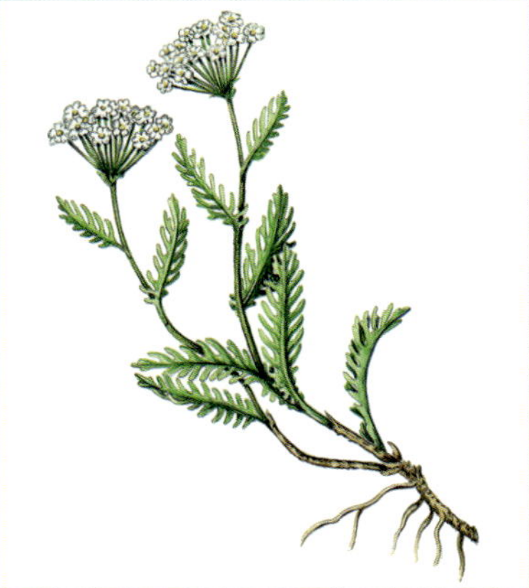

Achillea moschata

Moschus-Schafgarbe

Familie: Asteraceae/Compositae (Korbblütler)
Weitere Namen: Felsenbeifuß
Heimat: Europa
Größe: Bis 20 cm hohe, ausdauernde Pflanze
Typische Kennzeichen: Blattoberfläche mit zahlreichen Öldrüsen

Da man der Moschus-Schafgarbe appetitanregende und stark verdauungsfördernde Eigenschaften nachsagt und sie zudem einen sehr aromatischen Geschmack besitzt, wird sie noch häufiger zur Herstellung von Kräuterlikören verwendet als die nah verwandte Wiesen-Schafgarbe (*Achillea millefolium*). Verarbeitet werden sowohl die Blätter als auch die blühenden Sprossspitzen.

Achillea ptarmica

Sumpf-Schafgarbe

Familie: Asteraceae/Compositae (Korbblütler)
Weitere Namen: Bertram-Schafgarbe
Heimat: Europa
Größe: Bis 1 m hohe, ausdauernde Pflanze
Typische Kennzeichen: Dicht beblätterte, geruchlose Staude mit weißen Blütenköpfchen

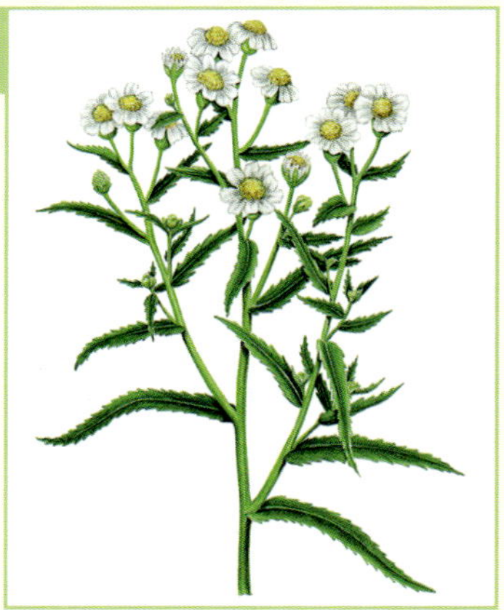

Die in Mitteleuropa an feuchten Standorten natürlich vorkommende Pflanze wird gern in Gärten angepflanzt, besonders an Teichen. Vereinzelt wurden die blühenden Sprosse früher als schleimlösende Arznei eingesetzt, was heute allerdings eher unüblich ist; außerdem enthält die Wurzel eine nicht näher charakterisierte Substanz, mit der man angeblich Insekten abtöten kann.

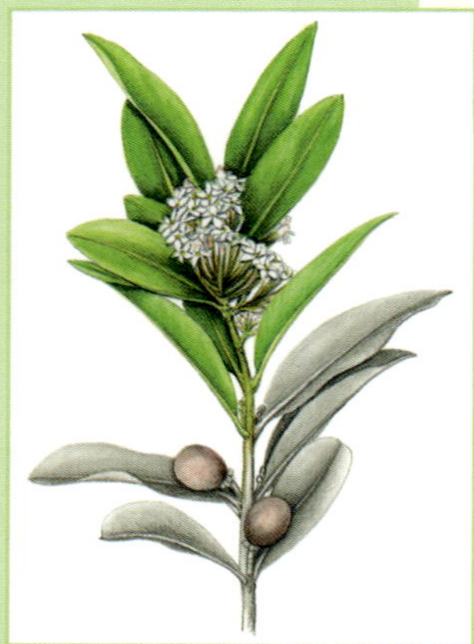

Acokanthera oblongifolia

Wachsbaum

Familie: Apocynaceae (Hundsgiftgewächse)
Weitere Namen: Acokanthera
Heimat: Afrika
Größe: Bis 5 m hoher, immergrüner Strauch oder kleiner Baum
Typische Kennzeichen: Lange elliptische Blätter mit Milchsaft

Diese Art, die in unseren Breiten manchmal als Zimmerpflanze kultiviert wird, enthält einen stark giftigen Milchsaft, der in seiner Heimat früher als Pfeilgift verwendet wurde. Die nicht ungefährliche Substanz hat eine ähnliche Wirkung wie die herzwirksamen Glykoside des Fingerhuts (*Digitalis* spp.), sie wird aber therapeutisch bisher nicht angewendet.

Aconitum lycoctonum

Wolfseisenhut

Familie: Ranunculaceae (Hahnenfußgewächse)
Weitere Namen: Gelber Sturmhut
Heimat: Europa und Asien
Größe: Bis 1,5 m hohe, ausdauernde Pflanze
Typische Kennzeichen: Große, gelbe Blütentrauben

Der auch in Mitteleuropa heimische, allerdings nicht sehr häufige und daher in den meisten Ländern geschützte Wolfseisenhut ist eine gefährliche Giftpflanze, die in der Naturheilkunde normalerweise nicht angewendet wird. Eine Ausnahme ist die Homöopathie, die Wolfseisenhutpräparate beispielsweise zur Behandlung von Mandelentzündungen einsetzt.

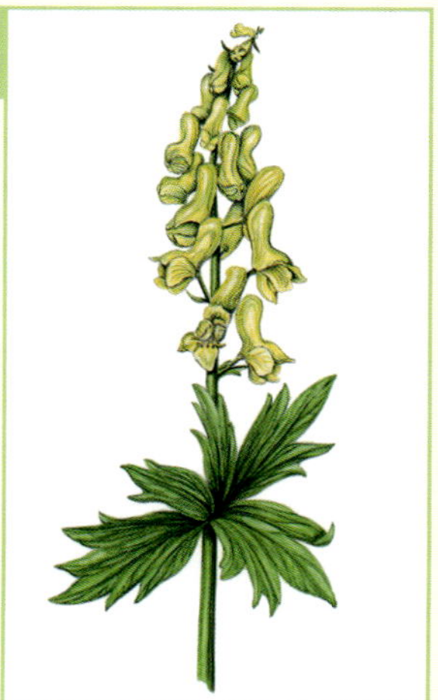

Aconitum napellus

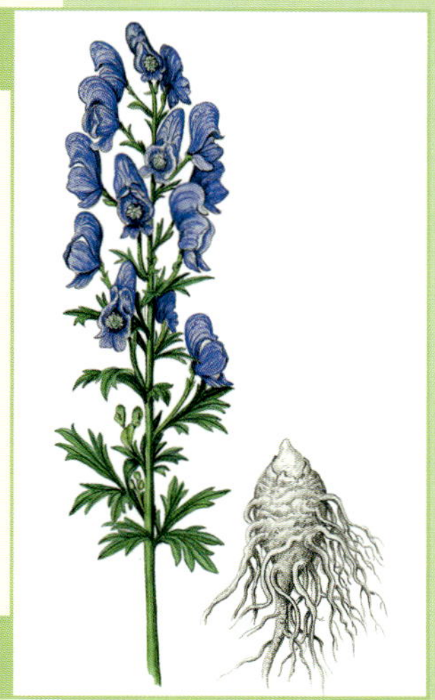

Blauer Eisenhut

Familie: Ranunculaceae (Hahnenfußgewächse)
Weitere Namen: Mönchskappe, Ziegentod
Heimat: Europa
Größe: Bis 1 m hohe, ausdauernde Pflanze
Typische Kennzeichen: Große, blaue oder violette Blütentrauben

Der stark giftige Eisenhut wurde früher häufig zur Herstellung von Pfeilgiften verwendet, aber vermutlich auch um Raubtiere zu töten, wie weitere umgangssprachliche Namen wie Wolfskraut oder Fuchswurz vermuten lassen. Wegen seiner Giftigkeit wird er in der Volksheilkunde nur selten benutzt und dann auch nur äußerlich. Eine Ausnahme sind homöopathische Eisenhutmittel, die manchmal bei Grippe oder Fieber angewendet werden.

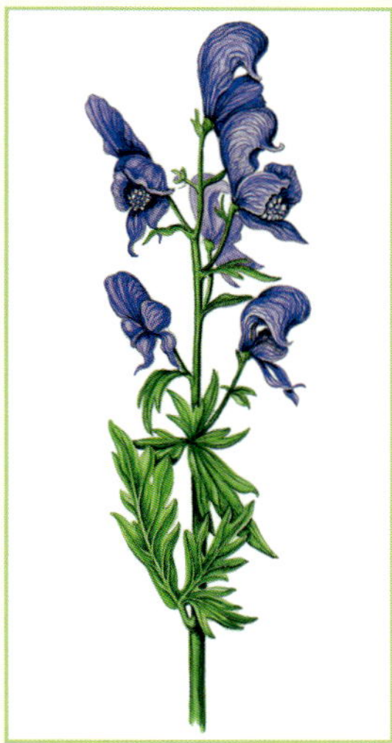

Aconitum variegatum

Bunter Eisenhut

Familie: Ranunculaceae (Hahnenfußgewächse)
Weitere Namen: –
Heimat: Europa
Größe: Bis 80 cm hohe, ausdauernde Pflanze
Typische Kennzeichen: Große violette, blaue, weiße oder gescheckte Blütentrauben

Der ebenfalls in Mitteleuropa heimische Bunte Eisenhut ist ebenso gefährlich wie die beiden zuvor erwähnten Arten, denn auch er enthält in allen Pflanzenteilen giftige Substanzen, die zunächst Übelkeit und Herzrhythmusstörungen und schließlich eine Kreislauflähmung hervorrufen. Wie alle *Aconitum*-Arten, ist auch der seltene Bunte Eisenhut in den meisten mitteleuropäischen Ländern gesetzlich geschützt.

Acorus calamus

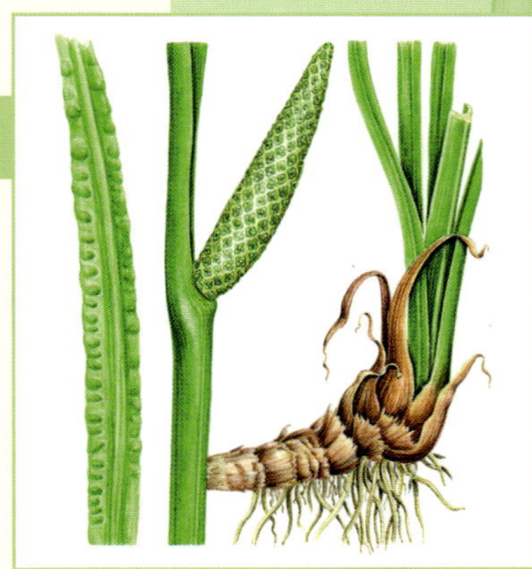

Echter Kalmus

Familie: Acoraceae (Kalmusgewächse)
Weitere Namen: Magenwurz
Heimat: Ostasien
Größe: Bis 1 m große, ausdauernde Pflanze
Typische Kennzeichen: Schilfartige Blätter und in Kolben angeordnete Blüten

Der Kalmus stammt aus Ostasien, wurde aber auch in andere Region der Erde verschleppt, darunter nach Mitteleuropa. Die Wurzel besitzt verdauungsfördernde, tonische, appetitanregende, blähungstreibende und fiebersenkende Eigenschaften, soll aber auch eine aphrodisierende Wirkung haben; außerdem kann sie in hohen Dosen gefährliche Rauschzustände hervorrufen.

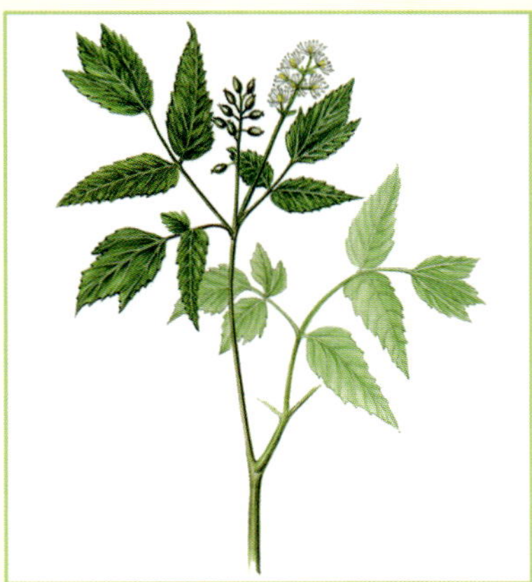

Actaea spicata

Schwarzfrüchtiges Christophskraut

Familie: Ranunculaceae (Hahnenfußgewächse)
Weitere Namen: Ähriges Christophskraut
Heimat: Europa und Asien
Größe: Bis 60 cm hohe, ausdauernde Pflanze
Typische Kennzeichen: Glänzend schwarze, eiförmige Früchte

Die Früchte und Samen dieser Art, die vereinzelt auch in schattigen Bergwäldern Mitteleuropas vorkommt, enthalten ein Gift, das Rötungen und Blasen auf der Haut hervorrufen kann. In der Naturheilkunde wurde die Art früher manchmal als Abführ- und Brechmittel oder bei rheumatischen Beschwerden angewendet, was heute aber nicht mehr üblich ist.

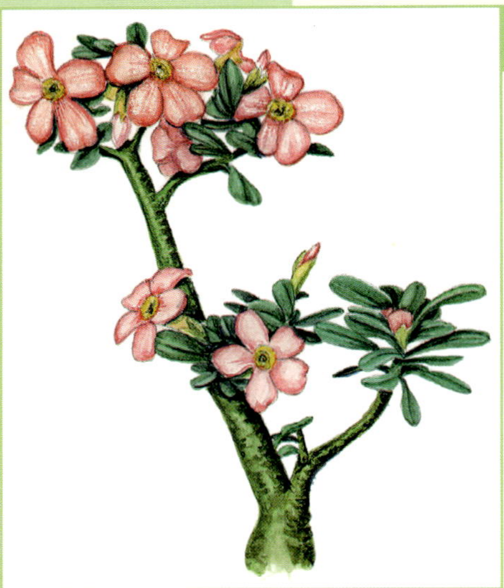

Adenium obesum

Wüstenrose

Familie: Apocynaceae (Hundsgiftgewächse)

Weitere Namen: –

Heimat: Afrika

Größe: Bis 5 m hoher Strauch

Typische Kennzeichen: Große, weiße, fünfzählige Blüten mit rötlichem Rand

Dieser attraktive, sukkulente Strauch ist in den letzten Jahren zu einer sehr beliebten Zimmerpflanze geworden, was wegen des giftigen Milchsafts, den die Blätter und Stängel enthalten, nicht ganz ungefährlich ist, besonders für Haustiere und Kinder. In ihrer afrikanischen Heimat wird die Wüstenrose manchmal als Pfeilgift verwendet.

Adiantum capillus-veneris

Gewöhnlicher Frauenhaarfarn

Familie: Adiantaceae (Frauenhaarfarngewächse)

Weitere Namen: Venushaar, Lappenfarn

Heimat: Europa

Größe: Bis 30 cm hohe, ausdauernde Pflanze

Typische Kennzeichen: Kriechender Wurzelstock mit dunklen Schuppen

Der vorzugsweise auf Kalk wachsende Frauenhaarfarn, dessen Hauptverbreitungsgebiet in Süd- und Westeuropa liegt, wird manchmal als Zimmerpflanze gehalten. Außerdem lassen sich seine Wedel (Blätter) medizinisch bei Husten, Bronchialkatarrh, Erkältung und Heiserkeit anwenden sowie kosmetisch als Haarwasser zur Bekämpfung von Kopfschuppen und fettigem Haar.

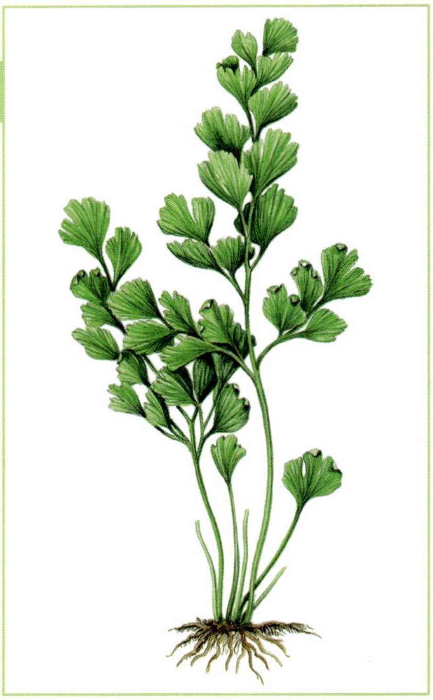

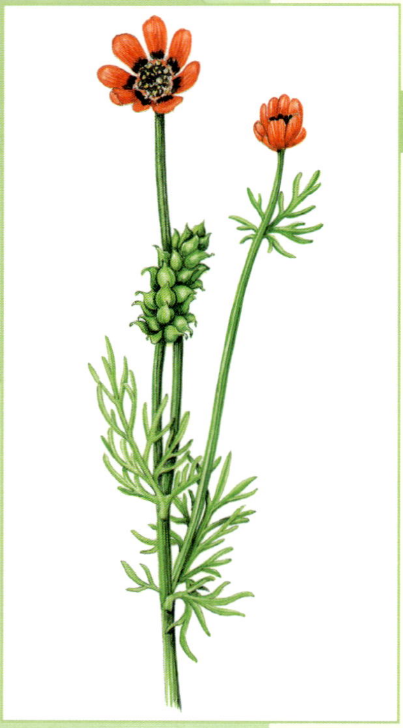

Adonis aestivalis

Sommeradonis

Familie: Ranunculaceae (Hahnenfußgewächse)

Weitere Namen: Blutauge, Kleines Teufelsauge

Heimat: Europa

Größe: Bis 50 cm hohe, einjährige Pflanze

Typische Kennzeichen: Fiederteilige Blätter und große rote Blüten

Die auch in Mitteleuropa heimische Art war früher auf Äckern weit verbreit, ist aber wegen des verstärkten Einsatzes von Herbiziden inzwischen relativ selten geworden. Medizinisch wird das Kraut, das unter anderem herzwirksame Glykoside enthält, manchmal in homöopathischen Arzneien zur Behandlung von Schilddrüsenüberfunktionen verwendet.

Adonis vernalis

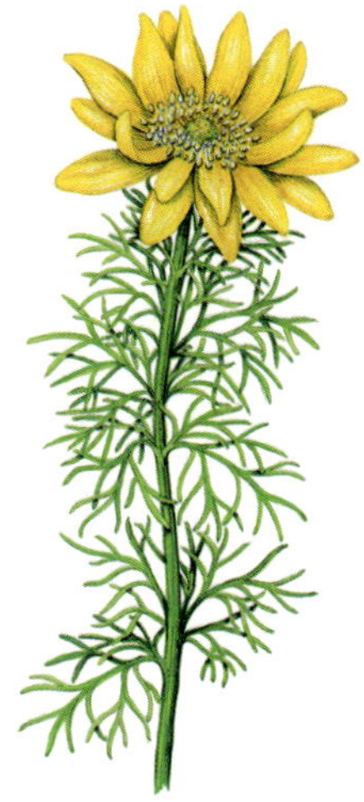

Adonisröschen

Familie: Ranunculaceae (Hahnenfußgewächse)

Weitere Namen: Frühlingsadonisröschen

Heimat: Europa und Asien

Größe: Bis 20 cm hohe, ausdauernde Pflanze

Typische Kennzeichen: Schuppige Stängel und große, gelbe Blüten

Das Adonisröschen enthält herzwirksame Glykoside, die denen des Fingerhuts (*Digitalis* spp.) ähneln und auch in gleicher Weise genutzt werden können. Die kleine, attraktive Pflanze stammt ursprünglich aus den Steppengebieten Russlands, hat sich aber inzwischen auch in einigen Gebirgsregionen Westeuropas angesiedelt, wo sie wegen ihrer Seltenheit allerdings gesetzlich geschützt ist.

Aechmea fasciata

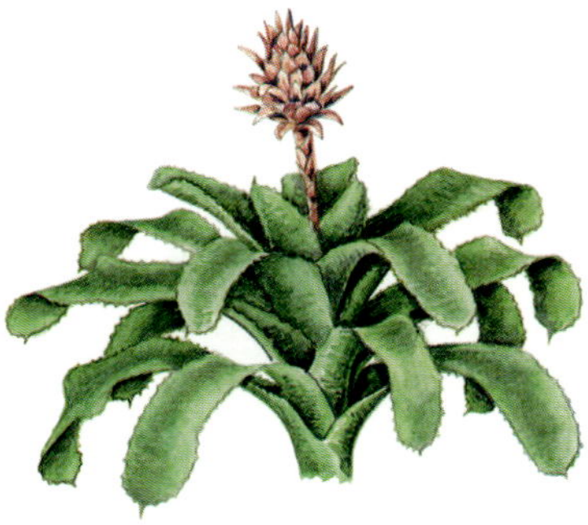

Gebänderte Lanzenrosette

Familie: Bromeliaceae (Ananasgewächse)

Weitere Namen: Silbervase

Heimat: Südamerika

Größe: Bis 50 cm hohe, ausdauernde Pflanze

Typische Kennzeichen: Endständiger Blütenstand mit dauerhaften, rötlichen Hochblättern

Die leicht giftige Gebänderte Lanzenrosette ist ungeachtet der Tatsache, dass sie Hautreizungen hervorrufen kann, eine beliebte Zimmerpflanze. Glaubt man der chinesischen Kunst der harmonischen Lebens- und Wohnraumgestaltung (Feng Shui), dann sollen Menschen, die meinen, ihren weichen Kern hinter einer rauen Schale verbergen zu müssen, in Gegenwart dieser Pflanze entspannter werden.

Aegle marmelos

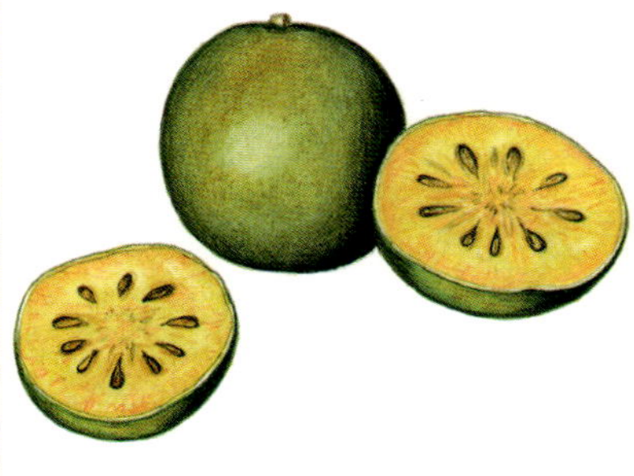

Belbaum

Familie: Rutaceae (Rautengewächse)

Weitere Namen: Madjobaum

Heimat: Indien

Größe: Bis 8 m hoher Baum

Typische Kennzeichen: Dornige Zweige und gelbe, pflaumengroße Früchte

Dieser Baum gilt in seiner indischen Heimat als heilig, so dass man ihn häufig in der Nähe von Tempeln finden kann. Die großen Früchte, die reich an Vitamin C sind, werden in halbreifem Zustand bei starkem Durchfall oder Ruhr angewendet, während man die reifen Früchte als Abführmittel benutzt. Die Blätter verwendet man manchmal bei Magengeschwüren.

Aegopodium podagraria

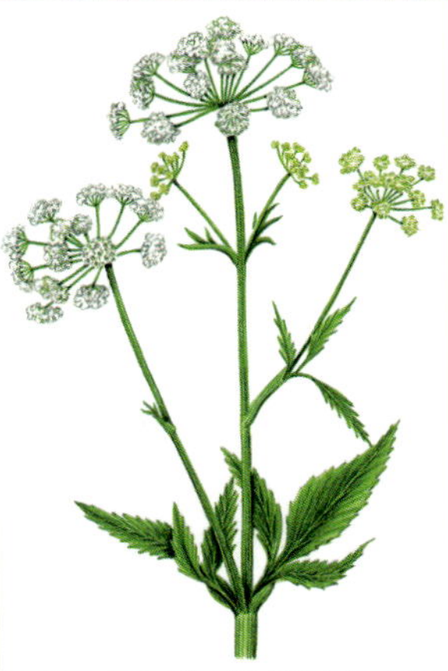

Geißfuß

Familie: Apiaceae/Umbelliferaceae (Doldenblütler)

Weitere Namen: Giersch, Gichtkraut, Zipperleinkraut

Heimat: Europa und Asien

Größe: Bis 1 m hohe, ausdauernde Pflanze

Typische Kennzeichen: Hohle Stängel und Doppelfrüchte

Die Wurzel des auch in Mitteleuropa heimischen Geißfußes besitzt entzündungshemmende Eigenschaften, so dass sie früher häufig zur Behandlung von Gicht eingesetzt wurde. Bei empfindlichen Menschen kann die Berührung der Blätter dieser Pflanze allerdings zu Hautreizungen führen, wenn die betroffenen Stellen anschließend direktem Sonnenlicht ausgesetzt werden.

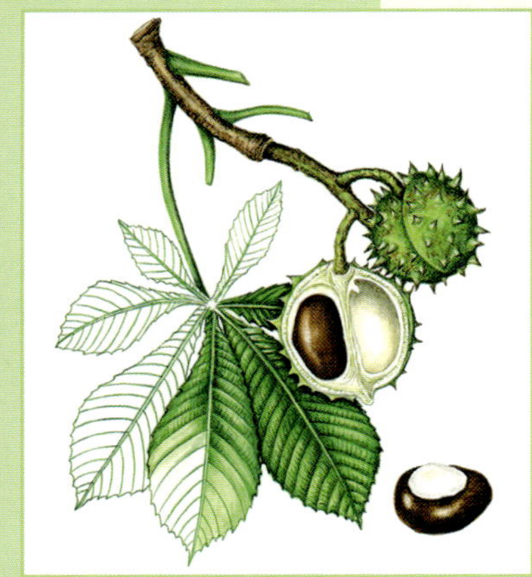

Aesculus hippocastanum

Rosskastanie

Familie: Hippocastanaceae (Rosskastaniengewächse)
Weitere Namen: Gichtbaum, Pferdekastanie
Heimat: Balkan und Westasien
Größe: Bis 25 m hoher Baum
Typische Kennzeichen: Stachlige Früchte mit glänzenden, braunen Samen

Kastanienextrakte werden gern in Form von Salbe oder als Lotion zur Behandlung von Krampfadern oder Hämorrhoiden verwendet; sie sollen aber auch bei Juckreiz oder leichten Schmerzen helfen. Da die Pflanze schwach giftig ist, dürfen nur unverletzte Hautpartien behandelt werden, und man muss zudem darauf achten, dass die Arzneien nicht in den Verdauungstrakt gelangen.

Aethusa cynapium

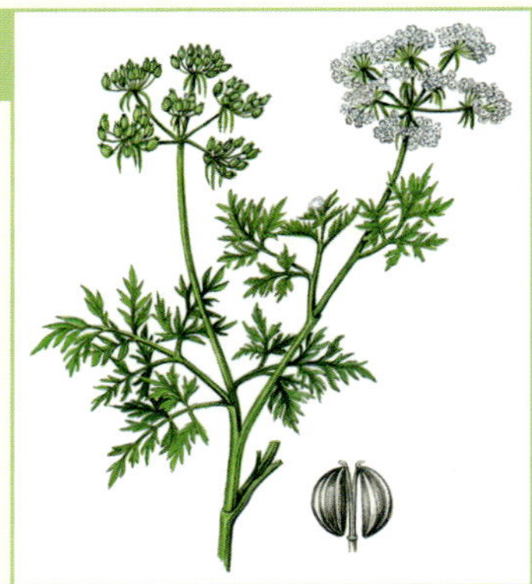

Hundspetersilie

Familie: Apiaceae/Umbelliferaceae (Doldenblütler)
Weitere Namen: Faule Grete, Tollkraut, Katzenpeterli
Heimat: Europa
Größe: Bis 50 cm hohe, einjährige Pflanze
Typische Kennzeichen: Dornenartige Hüllblätter an der Blütendolde

Diese stark giftige Pflanze, die auch in Mitteleuropa wild wachsend vorkommt, darf keinesfalls mit der beliebten Gartenpetersilie (*Petroselinum* spp.) verwechselt werden, denn der Genuss der Hundspetersilie kann Übelkeit, Erbrechen, Krämpfe, Sehstörungen und sogar eine Atemlähmung hervorrufen. Erkennen lässt sich die Hundspetersilie auch an der stark glänzenden Blattunterseite.

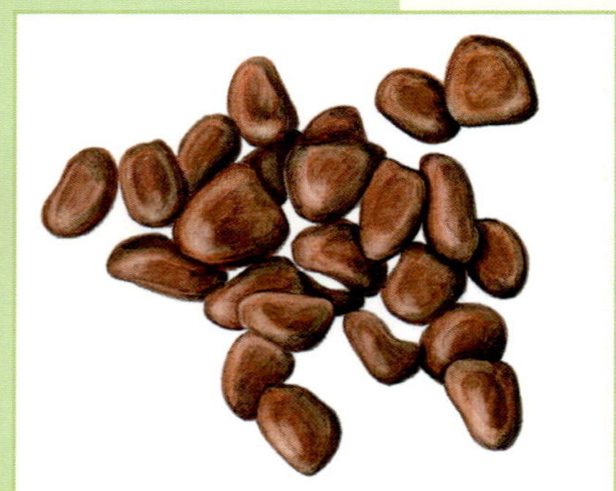

Aframomum melegueta

Paradieskörnerpflanze

Familie: Zingiberaceae (Ingwergewächse)
Weitere Namen: Meleguetapfeffer
Heimat: Westafrika
Größe: Bis 2,5 m hohe, ausdauernde Pflanze
Typische Kennzeichen: Schilfartige Stängel und Blätter

Die aromatischen, scharf schmeckenden Samen dieser Pflanze, die im Mittelalter ein beliebtes Gewürz waren, wurden später manchmal auch als Fälschungen des seinerzeit noch sehr teuren echten Pfeffers verkauft. Man verwendete die Art aber auch medizinisch, beispielsweise zur Behandlung von Magenbeschwerden, etwa starken Blähungen oder bei Erbrechen, Übelkeit, Unterleibsschmerzen und Koliken.

Agapanthus africanus

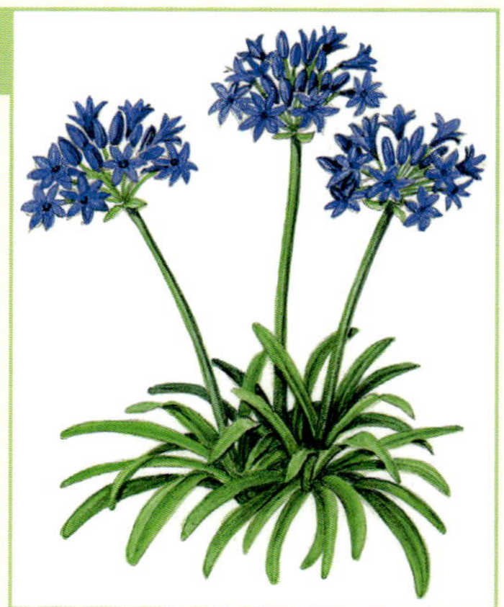

Schmucklilie

Familie: Alliaceae (Lauchgewächse)
Weitere Namen: Blaue Amaryllis, Blaue Tuberose, Liebesblume
Heimat: Südafrika
Größe: Bis 1 m hohe, ausdauernde Zwiebelpflanze
Typische Kennzeichen: Schilfartige Blätter und große, lang gestielte, bläuliche Blütendolden

Die giftige Schmucklilie wurde in ihrer südafrikanischen Heimat früher als Wehenmittel angewendet, während sie in die westliche Naturheilkunde nie Eingang gefunden hat. Dafür wird die attraktive, in Mitteleuropa jedoch normalerweise nicht winterharte Lilie, von der es inzwischen auch eine Reihe von Zuchtformen gibt, gern als Zimmer- oder Kübelpflanze gehalten.

Agastache cana

Moskitopflanze

Familie: Lamiaceae/Labiatae (Lippenblütler)

Weitere Namen: Orangenduft-Aniskraut

Heimat: Mexiko

Größe: Bis 80 cm hohe, ausdauernde Pflanze

Typische Kennzeichen: Aromatischer, an Orangen erinnernder Duft

In ihrer Heimat wird diese Pflanze zur Abwehr von Moskitos verwendet, was den umgangssprachlichen Namen erklärt. In den letzten Jahren findet man die Art vermehrt auch in mitteleuropäischen Gärten, wo sie mit ausreichendem Kälteschutz zumeist auch den Winter übersteht. Die Blätter können wegen ihres orangenähnlichen Aromas zum Würzen von Getränken oder Speisen benutzt werden.

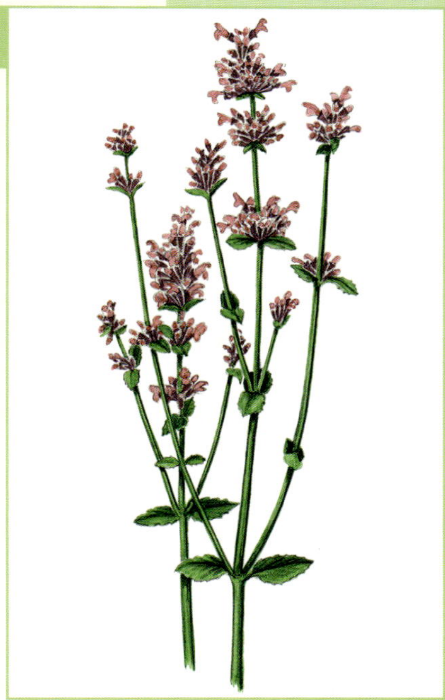

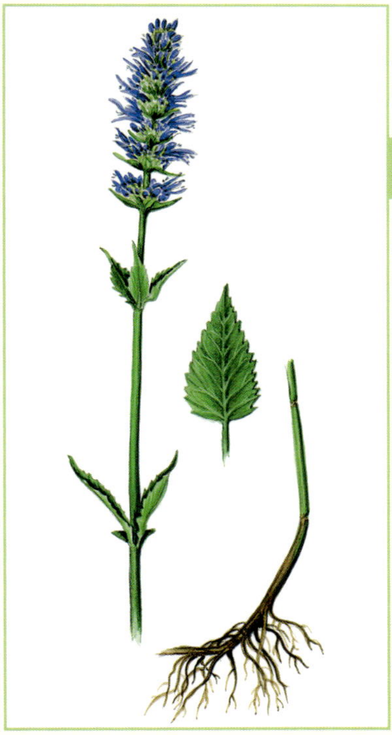

Agastache foeniculum

Duftnessel

Familie: Lamiaceae/Labiatae (Lippenblütler)

Weitere Namen: Anisysop

Heimat: Nordamerika

Größe: Bis 90 cm hohe, ausdauernde Pflanze

Typische Kennzeichen: Blätter duften nach Anis

Die frischen Blätter dieser attraktiven Pflanze werden manchmal in Salaten verwendet, aber wegen des Anisaromas auch als Küchengewürz und zur Herstellung von Likören. Außerdem gilt sie als gutes Heilkraut, dem man vor allem verdauungsfördernde und entzündungshemmende Eigenschaften bescheinigt. Nach Europa wurde die Art von Imkern als ausgezeichnete Futterpflanze für ihre Bienen eingeführt.

Agastache rugosa

Koreanische Minze

Familie: Lamiaceae/Labiatae (Lippenblütler)

Weitere Namen: –

Heimat: Asien

Größe: Bis 1,2 m hohe, ausdauernde Pflanze

Typische Kennzeichen: Blätter mit minzeartigem Duft

Diese Art, deren blühende Triebe sich ohne weiteres eine Woche in einer Vase halten, findet man in den letzten Jahren zunehmend in unseren Gärten, wo sie allerdings einen Winterschutz benötigt. Die großen blauvioletten Blütenrispen werden im Sommer gern von Bienen und Schmetterlingen besucht; die aromatischen Blätter lassen sich zum Verfeinern von Tees verwenden.

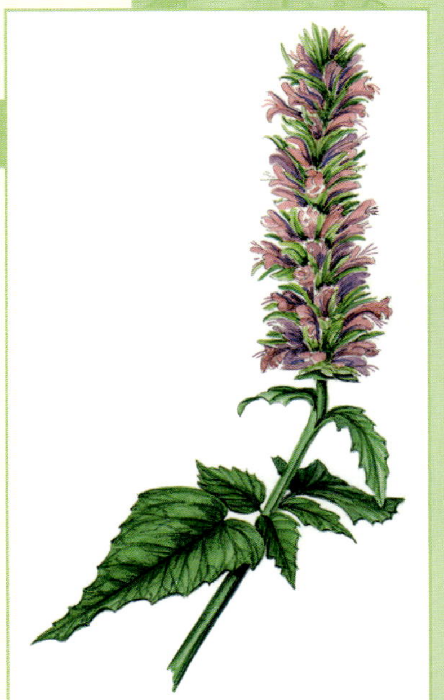

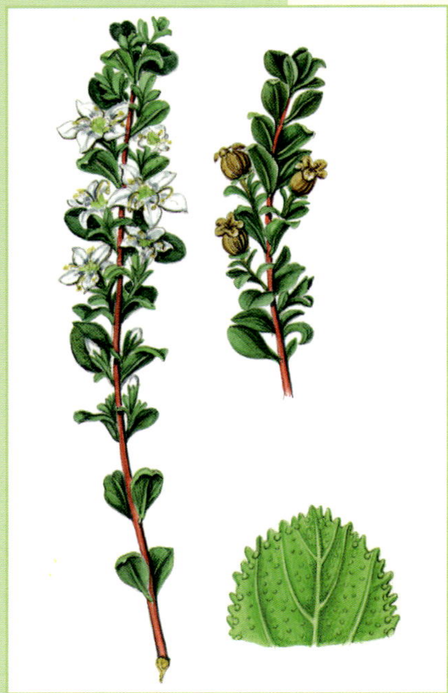

Agathosma betulina

Buccostrauch

Familie: Rutaceae (Rautengewächse)

Weitere Namen: Bukkostrauch, Bucho

Heimat: Südafrika

Größe: Bis 2 m hoher Strauch

Typische Kennzeichen: Mit Öldrüsen besetzte, lederartige Blätter

Diese Pflanze wird in ihrer afrikanischen Heimat schon lange als harn- und blähungstreibendes Mittel eingesetzt, während die westliche Kräutermedizin die Art vor allem zur Behandlung von Harnröhren-, Blasen- und Nierenentzündungen benutzt. Da der Buccostrauch ein starkes Abortivmittel (Pulegon) enthält, darf er während der Schwangerschaft nicht angewendet werden.

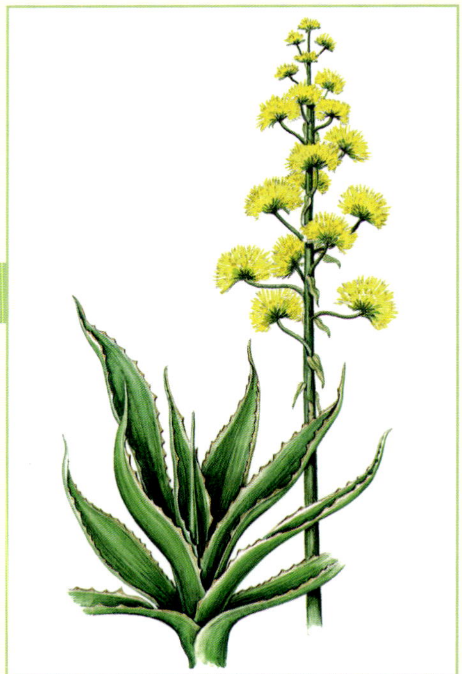

Agave americana

Amerikanische Agave

Familie: Agavaceae (Agavengewächse)

Weitere Namen: Hundertjährige Aloe

Heimat: Mittel- und Südamerika

Größe: Staude mit bis zu 2 m langen Blättern

Typische Kennzeichen: Blätter mit scharf gezacktem Rand

Aus der Hundertjährigen Aloe, die man im 16. Jahrhundert u.a. im Mittelmeerraum eingebürgert hat, lässt sich der bekannte Branntwein Mescal herstellen. Sie wurde im prähistorischen Mexiko aber auch schon als rituelle Rauschdroge verwendet, ebenso wie zur Behandlung von Verletzungen und Zahnschmerzen. Die Pflanze blüht erst nach mehreren Jahrzehnten und dann nur ein einziges Mal.

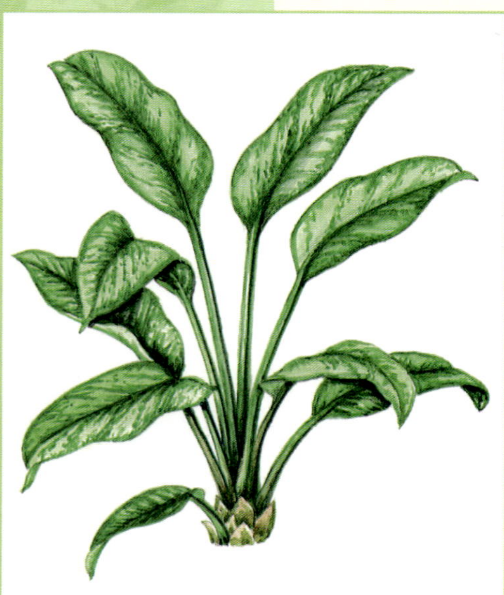

Aglaonema commutatum

Kolbenfaden

Familie: Araceae (Aronstabgewächse)

Weitere Namen: –

Heimat: Indonesien

Größe: Bis 50 cm hohe, ausdauernde Pflanze

Typische Kennzeichen: Grüne Blätter mit silbernen Streifen

Von dieser beliebten, aus Indonesien stammenden Zimmerpflanze ist kaum bekannt, dass sie auch Giftstoffe enthält. So verursacht der Saft der Blätter oder Triebe unangenehme Rötungen der Haut; in schweren Fällen kommt es sogar zu Blasenbildung oder Schwellungen. Eine versehentliche orale Aufnahme führt nicht selten zu Übelkeit oder auch zu Bewusstseinstörungen.

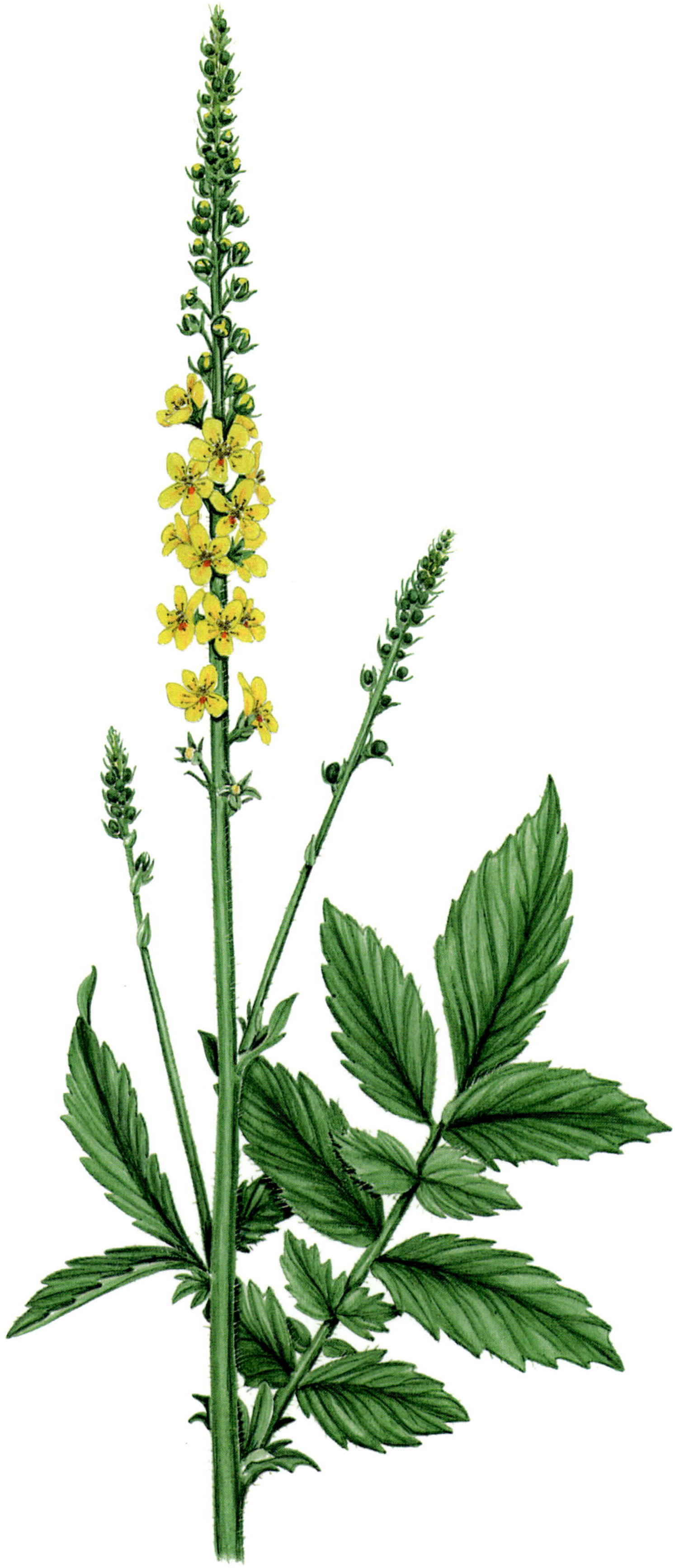

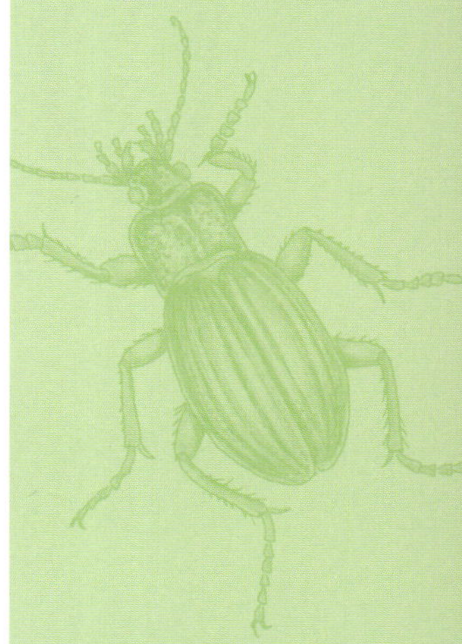

Agrimonia eupatoria

Kleiner Odermennig

Familie:

Rosaceae (Rosengewächse)

Weitere Namen:

Petermännchen, Leberkraut

Heimat:

Europa und Asien

Größe:

Bis 80 cm hohe, ausdauernde Pflanze

Typische Kennzeichen:

Oberseits grüne, unterseits weißfilzige Blätter

In einigen Regionen ihres Verbreitungsgebiets wurde diese Pflanze früher zum Gelbfärben von Naturfasern verwendet; außerdem benutzt man die blühenden Sprossspitzen für Heilzwecke, etwa bei Leberkrankheiten oder Infektionen im Darmbereich. Äußerlich lässt sich der Odermennig außerdem bei Entzündungen im Mund- und Rachenbereich anwenden, aber auch bei Bindehautentzündung.

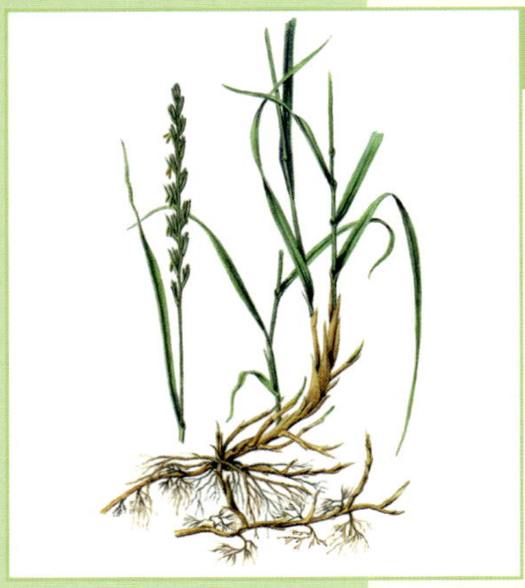

Agropyron repens

Gewöhnliche Quecke

Familie: Poaceae (Süßgräser)

Weitere Namen: Schnürgras, Hundsgras

Heimat: Europa, Amerika, Asien und Australien

Größe: Bis 80 cm hohe, ausdauernde Pflanze

Typische Kennzeichen: Gras mit sehr rauer Blattoberfläche

Diese unverwüstliche Art gilt bei Gärtnern und Landwirten als ungeliebtes Unkraut, sie hat aber auch sehr nützliche Eigenschaften. So enthalten die krautigen Teile harntreibende Substanzen, die sich beispielsweise bei Blasen- und Harnwegsentzündung einsetzen lassen, außerdem wird die Quecke zur Behandlung von Rheumatismus oder Entzündungen des Magen-Darm-Traktes verwendet.

Agrostemma githago

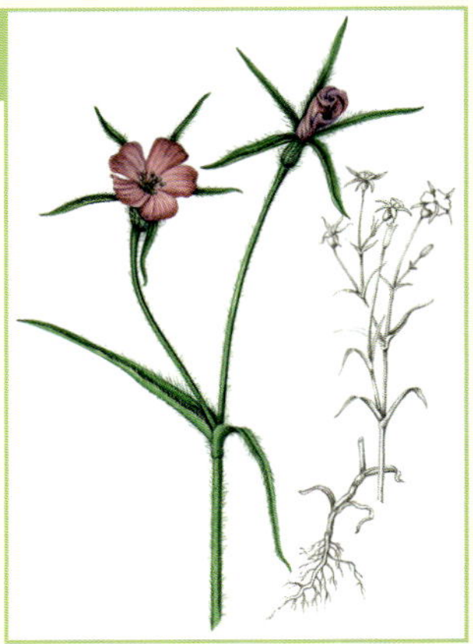

Kornrade

Familie: Caryophyllaceae (Nelkengewächse)

Weitere Namen: –

Heimat: Mittelmeerraum

Größe: Bis 1 m hohe, einjährige Pflanze

Typische Kennzeichen: Stark behaarte Pflanze mit purpurroten Blüten

Die Kornrade stammt eigentlich aus dem Mittelmeerraum, war aber später auch in Mitteleuropa ein weit verbreitetes Ackerunkraut. Heute ist die Pflanze durch die verstärkte Saatgutreinigung in vielen Regionen völlig verschwunden und steht daher überall unter strengem Schutz. In der Naturheilkunde wurde die Art früher hauptsächlich bei Hautbeschwerden angewendet.

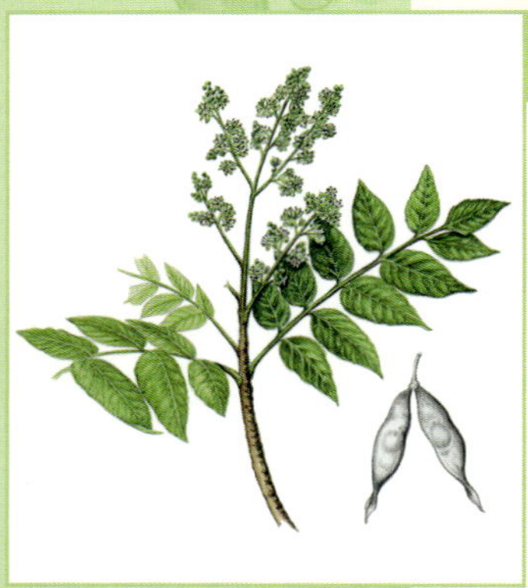

Ailanthus altissima

Götterbaum

Familie: Simaroubaceae (Bittereschengewächse)

Weitere Namen: Himmelsbaum, Ailanthusbaum

Heimat: China

Größe: Bis 25 m hoher Baum

Typische Kennzeichen: Die Pflanze verbreitet einen unangenehmen Geruch

Diesen Baum findet man in Europa manchmal in Gärten und Parks; er wird wegen seines großen Wasserbedarfs in einigen Regionen der Erde aber auch benutzt, um Sümpfe trocken zu legen und Moskitos auf diese Weise die Brutstätten zu entziehen. Therapeutisch setzt man die Rinde u.a. bei Ruhr oder Durchfall ein, aber auch als Wurmmittel und zur Behandlung von Gonorrhö und Malaria.

Ajuga chamaepitys

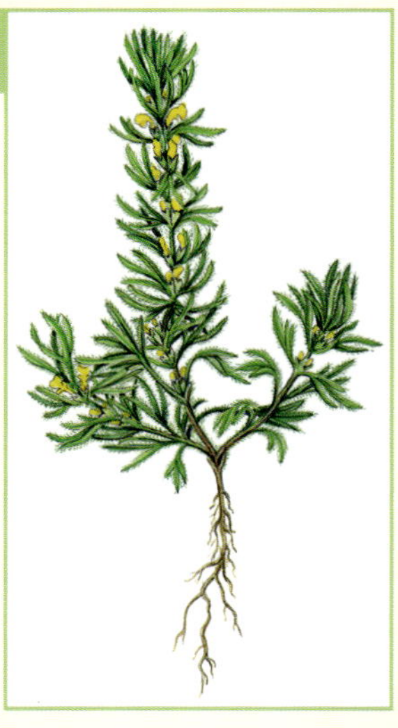

Gelber Günsel

Familie: Lamiaceae/Labiatae (Lippenblütler)

Weitere Namen: Schlagkraut

Heimat: Europa und Asien

Größe: Bis 20 cm hohe, einjährige Pflanze

Typische Kennzeichen: Rundlicher, zumeist borstig behaarter Stängel

Der Gelbe Günsel wird bei einer ganzen Reihe unterschiedlicher Beschwerden angewendet. So setzt man die oberirdischen Teile des Krautes wegen ihrer harntreibenden Wirkung bei Rheumatismus, Arthritis und Gicht ein; die Pflanze soll jedoch auch eine reinigende Wirkung auf das Verdauungssystem haben. Außerdem gilt sie als blutungsfördernd, so dass sie sich positiv auf die Menstruation auswirken kann.

Ajuga reptans

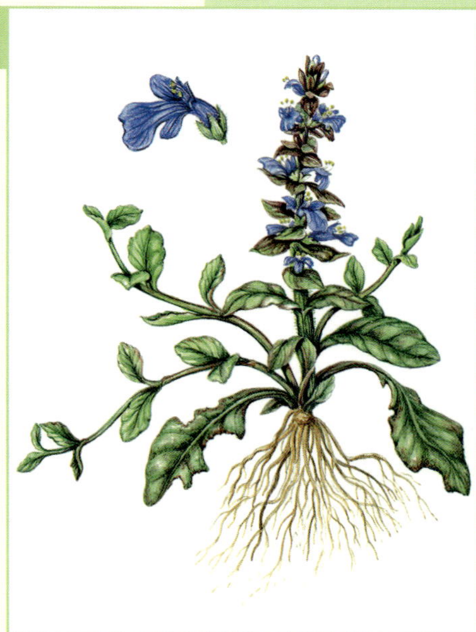

Der Kriechende Günsel wurde in der Vergangenheit vor allem als Wundheilmittel geschätzt, man setzte ihn aber auch als leichtes Abführmittel ein. Heute verwendet man das Kraut (ohne die Wurzel) manchmal noch zur Behandlung von Darmentzündungen, Hämorrhoiden oder Zahnfleischentzündungen, aber auch, um ständig geröteter Haut ein frisches und gesundes Aussehen zu verleihen.

Kriechender Günsel

Familie: Lamiaceae/Labiatae (Lippenblütler)

Weitere Namen: Gurgelkraut

Heimat: Europa, Asien und Nordafrika

Größe: Bis 30 cm hohe, ausdauernde Pflanze

Typische Kennzeichen: Vierkantiger, an zwei Seiten behaarter Stängel

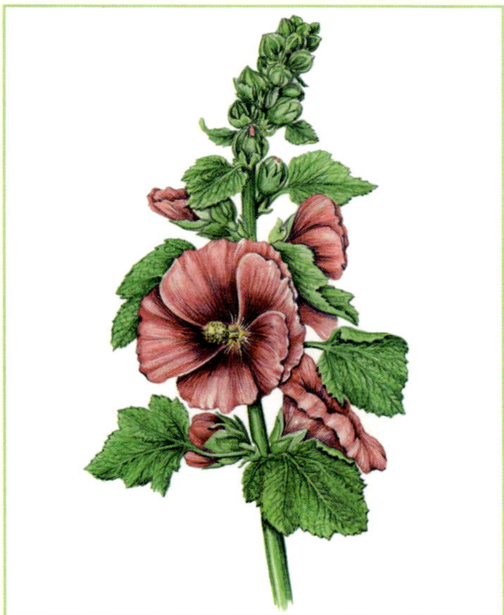

Alcea rosea

Stockrose

Familie: Malvaceae (Malvengewächse)

Weitere Namen: Baumrose, Roter Eibisch, Bauernrose

Heimat: Mittelmeergebiet

Größe: Bis 2,5 m hohe Staude

Typische Kennzeichen: Große, leuchtend gefärbte Einzelblüten

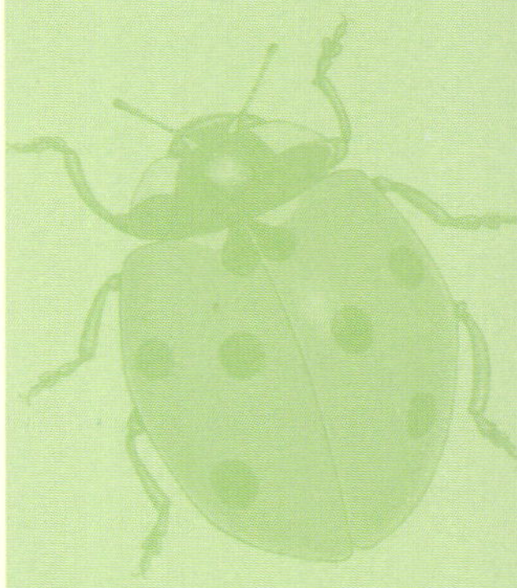

Diese beliebte Gartenpflanze kann auch für Heilzwecke eingesetzt werden, denn die Blüten besitzen auswurffördernde und harntreibende Eigenschaften. Außerdem lassen sie sich bei trockener und leicht reizbarer Haut als Badezusatz verwenden, während der in den Blütenblättern enthaltene Farbstoff manchmal zum Färben von Likören und Lebensmitteln verwendet wird.

Alchemilla alpina

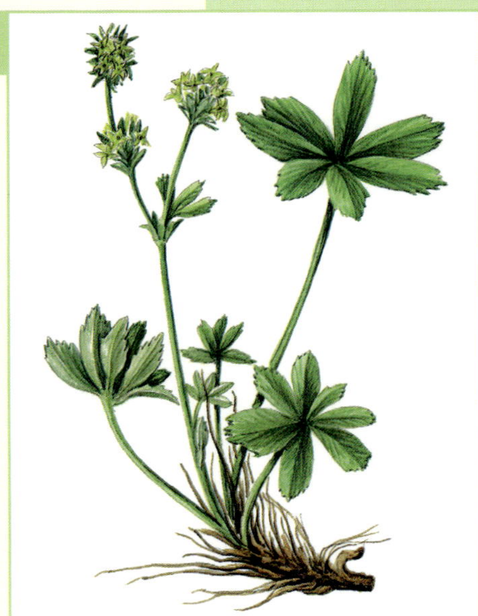

Die Blätter dieser Art haben ähnliche therapeutische Eigenschaften wie die des nah verwandten, aber weiter verbreiteten Gelbgrünen Frauenmantel (*Alchemilla xanthochlora*), lassen sich also beispielsweise zur Behandlung von Menstruationsbeschwerden verwenden. Da die kleine, niederliegend wachsende Pflanze überwiegend in Gebirgsregionen vorkommt, wird sie besonders in den Alpenländern medizinisch genutzt.

Alpenfrauenmantel

Familie: Rosaceae (Rosengewächse)

Weitere Namen: Silbermantelkraut, Silbermänteli

Heimat: Europa

Größe: Bis 15 cm hohe, ausdauernde Pflanze

Typische Kennzeichen: Blätter mit silbrig behaarter Unterseite

Alchemilla xanthochlora

Gelbgrüner Frauenmantel

Familie:
Rosaceae (Rosengewächse)

Weitere Namen:
Wundwurz, Frauenrock

Heimat:
Europa

Größe:
Bis 40 cm hohe, ausdauernde Pflanze

Typische Kennzeichen:
Grundständige Rosette aus großen, zumeist gefalteten Blättern

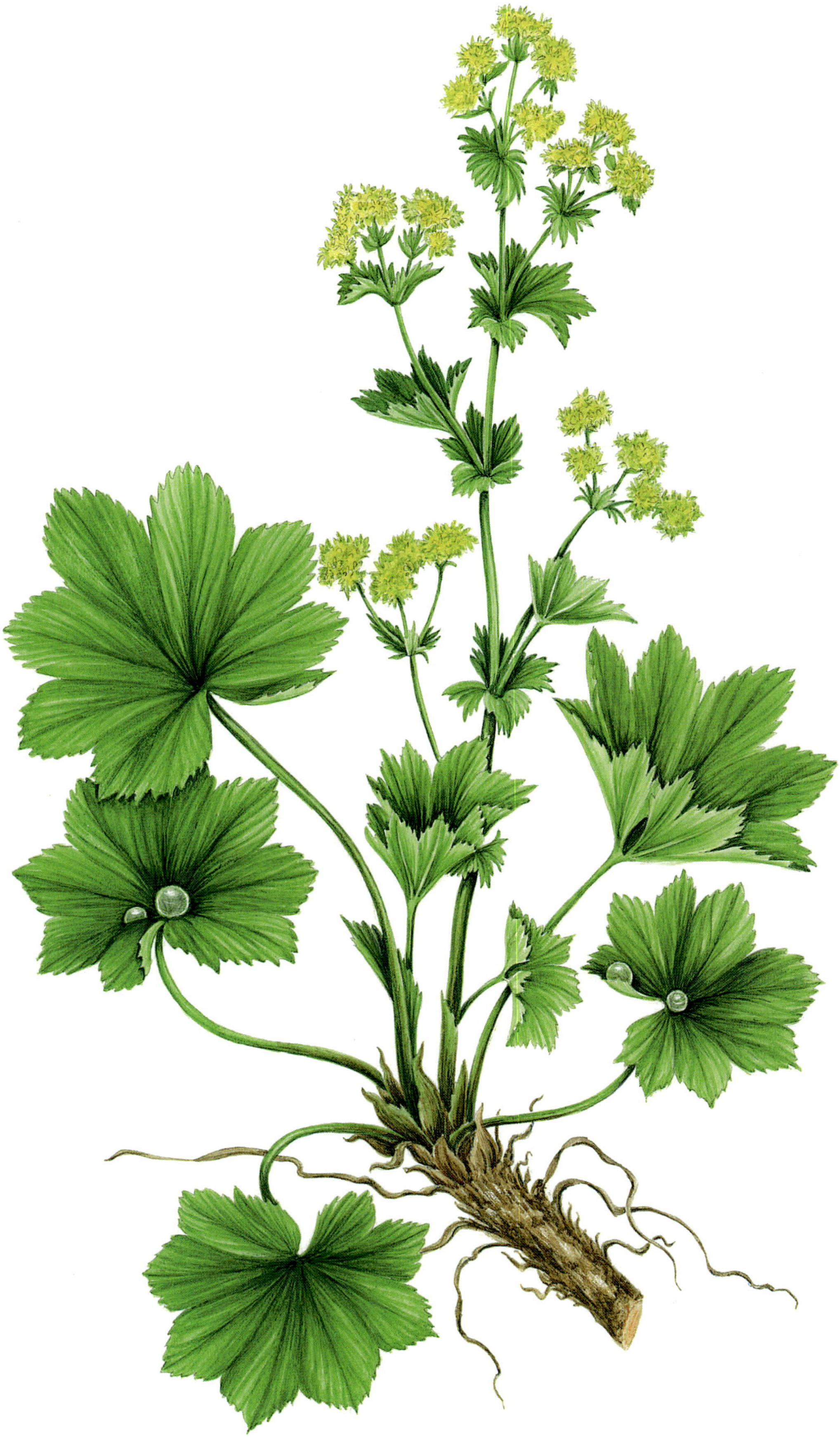

Die Blätter dieses begehrten Heilkrauts gelten vor allem als wertvolles Mittel zur Behandlung von Frauenleiden, etwa starken Periodenblutungen oder auch schmerzhaften Menstruationskrämpfen. Ihren umgangssprachlichen Namen erhielt die Pflanze, weil ihre großen, gelappten Blätter angeblich an den Umhängemantel Marias, der Mutter Jesu Christi erinnern.

Aletris farinosa

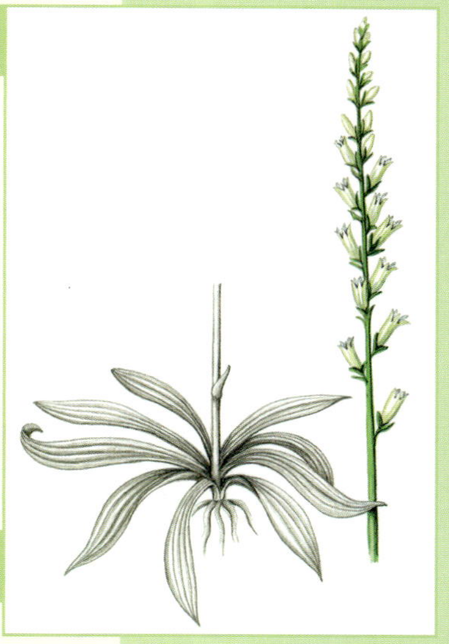

Sterngras

Familie: Liliaceae (Liliengewächse)

Weitere Namen: Bittergras, Runzelwurzel, Kolikwurzel

Heimat: Nordamerika

Größe: Bis 1 m hohe, ausdauernde Pflanze

Typische Kennzeichen: Glockenförmige, weißlich bereifte Blüten

Diese Art wurde von den nordamerikanischen Ureinwohnern zur Behandlung von Schlangenbissen, aber auch bei Magenbeschwerden verwendet. Später nutzte man die Rhizome und Blätter bei Menstruations- oder Schwangerschaftsbeschwerden und außerdem als appetitanregendes und verdauungsförderndes Mittel sowie als Arznei zur Behandlung von Rheumatismus und Magenverstimmung.

Alisma plantago-aquatica

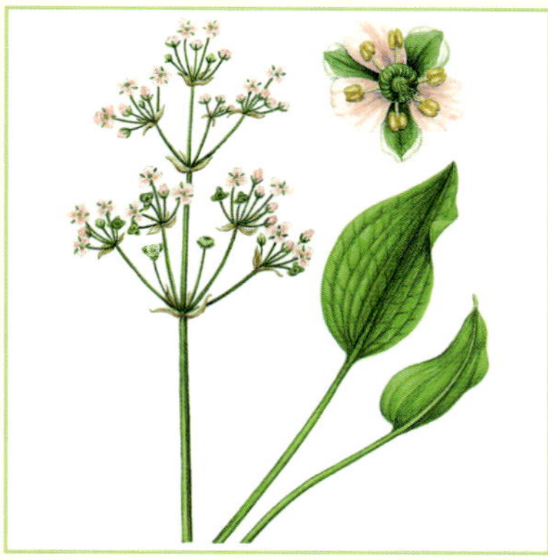

Gewöhnlicher Froschlöffel

Familie: Alismataceae (Froschlöffelgewächse)

Weitere Namen: Wasserwegerich

Heimat: Europa und Asien

Größe: Bis 1,2 m hohe, ausdauernde Pflanze

Typische Kennzeichen: Die ganze Pflanze enthält Milchsaft, der einen leichten Veilchenduft verbreitet

Früher wurde der Froschlöffel gegen Tollwut und Schlangenbisse eingesetzt – vermutlich mit wenig Erfolg; später verwendete man die Wurzel manchmal als harntreibende oder adstringierende Arznei. Da der Milchsaft der Pflanze giftige Substanzen enthält und für die letztgenannten Anwendungen ausreichend andere Mittel zur Verfügung stehen, wird die Art heute kaum noch benutzt.

Alkanna tuberculata

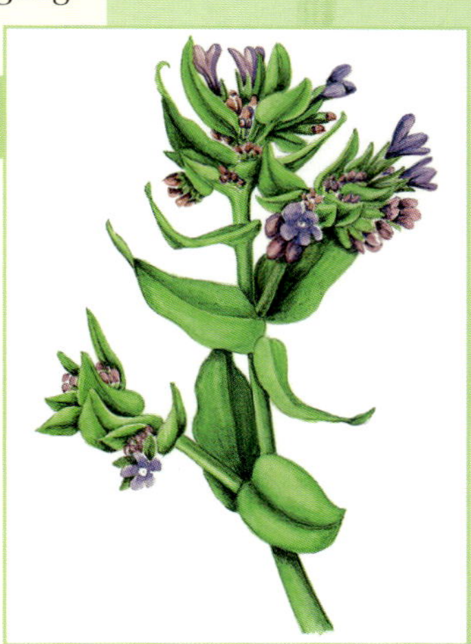

Schminkwurz

Familie: Boraginaceae (Raublattgewächse)

Weitere Namen: Färber-Alkanna

Heimat: Mittelmeergebiet

Größe: Bis 20 cm hohe, ausdauernde Pflanze

Typische Kennzeichen: Braunviolette bis purpurfarbene Wurzel

Mit Hilfe dieser Pflanze lassen sich Naturfasern rötlich braun oder auch braunviolett färben; die Wurzel wurde früher aber auch als Lebensmittelfarbstoff und Heilkraut eingesetzt. Da man heute weiß, dass sie giftige Substanzen enthält, ist eine medizinische Nutzung der Schminkwurz inzwischen nicht mehr üblich; sie findet in geringem Umfang aber noch in der Kosmetikindustrie Verwendung.

Alliaria petiolata

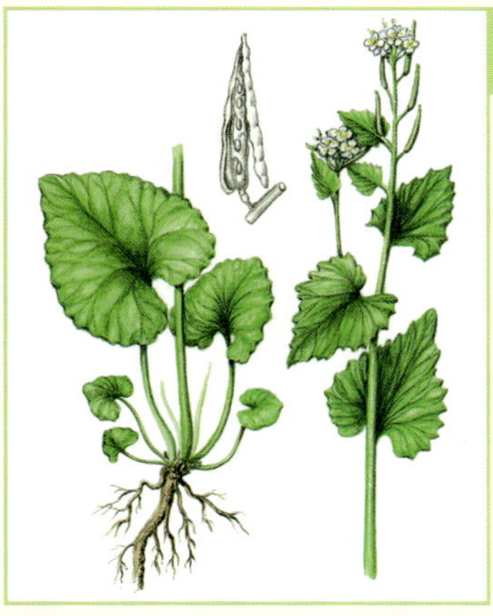

Knoblauchsrauke

Familie: Brassicaceae (Kreuzblütler)

Weitere Namen: Lauchkraut, Lauchhederich

Heimat: Europa und Asien

Größe: Bis 1 m hohe, einjährige Pflanze

Typische Kennzeichen: Die Blätter riechen nach Knoblauch

Diese kulinarisch vielseitig nutzbare Pflanze kann wegen ihres zarten Knoblauchgeschmacks zum Verfeinern von Salaten, Quark und Kräuterbutter verwendet werden. Sie lässt sich aber auch als Heilkraut nutzen, denn sie hat auswurffördernde und leicht antiseptische Eigenschaften; außerdem kann man sie in höherer Dosierung als Brechmittel einsetzen.

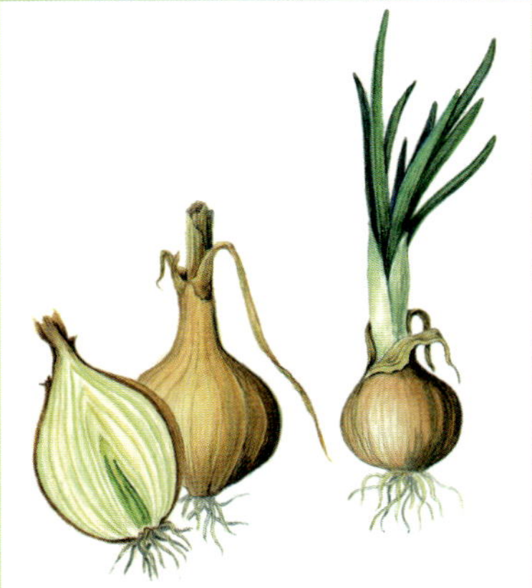

Allium cepa

Zwiebel

Familie: Alliaceae (Lauchgewächse)
Weitere Namen: Bolle, Zippel
Heimat: Westasien
Größe: Bis 90 cm hohe, ausdauernde Pflanze
Typische Kennzeichen: Große weiße bis purpurfarbene Blütenstände

Die Zwiebel, auch „Jungfer mit den sieben Häuten" genannt, wird schon seit Jahrtausenden kultiviert und als Küchen- oder Heilpflanze genutzt. In der Küche dient sie zur Verfeinerung von Fleischgerichten, Suppen und Salaten; in der Naturheilkunde nutzt man sie vor allem als entzündungshemmende, appetitanregende, verdauungsfördernde und blutdrucksenkende Arznei.

Allium sativum

Knoblauch

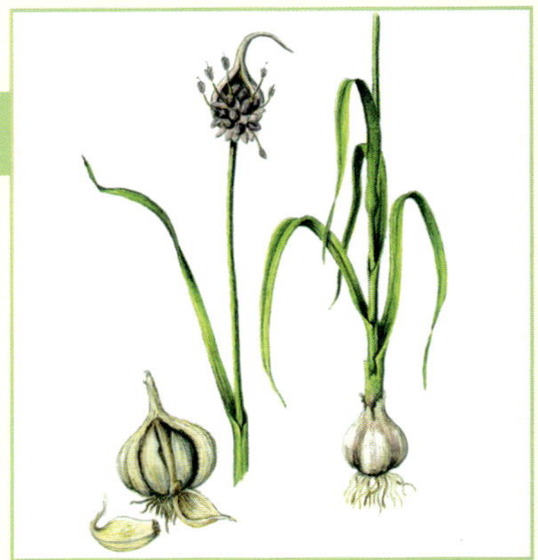

Familie: Alliaceae (Lauchgewächse)
Weitere Namen: Gruserich, Knofel
Heimat: Zentralasien
Größe: Bis 1 m hohe, ausdauernde Pflanze
Typische Kennzeichen: Röhrenförmig verwachsene Blätter

Diese Zwiebelpflanze, die sich durch einen recht strengen Geruch, aber auch durch einen angenehmen Geschmack auszeichnet, wird schon seit Jahrhunderten als Gewürz und als Heilkraut genutzt. Bekannt ist sie vor allem für ihre antiseptischen, schleimlösenden, schweißtreibenden und blutdrucksenkenden Eigenschaften, sie soll aber auch den Blutzuckerspiegel senken und die Blutgerinnung verlangsamen.

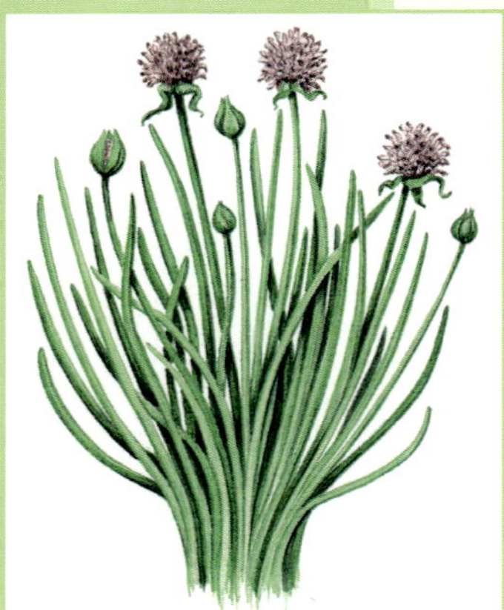

Allium schoenoprasum

Schnittlauch

Familie: Alliaceae (Lauchgewächse)
Weitere Namen: Graslauch
Heimat: Europa und Asien
Größe: Bis 30 cm hohe, ausdauernde Pflanze
Typische Kennzeichen: Aromatische Blätter und violette Blütenköpfchen

Der vitaminreiche Schnittlauch wird vor allem als vielseitiges Küchenkraut für Salate, Gemüse- und Eintopfgerichte, Eierspeisen, Fleisch- und Fischgerichte oder Rührei sowie fein gehackt als Brotbelag oder als dekorative Zutat für Suppen geschätzt. Man sagt den Blättern aber auch appetitanregende und verdauungsfördernde Eigenschaften nach.

Allium tuberosum

Schnittknoblauch

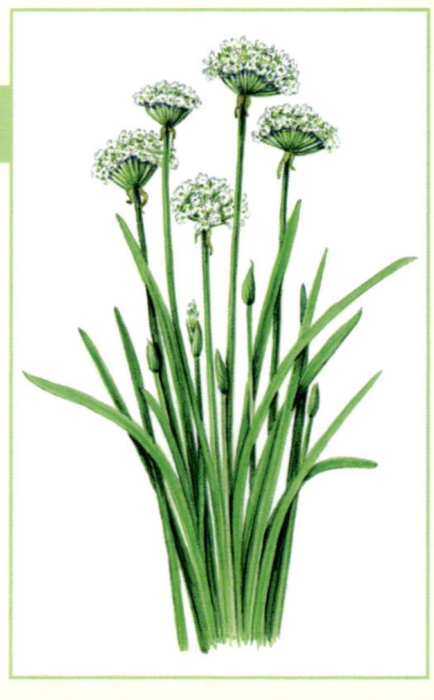

Familie: Alliaceae (Lauchgewächse)
Weitere Namen: Chinesischer Schnittlauch
Heimat: Indien, Japan, Nepal, China
Größe: Bis 40 cm hohe, ausdauernde Pflanze
Typische Kennzeichen: Die Blätter sind – anders als beim ähnlich aussehenden Schnittlauch – nicht hohl

Die Blätter des Schnittknoblauchs sind ein beliebtes Küchenkraut, denn sie besitzen ein Aroma, das sowohl an Zwiebeln als auch an Knoblauch erinnert, aber deutlich dezenter ausfällt als bei diesen Pflanzen. Verwenden lässt sich die Art für Saucen, Salate sowie Rohkost- und Fischgerichte; in der Naturheilkunde sagt man ihr außerdem appetitanregende und verdauungsfördernde Eigenschaften nach.

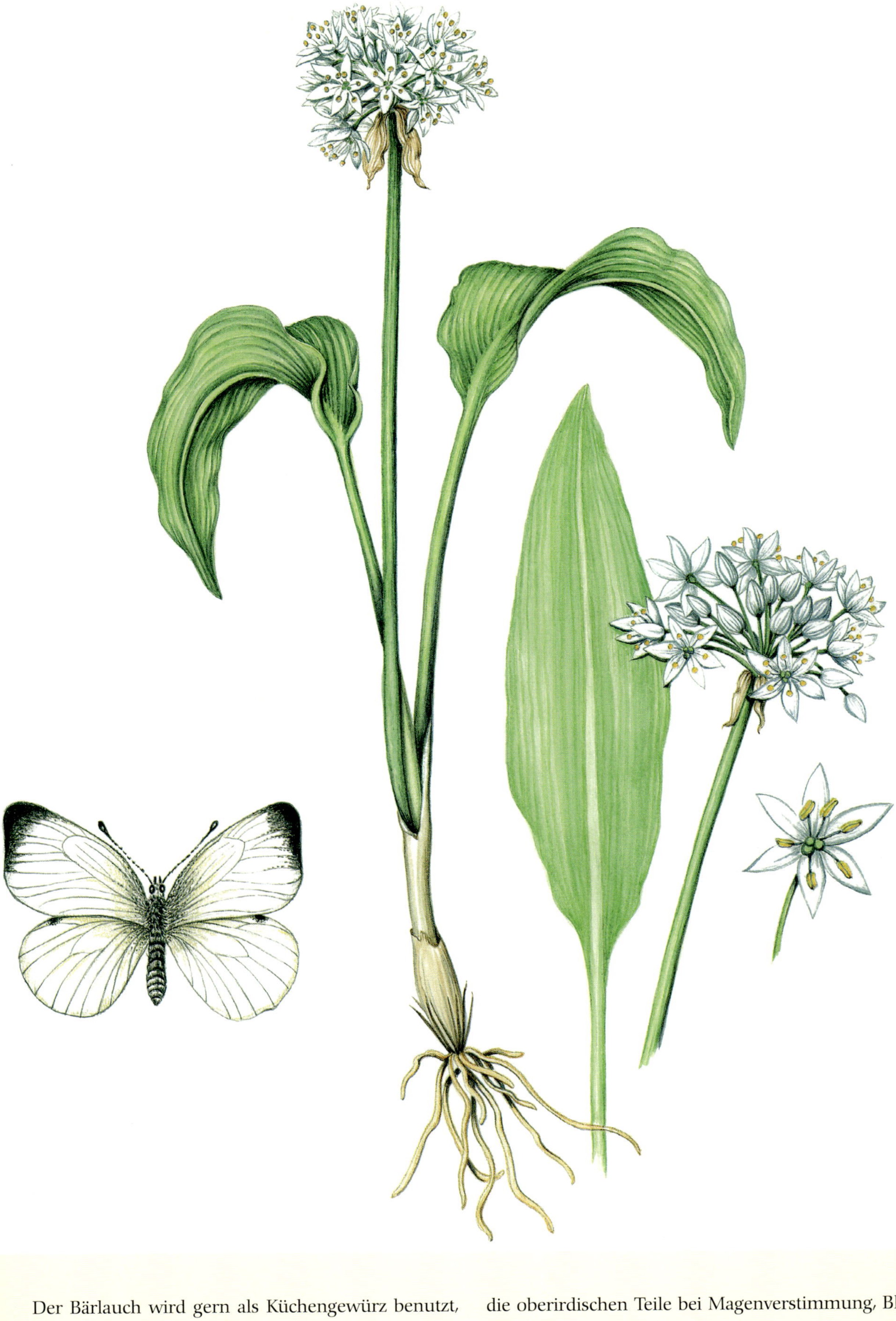

Allium ursinum

Bärlauch

Familie:

Alliaceae (Lauchgewächse)

Weitere Namen:

Wilder Knofel, Wurmlauch

Heimat:

Europa

Größe:

Bis 50 cm hohe, ausdauernde Pflanze

Typische Kennzeichen:

Die Blätter riechen kräftig nach Knoblauch

Der Bärlauch wird gern als Küchengewürz benutzt, denn er besitzt einen an Knoblauch erinnernden Geschmack, ist aber deutlich milder und verursacht keinen unerwünschten Mund- oder Körpergeruch. In der Naturheilkunde verwendet man die Zwiebeln und die oberirdischen Teile bei Magenverstimmung, Blähungen und Koliken; außerdem gelten sie als appetitanregendes Mittel und als gutes Verdauungstonikum.

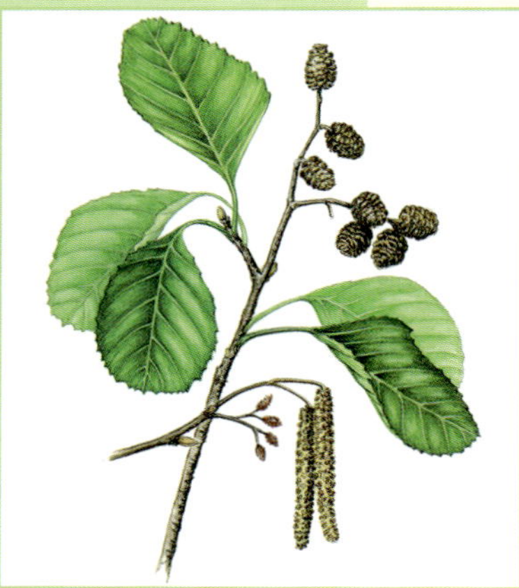

Alnus glutinosa

Schwarzerle

Familie: Betulaceae (Birkengewächse)
Weitere Namen: Roterle, Eller
Heimat: Europa, Asien und Nordafrika
Größe: Bis 25 m hoher Baum
Typische Kennzeichen: Sehr dunkle, zumeist stark rissige Rinde

Die Rinde dieses Baumes lässt sich zum Färben von Naturfasern verwenden, die dadurch eine rötlich braune Farbe bekommen; man kann sie aber auch für therapeutische Zwecke einsetzen, etwa zur Behandlung von Fieber oder bei Entzündungen im Mundbereich. Das hübsche, leicht orangerote Holz wird außerdem besonders gern zur Herstellung von Möbeln benutzt.

Aloe ferox

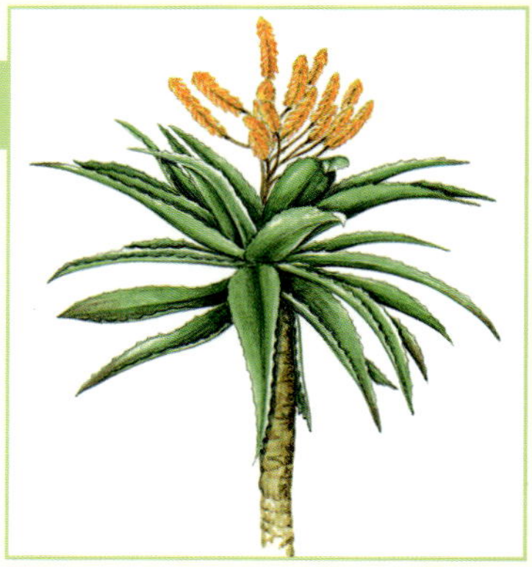

Kap-Aloe

Familie: Aloaceae (Aloengewächse)
Weitere Namen: Aloe
Heimat: Südafrika
Größe: Bis 3 m hohe, ausdauernde Pflanze
Typische Kennzeichen: Verholzter Stängel und bis zu 1 m lange Blütenstände

Von dieser giftigen und abortiven Pflanze wird der eingekochte, bittere Saft der Blätter manchmal für therapeutische Zwecke verwendet, wobei man ihn vor allem zur Herstellung von verdauungsfördernden und appetitanregenden Tinkturen oder auch Kräuterlikören benutzt. Die Art hat außerdem eine abführende Wirkung, darf für diesen Zweck allerdings nur sehr kurze Zeit eingesetzt werden.

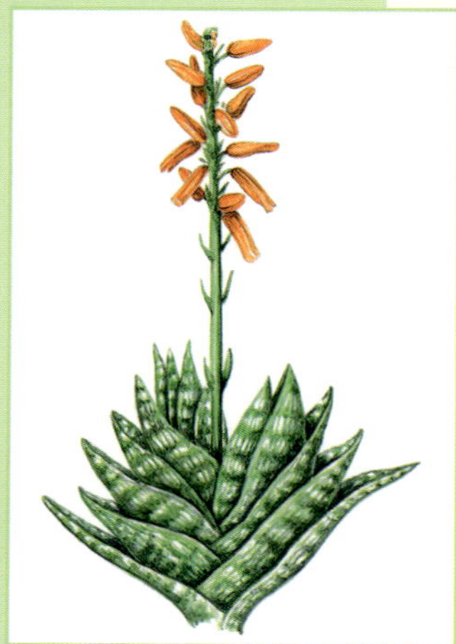

Aloe variegata

Tigeraloe

Familie: Aloaceae (Aloengewächse)
Weitere Namen: Papageienaloe
Heimat: Südafrika
Größe: Bis 30 cm hohe, ausdauernde Pflanze
Typische Kennzeichen: Grüne, lanzettliche Blätter mit hellen Streifen

Diese beliebte, anspruchslose Zimmerpflanze lässt sich auch für therapeutische Zwecke nutzen. So ist der Saft ein starkes Abführmittel, das allerdings nur sehr kurz angewendet werden darf, weil es sonst zu Darmblutungen kommen kann. Relativ häufig findet man die Art in homöopathischen Präparaten verarbeitet, etwa in Mitteln zur Behandlung von Gastroenteritis (Magen-Darm-Katarrh).

Aloe vera

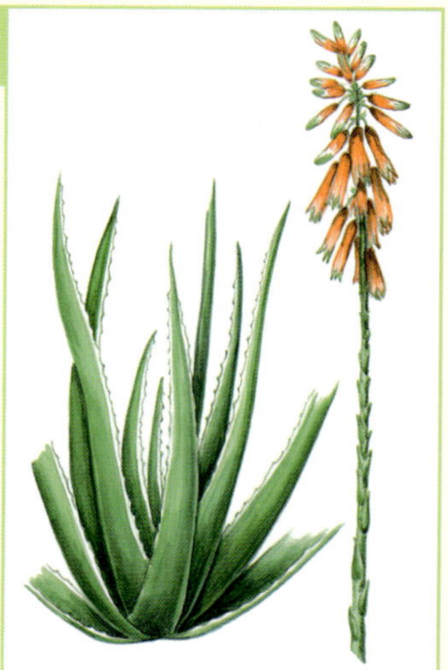

Echte Aloe

Familie: Aloaceae (Aloengewächse)
Weitere Namen: Bitteraloe, Wundkaktus
Heimat: Afrika
Größe: Bis 60 cm hohe, ausdauernde Pflanze
Typische Kennzeichen: Sehr dickfleischige Blätter

Wie die Tigeraloe (*Aloe variegata*), ist auch die Echte Aloe eine beliebte Zimmerpflanze, die gleichzeitig therapeutische Eigenschaften besitzt. So kann man das klare Gel aus den Blättern zur Behandlung von Hautabschürfungen sowie Verbrennungen (auch Sonnenbrand) einsetzen; außerdem lässt sich eine pflegende Hautlotion daraus herstellen, der schon Kleopatra ihre Schönheit verdankt haben soll.

Aloysia triphylla

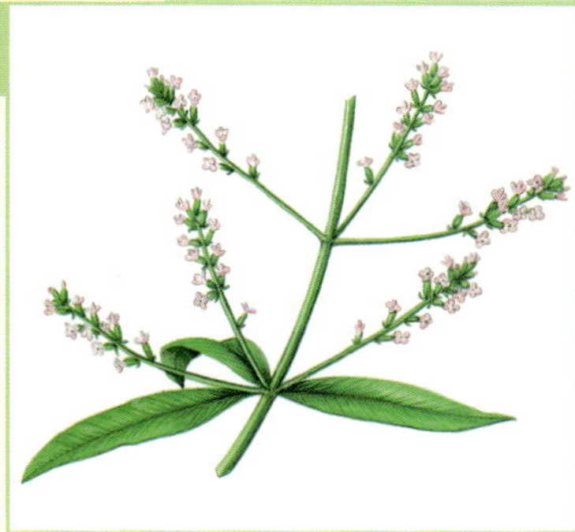

Zitronenstrauch

Familie: Verbenaceae (Eisenkrautgewächse)

Weitere Namen: Zitronenverbene

Heimat: Südamerika

Größe: Bis 3 m hoher, sommergrüner Strauch

Typische Kennzeichen: Längliche Blätter mit Zitronenduft

Die kräftig nach Zitrone duftende Art kam im 17. Jahrhundert mit den Spaniern nach Europa, wo sie zunächst hauptsächlich zur Gewinnung von Duftstoffen für die Parfümherstellung kultiviert wurde. Heute benutzt man die Blätter der nicht winterharten Pflanze gern zum Aromatisieren von Tees und Erfrischungsgetränken, zum Würzen von Fisch oder auch zum Befüllen von Duftkissen.

Alpinia galanga

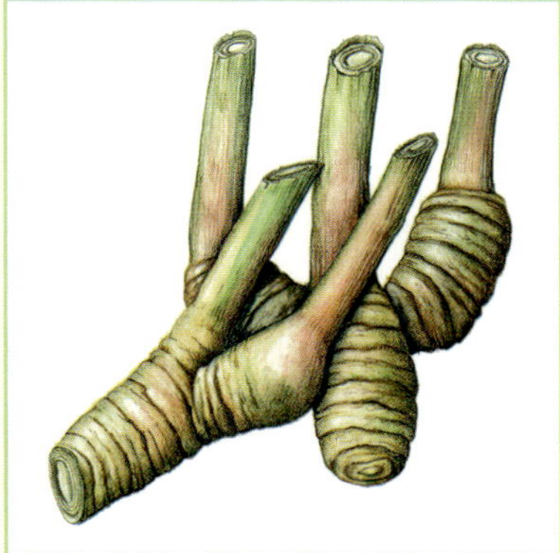

Siamesische Ingwerlilie

Familie: Zingiberaceae (Ingwergewächse)

Weitere Namen: Großer Galgant, Thai-Ingwer

Heimat: Asien

Größe: Bis 2 m hohe, ausdauernde Pflanze

Typische Kennzeichen: Weißliches oder rotbraunes Rhizom

Die aromatische Pflanze riecht und schmeckt ein wenig wie Ingwer, ist aber deutlich milder. Die Wurzel wird, ähnlich wie die des nahe verwandten Echten Galgant (*Alpinia officinarum*), zum Verfeinern von Lamm- oder Currygerichten verwendet, man würzt damit aber auch Fisch und Meeresfrüchte. Die medizinische Anwendung entspricht in etwa der des Echten Galgant.

Alpinia officinarum

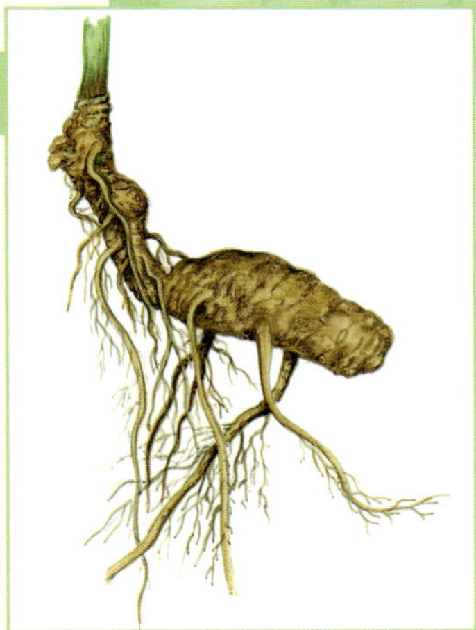

Echter Galgant

Familie: Zingiberaceae (Ingwergewächse)

Weitere Namen: Kleiner Galgant, Galangal

Heimat: Asien

Größe: Bis 1,5 m hohe, ausdauernde Pflanze

Typische Kennzeichen: Gelbliches Rhizom

Die berühmte Kräuteräbtissin Hildegard von Bingen hielt den Echten Galgant für das „Gewürz des Lebens“, und auch heute wird die Pflanze noch gern als anregendes, verdauungsförderndes, entzündungshemmendes und blähungstreibendes Mittel eingesetzt. Zur Anwendung kommt das dicke Rhizom, das wegen seines pikanten Geschmacks auch gern in der Küche genutzt wird.

Alstonia constricta

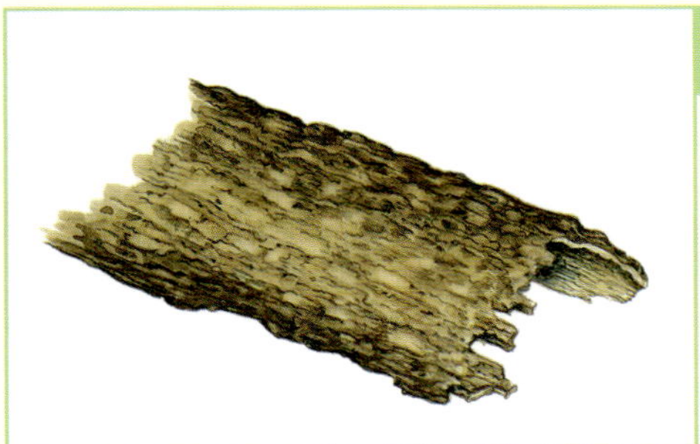

Bitterrinde

Familie: Apocynaceae (Hundsgiftgewächse)

Weitere Namen: Fieberbaum, Australisches Chinin

Heimat: Australien

Größe: Bis 15 m hoher Baum

Typische Kennzeichen: Der Rand der Samen weist lange Haare auf

Die Rinde dieses Baumes wurde früher zur Behandlung von Malaria-Fieberanfällen verwendet, was auch erklärt, warum man ihn manchmal Fieberbaum oder Australisches Chinin nennt. Heute benutzt man die Art hauptsächlich als krampflösende oder blutdrucksenkende Arznei, die nicht ohne ärztliche Kontrolle eingenommen werden darf, weil die Bitterrinde in höherer Dosis giftig ist.

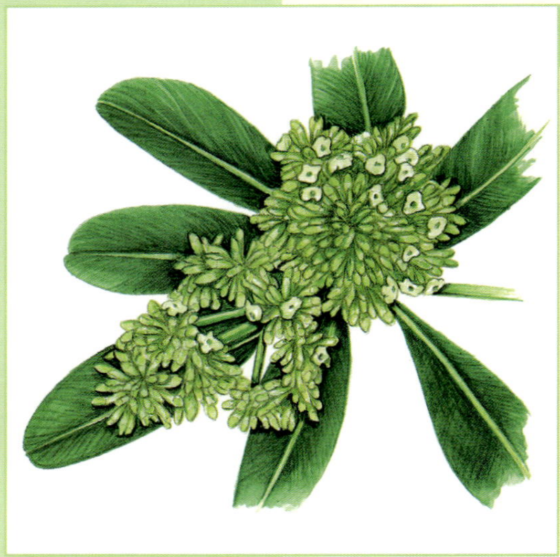

Alstonia scholaris

Teufelsbaum

Familie: Apocynaceae (Hundsgiftgewächse)

Weitere Namen: Ditabaum, Pagodenbaum

Heimat: Asien

Größe: Bis 25 m hoher Baum

Typische Kennzeichen: Cremeweiße, oleanderähnliche Blüten in endständigen Dolden

Die Samen des Teufelsbaums werden in Indien schon seit Jahrhunderten wegen ihrer anregenden Wirkung geschätzt; man sagt ihnen aber auch aphrodisierende Eigenschaften nach. Die Rinde dieser Art wurde in der Vergangenheit außerdem zur Behandlung von Husten, Malaria oder Durchfall angewendet sowie äußerlich bei Hautkrankheiten.

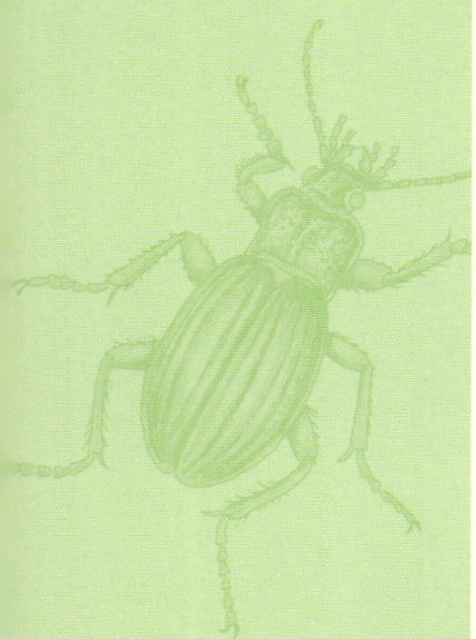

Althaea officinalis

Echter Eibisch

Familie: Malvaceae (Malvengewächse)

Weitere Namen: Schleimwurzel, Heilwurz

Heimat: Europa, Asien und Nordafrika

Größe: Bis 1,5 m hohe, ausdauernde Pflanze

Typische Kennzeichen: Die dreilappigen Blätter haben eine herzförmige Basis

Der Eibisch besitzt reizlindernde, entzündungshemmende, auswurffördernde und leicht abführende Eigenschaften. Aus der Wurzel kann man außerdem eine Salbe zur Behandlung von Furunkeln oder Abszessen herstellen und aus den Blättern einen Aufguss zur Linderung von Sonnenbrand. Die Art gilt aber auch als ausgezeichnetes Hustenmittel, besonders für Kleinkinder.

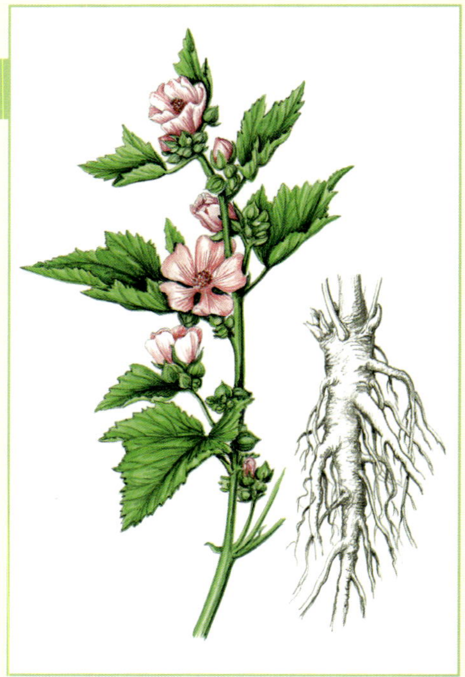

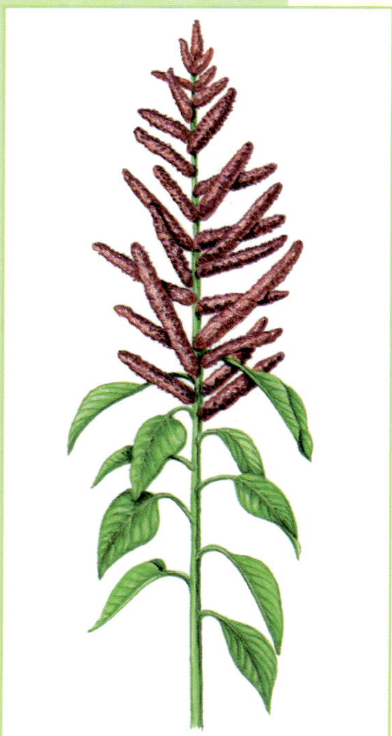

Amaranthus hypochondriacus

Amarant

Familie: Amaranthaceae (Fuchsschwanzgewächse)

Weitere Namen: Fuchsschwanz

Heimat: Indien

Größe: Bis 1 m hohe, einjährige Pflanze

Typische Kennzeichen: Purpurfarbene, in langen Rispen angeordnete Blüten („Fuchsschwänze")

Im antiken Griechenland benutzte man die Blüten des Amarant wegen ihrer Haltbarkeit als Grabschmuck zur Symbolisierung der Unsterblichkeit. In der Volksheilkunde wird die Art als Mittel gegen zu starke Menstruationsblutungen verwendet, aber auch zur Behandlung von Durchfall oder Ruhr; außerdem kann man aus den Blüten und Blättern ein Gurgelwasser gegen Entzündungen im Mundbereich herstellen.

Amaryllis belladonna

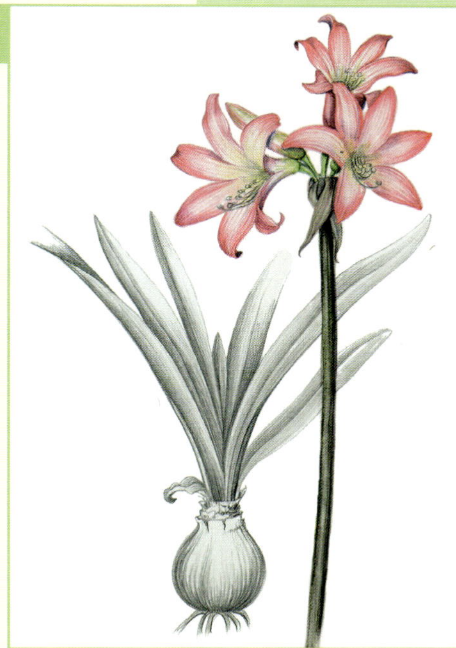

Belladonnalilie

Familie: Amaryllidaceae (Narzissengewächse)

Weitere Namen: Echte Amaryllis

Heimat: Südafrika

Größe: Bis 60 cm hohe, ausdauernde Pflanze

Typische Kennzeichen: Riemenförmige Blätter und große, lang gestielte, trichterförmige Blüten

Diese Art wird manchmal als Zimmerpflanze gepflegt, darf aber nicht mit dem ähnlichen, aus Südamerika stammenden Ritterstern (*Hippeastrum* spp.) verwechselt werden, der sehr viel häufiger im Handel angeboten wird. Familien mit Kindern oder Haustieren sollten die Belladonnalilie, die ein tödliches Gift enthält und daher in ihrer Heimat als Pfeilgift verwendet wurde, nicht in der Wohnung halten.

Amelanchier ovalis

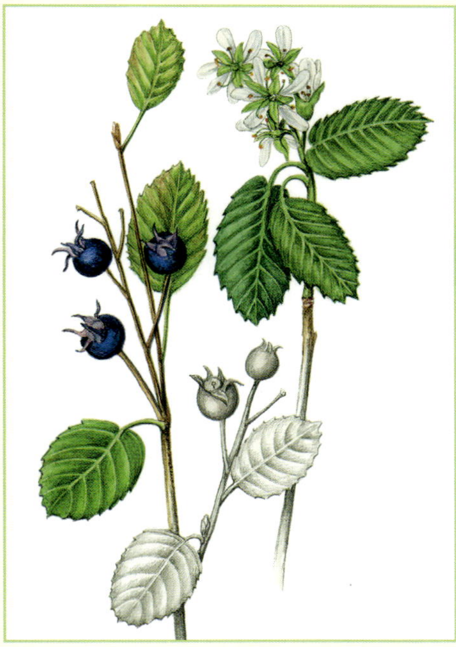

Gewöhnliche Felsenbirne

Familie: Rosaceae (Rosengewächse)

Weitere Namen: Felsenmispel

Heimat: Europa, Asien und Nordafrika

Größe: Bis 3 m hoher Strauch

Typische Kennzeichen: Rötliche oder schwarze, häufig blau bereifte Früchte

Über diese Pflanze, die gern in Parks oder Gärten angepflanzt wird, existieren in der Literatur sehr unterschiedliche Angaben. So werden die Früchte manchmal als essbar bezeichnet, während nach anderen Quellen nicht nur die Blätter und Triebe ein Gift enthalten, sondern auch die in den Früchten befindlichen Samen. Auf einen Verzehr sollte man daher vorsichtshalber verzichten.

Ammi majus

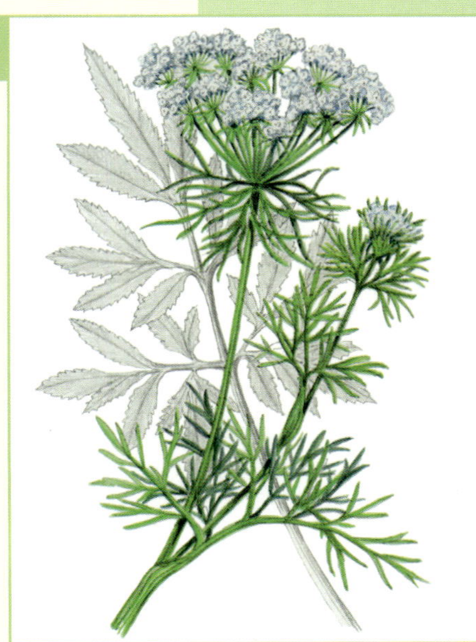

Bischofskraut

Familie: Apiaceae/Umbelliferaceae (Doldenblütler)

Weitere Namen: Großer Ammei, Knorpelmöhre, Ammi

Heimat: Europa und Asien

Größe: Bis 80 cm hohe, einjährige Pflanze

Typische Kennzeichen: Große, weiße Blütendolden und aromatische Samen

Das natürliche Vorkommen dieser einjährigen Art ist besonders auf wärmere Regionen beschränkt, beispielsweise auf den Mittelmeerraum, aber man findet auch in Mitteleuropa immer wieder einmal verwilderte Exemplare. Therapeutisch lässt sich das Bischofskraut bei Asthma und Angina anwenden; es kann bei besonders empfindlichen Personen aber Kopfschmerzen oder Übelkeit verursachen.

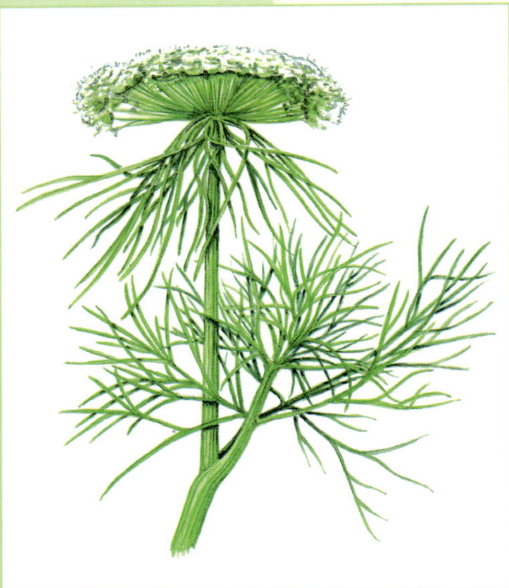

Ammi visnaga

Zahnstocherkraut

Familie: Apiaceae/Umbelliferaceae (Doldenblütler)

Weitere Namen: Echter Ammei, Zahnstocher-Ammei

Heimat: Nordafrika

Größe: Bis 1 m hohe, einjährige Pflanze

Typische Kennzeichen: Stark zerteilte Blätter und weiße Blütendolden

Das Zahnstocherkraut ist ein traditionelles ägyptisches Mittel gegen Nierensteine; man sagt ihm aber auch krampflösende Eigenschaften nach, so dass man es in der Vergangenheit häufig zur Behandlung von Asthma eingesetzt hat. Ihren Namen verdankt die Pflanze der Tatsache, dass man die großen Samen außerdem gern für die Zahnpflege benutzte.

Ampelopsis brevipedunculata

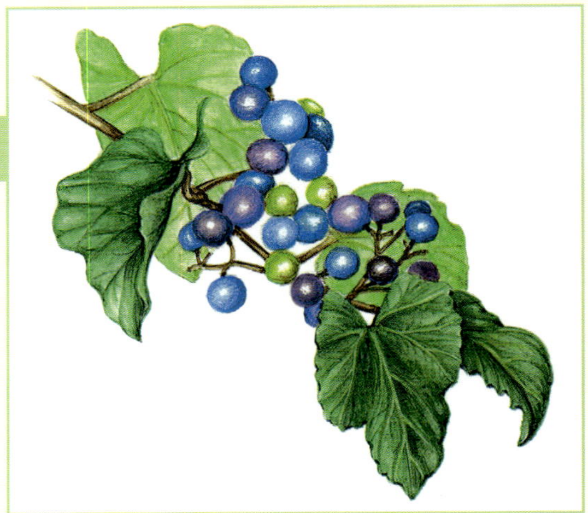

Doldenrebe

Familie: Vitaceae (Weinrebengewächse)

Weitere Namen: Scheinrebe, Porzellanbeere

Heimat: Ostasien

Größe: Rankender Strauch mit bis zu 10 m langen Trieben

Typische Kennzeichen: Hellblaue bis violette, etwa erbsengroße Beeren

Diese Art, die man in Europa gern als Kübelpflanze anpflanzt, bringt giftige Beeren hervor, vor denen Kinder unbedingt gewarnt werden müssen. Außerdem scheint die Pflanze, wie auch andere Arten der Gattung, etwa die Japanische Scheinrebe (*Ampelopsis japonica*), bei empfindlichen Personen nach einer Berührung nesselartige Hautausschläge hervorrufen zu können.

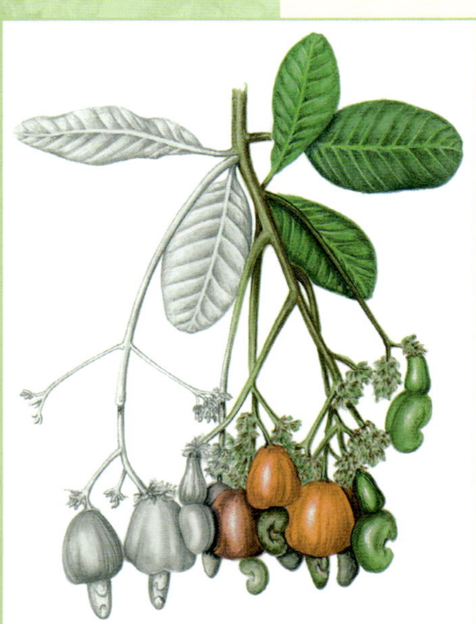

Anacardium occidentale

Kaschubaum

Familie: Anacardiaceae (Sumachgewächse)

Weitere Namen: Cashewnussbaum, Elefantenlausbaum

Heimat: Tropisches Süd- und Mittelamerika

Größe: Bis 10 m hoher, immergrüner Baum

Typische Kennzeichen: Gelbe Blüten mit einer rosafarbenen Zeichnung

In Südamerika werden die „Kaschuäpfel", bei denen es sich um die verdickten Fruchtstiele handelt, häufig zu Marmelade verarbeitet; man stellt aber auch einen ganz besonderen Schnaps daraus her. Außerdem werden die sehr fettreichen Samen manchmal gegessen, nachdem zuvor die giftige Schale entfernt wurde. Die Blätter können bei Zahnschmerzen oder Zahnfleischbeschwerden gekaut werden.

Anacyclus pyrethrum

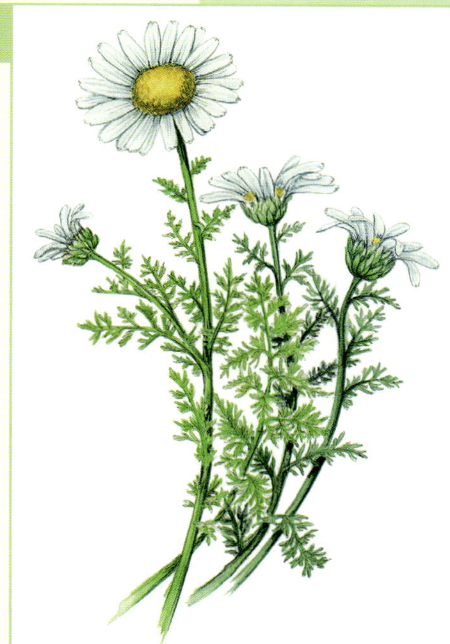

Römischer Bertram

Familie: Asteraceae/Compositae (Korbblütler)

Weitere Namen: Speichelwurz, Zahnwurzel

Heimat: Europa und Asien

Größe: Bis 30 cm hohe, ausdauernde Pflanze

Typische Kennzeichen: Große, weiße Blütenköpfe mit gelber Mitte

Die Wurzel des vor allem im Mittelmeerraum weit verbreiteten Römischen Bertrams wurde früher vor allem bei Zahn- und Kopfschmerzen angewendet, während man ihn heute hauptsächlich als Gurgelwasser bei Angina, bei Verdauungsbeschwerden oder sogar zur Behandlung von Lähmungen nutzt. Die innere Anwendung darf allerdings nur unter ärztlicher Aufsicht erfolgen.

Anagallis arvensis

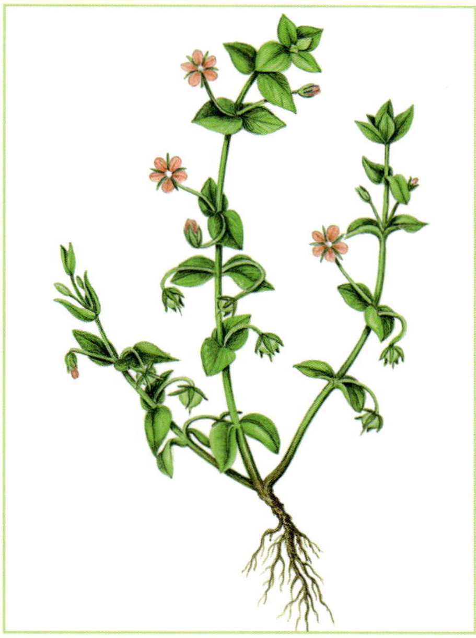

Roter Gauchheil

Familie: Primulaceae (Schlüsselblumengewächse)

Weitere Namen: Wetterkraut, Nebelpflanze

Heimat: Mittelmeerraum; heute fast weltweit verbreitet

Größe: Bis 30 cm hohe, einjährige Pflanze

Typische Kennzeichen: Niederliegende Pflanze mit lang gestielten, rosa Blüten

Dieses häufige Ackerunkraut wurde von der Antike bis zum Mittelalter zur Behandlung von Geisteskrankheiten verwendet („Gauch" ist eine alte Bezeichnung für Erkrankungen des Gehirns) und später als Hustenmittel oder bei Gicht und Rheumatismus. Die Pflanze enthält allerdings ein nicht ungefährliches Gift, so dass sie nur unter ärztlicher Aufsicht angewendet werden darf.

Anamirta paniculata

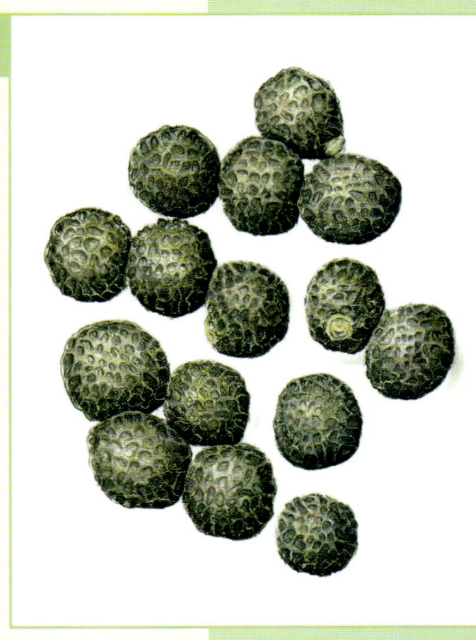

Scheinmyrte

Familie: Menispermaceae (Mondsamengewächse)

Weitere Namen: Kokkelskörner

Heimat: Asien

Größe: Bis 7 m lange Kletterpflanze

Typische Kennzeichen: Rotbraune, nierenförmige Samen

Die zu Pulver zerstoßenen Früchte dieser giftigen Pflanze wurden früher beim Fischfang ins Wasser gestreut, um die Beute zu betäuben; außerdem benutzte man sie zum Abtöten von Läusen und ähnlichem Ungeziefer oder auch zur Behandlung von Hautproblemen. In der Homöopathie wird die Art heute noch bei Schwindelgefühl oder Übelkeit verschrieben, besonders wenn diese Symptome bei Flug- oder Seereisen auftreten.

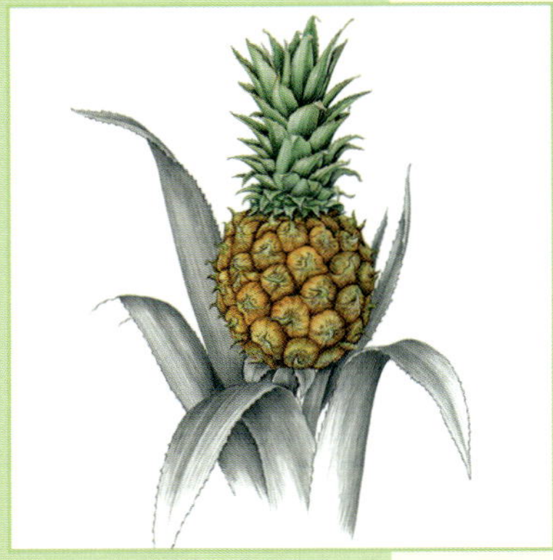

Ananas comosus

Ananas

Familie: Bromeliaceae (Ananasgewächse)

Weitere Namen: –

Heimat: Südamerika

Größe: Bis 1 m hohe, ausdauernde Pflanze

Typische Kennzeichen: Zapfenförmiger Blütenstand und große fleischige Früchte

Diese Pflanze wird heute in großem Maßstab kultiviert, denn die Früchte sind ein sehr beliebtes, vitaminreiches Nahrungsmittel. Die Art besitzt aber auch therapeutische Eigenschaften, so dass man sie zur Förderung der Verdauung verwendet und zur Behandlung von Verbrennungen; außerdem werden den Früchten der Ananas aphrodisierende Eigenschaften nachgesagt.

Anchusa officinalis

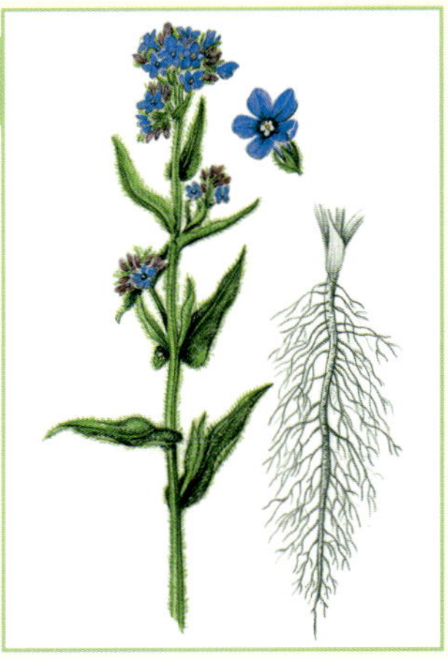

Gewöhnliche Ochsenzunge

Familie: Boraginaceae (Raublattgewächse)

Weitere Namen: Liebäugel, Blutwurz

Heimat: Europa

Größe: Bis 70 cm hohe, zweijährige bis ausdauernde Pflanze

Typische Kennzeichen: Dicht behaarte Stängel und Blätter

Dieses Kraut, das auch in Mitteleuropa auf Äckern, Brachen und an Wegrändern vorkommt, wurde früher vereinzelt in der Naturheilkunde angewendet, weil die Blätter und Stängel Schleimstoffe enthalten und so lindernd bei Husten und ähnlichen Beschwerden wirken. Da die Pflanze jedoch Giftstoffe enthält, ist eine therapeutische Anwendung heute nicht mehr üblich.

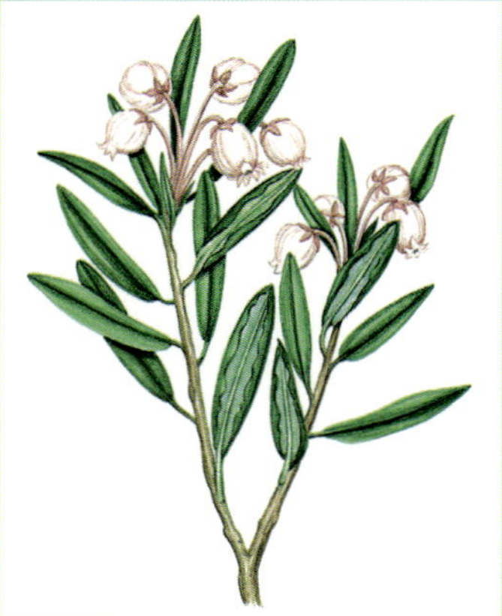

Andromeda polifolia

Kahle Rosmarinheide

Familie: Ericaceae (Heidekrautgewächse)

Weitere Namen: Gränke, Wilder Rosmarin

Heimat: Europa

Größe: Bis 40 cm hoher Zwergstrauch

Typische Kennzeichen: Rosa bis rötliche Stängel mit weißlichen bis rosa Blüten

Diese Pflanze verdankt ihren Namen der Tatsache, dass ihre Blätter denen des Rosmarins (*Rosmarinus officinalis*) ähneln, mit dem man diese Art aber nicht verwechseln darf, denn die Rosmarinheide ist ein stark giftiger Zwergstrauch, dessen Verzehr im schlimmsten Fall sogar zu einer Atemlähmung führen kann. Die in Mitteleuropa seltene und daher geschützte Art wächst an feuchten Standorten.

Anemone nemerosa

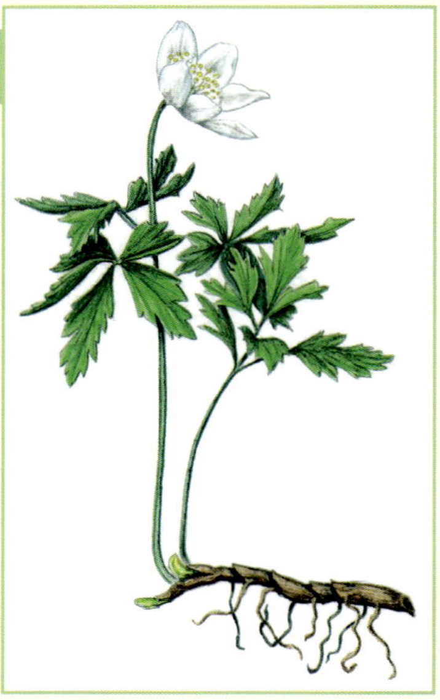

Buschwindröschen

Familie: Ranunculaceae (Hahnenfußgewächse)

Weitere Namen: Anemone, Osterblume

Heimat: Europa, Asien und Nordamerika

Größe: Bis 20 cm hohe, ausdauernde Pflanze

Typische Kennzeichen: Mehrfach geteilte Blätter und weiße, oft rosa überlaufene Blüten

Buschwindröschen, die im zeitigen Frühjahr viele Wälder mit einem dichten Teppich überziehen, haben mit zum Teil sehr attraktiven Sorten in den letzten Jahren auch vermehrt Einzug in unsere Gärten gehalten. Wer sie anpflanzen möchte, sollte allerdings wissen, dass Buschwindröschen giftig sind und bei einem versehentlichen Verzehr Übelkeit und Erbrechen verursachen können

Anethum graveolens

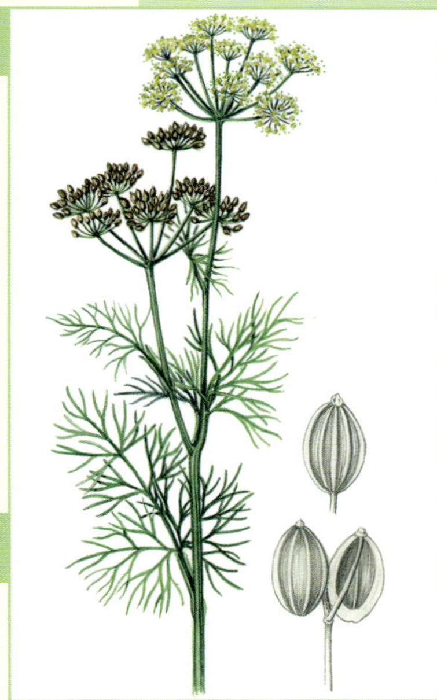

Dill

Familie: Apiaceae/Umbelliferaceae (Doldenblütler)

Weitere Namen: Blähkraut, Gurkenkraut

Heimat: Asien

Größe: Bis 75 cm hohe, einjährige Pflanze

Typische Kennzeichen: Aromatisch riechende Art mit hohlen Stängeln

Der Dill wurde schon zur Pharaonenzeit als schmerzstillende Arznei angewendet, während man sich das Kraut im antiken Griechenland auf die Augen gelegt haben soll, um besser einschlafen zu können. In der Küche werden Dillblätter zum Verfeinern von Suppen, Soßen sowie Fisch und Fleisch verwendet; die reifen Samen können als Kümmelersatz dienen.

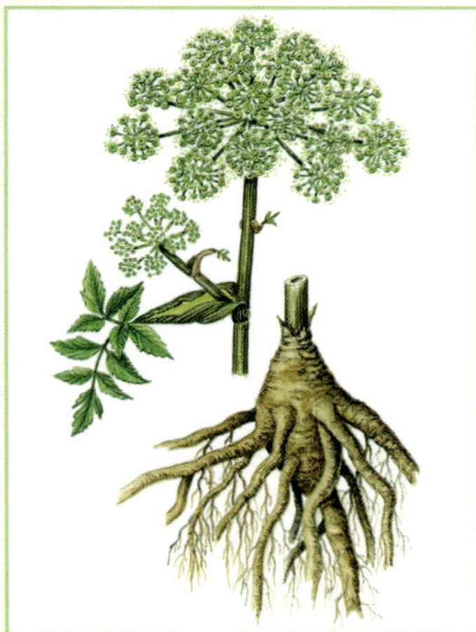

Angelica archangelica

Echte Engelwurz

Familie: Apiaceae/Umbelliferaceae (Doldenblütler)

Weitere Namen: Brustwurz, Zahnwurzel, Heiliggeistwurzel

Heimat: Europa und Asien

Größe: Bis 2 m hohe, zweijährige Pflanze

Typische Kennzeichen: Hohler, grüner Stängel und gelbgrüne Blüten

Die Echte Engelwurz gilt als bewährtes Mittel zur Behandlung von Magenverstimmungen, Blähungen und Koliken; man setzt sie aber manchmal auch zur Stärkung des Kreislaufs und Verbesserung des Blutflusses ein. Außerdem kann man die Pflanze als appetitanregendes und verdauungsförderndes Mittel und als Zusatz für ein entspannendes Bad nutzen.

Angelica dahurica

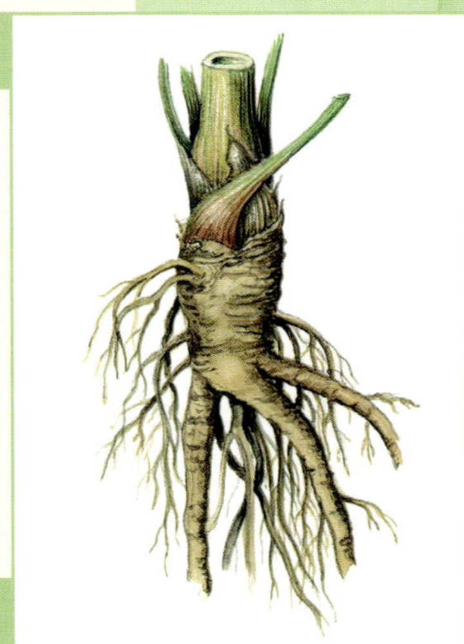

Sibirische Engelwurz

Familie: Apiaceae/Umbelliferaceae (Doldenblütler)

Weitere Namen: Bai Zhi

Heimat: Asien

Größe: Bis 2,5 m hohe, ausdauernde Pflanze

Typische Kennzeichen: Hohler, grüner Stängel und weiße Blüten

Die Sibirische Engelwurz wird in China schon seit Jahrhunderten als Heilpflanze genutzt, wobei man vor allem ihre schweißtreibenden Eigenschaften schätzt. Außerdem verwendet man das stark bitter schmeckende Kraut häufig bei Kopf- oder Zahnschmerzen, aber auch zur Behandlung von Wunden, Furunkeln und Hautgeschwüren. Während der Schwangerschaft darf die leicht giftige Pflanze nicht benutzt werden.

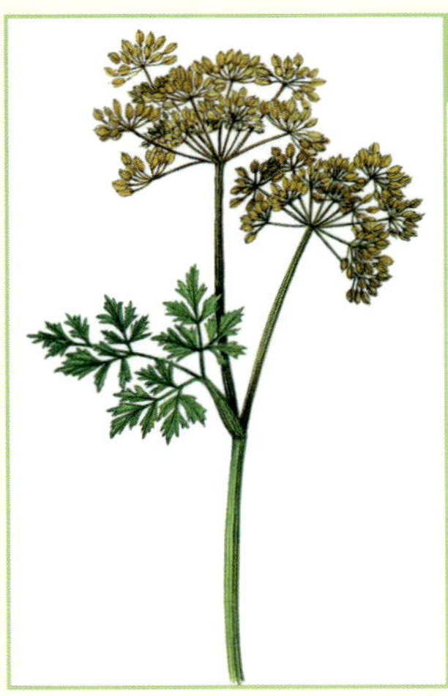

Angelica sinensis

Chinesische Engelwurz

Familie: Apiaceae/Umbelliferaceae (Doldenblütler)

Weitere Namen: Dang Gui

Heimat: China und Japan

Größe: Bis 2 m hohe, ausdauernde Pflanze

Typische Kennzeichen: Hellgrüne oder gelbliche Blüten und gelbe Früchte

Die Chinesische Engelwurz ist ein traditionelles Mittel zur Förderung der Menstruation, denn sie unterstützt den Blutfluss zum Unterleib und hat zudem schmerzlindernde und krampflösende Eigenschaften. Außerdem wird sie – zusammen mit anderen tonischen Pflanzen – häufig in Kräuterweinen zur Stärkung der Vitalität verwendet.

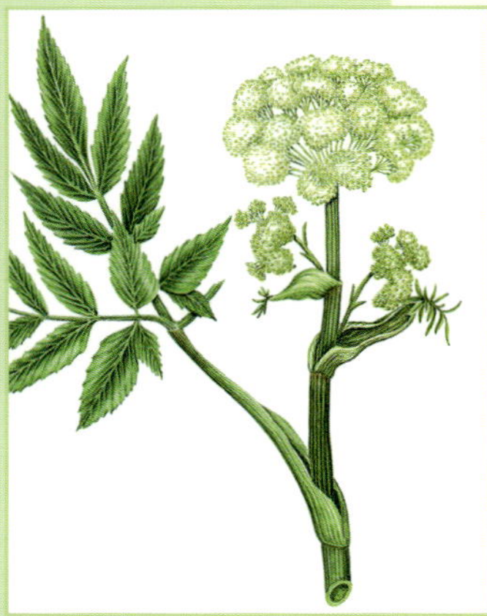

Angelica sylvestris

Wilde Engelwurz

Familie: Apiaceae/Umbelliferaceae (Doldenblütler)

Weitere Namen: Waldengelwurz

Heimat: Europa

Größe: Bis 2 m hohe, ausdauernde Pflanze

Typische Kennzeichen: Purpurfarbener Stängel und weiße, zumeist rosa überlaufene Blüten

Diese häufige Pflanze sieht der nah verwandten Echten Engelwurz (*Angelica archangelica*) sehr ähnlich, aber auch dem stark giftigen Gefleckten Schierling (*Conium maculatum*) mit dem man Engelwurz-Arten auf keinen Fall verwechseln darf. Von der Wilden Engelwurz nutzt man sowohl die Wurzel als auch die Früchte für medizinische Zwecke, die beide vor allem bei schlechter Verdauung oder aber Husten zum Einsatz kommen.

Annona squamosa

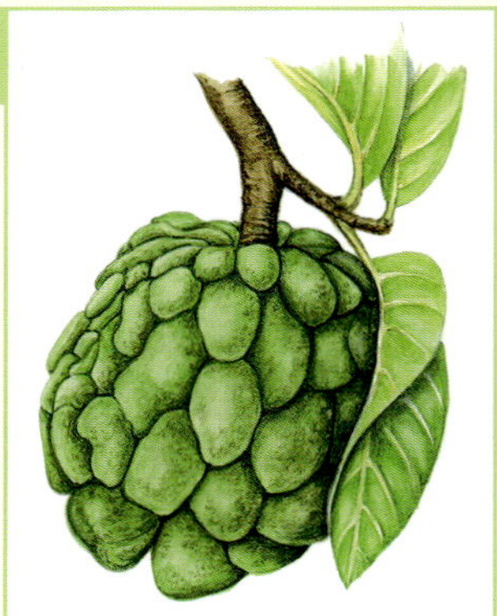

Süßsack

Familie: Annonaceae (Rahmapfelgewächse)

Weitere Namen: Rahmapfel, Zimtapfel, Schuppenapfel

Heimat: Mittel- und Südamerika sowie Karibik

Größe: Bis 10 m hoher Baum

Typische Kennzeichen: Große, grüne Früchte mit einer schuppenartigen Schale

Diese Art wird heute in vielen tropischen Regionen wegen ihrer köstlichen, süßen Früchte angebaut, die im Geschmack an eine Mischung aus Erdbeeren und Birnen erinnern. Vor dem Verzehr müssen allerdings die giftigen Samen entfernt werden. Therapeutisch wendet man Süßsackfrüchte manchmal bei Durchfall und Ruhr an, während sich die Samen als Insektenschutzmittel nutzen lassen.

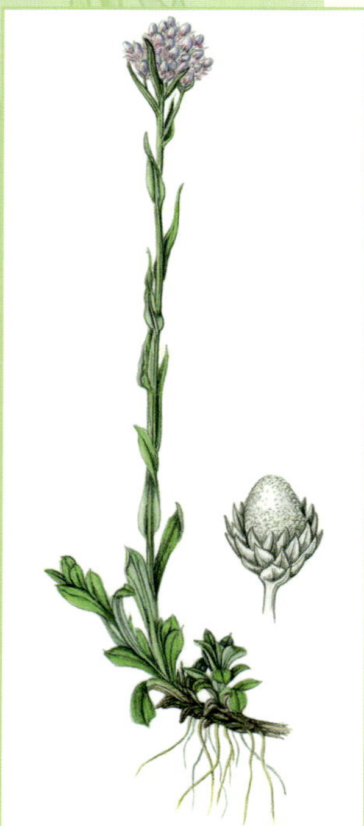

Antennaria dioica

Gewöhnliches Katzenpfötchen

Familie: Asteraceae/Compositae (Korbblütler)

Weitere Namen: Ruhrkraut, Himmelfahrtsblümchen

Heimat: Europa und Asien

Größe: Bis 15 cm hohe, ausdauernde Pflanze

Typische Kennzeichen: Graufilzig behaarte Stängel und Blätter

Diese beliebte Steingartenpflanze lässt sich auch medizinisch nutzen. So hilft sie dank ihrer auswurffördernden Eigenschaften bei Husten oder Bronchitis, sie gilt aber auch als gutes Mittel gegen Asthma. Außerdem haben die Inhaltsstoffe der blühenden Sprossspitzen eine gute entzündungshemmende Wirkung, so dass man sie bei Entzündungen im Mund- und Rachenbereich anwenden kann.

Anthemis cotula

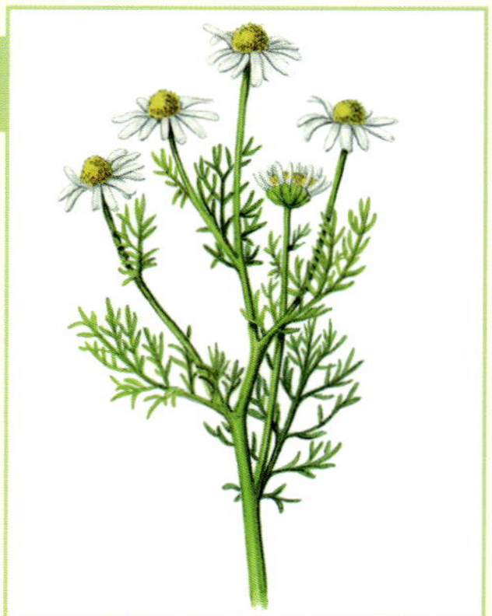

Stinkende Hundskamille

Familie: Asteraceae/Compositae (Korbblütler)

Weitere Namen: Hundskamille

Heimat: Europa, Asien, Afrika und Amerika

Größe: Bis 45 cm hohe, normalerweise einjährige Pflanze

Typische Kennzeichen: Die Pflanze verbreitet einen unangenehmen Geruch

Die Stinkende Hundskamille ähnelt zwar anderen Kamille-Arten, etwa der Echten Kamille (*Matricaria recutita*), besitzt aber nicht deren vielfältige, therapeutische Eigenschaften. Früher wurde sie manchmal bei Menstruationsbeschwerden, aber auch zur Behandlung von Hysterie eingesetzt; heute wird sie kaum noch genutzt, vor allem, weil sie allergischen Reaktionen hervorrufen kann.

Anthemis tinctoria

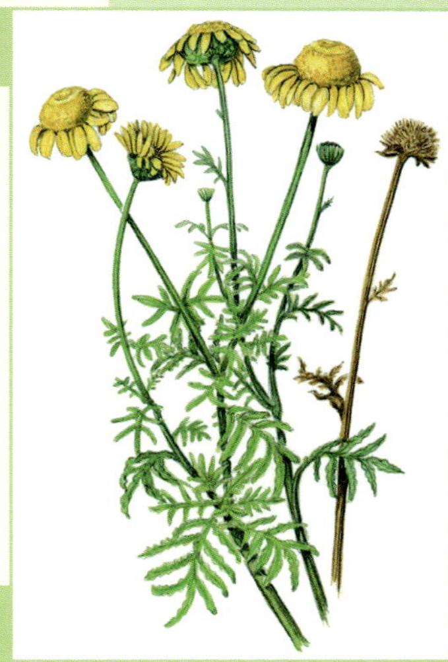

Färberhundskamille

Familie: Asteraceae/Compositae (Korbblütler)

Weitere Namen: Färberkamille

Heimat: Europa und Asien

Größe: Bis 60 cm hohe, zweijährige bis ausdauernde Pflanze

Typische Kennzeichen: Oberseits kahle, unterseits kurz behaarte Blätter

Bei dieser Art handelt es sich um eine alte, früher häufig genutzte Färberpflanze. Verwendet werden die Blüten, mit denen sich Naturfasern – je nach Vorbehandlung – gelb, oliv oder orangefarben färben lassen. Die attraktive Art ist wegen ihrer großen gelben Blüten aber auch eine beliebte Schnittblume für den Garten. In ganz ähnlicher Weise wird die nah verwandte, aber einjährige Art *Anthemis chia* genutzt.

Anthoxanthum odoratum

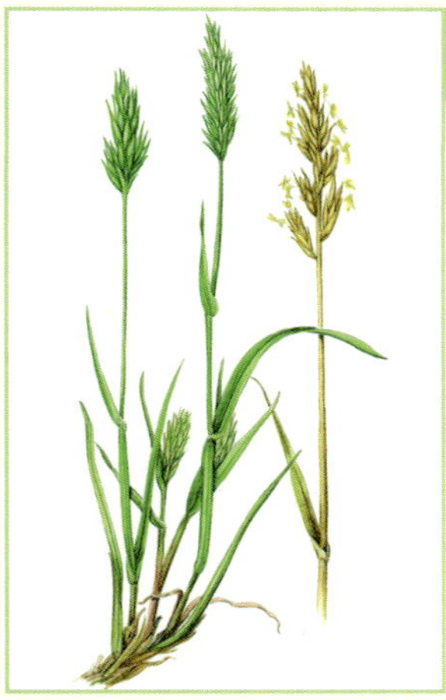

Wohlriechendes Ruchgras

Familie: Poaceae (Süßgräser)

Weitere Namen: –

Heimat: Europa

Größe: Bis 50 cm hohes Gras

Typische Kennzeichen: Trockene Pflanzenteile mit besonders starkem Cumaringeruch

Das überall in Mitteleuropa vorkommende Wohlriechende Ruchgras wird manchmal äußerlich bei Durchblutungsstörungen der Arme oder Beine oder auch bei allergischen Hautreaktionen angewendet, indem man kleine Säckchen mit Pflanzenteilen auf die betroffenen Stellen legt. Erkennen lässt sich die Art daran, dass sie ähnlich wie der Waldmeister (*Galium odoratum*) riecht.

Anthriscus cerefolium

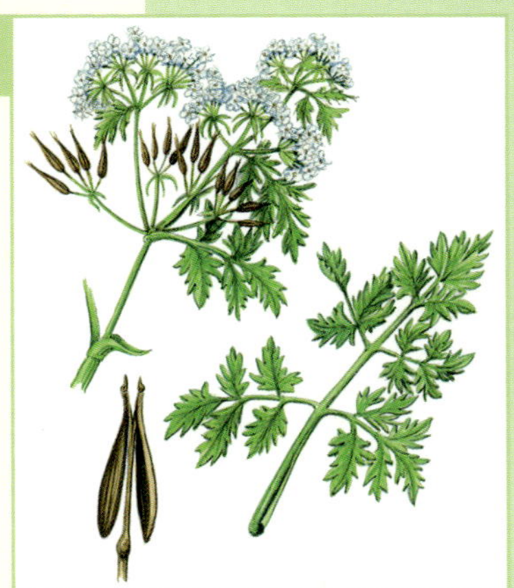

Gartenkerbel

Familie: Apiaceae/Umbelliferaceae (Doldenblütler)

Weitere Namen: –

Heimat: Südeuropa, Asien und Nordafrika

Größe: Bis zu 60 cm hohes, einjähriges Kraut

Typische Kennzeichen: Die Blätter besitzen einen anisartigen Geschmack

Der Kerbel ist ein sehr altes Küchen- und Heilkraut, dessen Samen man schon als Beigabe im Grab Tutenchamuns gefunden hat. In der Küche benutzt man die Blätter für Suppen und Soßen und zum Verfeinern von Fisch-, Lamm-, Quark- und Eierspeisen; außerdem lässt sich der Saft therapeutisch bei Hautbeschwerden anwenden, etwa Ekzemen und Abszessen.

Anthriscus sylvestris

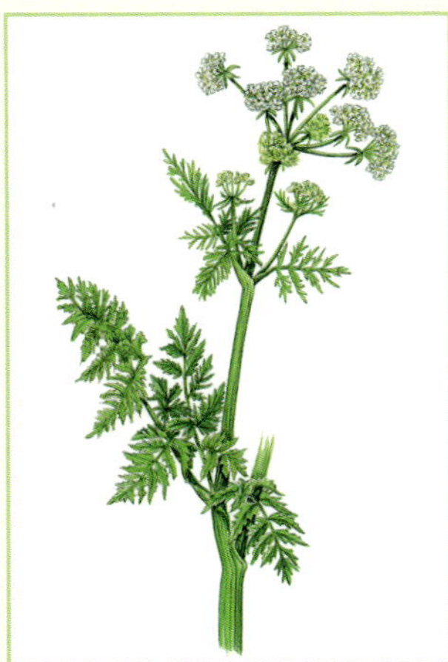

Wiesenkerbel

Familie: Apiaceae/Umbelliferaceae (Doldenblütler)

Weitere Namen: Kälberkropf, Kuhpetersilie

Heimat: Europa, Asien und Nordafrika

Größe: Bis zu 1 m hohe, ausdauernde Pflanze

Typische Kennzeichen: Die Blätter duften leicht nach Möhren

Der überall in Mitteleuropa häufige Wiesenkerbel wird manchmal in der Küche zum Verfeinern von Quark, Frischkäse oder Mayonnaise verwendet, wobei der Geschmack der Blätter allerdings deutlich herber ist als der des nah verwandten Gartenkerbels (*Anthriscus cerefolium*). Früher wurde die Art außerdem zum Färben von Naturfasern verwendet, aber auch als Heilkraut bei Verdauungsbeschwerden.

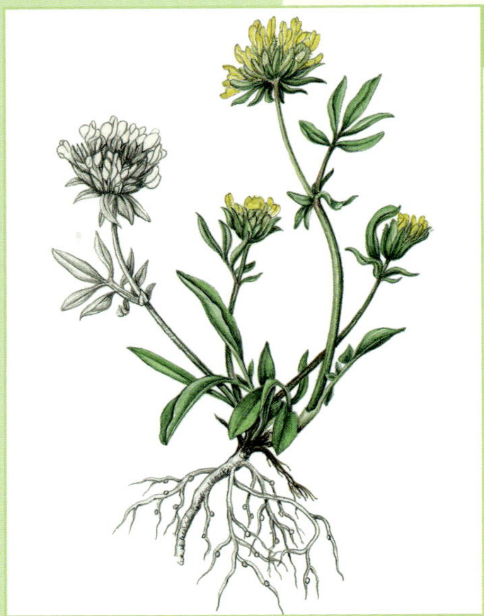

Anthyllis vulneraria

Wundklee

Familie: Fabaceae/Leguminosae (Hülsenfrüchtler)

Weitere Namen: Bärenklee, Bergkraut, Frauenkäppli

Heimat: Europa

Größe: Bis 60 cm hohe, einjährige bis ausdauernde Pflanze

Typische Kennzeichen: Blattfiedern mit seidig behaarter Unterseite

Diese Art schätzte man früher vor allem wegen ihrer blutstillenden Wirkung, was bereits am umgangssprachlichen Namen erkennbar ist. Heute wendet man die Blätter und Blüten immer noch bei Hautabschürfungen oder kleineren Verletzungen an, nutzt sie aber auch zur Behandlung von Verstauchungen, Prellungen oder leichten Verbrennungen, darunter auch Sonnenbrand.

Antirrhinum majus

Großes Löwenmaul

Familie: Scrophulariaceae (Braunwurzgewächse/Rachenblütler)

Weitere Namen: Löwenrachen, Beißzangerl

Heimat: Südeuropa

Größe: Bis 80 cm hohe, ausdauernde Pflanze

Typische Kennzeichen: Die Blüten öffnen sich beim Zusammendrücken wie ein kleines Maul

Das Löwenmaul ist eine beliebte Gartenpflanze, deren Blütentriebe sich gut für Blumensträuße eignen. Die Art besitzt aber auch medizinische Eigenschaften, denn die Blätter und Blüten haben eine entzündungshemmende und schmerzstillende Wirkung, so dass man sie bei Entzündungen im Mund- und Rachenbereich, leichten Verbrennungen oder zur Behandlung von Hämorrhoiden einsetzen kann.

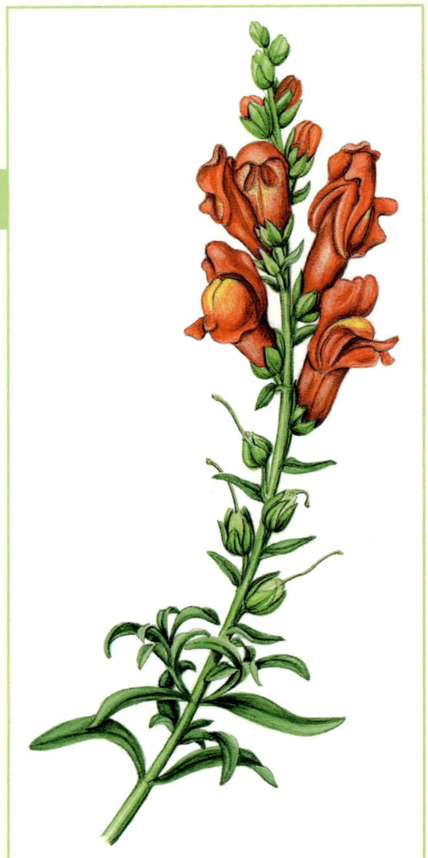

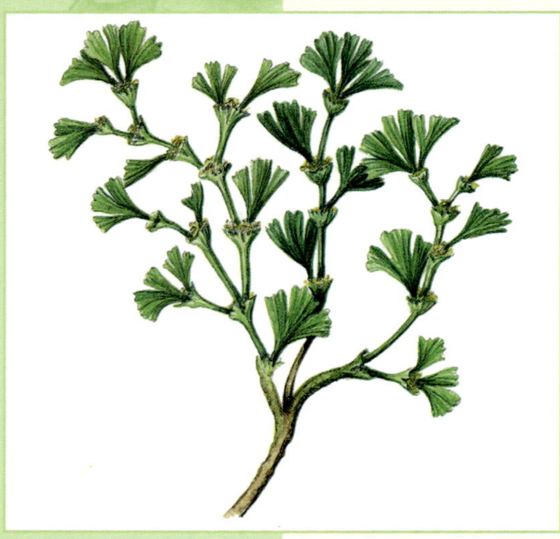

Aphanes arvensis

Ackerfrauenmantel

Familie: Rosaceae (Rosengewächse)

Weitere Namen: Ackersinau

Heimat: Europa und Nordafrika

Größe: Bis 10 cm hohe, einjährige Pflanze

Typische Kennzeichen: Gezähnte und bewimperte, an der Basis keilförmige Blätter

Diese nur auf kalkfreien oder sehr kalkarmen Böden wachsende Art wird manchmal bei Harnwegsbeschwerden eingesetzt, etwa bei Blasensteinen und Blasenentzündung, wobei Nebenwirkungen wie Hautbeschwerden allerdings nicht ausgeschlossen werden können. Während der Schwangerschaft und Stillzeit dürfen aus diesem Kraut hergestellte Arzneien keinesfalls eingenommen werden.

Sellerie ist hauptsächlich als Gemüse und weniger als Heilkraut bekannt, aber die Pflanze besitzt durchaus eine Reihe von Eigenschaften, die sich medizinisch nutzen lassen. So gilt sie als wirksames Antiseptikum für die Harnwege und kann daher etwa bei einer Blasenentzündung eingesetzt werden, lässt sich aber auch als blutdrucksenkende und krampflösende Arznei anwenden.

Apium graveolens var. *dulce*

Stielsellerie

Familie: Apiaceae/Umbelliferaceae (Doldenblütler)

Weitere Namen: Bleichsellerie

Heimat: Europa, Asien und Nordafrika

Größe: Bis 50 cm hohe, zweijährige Pflanze

Typische Kennzeichen: Stark verdickte Blattstiele

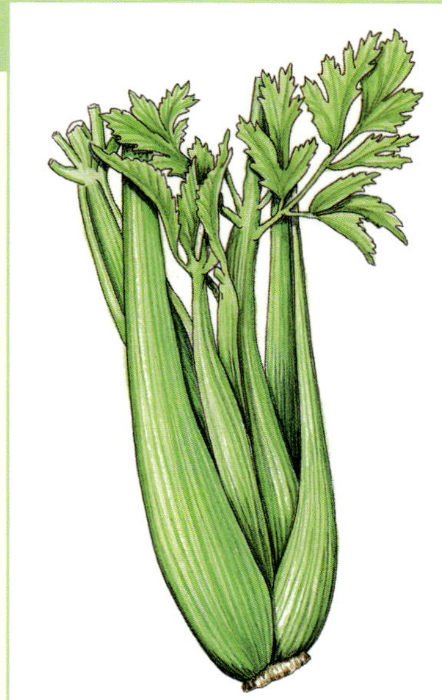

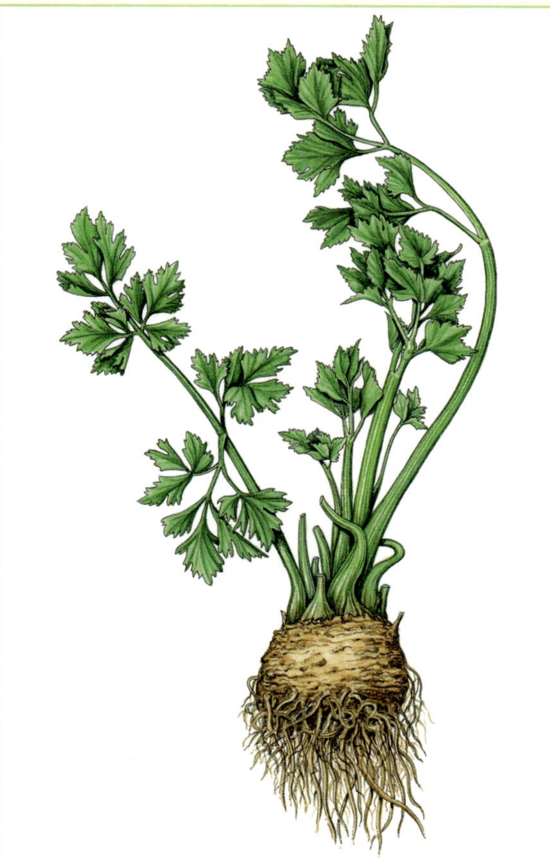

Apium graveolens var. *rapaceum*

Knollensellerie

Familie: Apiaceae/Umbelliferaceae (Doldenblütler)

Weitere Namen: Wurzelsellerie

Heimat: Europa, Asien und Nordafrika

Größe: Bis 50 cm hohe, zweijährige Pflanze

Typische Kennzeichen: Auffällig verdickte Wurzel

Wie der Name bereits vermuten lässt, zeichnet sich diese Varietät des Selleries durch eine stark verdickte, fleischige Wurzel aus, die sich gut in Salaten verwenden oder als Essiggemüse zubereiten lässt. Wie Aufzeichnungen belegen, kultivierte man den Sellerie schon zur Zeit der Pharaonen; nach Mitteleuropa kam er dagegen erst im Mittelalter.

Apium graveolens var. *secalinum*

Diese Varietät des Selleries, die eine normal gestaltete Wurzel ausbildet, hat besonders aromatische Blätter, die in der Küche gern bei der Zubereitung von Suppen verwendet werden, außerdem benutzt man sie zur Herstellung von handelsüblichem Selleriesalz. In der Antike sagte man dem Sellerie stark aphrodisierende Eigenschaften nach.

Schnittsellerie

Familie: Apiaceae/Umbelliferaceae (Doldenblütler)

Weitere Namen: –

Heimat: Europa, Asien und Nordafrika

Größe: Bis 50 cm hohe, zweijährige Pflanze

Typische Kennzeichen: Gefiederte, sehr aromatische Blätter

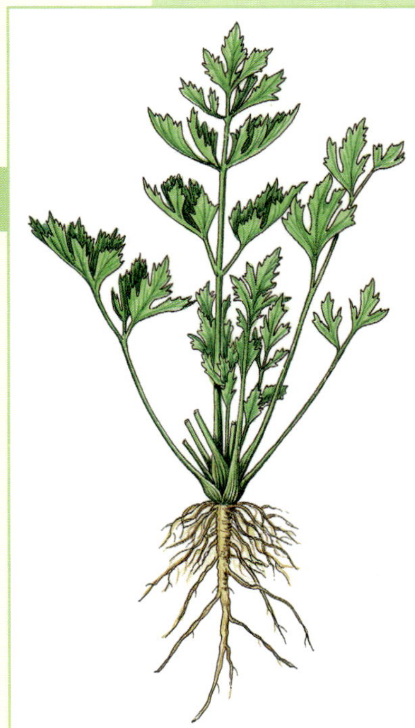

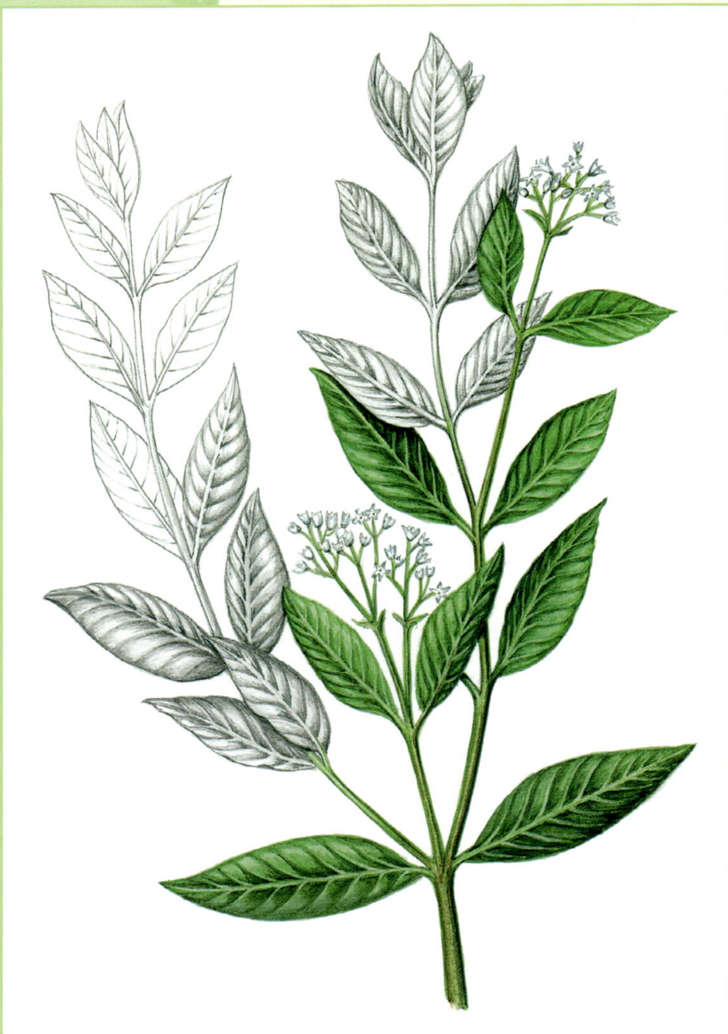

Apocynum cannabinum

Hanfartiger Hundswürger

Familie: Apocynaceae (Hundsgiftgewächse)

Weitere Namen: Hanfartiger Hundskohl, Amerikanischer Hanf

Heimat: Nordamerika

Größe: Bis 1 m hoher Strauch

Typische Kennzeichen: Wurzel mit gelblicher Rinde

Die Wurzel der aus Nordamerika stammenden, aber auch in Europa kultivierten, stark giftigen Art, wird manchmal in Medikamenten zur Behandlung von Wassersucht verarbeitet. Noch häufiger setzt man sie allerdings in der Homöopathie ein, etwa bei rheumatischen Beschwerden, Diarrhöe oder Harnwegsbeschwerden, aber auch bei Schnupfen und Husten.

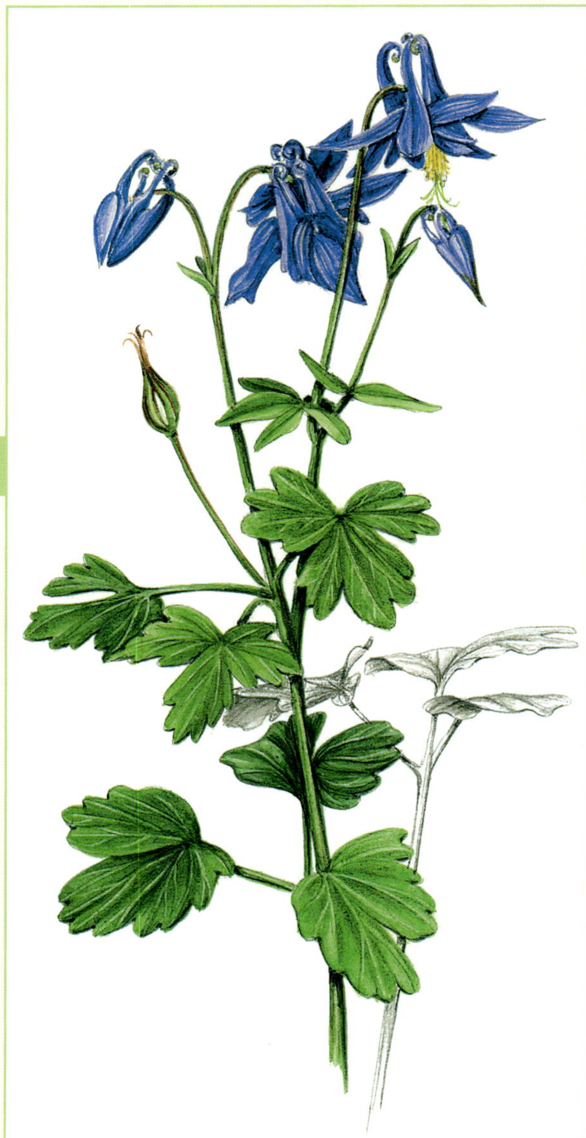

Aquilegia vulgaris

Gewöhnliche Akelei

Familie: Ranunculaceae (Hahnenfußgewächse)

Weitere Namen: Elfenschuh, Gemeine Akelei

Heimat: Europa, Asien und Nordafrika

Größe: Bis 80 cm hohe, ausdauernde Pflanze

Typische Kennzeichen: Große, glockenförmige, überhängende, blaue Blüten

Diese attraktive, allerdings giftige Art kommt wild wachsend auch in Mitteleuropa vor, ist hier aber so selten, dass sie unter Naturschutz steht. Allerdings gibt es inzwischen zahlreiche Zuchtformen für den Garten, darunter solche mit gefüllten Blüten, die zudem die unterschiedlichsten Farben haben können. Medizinisch werden die Blätter manchmal in homöopathischen Mitteln gegen Hautausschläge verarbeitet.

Aralia racemosa

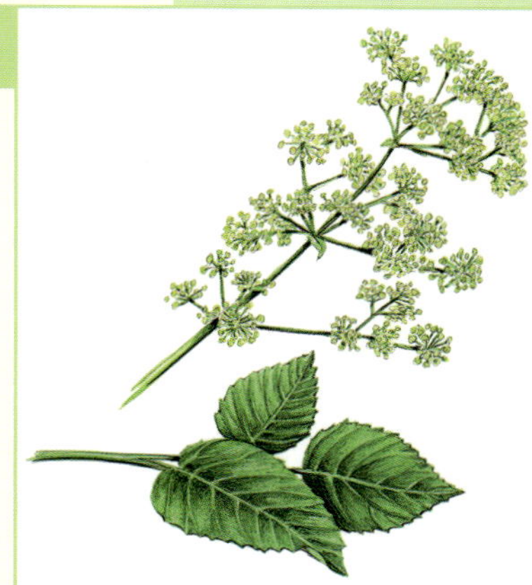

Amerikanische Narde

Familie: Araliaceae (Efeugewächse)

Weitere Namen: –

Heimat: Nordamerika

Größe: Bis 2 m hoher Strauch

Typische Kennzeichen: Rote bis purpurfarbene Beeren

Eine Reihe der noch heute üblichen therapeutischen Anwendungen dieser Art gehen schon auf die amerikanischen Ureinwohner zurück, die die schweißtreibende, anregende und entgiftende Wurzel zur Behandlung von Blähungen, Husten, Rückenschmerzen und Asthma einsetzten. Heute verwendet man die Amerikanische Narde außerdem bei Hautbeschwerden, etwa Ekzemen.

Aralia spinosa

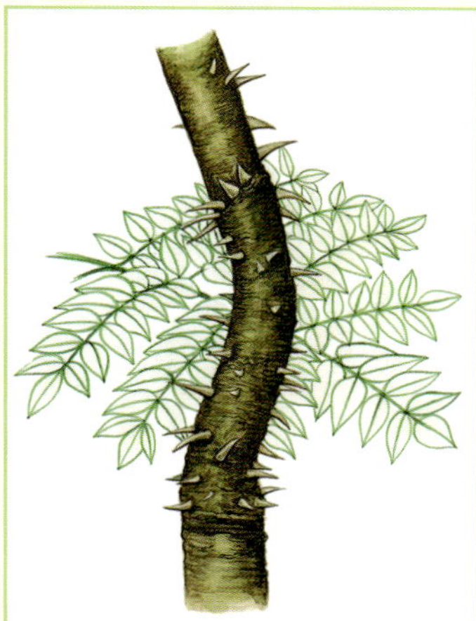

Herkuleskeule

Familie: Araliaceae (Efeugewächse)

Weitere Namen: Aralie

Heimat: Nordamerika

Größe: Bis 5 m hoher Strauch oder kleiner Baum

Typische Kennzeichen: Die jungen Zweige haben Stacheln

Dieser attraktive, aus Nordamerika stammende, winterharte Strauch wird bei uns manchmal in Gärten oder Parks angepflanzt. Er enthält allerdings unverträgliche Substanzen, die Hautschädigungen und Erbrechen hervorrufen können, sich in richtiger Dosierung aber auch therapeutisch anwenden lassen. So kann man die Rinde beispielsweise zur Behandlung rheumatischer Beschwerden benutzen oder die Beeren bei Zahnschmerzen.

Arbutus unedo

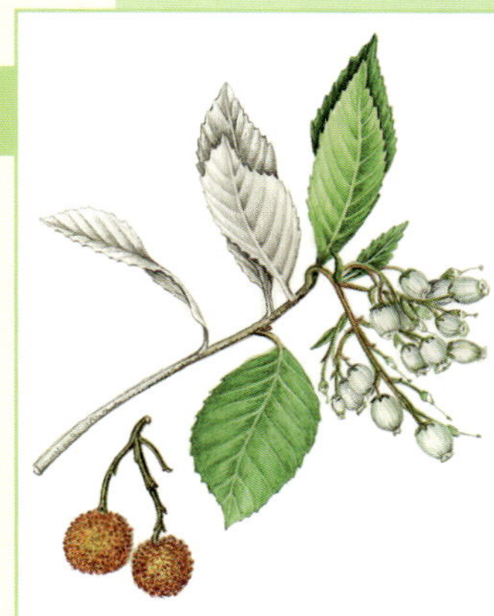

Westlicher Erdbeerbaum

Familie: Ericaceae (Heidekrautgewächse)

Weitere Namen: Meerkirschenbaum, Sandbeere

Heimat: Mittelmeergebiet

Größe: Bis 10 m hoher Strauch oder Baum

Typische Kennzeichen: Große Früchte mit warziger Oberfläche

Die reichlich Tannin enthaltenden Blätter dieser Pflanze haben einen stark adstringierenden Effekt auf die Schleimhäute des Magen-Darm-Traktes, so dass man sie zur Behandlung von Durchfallerkrankungen verwenden kann. Mit dem nah verwandten Östlichen Erdbeerbaum (*Arbutus andrachne*), der auch ähnlich aussieht, lassen sich Naturfasern leuchtend gelb färben.

Arctium lappa

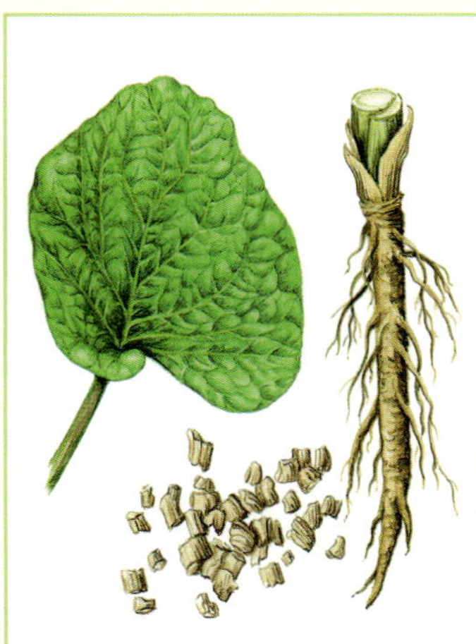

Große Klette

Familie: Asteraceae/Compositae (Korbblütler)

Weitere Namen: Kladde, Bollenkrautwurzel, Kleberwurzel

Heimat: Europa und Asien

Größe: Bis 1,5 m hohe, zweijährige Pflanze

Typische Kennzeichen: Blüten mit hakenförmigen Hüllblättern

Wer die Früchte dieser Art, die Kletten, bisher nur als unerwünschtes Anhängsel an der Kleidung wahrgenommen hat, wird sich vielleicht wundern, dass die Pflanze auch therapeutische Eigenschaften besitzt. So lässt sich aus der Wurzel eine harntreibende Arznei zubereiten oder auch ein Mittel gegen Akne und Krampfadern, während der Saft der Blätter und des Stängels gegen stark fettende Haare helfen soll.

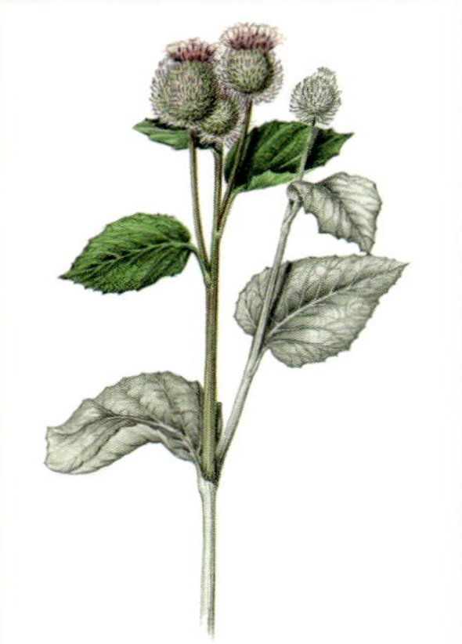

Arctium tomentosum

Filzige Klette

Familie: Asteraceae/Compositae (Korbblütler)

Weitere Namen: Filzklette

Heimat: Europa und Asien

Größe: Bis 1,5 m hohe, zweijährige Pflanze

Typische Kennzeichen: Blüten mit spinnwebenartig behaarten Hüllblättern

Wie die nah verwandte Große Klette (*Arctium lappa*) kommt auch diese Art in Mitteleuropa vor, ist aber nicht so häufig. Ihre jungen Triebe lassen sich als Gemüse zubereiten, während man die Wurzel therapeutisch nutzen kann, etwa zur Behandlung von Rheumatismus oder Hautgeschwüren, aber auch zur Behandlung von Kopfschuppen oder gar Haarausfall.

Arctostaphylos uva-ursi

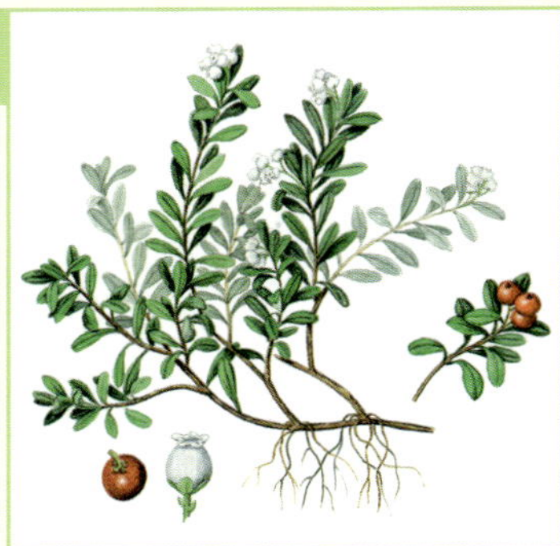

Immergrüne Bärentraube

Familie: Ericaceae (Heidekrautgewächse)

Weitere Namen: Wolfsbeere, Rauschkraut, Harnkraut

Heimat: Europa

Größe: Niederliegender, kriechender Strauch mit bis zu 1 m langen Trieben

Typische Kennzeichen: Lederartige Blätter und rote Früchte

Diese Pflanze verdankt ihren Namen der Tatsache, dass die Früchte angeblich gern von Bären gefressen werden. In der Naturheilkunde setzt man die Blätter bei Harnwegsbeschwerden ein, etwa bei Blasen- oder Harnröhrenentzündungen, aber auch bei Prostatavergrößerung und Nierenbeckenentzündung. Früher wurde die Art außerdem als Färbepflanze für Naturfasern genutzt.

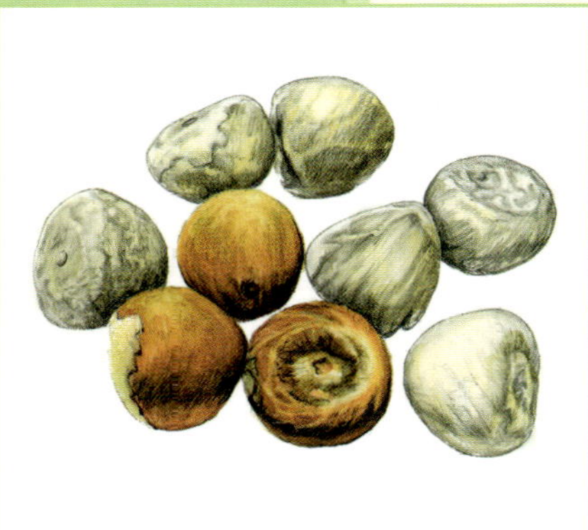

Areca catechu

Betelnusspalme

Familie: Arecaceae (Palmengewächse)

Weitere Namen: Arekapalme, Pinangpalme

Heimat: Asien

Größe: Bis 20 m hoher Baum

Typische Kennzeichen: Von Fasern durchzogene Frucht

Die speziell zubereiteten, giftigen Samen dieser Palme werden in ihrer asiatischen Heimat wegen der euphorisierenden, leicht berauschenden und angeblich aphrodisierenden Wirkung von vielen Millionen Menschen gekaut. Man kann man die Pflanze aber auch medizinisch anwenden, etwa bei Durchfall und anderen Verdauungsbeschwerden.

Argemone mexicana

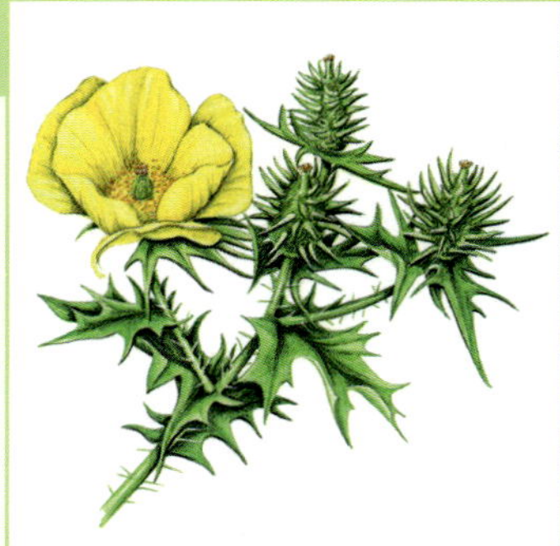

Mexikanischer Stachelmohn

Familie: Papaveraceae (Mohngewächse)

Weitere Namen: –

Heimat: Tropisches Amerika

Größe: Bis 1 m hohe, einjährige Pflanze

Typische Kennzeichen: Stachlige, weiß gezeichnete Blätter und große, gelbe Blüten

Der Milchsaft dieser hübschen Pflanze wurde in Süd- und Mittelamerika schon vor Ankunft der Spanier als Schmerzmittel und zur Behandlung von Augenkrankheiten verwendet. Heute nutzt man die Art wegen ihrer verdauungsfördernden, abführenden und schleimlösenden Eigenschaften vor allem bei Husten, Asthma und Atemwegsbeschwerden, aber auch zum Entfernen von Warzen.

Arisaema consanguineum

Chinesischer Feuerkolben

Familie: Araceae (Aronstabgewächse)
Weitere Namen: Himalaja-Kobralilie
Heimat: Ostasien
Größe: Bis 1 m hohe, ausdauernde Pflanze
Typische Kennzeichen: Die Blüten haben auffällig weiße oder grüne Hochblätter

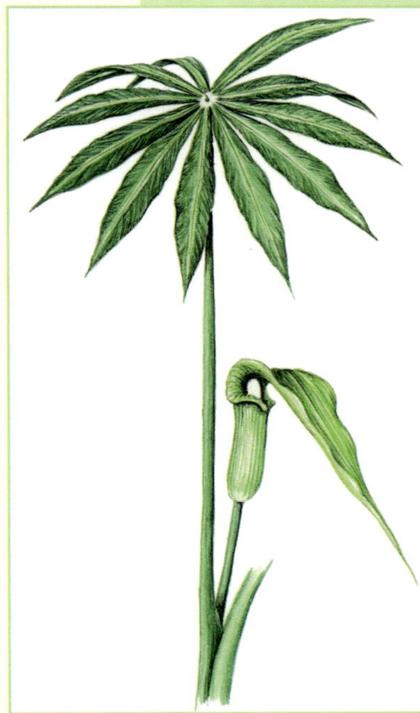

Diese Art taucht schon in chinesischen Schriften zur Heilkunde aus dem 1. Jahrhundert auf. Damals wie heute wird das Rhizom der Pflanze in erster Linie bei Atemwegsbeschwerden genutzt oder auch äußerlich bei Hautbeschwerden. Da es sich um eine giftige Pflanze handelt, dürfen solche Arzneien nur unter ärztlicher Aufsicht angewendet werden. Während der Schwangerschaft sollte man ganz darauf verzichten.

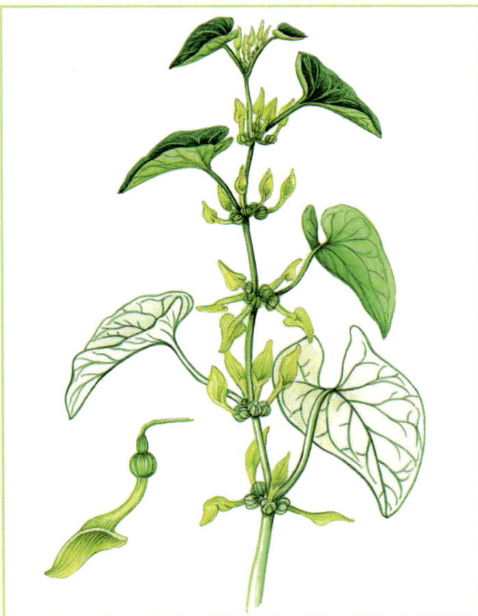

Aristolochia clematitis

Osterluzei

Familie: Aristolochiaceae (Osterluzeigewächse)
Weitere Namen: Biberwurzel
Heimat: Europa und Asien
Größe: Bis 50 cm hohe, ausdauernde Pflanze
Typische Kennzeichen: Herzförmige Blätter und gelbe, röhrenförmigen Blüten

Diese Pflanze wurde schon in der Antike zur Geburtshilfe eingesetzt („Aristolochia" bedeutet „gute Geburt"), aber auch zur Behandlung von Schlangenbissen und Wunden. Heute benutzt man die giftige Osterluzei, die eigentlich im Mittelraum und in Südwestasien heimisch ist, aber verwildert auch an wärmeren Standorten in Mitteleuropa vorkommt, kaum noch für therapeutische Zwecke.

Armoracia rusticana

Meerrettich

Familie: Brassicaceae (Kreuzblütler)
Weitere Namen: Bauernsenf, Fleischkraut
Heimat: Europa
Größe: Bis zu 1 m hohe, ausdauernde Pflanze
Typische Kennzeichen: Lange, fleischige Pfahlwurzel

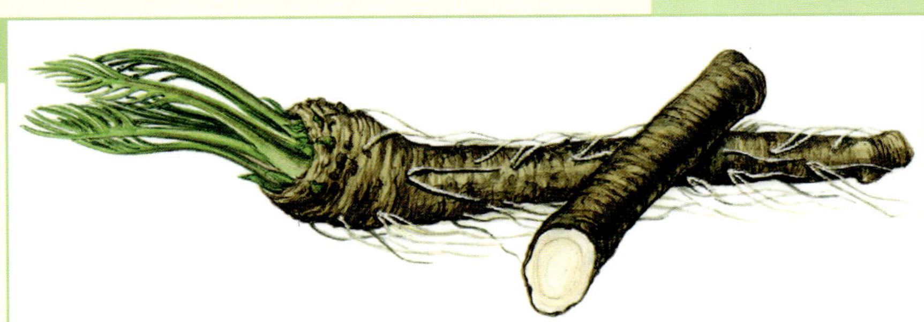

Die Wurzel dieser Pflanze wendet man wegen der schweißtreibenden Eigenschaften gern bei Fieber, Erkältungen und Grippe an; ihr werden aber auch antirheumatische, harntreibende und verdauungsfördernde sowie eine Reihe weiterer therapeutischer Eigenschaften nachgesagt. In der Küche benutzt man Meerrettich vor allem zum Würzen von Soßen oder als Beilage zu Fleisch- und Fischgerichten.

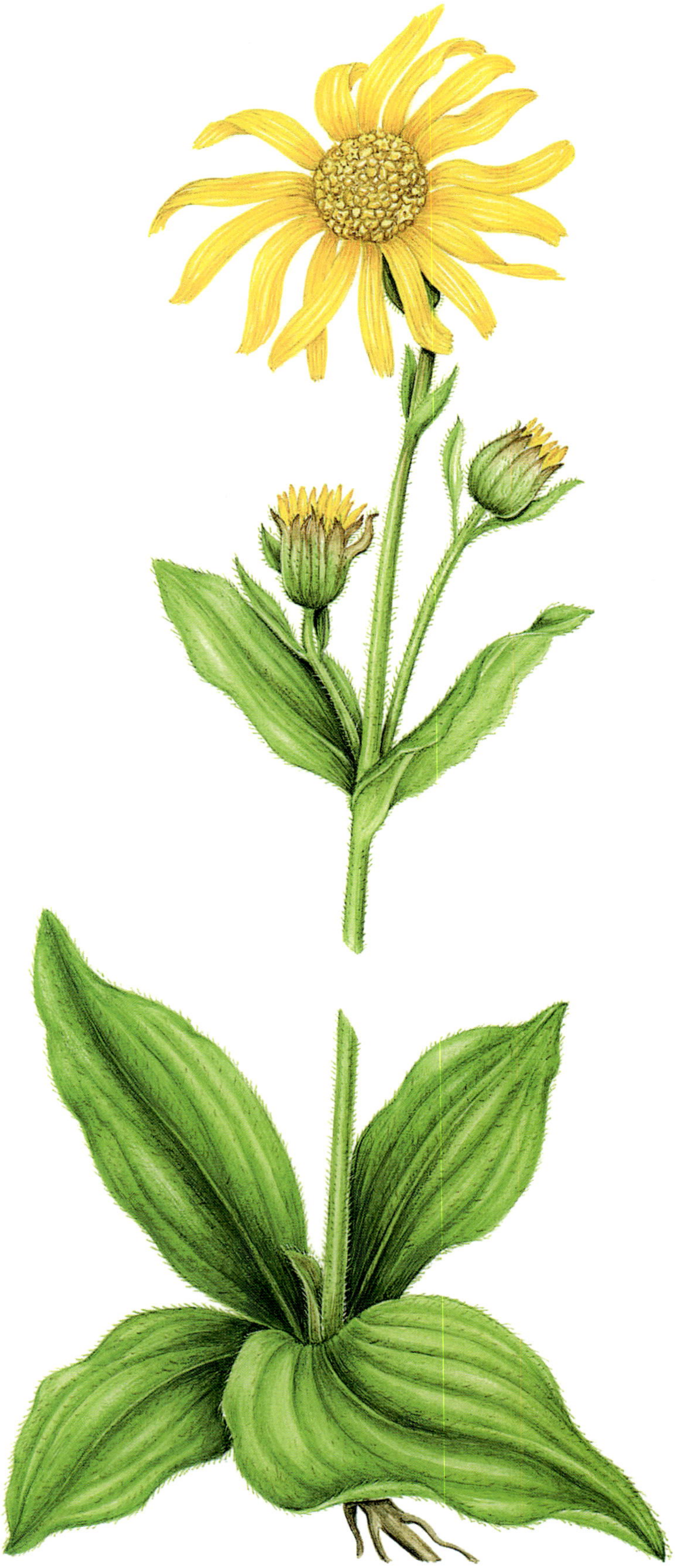

Arnica montana

Arnika

Familie:

Asteraceae/Compositae (Korbblütler)

Weitere Namen:

Bergwohlverleih, Wundkraut, Kraftwurz

Heimat:

Europa

Größe:

Bis 60 cm hohe, ausdauernde Pflanze

Typische Kennzeichen:

Große, gelbe Blütenköpfe mit langen Zungenblüten

Dieses Heilkraut fehlte früher in keiner Hausapotheke, denn daraus hergestellte Arzneien besitzen u.a. antiseptische, antirheumatische und antiarthritische Eigenschaften. Wegen der enthaltenen Giftstoffe, die eine genaue Dosierung notwendig machen, wendet man die Wurzel und die Blüten heute nur noch äußerlich an, etwa als Salbe zur Behandlung von Verstauchungen und Muskelschmerzen.

Diese Art, die nach der persischen Königin Artemisia benannt wurde, gehörte früher angeblich in jedes „Hexengebräu". Heute schätzt man die krautigen Teile der Pflanze als gutes Bittertonikum, das die Magen- und Darmsaftsekretion anregt und somit die Verdauungsfunktionen unterstützt beziehungsweise stärkt; außerdem soll die Eberraute ein gutes Mittel zur Abwehr von Motten sein.

Artemisia abrotanum

Eberraute

Familie: Asteraceae/Compositae (Korbblütler)

Weitere Namen: Eberreis

Heimat: Asien

Größe: Bis 1 m hohe, ausdauernde Pflanze

Typische Kennzeichen: Die Blätter besitzen einen zitronenartigen Duft

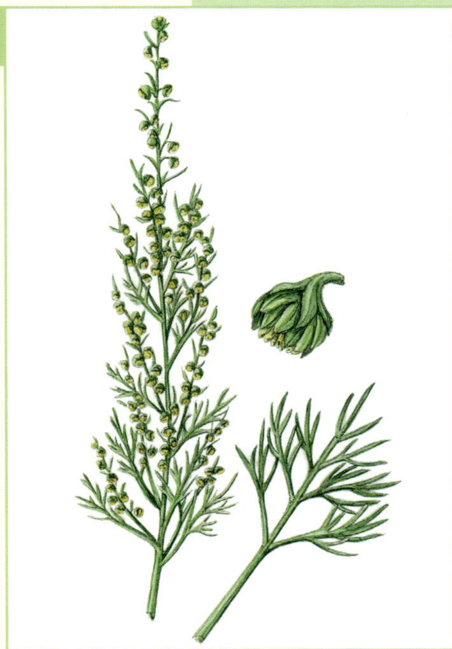

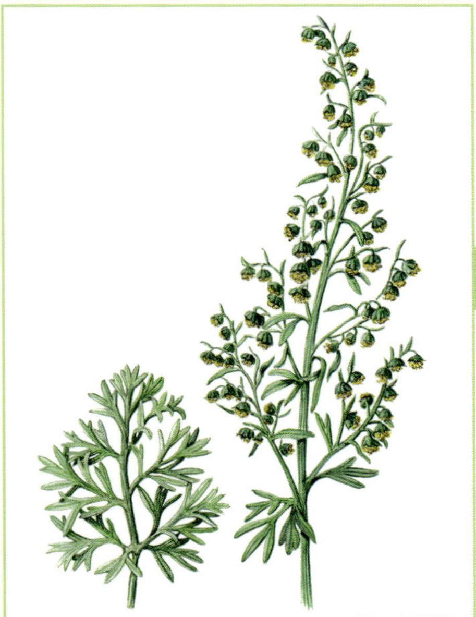

Artemisia absinthium

Wermut

Familie: Asteraceae/Compositae (Korbblütler)

Weitere Namen: Absinth, Bitterer Beifuß

Heimat: Europa

Größe: Ausdauernde, bis 1 m hohe Pflanze

Typische Kennzeichen: Stark behaarte Blätter und ein sehr aromatischer Duft

Diese Pflanze ist nicht nur das Ausgangsprodukt für einen häufig verwendeten Geschmacksstoff alkoholischer Getränke, sondern auch ein begehrtes Heilkraut, das vor allem zur Anregung der Verdauung eingesetzt wird, denn seine Inhaltsstoffe steigern die Magensäureproduktion. Früher wurden die Blätter und Sprosse außerdem oft als Wurmmittel und zur Abwehr von Insekten benutzt.

Dieses Kraut wird in China häufig zur Behandlung von Malaria eingesetzt, nicht zuletzt, weil es sich als wirksam gegen inzwischen resistente Erreger dieser Krankheit erwiesen haben soll. Daneben werden den Blättern der Pflanze aber auch fiebersenkende und antibiotische Eigenschaften nachgesagt, und man setzt sie außerdem gegen Hautpilze ein.

Artemisia annua

Einjähriger Beifuß

Familie: Asteraceae/Compositae (Korbblütler)

Weitere Namen: Qing hoa

Heimat: Südostasien und China

Größe: Bis 1 m hohe, ausdauernde Pflanze

Typische Kennzeichen: Stark gefiederte, beidseitig behaarte Blätter

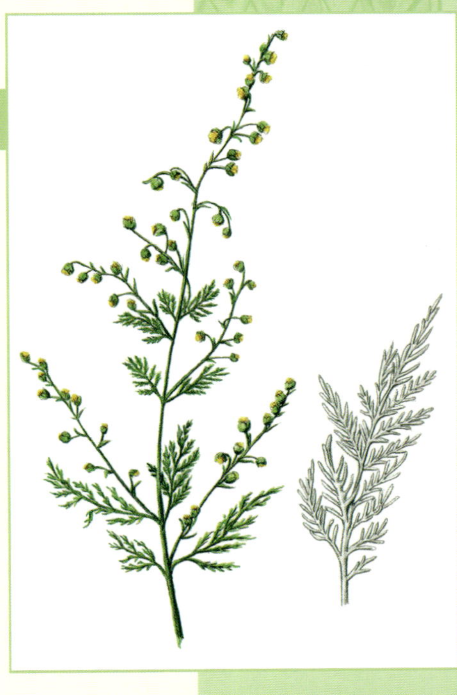

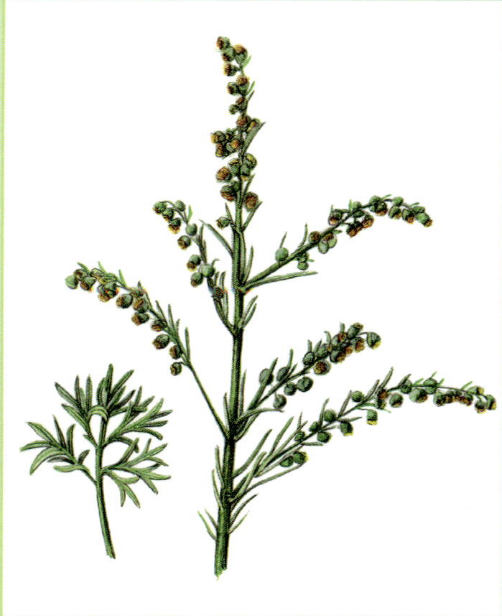

Artemisia capillaris

Orientalischer Beifuß

Familie: Asteraceae/Compositae (Korbblütler)

Weitere Namen: Yin chen hoa

Heimat: Südostasien

Größe: Bis 90 cm hohe, ausdauernde Pflanze

Typische Kennzeichen: Lange, fächerartige Triebe

Diese Art wird in der chinesischen Heilkunde schon seit mindestens 2000 Jahren zur Behandlung von Leberkrankheiten, besonders Gelbsucht, angewendet; man setzt die krautigen Teile aber auch gegen Fieber, zu hohe Cholesterinwerte und bei Parasitenbefall ein. Angeblich wurde die Art, die in Gärtnereien manchmal als Schnittgrün verwendet wird, aber auch schon mit Erfolg zur Bekämpfung von Malaria benutzt.

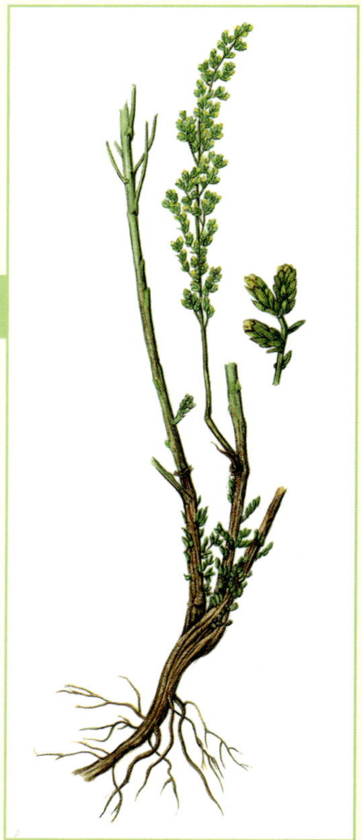

Artemisia cina

Wurmkraut

Familie: Asteraceae/Compositae (Korbblütler)

Weitere Namen: Zitwer, Meerstrand-Beifuß

Heimat: Europa und Asien

Größe: Bis 1 m hoher Halbstrauch

Typische Kennzeichen: Die winzigen Blüten habe schuppige Kelchblätter

Aus dieser Art, die schon seit Jahrhunderten vor allem als Wurmmittel angewendet wird, konnte man inzwischen eine Substanz namens Santorin isolieren, die man heute häufig in Medikamenten zur Bekämpfung von Parasiten, etwa Spulwürmern, findet. Da es sich beim Wurmkraut um eine giftige Pflanze handelt, sollte man sie aber nur unter ärztlicher Aufsicht einsetzen.

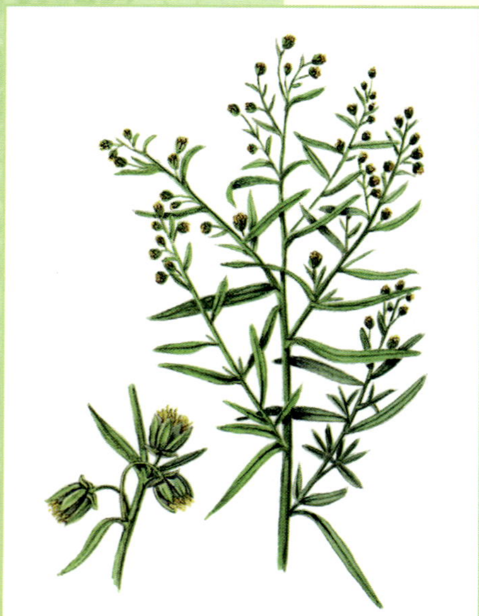

Artemisia dracunculus

Estragon

Familie: Asteraceae/Compositae (Korbblütler)

Weitere Namen: Kaiserkraut, Schlangenkraut

Heimat: Südrussland und Zentralasien

Größe: Bis 1 m hohe, ausdauernde Pflanze

Typische Kennzeichen: Die ganze Pflanze riecht sehr würzig

Diese Pflanze, die schon in etwa 3000 Jahre alten Schriften aus China erstmals genannt wird, schätzt man auch heute noch wegen ihrer appetitanregenden und verdauungsfördernden Eigenschaften. In der Küche benutzt man Estragonblätter außerdem zum Verfeinern von Suppen, Soßen, Quarkspeisen und Salaten sowie zum Würzen von Fleischgerichten, besonders Geflügel.

Artemisia genipi

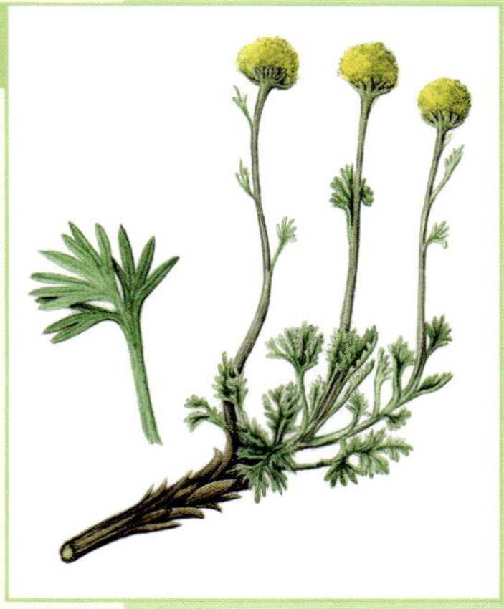

Ährige Edelraute

Familie: Asteraceae/Compositae (Korbblütler)
Weitere Namen: Schwarze Edelraute, Genippikraut
Heimat: Europa
Größe: Bis 30 cm hohe, ausdauernde Pflanze
Typische Kennzeichen: Dicht behaarte, aromatisch duftende Pflanze

Diese kleinwüchsige Art kommt nur in höheren Lagen der Alpen und Pyrenäen vor, wo man sie bis in eine Höhe von fast 4000 m finden kann. Da die aromatische Pflanze eine verdauungsfördernde Wirkung besitzt, werden die Blätter und blühenden Sprossspitzen gern in Kräuterlikören verarbeitet; man wendet sie aber auch bei Erkältungen oder Grippe an und sagt ihnen außerdem desinfizierende Eigenschaften nach.

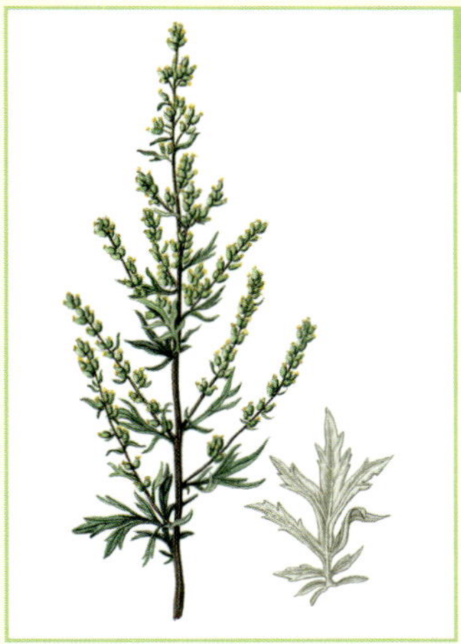

Artemisia vulgaris

Gewöhnlicher Beifuß

Familie: Asteraceae/Compositae (Korbblütler)
Weitere Namen: Gänsekraut
Heimat: Europa, Asien und Nordafrika
Größe: Bis 1,5 m hohe, ausdauernde Pflanze
Typische Kennzeichen: Die Blätter haben eine wollig weiß behaarte Unterseite

Römische Soldaten sollen ihre Sandalen mit Beifußblättern ausgelegt haben, um auf diese Weise die Fußsohlen gesund zu erhalten, während man das Kraut heute vor allem wegen seiner aromatischen, appetitanregenden, verdauungsfördernden und beruhigenden Eigenschaften schätzt. In der Küche dient der Beifuß hauptsächlich zur Verfeinerung von Fleischgerichten.

Arum maculatum

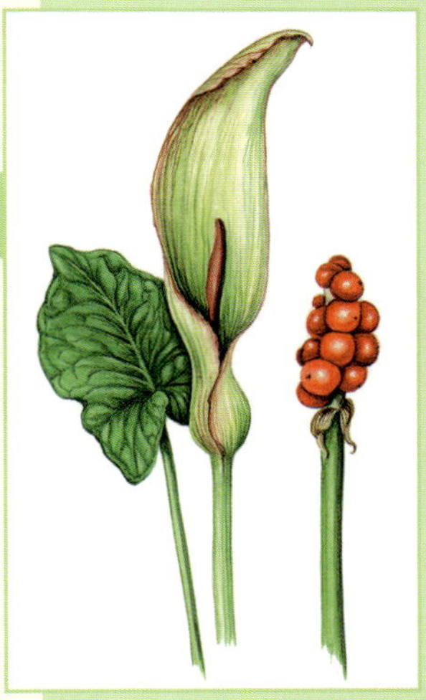

Gefleckter Aronstab

Familie: Araceae (Aronstabgewächse)
Weitere Namen: –
Heimat: Europa
Größe: Bis 30 cm hohe, ausdauernde Pflanze
Typische Kennzeichen: Kolbenartiger, braunroter Blütenstand und rote Beeren

Bei dieser Art, die auch in Mitteleuropa vorkommt, sind die Hochblätter zu einer kesselartigen „Fliegenfalle" erweitert, die sicherstellt, dass die kurzzeitig gefangenen Insekten die Pflanze bestäuben. Therapeutisch wird der giftige und zudem gesetzlich geschützte Aronstab vereinzelt in homöopathischen Mitteln eingesetzt, etwa zur Behandlung von Atemwegsbeschwerden.

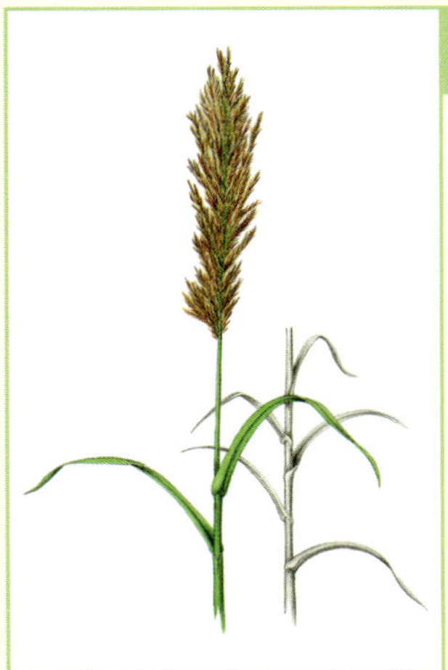

Arundo donax

Spanisches Rohr

Familie: Poaceae (Süßgräser)
Weitere Namen: Riesenschilf, Klarinettenrohr
Heimat: Europa und Asien
Größe: Bis 4 m hohe, ausdauernde Pflanze
Typische Kennzeichen: Hohle Halme und stängelumfassende, grünlich blaue Blätter

Die feuchte Standorte bevorzugende Art, die man in Mitteleuropa manchmal in Gärten findet, kann wegen ihrer harn- und schweißtreibenden Eigenschaften auch als Heilkraut dienen. Bei unseren Großeltern war die Pflanze nicht sehr beliebt, denn aus ihr wurden die Rohrstöcke für die Schulen hergestellt. Heute benutzt man die hohlen Stängel vor allem zum Bau von Holzblasinstrumenten wie Oboe oder Fagott.

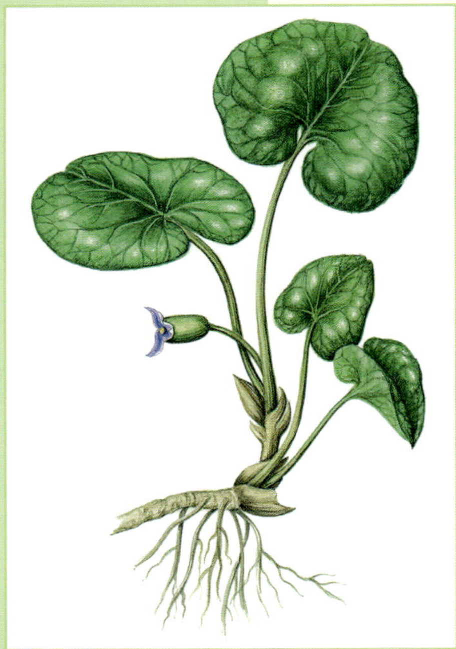

Asarum europaeum

Europäische Haselwurz

Familie: Aristolochiaceae (Osterluzeigewächse)

Weitere Namen: Brechwurz, Braune Haselwurz

Heimat: Europa und Asien

Größe: Bis 15 cm hohe, ausdauernde Pflanze

Typische Kennzeichen: Lang gestielte, nierenförmige Blätter

Die auch in Mitteleuropa heimische Haselwurz wurde früher als Brechmittel und bei der Herstellung von Niespulvern benutzt, während man sie heute praktisch nicht mehr anwendet, weil sie ein Gift enthält, das im schlimmsten Fall sogar eine Atemlähmung hervorrufen kann. Allerdings verarbeitet man die Wurzel manchmal noch in homöopathischen Mitteln zur Behandlung von Schleimhautreizungen.

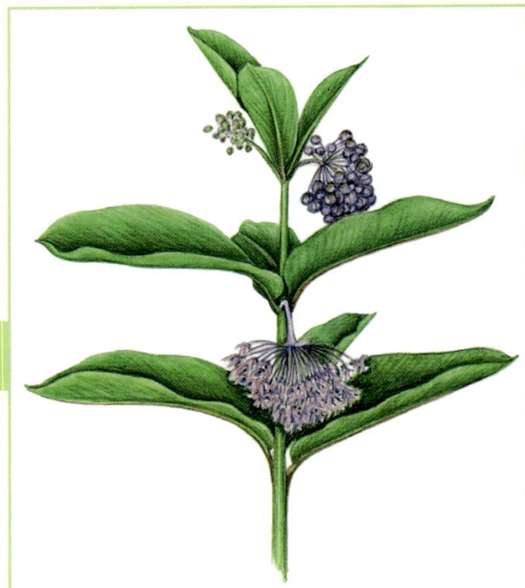

Asclepias syriaca

Syrische Seidenpflanze

Familie: Asclepiadaceae (Schwalbenwurzgewächse)

Weitere Namen: Papageienfrucht, Gewöhnliche Seidenpflanze

Heimat: Nordamerika

Größe: Bis 1,5 m hohe, ausdauernde Pflanze

Typische Kennzeichen: An den Samen sitzen sehr auffällige Haarbüschel

Diese Pflanze stammt nicht etwa aus Syrien, wie man aufgrund des Namens annehmen könnte, sondern aus Nordamerika. Sie gilt als gute Bienenfutterpflanze, aus der sich ein sehr würziger Honig gewinnen lässt; die Rhizome wurden in der Vergangenheit aber auch als Schmerzmittel und Arznei zur Behandlung von Asthma angewendet, was wegen der nachgewiesenen Giftigkeit inzwischen jedoch nicht mehr üblich ist.

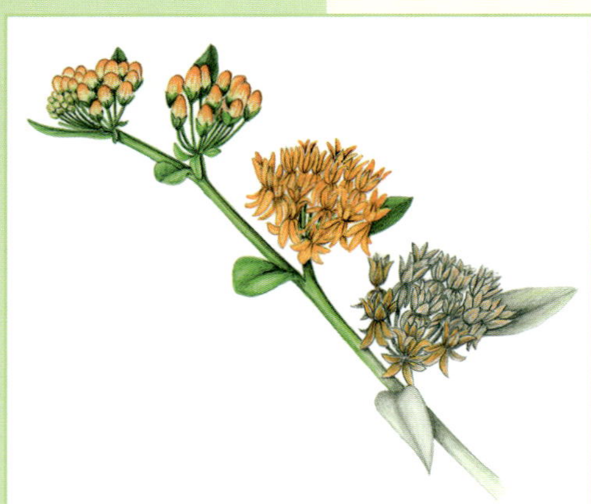

Asclepias tuberosa

Knollige Seidenpflanze

Familie: Asclepiadaceae (Schwalbenwurzgewächse)

Weitere Namen: Knollige Schwalbenwurzel

Heimat: Nordamerika

Größe: Bis 1 m hohe, ausdauernde Pflanze

Typische Kennzeichen: Endständige, orangefarbene Blütenstände

Diese Pflanze, die in der Naturheilkunde der nordamerikanischen Ureinwohner einst eine äußerst wichtige Rolle spielte, wurde auch später noch als Arznei zur Behandlung von Atemwegsbeschwerden benutzt, etwa bei trockenem und festsitzendem Husten oder bei Brustfellentzündung, Bronchitis und Lungenentzündung. Da es sich um eine Giftpflanze handelt, wird heute von einer Anwendung allerdings abgeraten.

Den Spargel kennt man heute vor allem als beliebtes Gemüse, während er in der Antike vermutlich überwiegend als Heilkraut verwendet wurde, etwa bei Nierenbeschwerden, Gelbsucht und Zahnschmerzen. Außerdem werden ihm schon seit Urzeiten aphrodisierende Eigenschaften nachgesagt, was sich leicht durch die Form der unterirdischen Sprosse erklären lässt. Die Beeren sind giftig.

Asparagus officinalis

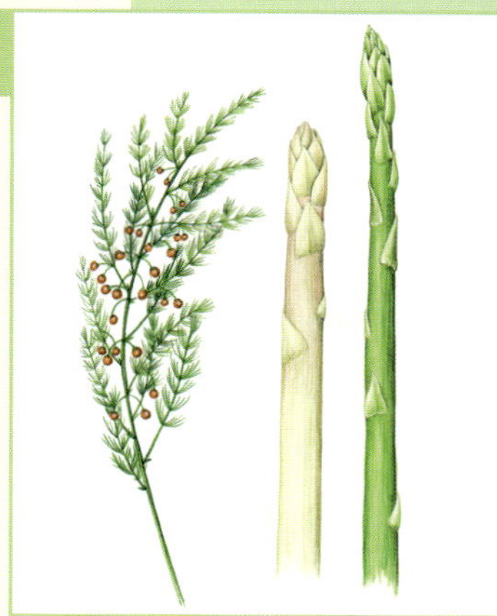

Spargel

Familie: Asparagaceae (Spargelgewächse)

Weitere Namen: Korallenkraut

Heimat: Europa, Asien und Nordamerika

Größe: Bis 1,5 m hohe, ausdauernde Pflanze

Typische Kennzeichen: Zu Schuppen rückgebildete Blätter und rote Beeren

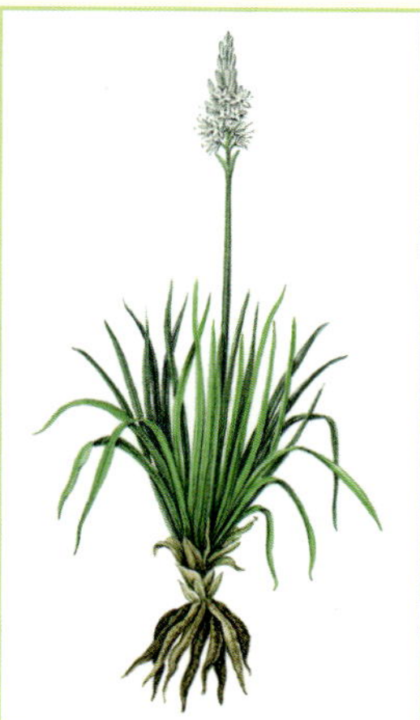

Asphodelus albus

Weißer Affodill

Familie: Asphodelaceae (Affodillgewächse)

Weitere Namen: Asphodill

Heimat: Mittelmeergebiet

Größe: Bis 1 m hohe, ausdauernde Pflanze

Typische Kennzeichen: Grundständige Blattrosette und weiße, rosa gezeichnete Blüten

Die zahlreichen, rübenförmigen Wurzeln dieser Pflanze wurden früher manchmal als Gemüse genutzt, sie dienten aber auch als Arznei zur Behandlung für eine Reihe unterschiedlicher Beschwerden. Der Verzehr, ebenso wie eine innere Anwendung der Pflanze, ist heute wegen der nicht genau bekannten Alkolide in der Wurzel unüblich, aber man verwendet die Art manchmal noch, um strapazierte Haut zu entspannen oder auch zum Aufhellen von Sommersprossen.

Der in seiner Wuchsform an eine Trauerweide erinnernde Baum besitzt nicht nur ein sehr hartes, wertvolles Nutzholz, sondern auch eine dicke, gelbbraune Rinde, die für therapeutische Zwecke verwendet werden kann. So nutzt man diese etwa bei Husten, Bronchitis, Atembeschwerden, aber auch bei Magenverstimmung, als Fiebermittel oder zur Behandlung von Kopfschmerzen.

Aspidosperma quebracho-blanco

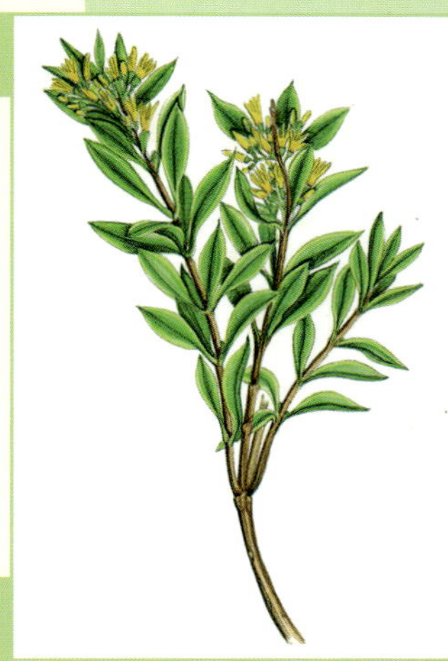

Quebrachobaum

Familie: Apocynaceae (Hundsgiftgewächse)

Weitere Namen: Weißer Quebracho, Bitterrinde

Heimat: Südamerika

Größe: Bis 30 m hoher Baum

Typische Kennzeichen: Korkartige Rinde

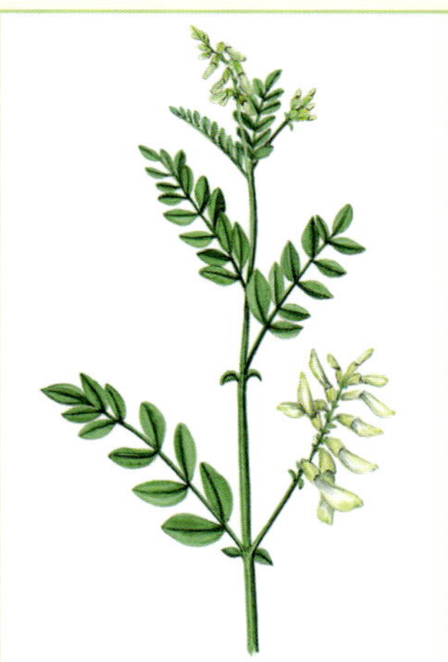

Astragalus membranaceus

Mongolischer Tragant

Familie: Fabaceae/Leguminosae (Hülsenfrüchtler)

Weitere Namen: Huang Qi

Heimat: Mongolei sowie Ost- und Nordchina

Größe: Bis 40 cm hohe, ausdauernde Pflanze

Typische Kennzeichen: Süßlich schmeckende Wurzel

Der Mongolische Tragant gilt in seiner Heimat als begehrtes Tonikum, das vor allem die Ausdauer und die Abwehrkräfte des Körpers steigern soll. Inzwischen werden die getrockneten Wurzeln der aus Asien stammenden Pflanze aber auch in Europa immer häufiger angeboten, vor allem als vorbeugendes Mittel gegen Erkältungen und Virusinfektionen sowie als Arznei zur Linderung von Menstruationsbeschwerden.

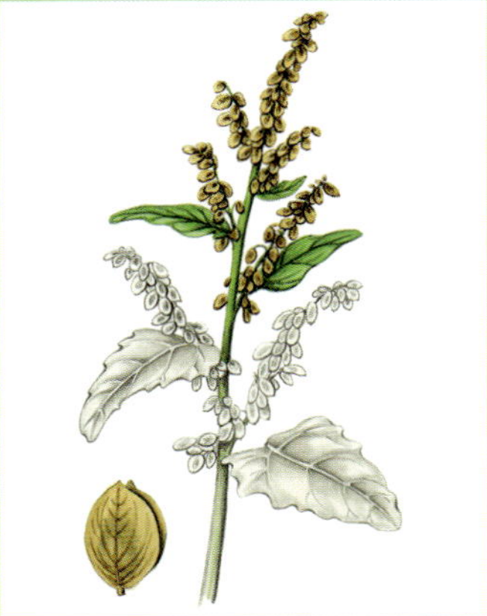

Atriplex hortensis

Gartenmelde

Familie: Chenopodiaceae (Gänsefußgewächse)

Weitere Namen: Spanischer Salat

Heimat: Asien

Größe: Bis 2,5 m hohe, einjährige Pflanze

Typische Kennzeichen: Mehlig bereifte Stängelblätter

Die aus Zentralasien stammende, aber inzwischen verwildert auch in Mitteleuropa vorkommende Gartenmelde war von der Antike bis weit in die Neuzeit ein beliebtes Gemüse, um dann vom etwas schmackhafteren Spinat fast völlig verdrängt zu werden. Manchmal wird allerdings eine rotblättrige Sorte, die selbst beim Kochen ihre Farbe behält, auch heute noch als Blattgemüse genutzt.

Atropa belladonna

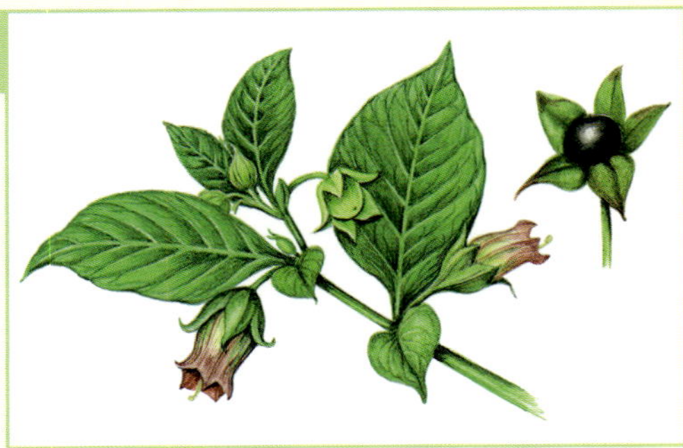

Tollkirsche

Familie: Solanaceae (Nachtschattengewächse)

Weitere Namen: Tödlicher Nachtschatten

Heimat: Europa, Westasien und Nordamerika

Größe: Bis 1,5 m hohe, ausdauernde Pflanze

Typische Kennzeichen: Große, schwarze Beeren

Diese Art ist vor allem als gefährliche Giftpflanze bekannt, deren versehentlicher Genuss zu einer tödlichen Atemlähmung führen kann; in geringer Dosis wird die Pflanze aber auch als Narkotikum und Beruhigungsmittel eingesetzt. Im Mittelalter galt die Tollkirsche als typisches „Hexenkraut", mit dessen Hilfe sogar das Fliegen möglich sein sollte.

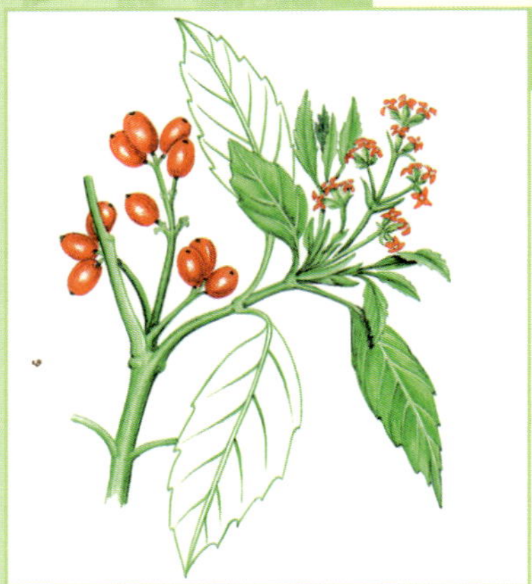

Aucuba japonica

Japanische Goldorange

Familie: Cornaceae (Hartriegelgewächse)

Weitere Namen: Aukube, Metzgerpalme

Heimat: Asien

Größe: Bis 2,5 m hoher, immergrüner Strauch

Typische Kennzeichen: Bis 20 cm lange Blätter und rote Beerenfrüchte

Die Japanische Goldorange war früher eine beliebte Zimmerpflanze. Weil sie jedoch einen kühlen Standort benötigt, sich also in den heute zumeist stark geheizten Wohnräumen nicht wohl fühlt, ist sie heute kaum noch im Handel zu finden. Da alle Pflanzenteile ein gefährliches Gift enthalten, das sogar tödliche Hirnblutungen verursachen kann, lässt es sich mit diesem Verlust allerdings ganz gut leben.

Avena sativa

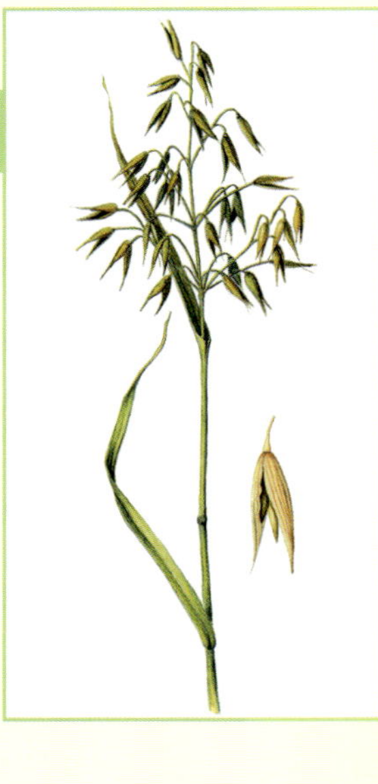

Hafer

Familie: Poaceae (Süßgräser)

Weitere Namen: Flöder, Biwen

Heimat: Europa

Größe: Bis 1 m hohes, einjähriges Gras

Typische Kennzeichen: Die Blüten haben lange Grannen

Der vitaminreiche Hafer ist nicht nur ein nahrhaftes Getreide, sondern er lässt sich auch therapeutisch nutzen. So regt Haferkleie die Darmtätigkeit an und senkt zudem den Cholesterinspiegel, während Haferstroh eine harntreibende Wirkung hat. Außerdem lässt sich durch eine spezielle Diät auf der Grundlage von Hafer die Ausdauer erhöhen, was sich insbesondere Leistungssportler zunutze machen.

Azadirachta indica

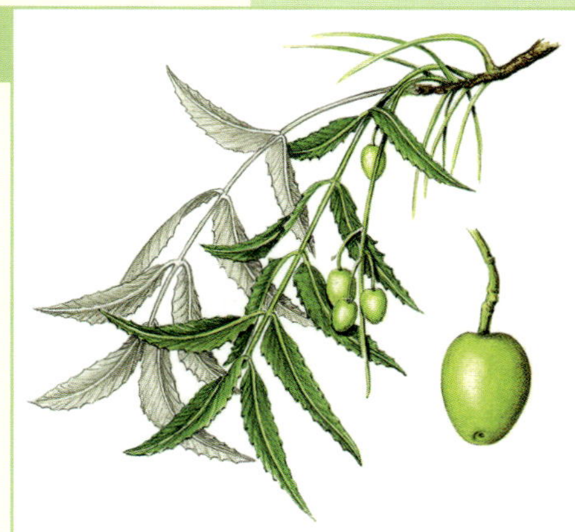

Niembaum

Familie: Meliaceae (Mahagonigewächse)
Weitere Namen: –
Heimat: Indien und Sri Lanka
Größe: Bis 15 m hoher Baum
Typische Kennzeichen: Kleine, weiße, stark duftende Blüten

Diese Art wird in der ayurvedischen Heilkunde schon sehr lange verwendet, wobei man fast alle Teile des Baumes nutzt. So nimmt man die Blätter als Mittel gegen Malaria und Magengeschwüre oder wendet sie äußerlich zur Behandlung von Wunden, Furunkeln und Ekzemen an. Die Rinde wird dagegen bei Hämorrhoiden benutzt, während das aus den Samen gewonnene Öl als Mittel gegen Pilze Verwendung findet.

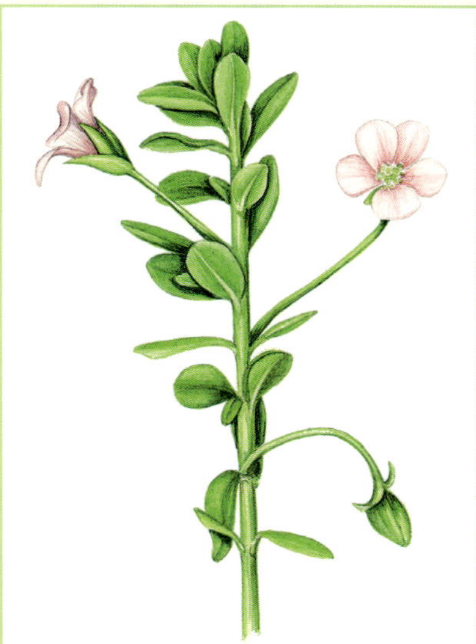

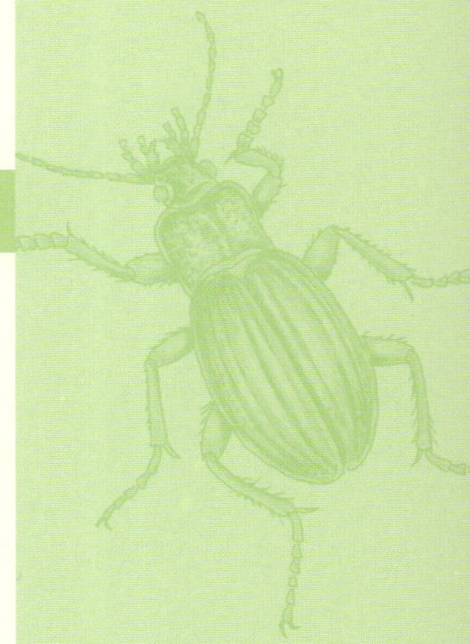

Bacopa monnieri

Kleines Fettblatt

Familie: Scrophulariaceae (Braunwurzgewächse/Rachenblütler)
Weitere Namen: Wasserysop
Heimat: Asien
Größe: Bis 50 cm hohe, ausdauernde Pflanze
Typische Kennzeichen: Niederliegende Sukkulente mit fleischigen Blättern

Die Blätter und Sprosse dieser Sumpfpflanze werden in ihrer Heimat schon sehr lange für therapeutische Zwecke eingesetzt, wobei vor allem nervlich bedingte Probleme zum Hauptanwendungsgebiet dieser Art gehören. Ein Beispiel dafür ist die Behandlung von Neuralgien; man verschreibt den Wasserysop oft aber auch bei Magenverstimmung, Blähungen, Verstopfung oder Asthma und Bronchitis. Außerdem soll die Pflanze bei Unfruchtbarkeit helfen und das Gedächtnis stärken.

Ballota nigra

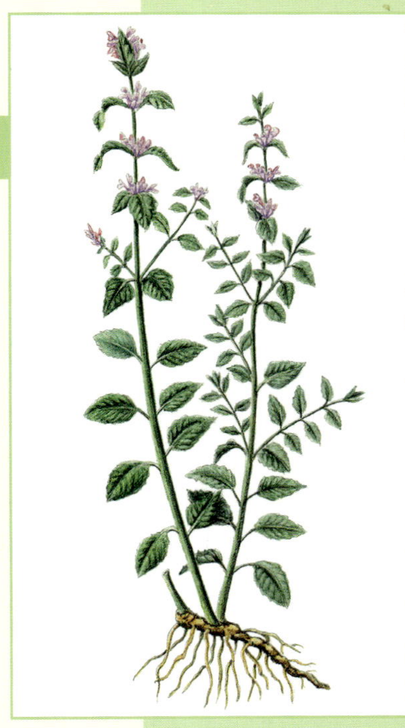

Schwarznessel

Familie: Lamiaceae/Labiatae (Lippenblütler)
Weitere Namen: Stinkandorn, Schwarzer Andorn
Heimat: Europa, Asien und Nordamerika
Größe: Bis 1 m hohe, ausdauernde Pflanze
Typische Kennzeichen: Brennnesselähnliche Blätter und rosa- bis purpurfarbene Blüten

In der Antike benutzte man die Schwarznessel wegen ihrer wundheilenden Eigenschaften besonders gern zur Behandlung von Hundebissen, sie galt aber auch als Mittel gegen Depressionen. Heute wird das nicht sehr häufig angewendete Kraut manchmal bei Schlaflosigkeit und Angstzuständen verschrieben, aber auch als Antibrechmittel oder als krampflösende Arznei.

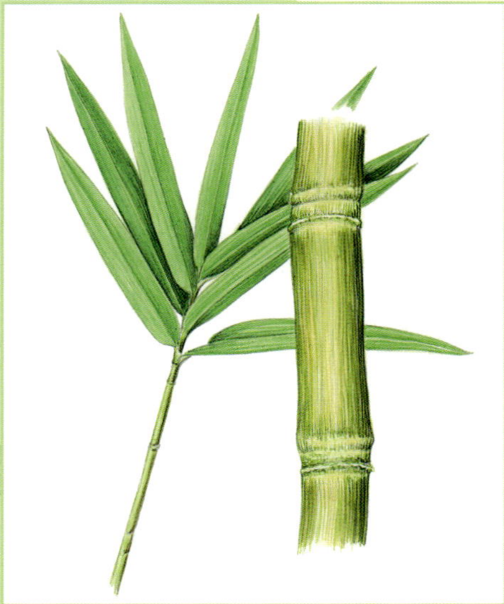

Bambusa bambos

Rohrbambus

Familie: Poaceae (Süßgräser)

Weitere Namen: Bambus

Heimat: Tropisches Asien

Größe: Bis 30 m hoher Baum

Typische Kennzeichen: Bildet mehrere, von einer Basis ausgehende Stämme

Der Rohrbambus wird in seiner Heimat schon lange zum Bau von Häusern, Möbeln oder Flößen benutzt, er besitzt aber auch therapeutische Eigenschaften. So nimmt man die Blätter wegen ihrer krampflösenden Wirkung beispielsweise bei Menstruationsbeschwerden, aber auch bei Verdauungsproblemen oder als Wurmmittel, während die jungen Sprosse gern bei Übelkeit und Blähungen verschrieben werden.

Banisteriopsis caapi

Ayahuasca-Liane

Familie: Malpighiaceae (Malpighiengewächse)

Weitere Namen: Yage

Heimat: Südamerika

Größe: Bis 30 m lange Kletterpflanze

Typische Kennzeichen: Geflügelte Samen

Aus der indianischen Ursprungssprache übersetzt bedeutet „Ayahuasca" etwa „Geist der Toten", was bereits auf die Bedeutung der Tropenpflanze bei rituellen Zeremonien hinweist. Da die Art halluzinogene Inhaltsstoffe enthält, wird sie von Schamanen vor allem für die Kontaktaufnahme zu den Göttern benutzt; sie dient in geringerer Dosierung aber auch als Brech- und Abführmittel.

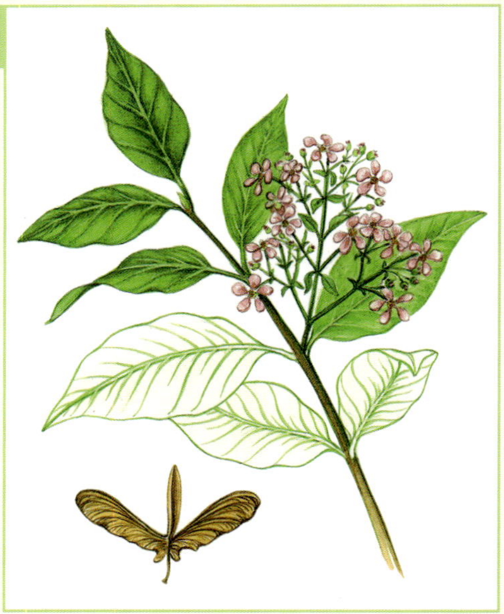

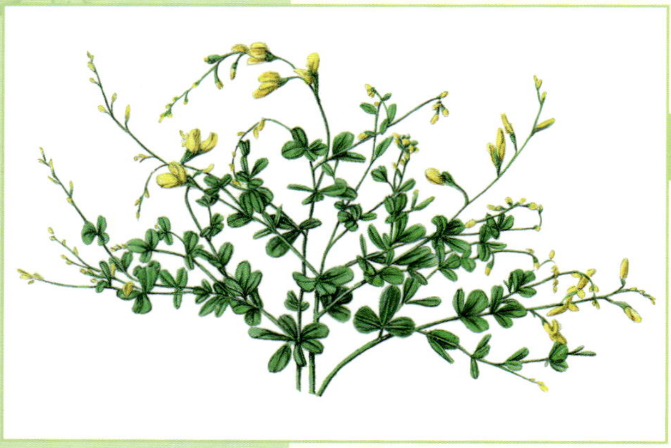

Baptisia tinctoria

Wilder Indigo

Familie: Fabaceae/Leguminosae (Hülsenfrüchtler)

Weitere Namen: Färberhülse, Baptisie

Heimat: Nordamerika

Größe: Bis 1 m hohe, ausdauernde Pflanze

Typische Kennzeichen: Kleeähnliche Blätter

Die Wurzel dieser Art, die besonders im Osten der USA in trockenen Wäldern zu finden ist, wurde von den Ureinwohnern dieser Region vor allem zur Behandlung von Wunden und Schlangenbissen verwendet. Heute setzt man die Pflanze gern bei Infektionen der Atemwege ein, etwa bei einer Mandelentzündung, nutzt sie aber auch bei Magen- oder Darminfekten und zur Belebung des Immunsystems.

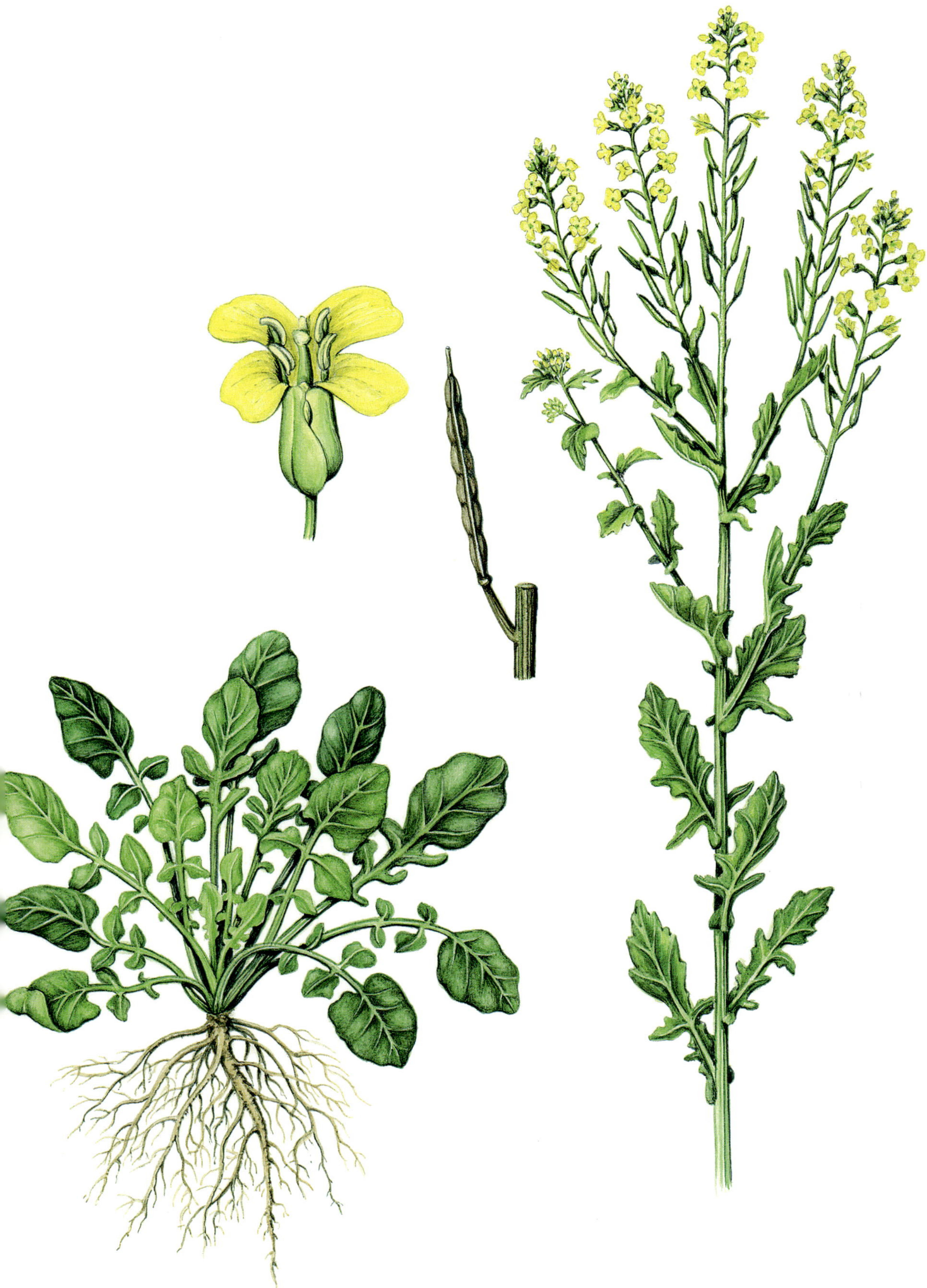

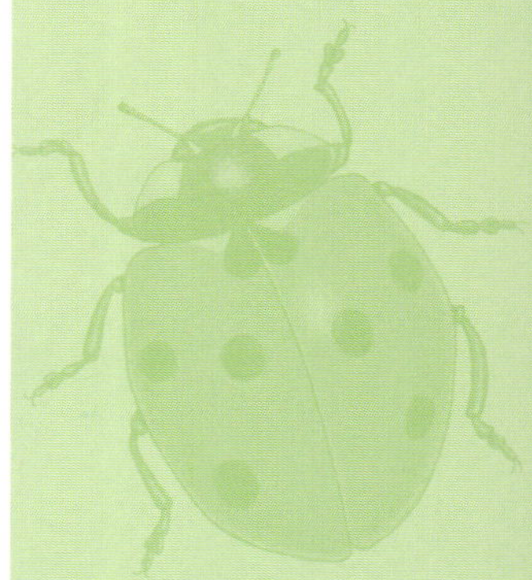

Barbarea vulgaris

Barbarakraut

Familie:

Brassicaceae (Kreuzblütler)

Weitere Namen:

Winterkresse

Heimat:

Europa, Asien und Nordafrika

Größe:

Bis 90 cm hohe, zweijährige Pflanze

Typische Kennzeichen:

Leuchtend gelb gefärbte Blütentrauben

Das Barbarakraut ist ein entschlackendes und gleichzeitig den Stoffwechsel anregendes, vitamin- und mineralstoffreiches Gemüse, das sogar in den Wintermonaten wächst und damit auch in der kalten Jahreszeit zur Verfügung steht. Dies gilt beispielsweise auch für den 4. Dezember, den Tag der Heiligen Barbara, dem das etwas streng schmeckende Barbarakraut auch seinen Namen verdankt.

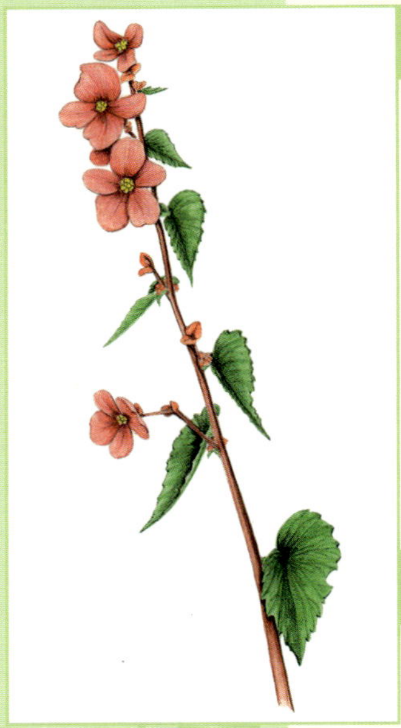

Begonia gracilis

Stockrosen-Begonie

Familie: Begoniaceae (Begoniengewächse)
Weitere Namen: Schiefblatt
Heimat: Mittelamerika
Größe: Bis 25 cm hohe, ausdauernde Pflanze
Typische Kennzeichen: Fleischige Blätter mit asymmetrischem Blattgrund und rosafarbenen Blüten

Begonien gehören zu den beliebtesten Garten- und Balkonpflanzen, wobei die hier vorgestellte, nur etwa 25 cm große Stockrosen-Begonie besonders gern für die Bepflanzung von Gräbern verwendet wird. Allerdings gibt es unter den vielen Begonien-Arten und noch zahlreicheren Sorten auch giftige Vertreter, darunter die Stockrosen-Begonie, die Brechreiz und blutige Durchfälle verursachen kann.

Bellis perennis

Gänseblümchen

Familie: Asteraceae/Compositae (Korbblütler)
Weitere Namen: Maßliebchen, Tausendschön, Regenblume
Heimat: Europa und Asien
Größe: Bis 20 cm hohe, ausdauernde Pflanze
Typische Kennzeichen: Kleine, lang gestielte, weiße Korbblüten mit gelber Mitte

Die Blüten, Blätter und Stängel des auch in Mitteleuropa überall weit verbreiteten Gänseblümchens besitzen bei innerer Anwendung eine harntreibende und darmregulierende Wirkung, bei äußerer Anwendung sagt man ihnen adstringierende und schmerzlindernde Eigenschaften nach. Die jungen Blätter werden aber auch gern in Salaten für die alljährliche Frühjahrskur verwendet.

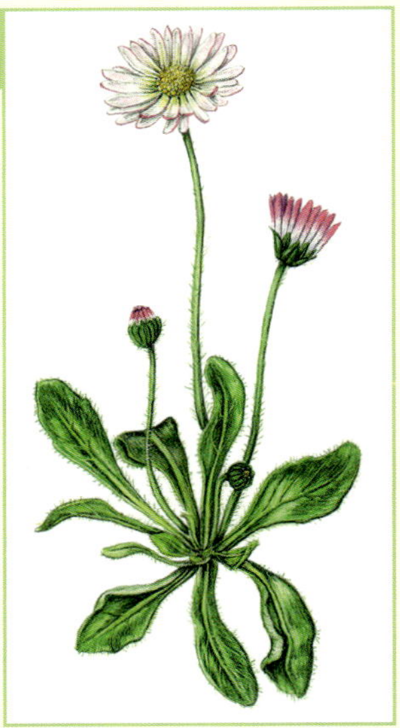

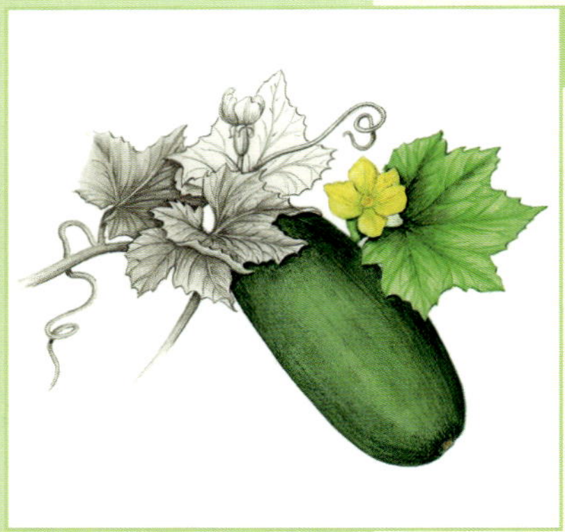

Benincasa hispida

Wachskürbis

Familie: Cucurbitaceae (Kürbisgewächse)
Weitere Namen: Petha
Heimat: Asien
Größe: Bis 6 m lange, einjährige Kletterpflanze
Typische Kennzeichen: Bis 50 kg schwere Früchte („Kürbisse“)

Die großen, nahrhaften Früchte dieser Art werden in ihrer Heimat häufig als Gemüse zubereitet; man kann aus ihnen aber auch eine schmackhafte Suppe herstellen. Außerdem lässt sich die Pflanze für therapeutische Zwecke einsetzen, beispielsweise zur Behandlung von Atemwegsbeschwerden, zur Fiebersenkung, zur Bekämpfung von Würmern und zum Stillen von Blutungen.

Berberis repens

Oregon-Berberitze

Familie: Berberidaceae (Sauerdorngewächse)
Weitere Namen: –
Heimat: Nordamerika
Größe: Bis 30 cm hoher Strauch
Typische Kennzeichen: Spitze gezähnte, glänzende Blätter und blaue Früchte

Die aus Nordamerika stammende Oregon-Berberitze wurde früher als Abführmittel, zur Blutreinigung, als schleimlösende oder harntreibende Arznei, zur Behandlung von Fieber, zur „Dämpfung der Fleischeslust“ und zum Färben von Naturfasern eingesetzt. Heute wird die hübsche Art therapeutisch kaum noch genutzt, man findet sie aber, auch in Europa, manchmal als Zierpflanze in Parks und Gärten.

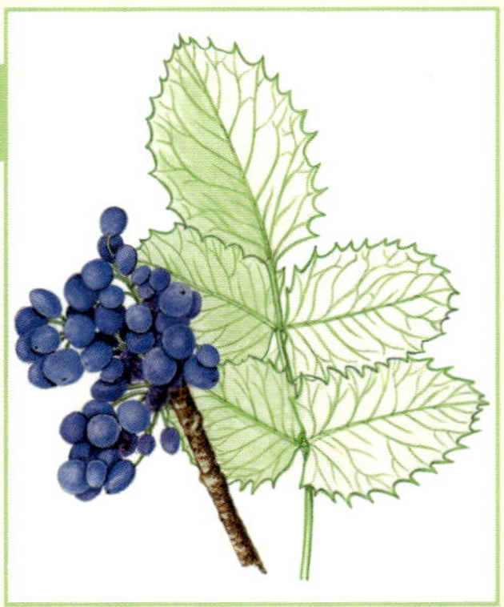

Berberis vulgaris

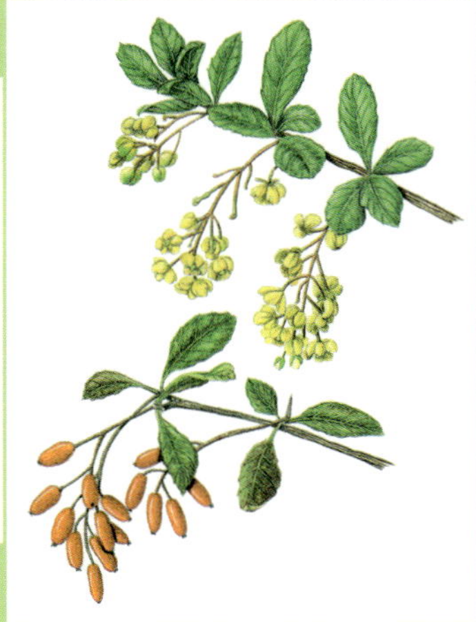

Sauerdorn

Familie: Berberidaceae (Sauerdorngewächse)

Weitere Namen: Gewöhnliche Berberitze, Essigdorn, Spitzbeere

Heimat: Europa

Größe: Bis 3 m hoher Strauch

Typische Kennzeichen: Leuchtend rote Beeren

Der Sauerdorn kann zum Färben von Wolle, Leder oder Holz verwendet werden; noch häufiger nutzt man ihn aber als Heilpflanze zur Behandlung von Gallenbeschwerden, als harntreibende und fiebersenkende Arznei oder zur Senkung des Blutdrucks. Außerdem kann man aus den Früchten des auch in Mitteleuropa vorkommenden Strauches Marmelade oder Gelee herstellen.

Beta vulgaris ssp. *altissima*

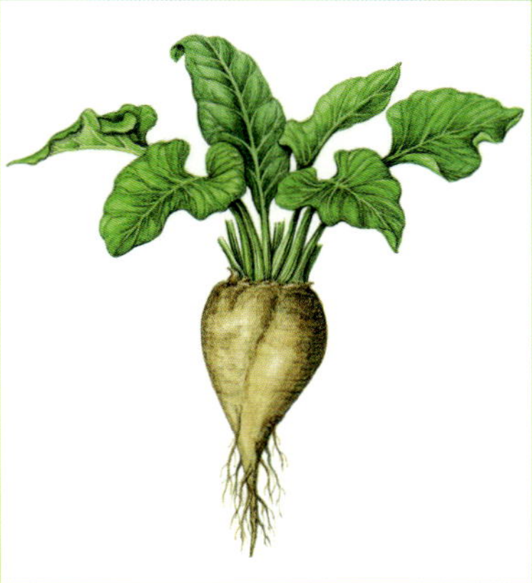

Zuckerrübe

Familie: Chenopodiaceae (Gänsefußgewächse)

Weitere Namen: –

Heimat: Europa, Asien und Nordafrika

Größe: Bis 2 m hohe, zweijährige Pflanze

Typische Kennzeichen: Konisch geformte, zumeist helle Rübe

Die Zuckerrübe wird nicht nur in großem Maßstab für die Zuckergewinnung kultiviert, sondern sie besitzt auch therapeutische Eigenschaften. So stärkt sie vor allem die Leber und die Galle, denn sie fördert den Fettstoffwechsel, senkt den Blutfettspiegel und soll sogar die Regeneration von geschädigten Leberzellen unterstützen.

Beta vulgaris ssp. *vulgaris*

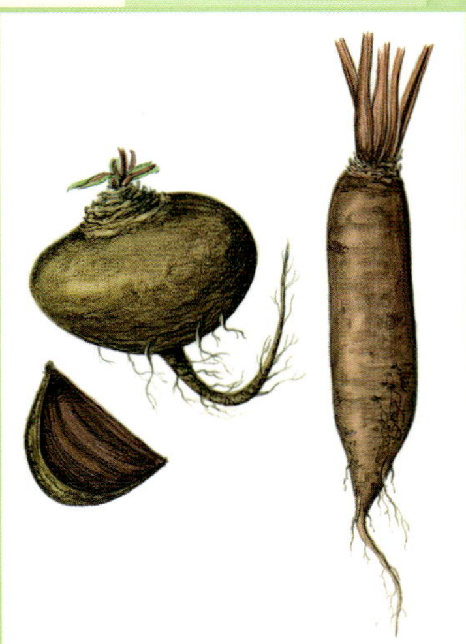

Rote Rübe

Familie: Chenopodiaceae (Gänsefußgewächse)

Weitere Namen: Rote Beete, Salatrübe

Heimat: Europa, Asien und Nordafrika

Größe: Bis 70 cm hohe, zweijährige Pflanze

Typische Kennzeichen: Rundlich geformte, zumeist rötliche Rübe

Die vitamin- und mineralstoffreiche Rote Rübe, die sich gut lagern lässt, war früher ein außerordentlich wichtiges Wintergemüse. Obwohl der Anbau inzwischen stark zurückgegangen ist, wird sie auch heute noch gern in Rohkostsalaten verwendet, und sie ist zudem ein unverzichtbarer Bestandteil von Labskaus und Borschtsch. In der Antike nutzte man die Art außerdem zur Behandlung von Ohrenschmerzen und Hautinfektionen.

Betula pendula

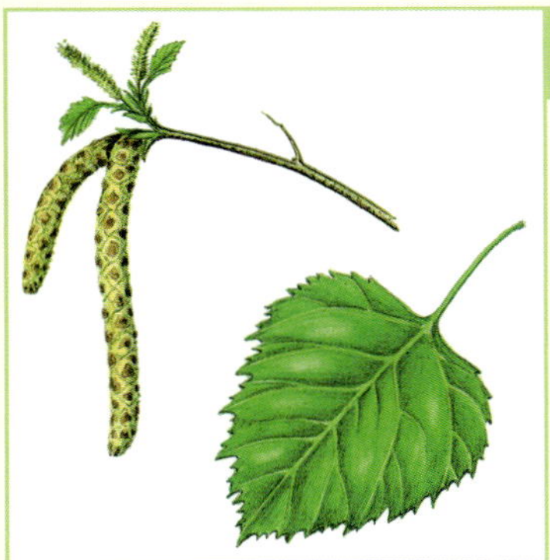

Hängebirke

Familie: Betulaceae (Birkengewächse)

Weitere Namen: Sandbirke, Besenbaum, Warzenbirke

Heimat: Europa, Asien und Nordamerika

Größe: Bis 30 m hoher Baum

Typische Kennzeichen: Schlanke, überhängende Zweige; jung oft mit Harzdrüsen

Von diesem Baum, den schon Hildegard von Bingen in ihren Schriften rühmte, lassen sich die Blätter zur Behandlung von Nieren- und Blasensteinen verwenden, aber auch bei rheumatischen Beschwerden oder Gicht. Dagegen nutzt man die Rinde junger Zweige, um Ekzeme oder Furunkel zu behandeln, und den Saft zur Herstellung einer Lotion zur Reinigung und Kräftigung der Haare.

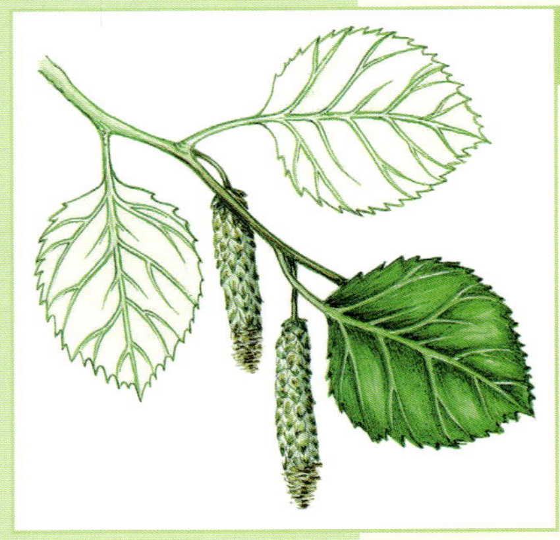

Betula pubescens

Moorbirke

Familie: Betulaceae (Birkengewächse)
Weitere Namen: –
Heimat: Europa und Asien
Größe: Bis 20 m hoher Baum
Typische Kennzeichen: Zweige gerade oder nach oben gerichtet; jung oft flaumig behaart

Auch die Blätter dieser Birken-Art werden häufig als Mittel zur Behandlung von Harnwegsbeschwerden eingesetzt, denn man sagt ihnen eine schonende harntreibende Wirkung nach, so dass man sie gern in Tees für Blasen- und Nierenleiden verarbeitet. Außerdem verwendet man die Blätter bei rheumatischen Erkrankungen, während der Saft junger Birken gern als Haarwasser benutzt wird.

Bidens tripartita

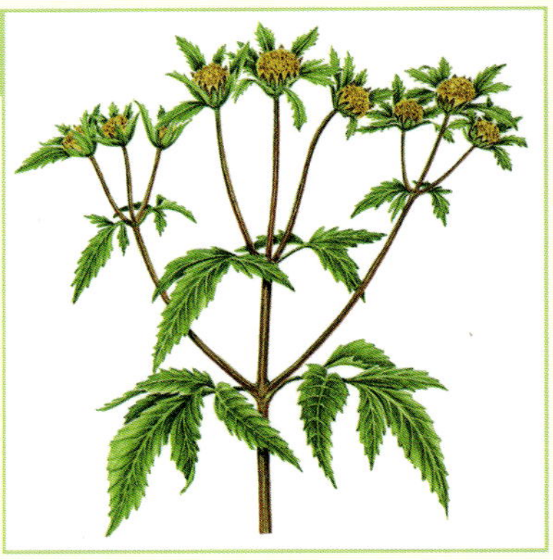

Dreiteiliger Zweizahn

Familie: Asteraceae/Compositae (Korbblütler)
Weitere Namen: –
Heimat: Europa, Asien, Nordamerika und Australien
Größe: Bis 1 m hohe, einjährige Pflanze
Typische Kennzeichen: Dreigeteilte Blätter und borstige Früchte

Die Blätter und Stängel dieser Art, die man hauptsächlich auf feuchten, sandigen Böden, etwa Flussufern findet, wurden früher für die Behandlung der unterschiedlichsten Krankheiten eingesetzt. So nahm man sie bei Nieren- und Blasenbeschwerden, zum Stillen von Blutungen sowie bei Problemen im Magen-Darm-Bereich. Heute wird der Dreiteilige Zweizahn dagegen kaum noch angewendet.

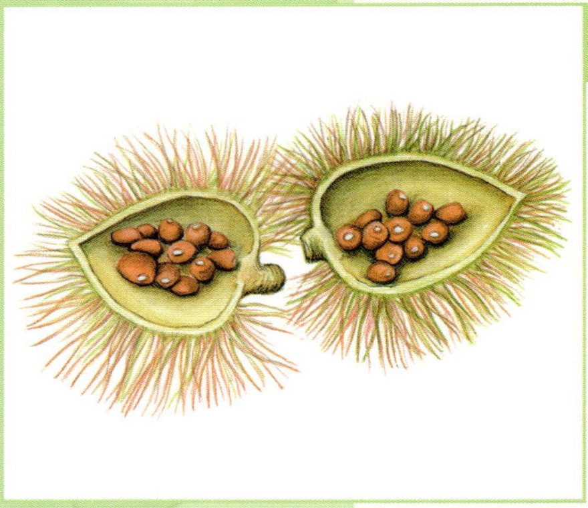

Bixa orellana

Orleanbaum

Familie: Bixaceae (Annattogewächse)
Weitere Namen: Annattostrauch
Heimat: Tropisches Amerika
Größe: Bis 10 m hoher Strauch oder Baum
Typische Kennzeichen: Klettenartige Früchte

In ihrer Heimat wurden die braunroten Samen dieser Pflanze früher von den Ureinwohnern für die Körperbemalung benutzt, während man sie heute manchmal noch zum Färben von Lebensmitteln verwendet, etwa für Käse oder Margarine. Die Art besitzt aber auch therapeutische Eigenschaften, so dass man sie bei leichten Verbrennungen oder zum Gurgeln benutzen kann.

Borago officinalis

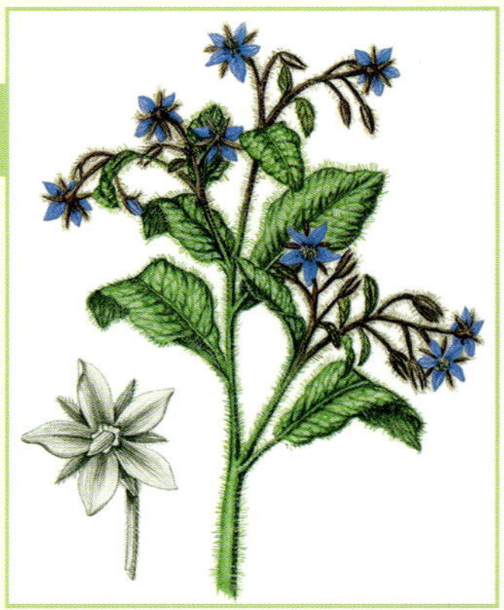

Borretsch

Familie: Boraginaceae (Raublattgewächse)
Weitere Namen: Gurkenkraut, Herzfreude
Heimat: Europa
Größe: Bis 60 cm hohe, einjährige Pflanze
Typische Kennzeichen: Die Staubgefäße sind zu einem schwarzvioletten Kegel verwachsen

Von der Antike bis zum Mittelalter galt der Borretsch als Kraut gegen Melancholie und Traurigkeit, heute schätzt man die Blätter und Blüten dagegen hauptsächlich wegen ihrer harntreibenden, antirheumatischen, entzündungshemmenden, auswurffördernden und schweißtreibenden Eigenschaften. In der Küche verwendet man die Pflanze manchmal für Salate und Soßen.

Da der Braune Senf leichter maschinell geerntet werden kann als der nah verwandte Schwarze Senf (*Brassica nigra*), ist es inzwischen diese Art, die heute hauptsächlich für die industrielle Senfherstellung genutzt wird. Die Samen können aber auch als leichtes Schmerzmittel oder als harntreibende Arznei eingesetzt werden, während sich die würzigen Blätter in Salaten oder als Brotbelag verwendet lassen.

Brassica juncea

Brauner Senf

Familie: Brassicaceae (Kreuzblütler)
Weitere Namen: Sprossensenf, Sarepta-Senf, Ruten-Kohl
Heimat: Europa und Asien
Größe: Bis 1 m hohe, einjährige Pflanze
Typische Kennzeichen: Lange, abstehende Schoten

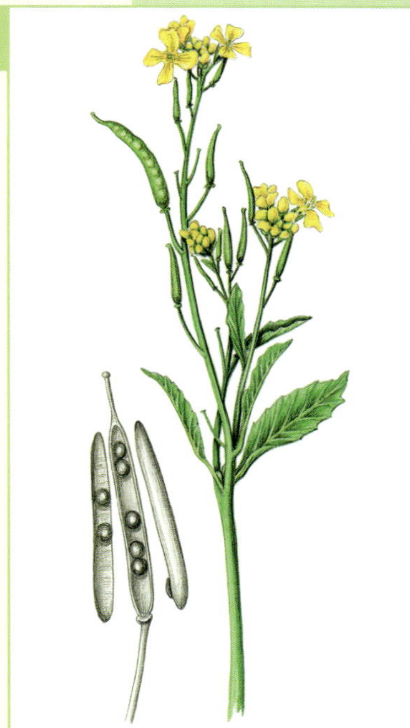

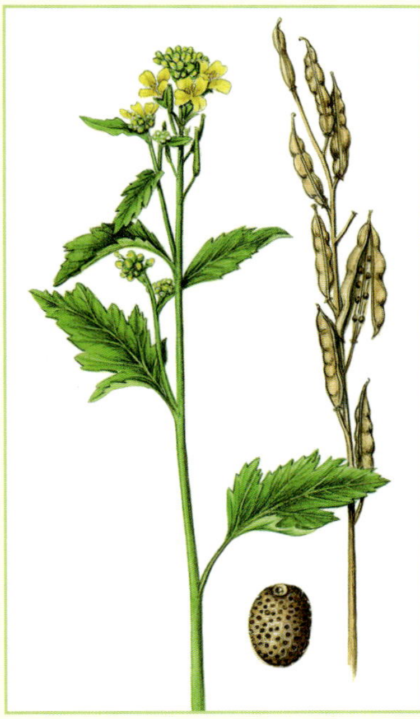

Brassica nigra

Schwarzer Senf

Familie: Brassicaceae (Kreuzblütler)
Weitere Namen: Holländischer Senf
Heimat: Mittelmeergebiet
Größe: Bis 1,5 m hohe, einjährige Pflanze
Typische Kennzeichen: Die Schoten liegen dicht am Stängel

Diese alte Kulturpflanze wird schon seit der Antike als Heilkraut und Gewürzpflanze geschätzt; nach Mitteleuropa kam sie vermutlich mit römischen Legionären. Neben der Verwendung als Würzpaste in der Küche werden die Samen des Schwarzen Senfes manchmal auch in Form wärmender Senfpflaster benutzt, die man bei Ischias, Rheuma und Gicht auf die schmerzende Stelle legt.

Brassica oleracea var. *capitata*

Weißkohl

Familie: Brassicaceae (Kreuzblütler)
Weitere Namen: –
Heimat: Mittelmeerraum
Größe: Bis 2,5 m hohe, ausdauernde Pflanze
Typische Kennzeichen: Stark vergrößerte Endknospe („Kohlkopf")

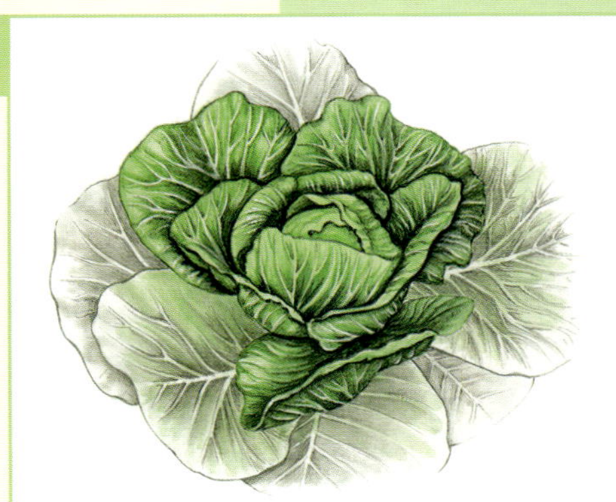

Der gerbstoff- und vitaminreiche Weißkohl wird nicht nur als schmackhaftes Nahrungsmittel verwendet, sondern die krautigen Teile besitzen auch therapeutische Eigenschaften, so dass man sie beispielsweise bei Entzündungen im Magen-Darm-Bereich anwenden kann oder zum Desinfizieren von Wunden und in Form von Umschlägen bei schmerzenden Gelenken oder Schwellungen.

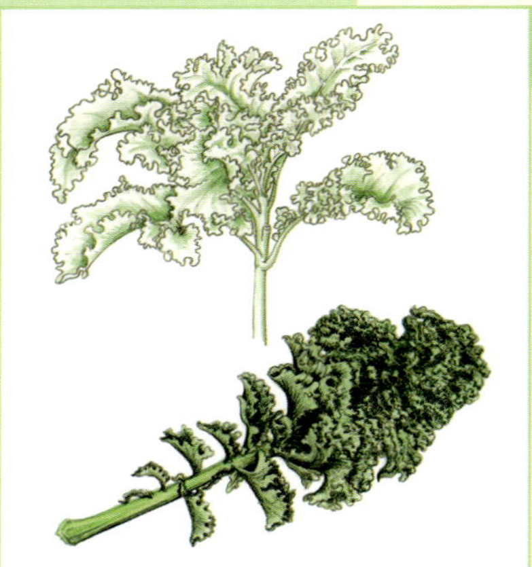

Brassica oleracea var. *sabellica*

Grünkohl

Familie: Brassicaceae (Kreuzblütler)

Weitere Namen: Stauden-Winterkohl

Heimat: Mittelmeerraum

Größe: Bis 1 m hohe, zweijährige Pflanze

Typische Kennzeichen: Stark gekräuselte Blätter

Der anspruchslose Grünkohl besitzt den großen Vorteil, dass er aufgrund seiner Frosthärte auch noch im Winter geerntet werden kann. Die Stängel und Blätter sind reich an Mineralstoffen wie Kalium, Calcium, Magnesium und Eisen, sie enthalten aber auch zahlreiche Vitamine. In einigen Regionen Europas wird diese Pflanze nicht nur in der Küche, sondern auch zum Färben verwendet.

Brugmansia sanguinea

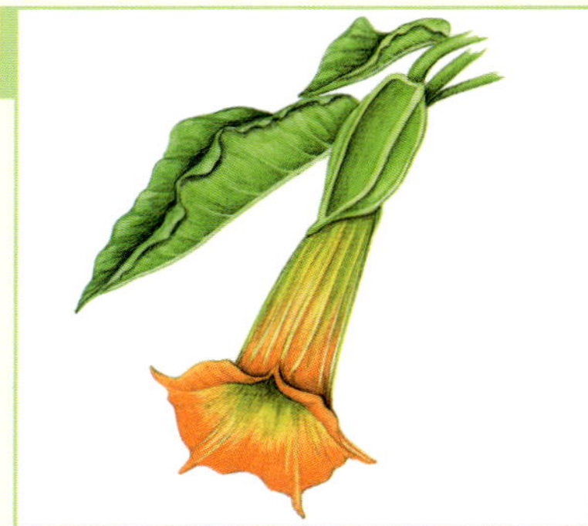

Rote Engelstrompete

Familie: Solanaceae (Nachtschattengewächse)

Weitere Namen: Baumdatura

Heimat: Südamerika

Größe: Bis 5 m hoher Strauch oder kleiner Baum

Typische Kennzeichen: Sehr große, trompetenförmige Blüten

Wegen ihrer psychoaktiven Eigenschaften wurde die Engelstrompete in ihrer südamerikanischen Heimat vermutlich schon in prähistorischer Zeit für rituelle Zwecke genutzt. Die Pflanze lässt sich aber auch therapeutisch einsetzen, etwa zur Behandlung von Entzündungen. Bei einer Überdosierung der stark giftigen Art kann es zu einer Atemlähmung kommen, so dass von einer Anwendung abgeraten wird.

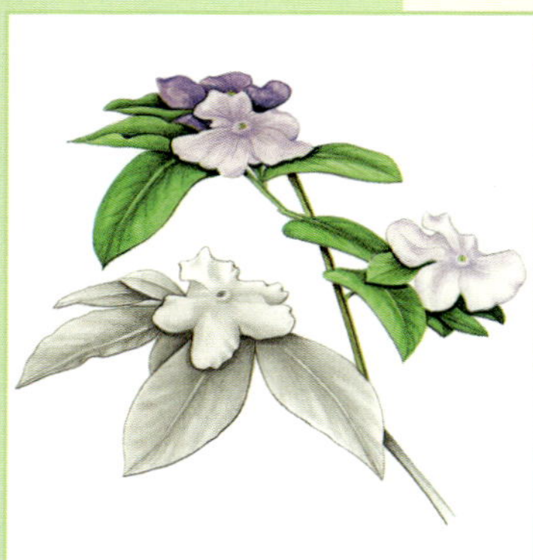

Brunfelsia uniflora

Manac-Brunfelsie

Familie: Solanaceae (Nachtschattengewächse)

Weitere Namen: Franzis-Klee

Heimat: Tropisches Südamerika

Größe: Bis 2 m hoher Strauch

Typische Kennzeichen: Etwa 2,5 cm große, hellviolette Blüten mit gekrümmter Kronröhre

Diese hübsch blühende Art, die gern als Topf- oder Kübelpflanze gehalten wird, ist eine gefährliche Giftpflanze, deren versehentlicher Verzehr zu einer verstärkten Drüsensekretion führen kann und im schlimmsten Fall sogar zu einem tödlichen Atemstillstand. Daher sollte man Zimmer- oder Kübelpflanzen so aufstellen, dass Kinder und Haustiere, vor allem Hunde, sie nicht erreichen können.

Bryonia alba

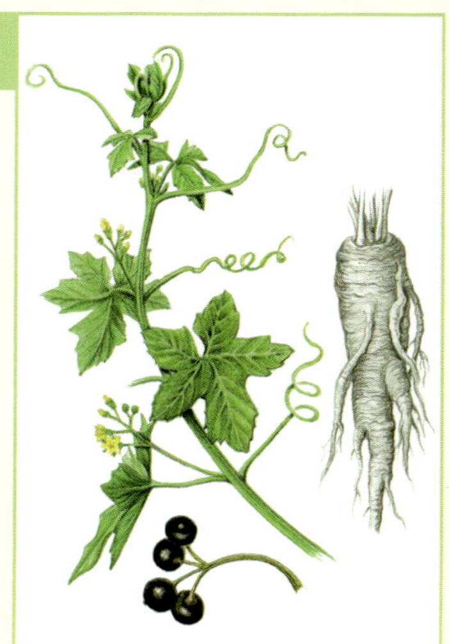

Weiße Zaunrübe

Familie: Cucurbitaceae (Kürbisgewächse)

Weitere Namen: Schwarzfrüchtige Zaunrübe

Heimat: Europa und Asien

Größe: Bis 7 m lange Kletterpflanze

Typische Kennzeichen: Bildet schwarze Beeren

Die auch in Teilen Mitteleuropas vorkommende Weiße Zaunrübe ist eine gefährliche Giftpflanze, die bei versehentlichem Verzehr Übelkeit, Erbrechen, Koliken, Nierenschädigungen und unter Umständen sogar eine Atemlähmung hervorrufen kann. Giftig sind alle Pflanzenteile, aber als besonders gefährlich gelten die schwarzen Beeren, von denen sich bei Kindern schon 15 als tödliche Dosis erwiesen haben.

Bryonia cretica ssp. cretica

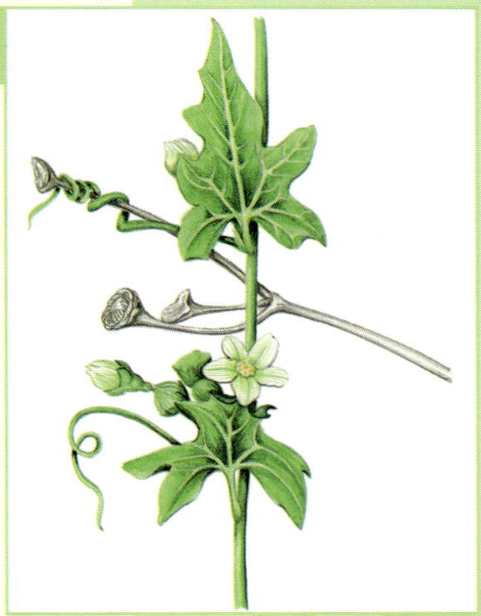

Von *Bryonia cretica* gibt es zwei Unterarten, die beide ebenso giftig sind wie die nah verwandte Weiße Zaunrübe (*Bryonia alba*), und sie rufen bei einem versehentlichen Verzehr auch ähnliche Symptome hervor. Im Mittelalter benutzte man die verdickten Wurzeln der Zaunrüben, um Fälschungen der seltenen Alraunenwurzel (*Mandragora officinarum*) herzustellen, für deren Besitz horrende Summen gezahlt wurden, weil sie angeblich magische Kräfte besaß.

Kretische Zaunrübe

Familie: Cucurbitaceae (Kürbisgewächse)
Weitere Namen: Rotfrüchtige Zaunrübe
Heimat: Europa, Asien und Nordafrika
Größe: Bis 7 m lange Kletterpflanze
Typische Kennzeichen: Bildet rote Beeren

Bryonia cretica ssp. dioica

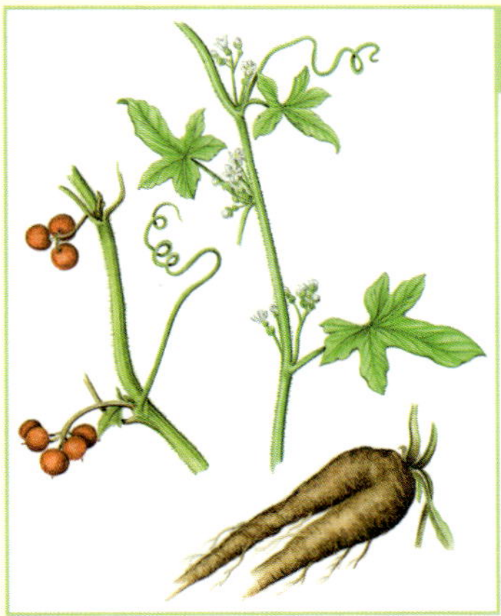

Zweihäusige Zaunrübe

Familie: Cucurbitaceae (Kürbisgewächse)
Weitere Namen: Rotfrüchtige Zaunrübe
Heimat: Europa und Afrika
Größe: Bis 7 m lange Kletterpflanze
Typische Kennzeichen: Bildet rote Beeren

Ungeachtet ihrer Giftigkeit wurden Zaunrüben früher auch für therapeutische Zwecke eingesetzt. So verwendete man die Wurzeln vor allem bei Rheuma, Bronchitis und Brustfellentzündung, aber auch um den Blutdruck zu senken oder bei asthmatischen Beschwerden. Heute ist die Anwendung von Zaunrübenarzneien nicht mehr üblich, sieht man einmal von vereinzelten homöopathischen Mitteln ab.

Bupleurum chinense

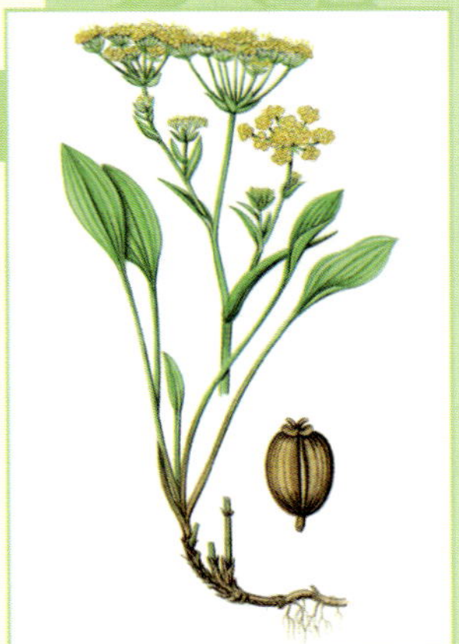

Dieses Kraut wird schon in alten chinesischen Texten aus dem 1. Jahrhundert vor der Zeitenwende erwähnt. Eine traditionelle Anwendung ist die Behandlung von Leberbeschwerden, man sagt der Pflanze aber auch entzündungshemmende, antivirale und fiebersenkende Eigenschaften nach. Benutzt wird die im Frühjahr oder Herbst geerntete Wurzel.

Chinesisches Hasenohr

Familie: Apiaceae/Umbelliferaceae (Doldenblütler)
Weitere Namen: Chai Hu
Heimat: China
Größe: Bis 1 m hohe, ausdauernde Pflanze
Typische Kennzeichen: Sehr typische, sichelförmige Blätter

Butea monosperma

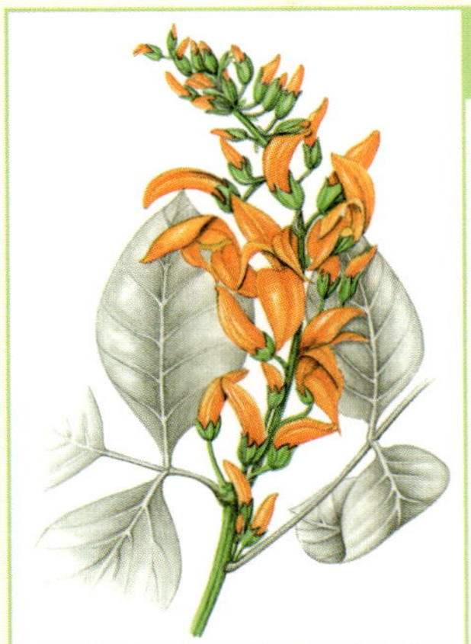

Palasabaum

Familie: Fabaceae/Leguminosae (Hülsenfrüchtler)
Weitere Namen: Plossobaum
Heimat: Asien
Größe: Bis 15 m hoher Baum
Typische Kennzeichen: Große, gelbliche bis orangefarbene Blütenstände

Von dieser vielseitigen Heilpflanze lassen sich die Blätter zur Behandlung von Fieber, Menstruationsbeschwerden, Durchfall und Hämorrhoiden, aber auch bei Hautproblemen verwenden. Dagegen nimmt man den gerbstoffreichen, dunkelroten Saft der Rinde, der Kino oder auch Bengalisches Kino genannt wird, gern bei Sodbrennen oder zum Gurgeln bei Halsbeschwerden.

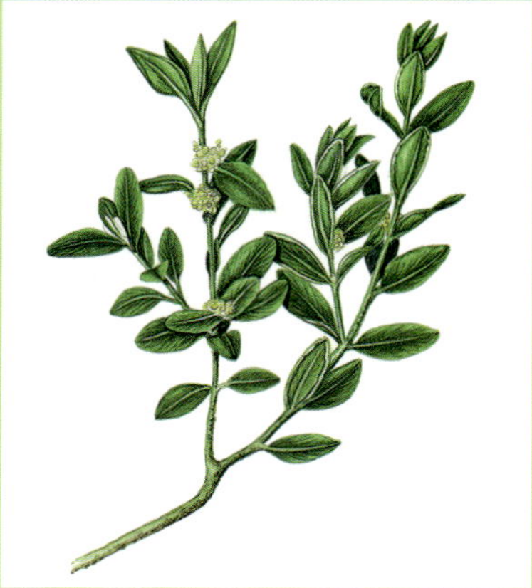

Buxus sempervirens

Buchsbaum

Familie: Buxaceae (Buchsbaumgewächse)

Weitere Namen: Grabkraut, Beetzaun

Heimat: Europa

Größe: Bis 4 m hoher Strauch oder kleiner Baum

Typische Kennzeichen: Lederartige Blätter; ältere Exemplare mit korkiger Rinde

Der Buchsbaum ist eine beliebte Gartenpflanze für die Einfassung von Beeten und Wegen, er besitzt aber auch medizinische Eigenschaften. So lässt sich die Rinde zur Bekämpfung von Fieber verwenden, während die Blätter zur Behandlung von Rheumatismus eingesetzt werden können. Da es sich um eine stark giftige Pflanze handelt, darf eine Behandlung aber nur unter ärztlicher Kontrolle erfolgen.

Caesalpinia bonducella

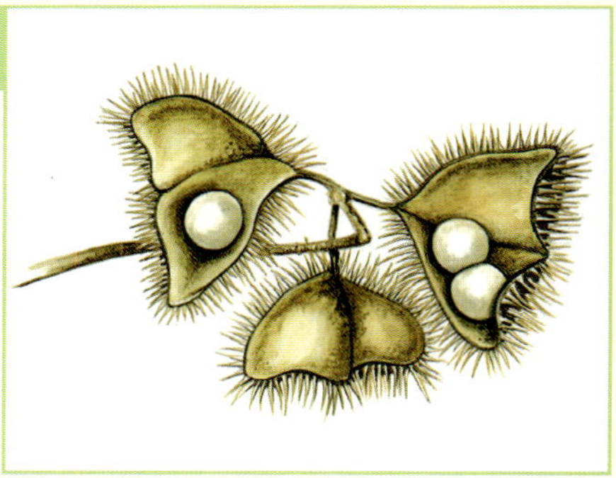

Kugelstrauch

Familie: Caesalpiniaceae (Johannisbrotgewächse)

Weitere Namen: Fiebernuss

Heimat: Asien

Größe: Bis 7 m hoher Strauch

Typische Kennzeichen: Stachlige Zweige und Fruchthülsen

Die bitter schmeckenden und streng riechenden Samen dieser Pflanze werden vor allem in Indien und einigen Nachbarländern zur Behandlung von Fieber, Diabetes sowie Arthritis und anderen entzündlichen Beschwerden verwendet, sie gelten aber auch als Aphrodisiakum. Außerdem sagt man der Pflanze antibakterielle und antivirale Eigenschaften nach, und man nutzt sie manchmal auch als Wurmmittel.

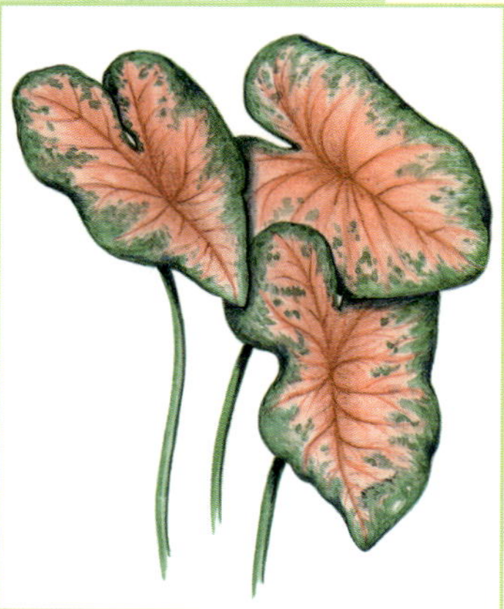

Caladium bicolor

Elefantenohr

Familie: Araceae (Aronstabgewächse)

Weitere Namen: Buntwurz, Kaladie

Heimat: Tropisches Südamerika

Größe: Bis 30 cm hohe, ausdauernde Pflanze

Typische Kennzeichen: Große, schildförmige Blätter mit weißer oder rötlicher Zeichnung

Diese tropische Art ist eine beliebte Zimmerpflanze, denn sie bildet große, hübsch gezeichnete Blätter. Daher existieren inzwischen auch zahlreiche Hybriden mit attraktiv gefärbten Blättern, die zudem eine ganz unterschiedliche Zeichnung aufweisen können. Allerdings enthalten alle Pflanzenteile schleimhautreizende Stoffe, die bei einem versehentlichen Verzehr schmerzhafte Darmentzündungen hervorrufen.

Calamintha sylvatica

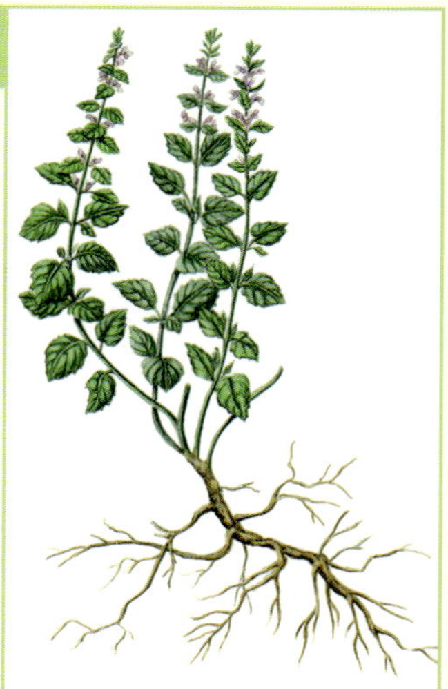

Waldbergminze

Familie: Lamiaceae/Labiatae (Lippenblütler)

Weitere Namen: Wilder Steinquendel, Bergmelisse

Heimat: Europa und Asien

Größe: Bis 60 cm hohe, ausdauernde Pflanze

Typische Kennzeichen: Duftet nach Minze

Diese aromatische Pflanze wird häufig zur Geschmacksverbesserung von Kräuterlikören und pharmazeutischen Präparaten verwendet, sie besitzt aber auch eine schweißtreibende Wirkung, so dass man sie zur Behandlung von Fieber nutzen kann. Äußerlich werden die blühenden Sprossspitzen manchmal bei Verletzungen angewendet, denn sie unterstützen den Heilungsprozess der Haut.

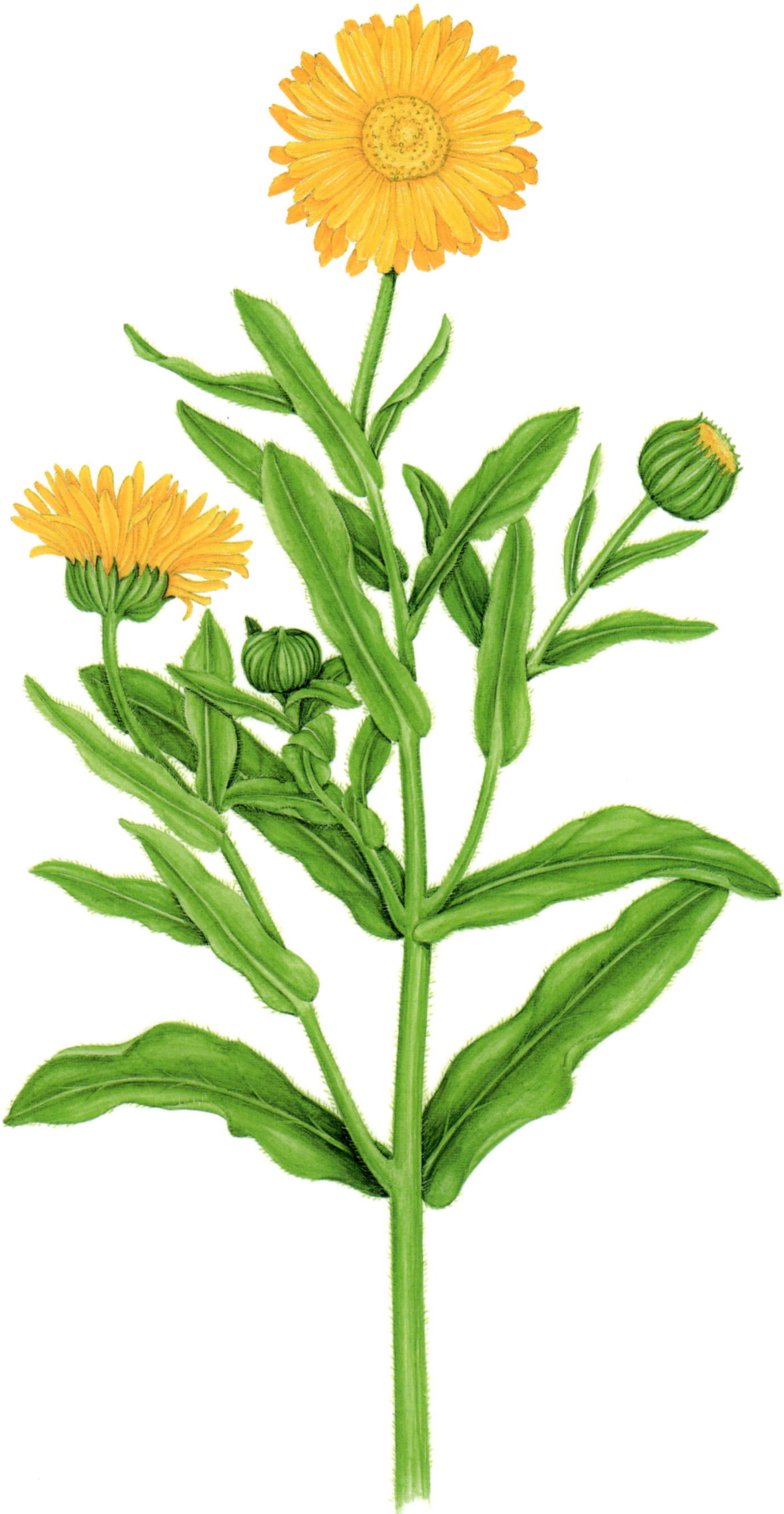

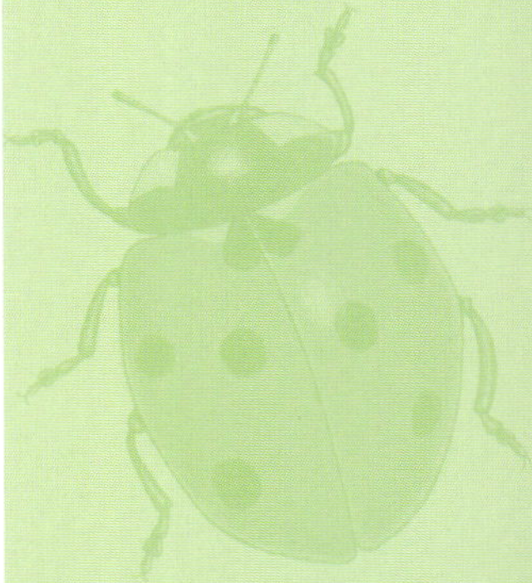

Calendula officinalis

Ringelblume

Familie:

Asteraceae/Compositae (Korbblütler)

Weitere Namen:

Gartenringelblume, Ringelrose, Goldblume

Heimat:

Südeuropa

Größe:

Bis 60 cm hohe, einjährige Pflanze

Typische Kennzeichen:

Große, leuchtend orange gefärbte Blüten

Die Ringelblume wird wegen ihrer blutstillenden Wirkung zumeist bei Schnittwunden, Abschürfungen und anderen kleineren Verletzungen eingesetzt. Man nutzt die Blütentriebe und Blätter aber auch zur Behandlung von Sonnenbrand und Ausschlag; außerdem sagt man der Pflanze entzündungshemmende, adstringierende, antiseptische und entgiftende Eigenschaften nach.

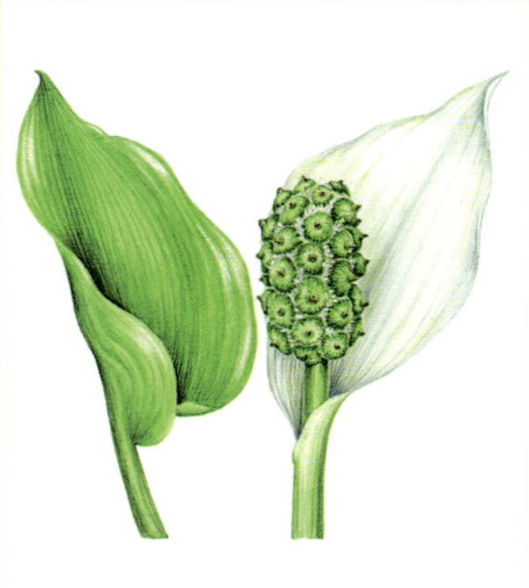

Calla palustris

Schlangenwurz

Familie: Araceae (Aronstabgewächse)
Weitere Namen: Drachenwurz, Schlangenkraut, Schweinsohr
Heimat: Europa, Asien und Nordamerika
Größe: Bis 30 cm hohe, ausdauernde Pflanze
Typische Kennzeichen: Große, herzförmige Blätter und rundliche bis eiförmige Blütenkolben

Die sehr vereinzelt auch in Mitteleuropa an feuchten Standorten vorkommende Art erhielt ihren ungewöhnlichen, umgangssprachlichen Namen, weil man sie früher vor allem zur Behandlung von Schlangenbissen einsetzte. Viel wichtiger ist aber zu wissen, dass es sich um eine Giftpflanze handelt, die beim Verzehr größerer Mengen Magen- oder Darmbeschwerden hervorruft und bei Rindern auch schon tödliche Vergiftungen verursacht hat.

Calluna vulgaris

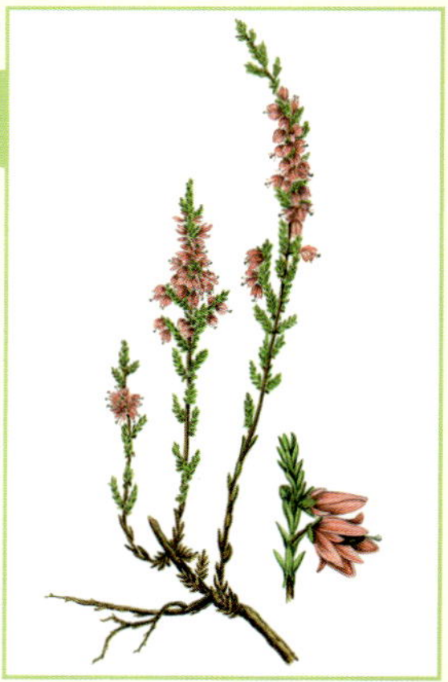

Besenheide

Familie: Ericaceae (Heidekrautgewächse)
Weitere Namen: Heidekraut, Immerschön
Heimat: Europa, Asien und Nordafrika
Größe: Bis 80 cm hohe, ausdauernde Pflanze
Typische Kennzeichen: Winzige, dreieckige Blätter

Die Besenheide ist nicht nur eine beliebte Gartenpflanze, sondern sie hat auch therapeutische Eigenschaften. So wendet man die blühenden Sprossspitzen beispielsweise bei Erkrankungen der Harnwege an, aber auch bei Entzündungen im Magen-Darm-Bereich oder im Mund- und Rachenraum. Früher wurde die Besenheide außerdem manchmal zum Färben von Naturfasern verwendet.

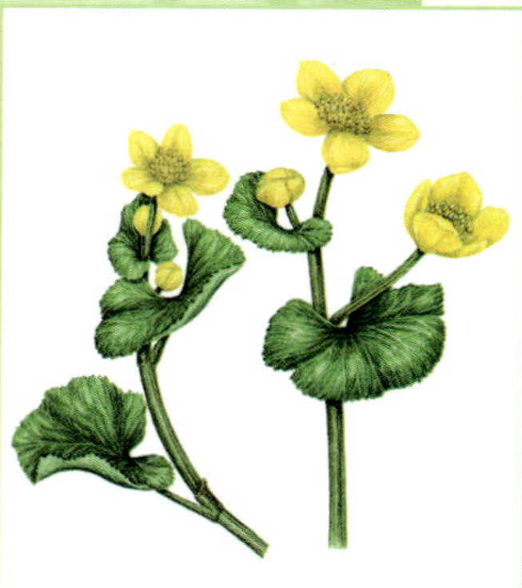

Caltha palustris

Sumpfdotterblume

Familie: Ranunculaceae (Hahnenfußgewächse)
Weitere Namen: –
Heimat: Europa, Asien und Nordamerika
Größe: Bis 50 cm hohe, ausdauernde Pflanze
Typische Kennzeichen: Fettig glänzende, gelbe Blüten

Die auch in Mitteleuropa häufige Sumpfdotterblume bevorzugt feuchte Standorte, etwa nasse Wiesen, Bruchwälder oder Sümpfe. Früher wurden ihre pikant schmeckenden Blätter manchmal in Salaten und die ungeöffneten Blütenknospen als Kapernersatz verwendet, wovon aber dringend abzuraten ist, weil die Pflanze Giftstoffe enthält, die Übelkeit und Erbrechen verursachen können.

Calycanthus floridus

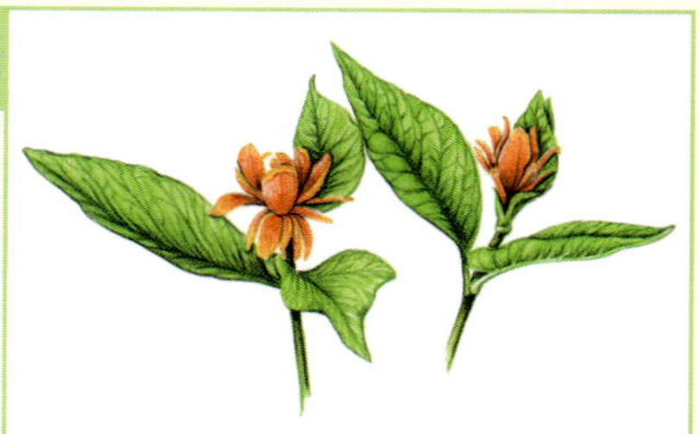

Weinröschen

Familie: Calycanthaceae (Gewürzstrauchgewächse)
Weitere Namen: Karolina-Nelkenpfeffer, Wohlriechender Gewürzstrauch
Heimat: Nordamerika
Größe: Bis 3 m hoher Strauch
Typische Kennzeichen: Nach Erdbeeren duftende Blüten

Das Weinröschen wird auch Gewürzstrauch oder Nelkenpfeffer genannt, weil die nordamerikanischen Ureinwohner seine Blätter zum Würzen ihrer Speisen verwendeten.
In Europa findet man die attraktiven Sträucher, die aromatisch duftende Blätter hervorbringen, manchmal in Gärten oder Parks. Von einer Nachahmung der indianischen Gebräuche wird allerdings abgeraten, denn die Pflanze ist leicht giftig.

Diese leicht giftige Art gilt als gutes Abführmittel, das vor allem auf den Dünndarm wirkt. Allerdings sollte man es nur in Form von Fertigarzneien verwenden, weil in den Blättern und Stängeln größere Mengen an Gerbstoffen vorhanden sind, und diese machen die abführende Wirkung bei Anwendung der gesamten Pflanze ziemlich unberechenbar.

Calystegia sepium

Zaunwinde

Familie: Convolvulaceae (Windengewächse)

Weitere Namen: Ufer-Zaunwinde

Heimat: Fast weltweit verbreitete Art

Größe: Bis 3 m lange Kletterpflanze

Typische Kennzeichen: Große, trichterförmige, weiße Blüten (ohne rötliche Zeichnung)

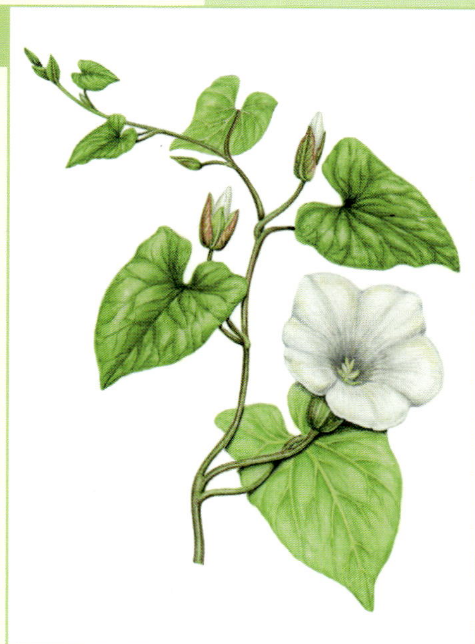

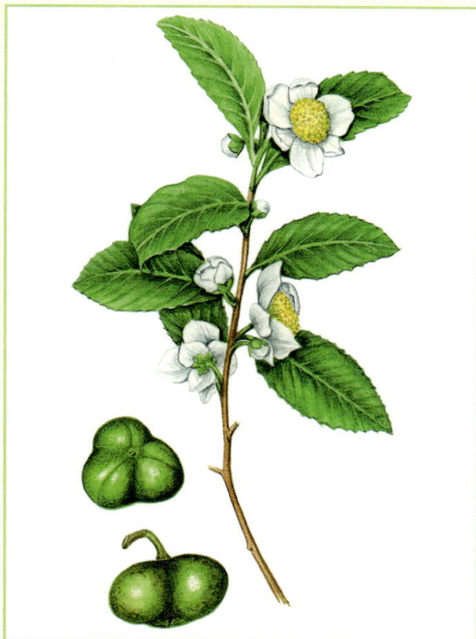

Camellia sinensis

Chinesischer Teestrauch

Familie: Theaceae (Teestrauchgewächse)

Weitere Namen: Schwarzer Tee, Grüner Tee

Heimat: China und Indien

Größe: Bis 10 m hoher Baum

Typische Kennzeichen: Lederartige, gezähnte Blätter und duftende Blüten

Der koffeinhaltige Tee, dessen Verwendung besonders in China schon eine sehr lange Tradition hat, ist heute fast überall auf der Erde ein beliebtestes Genussmittel. Teeblätter besitzen aber auch therapeutische Eigenschaften, so dass man sie beispielsweise zur Anregung des Stoffwechsels und zur Stärkung der Abwehrkräfte einsetzen kann.

Die Blätter dieser Art, die geschmacklich an Feldsalat (*Valerianella locusta*) erinnern, können in Blattsalaten verwendet werden, während man die gekochte Wurzel vor dem Verzehr zumeist mit anderem Wurzelgemüse, etwa Sellerie (*Apium graveolens* var. *rapaceum*) mischt. Die Art kann leicht mit der Ackerglockenblume (*Campanula ranunculoides*) verwechselt werden, die weniger schmackhaft sein soll.

Campanula ranunculus

Rapunzel-Glockenblume

Familie: Campanulaceae (Glockenblumengewächse)

Weitere Namen: Rapunzel

Heimat: Europa

Größe: Bis 80 cm hohe, ausdauernde Pflanze

Typische Kennzeichen: Große, violette, glockenförmige Blüten

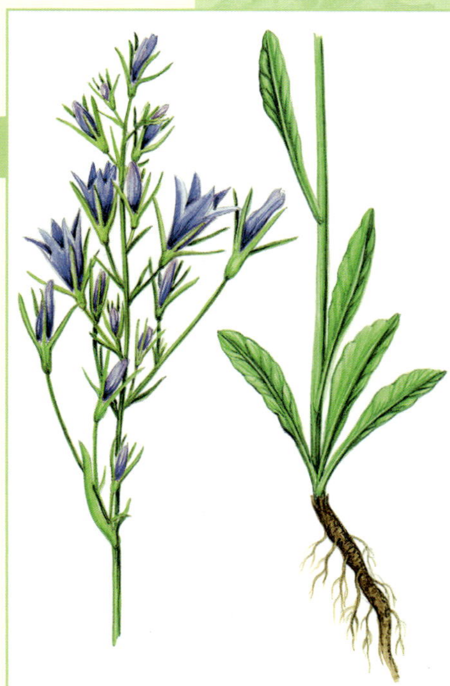

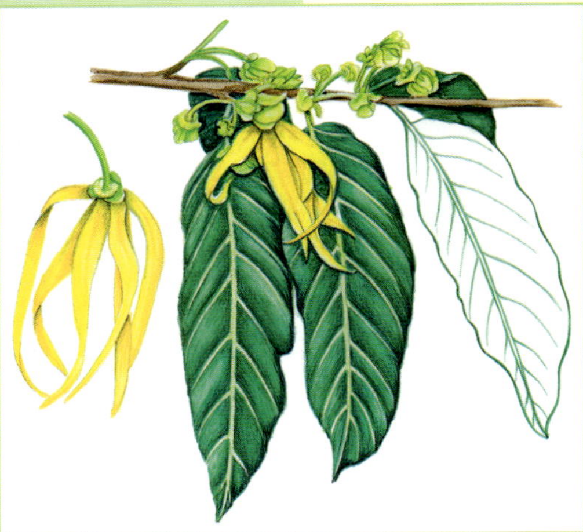

Cananga odorata

Ylang-Ylang

Familie: Annonaceae (Rahmapfelgewächse)
Weitere Namen: Ylangbaum
Heimat: Asien
Größe: Bis 25 m hoher Baum
Typische Kennzeichen: Stark duftende, gelbliche Blüten

Diese Pflanze enthält größere Mengen eines wohlriechenden ätherischen Öls, das in der Parfümherstellung oder bei der Fertigung von Seife verwendet wird, aber auch als aphrodisierender Duftstoff gilt und angeblich sogar wütende Hunde beruhigt. In der Naturheilkunde nutzt man es vor allem zur Behandlung von Fieber, zur Senkung des Blutdrucks und manchmal auch bei Hautreizungen.

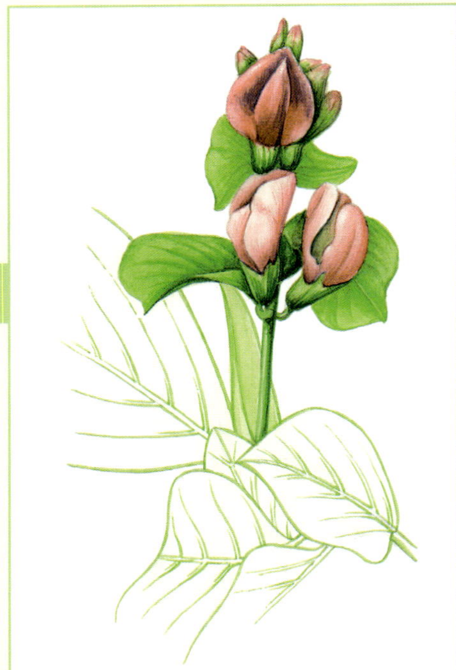

Canavalia maritima

Meeresbohne

Familie: Fabaceae/Leguminosae (Hülsenfrüchtler)
Weitere Namen: Perlbohne, Frijolillo
Heimat: Afrika und Südamerika
Größe: Kräftiger Strauch mit oft bis zu 9 m langen Trieben
Typische Kennzeichen: Große, rosafarbene Blüten und lange flache Schoten

Diese Art verdankt ihren ungewöhnlichen Namen der Tatsache, dass man sie überwiegend an Meeresküsten findet. In einigen Regionen Südamerikas werden die Blätter und Samen der Pflanze wegen ihrer angeblichen psychoaktiven Inhaltsstoffe als Marihuanaersatz verwendet; außerdem sagt man der Meeresbohne aphrodisierende Eigenschaften nach.

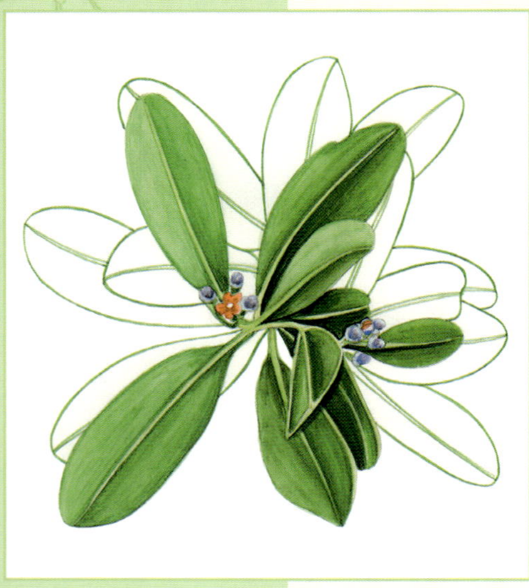

Canella winterana

Weißer Zimtrindenbaum

Familie: Canellaceae (Zimtbaumgewächse)
Weitere Namen: Weißer Kaneelbaum
Heimat: Karibische Inseln
Größe: Bis 15 m hoher Baum
Typische Kennzeichen: Weiße Rinde

Die Rinde dieses Baumes wird vor allem in der Karibik gern als Zimtersatz verwendet, man nutzt sie aber auch, um Tabak zu aromatisieren und zur Herstellung eines stärkenden Getränks. In der Naturheilkunde wird die Art hauptsächlich bei Verdauungsbeschwerden und auch Kindbettfieber verschrieben; außerdem schätzt man sie als antiseptische Arznei und als Mittel, das Insekten fernhält.

Cannabis sativa ssp. *indica*

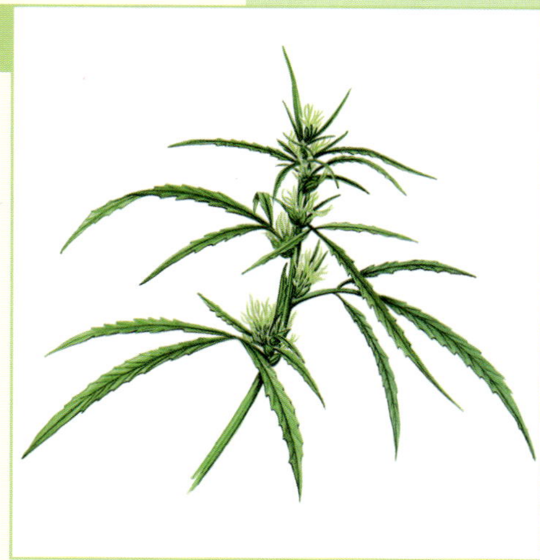

Indischer Hanf

Familie: Cannabaceae (Hanfgewächse)

Weitere Namen: Haschisch, Marihuana, Knaster

Heimat: Zentralasien

Größe: Bis 5 m hohe, einjährige Pflanze

Typische Kennzeichen: Hohle Stängel und handförmige Blätter

Hanf wird schon seit prähistorischer Zeit für medizinische Zwecke, aber auch als halluzinogene Rauschdroge verwendet. Therapeutisch wurde er häufig als Schmerzmittel eingesetzt; er soll aber auch eine antidepressive Wirkung haben. Der Anteil an dem psychoaktiven Wirkstoff Delta-9-Tetrahydrocannabinol (THC) ist bei den einzelnen Unterarten unterschiedlich hoch.

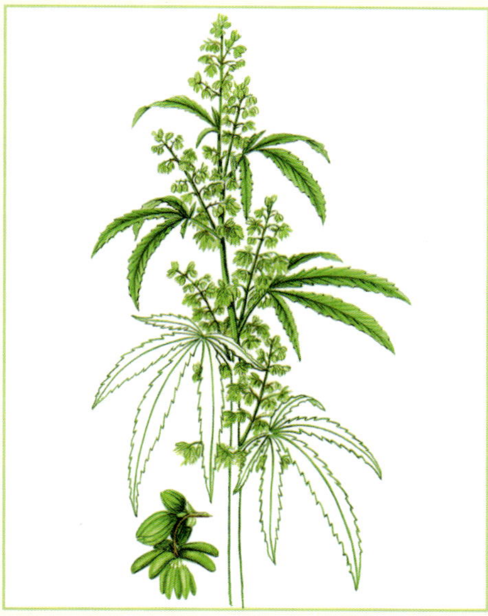

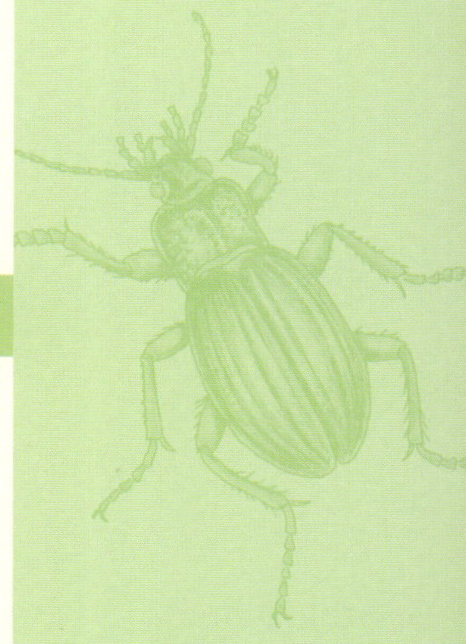

Cannabis sativa ssp. *sativa*

Kulturhanf

Familie: Cannabaceae (Hanfgewächse)

Weitere Namen: –

Heimat: Zentralasien

Größe: Bis 5 m hohe, einjährige Pflanze

Typische Kennzeichen: Hohle Stängel und handförmige Blätter

Während der Indische Hanf vor allem wegen seiner medizinischen Eigenschaften und als Rauschdroge genutzt wird, verwendet man diese Unterart, die einen nur geringen THC-Gehalt aufweist, vor allem als Faserpflanze, aus der sich sehr strapazierfähige Gewebe herstellen lassen. Außerdem nimmt man die Samen als Vogelfutter und zur Gewinnung von Hanföl für Seifen.

Capparis spinosa

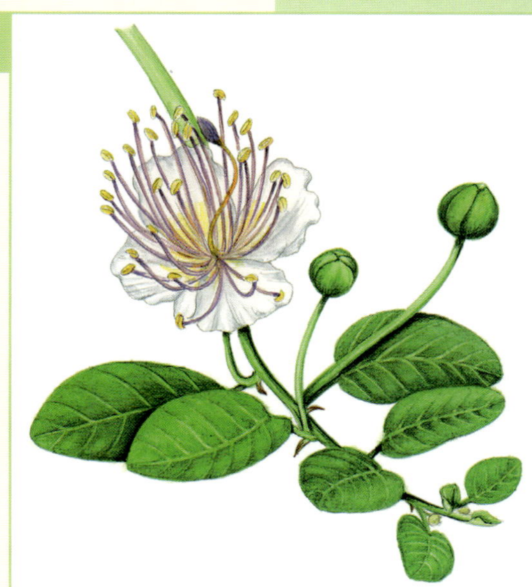

Kapernstrauch

Familie: Capparaceae (Kaperngewächse)

Weitere Namen: Kappress, Kapern

Heimat: Mittelmeerraum

Größe: Bis 1 m hoher Strauch

Typische Kennzeichen: Stachlige, überhängende Zweige und rote Beeren

Die eingelegten Blütenknospen dieses Strauches, Kapern genannt, wurden schon in der Antike geschätzt und sind bis heute ein beliebtes Gewürz geblieben. So gehören sie unbedingt an Königsberger Klopse, man nimmt sie aber oft auch für Hühnerfrikassee oder Fischragout. In der Volksheilkunde verwendet man die Rinde der Pflanze als appetitanregendes Mittel und die Wurzel bei Hauterkrankungen.

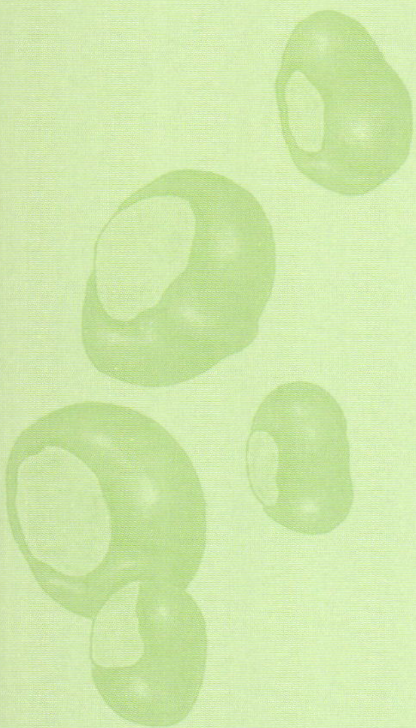

Capsella bursa-pastoris

Gewöhnliches Hirtentäschelkraut

Familie:
Brassicaceae (Kreuzblütler)

Weitere Namen:
Bauernsenf, Gänsekresse

Heimat:
Europa und Asien

Größe:
Bis 80 cm hohe, ein- oder zweijährige Pflanze

Typische Kennzeichen:
Kleine dreieckige, an der Spitze eingebuchtete Schoten

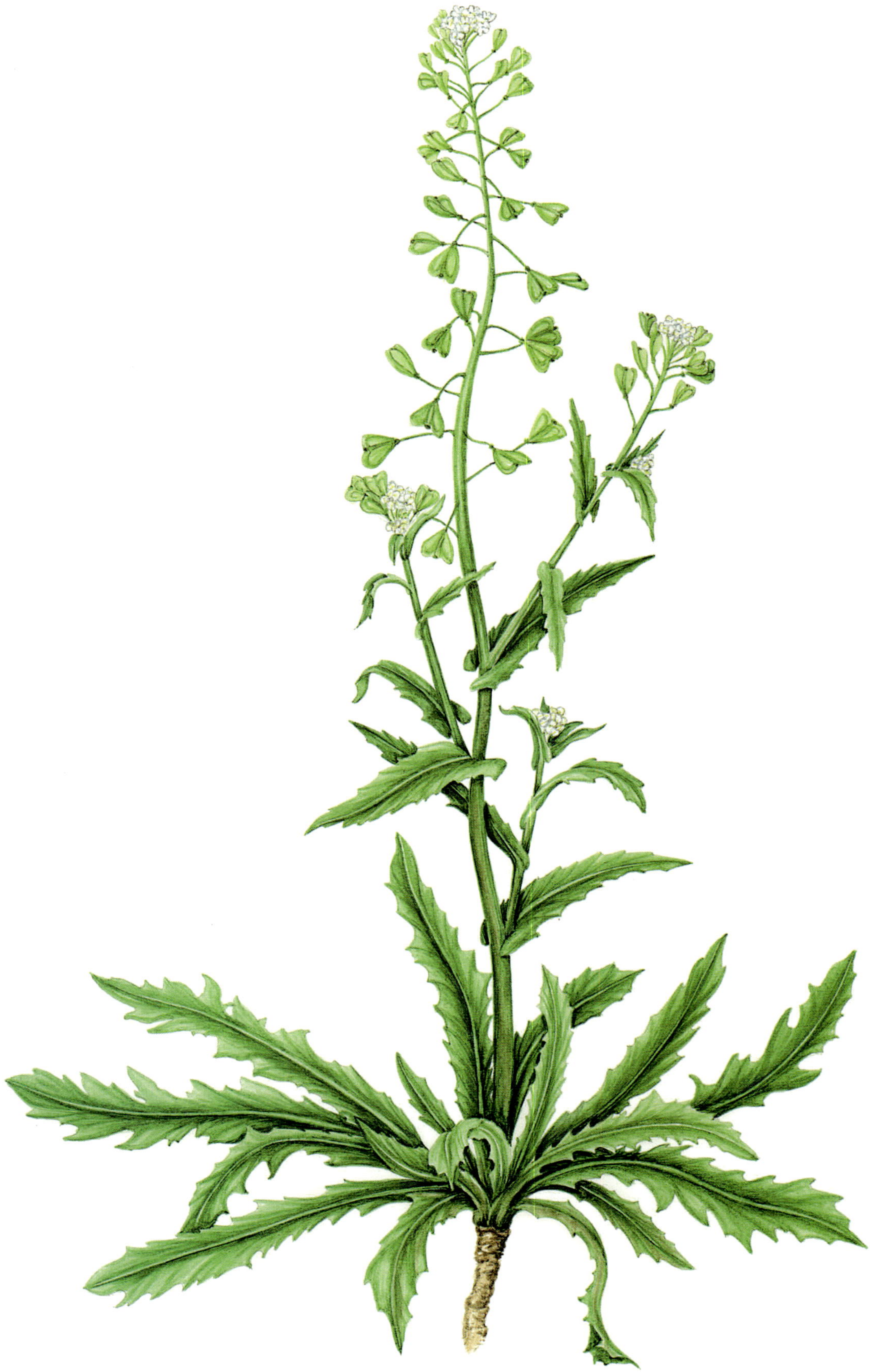

Diese Art, die ihren Namen den kleinen, an eine Tasche erinnernden Schoten verdankt, hat vor allem einen guten Ruf als blutstillendes Mittel. So nutzte man die krautigen Teile früher beispielsweise zur Behandlung von Nasenbluten oder sehr starken Monatsblutungen bis hin zu schweren Uterusblutungen. Allerdings darf dieses Kraut nur unter ärztlicher Aufsicht und keinesfalls während der Schwangerschaft eingesetzt werden.

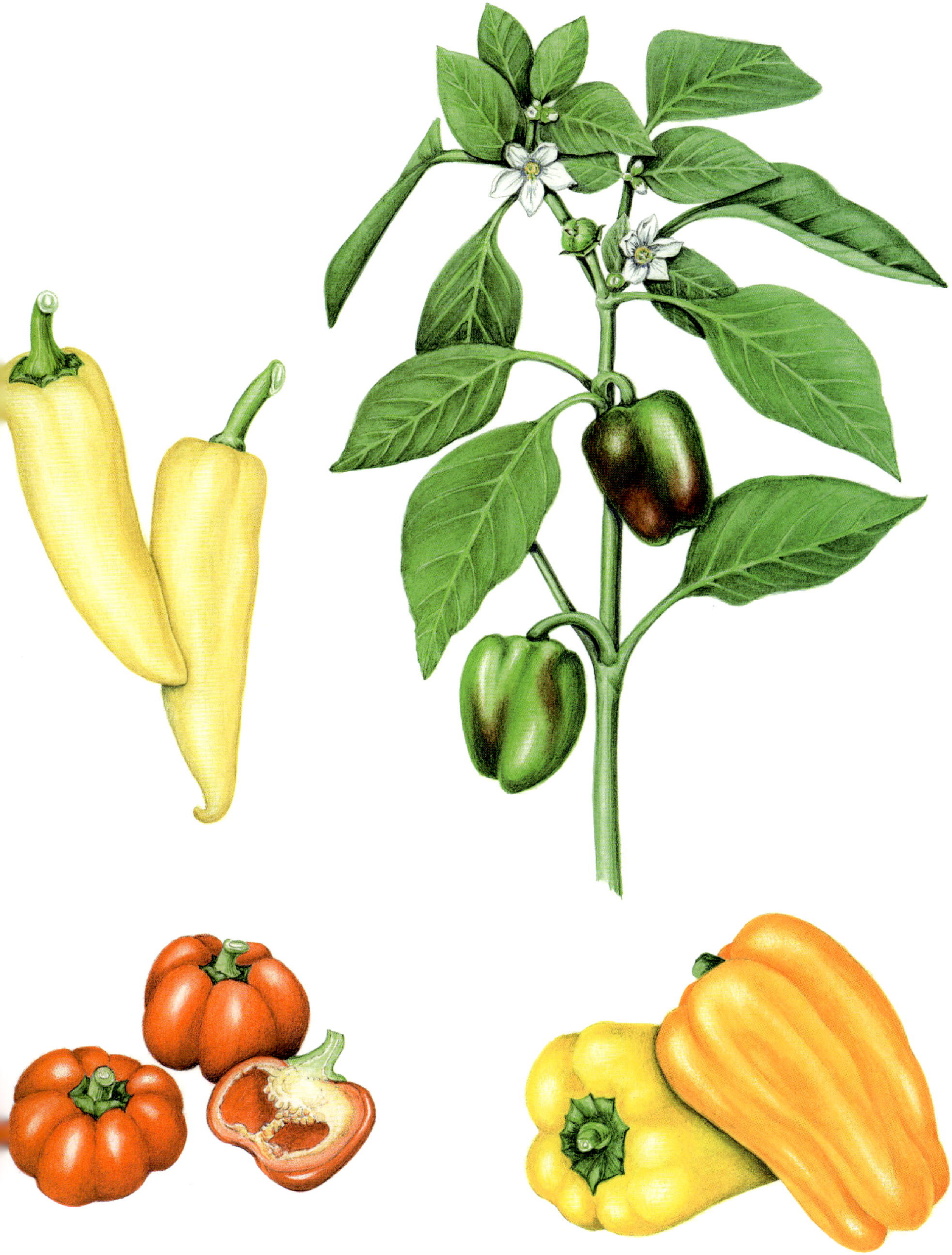

In der Küche benutzt man die Früchte des Paprikas gern als Gemüse oder für Rohkostsalate, aber auch zum Würzen von Rind-, Schwein- und Lammfleischgerichten bzw. Geflügel und Fisch. Da sie die Magensaftproduktion anregen, hat ihr Verzehr eine wohltuende und stärkende Wirkung auf das Verdauungssystem; außerdem kann man Paprika für Zugpflaster bei Rheuma und neuralgischen Beschwerden verwenden.

Capsicum annuum

Paprika

Familie:

Solanaceae (Nachtschattengewächse)

Weitere Namen:

Türkischer Pfeffer, Polterhannes, Spanischer Pfeffer

Heimat:

Mittel- und Südamerika

Größe:

Bis 80 cm hoher Strauch

Typische Kennzeichen:

Die Früchte besitzen einen sehr pikanten Geschmack

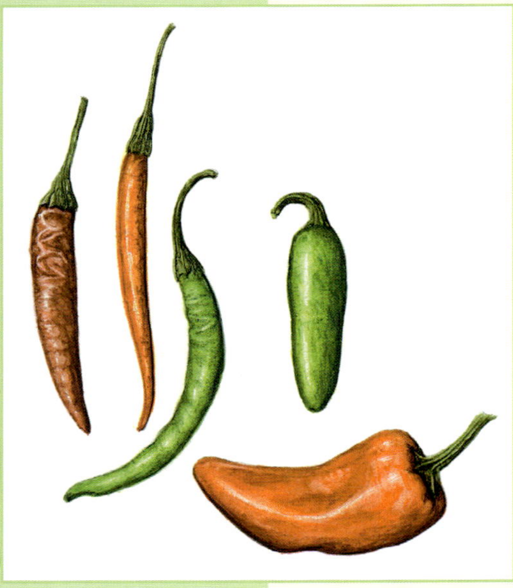

Capsicum frutescens

Cayennepfeffer

Familie: Solanaceae (Nachtschattengewächse)
Weitere Namen: Chili
Heimat: Tropisches Amerika
Größe: Bis 1 m hoher Strauch
Typische Kennzeichen: Leuchtend rote Schoten

Die Früchte dieser Pflanze sind wegen ihres feurigen Geschmacks vor allem ein beliebtes Küchengewürz, lassen sich aber auch therapeutisch anwenden, denn sie besitzen anregende, blähungs- und schweißtreibende sowie schmerzlindernde Eigenschaften. Eine Prise Cayennepfeffer ist aber auch ein beliebtes Mittel zum Gurgeln bei Halsbeschwerden.

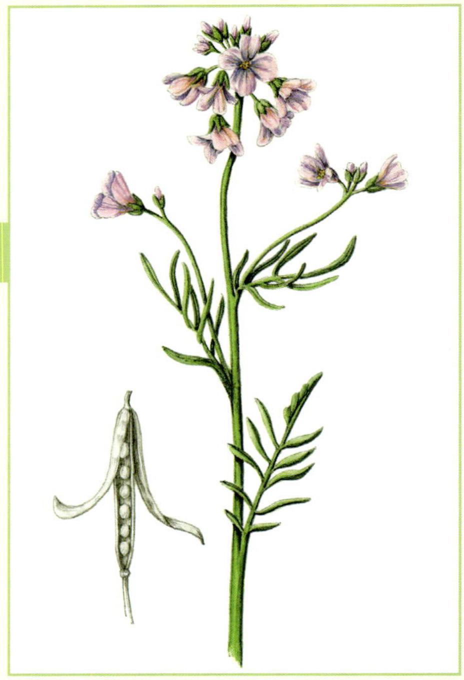

Cardamine pratensis

Wiesenschaumkraut

Familie: Brassicaceae (Kreuzblütler)
Weitere Namen: Milchblume, Schottenblume, Quarkblume
Heimat: Europa, Asien und Nordamerika
Größe: Bis 50 cm hohe, ausdauernde Pflanze
Typische Kennzeichen: Bildet bis 4 cm lange Schoten mit braunen, ovalen Samen

Das überall in Mitteleuropa auf Wiesen, Weiden und Feldwegen häufige Wiesenschaumkraut ist reich an Mineralstoffen, darunter besonders Eisen, Kalium und Magnesium, so dass man aus den Blättern einen sehr gesunden Salat, aber auch nahrhafte Säfte zubereiten kann. Besonders empfehlenswert ist der Verzehr der Pflanze bei allgemeiner Kraftlosigkeit oder bei einem Kräfteverfall nach einer längeren Krankheit.

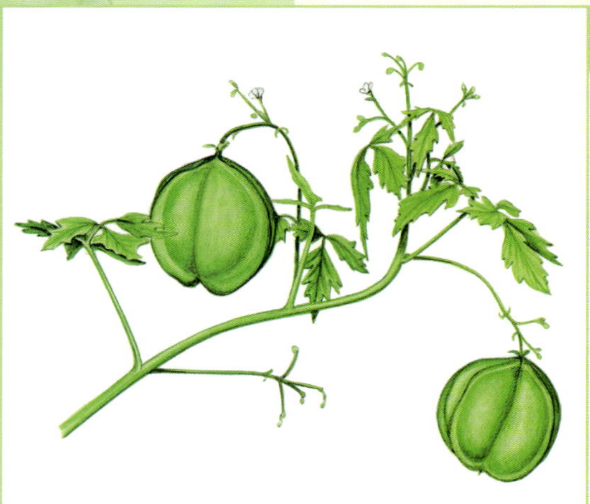

Cardiospermum halicacabum

Ballonwein

Familie: Sapindaceae (Seifenbaumgewächse)
Weitere Namen: Ballonpflanze, Ballonrebe, Herzsame
Heimat: Weltweit in tropischen Gebieten
Größe: Bis 3 m lange Kletterpflanze
Typische Kennzeichen: Ballonartige Früchte

Diese Kletterpflanze wird wegen ihrer hübschen, ballonartigen Früchte gern in Balkonkästen oder an Rankgitter gepflanzt, sie kann aber auch als Heilkraut dienen, etwa zur Behandlung von Rückenschmerzen und Arthritis. Im Amazonasgebiet tragen die dort lebenden Ureinwohner häufig Armbänder aus den Samen dieser Pflanze, weil es heißt, sie würden vor Schlangenbissen schützen.

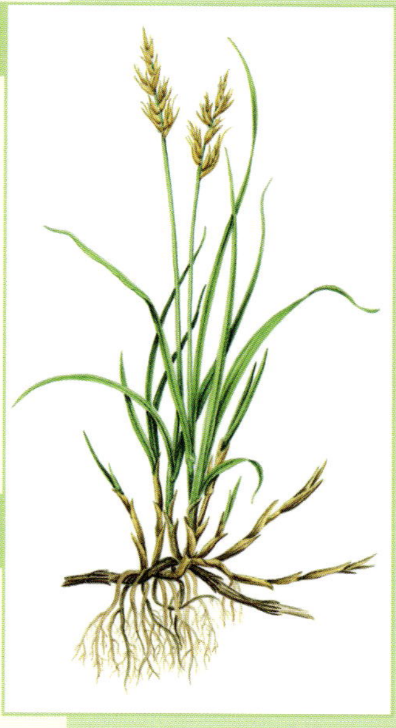

Carex arenaria

Sandsegge

Familie: Cyperaceae (Riedgrasgewächse)

Weitere Namen: Soldatensegge

Heimat: Europa

Größe: Bis 25 cm hohe, ausdauernde Pflanze

Typische Kennzeichen: Die oberirdischen Triebe sind kettenartig miteinander verbunden

Der Wurzelstock dieser Art, die nur auf trockenen Sandböden oder in den Dünen der europäischen Meeresküsten vorkommt, wurde früher vereinzelt auch in der Naturheilkunde verwendet, wobei man die Pflanze vor allem als blutreinigendes Mittel einsetzte. Heute benutzt man die Sandsegge vor allem zur Befestigung von sandigen Böschungen oder Ufer- und Strandbereichen.

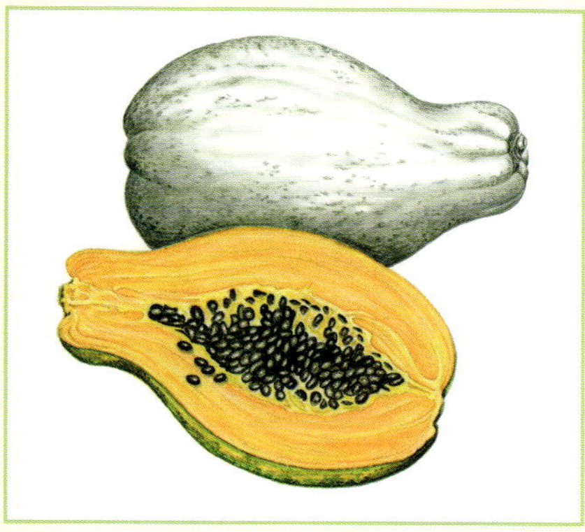

Carica papaya

Melonenbaum

Familie: Caricaceae (Melonenbaumgewächse)

Weitere Namen: Papaya

Heimat: Tropisches Amerika

Größe: Bis 10 m hoher Baum

Typische Kennzeichen: Große, melonenartige, gelbliche bis orangefarbene Früchte

Die bis zu 6 kg schweren Früchte dieses Baumes können als Gemüse zubereitet werden, während aus den Samen, die ein eiweißspaltendes Enzym namens Papain enthalten, ein Pulver hergestellt wird, das sich als Zartmacher für Fleisch verwenden lässt. In der Volksheilkunde wurde die Art früher als Entwurmungsmittel benutzt, während man sie heute eher als Arznei für Verdauungsbeschwerden nimmt.

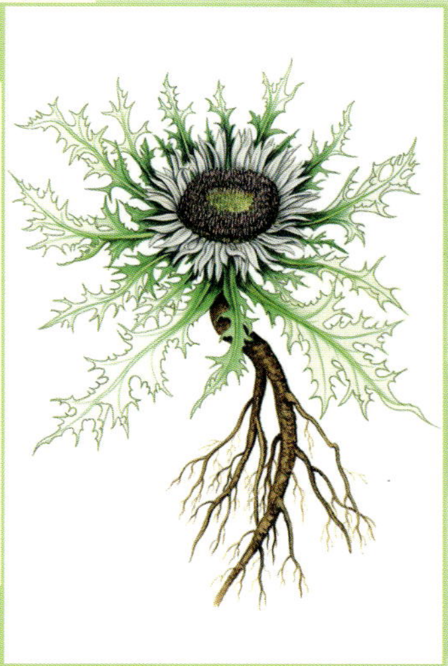

Carlina acaulis

Silberdistel

Familie: Asteraceae/Compositae (Korbblütler)

Weitere Namen: Stängellose Eberwurz, Wilde Artischocke, Rosswurz

Heimat: Europa

Größe: Bis 1 m große, ausdauernde Pflanze

Typische Kennzeichen: Großer, von einem Kranz silberner Hüllblätter umgebener Blütenstand

Die Wurzel dieser attraktiven Pflanze besitzt schweißtreibende Eigenschaften, so dass man sie bei Erkältungen oder Fieber anwenden kann; außerdem lässt sie sich als harntreibendes und appetitanregendes Mittel einsetzen. Da die Art jedoch vergleichsweise selten ist und zudem sehr genau dosiert werden muss, empfiehlt es sich, für die genannten Beschwerden andere Kräuter zu verwenden.

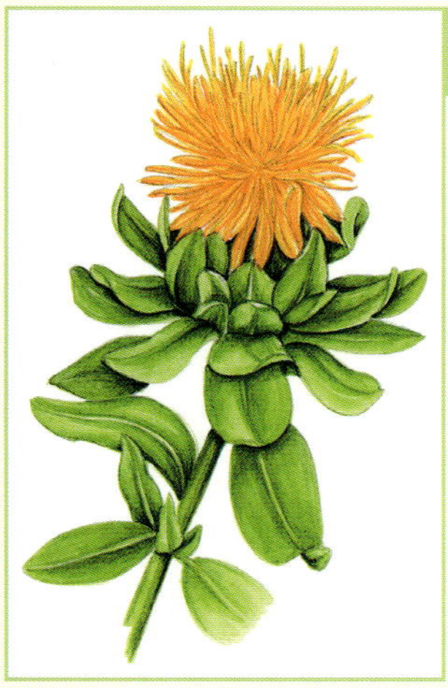

Carthamus tinctorius

Färberdistel

Familie: Asteraceae/Compositae (Korbblütler)

Weitere Namen: Färber-Saflor

Heimat: Vermutlich Kleinasien oder Vorderindien

Größe: Bis 1 m hohe, ein- bis zweijährige Pflanze

Typische Kennzeichen: Goldgelbe Blütenköpfe mit dornigen Hüllblättern

Die Blätter dieser Art werden manchmal in der Küche verwendet, um Gerichten eine appetitliche Farbe zu verleihen, man kann sie aber auch zum Gelbfärben von Wolle und anderen Naturfasern benutzen. In der Naturheilkunde wird die Färberdistel zur Förderung der Menstruation und zur Linderung von Unterleibsschmerzen eingesetzt.

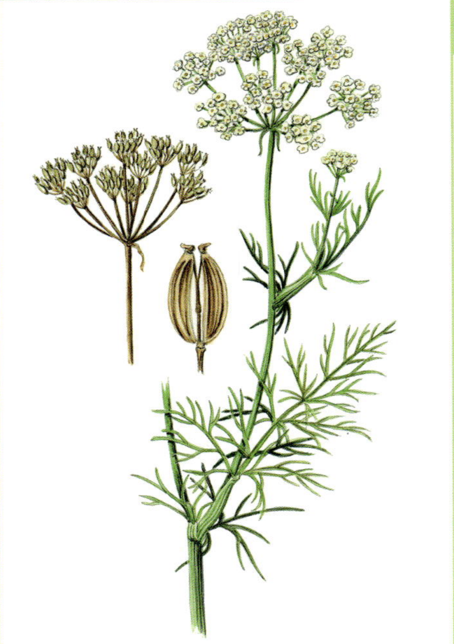

Carum carvi

Kümmel

Familie: Apiaceae/Umbelliferaceae (Doldenblütler)

Weitere Namen: Kümmich, Karbei

Heimat: Europa, Asien und Nordafrika

Größe: Bis 60 cm hohe, zweijährige Pflanze

Typische Kennzeichen: Gerillter, kantiger Stängel und sehr fein gefiederte Blätter

Der Kümmel, den man schon bei Ausgrabungen von rund 5000 Jahre alten Pfahlbauten gefunden hat, ist auch heute noch ein beliebtes Gewürz. In der Küche werden die Samen vor allem zur Verfeinerung von Kohl, Sauerkraut, Eintopf, Fleisch- und Quarkspeisen sowie Backwaren und Spirituosen verwendet; sie haben auch krampflösende und antiseptische Eigenschaften.

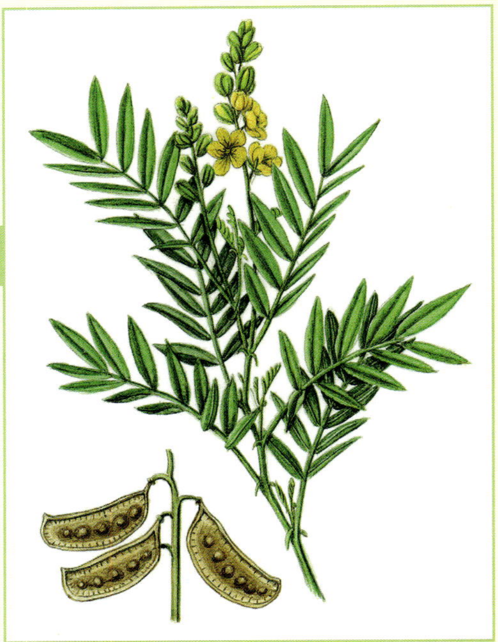

Cassia angustifolia

Sennakassie

Familie: Caesalpiniaceae (Johannisbrotgewächse)

Weitere Namen: –

Heimat: Tropisches Afrika

Größe: Bis 1 m hoher Strauch

Typische Kennzeichen: Bildet zahlreiche flache, dunkelgrüne bis braune Hülsen

Die Sennakassie ist vor allem ein wirksames Abführmittel, das auch häufig von Schulmedizinern verschrieben wird. Allerdings sollte man es nicht länger als etwa zehn Tage einnehmen, weil es sonst zu einer Erschlaffung der Dickdarmmuskulatur kommen kann. Da die Blätter eine zu starke Wirkung haben, verwendet man zumeist die Hülsen.

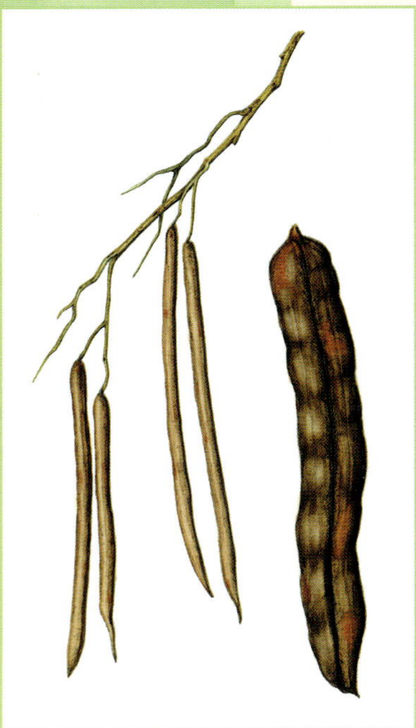

Cassia fistula

Röhrenkassie

Familie: Caesalpiniaceae (Johannisbrotgewächse)

Weitere Namen: Indischer Goldregen

Heimat: Vermutlich Indien

Größe: Bis 15 m hoher Baum

Typische Kennzeichen: Bildet bis 60 cm lange, dunkelbraune bis schwarze Hülsen

Die langen Samenhülsen dieser Art sind durch zahlreiche Plättchen in kleine Fächer aufgeteilt, in denen jeweils ein von Fruchtfleisch umgebener Same sitzt. Das dunkle Fruchtfleisch hat einen angenehmen Geschmack, der an Schokolade oder Lakritz erinnert, so dass es besonders bei Kindern sehr beliebt ist; es hat aber auch darmregulierende und in höherer Dosis abführende Wirkung.

Castanea sativa

Edelkastanie

Familie: Fagaceae (Buchengewächse)
Weitere Namen: Esskastanie, Echte Kastanie
Heimat: Südeuropa und Kleinasien
Größe: Bis 30 m hoher Baum
Typische Kennzeichen: Grünlich gelbe, stachlige Fruchthülle

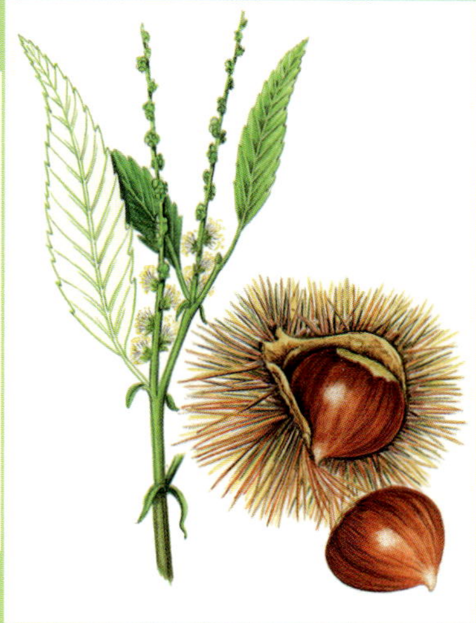

Die sehr nahrhaften Früchte dieses Baumes werden vor dem Verzehr normalerweise geröstet oder kandiert, man kann sie aber auch zu Mehl verarbeiten. Die Blätter und die Rinde lassen sich zur Behandlung von Bronchitis, Halsschmerzen, Husten oder rheumatischen Beschwerden verwenden, aber auch zum Färben von Wolle oder anderen Naturfasern. Aus den Kastanienschalen kann man Haarshampoo herstellen.

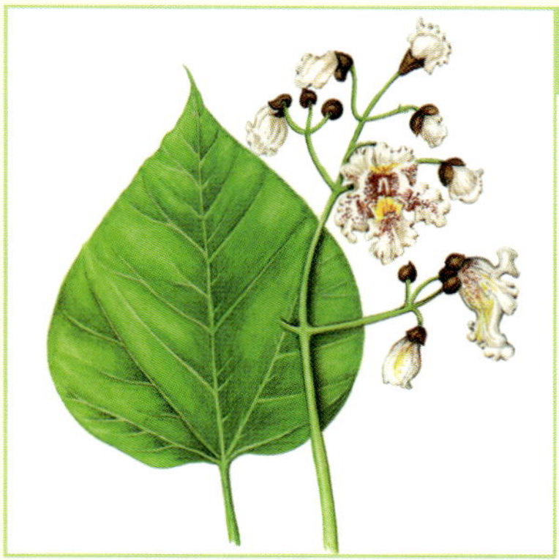

Catalpa bignonioides

Trompetenbaum

Familie: Bignoniaceae (Bignoniengewächse)
Weitere Namen: Bohnenbaum, Zigarrenbaum
Heimat: Nordamerika
Größe: Bis 15 m hoher, sommergrüner Baum
Typische Kennzeichen: Lange, herabhängende, schotenartige Früchte

Der aus Nordamerika stammende Trompetenbaum wird in Mitteleuropa gern in Parks und vereinzelt auch in Gärten angepflanzt. In seiner Heimat verwendet man die Blüten zur Behandlung von Asthma und Bronchitis; außerdem soll die Rinde fiebersenkende Eigenschaften besitzen. Die relativ langsam wachsende Art gehört zu den wenigen Bäumen, die erst im Hochsommer blühen.

Catha edulis

Kathstrauch

Familie: Celastraceae (Spindelbaumgewächse)
Weitere Namen: Abessinischer Tee
Heimat: Arabische Halbinsel und Nordafrika
Größe: Bis 15 m hoher Strauch oder Baum
Typische Kennzeichen: Glänzende, lederartige Blätter mit gesägtem Rand

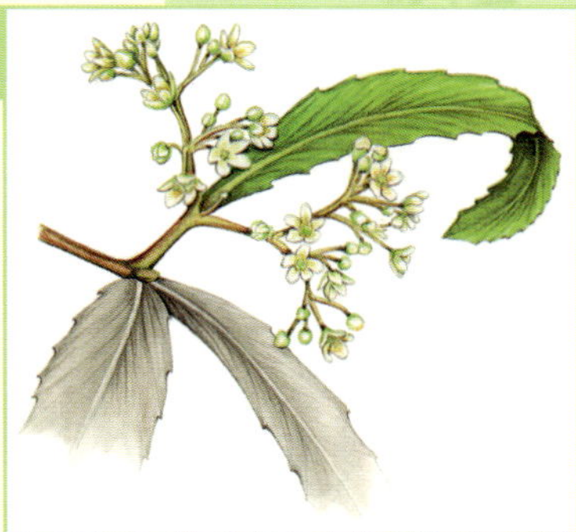

Diese Art wird vor allem in islamischen Ländern als Genuss- und Anregungsmittel geschätzt. Zur Anwendung kommen die Blätter, die normalerweise gekaut oder als Tee zubereitet werden. In den meisten europäischen Ländern unterliegt die Pflanze, die bei Dauerkonsum nicht selten Suchterscheinungen hervorruft, dem Betäubungsmittelgesetz.

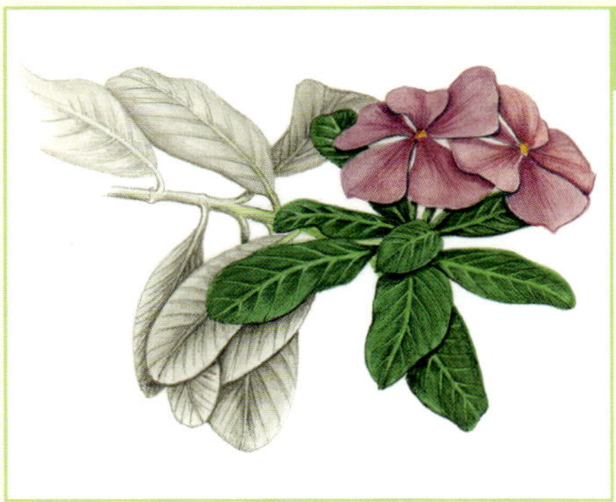

Catharanthus roseus

Madagaskar-Immergrün

Familie: Apocynaceae (Hundsgiftgewächse)
Weitere Namen: Tropisches Immergrün
Heimat: Madagaskar
Größe: Bis 80 cm hoher, immergrüner Halbstrauch
Typische Kennzeichen: Lederartige Blätter mit glänzender, dunkelgrüner Ober- und hellerer Unterseite

Die bei uns manchmal als Kübelpflanze gezogene Art wird in einigen wärmeren Regionen in größerem Maßstab kultiviert, um aus ihrer Wurzel die Alkaloide Vinblastin und Vincristin zu isolieren, die eine wichtige Rolle bei der Herstellung bestimmter Zytostatika für die Krebsbehandlung spielen. Da es sich um eine Giftpflanze handelt, ist bei der Haltung in der Wohnung Vorsicht geboten.

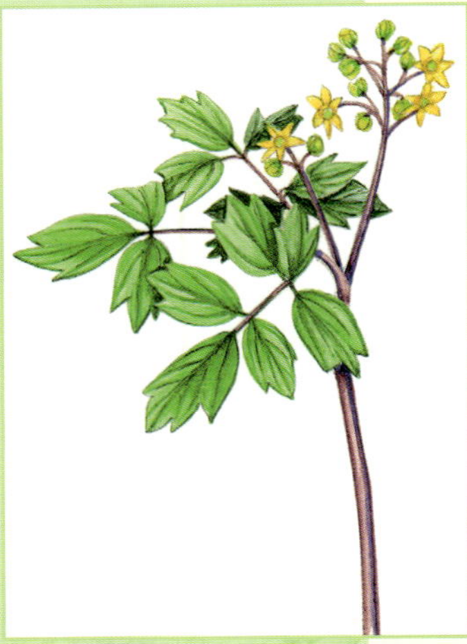

Caulophyllum thalictroides

Indianische Blaubeere

Familie: Berberidaceae (Sauerdorngewächse)

Weitere Namen: Frauenwurzel, Löwenblattwurzel

Heimat: Nordamerika

Größe: Bis 1 m hohe, ausdauernde Pflanze

Typische Kennzeichen: Ungewöhnlich rötlich bis blau gefärbte Stängel

Diese Pflanze gehört zu den traditionellen Heilkräutern der nordamerikanischen Indianer. Da sie auch Frauenwurzel genannt wird, kann man bereits erahnen, dass sie hauptsächlich verwendet wurde, um Menstruationsschmerzen zu lindern oder übermäßig starke Blutungen zu verhindern. Außerdem soll das Kraut helfen, die Wehen vor einer Geburt zu verstärken.

Ceanothus americanus

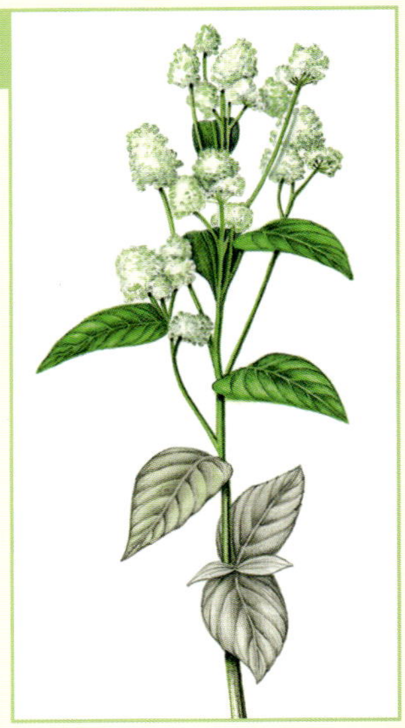

Amerikanische Säckelblume

Familie: Rhamnaceae (Kreuzdorngewächse)

Weitere Namen: Seckelblume

Heimat: Nordamerika

Größe: Bis 1 m hoher, sommergrüner Strauch

Typische Kennzeichen: Hellgrüne Blätter und weißliche Blütenrispen

Die Ureinwohner Nordamerikas nutzten diese Pflanze früher zur Behandlung von Halsschmerzen und zur Fiebersenkung, heute setzt man sie außerdem bei Bronchitis, Asthma und Husten ein. Während des amerikanischen Unabhängigkeitskriegs, als der beliebte Schwarze Tee (*Camellia sinensis*) knapp geworden war, stellte man aus den Blättern einen Tee-Ersatz her („New Jersey Tea").

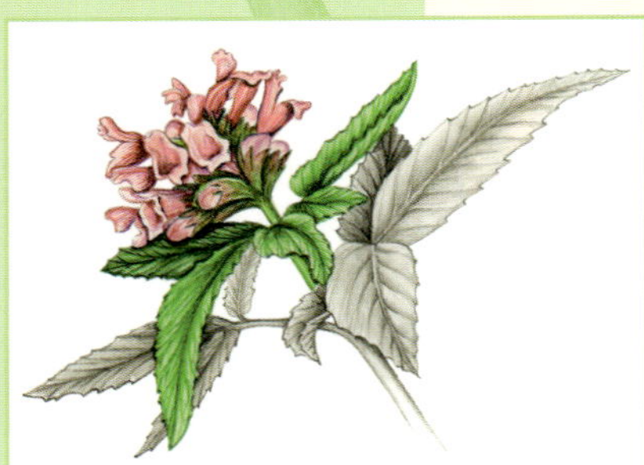

Cedronella canariensis

Balsamstrauch

Familie: Lamiaceae/Labiatae (Lippenblütler)

Weitere Namen: Zitronenstrauch, Cedronella

Heimat: Kanarische Inseln

Größe: Bis 1 m hohe, ausdauernde Pflanze

Typische Kennzeichen: Aromatisch duftende Blätter

Der bei uns nicht winterharte Balsamstrauch wird wegen seines dekorativen Erscheinungsbilds und des kräftigen und angenehmen Duftes manchmal als Kübel- oder Zimmerpflanze kultiviert. In der Küche lassen sich die Blätter für Salate verwenden oder zum Aromatisieren von Teemischungen; außerdem kann man sie in Aromatöpfen, Duftkissen oder auch für die Parfümherstellung benutzen.

Cedrus atlantica

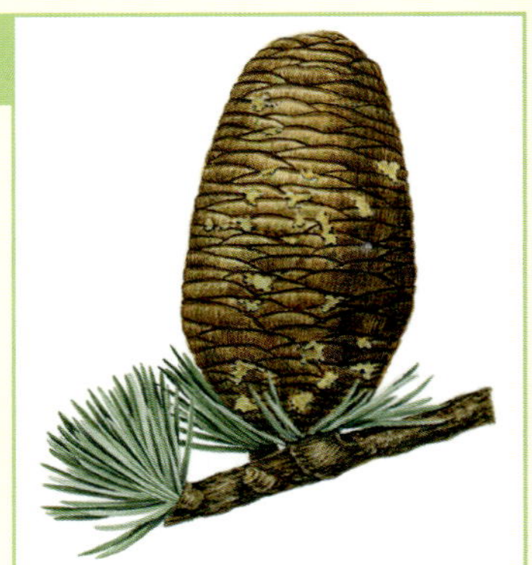

Atlaszeder

Familie: Pinaceae (Kieferngewächse)

Weitere Namen: –

Heimat: Nordafrika

Größe: Bis 40 m hoher Nadelbaum

Typische Kennzeichen: Bildet hellgelbe männliche und grünliche bis rötliche weibliche Blüten

Die stattliche Atlaszeder wird in wärmeren Regionen häufig als Parkbaum angepflanzt, während sie in Mitteleuropa nur in klimatisch sehr milden Landstrichen wachsen kann, etwa am Bodensee. Das Öl der Pflanze (Zedernholzöl) wirkt stark antiseptisch, hat aber auch beruhigende und harntreibende Eigenschaften, so dass man es bei Atemwegsbeschwerden, Blasenentzündung oder entzündlichen Hautbeschwerden einsetzt.

Cedrus libani

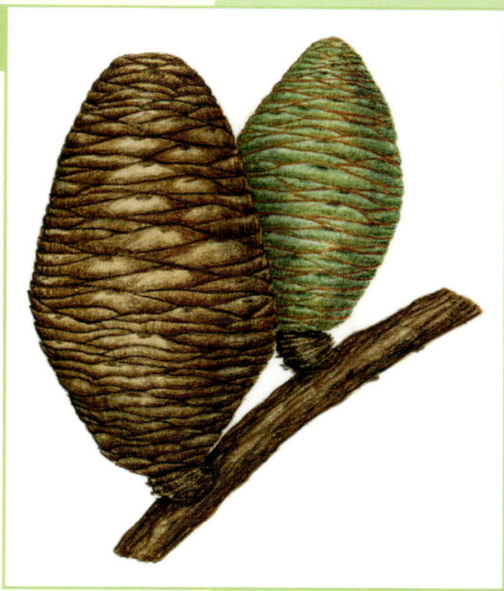

Libanonzeder

Familie: Pinaceae (Kieferngewächse)

Weitere Namen: –

Heimat: Libanon, Syrien und Südwesttürkei

Größe: Bis 25 m hoher Nadelbaum

Typische Kennzeichen: Die männlichen Blüten sind gelblich, die weiblichen blaugrün

Das wohlriechende und sehr dauerhafte Holz dieses Baumes wurde früher zur Errichtung von Tempeln, aber auch im Schiffsbau benutzt, während man das Harz zum Einbalsamieren der Verstorbenen nahm. Therapeutisch lassen sich die Blätter, ebenso wie das in der Pflanze enthaltene ätherische Öl bei Atemwegserkrankungen anwenden, aber auch zur Behandlung von Hautekzemen, Schlaflosigkeit und Diabetes.

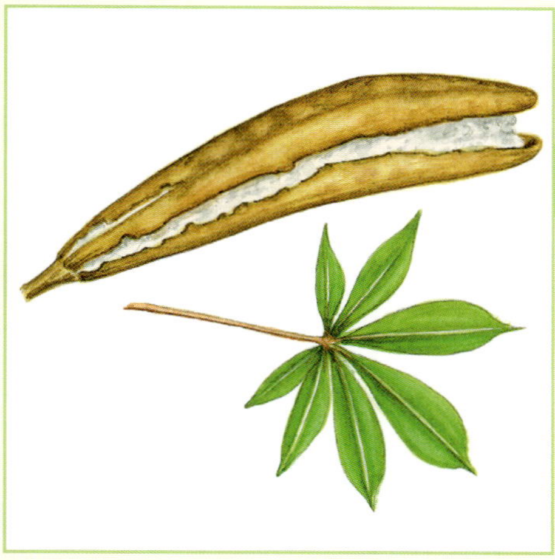

Ceiba pentandra

Kapokbaum

Familie: Bombacaceae (Wollbaumgewächse)

Weitere Namen: Wollbaum

Heimat: Tropisches Südamerika

Größe: Bis 50 m hoher Baum

Typische Kennzeichen: Handförmig geteilte Blätter und große, kapselförmige Früchte

Die zahlreichen Samen dieser Art liegen zwischen zahlreichen seidigen, weißlichen bis gelben Fasern, die der inneren Fruchtwand entspringen. Da die Fasern von einer Wachsschicht bedeckt und zudem nach der Samenreife abbrechen, lassen sie sich gut als Polstermaterial und zur Isolierung verwenden. Besonders gern nimmt man sie aber für Schwimmwesten und Rettungsringe, weil sie wegen der Wachsschicht praktisch unbenetzbar sind.

Celtis australis

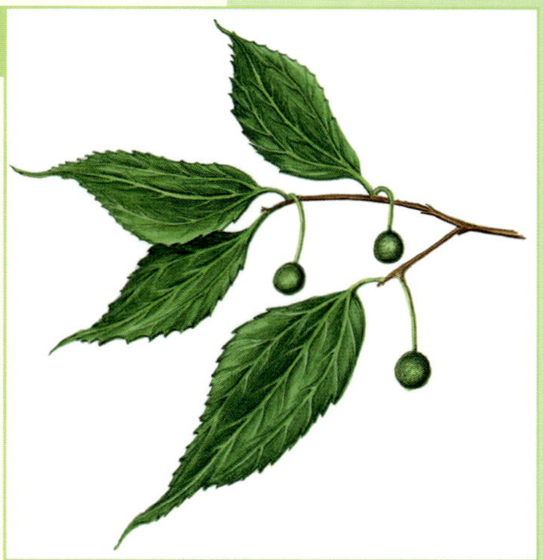

Südlicher Zürgelbaum

Familie: Ulmaceae (Ulmengewächse)

Weitere Namen: Peitschenbaum, Zuckererbsenbaum

Heimat: Mittelmeergebiet und Südwestasien

Größe: Bis 25 m hoher, sommergrüner Baum

Typische Kennzeichen: Unterseits dicht behaarte Blätter

Die Früchte dieses Baumes sollen dafür verantwortlich gewesen sein, dass Odysseus auf seiner Irrfahrt nach dem Fall von Troja einst Heimat und Familie vergaß. Therapeutisch wird die Art zur Behandlung von starken Monatsblutungen oder Magengeschwüren und Ruhr verschrieben; aus dem elastischen Holz lassen sich Blasinstrumente, Peitschen und Angelruten herstellen.

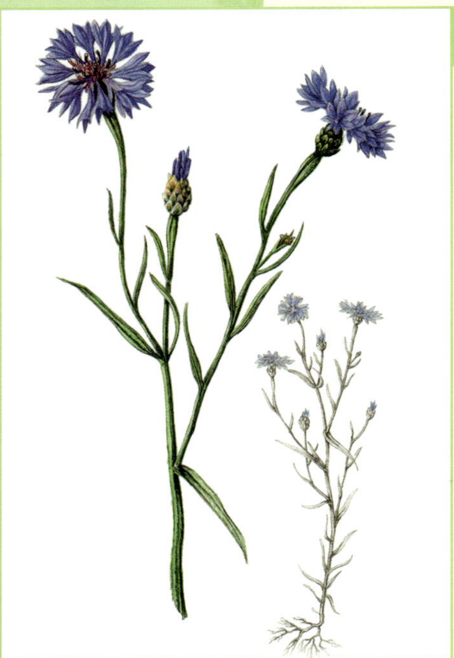

Centaurea cyanus

Kornblume

Familie: Asteraceae/Compositae (Korbblütler)

Weitere Namen: Kronnelke, Zachariasblume

Heimat: Stammt ursprünglich aus dem Nahen Osten

Größe: Bis 90 cm hohe, einjährige Pflanze

Typische Kennzeichen: Große, himmelblaue Blütenköpfchen

Da die blaue Blütenfarbe der Kornblume an gesunde, leuchtend blaue Augen erinnert, wurde die Art früher häufig bei Augenkrankheiten eingesetzt. Heute nimmt man die Blütenköpfchen dagegen hauptsächlich zur Behandlung entzündeter Schleimhäute, besonders im Mund- und Rachenbereich, aber auch im Magen-Darm-Trakt; außerdem werden sie manchmal als Badezusatz bei empfindlicher Haut verwendet.

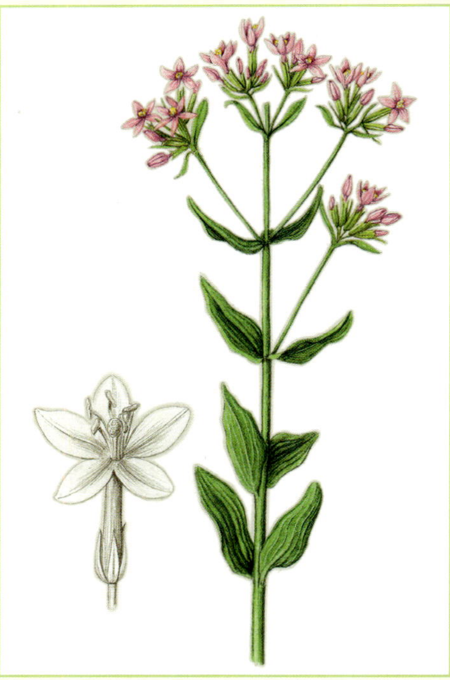

Centaurium erythraea

Tausendgüldenkraut

Familie: Gentianaceae (Enziangewächse)

Weitere Namen: Fieberkraut, Magenkraut

Heimat: Europa

Größe: Bis 30 cm hohe, einjährige Pflanze

Typische Kennzeichen: Rosafarbene, in einer Scheindolde angeordnete Blüten

Der Gattungsname dieser Pflanze geht auf den Kentaur Chiron zurück, einem heilkundigen Naturwesen aus der griechischen Mythologie. Das Kraut besitzt appetitanregende und verdauungsfördernde Eigenschaften, so dass man die blühenden Sprossspitzen manchmal als Zusatz für Magenbitter verwendet; sie sollen aber auch fiebersenkend, reinigend und entzündungshemmend wirken.

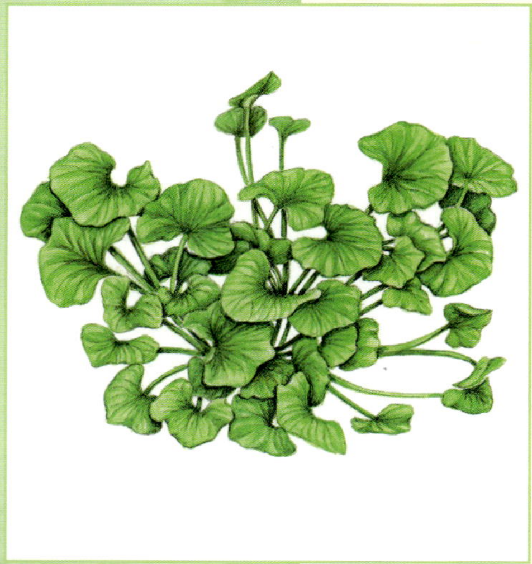

Centella asiatica

Asiatischer Wassernabel

Familie: Apiaceae/Umbelliferaceae (Doldenblütler)

Weitere Namen: Asiatisches Sumpfpfenningkraut

Heimat: Asien und Afrika (Madagaskar)

Größe: Bis 50 cm hohe, ausdauernde Pflanze

Typische Kennzeichen: Sumpfpflanze mit kriechendem Stängel

Die getrockneten Sprossteile dieses Krautes werden vor allem in der indischen Naturheilkunde schon seit vielen hundert Jahren verwendet, wobei man sie hauptsächlich als tonische, harntreibende und beruhigende Arznei einsetzt, aber auch zur Stärkung des Gedächtnisses. Außerdem nimmt man das Sumpfpfenningkraut häufig zur Behandlung von Hautgeschwüren oder bei Asthma und Bronchitis.

Centranthus ruber

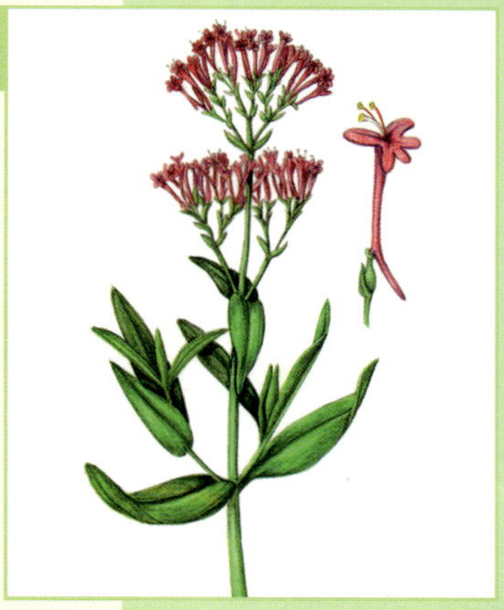

Rote Spornblume

Familie: Valerianaceae (Baldriangewächse)

Weitere Namen: Roter Baldrian

Heimat: Europa, Asien und Nordafrika

Größe: Bis 50 cm hohe, ausdauernde Pflanze

Typische Kennzeichen: Fleischige, blaugrün gefärbte Blätter

Die Rote Spornblume kommt nur in wärmeren Regionen vor, z.B. im Mittelmeerraum und dort auch fast ausschließlich in Küstennähe. Bezüglich ihrer therapeutischen Eigenschaften ähnelt sie dem Baldrian (*Valeriana officinalis*), so dass man die Wurzel u.a. bei Schlaflosigkeit anwendet. Allerdings dürfen die aus dieser Pflanze hergestellten Arzneien nur unter ärztlicher Kontrolle eingenommen werden.

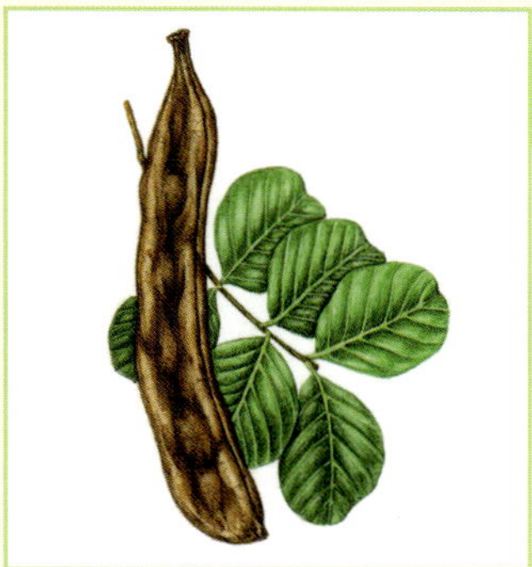

Ceratonia siliqua

Johannisbrotbaum

Familie: Caesalpiniaceae (Johannisbrotgewächse)

Weitere Namen: Bockshornbaum, Heuschreckenbaum

Heimat: Europa, Asien und Nordafrika

Größe: Bis 10 m hoher, immergrüner Baum

Typische Kennzeichen: Große, bräunliche bis violette Samenhülsen

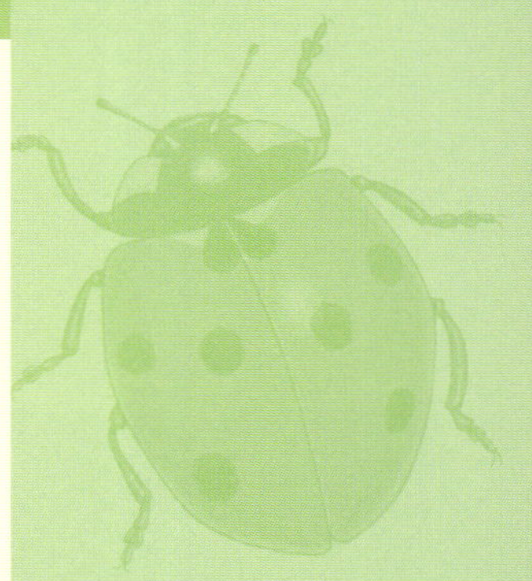

Die zu Mehl gemahlenen Früchte dieses Baumes werden wegen ihres niedrigen Kaloriengehalts gern als Eindickungsmittel für Diätprodukte verwendet. Man kann die Pflanze aber auch als Arznei zur Behandlung von Entzündungen des Magen-Darm-Traktes benutzen, gegen Durchfall und als Mittel zur Linderung von Halsbeschwerden sowie als Badewasserzusatz bei entzündeter Haut.

Cercis siliquastrum

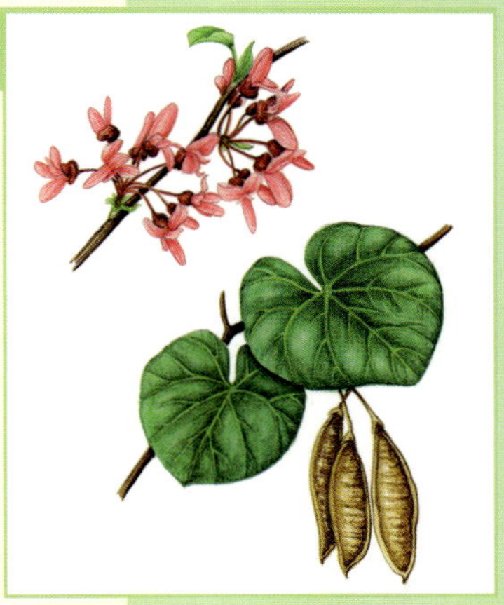

Gewöhnlicher Judasbaum

Familie: Fabaceae/Leguminosae (Hülsenfrüchtler)

Weitere Namen: Judasohr

Heimat: Südeuropa und Westasien

Größe: Bis 8 m hoher Baum oder Strauch

Typische Kennzeichen: Die großen Blütentrauben erscheinen vor den Blättern

Der Judasbaum ist wegen seiner zahlreichen, attraktiven Blütenstände, die schon einige Zeit vor den Blättern erscheinen, vor allem in wärmeren Regionen Europas ein beliebter Park- und Gartenbaum; außerdem lassen sich die Blätter zum Färben verwenden. Den Namen erhielt der Baum, weil sich Judas nach seinem Verrat an Jesus angeblich an einem Exemplar dieser Art erhängte.

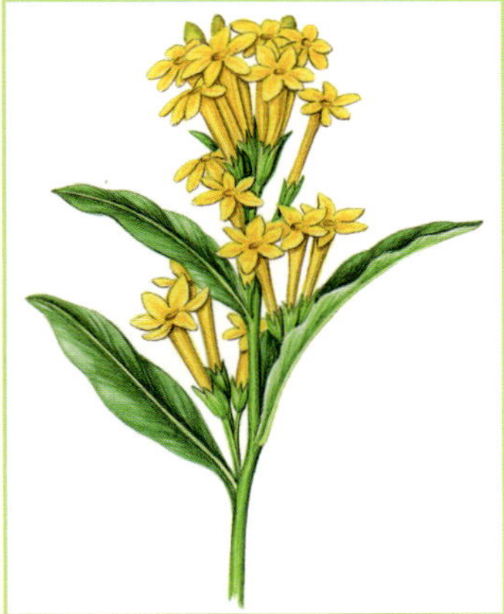

Cestrum parqui

Chilenischer Hammerstrauch

Familie: Solanaceae (Nachtschattengewächse)

Weitere Namen: Weidenblättriger Jasmin

Heimat: Südamerika

Größe: Bis 2 m hoher Strauch

Typische Kennzeichen: Sternförmige, stark duftende, gelbe Blüten und braunviolette Beeren

Die aus Südamerika stammende, in Mitteleuropa manchmal als Kübelpflanze gehaltene Art ist eine Giftpflanze, die starkes Fieber hervorrufen kann. In Südamerika sollen ihre Blätter früher als Marihuanaersatz geraucht worden sein; außerdem gilt die Pflanze als leichtes Schmerzmittel, das angeblich gegen Kopf- und Ohrenschmerzen hilft, aber keinesfalls ohne ärztliche Konsultation eingenommen werden darf.

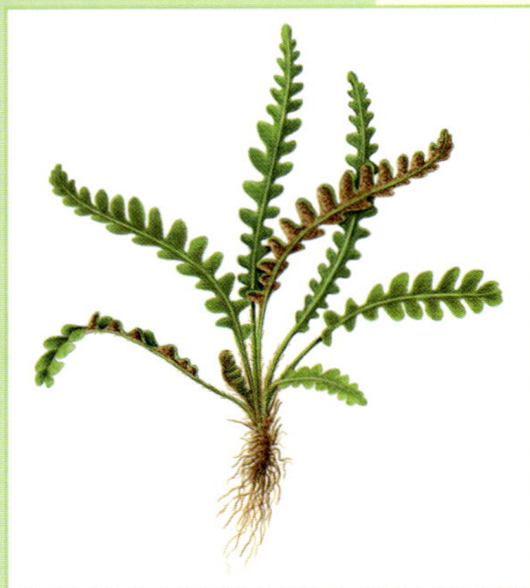

Ceterach officinarum

Milzfarn

Familie: Aspleniaceae (Streifenfarngewächse)

Weitere Namen: Schriftfarn, Schuppenfarn

Heimat: Europa, Asien und Nordafrika

Größe: Bis 15 cm hoher Farn

Typische Kennzeichen: Stiel und Unterseite der Wedel sind mit zahlreichen braunen Schuppen bedeckt

Dieser kleine, Wärme liebende Farn, den man manchmal auf alten Mauern oder sonnenexponierten Felsen finden kann, wird schon lange als Heilkraut angewendet. So nimmt man die Wurzel vor allem bei Husten, während man den Wedeln (Blättern) harntreibende sowie entzündungshemmende Eigenschaften nachsagt und sie daher bei Harnwegsproblemen, aber auch bei Entzündungen im Mund und Rachenraum einsetzt.

Cetraria islandica

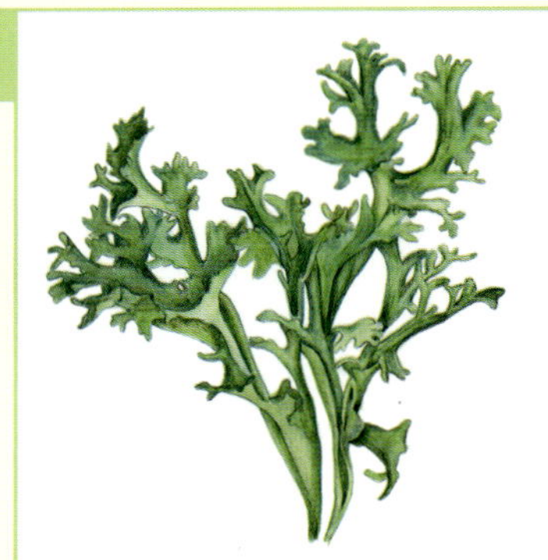

Isländisches Moos

Familie: Parmeliaceae (Flechten)

Weitere Namen: Lungenmoos, Heideflechte, Fiebermoos

Heimat: Europa, Asien und Nordamerika

Größe: Bis 10 cm große Fruchtkörper

Typische Kennzeichen: Flechte mit grünlichem, am Rand zumeist bräunlichen Thallus

Ungeachtet des umgangssprachlichen Namens handelt es sich bei dieser Art nicht um ein Moos, ja nicht einmal um eine Pflanze im eigentlichen Sinn, sondern um eine Flechte, also eine enge Lebensgemeinschaft (Symbiose) aus Algen und Pilzen. Therapeutisch lässt sich das Isländische Moos zur Behandlung von Husten und anderen Atemwegsbeschwerden einsetzen, aber auch bei Entzündungen im Magen-Darm-Bereich.

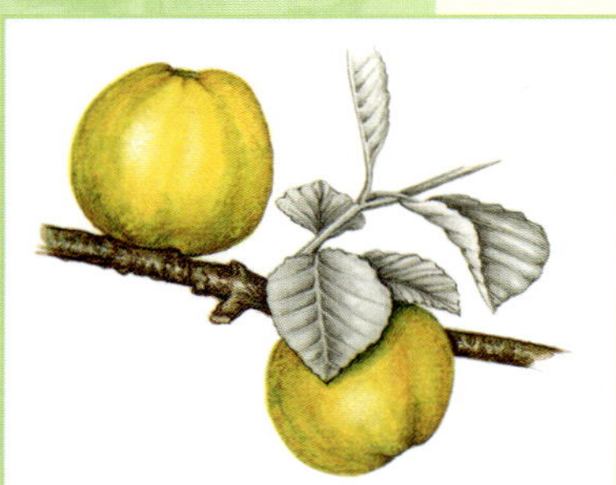

Chaenomeles japonica

Japanische Scheinquitte

Familie: Rosaceae (Rosengewächse)

Weitere Namen: Nordische Zitrone, Japanische Zierquitte

Heimat: Ostasien

Größe: Bis 3 m hoher, sommergrüner Strauch

Typische Kennzeichen: Leuchtend gelbe Früchte

Die Japanische Scheinquitte, die etwa Mitte des 19. Jahrhunderts auch nach Europa gelangte, wird wegen der attraktiven, orangefarbenen bis rötlichen Blüten und der dekorativen, leuchtend gelben Früchte vor allem als Zierstrauch geschätzt. Die sehr vitaminreichen Früchte lassen sich aber auch zu Gelee, Marmelade und Erfrischungsgetränken verarbeiten.

Chaenomeles speciosa

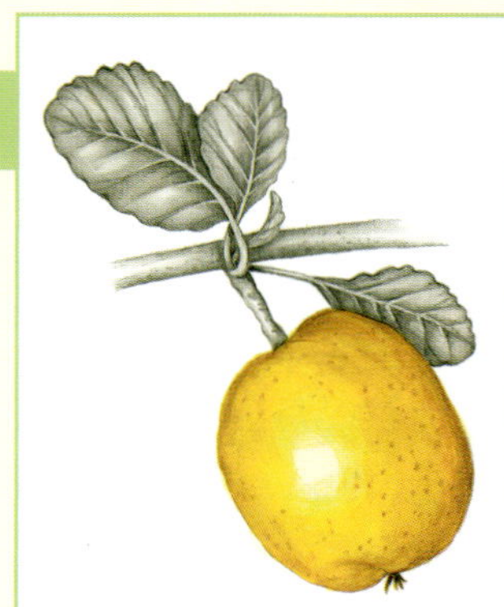

Chinesische Zierquitte

Familie: Rosaceae (Rosengewächse)

Weitere Namen: Hochwachsende Zierquitte, Chinesische Scheinquitte

Heimat: China

Größe: Bis 3 m hoher, sommergrüner Strauch

Typische Kennzeichen: Gelbgrüne, oft rötlich überlaufene Früchte

Diese Art ist, genau wie die nah verwandte Japanische Scheinquitte (*Chaenomeles japonica*), eine beliebte Gartenpflanze, von der es zahlreiche Sorten mit unterschiedlich gefärbten Blüten gibt. Die Früchte der Chinesischen Zierquitte werden in ihrer Heimat aber auch medizinisch verwendet, etwa bei rheumatischen Erkrankungen oder Verdauungsstörungen.

Chaerophyllum bulbosum

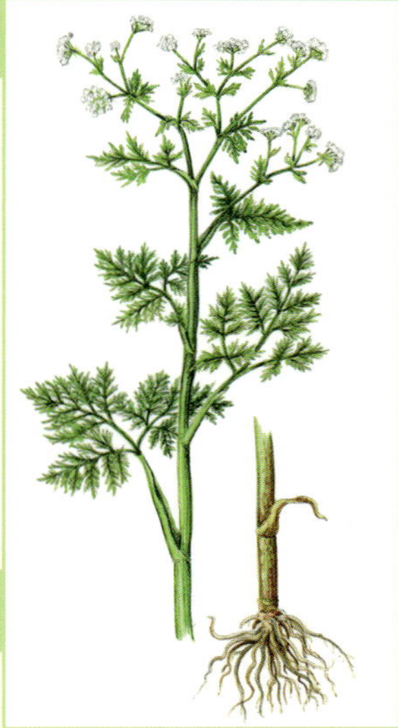

Kerbelrübe

Familie: Apiaceae/Umbelliferaceae (Doldenblütler)

Weitere Namen: Knollenkerbel, Rüben-Kälberkropf

Heimat: Europa

Größe: Bis 1,6 m hohe, zweijährige bis ausdauernde Pflanze

Typische Kennzeichen: Der Stängel ist an der Basis rot gefleckt und steif behaart

Die vereinzelt auch in Mitteleuropa vorkommende, giftige Kerbelrübe wurde früher häufig als Nutzpflanze angebaut, denn sie bildet eine bis zu 10 cm lange, ungiftige, unterirdische Knolle, die angenehm süßlich schmeckt und im Aroma ein wenig an Esskastanien erinnert. Da die Art sich sehr schlecht von stark giftigen Doldengewächsen unterscheiden lässt, wird von einem Genuss aber abgeraten.

Chaerophyllum temulum

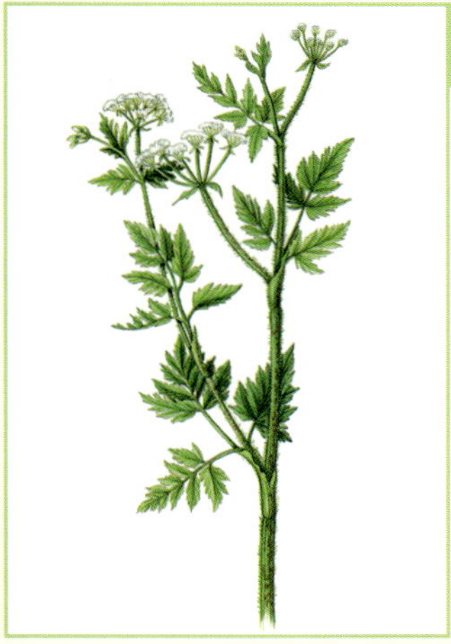

Betäubender Kälberkropf

Familie: Apiaceae/Umbelliferaceae (Doldenblütler)

Weitere Namen: Taumelkerbel, Hecken-Kälberkropf

Heimat: Europa und Nordafrika

Größe: Bis 1 m hohe, einjährige Pflanze

Typische Kennzeichen: Rauhaarige Stängel mit roten Flecken

Der Betäubende Kälberkropf ist eine Giftpflanze, die auch in Mitteleuropa überall an Waldrändern und unter Hecken vorkommt und bei Weidevieh manchmal Lähmungen und Schwindel verursacht. Wegen der enthaltenen Giftstoffe werden die oberirdischen Triebe ausschließlich in homöopathischen Mitteln verwendet; die stärkehaltige Wurzel soll dagegen ungiftig und sogar essbar sein, wovon aber abgeraten wird.

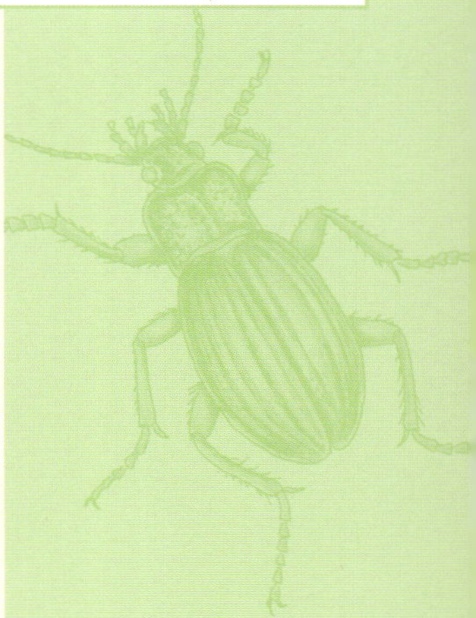

Chamaecyparis obtusa

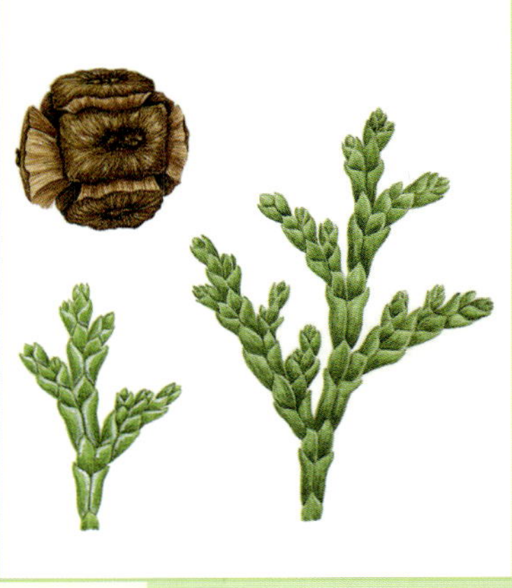

Feuer-Scheinzypresse

Familie: Cupressaceae (Zypressengewächse)

Weitere Namen: Hinoki-Scheinzypresse, Muschelzypresse

Heimat: Asien

Größe: Bis 30 m hoher Nadelbaum

Typische Kennzeichen: Rotbraune Rinde und schuppenartige Nadeln

Das Holz dieses Baumes war in Japan viele Jahrhunderte lang das bevorzugte Baumaterial für die Schinto-Tempel; die attraktive Zypresse ist aber auch ein beliebter Garten- und Parkbaum, und es gibt außerdem Zwergformen, die sich besonders gut für die Bonsaigestaltung eignen. Allerdings können die Pollen Allergien verursachen, so dass gefährdete Personen auf die Pflege dieser Bäume verzichten sollten.

Chamaelirium luteum

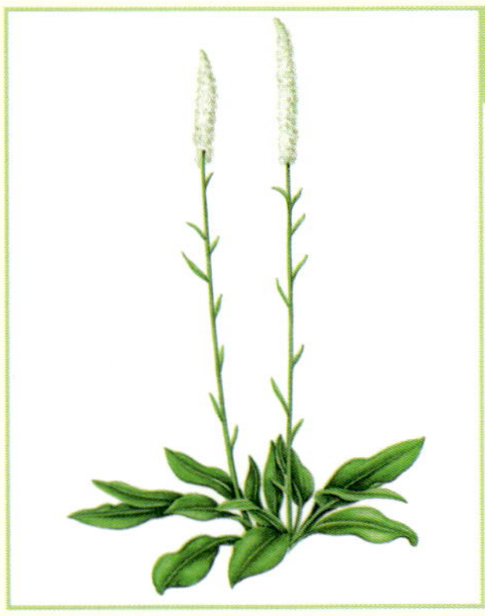

Falsches Einkorn

Familie: Melanthiaceae (Germergewächse)

Weitere Namen: Elfen-Zauberstab

Heimat: Nordamerika

Größe: Bis 1 m hohe, ausdauernde Pflanze

Typische Kennzeichen: Grundständige Blattrosette mit langem Blütenstängel

Die getrocknete Wurzel dieses Krautes wird vor allem in der Frauenheilkunde eingesetzt, etwa bei Menstruationsbeschwerden, zur Stärkung der Gebärmutter oder während der Menopause. Von dieser Wirkung wussten auch schon die nordamerikanischen Ureinwohner, die das Falsche Einkorn außerdem als harntreibende Arznei und zur Wundbehandlung verwendeten.

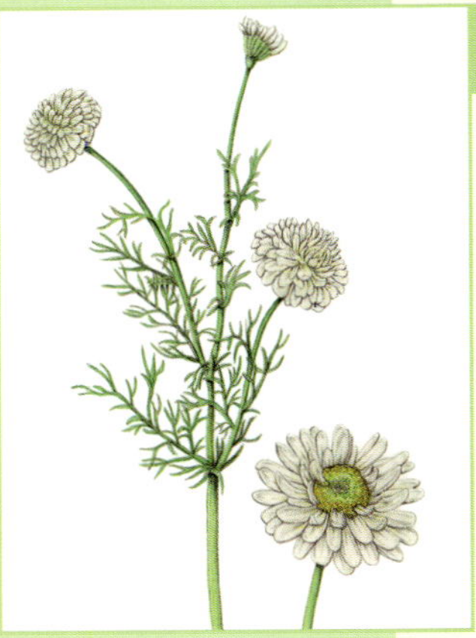

Chamaemelum nobile

Römische Kamille

Familie: Asteraceae/Compositae (Korbblütler)

Weitere Namen: Welsche Kamille, Gartenkamille

Heimat: Westeuropa

Größe: Bis 50 cm hohe, ausdauernde Pflanze

Typische Kennzeichen: Die gesamte Pflanze verströmt einen aromatischen Duft

Der Name dieses Krautes ist etwas missverständlich, denn die Art stammt aus Westeuropa und gelangte erst im 16. Jahrhundert nach Italien. Den Blütenköpfchen der Römischen Kamille werden vor allem verdauungsfördernde, krampflösende, schmerzlindernde, beruhigende und entzündungshemmende Eigenschaften nachgesagt; außerdem verwendet man sie manchmal zum Aromatisieren von Aperitifs.

Cheiranthus cheiri

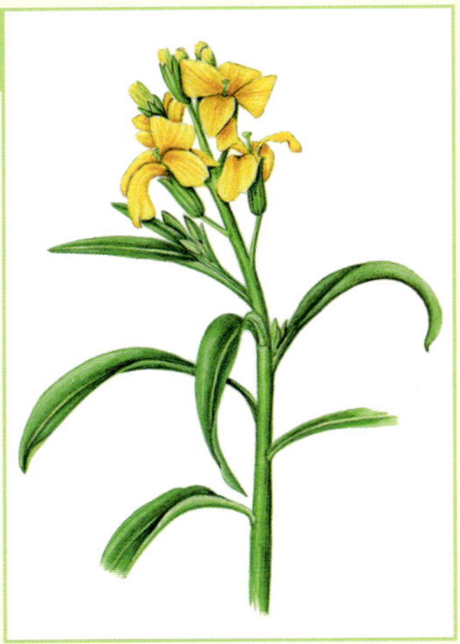

Goldlack

Familie: Brassicaceae (Kreuzblütler)

Weitere Namen: –

Heimat: Südeuropa

Größe: Bis 60 cm hohe, ausdauernde Pflanze

Typische Kennzeichen: Hübsche, leuchtend gefärbte Blüten

Diese attraktive Pflanze, von der es heute zahlreiche Sorten mit einfachen oder gefüllten, gelben, roten oder orangefarbenen Blüten gibt, wird sehr gern in Gärten als einjährige Schnittblume angepflanzt. Allerdings handelt es sich um eine Giftpflanze, die starke Übelkeit, Erbrechen und Magenkrämpfe verursachen kann. In der Volksheilkunde wird die Art heute kaum noch verwendet.

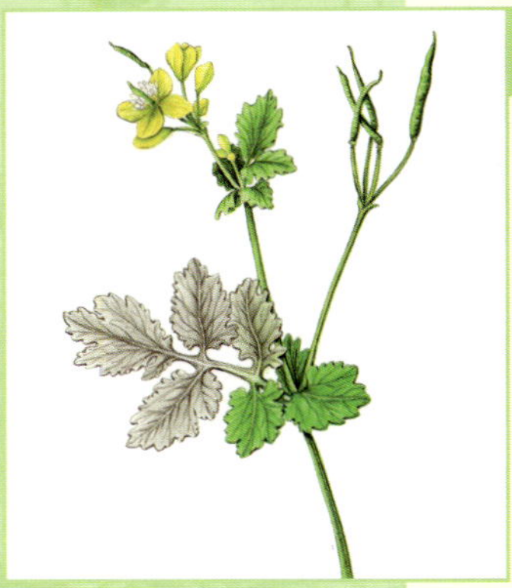

Chelidonium majus

Großes Schöllkraut

Familie: Papaveraceae (Mohngewächse)

Weitere Namen: Warzenkraut, Teufelsmilch

Heimat: Europa, Westasien und Nordafrika

Größe: Bis 90 cm hohe, ausdauernde Pflanze

Typische Kennzeichen: Die Pflanze enthält einen orangegelben Milchsaft

In der Volksheilkunde benutzt man den orangegelben, ein wenig unangenehm riechenden Milchsaft dieser Pflanze schon seit langer Zeit zur Behandlung von Warzen und Hühneraugen; außerdem sind die krautigen Teile manchmal Bestandteil von Leber- und Gallentees. Während der Schwangerschaft darf die giftige Pflanze nicht angewendet werden.

Chelone glabra

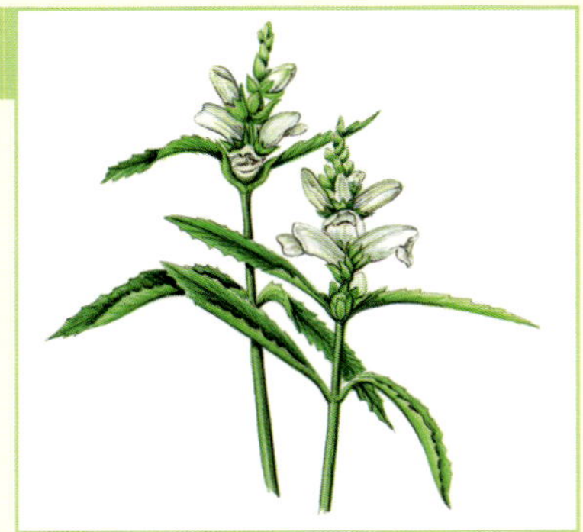

Kahle Schildblume

Familie: Scrophulariaceae (Braunwurzgewächse/Rachenblütler)

Weitere Namen: Schlangenkopf

Heimat: Nordamerika

Größe: Bis 60 cm hohe, ausdauernde Pflanze

Typische Kennzeichen: Zweilippige, in kurzen Ähren angeordnete Blüten

Diese attraktive, allerdings leicht giftige Sumpfpflanze aus Nordamerika kann unter geeigneten Bedingungen im Garten angepflanzt und dann als Schnittblume verwendet werden. Die Art besitzt aber auch therapeutische Eigenschaften, so dass man die Sprossteile zur Behandlung von Gallenbeschwerden, aber auch bei Übelkeit, Erbrechen, Darmkoliken oder als Wurmmittel einsetzen kann.

Chenopodium ambrosioides var. *anthelminticum*

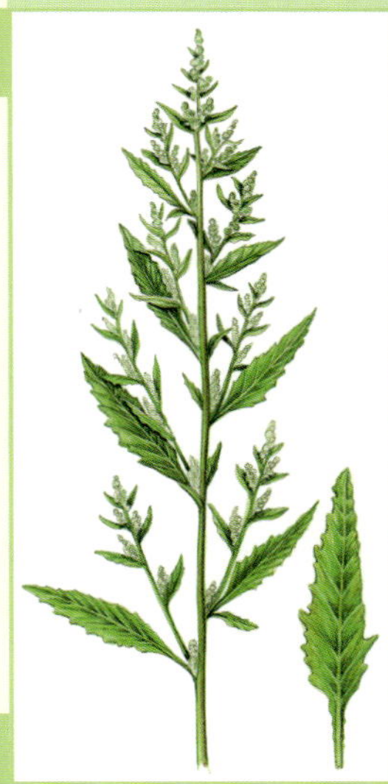

Wohlriechender Gänsefuß

Familie: Chenopodiaceae (Gänsefußgewächse)
Weitere Namen: Wurmtreibender Gänsefuß, Amerikanisches Wurmkraut
Heimat: Mittel- und Südamerika sowie Karibik
Größe: Bis 1 m hohe, ausdauernde Pflanze
Typische Kennzeichen: Baldrianähnlicher Geruch

Die Hauptanwendung dieses Heilkrauts, das schon den Mayas bekannt war, lässt sich bereits an seinen umgangssprachlichen Namen erkennen. Es wurde in der Vergangenheit aber nicht nur als Wurmmittel benutzt, sondern auch zur Behandlung von Schlangenbissen und anderen Vergiftungen. Heute nimmt man die in höherer Dosierung giftige Art manchmal noch als verdauungsfördernde Arznei, bei Husten und Asthma oder äußerlich bei Hämorrhoiden.

Chenopodium bonus-henricus

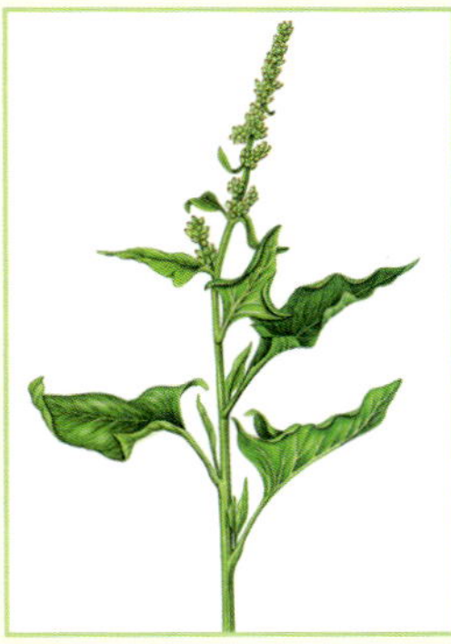

Guter Heinrich

Familie: Chenopodiaceae (Gänsefußgewächse)
Weitere Namen: Dorf-Gänsefuß
Heimat: Europa
Größe: Bis 50 cm hohe, ausdauernde Pflanze
Typische Kennzeichen: Die Pflanze wirkt oft mehlig bestäubt

Neben dem Guten Heinrich, dessen Samen man schon in Siedlungen aus der Eisenzeit gefunden hat, gibt es auch einen „Bösen Heinrich": das giftige Bingelkraut (*Mercurialis perennis*). Die essbaren Blätter der hier vorgestellten Art enthalten wertvolle Vitamine und viel Eisen; man kann aus ihnen aber auch einen Breiumschlag oder eine Salbe zur Behandlung kleiner Wunden herstellen.

Chenopodium quinoa

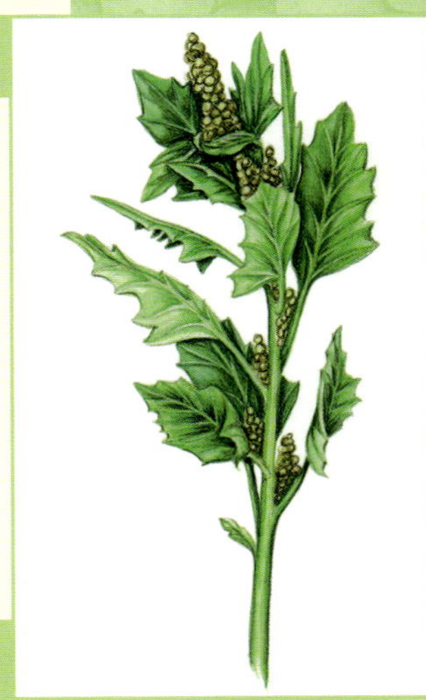

Reismelde

Familie: Chenopodiaceae (Gänsefußgewächse)
Weitere Namen: Quinoa
Heimat: Südamerika
Größe: Bis 1,5 m hohe, einjährige Pflanze
Typische Kennzeichen: Bildet 2 mm dicke Samen

Die Früchte dieser Art spielten in den südamerikanischen Anden früher eine wichtige Rolle als stärkereiches Nahrungsmittel, denn die Pflanze wächst sogar noch in einer Höhe von über 3500 m. Zur Zeit der Entdeckung Südamerikas wurde sie auch im Tiefland angebaut, wo Gerste und andere Getreide-Arten sie heute aber verdrängt haben. Aus den gekauten Samen lässt sich ein alkoholisches Gebräu zubereiten.

Chenopodium vulvaria

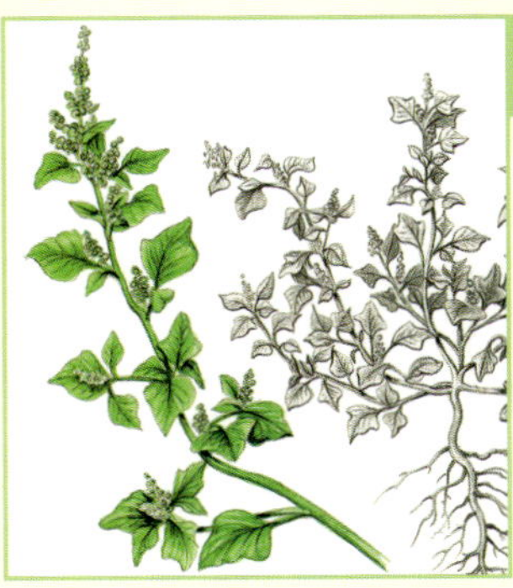

Stinkender Gänsefuß

Familie: Chenopodiaceae (Gänsefußgewächse)
Weitere Namen: –
Heimat: Europa, Asien und Nordafrika
Größe: Bis 40 cm hohe, normalerweise einjährige Pflanze
Typische Kennzeichen: Die gesamte Pflanze verbreitet einen üblen Geruch

Die auch in Mitteleuropa vorkommende, giftige Art trägt ihren Namen zu Recht, denn sie riecht penetrant nach Heringslake. Dadurch kann man sie aber auch leicht vom ähnlich aussehenden Guten Heinrich (*Chenopodium bonus-henricus*) unterscheiden, der eine wertvolle Nutz- und Heilpflanze ist. Der Stinkende Gänsefuß verursacht dagegen Krämpfe oder auch eine gefährliche Erhöhung des Blutdrucks.

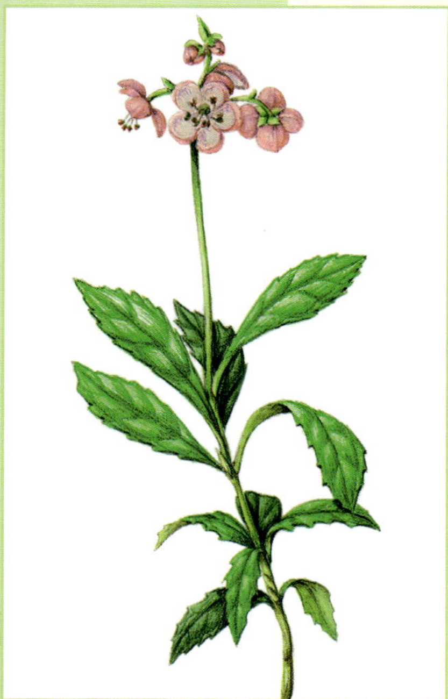

Chimaphila umbellata

Doldiges Winterlieb

Familie: Pyrolaceae (Wintergrüngewächse)

Weitere Namen: Harnkraut

Heimat: Europa, Asien und Nordamerika

Größe: Bis 20 cm hohe, ausdauernde Pflanze

Typische Kennzeichen: Kriechende Triebe mit keilförmigen Blättern

In Nordamerika wurde diese Art vor der Besiedlung durch die Europäer bei Fieber und Typhus eingesetzt, später nahm man die Blüten dann vor allem zur Behandlung von Nieren- oder Blasenproblemen, aber auch bei rheumatischen Beschwerden oder Gicht. Heute wird das Kraut fast nur noch in der Homöopathie angewendet, etwa bei Prostataerkrankungen.

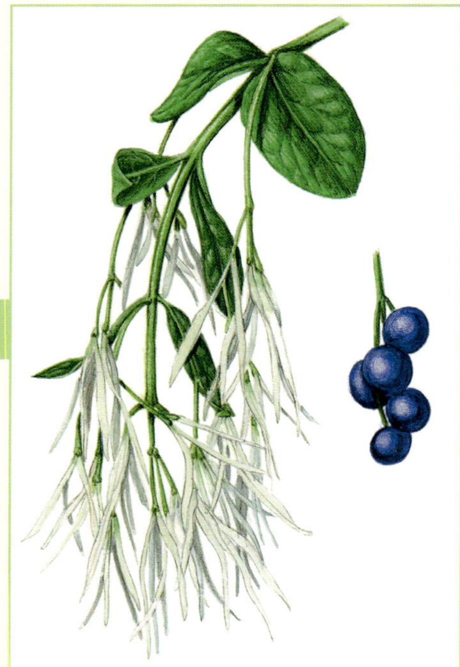

Chionanthus virginicus

Virginischer Schneeflockenstrauch

Familie: Oleaceae (Ölbaumgewächse)

Weitere Namen: Giftesche

Heimat: Nordamerika

Größe: Bis 20 m hoher, sommergrüner Strauch oder kleiner Baum

Typische Kennzeichen: Bringt im Herbst dunkelblaue, eiförmige Früchte hervor

Diese alte Heilpflanze wurde schon von den nordamerikanischen Ureinwohnern zur Behandlung von Augen- und Zahnfleischentzündungen, Schnittwunden, Prellungen und Zahnschmerzen eingesetzt. Heute verwendet man die Wurzelrinde manchmal als Lebertonikum, aber auch zur Behandlung von Gallensteinen, während die Rinde der Zweige die Verdauung fördern und den Appetit anregen soll.

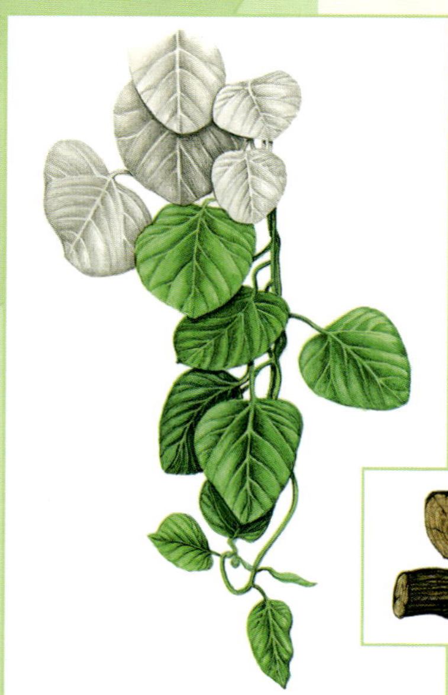

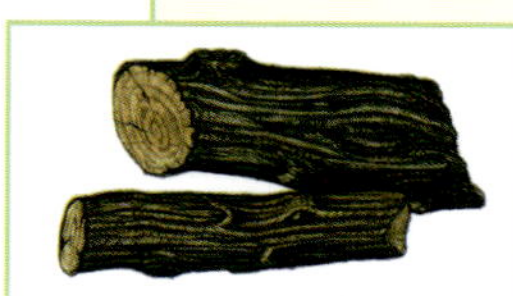

Chondrodendron tomentosum

Grieswurzel

Familie: Menispermaceae (Mondsamengewächse)

Weitere Namen: Behaarter Knorpelbaum, Pareira

Heimat: Mittel- und Südamerika

Größe: Bis 30 m lange Kletterpflanze

Typische Kennzeichen: Große, manchmal 30 cm lange Blätter

Diese Art, die nur in tropischen Regenwäldern vorkommt, wurde von südamerikanischen Indianern häufig als Pfeilgift verwendet, denn das in der Pflanze enthaltene Toxin lähmt getroffene Beutetiere sehr schnell, so dass diese nicht mehr fliehen können. Die Grieswurzel lässt sich in niedriger Dosierung aber auch als Naturarznei einsetzen, etwa bei Harnwegsinfekten, allerdings nur unter strikter ärztlicher Kontrolle.

Chondrus crispus

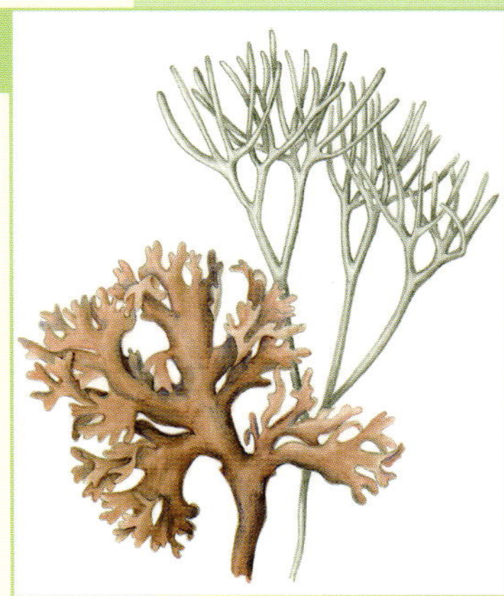

Knorpeltang

Familie: Gigartinaceae (Rotalgen)

Weitere Namen: Irländisches Moos, Carrageen

Heimat: Atlantikküste Europas und Nordamerikas

Größe: Bis 25 cm lange Alge

Typische Kennzeichen: Fächerförmiger, abgeplatteter Thallus

Diese Art gehört zu den Rotalgen und damit in die Gruppe der Niederen Pflanzen. Zu finden ist sie auf Felsen der Atlantikküsten, wo sie zumeist direkt unterhalb der Wasserlinie wächst. Benutzt wird der Knorpeltang hauptsächlich als reizlinderndes Mittel bei Husten, Bronchitis oder Magenschleimhautentzündung; man nimmt ihn aber oft auch als Dickungsmittel, etwa für Zahnpaste.

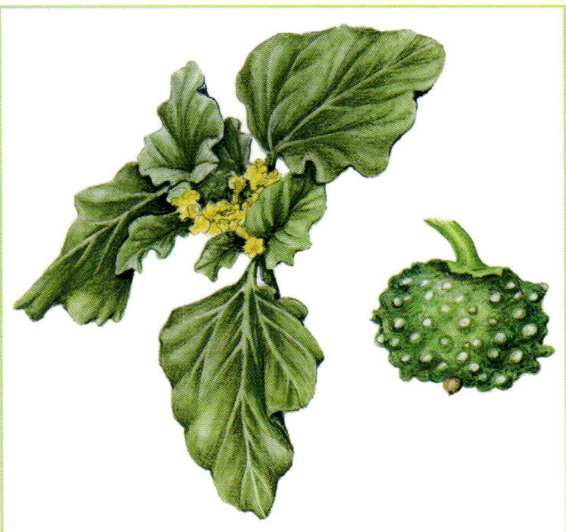

Chrozophora tinctoria

Lackmuskraut

Familie: Euphorbiaceae (Wolfsmilchgewächse)

Weitere Namen: Färberkroton, Tournesol

Heimat: Südeuropa bis Westasien und Nordafrika

Größe: Bis 40 cm hohe, einjährige Pflanze

Typische Kennzeichen: Dicht grau behaarte Stängel und Blätter

Diese Art wird in einigen Regionen Südeuropas und in der Türkei schon seit dem 11. Jahrhundert zum Färben, aber auch zur Herstellung von Tinte verwendet. Normalerweise stellt man aus den Blättern einen Sud her, der Wolle oder andere Naturfasern blau oder grün färbt; in Verbindung mit den Ammoniakdämpfen aus Urin und gebranntem Kalk erhält man dagegen eine rote Farbe.

Chrysanthemum indicum

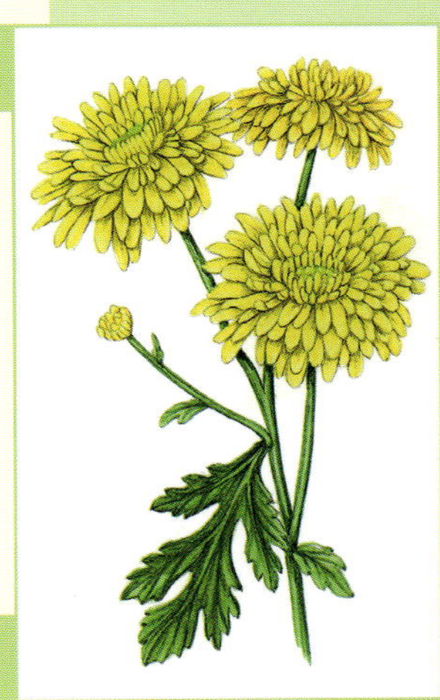

Herbstaster

Familie: Asteraceae/Compositae (Korbblütler)

Weitere Namen: Winteraster, Gärtnerchrysantheme

Heimat: China

Größe: Bis 1,5 m hohe, ausdauernde Pflanze

Typische Kennzeichen: Bildet zahlreiche, leuchtend gelbe Blütenköpfchen

Chrysanthemen, von denen es heute zahlreiche Sorten gibt, werden bei uns vor allem als attraktive Gartenblumen geschätzt, aber sie haben auch therapeutische Eigenschaften. So gilt die Herbstaster beispielsweise als schweißtreibend, blutdrucksenkend, antiseptisch und fiebersenkend. Außerdem soll ein Aufguss aus den Blüten sehr wohl tuend für übermüdete Augen sein.

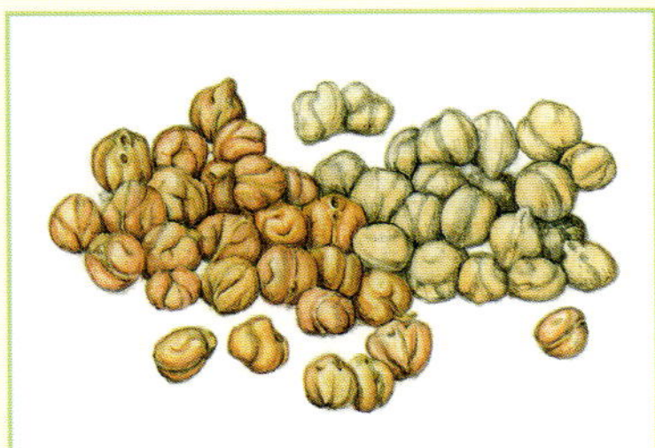

Cicer arietinum

Kichererbse

Familie: Fabaceae/Leguminosae (Hülsenfrüchtler)

Weitere Namen: –

Heimat: Nur in Kultur bekannt

Größe: Bis 45 cm hohe, einjährige Pflanze

Typische Kennzeichen: Rundliche, aufgeblähte Hülsen mit runden Samen („Erbsen")

Die Kichererbse wird vor allem in Indien und Pakistan angebaut, man findet sie aber manchmal auch im Mittelmeerraum. Genutzt werden die Blätter, die man als Gemüse zubereiten kann, aber noch wichtiger sind die Samen, die gekocht oder zu Mehl gemahlen eine wichtige Rolle für die Proteinversorgung der Bevölkerung Indiens und Pakistans spielen. Außerdem nutzt man die Pflanzen als Viehfutter.

Cichorium endivia

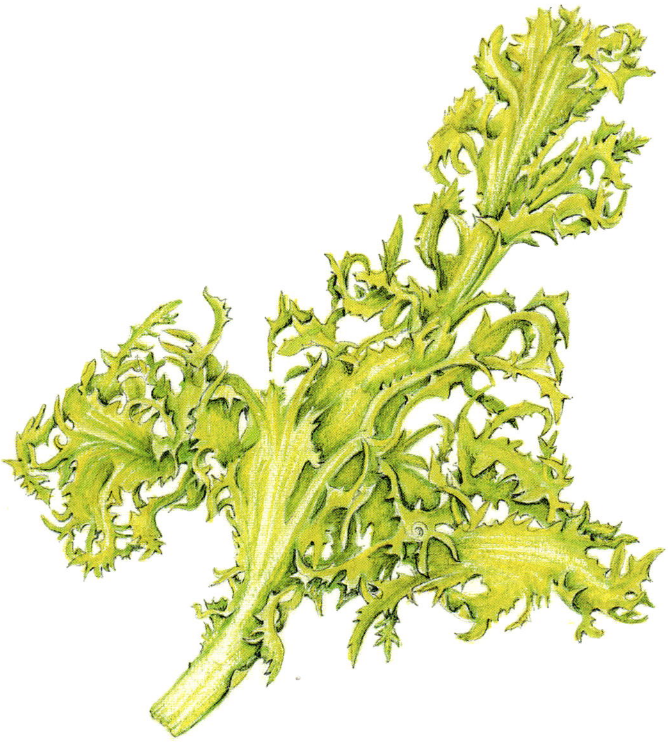

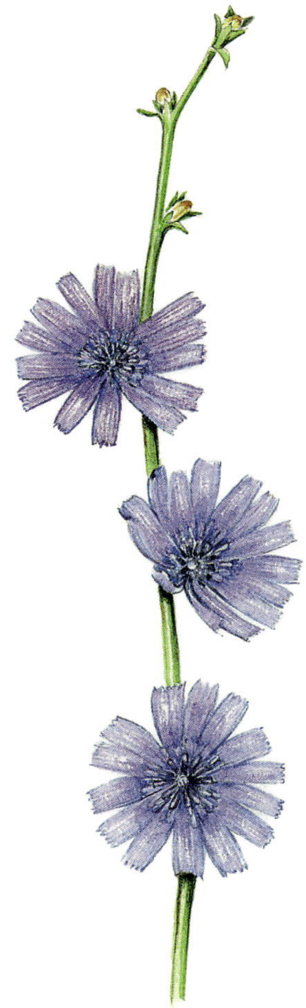

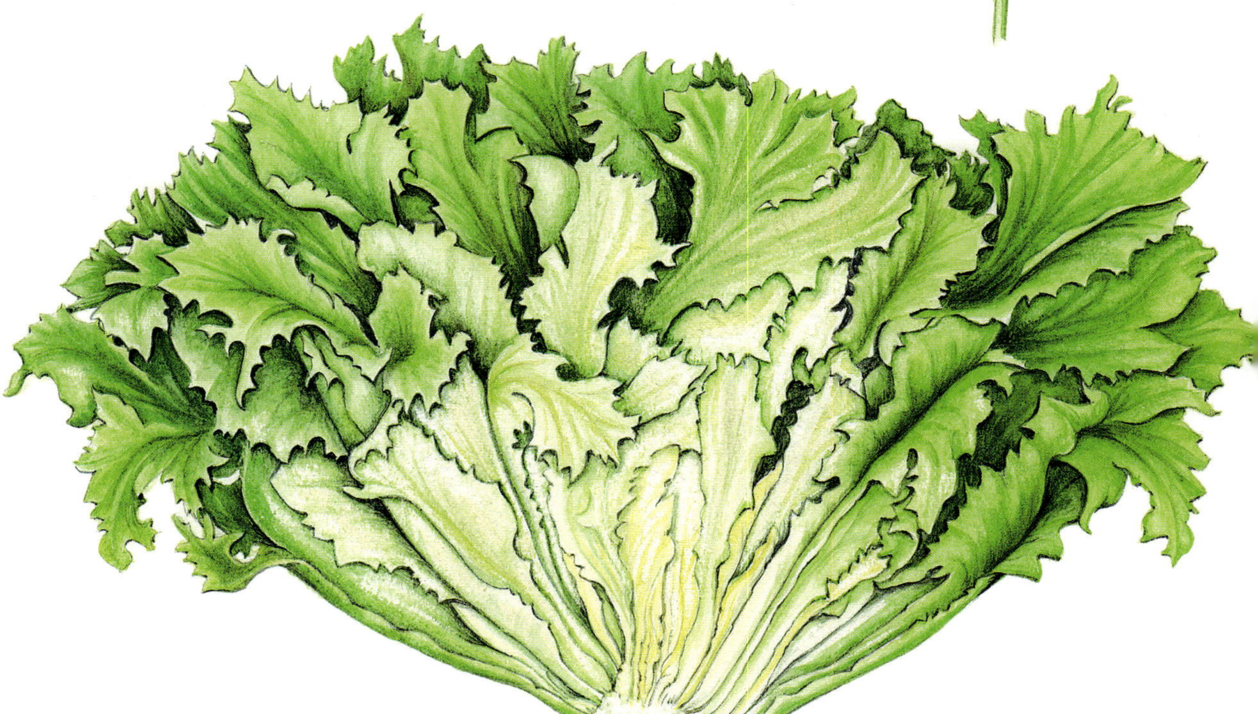

Cichorium endivia

Endivie

Familie:

Asteraceae/Compositae (Korbblütler)

Weitere Namen:

Winterendivie

Heimat:

Südasien

Größe:

Bis 1,5 m hohe, zweijährige Pflanze

Typische Kennzeichen:

Große blaue Blütenköpfe und kräftige Pfahlwurzel

Diese Art wird im August gern als Wintersalat ausgesät, um die Blätter dann in den kalten Monaten bis zum zeitigen Frühjahr als Salat zu verwenden. Da die krautigen Teile Bitterstoffe enthalten, wirkt sich ein Verzehr wohl tuend auf Magen und Darm aus. Mit der K sen Endivie, der Schnitt-Endivie und der Breitblättri Endivie gibt es verschiedene Varietäten, die sich allem durch die Blattform unterscheiden.

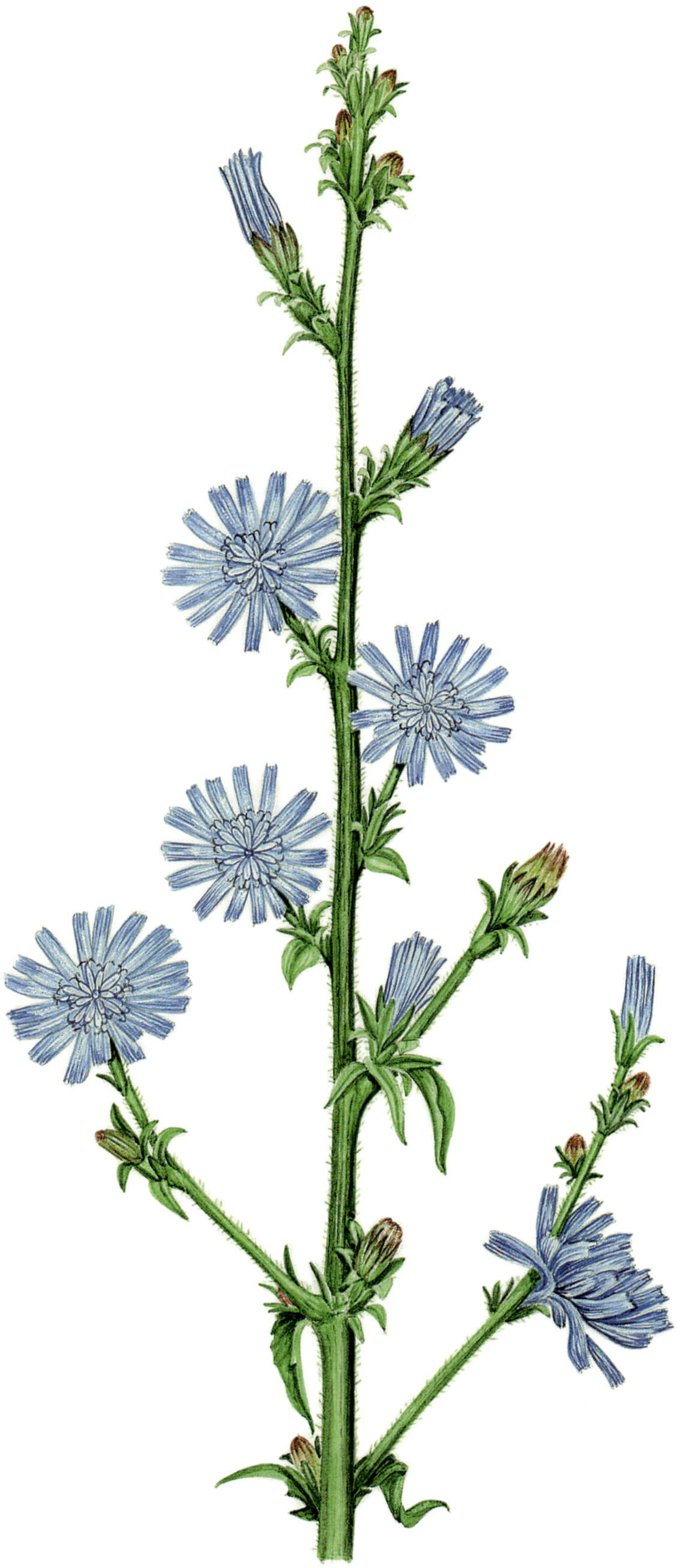

Im Mittelalter sagte man dieser Pflanze Zauberkräfte nach, etwa die Unverletzlichkeit gegen Pfeile und Stichwaffen, heute schätzt man das Kraut vor allem wegen der verdauungsfördernden, reinigenden, harntreibenden, abführenden und sedativen Eigenschaften. Die gerösteten Wurzeln wurden in Notzeiten manchmal als Kaffee-Ersatz verwendet („Blümchenkaffee").

Cichorium intybus

Wegwarte

Familie:

Asteraceae/Compositae (Korbblütler)

Weitere Namen:

Zichorie

Heimat:

Europa und Asien

Größe:

Bis zu 1,5 m hohe, ausdauernde Pflanze

Typische Kennzeichen:

Große blaue Blütenköpfe und zu einer Rübe verdickte Wurzel

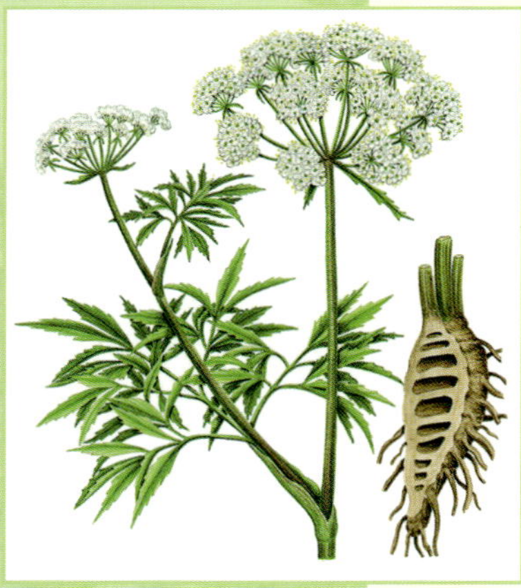

Cicuta virosa

Wasserschierling

Familie: Apiaceae/Umbelliferaceae (Doldenblütler)

Weitere Namen: Dollkraut, Tollrübe, Giftwüterich, Kuhtod

Heimat: Europa, Asien und Nordamerika

Größe: Bis 1,2 m hohe, ausdauernde Pflanze

Typische Kennzeichen: Hohler Stängel und blasenartige Blattscheiden

Der vor allem im Norden Mitteleuropas relativ häufige, hauptsächlich an feuchten Standorten wachsende Wasserschierling ist eine gefährliche Giftpflanze. Schon 2–3 g Wurzel- oder Blattmaterial kann zum Tode führen oder bei günstigerem Verlauf doch zumindest Übelkeit, Herzrasen und Gleichgewichtsstörungen verursachen. In der Homöopathie wird die Art manchmal bei Epilepsie verordnet.

Cimicifuga racemosa

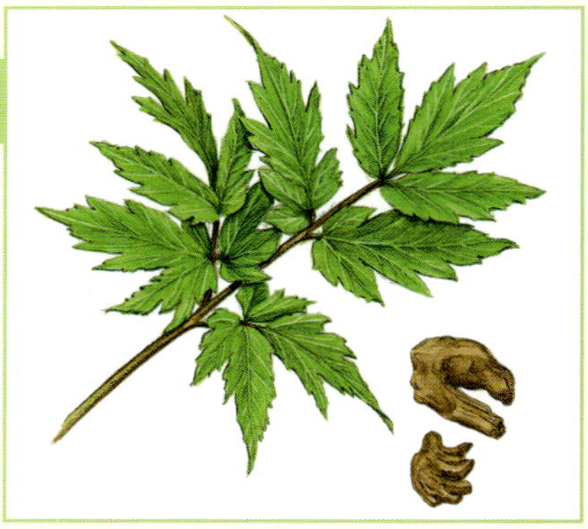

Traubensilberkerze

Familie: Ranunculaceae (Hahnenfußgewächse)

Weitere Namen: Wanzenkraut

Heimat: Nordamerika

Größe: Bis 2,5 m hohe, krautige Pflanze

Typische Kennzeichen: Lange, cremefarbene Blütenstände

Die Wurzel der Traubensilberkerze gilt als gutes Mittel zur Behandlung von Gelenkentzündungen und rheumatischen Beschwerden. Die Ureinwohner Nordamerikas nutzten die Pflanze aber auch als typisches Frauenheilkraut, etwa zur Linderung von Menstruationsbeschwerden und zur Bekämpfung von fliegender Hitze oder bei depressiven Phasen während des Klimakteriums.

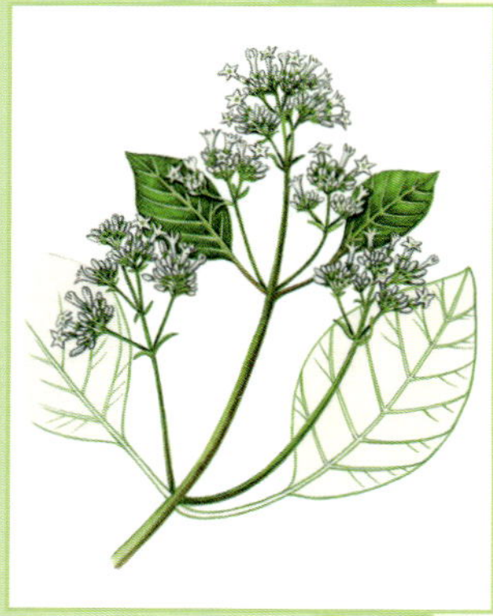

Cinchona pubescens

Chinarinde

Familie: Rubiaceae (Rötegewächse)

Weitere Namen: Fieberrindenbaum, Roter Chinarindenbaum

Heimat: Tropische Gebirgsregionen Südamerikas

Größe: Bis 25 m hoher Laubbaum

Typische Kennzeichen: Auffällig rote Rinde

Die Rinde dieses Baumes war viele jahrhundertelang das meistgenutzte Mittel gegen die Malaria; sie wurde aber auch bei Fieber, Infektionen und Verdauungsstörungen eingesetzt. Da sich Malariaerreger inzwischen häufig als resistent gegen synthetische Malariamedikamente erweisen, werden Arzneien aus dem Chinarindenbaum heute wieder häufiger verwendet.

Cinnamomum aromaticum

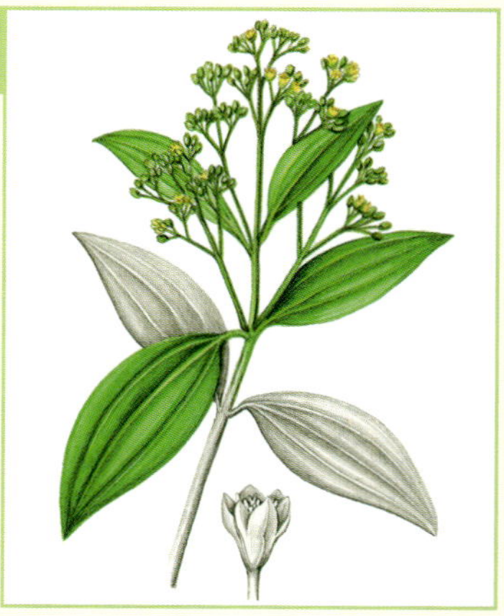

Zimtkassie

Familie: Lauraceae (Lorbeergewächse)

Weitere Namen: Chinesische Zimtrinde, Kassia-Zimt

Heimat: China und Hinterindien

Größe: Bis 6 m hoher Baum

Typische Kennzeichen: Rotbraune Rinde und lanzettliche Blätter

Als Zimt bezeichnet man die Rinde von den Zweigen dieses Baumes oder des nah verwandten Ceylon-Zimtbaumes (*Cinnamomum verum*). Diese wird nach dem Abschälen der wie Korbweiden kultivierten Bäume getrocknet und dann hauptsächlich als Gewürz genutzt, etwa für Backwaren oder Glühwein, sie besitzt aber auch anregende und harntreibende Eigenschaften.

Cinnamomum camphora

Kampferbaum

Familie: Lauraceae (Lorbeergewächse)

Weitere Namen: Kampferlorbeer

Heimat: Asien

Größe: Bis 30 m hoher, immergrüner Baum

Typische Kennzeichen: Kleine, weißliche bis gelbe, stark duftende Blüten

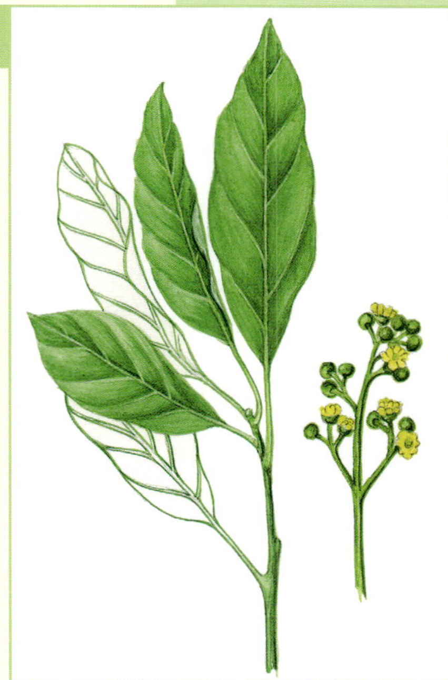

Aus dem Holz dieser Pflanze wird durch Wasserdampfdestillation das bekannte Kampferöl gewonnen, von dem es schon bei Marco Polo heißt, die Chinesen würden es als Arznei, aber auch zum Einbalsamieren ihrer Verstorbenen benutzen. Heute wird das Öl hauptsächlich äußerlich bei arthritischen oder rheumatischen Beschwerden angewendet; von einer Einnahme, die früher ebenfalls üblich war, muss abgeraten werden.

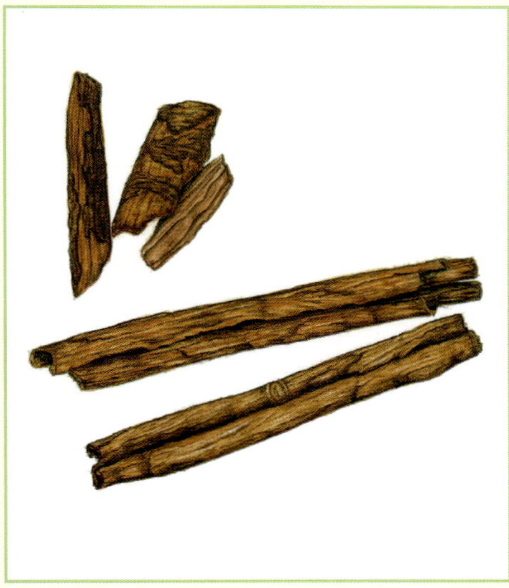

Cinnamomum verum

Ceylon-Zimtbaum

Familie: Lauraceae (Lorbeergewächse)

Weitere Namen: Kaneelbaum, Zimt

Heimat: Indien und Sri Lanka

Größe: Bis 15 m hoher, immergrüner Baum

Typische Kennzeichen: Graubraune Rinde und rundlich-eiförmige Blätter

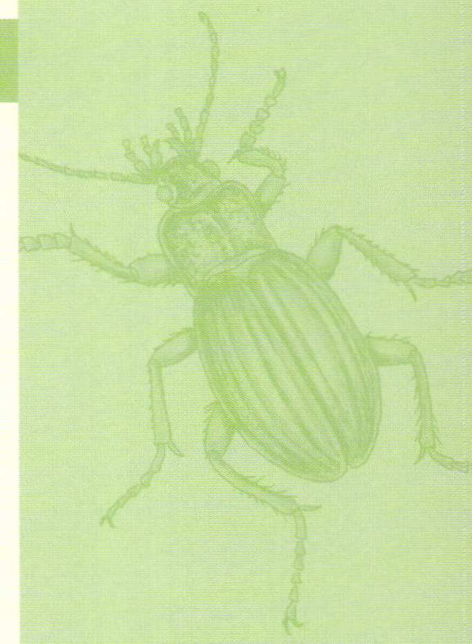

Die zu Zimt verarbeitete Rinde dieses Baumes nutzt man in China und Indien schon seit über 4000 Jahren als Gewürz und für therapeutische Zwecke; in Ägypten verwendete man sie außerdem bei der Einbalsamierung von Leichen. Als Arznei wird der Ceylon-Zimtbaum hauptsächlich wegen seiner blähungstreibenden, krampflösenden, antiseptischen und antiviralen Eigenschaften eingesetzt.

Cistus incanus ssp. creticus

Graubehaarte Zistrose

Familie: Cistaceae (Zistrosengewächse)

Weitere Namen: Labdanum, Zistrose

Heimat: Mittelmeergebiet

Größe: Bis 1 m hoher Strauch

Typische Kennzeichen: Bildet besonders große, rosafarbene Blüten

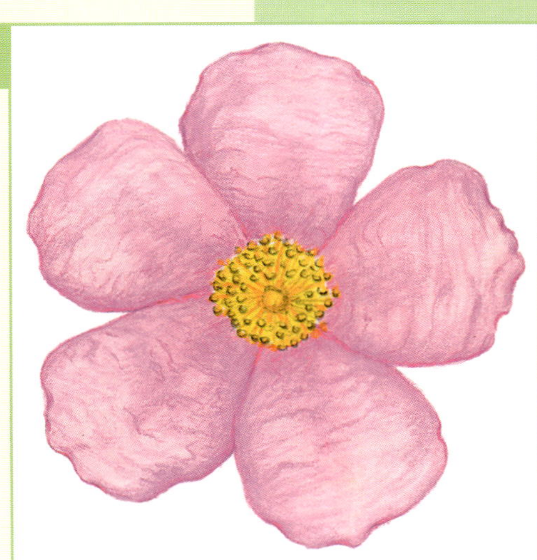

Mit den Samenkapseln dieser Art lassen sich Stoffe und andere Naturfasern gelb und nach Zusatz weiterer Substanzen auch schwarzbraun färben. Noch begehrter ist die Pflanze aber, weil sie ein wohlriechendes Harz enthält, das schon seit vielen Jahrhunderten für Parfüms verwendet wird, sich aber auch zur Bekämpfung von Bakterien und Pilzen eignet.

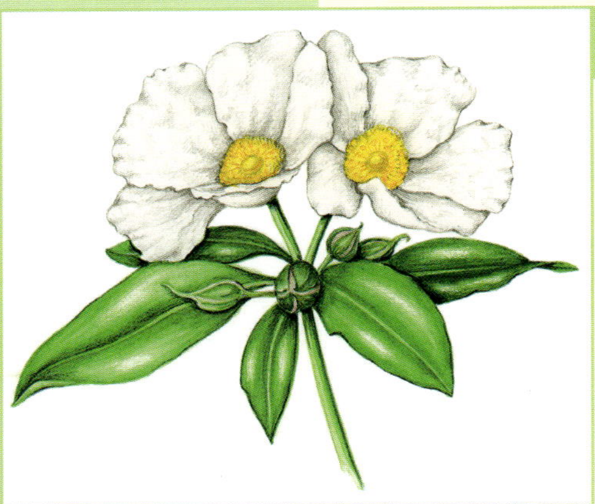

Cistus laurifolius

Lorbeerblättrige Zistrose

Familie: Cistaceae (Zistrosengewächse)
Weitere Namen: Zistrose
Heimat: Mittelmeergebiet
Größe: Bis 1,2 m hoher Strauch
Typische Kennzeichen: Bildet große weiße Blüten

Ähnlich wie die nah verwandte Art *Cistus incanus* ssp. *creticus* wird auch diese immergrüne Pflanze schon lange zum Färben von Wolle und anderen Naturfasern verwendet. Außerdem ist sie eine beliebte Gartenpflanze mit großen, herrlich duftenden, aber leider auch schnell vergänglichen Blüten, die sich nur bei Sonnenschein vollständig entfalten.

Citrullus colocynthis

Bittermelone

Familie: Cucurbitaceae (Kürbisgewächse)
Weitere Namen: Purgiergurke, Teufelsapfel, Koloquinte
Heimat: Westafrika
Größe: Wächst mit etwa 1–2 m langen, niederliegenden Ranken
Typische Kennzeichen: Bildet etwa apfelgroße Früchte mit sehr fester Schale

Dieses Kürbisgewächs stammt ursprünglich aus Westafrika, hat sich aber inzwischen auch in vielen Teilen des Mittelmeergebiets ausgebreitet. Es handelt sich um eine stark giftige Art, deren Früchte bei einem Verzehr fast immer Erbrechen und schwere Durchfälle auslösen. Die geschälten und entkernten Früchte werden manchmal in homöopathischen Mitteln zur Behandlung von Koliken und Krämpfen verarbeitet.

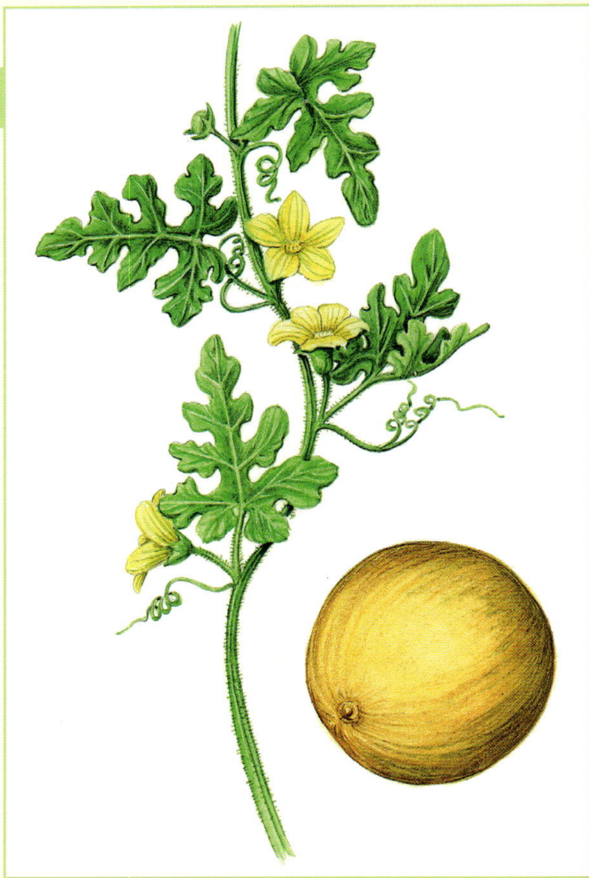

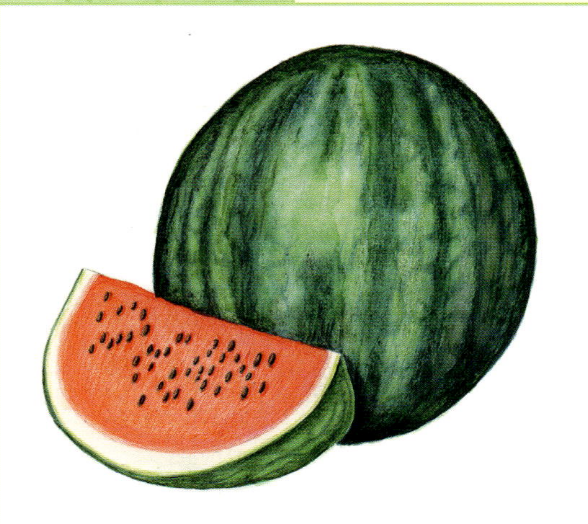

Citrullus lanatus

Wassermelone

Familie: Cucurbitaceae (Kürbisgewächse)
Weitere Namen: Arbuse
Heimat: Afrika
Größe: Bis 1 m lange, einjährige Kletterpflanze
Typische Kennzeichen: Große Früchte mit rötlichem, saftigem Fruchtfleisch

Diese Art, die heute wegen ihrer bis 30 cm großen Früchte fast überall in den Tropen und Subtropen kultiviert wird, war schon im Ägypten der Pharaonenzeit eine beliebte Nutzpflanze. Auch heute sind die sehr wasserreichen Melonen immer noch ein beliebter Durstlöscher, sie lassen sich aber auch therapeutisch einsetzen, etwa als harntreibende und nierenreinigende Arznei.

Citrus aurantium

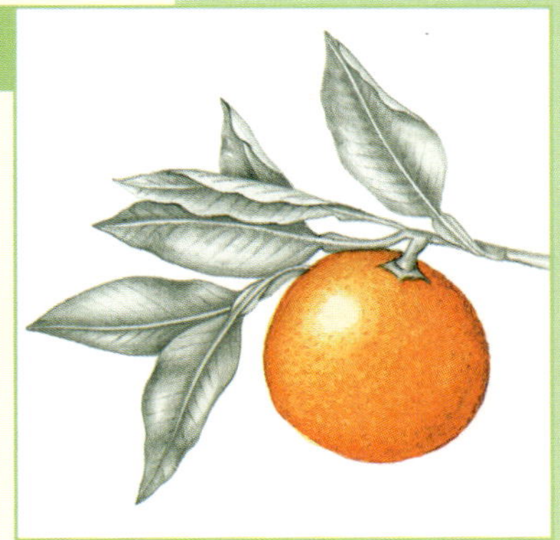

Bitterorange

Familie: Rutaceae (Rautengewächse)
Weitere Namen: Pomeranze, Bigarade
Heimat: Asien
Größe: Bis 10 m hoher, immergrüner Baum
Typische Kennzeichen: Orangefarbene Früchte, deren Schale zahlreiche Gruben aufweist

Das bittere Fleisch der Früchte dieses Baumes ist für den Rohgenuss eher ungeeignet, kann aber mit Zucker gekocht und dann als Konfitüre („Orangenmarmelade") verwendet werden. Außerdem lassen sich die Früchte medizinisch nutzen, etwa als verdauungsfördernde Arznei oder zur Behandlung von Kopfschmerzen, während man die Blüten manchmal zur Herstellung von Parfüm nimmt.

Citrus bergamia

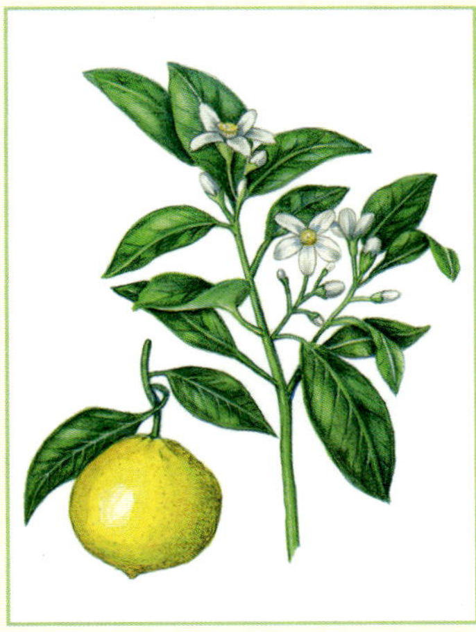

Bergamotte

Familie: Rutaceae (Rautengewächse)
Weitere Namen: Bergamottzitrone
Heimat: Asien
Größe: Bis 10 m hoher, immergrüner Baum
Typische Kennzeichen: Hellgelbe Früchte mit glatter Schale

Aus den Fruchtschalen dieser Pflanze lässt sich das bekannte Bergamottöl gewinnen, das eine wichtige Rolle bei der Herstellung vieler Parfüms oder Haarwässer spielt und außerdem zum Aromatisieren von Tee (Sorte „Earl Grey") verwendet wird. In der Naturheilkunde setzt man es vor allem als Desinfektionsmittel und zur Behandlung von Muskelkrämpfen ein.

Citrus limon

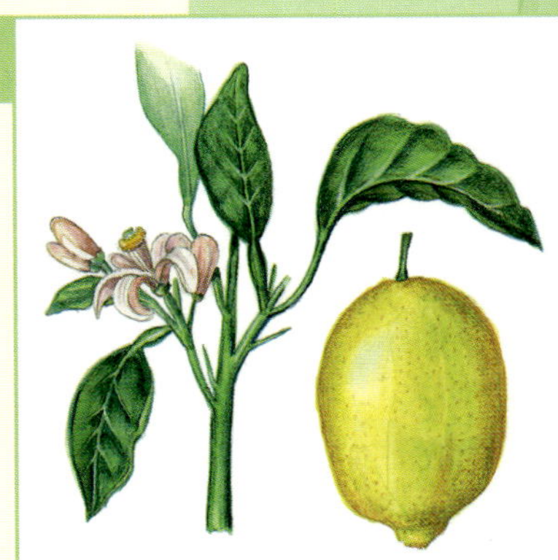

Zitrone

Familie: Rutaceae (Rautengewächse)
Weitere Namen: Sauerzitrone
Heimat: Südostasien oder Indien
Größe: Bis 7 m hoher, immergrüner Baum
Typische Kennzeichen: Leuchtend gelbe Früchte

Dass Zitronen einen hohen Gehalt an Vitamin C besitzen und daher die Widerstandkraft gegen Erkältungen und Grippe erhöht, weiß heute jedes Kind. Allerdings können die Früchte auch noch bei anderen Beschwerden verwendet werden, etwa zur Behandlung von Arteriosklerose und Krampfadern sowie äußerlich bei Akne, Fußpilz, Insektenstichen und Sonnenbrand.

Citrus maxima

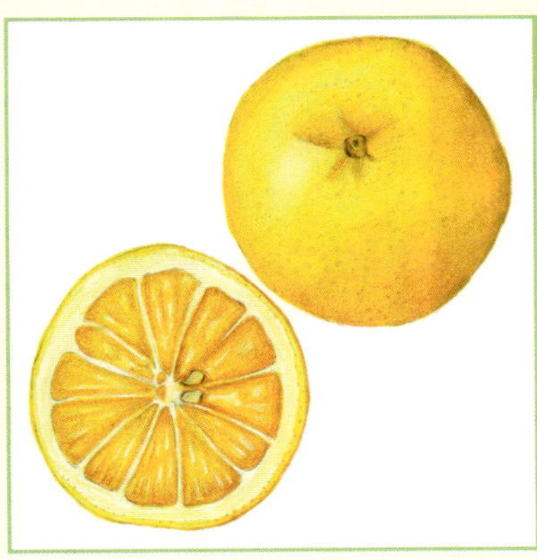

Pampelmuse

Familie: Rutaceae (Rautengewächse)
Weitere Namen: Riesenorange, Adamsapfel
Heimat: Südostasien
Größe: Bis 10 m hoher, immergrüner Baum
Typische Kennzeichen: Große, bis 6 kg schwere Früchte mit dicker, grüngelber bis orangegelber Schale

Die Früchte dieser Citrus-Art, die reich an Vitaminen und Mineralstoffen sind, haben ein saures und leicht bitteres Fruchtfleisch, so dass man sie fast nur zur Herstellung von Säften benutzen kann. In Europa werden Pampelmusen nur selten angeboten. Findet man sie dennoch einmal, dann handelt es sich häufig um falsch benannte Grapefruits, die kleiner sind als Pampelmusen und eine deutlich dünnere Schale haben.

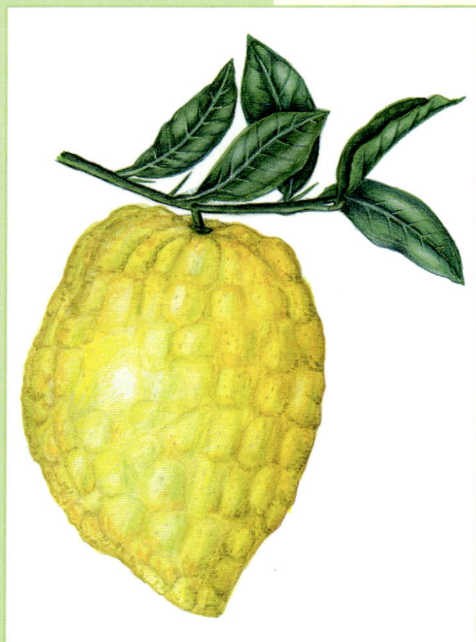

Citrus medica

Zitronatzitrone

Familie: Rutaceae (Rautengewächse)

Weitere Namen: Medischer Apfel, Zedratzitrone

Heimat: Asien

Größe: Bis 4 m hoher Strauch oder kleiner Baum

Typische Kennzeichen: Große, eiförmige oder zylindrische, grünlich bis goldgelbe Früchte mit warziger Schale

Die nur wenig und ein zudem sehr saures Fleisch enthaltenden Früchte sind für den menschlichen Verzehr weitgehend ungeeignet, sieht man einmal davon ab, dass sich daraus eine spezielle Marmelade herstellen lässt. Allerdings wird die dicke Fruchtschale in größerem Maß zur Herstellung einer beliebten Backzutat verwendet, die man Zitronat oder Sukkade nennt.

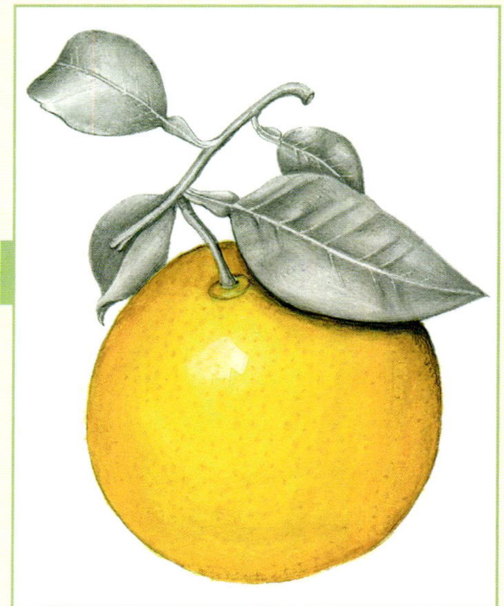

Citrus paradisi

Grapefruit

Familie: Rutaceae (Rautengewächse)

Weitere Namen: Paradiesapfel

Heimat: Im 18. Jahrhundert vermutlich als Hybride aus Apfelsine und Pomelo (*Citrus grandis*) entstanden

Größe: Bis 10 m hoher, immergrüner Baum

Typische Kennzeichen: Sehr große, gelbe bis orangefarbene Früchte

Wie viele Zitrusfrüchte wird auch diese Art heute in großer Zahl als Nutzpflanze angebaut. Das sehr saftige, etwas säuerlich schmeckende Fruchtfleisch wird normalerweise mit Zucker bestreut und direkt aus der Schale gelöffelt; man kann es aber auch gut zu Fruchtsaft verarbeiten. Neben Grapefruits mit gelblichem Fruchtfleisch gibt es heute auch Sorten mit rosafarbenem oder rötlichem Fleisch.

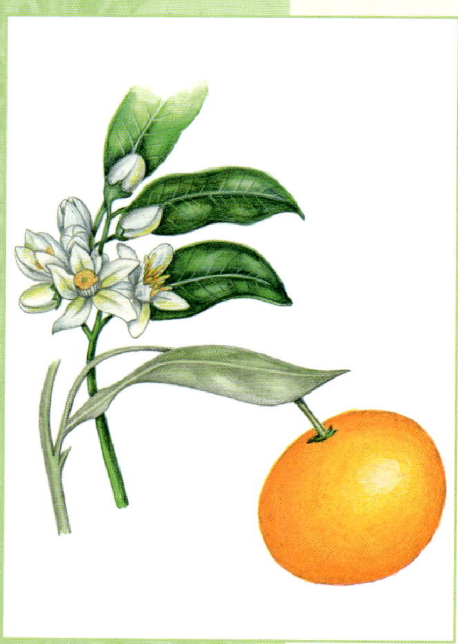

Citrus reticulata

Mandarine

Familie: Rutaceae (Rautengewächse)

Weitere Namen: Clementine, Tangerine

Heimat: Asien

Größe: Bis 5 m hoher Strauch oder kleiner Baum

Typische Kennzeichen: Dornige Äste und kleine, orangerote bis rote Früchte

Die vitaminreichen Mandarinen gehören heute zu den meistgenutzten Zitrusfrüchten, denn ihre Schale lässt sich leichter ablösen als die von Apfelsinen, und ihr Fruchtfleisch ist süßer, weil es weniger Säuren enthält. Neben den eigentlichen Mandarinen (*Citrus reticulata* var. *reticulata*) gibt es auch noch die in Japan gezüchteten Satsumas (*Citrus reticulata* var. *unshiu*), die kernlos sind.

Citrus sinensis

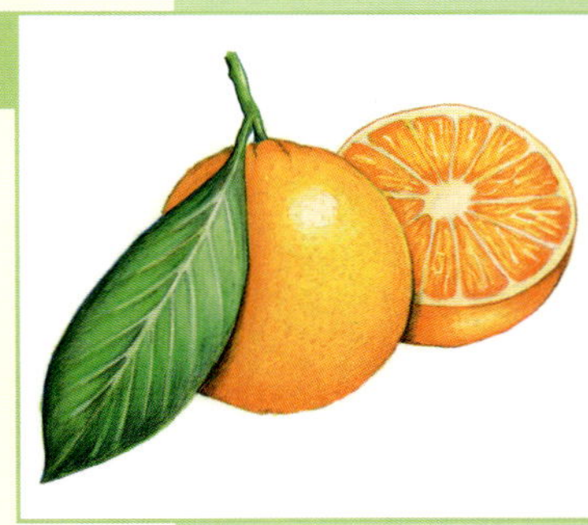

Apfelsine

Familie: Rutaceae (Rautengewächse)

Weitere Namen: Chinaapfelbaum

Heimat: Asien

Größe: Bis 5 m hoher Strauch oder kleiner Baum

Typische Kennzeichen: Dornige Äste und große, gelbliche bis orangefarbene oder rötliche Früchte

Dieser Baum bringt nicht nur die beliebten Apfelsinen hervor, die fast überall auf der Erde ein begehrtes Obst sind oder auch zu Fruchtsäften verarbeitet werden, sondern die Art besitzt außerdem auch therapeutische Eigenschaften. So kann man aus der Schale ungespritzter Früchte ein verdauungsförderndes Dekokt herstellen, während die Blüten manchmal bei Schlaflosigkeit eingesetzt werden.

Clematis recta

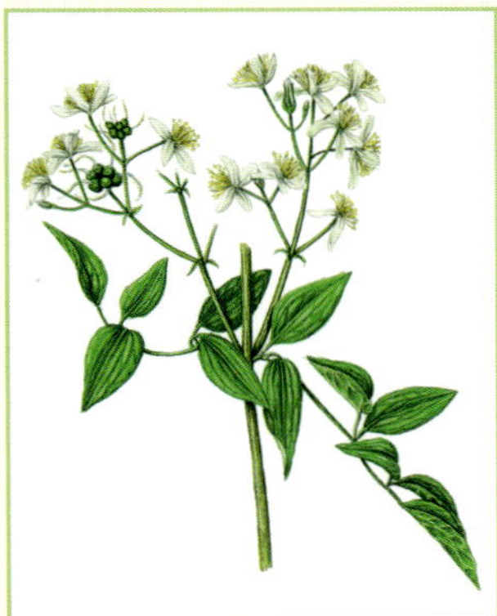

Aufrechte Waldrebe

Familie: Ranunculaceae (Hahnenfußgewächse)

Weitere Namen: Steife Waldrebe

Heimat: Europa

Größe: Bis 1,5 m hohe, ausdauernde Pflanze

Typische Kennzeichen: Vierzählige Blüten und Früchte mit federartigen Anhängen

Diese Giftpflanze hat eine hautreizende und blasenziehende Wirkung, so dass Bettler sie in früheren Zeiten benutzten, um sich ein krankes und somit Mitleid erregendes Aussehen zu verschaffen. Therapeutisch wird die Art, bei der es sich im Gegensatz zur Gewöhnlichen Waldrebe (*Clematis vitalba*) nicht um eine Kletterpflanze handelt, zumeist nur in homöopathischen Arzneien verwendet, etwa zur Behandlung von Lymphdrüsenentzündung.

Clematis vitalba

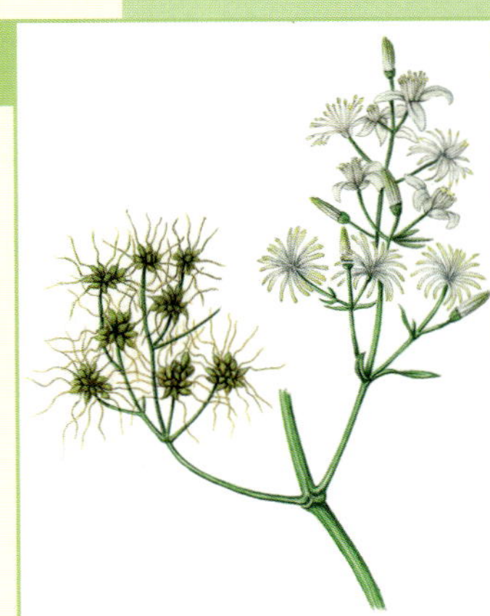

Gewöhnliche Waldrebe

Familie: Ranunculaceae (Hahnenfußgewächse)

Weitere Namen: Echte Waldrebe

Heimat: Europa, Asien und Nordamerika

Größe: Bis 30 m lange Kletterpflanze

Typische Kennzeichen: Fünfzählige Blüten und Früchte mit federartigen Anhängen

Auch diese Art enthält, genau wie die nah verwandte Aufrechte Waldrebe (*Clematis recta*), hautreizende Substanzen, die aber auch schmerzlindernd wirken, so dass die Blätter manchmal zur Linderung schmerzhafter, arthritischer Beschwerden eingesetzt werden. Früher wurde die Pflanze außerdem innerlich angewendet, etwa bei Harnwegsbeschwerden, was wegen der Giftigkeit heute aber nicht mehr üblich ist.

Cleome spinosa

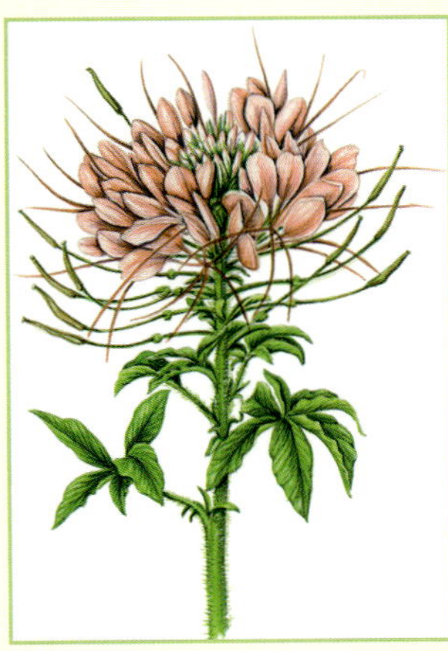

Spinnenpflanze

Familie: Capparaceae (Kaperngewächse)

Weitere Namen: Kleopatranadel

Heimat: Südamerika

Größe: Bis 1,2 m hohe, ausdauernde Pflanze

Typische Kennzeichen: Weißliche rosafarbene oder rötliche Blüten mit langen Staubgefäßen

Diese Art verdankt ihren Namen den ungewöhnlich aussehenden Blüten, deren lange Staubfäden ein wenig an Spinnenbeine erinnern. Es handelt sich um eine beliebte Gartenpflanze, die sogar von den Raupen einiger einheimischer Schmetterlinge als Futterpflanze angenommen wird. Allerdings enthält sie auch giftige Substanzen, durch die es zu unangenehmen Hautreizungen kommen kann.

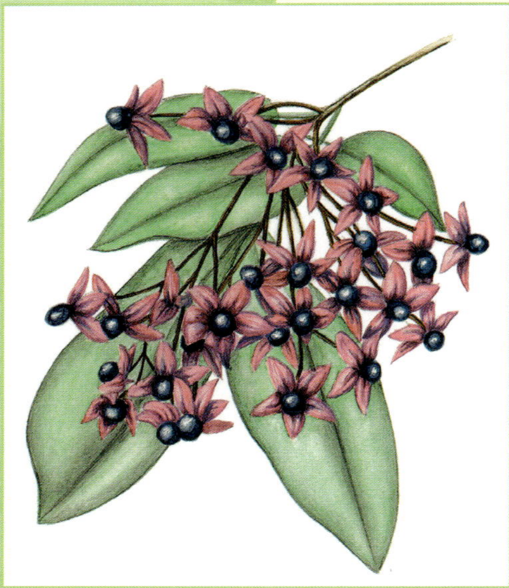

Clerodendrum trichotomum

Losbaum

Familie: Verbenaceae (Eisenkrautgewächse)

Weitere Namen: –

Heimat: China

Größe: Bis 3 m hoher, sommergrüner Strauch

Typische Kennzeichen: Leuchtend blaue, von rötlichen Kelchen eingehüllte Früchte

Diese attraktive, aber nicht winterharte Art wird wegen der angenehm duftenden Blüten und der hübschen Früchte manchmal als Kübelpflanze gehalten. Sie besitzt aber auch therapeutische Eigenschaften, so dass man sie bei Bluthochdruck anwenden kann und als Beruhigungs- oder leichtes Schmerzmittel; außerdem sollen sich mit Hilfe dieser Pflanze Parasiten bekämpfen lassen.

Clivia miniata

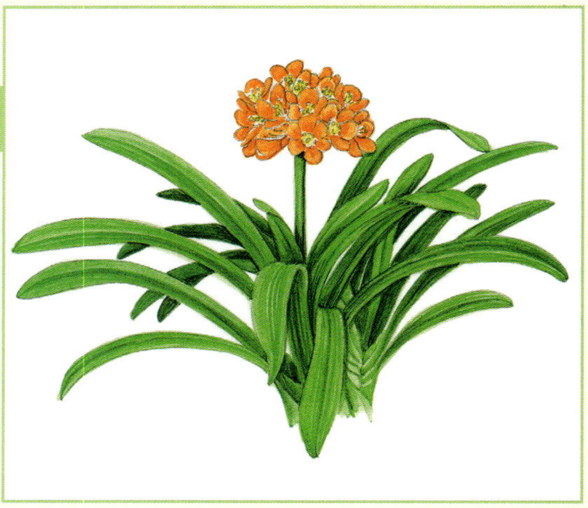

Zimmerklivie

Familie: Amaryllidaceae (Narzissengewächse)

Weitere Namen: Riemenblatt

Heimat: Südafrika

Größe: Bis 60 cm hohe, ausdauernde Pflanze

Typische Kennzeichen: Lange, dunkelgrüne, riemenartige Blätter mit gelbem Milchsaft

Die attraktive Zimmerklivie ist eine beliebte, weil robuste Zimmerpflanze. Sie enthält allerdings in allen Pflanzenteilen giftige Substanzen, die bei einer versehentlichen Aufnahme in den Verdauungstrakt Übelkeit und Erbrechen, in höherer Dosis sogar Lähmungserscheinungen hervorrufen. Daher sollt man sie so aufstellen, dass Kleinkinder und Haustiere sie nicht erreichen können.

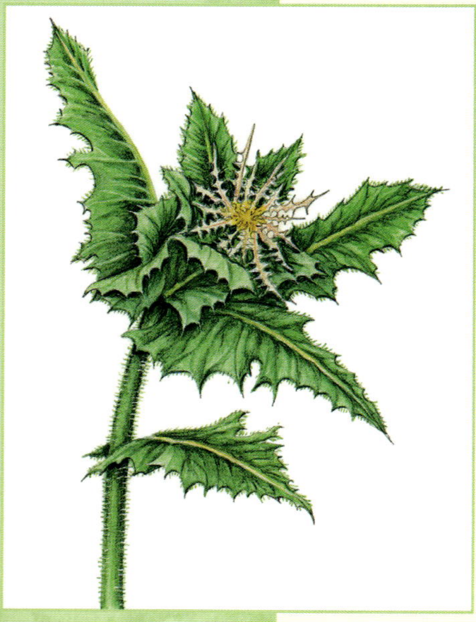

Cnicus benedictus

Benediktenkraut

Familie: Asteraceae/Compositae (Korbblütler)

Weitere Namen: Bitterdistel, Heildistel

Heimat: Mittelmeergebiet

Größe: Bis 50 cm hohe, einjährige Pflanze

Typische Kennzeichen: Von stachligen Hochblättern umgebene Blüte

Im Mittelalter versuchte man mit Hilfe dieser Pflanze die Pest zu bekämpfen, während man sie heute vor allem als verdauungsfördernde und appetitanregende Arznei anwendet. Aus diesem Grund ist die Art auch häufig Bestandteil von Magenbittern; man nutzt die oberirdischen Teile aber auch als antiseptisches Mittel zur Reinigung von Wunden. In Mitteleuropa kommt die Pflanze manchmal verwildert vor.

Cnidium monnieri

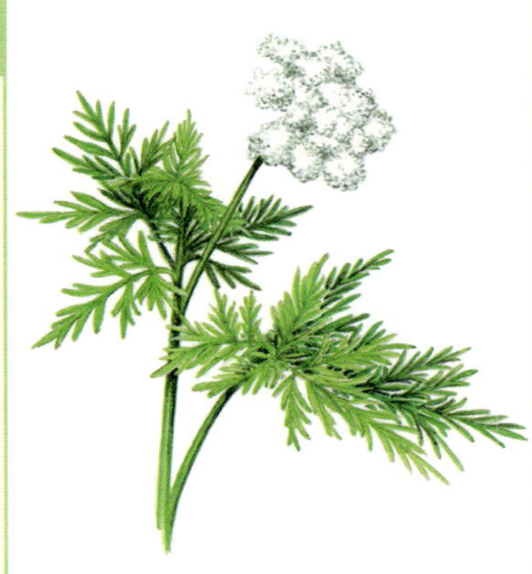

Brenndolde

Familie: Apiaceae/Umbelliferaceae (Doldenblütler)

Weitere Namen: –

Heimat: China

Größe: Bis 60 cm hohe, einjährige Pflanze

Typische Kennzeichen: Ovale Samen mit erhabenen Rippen

Diese Art wird in China schon seit mindestens 2000 Jahren für medizinische Zwecke angewendet, wobei die Samen vor allem als gutes Mittel gegen Hautbeschwerden geschätzt werden, etwa Akne, Ringelflechte und Krätze. Man nimmt die Brenndolde aber auch zur Stärkung der Gebärmutter oder der Nieren, und sie gilt außerdem als Mittel zur Behandlung von Impotenz und Unfruchtbarkeit.

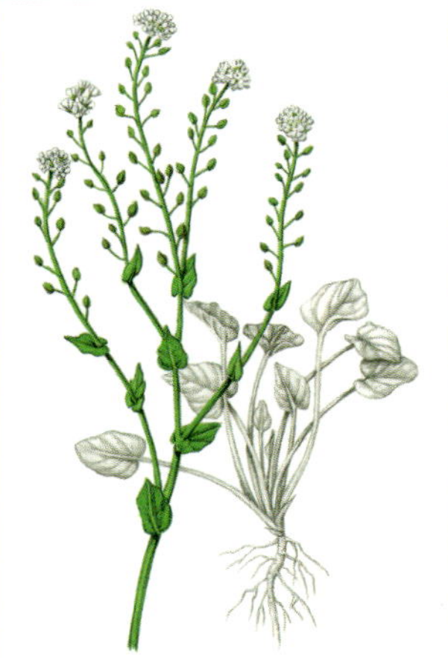

Cochlearia officinalis

Löffelkraut

Familie: Brassicaceae (Kreuzblütler)

Weitere Namen: Skorbutkraut

Heimat: Europa und Asien

Größe: Bis 30 cm hohe, ausdauernde Pflanze

Typische Kennzeichen: Dünne Pfahlwurzel und fleischige Blätter

Diese Art war früher ein wichtiges Mittel gegen Skorbut, also die gefährliche Vitamin-C-Mangelkrankheit, die besonders bei längeren Schiffsreisen auftrat. Neben dem hohen Vitamingehalt besitzen die Blätter und Sprossteile aber auch noch appetitanregende, verdauungsfördernde, antiseptische, leicht abführende und harntreibende Eigenschaften.

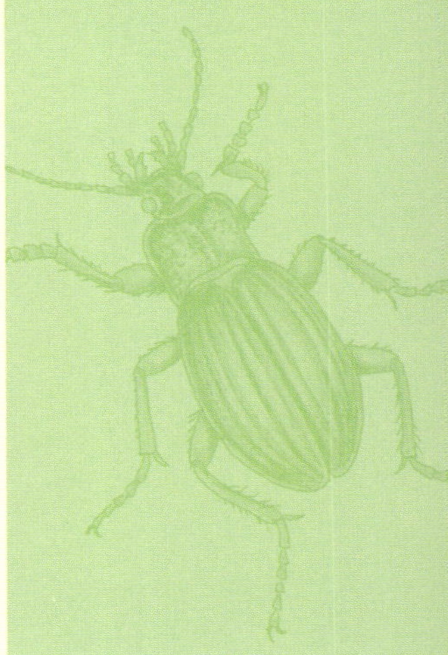

Cocos nucifera

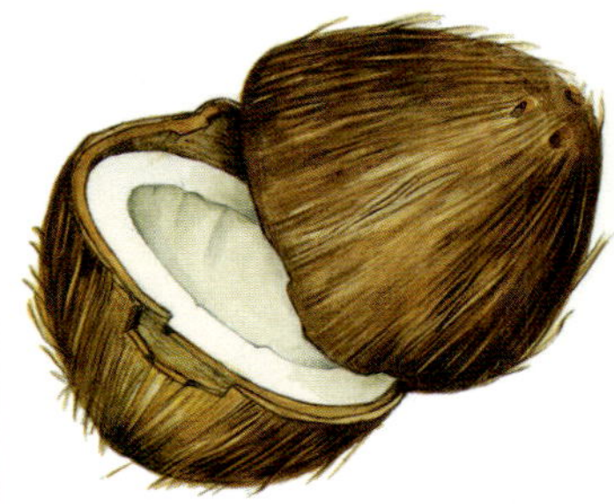

Kokospalme

Familie: Arecaceae (Palmengewächse)

Weitere Namen: Kokosnuss

Heimat: Asien

Größe: Bis 30 m hoher Baum

Typische Kennzeichen: Große Steinfrüchte und bis 6 m lange Blätter

Dieser Baum wird in vielen Regionen der Erde für die unterschiedlichsten Zwecke genutzt. So gewinnt man aus dem sehr fettreichen Kokosnussfleisch beispielsweise Kokosöl zum Braten, aber auch Material für Seife oder Kerzen, während sich aus den Blättern Matten oder Körbe flechten lassen und die Rinde zur Behandlung von Zahnschmerzen verwendet werden kann.

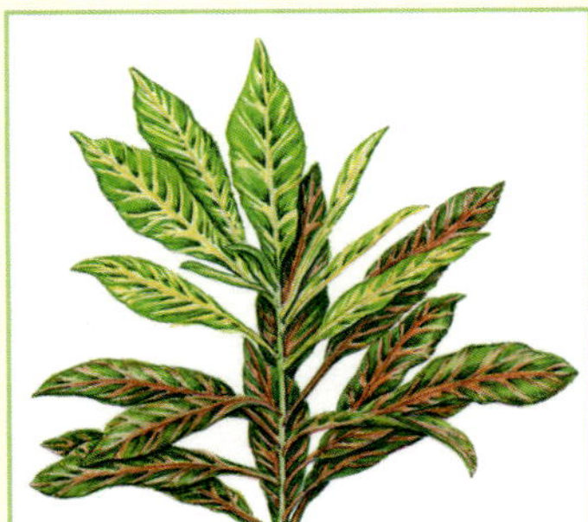

Codiaeum variegatum

Wunderstrauch

Familie: Euphorbiaceae (Wolfsmilchgewächse)

Weitere Namen: Kroton, Krebsblume

Heimat: Indien und Malaysia

Größe: Bis 1 m hohe, ausdauernde Pflanze

Typische Kennzeichen: Auffällig gefärbte und gemusterte Blätter mit farblosem Milchsaft

Die Art ist wegen ihrer großen, lackartig glänzenden und auffällig gefärbten und gemusterten Blätter eine sehr beliebte Zimmerpflanze. Sie kann aber bei Berührung unangenehme Hautekzeme und bei oraler Aufnahme Übelkeit und Erbrechen verursachen; außerdem soll der Milchsaft krebserregend sein. Der Wunderstrauch wird manchmal auch Kroton genannt, hat aber nichts mit der ebenfalls giftigen Art *Croton tiglium* zu tun.

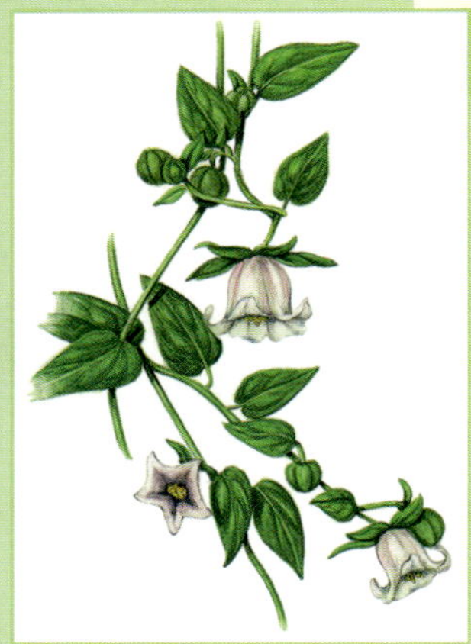

Codonopsis pilosula

Glockenwinde

Familie: Campanulaceae (Glockenblumengewächse)
Weitere Namen: Dang Shen
Heimat: China
Größe: Bis 1,5 m lange, ausdauernde Kletterpflanze
Typische Kennzeichen: Glockenförmige Blüten mit einer purpurfarbenen Zeichnung

Die Wurzel der Glockenwinde spielt vor allem in der chinesischen Naturheilkunde eine wichtige Rolle, wo man die Wurzel hauptsächlich zur Stärkung der allgemeinen Vitalität einsetzt. Außerdem benutzt man sie zur Erhöhung des Milchflusses nach einer Geburt, bei Atemwegsbeschwerden wie Asthma und Kurzatmigkeit sowie bei Appetitverlust und Verdauungsbeschwerden.

Coffea arabica

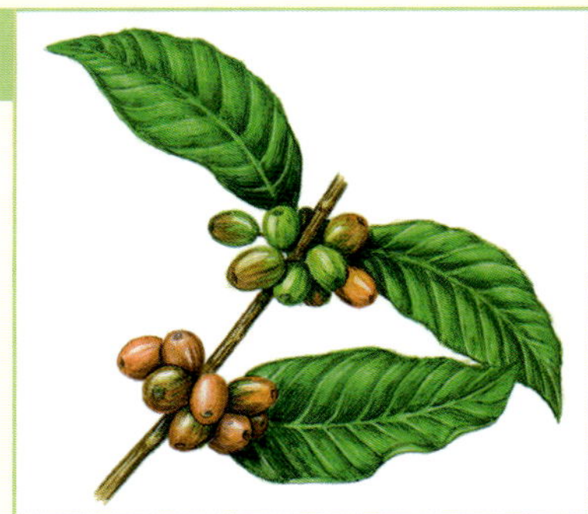

Kaffeestrauch

Familie: Rubiaceae (Rötegewächse)
Weitere Namen: Kaffee, Kaffeebaum
Heimat: Afrika
Größe: Bis 6 m hoher Strauch oder Baum
Typische Kennzeichen: Kleine rote Früchte mit jeweils zwei Samen

Kaffee wird wegen seiner stark anregenden Wirkung seit mindestens 1000 Jahren getrunken – vom 17. Jahrhundert an auch in Europa. Zubereitet wird er aus den gerösteten und dann gemahlenen Samen (Bohnen) des Kaffeestrauchs, wobei ein übermäßiger Genuss des Getränks allerdings zu Schlafstörungen, starker Nervosität und Wahrnehmungsproblemen führen kann.

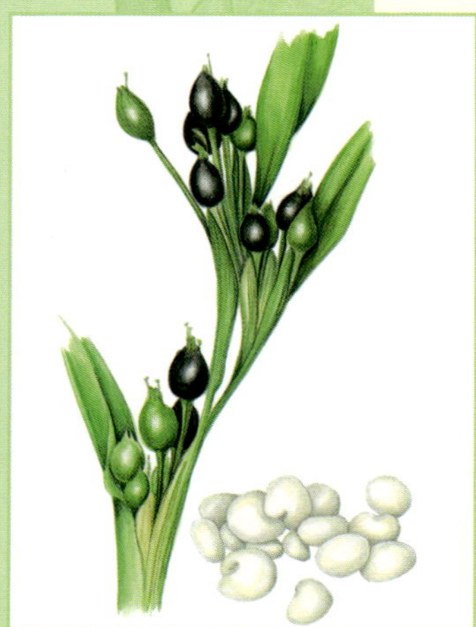

Coix lacryma-jobi

Hiobsträne

Familie: Poaceae (Süßgräser)
Weitere Namen: Adlay, Chinesische Perlgraupen
Heimat: Tropisches Asien
Größe: Bis 2,5 m hohes, einjähriges Gras
Typische Kennzeichen: Früchte mit porzellanartig glänzender Oberfläche

Die etwa kirschkerngroßen, harten, glänzenden Früchte dieser Art, die praktischerweise schon von Natur aus ein Loch besitzen, werden schon seit Urzeiten zur Herstellung von Ketten oder Armbändern benutzt, und auch Rosenkränze enthalten manchmal solche „Perlen". Außerdem soll die Pflanze ähnliche Eigenschaften wie der Ginseng (*Panax ginseng*) besitzen, und sie wird manchmal auch zur Herstellung von Brotmehl verwendet.

Cola acuminata

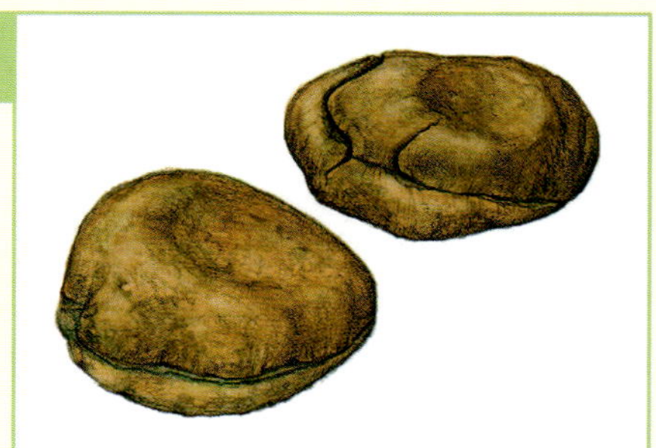

Kolabaum

Familie: Sterculiaceae (Kakaogewächse)
Weitere Namen: Kolanuss
Heimat: Westafrika
Größe: Bis 20 m hoher Baum
Typische Kennzeichen: Gelbe, violett gestreifte Blüten

In ihrer afrikanischen Heimat werden die Früchte dieses Baumes schon seit Urzeiten nicht nur wegen ihrer anregenden und angeblich sexuell stimulierenden Wirkung, sondern ebenso wegen ihrer verdauungsfördernden Eigenschaften gekaut. Heute benutzt man sie – wie die Früchte des Großen Kolabaums (*Cola nitida*) – in größerem Maß als Zusatz für Erfrischungsgetränke oder aber zur Behandlung von Kopfschmerzen.

Colchicum autumnale

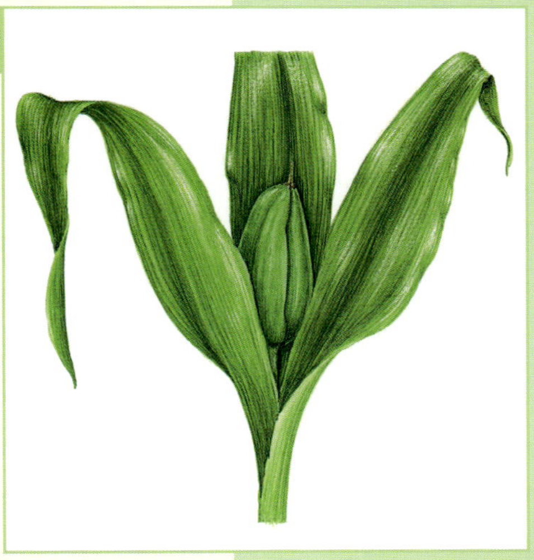

Herbstzeitlose

Familie: Colchicaceae (Herbstzeitlosengewächse)

Weitere Namen: Hennengift, Wiesensafran

Heimat: Europa

Größe: Bis 10 cm hohe, ausdauernde Pflanze

Typische Kennzeichen: Die Pflanze blüht erst im Herbst

Die ein wenig an einen Gartenkrokus erinnernde Herbstzeitlose ist eine tödlich giftige Pflanze, denn sie enthält ein Zellgift namens Colchicin, das in höherer Dosis Krämpfe, Herzrhythmusstörungen und schließlich eine Atemlähmung hervorruft. Dennoch wird sie unter ärztlicher Kontrolle manchmal zur Behandlung von Hautkrankheiten eingesetzt, sie kann aber auch als Färbepflanze dienen.

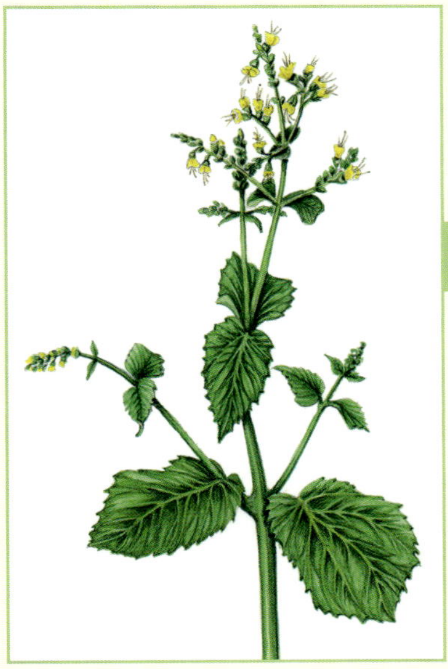

Collinsonia canadensis

Kanadische Pferdemelisse

Familie: Lamiaceae/Labiatae (Lippenblütler)

Weitere Namen: Steinwurz, Grieswurzel

Heimat: Nordamerika

Größe: Bis 1 m hohe, ausdauernde Pflanze

Typische Kennzeichen: Kantiger Stängel und eiförmige Blätter

Von diesem Heilkraut darf nur die Wurzel verwendet werden, denn die Einnahme anderer Pflanzenteile verursacht häufig Erbrechen. Die Art, die zumeist mit anderen Kräutern gemischt wird, besitzt harntreibende Eigenschaften, so dass man sie häufig bei Nierenbeschwerden einsetzt, außerdem soll sie sich zur Behandlung von Hämorrhoiden und Krampfadern eignen.

Colocasia esculenta

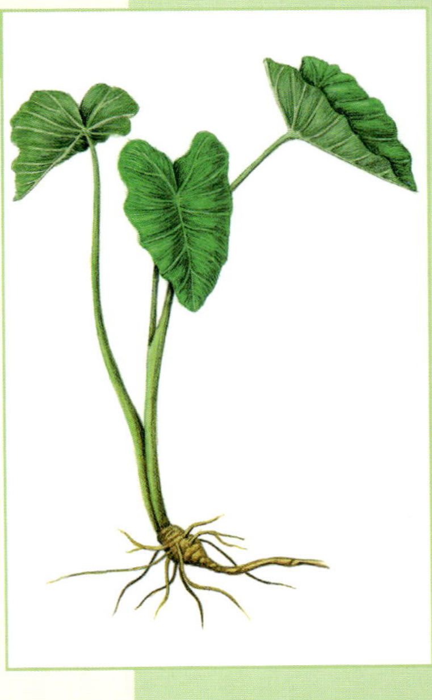

Taro

Familie: Araceae (Aronstabgewächse)

Weitere Namen: Zehrwurzel, Wasserbrotwurzel

Heimat: Asien

Größe: Bis 2 m hohe, ausdauernde Pflanze

Typische Kennzeichen: Lange, herzförmige Blätter und ein bis 4 kg schweres, knolliges Rhizom

Die große, unterirdische Knolle dieser Art gehört in vielen tropischen Ländern zu den wichtigsten stärkereichen Nutzpflanzen. Dabei handelt es sich eigentlich um ein giftiges Gewächs, aber wenn man die Knolle – unter mehrmaligem Abgießen des Wassers – längere Zeit kocht, kann man sie – ähnlich wie die Kartoffel – als Beilage verwenden, aber auch ein Brotmehl daraus herstellen.

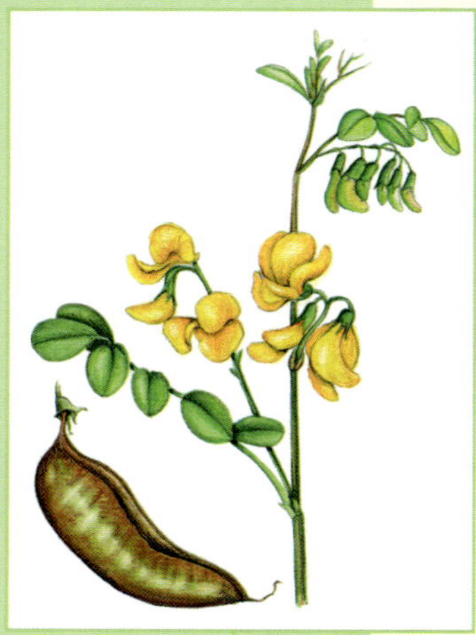

Colutea arborescens

Blasenstrauch

Familie: Fabaceae/Leguminosae (Hülsenfrüchtler)

Weitere Namen: Gelber Blasenstrauch

Heimat: Europa

Größe: Bis 2 m hoher Strauch

Typische Kennzeichen: Bildet große, blasenförmige Hülsen

Bei einem Mittelmeerurlaub kann man den Blasenstrauch durchaus einmal wild wachsend finden, während die Art in Mitteleuropa so selten ist, dass sie unter Naturschutz steht. Allerdings wird sie wegen ihrer hübschen, gelben Blüten und dekorativen Schoten gern in Parks und Gärten angepflanzt, was aber nicht ganz unproblematisch ist, denn vor allem die Samen und Blätter enthalten ein Gift, das Übelkeit und Durchfall verursacht.

Combretum micranthum

Langfaden

Familie: Combretaceae (Flügelsamengewächse)

Weitere Namen: Combretum

Heimat: Afrika

Größe: Kletterpflanze mit bis zu 5 m langen Trieben

Typische Kennzeichen: Klebrige Blätter

In ihrer afrikanischen Heimat verwendet man die Blätter und die Wurzelrinde dieser Art, die antibiotisch wirksame Substanzen enthalten, zur Behandlung von Wunden, verschreibt sie aber ab und an ebenso gegen Gelbsucht. Außerdem hat sich erst kürzlich gezeigt, dass sich mit Hilfe dieser Pflanze auch Viren bekämpfen lassen, darunter solche, die Herpes verursachen.

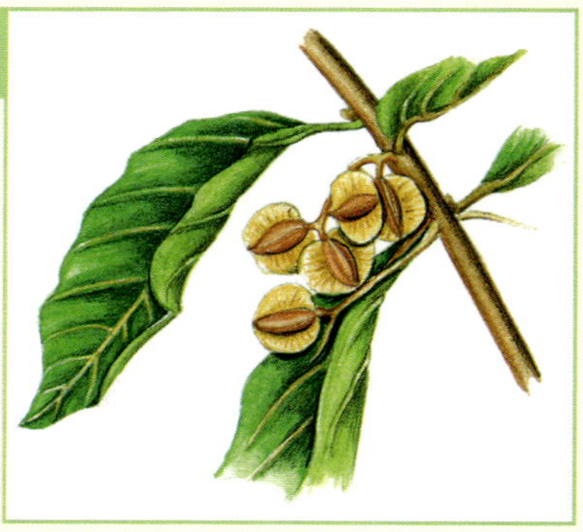

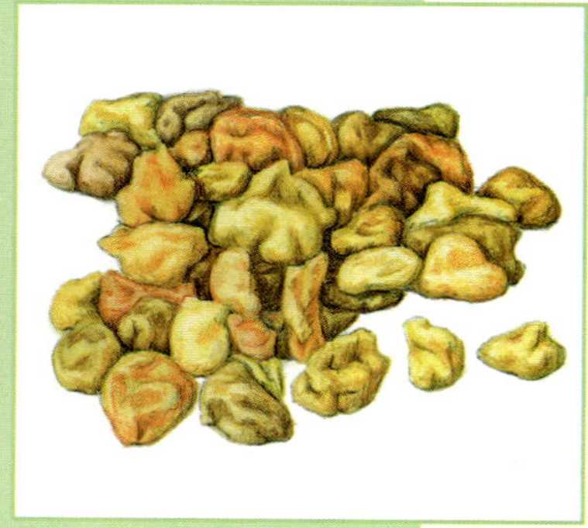

Commiphora myrrha

Myrrhebaum

Familie: Burseraceae (Balsambaumgewächse)

Weitere Namen: –

Heimat: Afrika

Größe: Bis 5 m hoher, sommergrüner Baum

Typische Kennzeichen: Die Pflanze enthält ein gelbes, aromatisches Gummiharz

Myrrhe – bekanntlich eines der Geschenke, das die Weisen aus dem Morgenland bei der Geburt Jesu überreichten – wurde früher hauptsächlich zur Einbalsamierung oder als Weihrauch verwendet. Das Gummiharz des Myrrhebaums hat aber auch antiseptische Eigenschaften, so dass man es beispielsweise als Mundwasser bei Zahnfleischinfektionen oder zum Gurgeln bei Halsentzündungen nutzen kann.

Conium maculatum

Gefleckter Schierling

Familie: Apiaceae/Umbelliferaceae (Doldenblütler)

Weitere Namen: Würgling, Stinkkraut, Wüterich

Heimat: Europa, Asien und Nordafrika

Größe: Bis 2 m hohe, ein- bis zweijährige Pflanze

Typische Kennzeichen: Hohler, fein gerillter, blau bereifter Stängel

Diese giftige Art erlangte dadurch Berühmtheit, dass sie bei der Hinrichtung des griechischen Philosophen Sokrates (um 469–399 v. Chr.) benutzt wurde, der wegen Verführung der Jugend und Einführung neuer Götter zum Tod durch den „Schierlingsbecher" verurteilt worden war. Man verwendete die Art früher aber auch als Heilkraut, was wegen der stark giftigen, lebensgefährlichen Inhaltsstoffe heute allerdings nicht mehr üblich ist.

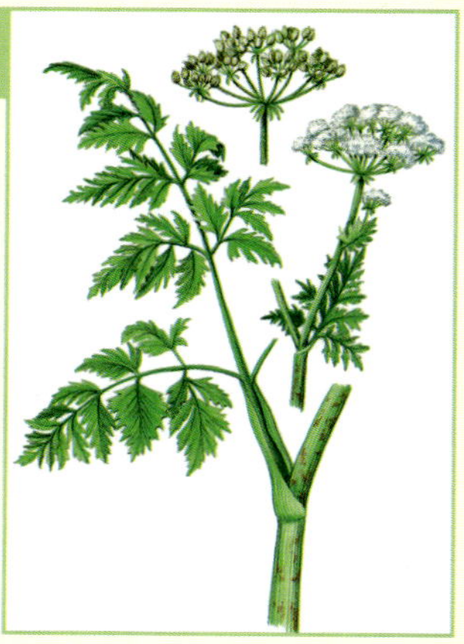

Consolida regalis

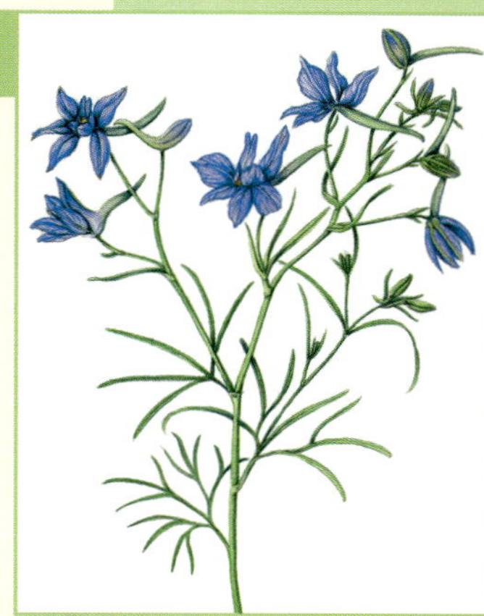

Ackerrittersporn

Familie: Ranunculaceae (Hahnenfußgewächse)
Weitere Namen: Feldrittersporn
Heimat: Europa und Kleinasien
Größe: Bis 45 cm hohe, einjährige Pflanze
Typische Kennzeichen: Eines der fünf blauvioletten Blütenhüllblätter ist länger als die anderen

Der Ackerrittersporn – früher ein häufiges Ackerunkraut – ist heute durch den Einsatz von Herbiziden eher selten geworden. Die Blüten besitzen harntreibende Eigenschaften, so dass man sie manchmal in Tees zur Behandlung von Harnwegsbeschwerden verarbeitet, während die leicht giftigen Samen und Blätter nicht selten Übelkeit oder Krämpfe, in höherer Dosierung aber auch Lähmungserscheinungen verursachen sollen.

Convallaria majalis

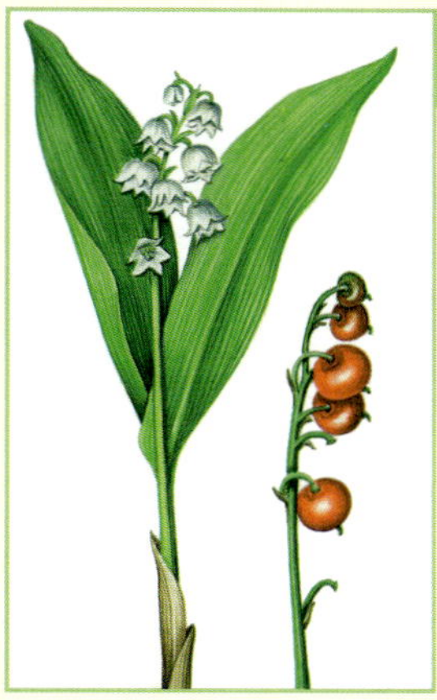

Maiglöckchen

Familie: Convallariaceae (Maiglöckchengewächse)
Weitere Namen: Schneetropfen, Maiblume
Heimat: Europa
Größe: Bis 20 cm hohe, ausdauernde Pflanze
Typische Kennzeichen: Die weißen Blüten weisen alle in eine Richtung

Das hübsche Maiglöckchen ist eine sehr beliebte Gartenpflanze, wobei vielen Menschen allerdings nicht bekannt ist, dass sie stark giftige Substanzen enthält, die schon bei Berührung schmerzhafte Haut- und Augenreizungen hervorrufen können und bei oraler Aufnahme sogar schon Todesfälle verursacht haben. In geringem Umfang wird die Art in der Homöopathie und manchmal auch als Färbepflanze verwendet.

Convolvulus arvensis

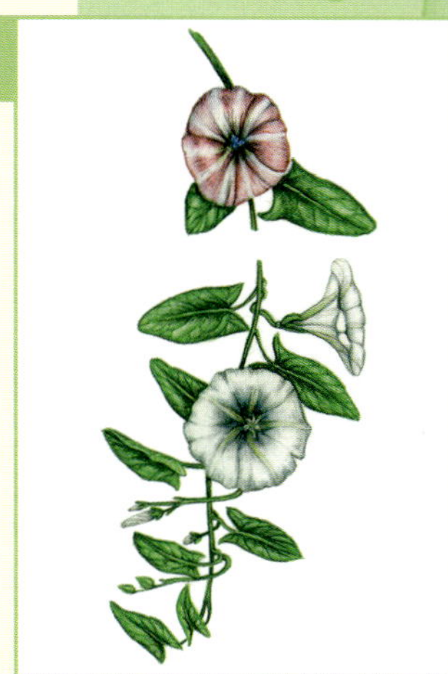

Ackerwinde

Familie: Convolvulaceae (Windengewächse)
Weitere Namen: –
Heimat: Fast weltweit verbreitete Art
Größe: Niederliegende oder windende Pflanze mit bis 1 m langen Trieben
Typische Kennzeichen: Weiße, rötlich gestreifte Blüten und bis zu 2 m lange Wurzelausläufer

Diese alte Heilpflanze wurde früher manchmal als Arznei zur Förderung der Blutgerinnung eingesetzt, aber noch häufiger als besonders starkes Abführmittel. Da die krautigen Teile in höherer Dosis jedoch eine unangenehme Reizwirkung auf den Magen-Darm-Trakt haben können, wird die Art heute kaum noch angewendet. Die trichterförmigen Blüten öffnen sich übrigens früh am Morgen und sind dann mittags bereits wieder verblüht.

Conyza canadensis

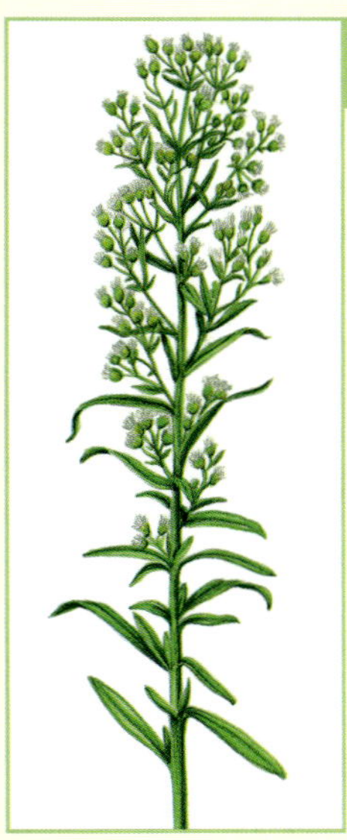

Kanadisches Berufskraut

Familie: Asteraceae/Compositae (Korbblütler)
Weitere Namen: Kanadischer Katzenschweif, Greisenblume, Hexenkraut
Heimat: Nordamerika
Größe: Bis 1 m hohe, einjährige Pflanze
Typische Kennzeichen: Silbrig behaarte Fruchtstände

Diese Pflanze wurde von den nordamerikanischen Ureinwohnern früher in den offenen Lagerfeuern verbrannt, um auf diese Weise Insekten fernzuhalten; man nutzte die blühenden Sprossspitzen aber auch als eine Art Schnupftabak. Heute werden Abkochungen des Kanadischen Berufskrauts verwendet, um Hämorrhoiden zu behandeln, und man nimmt das Kraut bei Magen- und Darmbeschwerden wie Durchfall oder Ruhr.

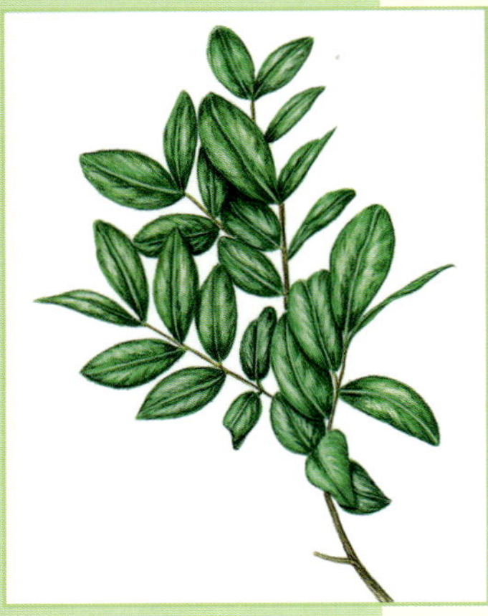

Copaifera langsdorfii

Kopaivabaum

Familie: Caesalpiniaceae (Johannisbrotgewächse)
Weitere Namen: Kopaivabalsam
Heimat: Tropisches Südamerika
Größe: Bis 20 m hoher, immergrüner Baum
Typische Kennzeichen: Gefiederte Blätter und gelbe Blüten

Aus dem Kopaivabaum lässt sich durch Anbohren der Stämme der so genannte Kopaivabalsam gewinnen, eine Substanz aus Harz und ätherischem Öl, die in Südamerika schon lange vor der Ankunft der Europäer zur Wundheilung eingesetzt wurde. Heute wird der Balsam manchmal noch bei verschleimten Atemwegen verschrieben, aber auch bei chronischer Blasenentzündung.

Copernicia prunifera

Karnaubapalme

Familie: Arecaceae (Palmengewächse)
Weitere Namen: Carnaubapalme, Wachspalme
Heimat: Brasilien
Größe: Bis 15 m hohe Palme
Typische Kennzeichen: Die Blätter scheiden ein Wachs als Verdunstungsschutz aus

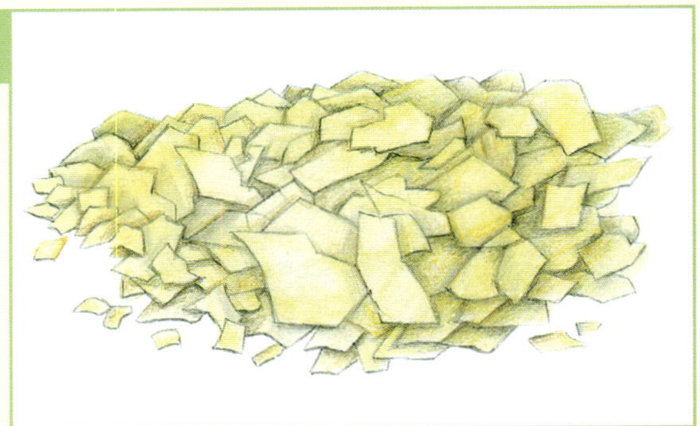

Die Karnaubapalme lässt sich in vielfältiger Weise nutzen, aber das wertvollste Produkt ist sicher ein sehr hartes, erst bei etwa 85 °C schmelzendes Wachs (Carnaubawachs), das die Blätter ausscheiden und das in der Pharma- und Kosmetikindustrie Verwendung findet, aber auch als Autopolier- und Bohnerwachs sowie zum Glätten von Papier und zur Kerzenherstellung.

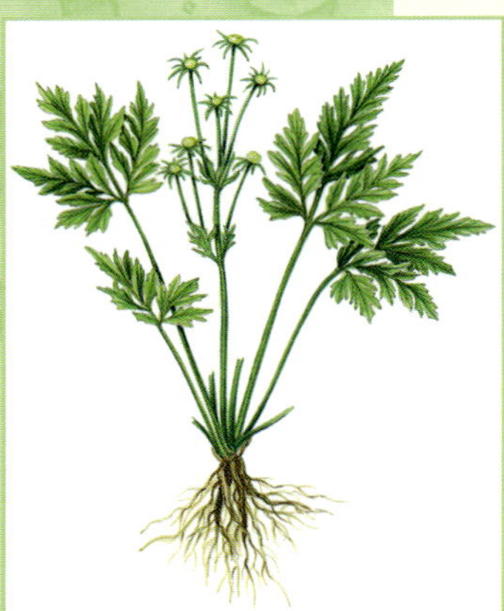

Coptis chinensis

Perlenschnur

Familie: Ranunculaceae (Hahnenfußgewächse)
Weitere Namen: Chinesischer Goldfaden
Heimat: China
Größe: Bis 60 m hohe, ausdauernde Pflanze
Typische Kennzeichen: Grundständige Blätter und weißlich grüne Blüten

Die Wurzel dieser Heilpflanze wird in Form von Abkochungen zur Behandlung von Fieber und Halsschmerzen eingesetzt, aber auch bei Hautbeschwerden wie Akne und Furunkeln sowie bei leichten Verbrennungen. Außerdem gilt die Art, die allerdings nur unter ärztlicher Aufsicht und nie bei Schwangerschaft verwendet werden darf, als äußerst wirkungsvolles Mittel, um Durchfall und Erbrechen zu lindern.

Coptis trifolia

Goldmund

Familie: Ranunculaceae (Hahnenfußgewächse)
Weitere Namen: Goldfaden
Heimat: Nordamerika
Größe: Bis 15 m hohe, ausdauernde Pflanze
Typische Kennzeichen: Goldfarbene Wurzel

Bei den Ureinwohnern Amerikas war diese Art früher eine sehr häufig verwendete Heilpflanze, deren bittere Wurzel vor allem zum Gurgeln bei Halsschmerzen sowie Entzündungen im Mund- und Rachenbereich eingesetzt wurde. Außerdem nahm man den heute kaum noch angewendeten Goldmund manchmal bei Verdauungsbeschwerden und zur Behandlung von Magen-Darm-Geschwüren.

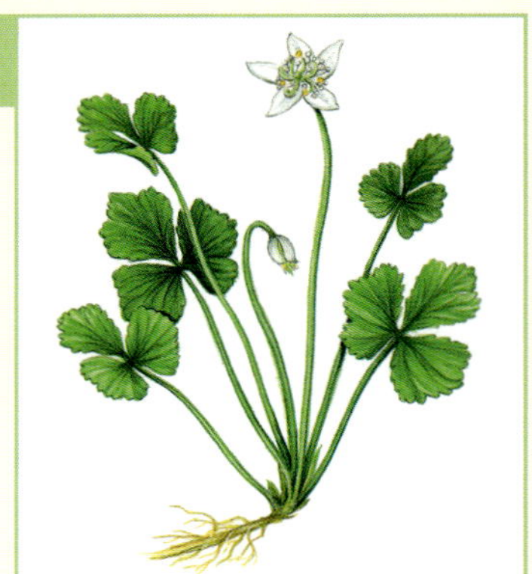

Corchorus olitorius

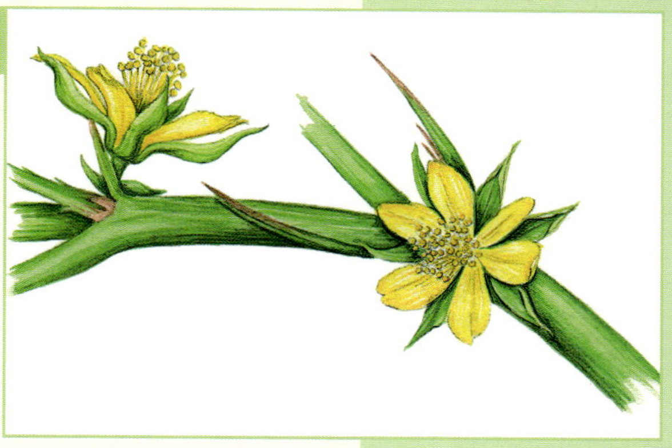

Langkapseljute

Familie: Tiliaceae (Lindengewächse)
Weitere Namen: –
Heimat: Indien
Größe: Bis 4 m hohe, einjährige Pflanze
Typische Kennzeichen: Die kleinen Blüten sitzen direkt an den Stängelknoten

Aus den Stängeln dieser Pflanze lässt sich eine Faser gewinnen, die Jute genannt wird, und die man zur Herstellung von Bekleidung, Verpackungsmaterial, Säcken, Wandbespannungen, Teppichen, Seilen und Kabelumhüllungen benutzen kann; außerdem lässt sich aus den jungen Sprossen und Blättern ein schmackhaftes Gemüse zubereiten. Die nah verwandte Rundkapseljute (*Corchorus capsularis*) wird in ähnlicher Weise verwendet.

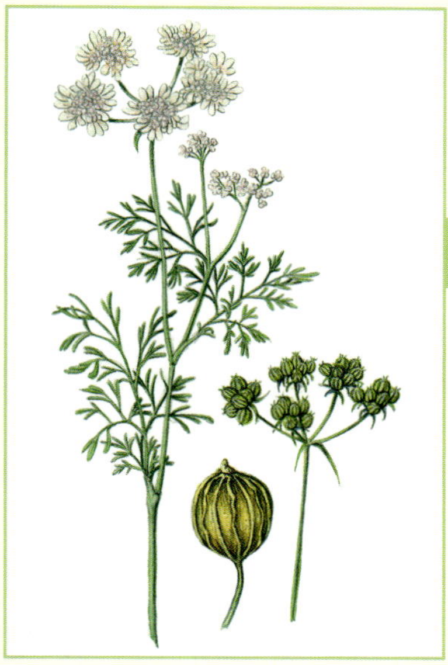

Coriandrum sativum

Koriander

Familie: Apiaceae/Umbelliferaceae (Doldenblütler)
Weitere Namen: Wanzenkraut
Heimat: Südosteuropa und Mittlerer Osten
Größe: Bis 60 cm hohe, einjährige Pflanze
Typische Kennzeichen: Ältere Pflanzen verströmen einen unangenehmen Geruch

Die Blätter dieses Krautes können zum Verfeinern von Salaten und Soßen, zum Würzen von Wild- und Fischgerichten sowie zum Backen und Einkochen verwendet werden. Ein Aufguss aus den Samen wirkt aber auch verdauungsfördernd und hilft bei Blähungen, Völlegefühl und Bauchgrimmen; das Kauen der Samen soll nach einer Mahlzeit mit viel Knoblauch den starken Mundgeruch beseitigen.

Coriaria myrtifolia

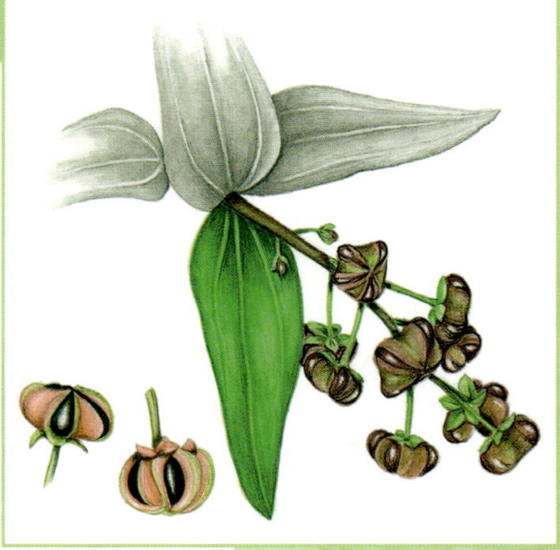

Europäischer Gerberstrauch

Familie: Coriariaceae (Gerberstrauchgewächse)
Weitere Namen: Lederbaum, Provenzalischer Sumach
Heimat: Europa und Afrika
Größe: Bis 1,5 m hoher Strauch
Typische Kennzeichen: Kantige Zweige und beerenartige Früchte

Diese Art, deren Blätter, Beeren und Rinde reich an Tanninen sind, wurde früher häufig zum Gerben von Tierhäuten, aber auch zum Schwarzfärben von Naturfasern und zur Herstellung von Tinte verwendet. Der Strauch enthält allerdings giftige Substanzen, so dass ein versehentlicher Verzehr von Blättern oder Früchten zu Erbrechen, starken Krämpfen und bei Aufnahme einer größeren Menge sogar zum Tod führen kann.

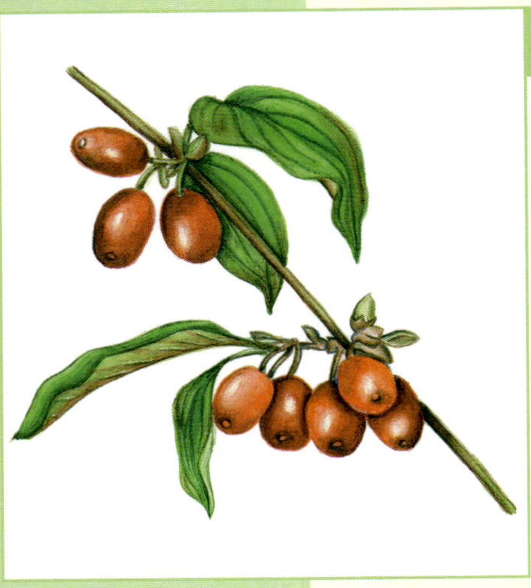

Cornus mas

Gelber Hartriegel

Familie: Cornaceae (Hartriegelgewächse)

Weitere Namen: Herlitze, Kornelle

Heimat: Asien

Größe: Bis 5 m hoher, sommergrüner Strauch

Typische Kennzeichen: Kleine, gelbe Blüten und rote Früchte

Der hübsche, früh blühende Gelbe Hartriegel ist eine beliebte Park- und Gartenpflanze, er besitzt aber auch therapeutische Eigenschaften. So lässt sich aus der Rinde der Zweige beispielsweise eine fiebersenkende Tinktur zubereiten, während man aus den Früchten des Strauches, der in Mitteleuropa auch verwildert vorkommt, Dekokte zur Linderung von Durchfall herstellen kann.

Cornus officinalis

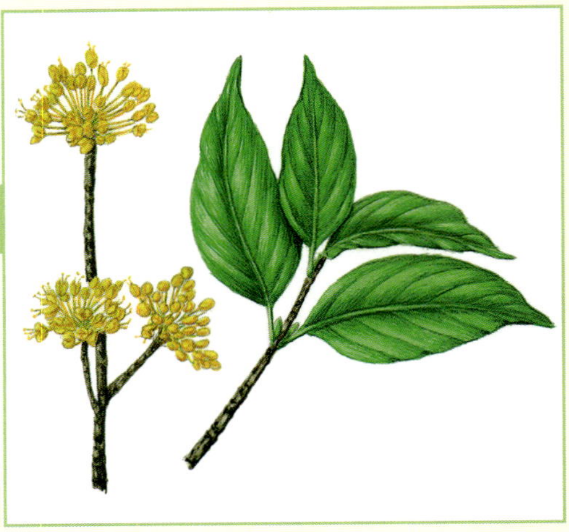

Japanische Kornelkirsche

Familie: Cornaceae (Hartriegelgewächse)

Weitere Namen: Hartriegel

Heimat: Asien

Größe: Bis 5 m hoher, sommergrüner Baum

Typische Kennzeichen: Kleine gelbe Blüten und rote Früchte

Wie den nah verwandten Gelben Hartriegel (*Cornus mas*), findet man auch diese Art, die oft schon im Februar blüht, häufig in Gärten angepflanzt. Sie lässt sich aber auch als Naturarznei einsetzen, wobei man die Früchte, die ein wenig an Preiselbeeren erinnern, vor allem in ihrer asiatischen Heimat gern zur Behandlung von Arthritis oder Fieber benutzt und manchmal auch bei sehr starken Menstruationsblutungen.

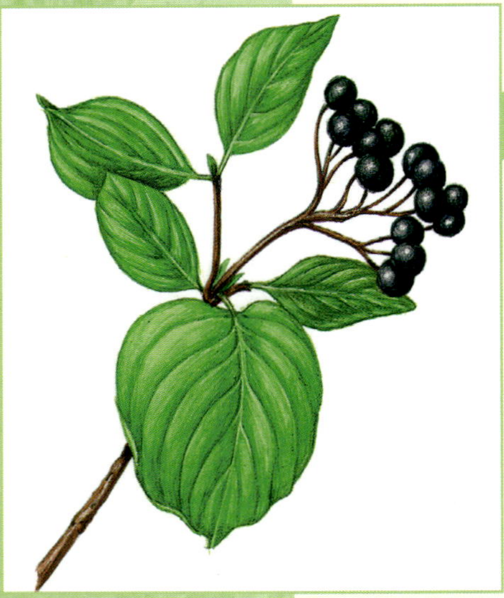

Cornus sanguinea

Roter Hartriegel

Familie: Cornaceae (Hartriegelgewächse)

Weitere Namen: Bluthirse

Heimat: Europa

Größe: Bis 6 m hoher, sommergrüner Strauch

Typische Kennzeichen: Rötliche Zweige und schwarzviolette Früchte

Diese Art, die in Mitteleuropa auch natürlich vorkommt, wird gern an Autobahnen und anderen Straßen zur Befestigung des frisch aufgeschütteten Bodens angepflanzt. Früher wurde die Rinde manchmal auch zur Fiebersenkung verwendet, was heute aber nicht mehr üblich ist. Die Blätter und Blüten sind leicht giftig und können daher bei Verzehr Unwohlsein verursachen; bei Berührung kann es zu Hautreizungen kommen.

Coronilla varia

Bunte Kronwicke

Familie: Fabaceae/Leguminosae (Hülsenfrüchtler)

Weitere Namen: Giftwicke

Heimat: Europa

Größe: Bis 1 m hohe, ausdauernde Pflanze

Typische Kennzeichen: Kantiger Stängel und rosa bis violette in Doldentrauben angeordnete Blüten

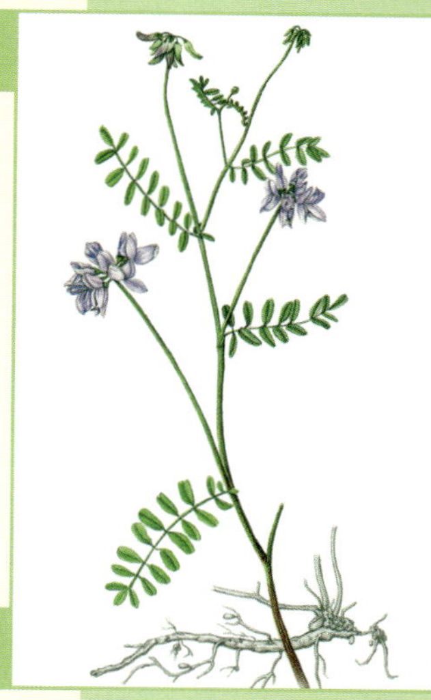

Diese Wärme liebende Art enthält in allen krautigen Teilen, aber ganz besonders in ihren Samen größere Mengen von Glykosiden, die eine ähnliche Wirkung haben wie die Herzglykoside des Fingerhuts (*Digitalis* spp.). Daher wird die Pflanze auch in bestimmten Herzmedikamenten verarbeitet; von einer Selbstbehandlung wird aber dringend abgeraten, da eine falsche Anwendung lebensgefährliche Folgen haben kann.

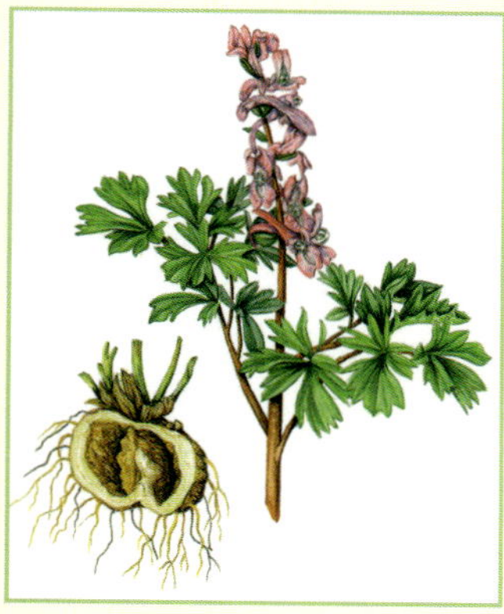

Corydalis cava

Hohler Lerchensporn

Familie: Papaveraceae (Mohngewächse)

Weitere Namen: Hohlwurz

Heimat: Europa

Größe: Bis 30 cm hohe, ausdauernde Pflanze

Typische Kennzeichen: Knolle wird mit zunehmendem Alter hohl

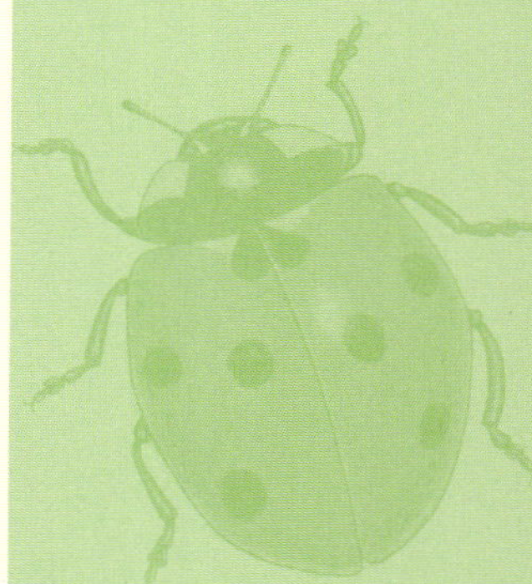

Diese Art kommt auch in Mitteleuropa vor, ist allerdings vergleichsweise selten, so dass sie in den meisten Ländern gesetzlich geschützt ist und daher nicht gesammelt werden darf. Die Inhaltsstoffe kultivierter Pflanzen sind häufig in pharmazeutischen Mitteln zur Behandlung von Schlafstörungen und starker Nervosität zu finden. In höherer Dosierung kann vor allem die Knolle leichte Vergiftungen verursachen.

Corydalis solida

Gefingerter Lerchensporn

Familie: Papaveraceae (Mohngewächse)

Weitere Namen: –

Heimat: Europa und Asien

Größe: Bis 25 cm hohe, krautige Pflanze

Typische Kennzeichen: Knolle bleibt auch bei zunehmendem Alter gefüllt

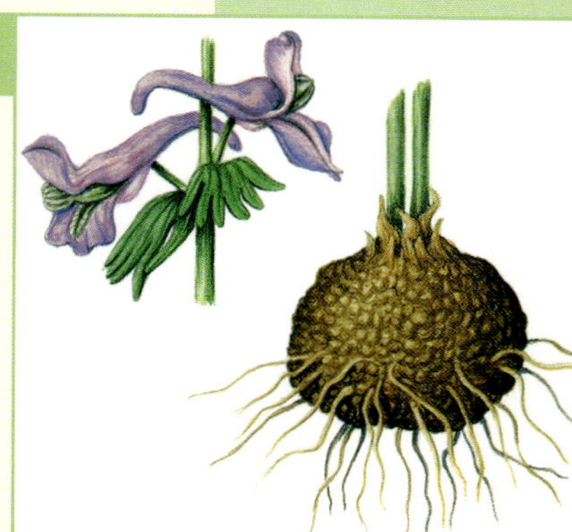

Der Gefingerte Lerchensporn wird vor allem in der chinesischen Naturheilkunde als schmerzlindernde, krampflösende und sehr häufig auch als beruhigende Arznei eingesetzt. Die schmerzstillende Wirkung geht auf das Alkaloid Corydalin zurück, die beruhigenden Effekte auf eine Substanz namens Tetrahydropalmatin. Die Samen dieser Pflanze werden durch Ameisen verbreitet.

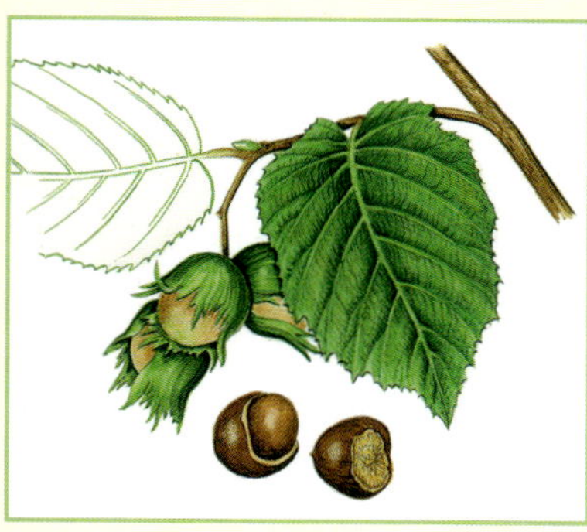

Corylus avellana

Gewöhnliche Hasel

Familie: Betulaceae (Birkengewächse)

Weitere Namen: Waldhasel, Haselnuss

Heimat: Europa und Asien

Größe: Bis 5 m hoher Strauch

Typische Kennzeichen: Bildet im Herbst die bekannten Haselnüsse

Die Samen dieser Pflanze, die sich in im Inneren einer harten Schale befinden, sind ein beliebtes Nahrungsmittel, man kann aber auch Speiseöl daraus herstellen. Therapeutisch werden vor allem die Blätter und die Rinde angewendet, die man beispielsweise zur Behandlung von Venenerkrankungen oder ähnlichen Störungen des Gefäßsystems verschreibt und manchmal auch bei Leber- und Gallebeschwerden.

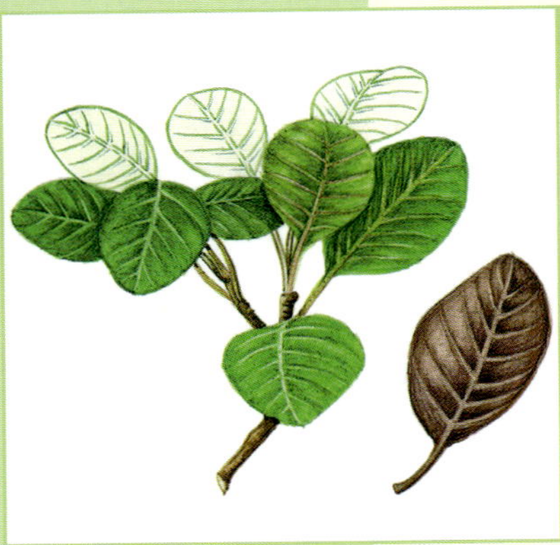

Cotinus coggygria

Perückenstrauch

Familie: Anacardiaceae (Sumachgewächse)
Weitere Namen: Fisetholz
Heimat: Europa und Asien
Größe: Bis 3 m hoher, sommergrüner Strauch
Typische Kennzeichen: Große, wollige Fruchtrispen („Perücken")

Dieser hübsche, große Strauch, von dem es eine Reihe unterschiedlicher Sorten gibt, erfreut sich in den letzten Jahrzehnten vor allem bei Gartenbesitzern zunehmender Beliebtheit. Der Perückenstrauch ist aber auch eine alte Färbepflanze, deren Holz beispielsweise Wolle – aber auch andere Naturfasern – bei einer Beizefärbung orangegelb färbt.

Cotyledon orbiculata

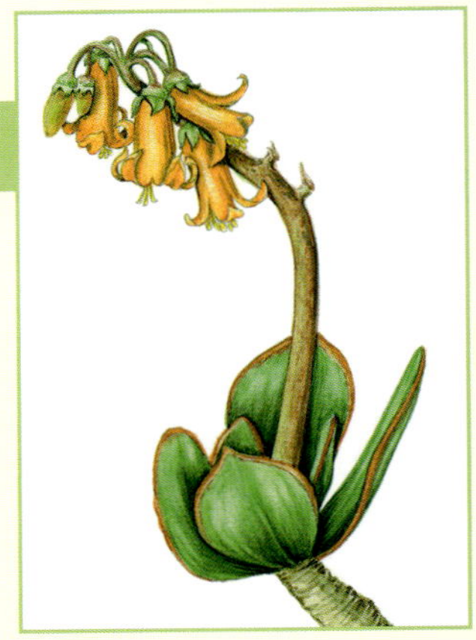

Schweinsohr

Familie: Crassulaceae (Dickblattgewächse)
Weitere Namen: –
Heimat: Südafrika
Größe: Bis 90 cm hoher Strauch
Typische Kennzeichen: Fleischige, rötlich gesäumte Blätter mit wachsartigem Überzug

Diese attraktive Art, die von Liebhabern manchmal als Zimmerpflanze gepflegt wird, enthält Substanzen, die das Nervensystem schädigen können. In der südafrikanischen Heimat der Sukkulente kommt es manchmal sogar zu Vergiftungen, weil Menschen das Fleisch von Ziegen essen, die Schweinsohrblätter gefressen hatten. In der Homöopathie wird die Pflanze vereinzelt zur Behandlung von Herzbeschwerden eingesetzt.

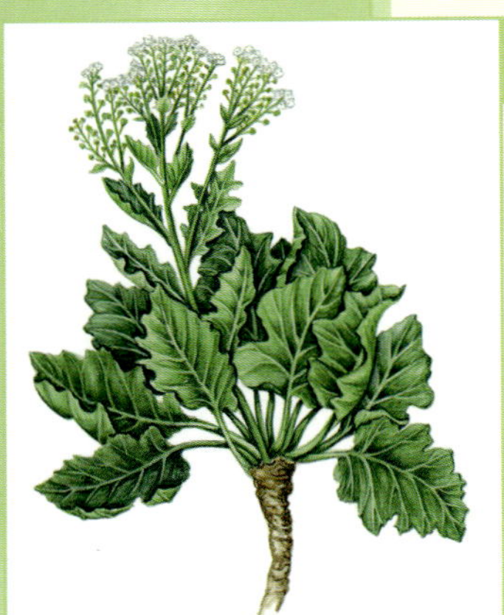

Crambe maritima

Meerkohl

Familie: Brassicaceae (Kreuzblütler)
Weitere Namen: Küsten-Meerkohl
Heimat: Europa
Größe: Bis 60 cm hohe, ausdauernde Pflanze
Typische Kennzeichen: Blaugrüne, breit gelappte und am Rand gewellte Blätter

Diese Art, die wild wachsend ausschließlich an den Küsten der Nord- und Ostsee vorkommt, wurde früher in einigen Ländern, etwa England, in geringerem Maß auch kultiviert, denn die Blätter können wie Kohl gegessen werden. Außerdem lassen sich die jungen Triebe wie Spargel zubereiten und die ganz jungen Blätter wie Spinat, während die Samen angeblich ein gutes Wurmmittel sind.

Crataegus laevigata

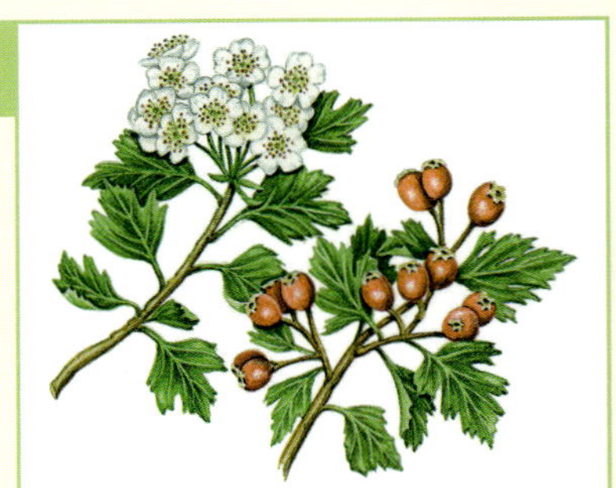

Zweigriffeliger Weißdorn

Familie: Rosaceae (Rosengewächse)
Weitere Namen: Mehldorn, Hagdorn
Heimat: Europa
Größe: Bis 8 m hoher, dorniger Strauch oder kleiner Baum
Typische Kennzeichen: Die Blüte besitzt 2–3 Griffel

Von den beiden, bei uns heimischen Weißdorn-Arten können sowohl die Blüten und Blätter als auch die roten Früchte für medizinische Zwecke eingesetzt werden. Der Zweigriffelige Weißdorn wird häufig zur Verbesserung der Durchblutung des Herzens und manchmal sogar bei Herzrhythmusstörungen verwendet, was aber nie ohne ärztliche Rücksprache geschehen sollte.

Crataegus monogyna

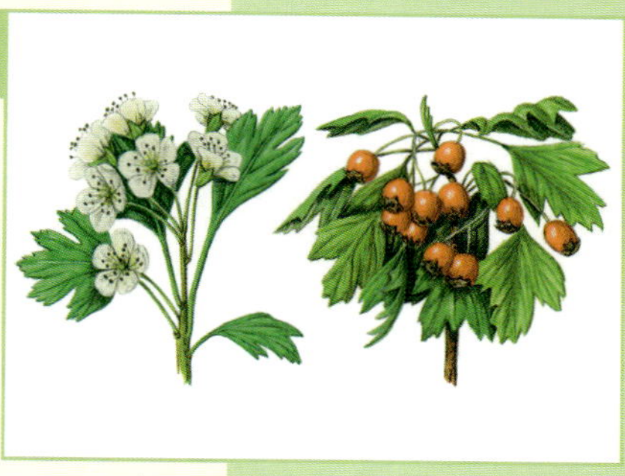

Eingriffeliger Weißdorn

Familie: Rosaceae (Rosengewächse)
Weitere Namen: –
Heimat: Europa, Asien und Nordafrika
Größe: Bis 6 m hoher, dorniger Strauch oder kleiner Baum
Typische Kennzeichen: Die Blüte besitzt nur einen Griffel

Diese Art gehörte bereits im Mittelalter zu den sehr begehrten Heilpflanzen, die vor allem bei Blasen- und Nierenbeschwerden eingesetzt wurde. Heute wird der Eingriffelige Weißdorn häufig zur Behandlung von Bluthochdruck, Schlaflosigkeit und als Mundwasser bei Zahnfleischinfektionen oder entzündeten Schleimhäuten verwendet.

Crateva nurvula

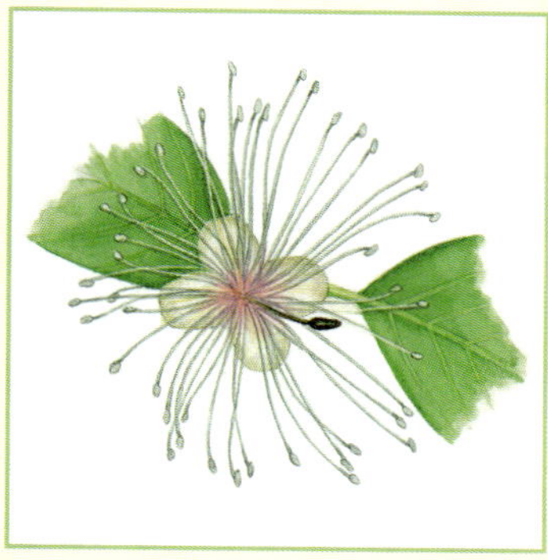

Varunabaum

Familie: Capparaceae (Kaperngewächse)
Weitere Namen: Varun
Heimat: Indien
Größe: Bis 15 m hoher Laubbaum
Typische Kennzeichen: Hübsche, hellgelbe Blüten mit langen Staubgefäßen

Die Rinde dieser Pflanze wird in der ayurvedischen Heilkunde vor allem bei Harnwegsbeschwerden eingesetzt, also beispielsweise zur Behandlung von Nierensteinen, Blasenentzündung oder Problemen, die im Zusammenhang mit der Prostata auftreten. Die erste Erwähnung des Varunabaums als Heilpflanze findet man bereits in indischen Texten aus dem 8. Jahrhundert vor der Zeitenwende.

Crithmum maritimum

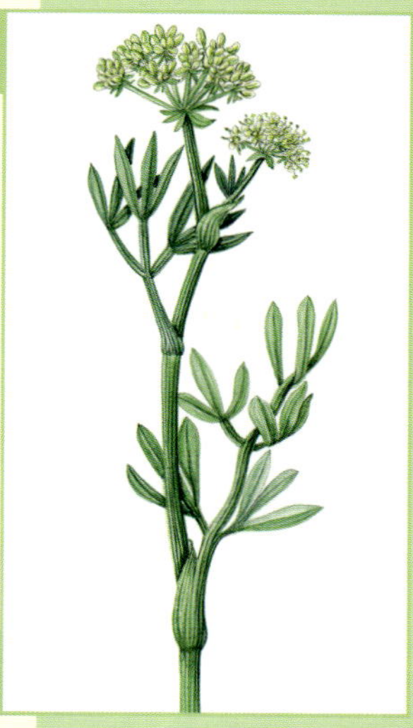

Meerfenchel

Familie: Apiaceae/Umbelliferaceae (Doldenblütler)
Weitere Namen: Meerdistel, Meerpeterlein
Heimat: Europa und Kleinasien
Größe: Bis 50 cm hohe, ausdauernde Pflanze
Typische Kennzeichen: Küstenpflanze mit fleischigen Blättern

Diese Art, die man sowohl an den Küsten des Atlantiks als auch des Mittelmeeres und des Schwarzen Meeres findet, war früher ein begehrtes Heilkraut, dessen Blätter und Früchte vor allem als harntreibendes, verdauungsförderndes und blähungstreibendes Mittel angewendet wurden. Außerdem nahm man in Salzlake eingelegte Pflanzen zur Vermeidung von Skorbut auf lange Seereisen mit.

Crocus sativus

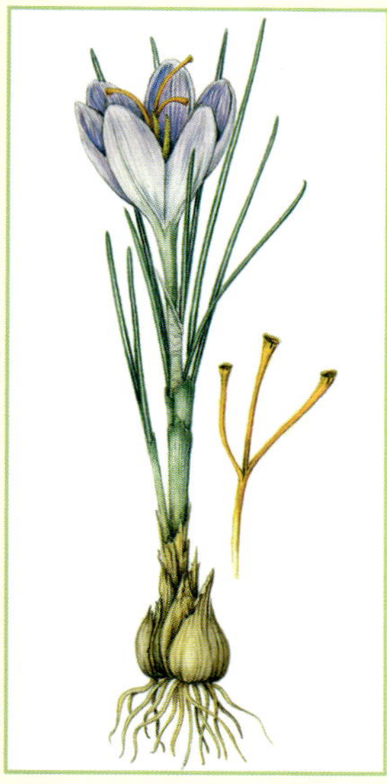

Echter Safran

Familie: Iridaceae (Schwertliliengewächse)
Weitere Namen: Safrankrokus
Heimat: Östlicher Mittelmeerraum und Asien
Größe: Bis 25 cm hohe, ausdauernde Pflanze
Typische Kennzeichen: Die Blüte besitzt drei dunkelrote, fadenförmige Narbenschenkel

In der Antike benutzte man diese Pflanze vor allem zum Schminken, während der Safran heute ein sehr beliebtes, wenn auch nicht ganz billiges Gewürz ist, das beim Backen und zum Würzen von Soßen oder Fleischgerichten verwendet wird; außerdem kann man Safranpulver zum Färben von Lebensmitteln einsetzen. In höherer Dosierung ist die Pflanze, von der nur die Narben verwendet werden, stark giftig.

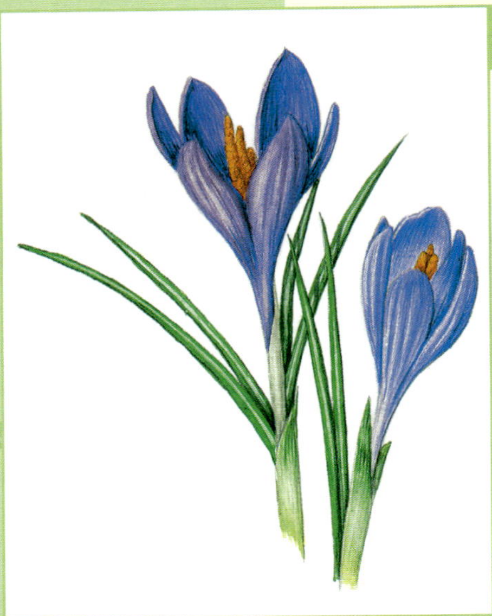

Crocus vernus

Frühlingskrokus

Familie: Iridaceae (Schwertliliengewächse)

Weitere Namen: Weißer Safran, Weißer Krokus, Gartenkrokus

Heimat: Europa

Größe: Bis 15 cm hohe, ausdauernde Pflanze

Typische Kennzeichen: Narbe niemals dreischenklig

Der Frühlingskrokus ist eigentlich eine Gebirgsblume, die normalerweise auf feuchten Alpenwiesen vorkommt. Allerdings findet man sie heute mit einer riesigen Zahl von Sorten auch in nahezu jedem Garten. Wie der nah verwandte Echte Safran (*Crocus sativus*) kann diese Art in höherer Dosierung ebenfalls Vergiftungen verursachen, die aber normalerweise glimpflicher verlaufen als beim Safran.

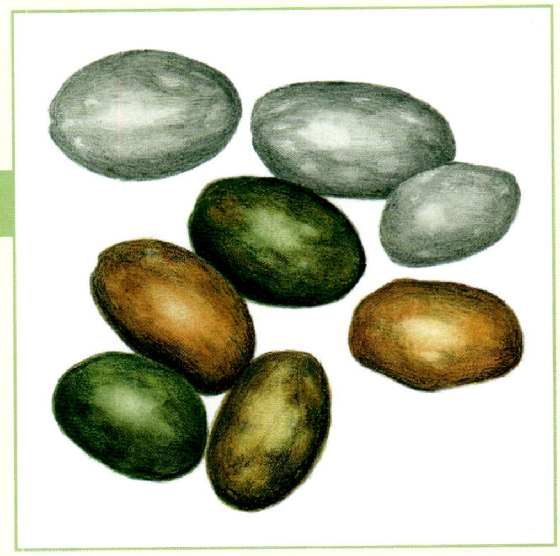

Croton tiglium

Krotonölbaum

Familie: Euphorbiaceae (Wolfsmilchgewächse)

Weitere Namen: Croton, Purgierkroton

Heimat: Indien

Größe: Bis zu 6 m hoher Baum

Typische Kennzeichen: Dunkelgrüne, glänzende Blätter und über 1 cm lange Samen

Das Öl aus den Samen dieser Art wurde früher als sehr starkes Abführmittel angewendet. Da es jedoch so giftig ist, dass bereits der Extrakt aus vier der so genannten Purgierkörner einen Menschen töten kann, ist der Gebrauch inzwischen nicht mehr üblich. Toxisch sind aber nicht nur die großen Samen, sondern Vorsicht ist auch beim Milchsaft geboten, der unangenehme Hautreizungen verursachen kann.

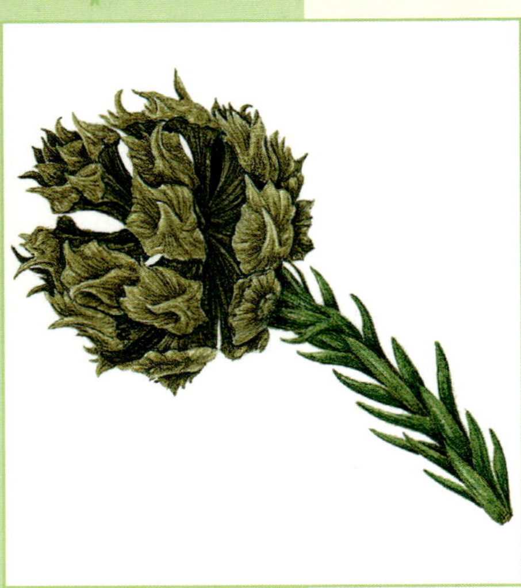

Cryptomeria japonica

Sicheltanne

Familie: Taxodiaceae (Sumpfzypressengewächse)

Weitere Namen: Kryptomerie

Heimat: Japan

Größe: Bis 20 m hoher Baum

Typische Kennzeichen: Lange, sichelförmige Nadeln

Diesen nicht völlig winterharten Nadelbaum aus Japan findet man in milderen Regionen Mitteleuropas manchmal als Garten- oder Parkbaum. In seiner asiatischen Heimat werden die jungen Zweige der Sicheltanne gern zum Färben benutzt, wobei man – je nach Vorbehandlung des Materials – kamelhaarfarbene bis schwarzbraune Farbtöne erhält.

Cucubalus baccifer

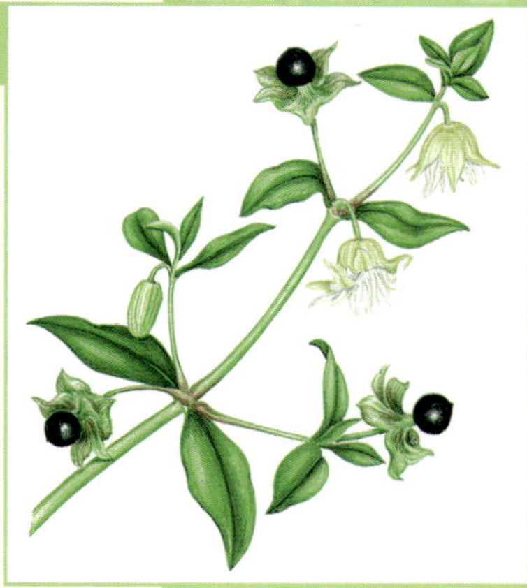

Taubenkropf

Familie: Caryophyllaceae (Nelkengewächse)

Weitere Namen: Hühnerbiss

Heimat: Europa und Asien

Größe: Kletterpflanze mit bis zu 1,5 m langen Trieben

Typische Kennzeichen: Bildet leuchtend schwarz gefärbte, beerenartige Früchte

Diese Art, die vereinzelt auch in Mitteleuropa an feuchten Standorten vorkommt und manchmal außerdem in Gärten angepflanzt wird, besitzt so appetitlich aussehende, schwarze Beeren, dass es immer wieder zu Vergiftungen kommt, wenn Kinder diese Früchte essen. Da der Verzehr aber normalerweise höchstens einen Magen-Darm-Katarrh hervorruft, sind die Folgen vergleichsweise harmlos.

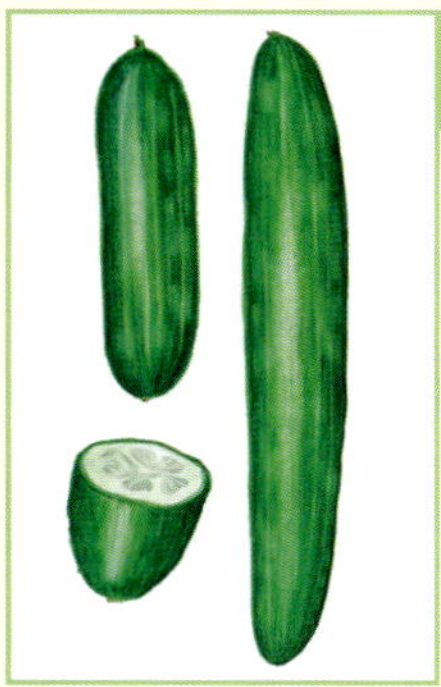

Cucumis sativus

Gurke

Familie: Cucurbitaceae (Kürbisgewächse)

Weitere Namen: Kümmerling, Gommern, Andrenk, Salatgurke

Heimat: Vermutlich Indien

Größe: Einjährige Pflanze mit langen, kriechenden oder kletternden Trieben

Typische Kennzeichen: Längliche, mit vielen kleinen Knöllchen bedeckte Früchte (Gurken)

Die sehr wasserreiche und daher besonders kalorienarme Gurke ist ein so beliebtes Gemüse, dass weltweit jährlich etwa 15 Millionen Tonnen dieser Früchte produziert werden. Gurken lassen sich aber auch als harntreibendes Mittel verwenden, während man die Samen zur Bekämpfung von Würmern, hauptsächlich Bandwürmern, nehmen kann und das Fruchtfleisch für Gesichtspackungen bei strapazierter Haut.

Cucurbita pepo

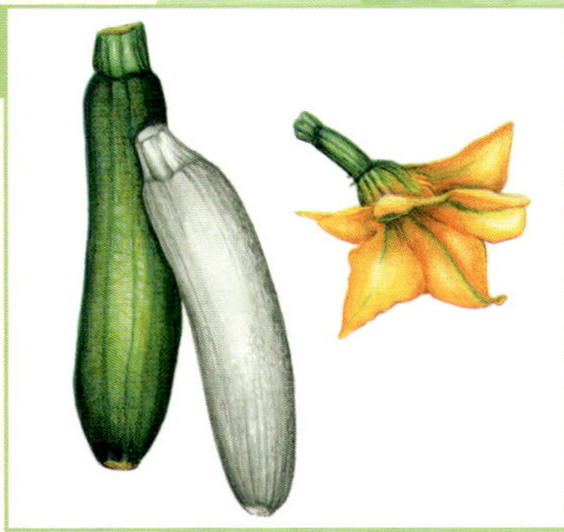

Zucchini

Familie: Cucurbitaceae (Kürbisgewächse)

Weitere Namen: –

Heimat: Mittelamerika

Größe: Einjährige Pflanze mit bis zu mehrere Meter langen, rankenden Trieben

Typische Kennzeichen: Grüne, manchmal gelb gestreifte, oft armlange Früchte

Das gutverdauliche, vitaminreiche Fleisch der langen Früchte kann sowohl roh, als auch gebraten oder gekocht verzehrt werden. Eine andere Varietät dieser Art, der Gartenkürbis, wird ebenfalls als Nahrungsmittel, aber auch therapeutisch genutzt. So sagt man den Samen harntreibende Eigenschaften nach, nimmt sie aber auch als Entwurmungsmittel. Außerdem heißt es, das Fruchtfleisch würde leichte Verbrennungen lindern.

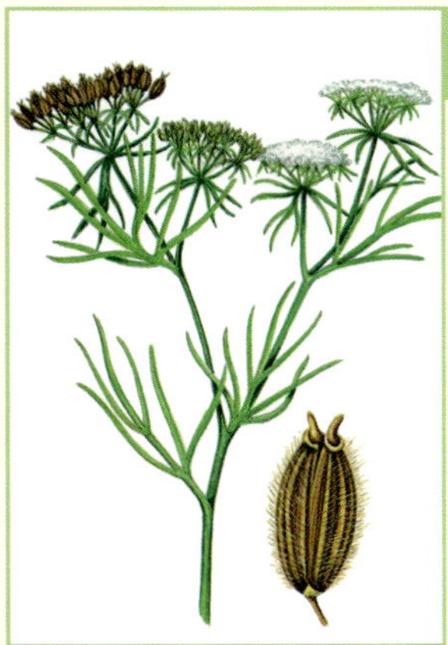

Cuminum cyminum

Kreuzkümmel

Familie: Apiaceae/Umbelliferaceae (Doldenblütler)

Weitere Namen: Mutterkümmel, Römischer Kümmel

Heimat: Nordafrika

Größe: Bis 30 cm hohe, einjährige Pflanze

Typische Kennzeichen: Die Samen sind etwas heller als die des herkömmlichen Kümmels (*Carum carvi*)

Wie man aus Grabfunden schließen kann, war der Kreuzkümmel vermutlich schon im Ägypten der Pharaonenzeit eine beliebte Gewürz- und Heilpflanze. Heute verwendet man die Art, die auch im Alten Testament erwähnt wird, gern zum Würzen von Currygerichten oder Chili con carne, während man sie therapeutisch bei Blähungen und Völlegefühl, aber manchmal auch bei Schlaflosigkeit oder Erkältungen nutzt.

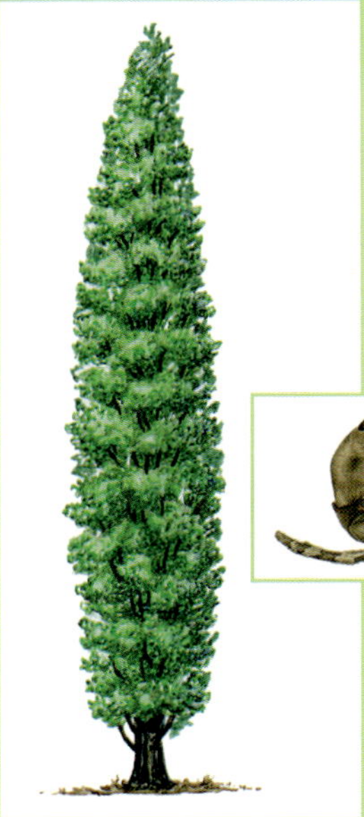

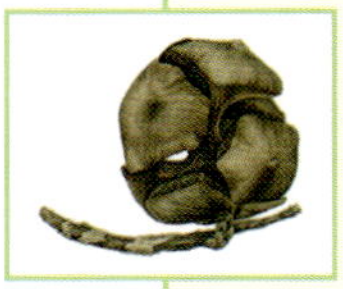

Cupressus sempervirens

Echte Zypresse

Familie: Cupressaceae (Zypressengewächse)

Weitere Namen: Italienische Zypresse, Mittelmeerzypresse

Heimat: Asien

Größe: Bis 30 m hoher Baum

Typische Kennzeichen: Besitzt ein sehr wohlriechendes Holz

Diese Konifere ist im gesamten Mittelmeerraum ein beliebter Garten-, Park- und Alleebaum; ihre Zapfen, Zweige und ihr ätherisches Öl wurde aber bereits in der Antike auch für therapeutische Zwecke verwendet, etwa bei Asthma und Husten. Heute nimmt man die Art manchmal zur Behandlung von Krampfadern oder Hämorrhoiden, außerdem lässt sie sich als Färbepflanze benutzen.

Curcuma amada

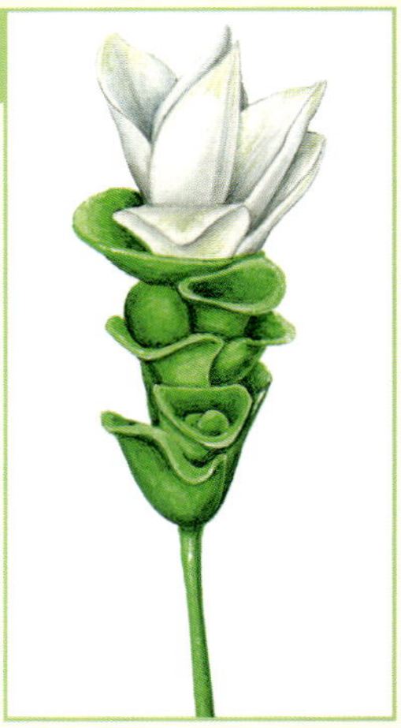

Mangoingwer

Familie: Zingiberaceae (Ingwergewächse)

Weitere Namen: Safranwurz

Heimat: Asien

Größe: Bis 90 cm hohe, ausdauernde Pflanze

Typische Kennzeichen: Aromatisch duftendes Kraut mit weißen bis rosa Blüten

Wegen seiner Beliebtheit als Heilpflanze, wird der Mangoingwer in einigen Regionen Asien in größerem Maßstab anbaut. Zur Herstellung von Arzneien verwendet man das Rhizom, das zwar angenehm mild nach Mango riecht, aber dennoch einen sehr scharfen Geschmack hat. Verschrieben wird die Art vor allem bei Verdauungsbeschwerden wie Blähungen, Magenschmerzen, Koliken und Verstopfungen oder bei Atemwegserkrankungen.

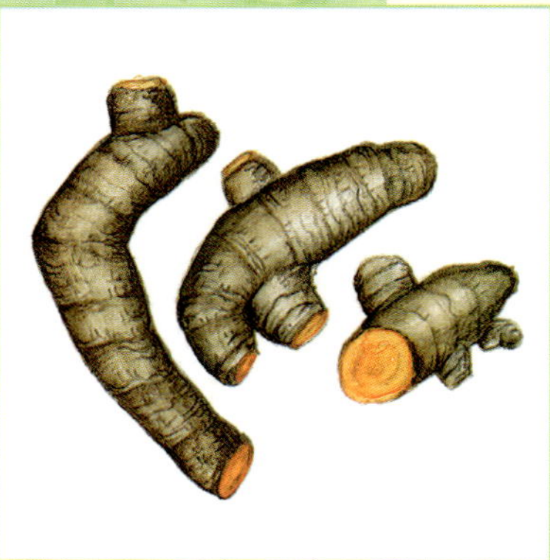

Curcuma longa

Gelbwurzel

Familie: Zingiberaceae (Ingwergewächse)

Weitere Namen: Indischer Safran, Kurkuma, Tumerik

Heimat: Indien und Südasien

Größe: Bis 1,5 m hohe, ausdauernde Pflanze

Typische Kennzeichen: Wohlriechende Pflanze mit gelblichen Blüten

Das Rhizom dieser Pflanze duftet ähnlich wie Ingwer (*Zingiber officinale*), hat aber, genau wie der nah verwandte Mangoingwer (*Curcuma amada*), einen scharfen Geschmack. Benutzt wird das Gelbwurzelpulver hauptsächlich zum Würzen von Reis- und Nudelgerichten; man kann es aber auch als entzündungshemmende Arznei zur Behandlung von Arthritis und anderen entzündlichen Beschwerden verwenden.

Curcuma zedoaria

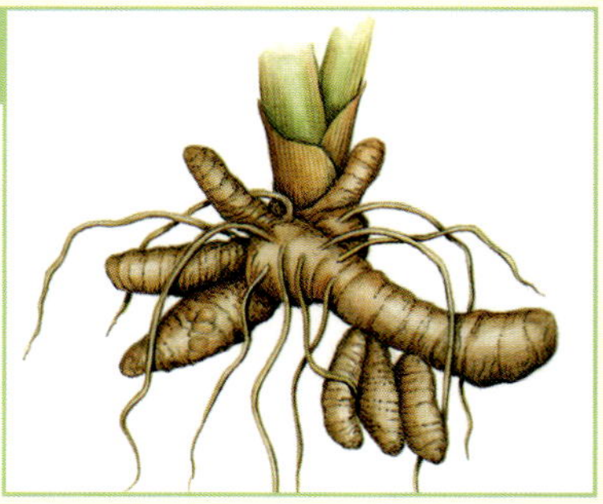

Zitwer

Familie: Zingiberaceae (Ingwergewächse)

Weitere Namen: Zitwerwurzel, Giftheil

Heimat: Asien

Größe: Bis 1,5 m hohe, ausdauernde Pflanze

Typische Kennzeichen: Die Art besitzt ein innen gelbliches, wohlriechendes Rhizom

Das aromatische Rhizom dieser Art, das ein wenig wie Kampferöl (*Cinnamomum camphora*) duftet, wird in Indien als Gewürz und zur Herstellung von Parfüm benutzt, man schätzt es aber auch wegen seiner therapeutischen Eigenschaften. So wird es, zu Pulver zermahlen, häufig als verdauungsfördernde Arznei eingesetzt, man nimmt es aber auch bei Übelkeit, Blähungen und Völlegefühl.

Cuscuta epithymum

Quendelseide

Familie: Convolvulaceae (Windengewächse)

Weitere Namen: Teufelszwirn

Heimat: Europa, Asien und Südafrika

Größe: Bildet mehrere Meter lange, fadenförmige Stängel

Typische Kennzeichen: Die Blätter sind zu Schuppen zurückgebildet

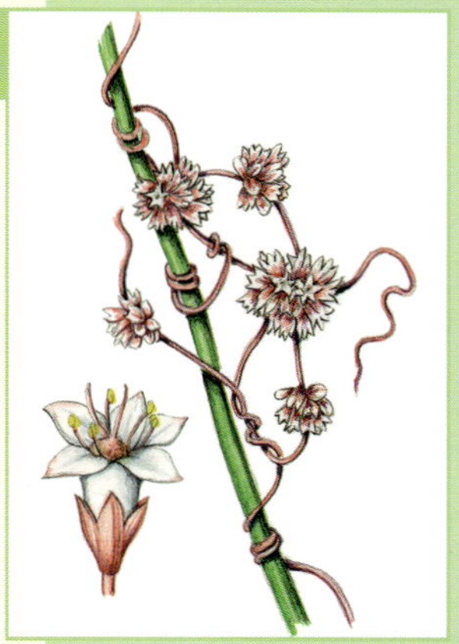

Bei dieser Art handelt es sich um eine parasitisch auf Besenheide (*Calluna vulgaris*) lebende Pflanze, die nur als Keimling Wurzeln bildet, damit sie sich während der Suche nach einem geeigneten Wirt im Boden verankern und mit Wasser versorgen kann. Früher benutzte man die Stängel der Quendelseide zur Regulierung der Darmfunktionen und zur Stärkung der Leber; heute wird sie kaum noch angewendet.

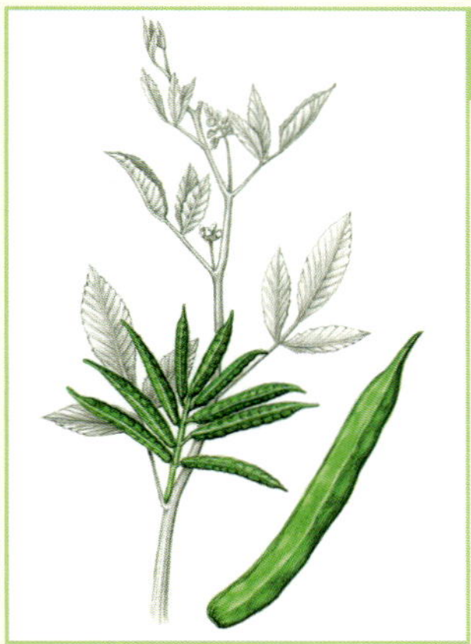

Cyamopsis tetragonoloba

Guarbohne

Familie: Fabaceae/Leguminosae (Hülsenfrüchtler)

Weitere Namen: Indische Büschelbohne

Heimat: Asien

Größe: Bis 60 cm hohe, einjährige Pflanze

Typische Kennzeichen: Purpurfarbene Blüten und fleischige Hülsen

Das aus den Samen und Samenhülsen dieser Art hergestellte und mit Wasser vermischte Mehl ergibt eine viskose Masse, aus der sich pharmazeutische und kosmetische Trägersubstanzen herstellen lassen, das aber auch bei Herstellung von Farbstoffen verwendet wird. Therapeutisch setzt man die Pflanze als verdauungsfördernde Arznei und Abführmittel ein oder zur Senkung des Cholesterinspiegels.

Cyclamen persicum

Zimmer-Alpenveilchen

Familie: Primulaceae (Schlüsselblumengewächse)

Weitere Namen: –

Heimat: Asien

Größe: Bis 20 cm hohe, ausdauernde Pflanze

Typische Kennzeichen: Immergrüne, herzförmige Blätter mit einer hellen Zeichnung

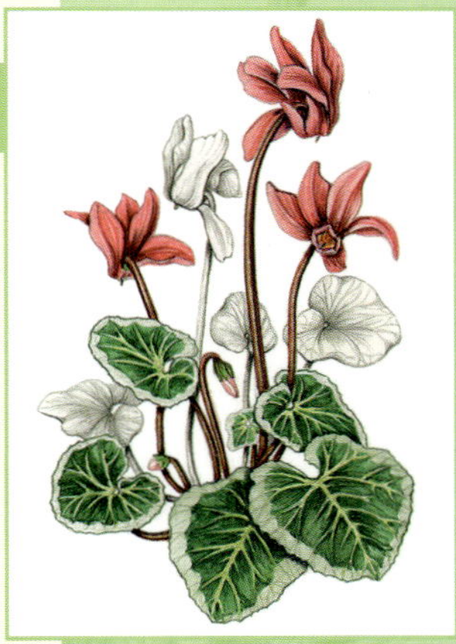

Diese attraktive Art erfreut sich schon seit Jahrzehnten gleich bleibender Beliebtheit als Zimmerpflanze, was vor allem an ihrer Anspruchslosigkeit liegt und daran, dass sie zur kalten Jahreszeit blüht. Die Pflanze ist allerdings giftig, so dass eine versehentliche Aufnahme der Knollen oder Blätter Übelkeit und Erbrechen verursachen kann oder in schweren Fällen sogar eine Atemlähmung.

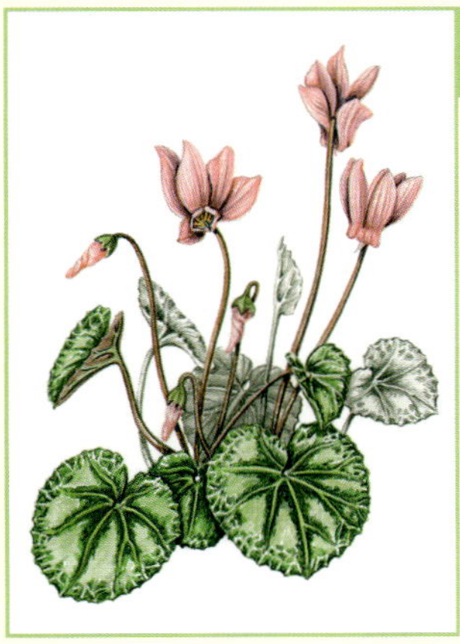

Cyclamen purpurascens

Europäisches Alpenveilchen

Familie: Primulaceae (Schlüsselblumengewächse)

Weitere Namen: Wildes Alpenveilchen

Heimat: Europa

Größe: Bis 20 cm hohe, ausdauernde Pflanze

Typische Kennzeichen: Immergrüne, herz- bis nierenförmige Blätter mit einer hellen Zeichnung

Im Gegensatz zum nah verwandten Zimmer-Alpenveilchen (*Cyclamen persicum*) trägt diese Pflanze ihren umgangssprachlichen Namen zu Recht, denn sie stammt tatsächlich aus den Alpen. Da das Europäische Alpenveilchen giftige Substanzen enthält, setzt man es ausschließlich in der Homöopathie ein, etwa bei Kopfschmerzen, besonders wenn diese in Zusammenhang mit Menstruationsbeschwerden auftreten.

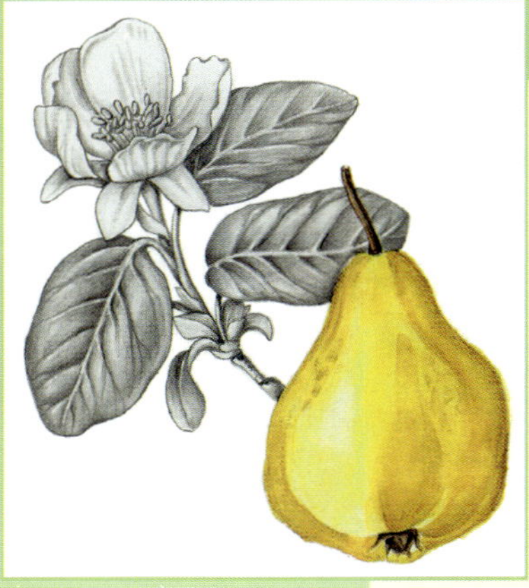

Cydonia oblonga

Quitte

Familie: Rosaceae (Rosengewächse)

Weitere Namen: Köttenbaum, Schmeckbirne

Heimat: Asien

Größe: Bis 8 m hoher Baum

Typische Kennzeichen: Große, süßlich riechende, gelbe Früchte

Der aus Asien stammende Quittenbaum wird schon seit vielen Jahrhunderten überall in der Alten Welt kultiviert, denn aus seinen vitaminreichen Früchten lässt sich beispielsweise ein schmackhaftes Gelee herstellen. Man nutzt die Pflanze aber auch für therapeutische Zwecke, etwa zur Behandlung von Durchfall bei Kindern, bei leichten Verbrennungen oder Hautreizungen sowie zum Färben von Naturfasern.

Cymbalaria mularis

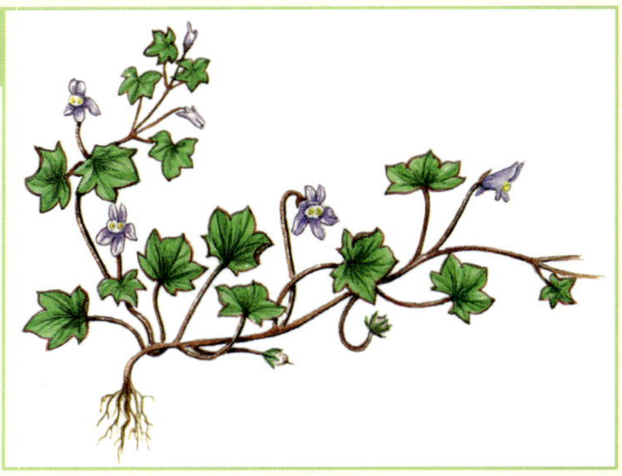

Mauer-Leinkraut

Familie: Scrophulariaceae (Braunwurzgewächse/Rachenblütler)

Weitere Namen: Zimbelkraut

Heimat: Südeuropa

Größe: Kriechende Pflanze mit bis zu 50 cm langen Trieben

Typische Kennzeichen: Breit gezähnte, an der Unterseite oft rötlich überlaufene Blätter

Diese aus Südeuropa stammende Art, die vorzugsweise in Felsspalten oder auf Mauern wächst und vereinzelt auch in Mitteleuropa vorkommt, wird schon lange als Heilkraut genutzt. So wendet man sie besonders häufig zur Behandlung von Hämorrhoiden an, ebenso wie bei kleineren Verletzungen, Entzündungen der Haut und leichten Verbrennungen. Verwendet werden kann die gesamte Pflanze ohne die Wurzel.

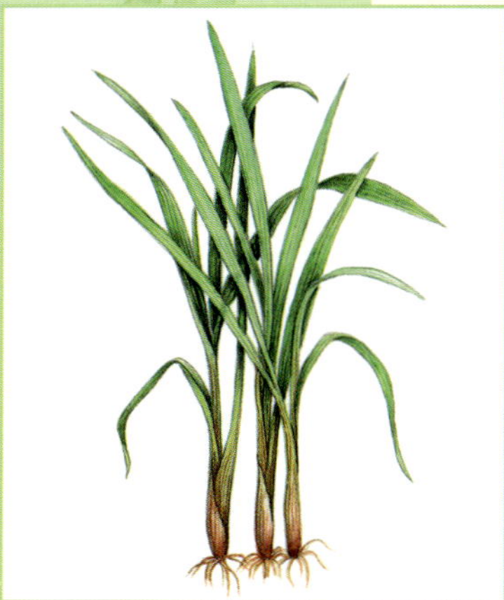

Cymbopogon citratus

Westindisches Zitronengras

Familie: Poaceae (Süßgräser)

Weitere Namen: Lemongras

Heimat: Südostasien

Größe: Bis 1,5 m hohes, große Horste bildendes Gras

Typische Kennzeichen: Die ganze Pflanze duftet intensiv nach Zitrone

Die nur in Kultur bekannte Art wird vor allem in der asiatischen Küche verwendet, um Lamm-, Schwein-, Rind- und Geflügelgerichten eine besonders pikante Note zu verleihen. Ein Tee aus Zitronengras kann aber auch bei Verdauungsbeschwerden getrunken werden, denn er hilft die Darmmuskeln zu entkrampfen; außerdem lässt sich die Art äußerlich anwenden, etwa bei leichten Schmerzen.

Cymbopogon flexuosus

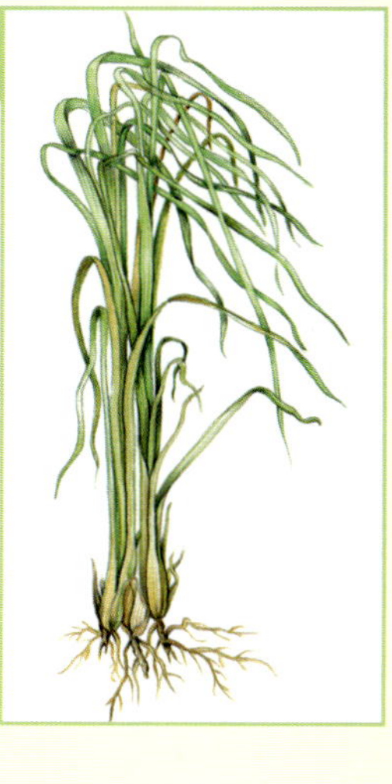

Ostindisches Zitronengras

Familie: Poaceae (Süßgräser)

Weitere Namen: –

Heimat: Asien

Größe: Bis 1,5 m hohes, horstbildendes Gras

Typische Kennzeichen: Die Pflanze verbreitet einen frischen, aromatischen Duft

Ähnlich wie das nah verwandte Westindische Zitronengras (*Cymbopogon citratus*) nimmt man auch diese Art – vor allem in der asiatischen Küche – zum Würzen von Fleischgerichten. Noch häufiger wird allerdings das ätherische Öl der Blätter verwendet, das man in Pflegemitteln verarbeitet, die die Feuchtigkeit der Haut erhöhen sollen, aber auch zur Herstellung von Parfümen.

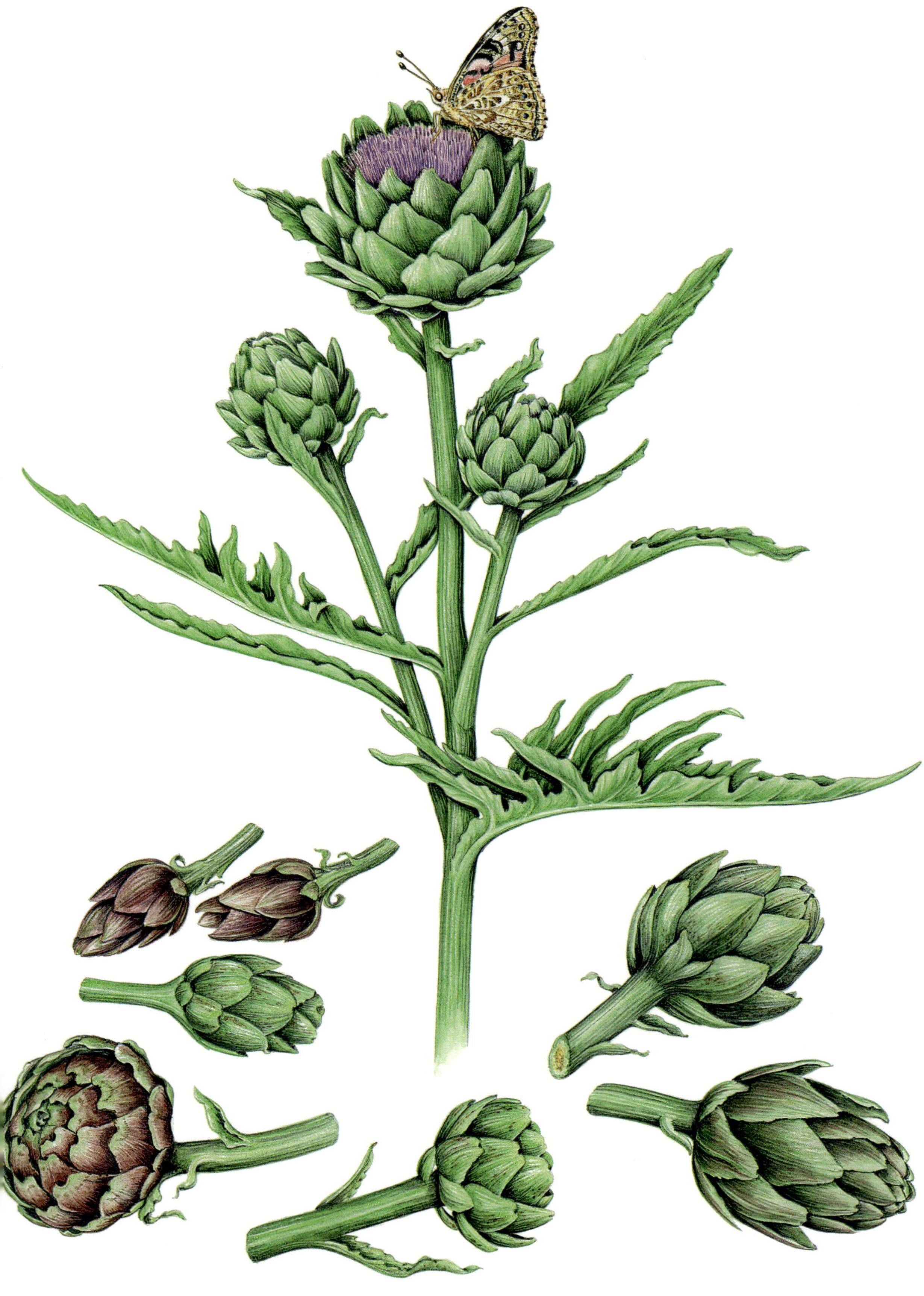

Cynara scolymus

Artischocke

Familie:

Asteraceae/Compositae (Korbblütler)

Weitere Namen:

Essdistel

Heimat:

Vermutlich Afrika

Größe:

Bis 1,5 m hohe, ausdauernde Pflanze

Typische Kennzeichen:

Distelartige Blätter und sehr große Blütenköpfe

Die Artischocke wurde schon in der Antike kultiviert, um die fleischigen Blütenböden als Gemüse zuzubereiten, aber auch, um sie als Heilpflanze einzusetzen. So wirken die Blätter nicht nur harntreibend, sondern sie sollen außerdem den Cholesterinspiegel im Blut senken und die Verdauungstätigkeit anregen. Am häufigsten wird die Pflanze aber verwendet, um die Leber zu schützen.

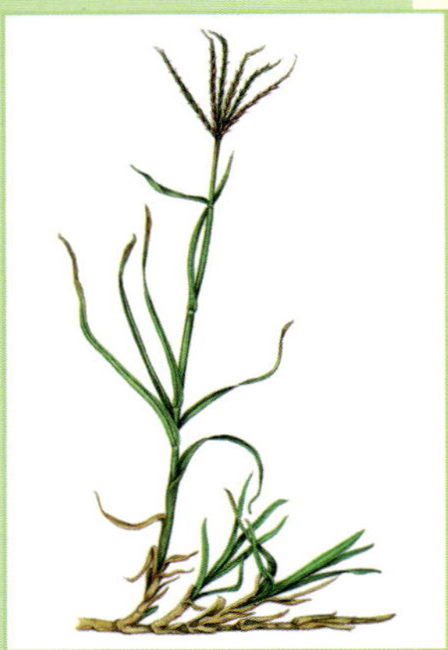

Cynodon dactylon

Hundszahngras

Familie: Poaceae (Süßgräser)

Weitere Namen: Fingerhundszahn, Gefingerter Hundszahn

Heimat: Europa und Asien

Größe: Bis 30 cm hohes Gras

Typische Kennzeichen: Der Blütenstand ist aus 3–7 endständigen Ähren handförmig zusammengesetzt

Das Hundszahngras wird therapeutisch schon seit Jahrhunderten wegen seiner harn- und schweißtreibenden Eigenschaften geschätzt, es lässt sich aber dank der entzündungshemmenden Wirkung auch bei Blasen- oder Nierenentzündung bzw. Rheumatismus oder Arthritis nutzen. Verwendet wird ausschließlich die Wurzel; in Mitteleuropa kommt die Art nur an wärmeren Standorten vor, etwa im Oberrheintal.

Cynoglossum officinale

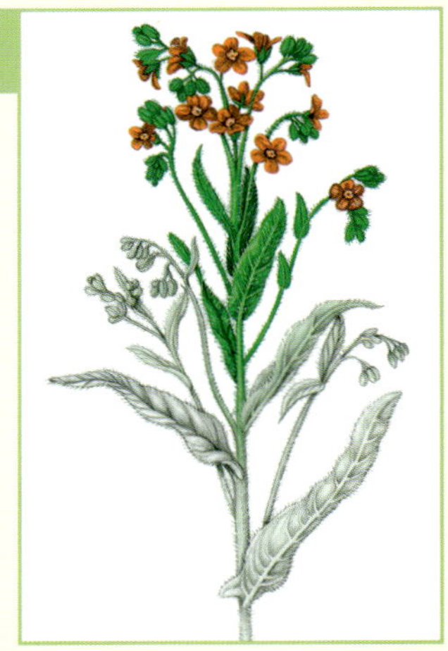

Gewöhnliche Hundszunge

Familie: Boraginaceae (Raublattgewächse)

Weitere Namen: Wolfszunge

Heimat: Europa und Asien

Größe: Bis 80 cm hohe, zweijährige Pflanze

Typische Kennzeichen: Die ganze Pflanze ist dicht grau behaart

Die Wurzel dieses Krautes wurde schon im Mittelalter zur Behandlung von Wunden verwendet; außerdem schätzte man sie wegen ihrer beruhigenden Eigenschaften und verschrieb sie bei Husten oder aber bei Magen- und Darmbeschwerden. Da die Pflanze, wie man heut weiß, krebserregende und die Leber schädigende Substanzen enthält, wird von einer Anwendung inzwischen allgemein abgeraten.

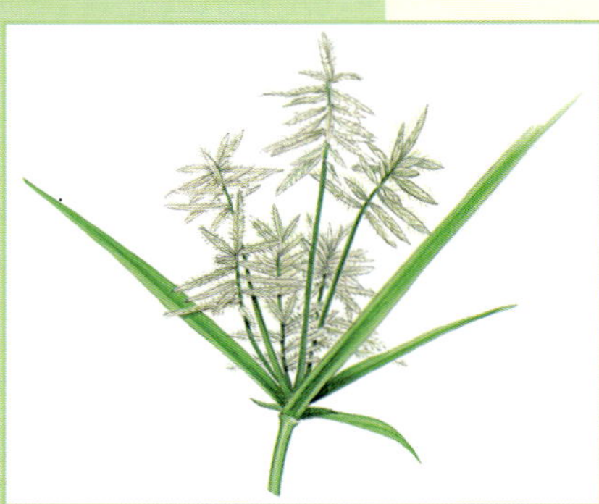

Cyperus esculentus

Erdmantel

Familie: Cyperaceae (Riedgrasgewächse)

Weitere Namen: Chufa

Heimat: Afrika

Größe: Bis 50 cm hohe, ausdauernde Pflanze

Typische Kennzeichen: Sauergras mit braunen, etwa eichelgroßen Sprossknollen

Diese Grasart wurde schon im alten Ägypten als Nahrungsmittel genutzt, und sie wird im Mittelmeergebiet auch heute noch vereinzelt angebaut. Die ein wenig nach Nuss schmeckenden, kohlenhydrat- und fettreichen Sprossknollen können roh gegessen oder gekocht als Gemüse zubereitet werden; therapeutisch lassen sie sich als verdauungsfördernde Arznei, aber auch zur Förderung der Menstruation und Harnbildung verwenden.

Cyperus rotundus

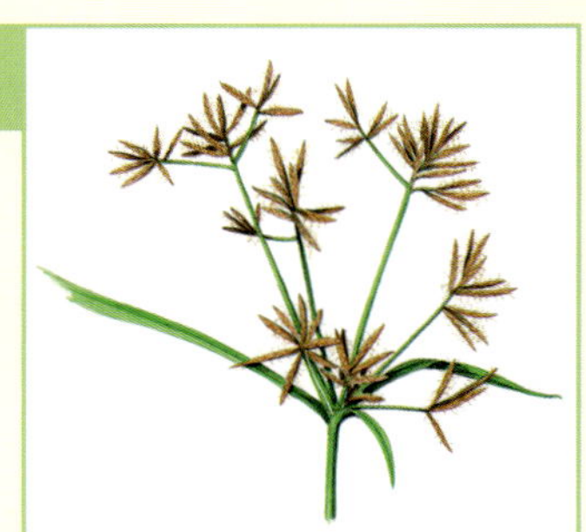

Knolliges Zyperngras

Familie: Cyperaceae (Riedgrasgewächse)

Weitere Namen: Nussgras

Heimat: Asien und Afrika

Größe: Bis 40 cm hohe, ausdauernde Pflanze

Typische Kennzeichen: Jung mit weißen Wurzelknollen, die sich später dunkel verfärben

Der Wurzel dieses Grases werden u.a. krampflösende Eigenschaften nachgesagt, so dass man sie bei Verdauungsstörungen sowie bei Menstruationsbeschwerden anwenden kann. Die Pflanze hat aber auch eine beruhigende Wirkung und soll außerdem ein gutes Wurmmittel sein. Im alten Ägypten wurden die stärkereichen Wurzelknollen vermutlich hauptsächlich als Nahrungsmittel verwendet.

Cyphomandra betacea

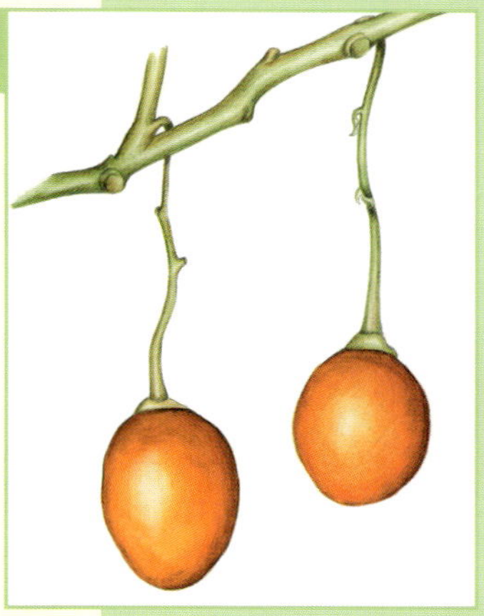

Baumtomate

Familie: Solanaceae (Nachtschattengewächse)

Weitere Namen: Tamarillo

Heimat: Südamerika

Größe: Bis 6 m hoher, immergrüner Baum

Typische Kennzeichen: Gelbrote bis purpurrote Früchte

Die Baumtomate ist nicht winterhart, so dass man sie in Mitteleuropa höchstens einmal als Kübelpflanze findet. Manchmal werden die ein wenig an Tomaten erinnernden, allerdings eher eiförmigen Früchte, die man Tamarillos nennt, aber auch im Handel angeboten. Verwenden lassen sich diese in Salaten, außerdem kann man sie gekocht als Gemüse zubereiten oder in Honig eingelegt als Süßspeise servieren.

Cypripedium calceolus var. *pubescens*

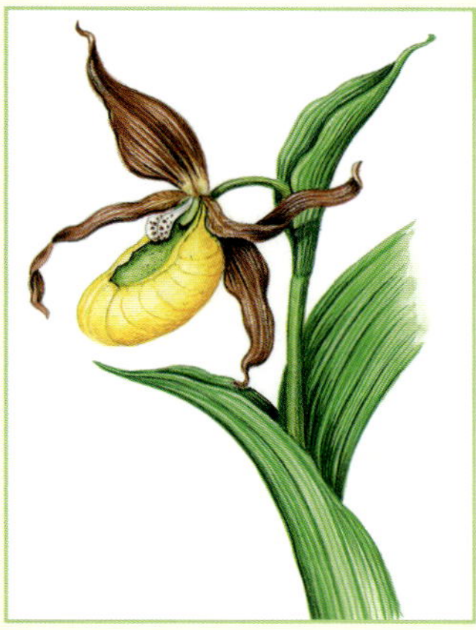

Gelber Frauenschuh

Familie: Orchidaceae (Knabenkrautgewächse)

Weitere Namen: Amerikanischer Baldrian

Heimat: Nordamerika

Größe: Bis 70 cm hohe, ausdauernde Pflanze

Typische Kennzeichen: Gelbbraune, wie ein Schuh geformte Blüten

Bei den nordamerikanischen Ureinwohnern galt diese hübsche Pflanze als gutes krampflösendes Mittel, so dass man sie beispielsweise zur Linderung von Periodenschmerzen verwendete. Später nahm man aus dem Wurzelstock hergestellte Arzneien manchmal zur Beruhigung nach starkem Stress, während die vergleichsweise seltene und daher geschützte Art heute praktisch nicht mehr therapeutisch angewendet wird.

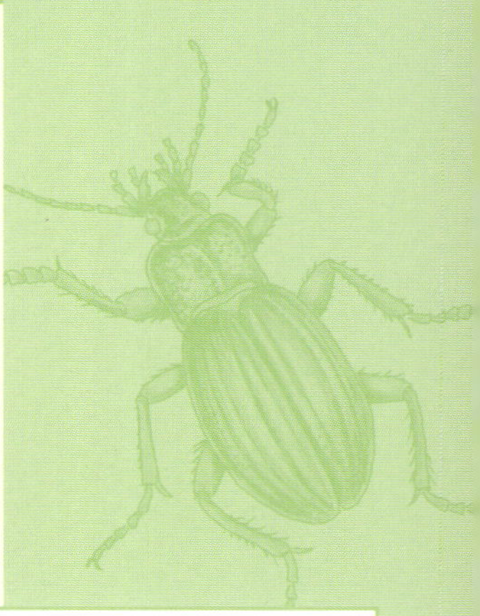

Cytisus scoparius

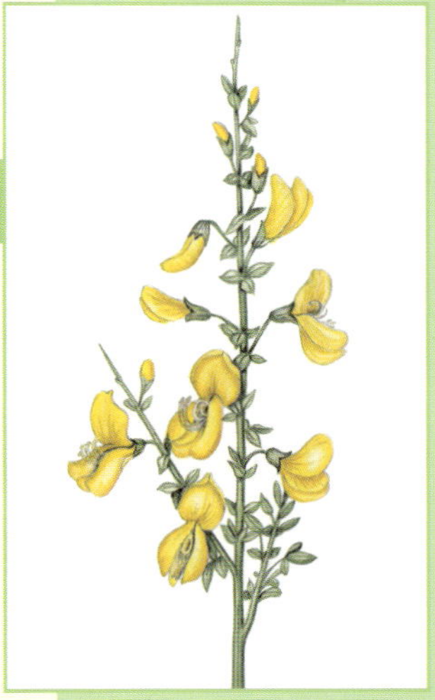

Besenginster

Familie: Fabaceae/Leguminosae (Hülsenfrüchtler)

Weitere Namen: –

Heimat: Europa

Größe: Bis 2 m hoher Strauch

Typische Kennzeichen: Gerillte, rutenartige Zweige und große, gelbe Blüten

Diese Pflanze verdankt ihren Namen dem Umstand, dass die rutenartigen Zweige früher gern zur Herstellung von Besen verwendet wurden. Dagegen setzte man die Blüten als Mittel zur Blutreinigung ein, aber manchmal auch um Wehen auszulösen; außerdem soll die leicht psychoaktive Pflanze hin und wieder als Bierzusatz benutzt worden sein.

Dahlia coccinea

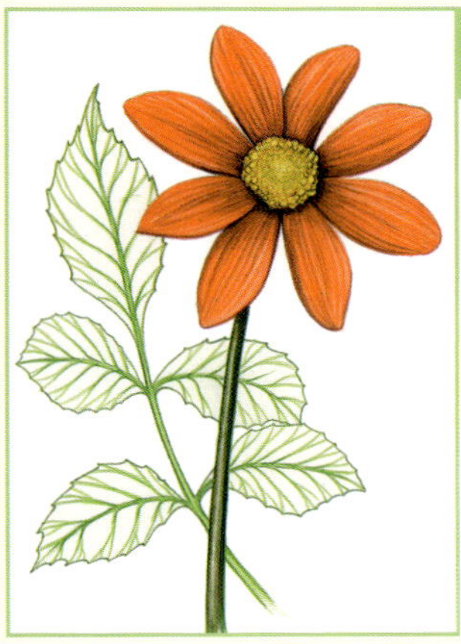

Dahlie

Familie: Asteraceae/Compositae (Korbblütler)

Weitere Namen: Georgine

Heimat: Mexiko

Größe: Bis 1,4 m hohe, ausdauernde Pflanze

Typische Kennzeichen: Sehr große, einzeln stehende Blütenköpfchen

Die im Spätsommer und Herbst blühende Dahlie, von der es heute unzählige verschiedene Sorten gibt, ist eine der beliebtesten Gartenpflanzen. Vor allem in ihrer mexikanischen Heimat werden die Blüten aber auch zum Färben verwendet, wobei mit Alaun vorbehandelte Materialien eine leuchtend gelbe Farbe erhalten.

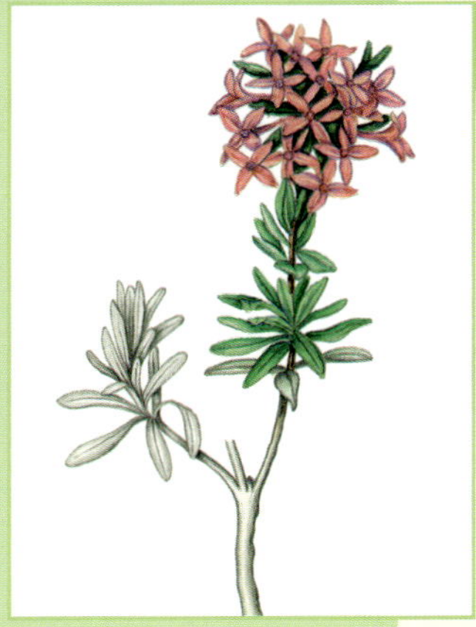

Daphne cneorum

Heideröschen

Familie: Thymelaeaceae (Seidelbastgewächse)

Weitere Namen: Rosmarinseidelbast

Heimat: Europa

Größe: Bis 40 cm hoher Strauch

Typische Kennzeichen: Nach Nelken duftende, purpurrote Blüten und gelbrote Beeren

Die hauptsächlich auf Halbtrockenrasenflächen in den Alpen vorkommende Art ist so selten, dass sie in allen mitteleuropäischen Ländern unter Schutz steht. Die Beeren des hübschen Strauches sind sehr giftig, so dass bei Kindern bereits zehn Früchte ausreichen können, um tödliche Unfälle zu verursachen. Aber auch bei weniger dramatischem Verlauf kommt es häufig zu Erbrechen, Atemnot oder Nierenschäden.

Daphne gnidioides

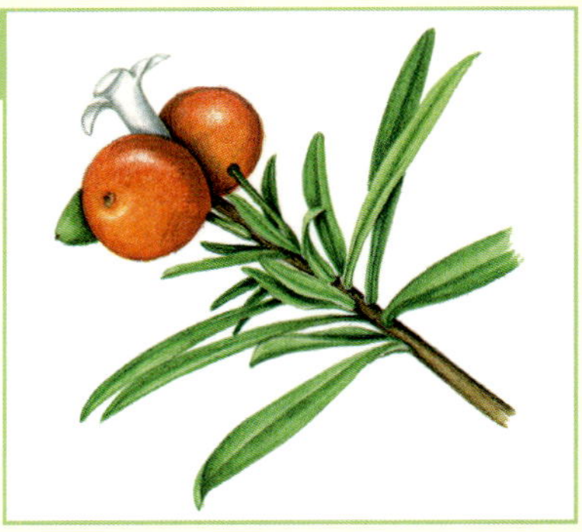

Anatolischer Seidelbast

Familie: Thymelaeaceae (Seidelbastgewächse)

Weitere Namen: –

Heimat: Südanatolien und Ägäis

Größe: Bis 1,3 m hoher Strauch

Typische Kennzeichen: Weiße bis rosa Blüten und rote Beeren

Diese Seidelbast-Art wird in ihrer Heimat manchmal zum Färben verwendet, wobei das entsprechende Material – je nach Vorbehandlung – ein senf- bis khakifarbenes Aussehen erhält. Genau wie der nah verwandte Gewöhnliche Seidelbast (*Daphne mezereum*) enthält auch diese Art stark toxische Substanzen, so dass es bei einem Genuss der Beeren leicht zu tödlichen Unfällen kommen kann.

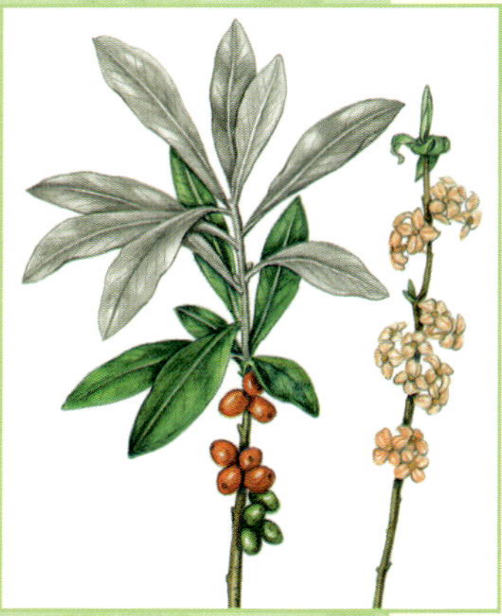

Daphne mezereum

Gewöhnlicher Seidelbast

Familie: Thymelaeaceae (Seidelbastgewächse)

Weitere Namen: Kellerhals

Heimat: Europa, Westasien und Nordafrika

Größe: Bis 1,2 m hoher Strauch

Typische Kennzeichen: Sehr früh im Jahr erscheinende, rötliche, stark duftende Blüten

Der auch in Mitteleuropa heimische Seidelbast wurde früher manchmal als Abführmittel oder äußerlich bei Hautbeschwerden oder rheumatischen Erkrankungen angewendet. Heute weiß man jedoch, dass fast alle Seidelbastgewächse stark giftig sind, so dass man sie in der Naturheilkunde nicht mehr anwendet. Außerdem stehen die meisten der normalerweise recht seltenen Seidelbast-Arten unter Naturschutz.

Daphne striata

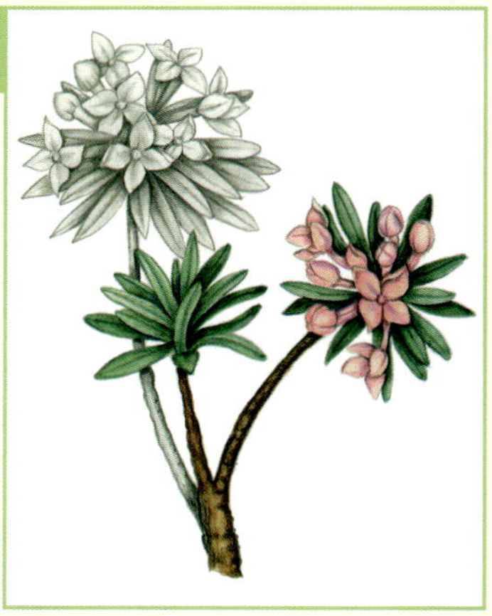

Steinröschen

Familie: Thymelaeaceae (Seidelbastgewächse)

Weitere Namen: Gestreifter Seidelbast, Alpenflieder

Heimat: Europa

Größe: Bis 30 cm hoher Zwergstrauch

Typische Kennzeichen: Rosafarbene Blüten und bei Reife bräunliche Früchte

Diese sehr seltene Art, die genau wie das nah verwandte Heideröschen (*Daphne cneorum*) nur in höheren Lagen vorkommt, steht in allen mittel- sowie südeuropäischen Ländern unter Naturschutz. Sie enthält, genau wie die anderen einheimischen Seidelbast-Arten, ein gefährliches Toxin namens Mezerein, das unter Umständen sogar tödliche Vergiftungen verursachen kann.

Datisca cannabina

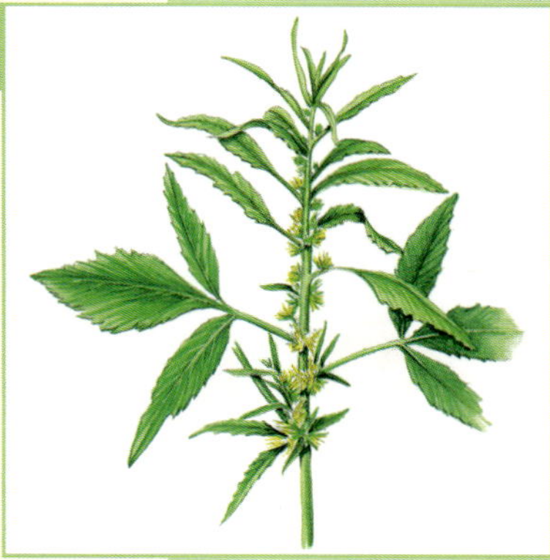

Scheinhanf

Familie: Datiscaceae (Scheinhanfgewächse)

Weitere Namen: Streichkraut, Gelbhanf

Heimat: Mittelmeerraum und Asien

Größe: Bis 2 m hohe, ausdauernde Pflanze

Typische Kennzeichen: Die Pflanze ähnelt dem nicht näher verwandten Hanf

Diese Art wird nur selten in Gärten angepflanzt, aber man kann sie mit etwas Glück einmal bei einem Mittelmeerurlaub finden. In einigen Regionen wurde der Scheinhanf früher als Färbepflanze verwendet, mit deren Hilfe man Naturfasern gelb färbte; heute wird das Kraut in geringem Umfang in der Homöopathie eingesetzt, etwa bei Stoffwechselstörungen wie Diabetes.

Datura stramonium

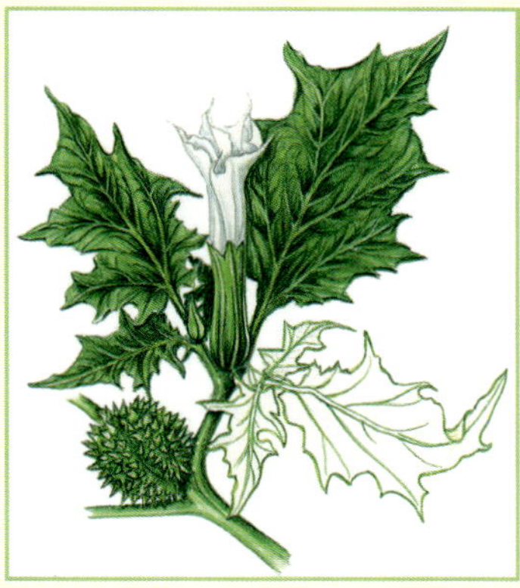

Weißer Stechapfel

Familie: Solanaceae (Nachtschattengewächse)

Weitere Namen: Gewöhnlicher Stechapfel

Heimat: Nord- und Südamerika

Größe: Bis 1 m hohe, einjährige Pflanze

Typische Kennzeichen: Trompetenförmige Blüten und stachlige Fruchtkapseln

Die stark giftigen Stechapfel-Arten galten wegen ihrer berauschenden und in hoher Dosierung auch halluzinogenen Wirkung früher in vielen Regionen als Zauber- oder Hexenpflanzen. Daneben wurden sie aber auch als Naturarznei eingesetzt, etwa zur Behandlung von Asthma, Keuchhusten oder rheumatischen Beschwerden. Heute werden Stechapfel-Arten nicht mehr angewendet.

Daucus carota

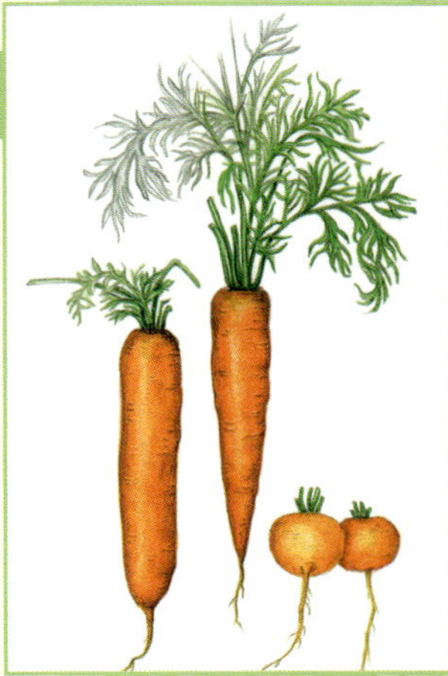

Karotte

Familie: Apiaceae/Umbelliferaceae (Doldenblütler)

Weitere Namen: Gelbe Rübe, Mohrrübe

Heimat: Europa

Größe: Bis 1 m hohe, zweijährige Pflanze

Typische Kennzeichen: Fleischige Pfahlwurzel

Die Karotte wird schon seit der Antike als nahrhaftes und zudem vitamin- und mineralreiches Gemüse geschätzt; man sagt ihr aber auch aphrodisierende Eigenschaften nach. Außerdem nutzt man die Pflanze für medizinische Zwecke, da die Samen appetitanregend und verdauungsfördernd sind, während die Rübe das Sehvermögen stärken soll. Die Samen dürfen während einer Schwangerschaft nicht angewendet werden.

Delphinium staphisagria

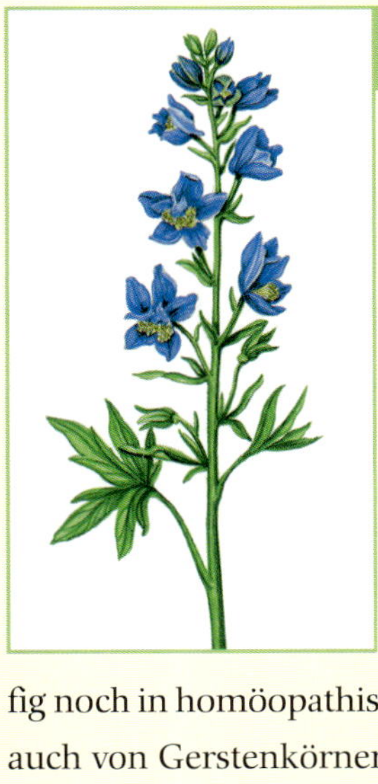

Stephanskraut

Familie: Ranunculaceae (Hahnenfußgewächse)

Weitere Namen: Scharfer Rittersporn

Heimat: Mittelmeerraum

Größe: Bis 1 m hohe, zweijährige Pflanze

Typische Kennzeichen: Behaarte Pflanze mit dunkelblauen, kurz gespornten Blüten

Diese Art wurde früher manchmal bei Zahnschmerzen eingesetzt, aber seit man weiß, dass sie ein gefährliches Gift enthält, ist eine Anwendung in der Volksheilkunde nicht mehr üblich. Allerdings verarbeitet man die Samen (Stephanskörner) häufig noch in homöopathischen Mitteln, die dann beispielsweise zur Behandlung von Prostataerkrankungen, aber auch von Gerstenkörnern und Hautekzemen verwendet werden.

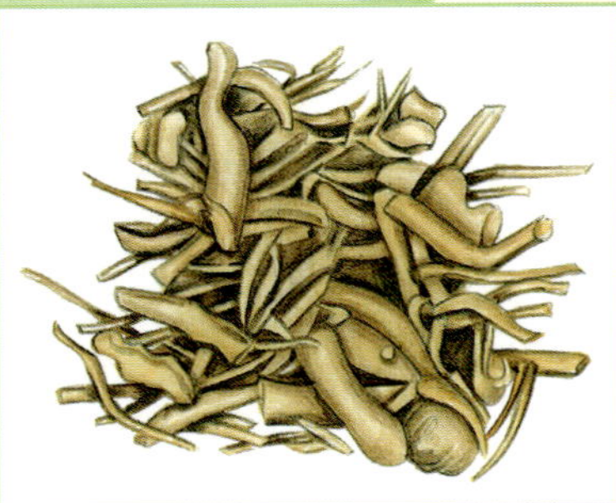

Derris elliptica

Tubawurzel

Familie: Fabaceae/Leguminosae (Hülsenfrüchtler)

Weitere Namen: Derris

Heimat: Asien

Größe: Strauchartige Kletterpflanze mit mehrere Meter langen Trieben

Typische Kennzeichen: Sehr lange, gefiederte Blätter und große, malvenfarbene Blütentrauben

Die Wurzel dieser tropischen Art wurde in ihrer Heimat früher häufig als Abortivum angewendet, sie gilt aber auch als wirksames Fischgift, so dass man sie zum Fischfang einsetzte. Heute nutzt man das in der Wurzel enthaltene Gift (Rotenon) manchmal für Insektizide; in höherer Dosierung ist es auch für Menschen gefährlich, weil es starke Lähmungserscheinungen hervorrufen kann.

Desmodium adscendens

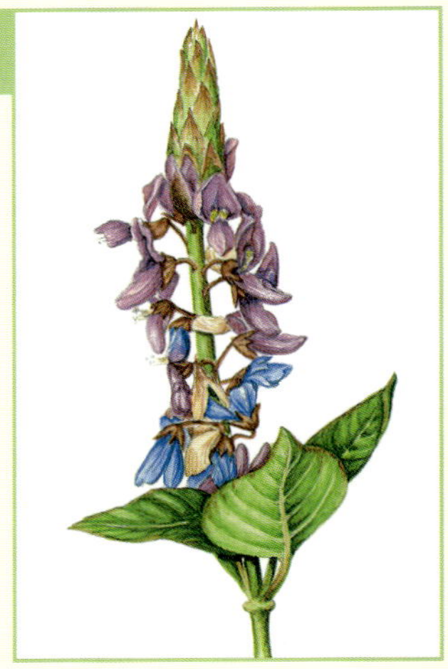

Desmodium

Familie: Fabaceae/Leguminosae (Hülsenfrüchtler)

Weitere Namen: Amor seco, Afrikanischer Wandelklee

Heimat: Afrika, Süd- und Mittelamerika, Karibik und Südostasien

Größe: Bis 70 cm hohe, ausdauernde Pflanze

Typische Kennzeichen: Die aus drei ovalen Fiedern zusammengesetzten Blätter erinnern an Klee

Die Blätter und Stängel dieser alten Heilpflanze werden in ihrem Verbreitungsgebiet schon lange als Kräuterarznei genutzt, etwa bei Gelbsucht und Asthma, als Wurmmittel, zur Wundbehandlung sowie als Malariamittel. Allerdings darf das Kraut nur unter ärztlicher Aufsicht angewendet werden, weil es bei falscher Dosierung zu Übelkeit und Durchfall kommen kann.

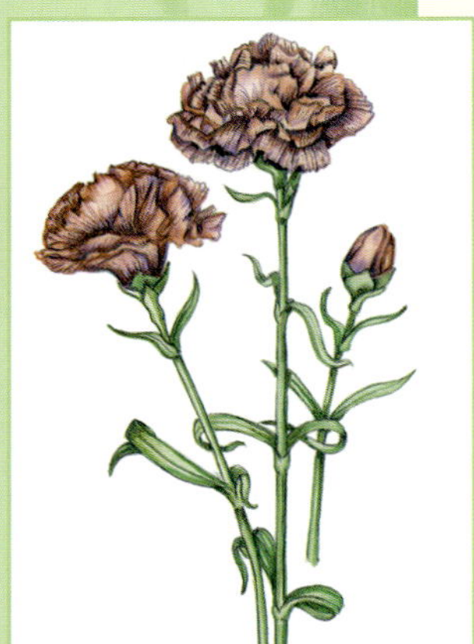

Dianthus caryophyllus

Gartennelke

Familie: Caryophyllaceae (Nelkengewächse)

Weitere Namen: Spraynelke, Edelnelke, Landnelke

Heimat: Europa

Größe: Bis 60 cm hohe, ausdauernde Pflanze

Typische Kennzeichen: Blassgrüne, grasartige Blätter

Diese alte Gartenpflanze war vorübergehend ein wenig aus der Mode gekommen, wird inzwischen aber wieder häufiger angepflanzt. Die haltbaren Blüten lassen sich als Schnittblumen verwenden, man nimmt sie aber auch zur Dekoration von Salaten oder zum Aromatisieren von Essig, Wein und Marmelade. In Wein eingelegte Blütenblätter sollen die Nerven stärken.

Dianthus superbus

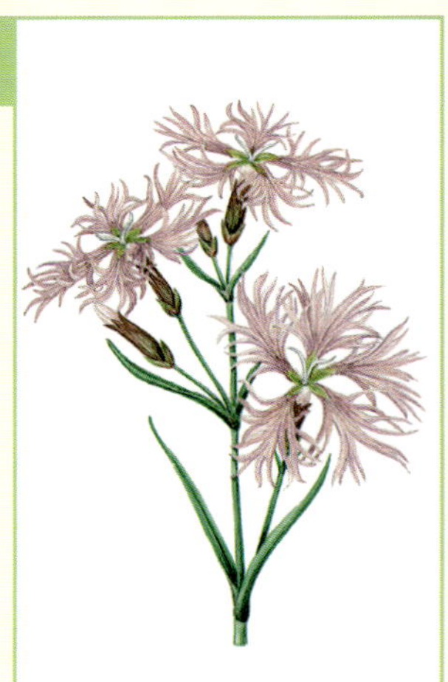

Prachtnelke

Familie: Caryophyllaceae (Nelkengewächse)

Weitere Namen: –

Heimat: Europa und Asien

Größe: Bis 50 cm hohe, ausdauernde Pflanze

Typische Kennzeichen: Sehr schmale, lanzettliche Blätter

Diese Art, von der die Sprosse, Blätter und Blüten für therapeutische Zwecke verwendet werden können, gilt in China schon seit Jahrtausenden als begehrtes Heilkraut zur Behandlung von Harnwegsbeschwerden, etwa bei Harnröhrenentzündungen. Die attraktive Pflanze kommt in Mitteleuropa auch wild wachsend vor, ist allerdings recht selten, so dass sie normalerweise unter Schutz steht.

Dicentra spectabilis

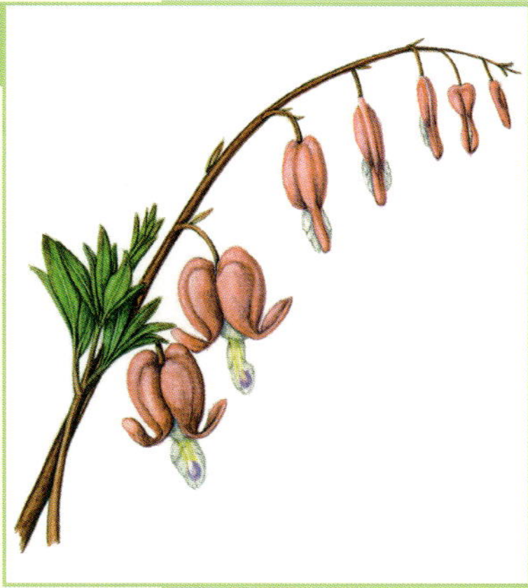

Tränendes Herz

Familie: Fumariaceae (Erdrauchgewächse)

Weitere Namen: Flammendes Herz, Marienherz, Frauenherz

Heimat: Asien

Größe: Bis 90 cm hohe, ausdauernde Pflanze

Typische Kennzeichen: Herabhängende, herzförmige Blüten

Diese attraktive Art gehört schon seit dem 19. Jahrhundert, als sie erstmals nach Europa gelangte, zu den besonders beliebten Gartenblumen. Weniger bekannt ist, dass es sich auch um eine Giftpflanze handelt, deren Genuss Übelkeit, Erbrechen, Durchfall oder gar Lähmungserscheinungen verursachen kann, so dass man vor allem Kleinkinder nicht unbeaufsichtigt in ihre Nähe lassen sollte.

Dictamnus albus

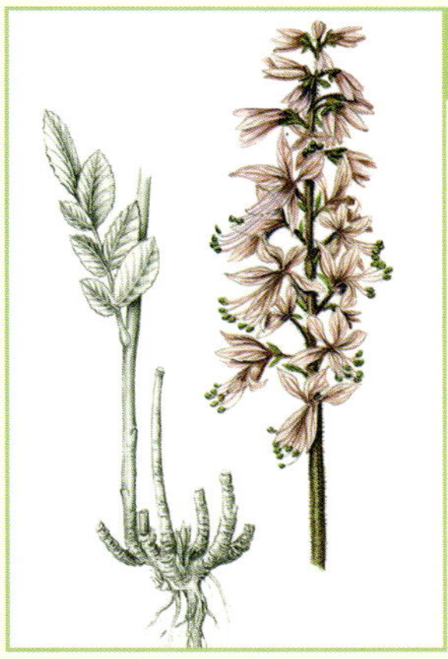

Weißer Diptam

Familie: Rutaceae (Rautengewächse)

Weitere Namen: Brennender Busch

Heimat: Europa und Asien

Größe: Bis 80 cm hohe, ausdauernde Pflanze

Typische Kennzeichen: Die ganze Pflanze duftet nach Zitrone

Diese Art verströmt bei sehr heißem Wetter große Mengen eines leicht brennbaren ätherischen Öls, das die Pflanze wie eine Wolke umgibt und sich unter Umständen sogar entzünden lässt, was dem Weißen Diptam auch den Namen Brennender Busch eingebracht hat. In der Volksheilkunde wird die zwar krampflösende, aber auch giftige und zudem sehr seltene und daher geschützte Art kaum noch angewendet.

Dieffenbachia seguine

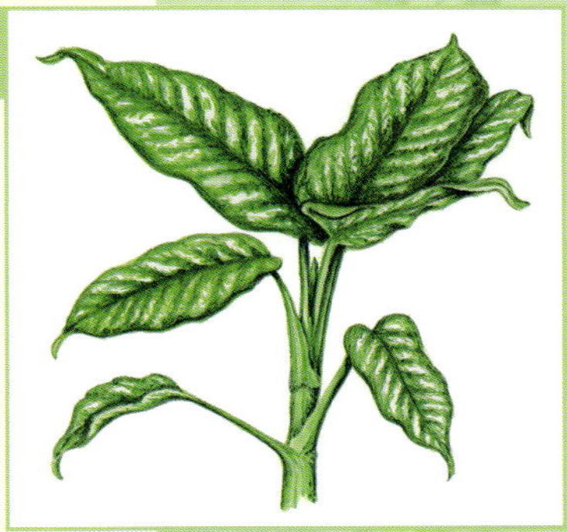

Dieffenbachie

Familie: Araceae (Aronstabgewächse)

Weitere Namen: Schweigohr, Giftaron, Stummblume

Heimat: Tropisches Amerika

Größe: Bis 1,5 m hohe, ausdauernde Pflanze

Typische Kennzeichen: Große, dunkelgrüne Blätter mit heller Flecken- oder Streifenzeichnung

Dieffenbachien gehören wegen ihrer hübsch gefärbten Blätter schon seit Jahrzehnten zu den beliebtesten Zimmerpflanzen, wobei weitgehend unbekannt ist, dass die attraktiven Blätter gefährliche Gifte enthalten. Bei einigen Arten, etwa bei der hier vorgestellten *Dieffenbachia seguine*, soll schon die Menge von 2–3 g Pflanzenmaterial für eine tödliche Vergiftung ausreichen, so dass beim Umgang größte Vorsicht geboten ist.

Digitalis grandiflora

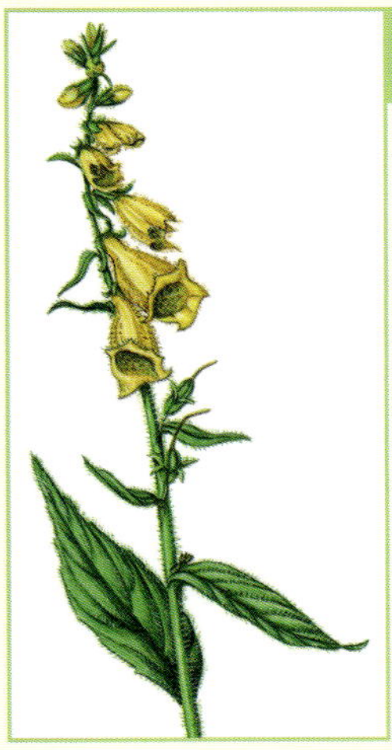

Großblütiger Fingerhut

Familie: Scrophulariaceae (Braunwurzgewächse/Rachenblütler)

Weitere Namen: –

Heimat: Europa

Größe: Bis 1,3 m hohe, ausdauernde Pflanze

Typische Kennzeichen: Große, glockenförmige, schwefelgelbe Blüten

Viele Fingerhut-Arten enthalten gefährliche Gifte, von denen sich einige bei genauer Dosierung aber sehr gut zur Behandlung von Herzkrankheiten eignen. Der auch in Mitteleuropa heimische Großblütige Fingerhut ähnelt in seiner Wirkung dem bekannteren Roten Fingerhut (*Digitalis purpurea*), wird aber lieber verwendet, weil ihn viele Patienten besser vertragen.

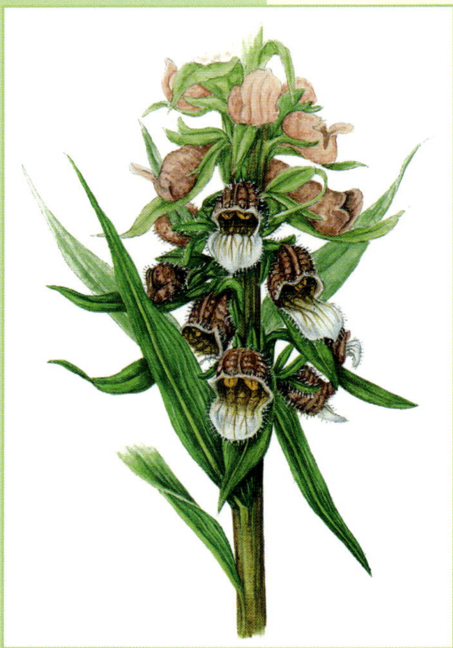

Digitalis lanata

Wolliger Fingerhut

Familie: Scrophulariaceae (Braunwurzgewächse/Rachenblütler)

Weitere Namen: –

Heimat: Europa

Größe: Bis 1 m hohe, ausdauernde Pflanze

Typische Kennzeichen: Große, glockenförmige, wollig behaarte Blüten

Diese Art stammt aus Südosteuropa, wird aber in einigen Regionen Mitteleuropas von der pharmazeutischen Industrie in größerem Maßstab für die Herstellung herzwirksamer Medikamente angebaut, so dass man die hübsche, aber toxische Pflanze manchmal auch verwildert findet. Bei Tieren und Menschen können viele der zahlreichen Fingerhut-Arten tödliche Vergiftungen hervorrufen.

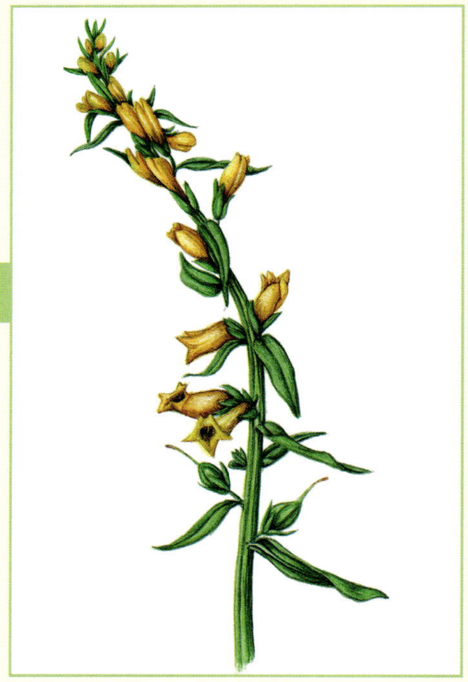

Digitalis lutea

Gelber Fingerhut

Familie: Scrophulariaceae (Braunwurzgewächse/Rachenblütler)

Weitere Namen: –

Heimat: Europa

Größe: Bis 1 m hohe, ausdauernde Pflanze

Typische Kennzeichen: Große, glockenförmige, gelbe Blüten

Dieser hübsche, aber ebenfalls tödlich giftige Fingerhut kommt nur in einem sehr begrenzten Gebiet von den Seealpen bis Vorarlberg und Südtirol vor. Als Arznei spielt die gesetzlich geschützte Art praktisch keine Rolle, aber sie ist, genau wie viele andere Arten aus dieser Gattung, eine beliebte, wenn auch nicht ganz ungefährliche Gartenpflanze.

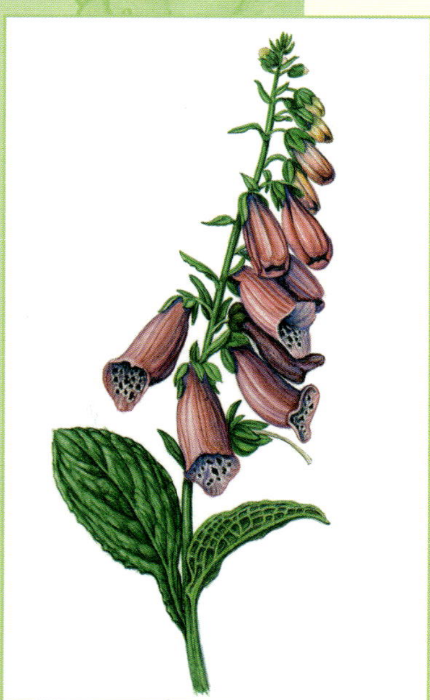

Digitalis purpurea

Roter Fingerhut

Familie: Scrophulariaceae (Braunwurzgewächse/Rachenblütler)

Weitere Namen: Waldglocke, Platzblume

Heimat: Europa

Größe: Bis 1,5 m hohe, zweijährige Pflanze

Typische Kennzeichen: Große, glockenförmige, purpurfarbene Blüten

Der auch in Mitteleuropa heimische Rote Fingerhut ist die bekannteste der Fingerhut-Arten, weil der englische Landarzt William Withering im 18. Jahrhundert bei dieser Pflanze die herzwirksamen Glykoside entdeckte, die allerdings auch in anderen Arten enthalten sind. Seither haben Fingerhutarzneien unzähligen, herzkranken Menschen das Leben beträchtlich verlängert.

Dioscorea batatas

Chinesische Yamswurzel

Familie: Dioscoreaceae (Schmerwurzgewächse)

Weitere Namen: –

Heimat: Asien

Größe: Bis 5 m lange Kletterpflanze

Typische Kennzeichen: Geriefter Stängel und große, herzförmige Blätter

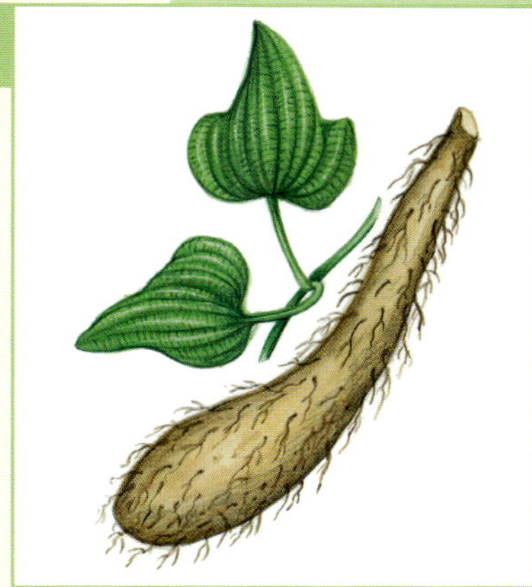

Die Wurzel dieser Pflanze wird in China gern als Gemüse gegessen, dient dort aber auch als Naturarznei. So setzt man sie bei einer Unterfunktion der Schilddrüse ein oder verschreibt sie bei Nierenentzündung und Diabetes. Außerdem sagt man der Art verdauungsfördernde und appetitanregende Eigenschaften nach, und sie soll gegen ständige Schweißausbrüche und übermäßigen Harndrang helfen.

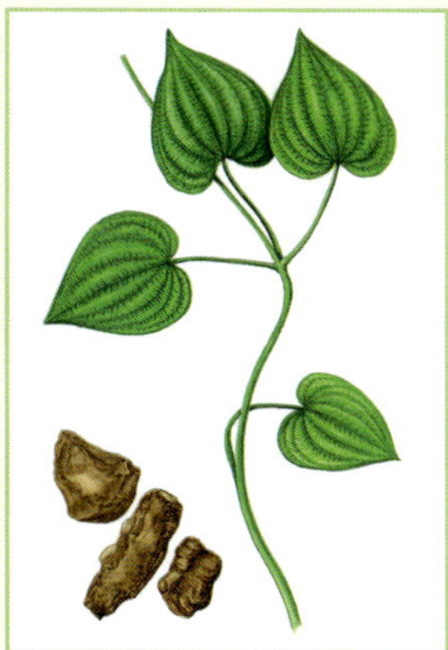

Dioscorea villosa

Wilde Yamswurzel

Familie: Dioscoreaceae (Schmerwurzgewächse)

Weitere Namen: Zottige Yamswurzel

Heimat: Nord- und Mittelamerika

Größe: Bis 6 m lange, windende Staude

Typische Kennzeichen: Sehr große, herzförmige Blätter

Diese Pflanze erlangte eine gewisse Berühmtheit, weil sie eine Substanz namens Diosgenin enthält, die als Ausgangsstoff für die Herstellung der ersten Antibabypille diente. In der Naturheilkunde wird die Art aber auch wegen ihrer harntreibenden, krampflösenden, entzündungshemmenden, schweißtreibenden und antirheumatischen Eigenschaften eingesetzt.

Diospyros kaki

Kakipflaume

Familie: Ebenaceae (Ebenholzgewächse)

Weitere Namen: Japanische Dattelpflaume

Heimat: Asien

Größe: Bis 12 m hoher, sommergrüner Baum

Typische Kennzeichen: Tomatenähnliche Früchte

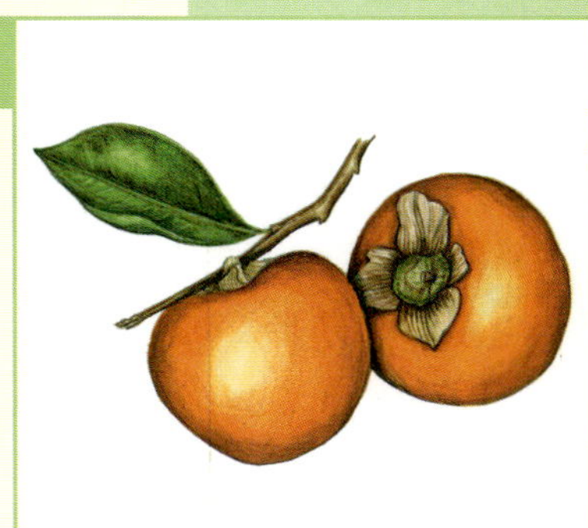

Die in Japan, Südkorea und China natürlich vorkommende Art wird wegen ihrer schmackhaften Früchte inzwischen auch in anderen Regionen der Erde angebaut, etwa in Florida oder im Mittelmeergebiet. In ihrer Heimat benutzt man die Pflanze, deren wissenschaftlicher Gattungsname soviel wie „göttliche Frucht" bedeutet, außerdem zum Färben.

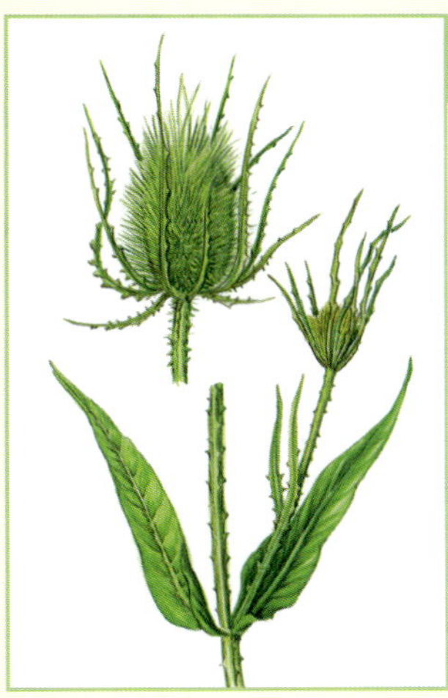

Dipsacus fullonum

Wilde Karde

Familie: Dipsacaceae (Kardengewächse)

Weitere Namen: Kardendistel, Weberkarde

Heimat: Europa und Westasien

Größe: Bis 2 m hohe, zweijährige Pflanze

Typische Kennzeichen: Stachliger Stängel und borstige Blütenköpfchen

Die getrockneten Blütenköpfe dieser Art wurden früher von Webern und Hutmachern zum Auskämmen und Aufrauen von Wolle verwendet, so dass man die Pflanze oft auch Weberkarde nennt. Die Wilde Karde wurde aber vereinzelt auch therapeutisch eingesetzt, etwa als harntreibende, verdauungsfördernde und schweißtreibende Arznei, was allerdings heute nicht mehr üblich ist.

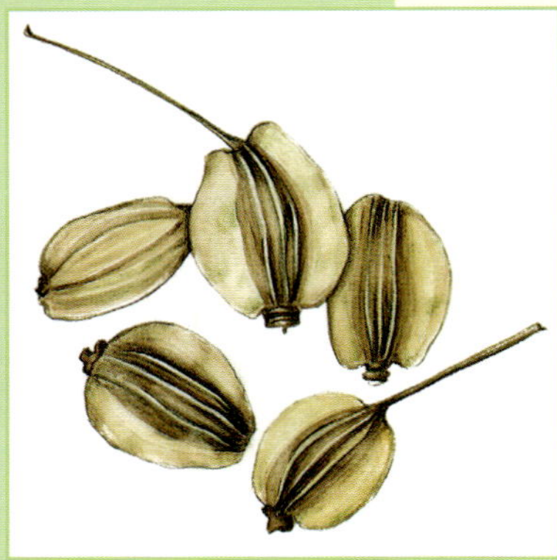

Dorema ammoniacum

Ammoniakpflanze

Familie: Apiaceae/Umbelliferaceae (Doldenblütler)

Weitere Namen: Ammoniacum

Heimat: Asien

Größe: Bis 3 m hohe, ausdauernde Pflanze

Typische Kennzeichen: Sehr kräftiger, Milchsaft führender Stängel

Diese Pflanze verdankt ihren Namen einem Gott, den die Römer Jupiter-Ammon nannten, und zu dessen Ehren die Pflanze in der Antike geopfert wurde. Der klebrige Milchsaft, der beim Anstechen des Stängels austritt und den man Ammoniakharz oder Ammoniakgummi nennt, lässt sich aber auch therapeutisch nutzen, wobei Husten, Bronchitis, Asthma und Menstruationsbeschwerden typische Anwendungsbereiche sind.

Dorstenia contajerva

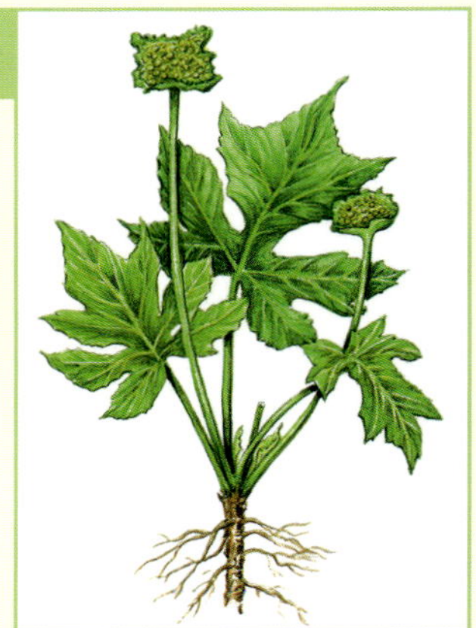

Bezoarwurzel

Familie: Moraceae (Maulbeergewächse)

Weitere Namen: Peruanische Giftwurzel

Heimat: Mittel- und Südamerika sowie Karibik

Größe: Bis 30 cm hohe, ausdauernde Pflanze

Typische Kennzeichen: Lang gestielte, grünliche Blüten

Das Rhizom dieser Art wurde von den mittel- und südamerikanischen Ureinwohnern schon lange vor dem Eintreffen der europäischen Eroberer zur Behandlung von Schlangenbissen und anderen Vergiftungen sowie als Umschlag bei eiternden Wunden verwendet. Heute nutzt man die Pflanze manchmal als Arznei zur Behandlung von Durchfall und Ruhr, aber auch als schweißtreibendes und anregendes Mittel.

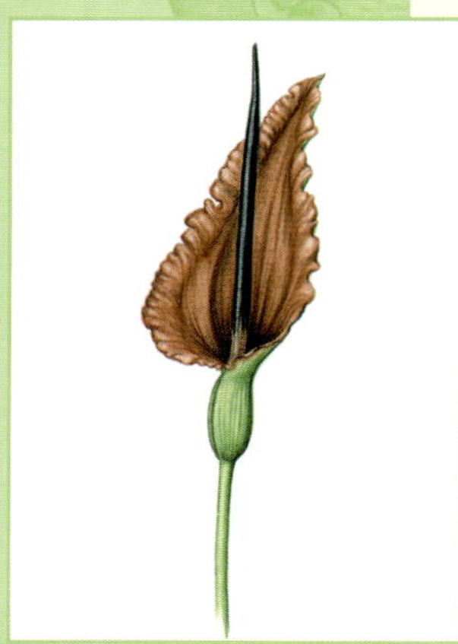

Dracunculus vulgaris

Schlangenwurz

Familie: Araceae (Aronstabgewächse)

Weitere Namen: Drachenwurz

Heimat: Mittelmeergebiet

Größe: Bis 1,5 m hohe, ausdauernde Pflanze

Typische Kennzeichen: Langer, kolbenartiger Blütenstand mit großem, purpurfarbenen Hüllblatt

Diese Art, die zur Blütezeit einen üblen Verwesungsgeruch verbreitet, um Aasfliegen für die Bestäubung anzulocken, kann man mit etwas Glück (bzw. Pech) vielleicht einmal bei einem Mittelmeerurlaub finden. Sie erhielt ihren Namen wegen des an der Basis gefleckten Stängels, der an einen Schlangenkörper erinnert. Medizinisch wird die giftige Pflanze heute nur noch in homöopathischen Mitteln verwendet.

Drosera rotundifolia

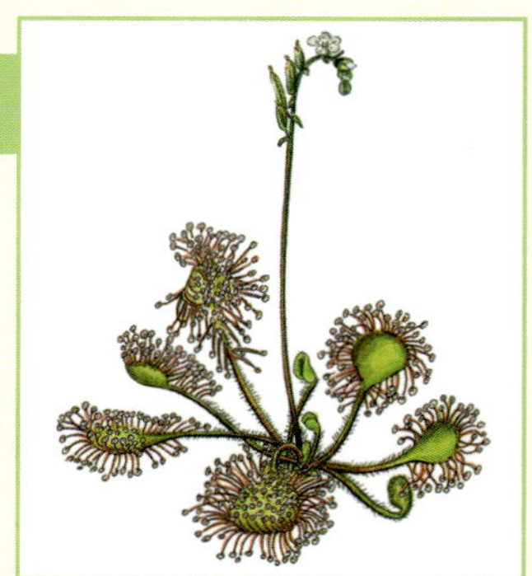

Rundblättriger Sonnentau

Familie: Droseraceae (Sonnentaugewächse)

Weitere Namen: –

Heimat: Europa, Asien und Nordamerika

Größe: Bis 15 cm hohe, ausdauernde Pflanze

Typische Kennzeichen: Rötliche Blätter mit klebrigen Drüsententakeln

Der auch in Mitteleuropa heimische, aber seltene Rundblättrige Sonnentau gehört zu den so genannten Fleisch fressenden Pflanzen (Karnivoren), die kleine Tiere fangen und verdauen, um ihren Bedarf an Stickstoff zu decken, der in ihrem sumpfigen Lebensraum knapp ist. Die Pflanze wurde früher auch medizinisch genutzt, etwa bei Atemwegsbeschwerden; heute sind alle Sonnentau-Arten gesetzlich geschützt.

Dryopteris filix-mas

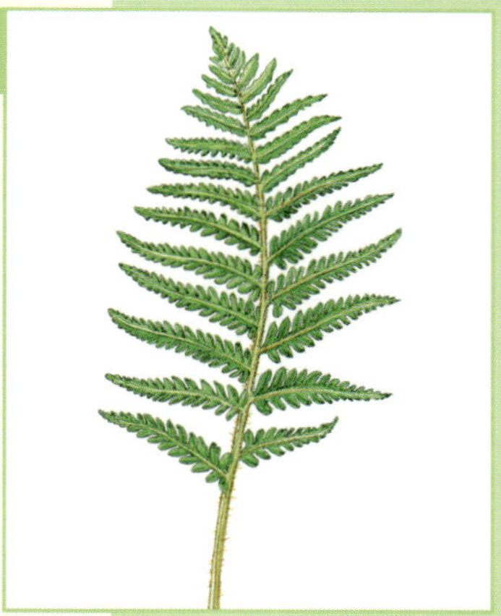

Gewöhnlicher Wurmfarn

Familie: Aspidiaceae (Schildfarngewächse)

Weitere Namen: Wanzenkraut, Otternkraut

Heimat: Europa, Asien und Amerika

Größe: Bis 1 m hoher Farn

Typische Kennzeichen: Wurzelstock mit gelbbraunen Schuppen

Dieser Farn verdankt seinen Namen der früheren Verwendung als Wurmmittel. Benutzt wurde dafür die Wurzel, die eine besonders gute Wirkung gegen Band- und Spülwürmer zeigen soll, die schnell abgetötet und dann mit Hilfe eines Abführmittels beseitigt werden können. Ein Brei aus den Wedeln lässt sich aber auch als Arznei zur Behandlung von rheumatischen und arthritischen Beschwerden verwenden.

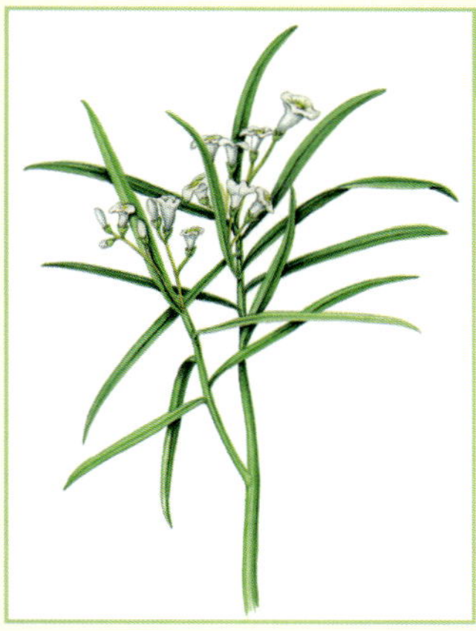

Duboisia hopwoodii

Pituri

Familie: Solanaceae (Nachtschattengewächse)

Weitere Namen: –

Heimat: Australien

Größe: Bis 5 m hoher Strauch oder kleiner Baum

Typische Kennzeichen: Nach Vanille duftendes, gelbes Holz

Diese Art wurde früher von den australischen Ureinwohnern als berauschendes Aufputschmittel genutzt. Vor der Verwendung mischte man die Blätter mit der Asche aus dem Holz bestimmter Bäume und formte daraus dann zigarrenartige Rollen. Diese wurden später gekaut, etwa bei religiösen Zeremonien, aber auch um Hunger- und Durstgefühle auf längeren Wanderungen zu unterdrücken.

Dulacia inopiflora

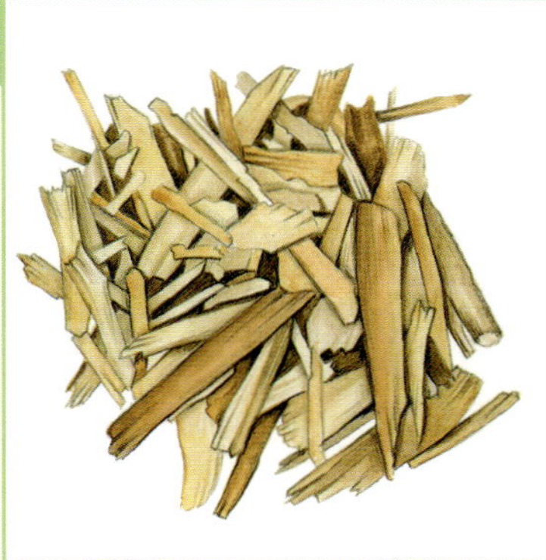

Muira-Puamabaum

Familie: Olacaceae (Olaxgewächse)

Weitere Namen: Potenzholz

Heimat: Südamerika

Größe: Bis 15 m hoher Baum

Typische Kennzeichen: Leicht rosa gefärbte Rinde und orangefarbene Früchte

Diese Art ist auch unter dem umgangssprachlichen Namen „Potenzholz" bekannt, womit bereits alle Geheimnisse über die bevorzugte Anwendung gelüftet sind. Zurückzuführen ist der Gebrauch auf Indianerstämme aus dem Amazonasgebiet, die das Holz dieses Baumes als Aphrodisiakum und zur Behandlung von Impotenz einsetzten. Da sehr unangenehme Nebenwirkungen auftreten können, wird von einem Gebrauch aber abgeraten.

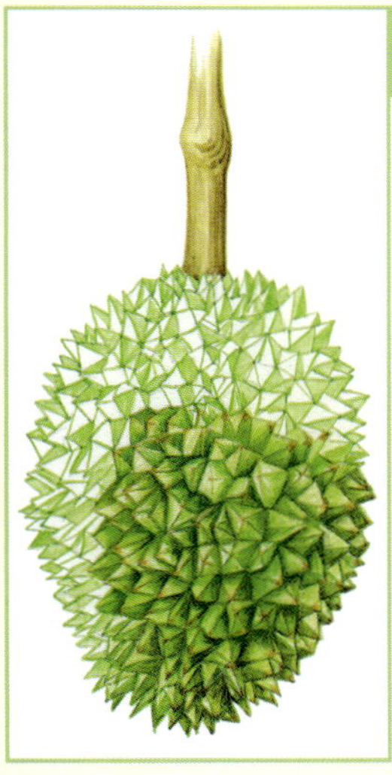

Durio zibethinus

Durian

Familie: Bombacaceae (Wollbaumgewächse)

Weitere Namen: Zibetbaum

Heimat: Malaiischer Archipel

Größe: Bis 35 m hoher Baum

Typische Kennzeichen: Kinderkopfgroße, stachlige Früchte

Die sehr nährstoffreichen Früchte dieses Baumes verbreiten einen üblen Geruch, sollen jedoch sehr wohlschmeckend sein. Da sie schnell verderben, kommen sie allerdings nur in den südostasiatischen Anbaugebieten auf die Märkte. In dieser Region gelten sie auch als Aphrodisiakum, und man setzt sie manchmal bei Fieber oder Gelbsucht ein.

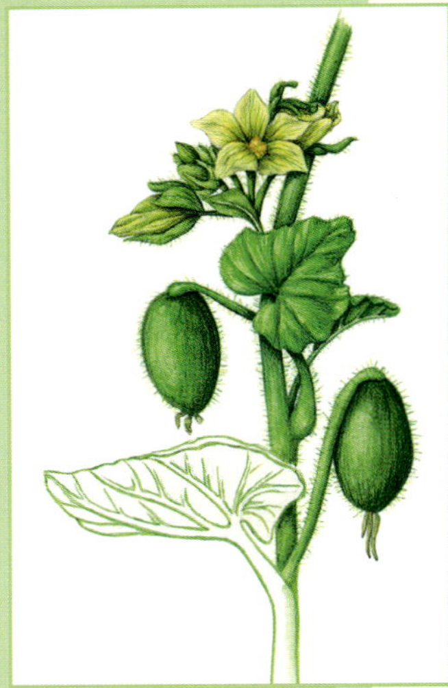

Ecballium elaterium

Spritzgurke

Familie: Cucurbitaceae (Kürbisgewächse)
Weitere Namen: Eselsgurke
Heimat: Mittelmeerraum und Vorderasien
Größe: Einjährige Pflanze mit bis 1 m langen Trieben
Typische Kennzeichen: Etwa 5 cm große, mit weichen Stacheln bedeckte, gelbgrüne Früchte

Die giftige Spritzgurke wurde früher manchmal als Abführmittel verwendet. Ihren Namen verdankt sie der Tatsache, dass sich die Frucht bei der Reife langsam mit einer schleimigen Flüssigkeit füllt, bis sie sich durch den Überdruck vom Stiel löst und mehrere Meter weit durch die Luft fliegt. Dabei tritt ein Schleimstrahl aus, in den die Samen eingebettet sind, die so verbreitet werden.

Echinacea angustifolia

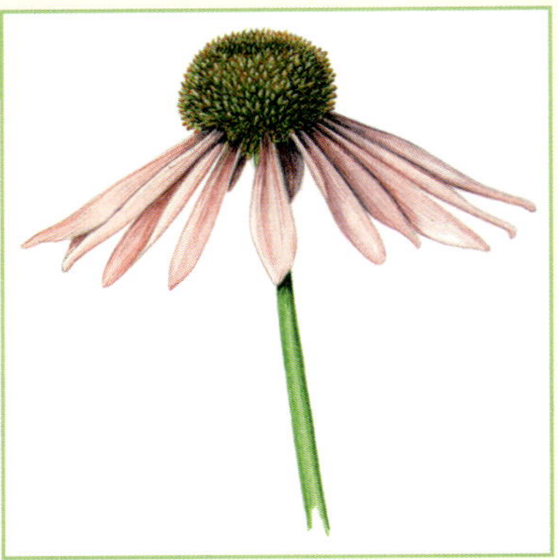

Schmalblättriger Sonnenhut

Familie: Asteraceae/Compositae (Korbblütler)
Weitere Namen: Schmalblättrige Kegelblume, Schmalblättriger Igelkopf
Heimat: Nordamerika
Größe: Bis 50 cm hohe, ausdauernde Pflanze
Typische Kennzeichen: Besonders lange, nach unten geklappte Zungenblüten

Der Schmalblättrige Sonnenhut wurde bereits von den indianischen Ureinwohnern Nordamerikas bei Zahn- und Halsschmerzen genutzt, ebenso wie zur Behandlung von Tollwut und Schlangenbissen. Heute gilt er vor allem als Mittel zur Stärkung des Immunsystems und als Antiseptikum für Entzündungen aller Art.

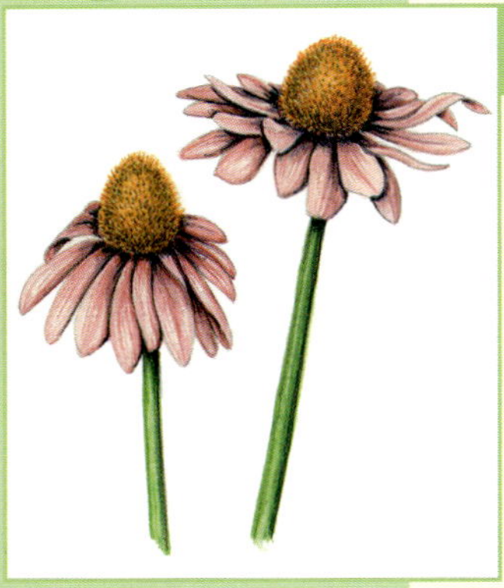

Echinacea purpurea

Purpurroter Sonnenhut

Familie: Asteraceae/Compositae (Korbblütler)
Weitere Namen: Roter Sonnenhut, Purpurfarbene Kegelblume, Purpurfarbener Igelkopf
Heimat: Nordamerika
Größe: Bis 1,5 m hohe, ausdauernde Pflanze
Typische Kennzeichen: Besitzt etwas kürzere Zungenblüten als der Schmalblättrige Sonnenhut

Diese Sonnenhut-Art, die heute in Europa und Nordamerika in größerem Maß für den Handel mit Naturarzneien angebaut wird, lässt sich in ähnlicher Weise verwenden wie der Schmalblättrige Sonnenhut. Der wissenschaftliche Gattungsname geht auf das griechische „echinos" (Igel) zurück und bezieht sich auf den hoch gewölbten, stachlig wirkenden Blütenboden.

Echinochloa frumentacea

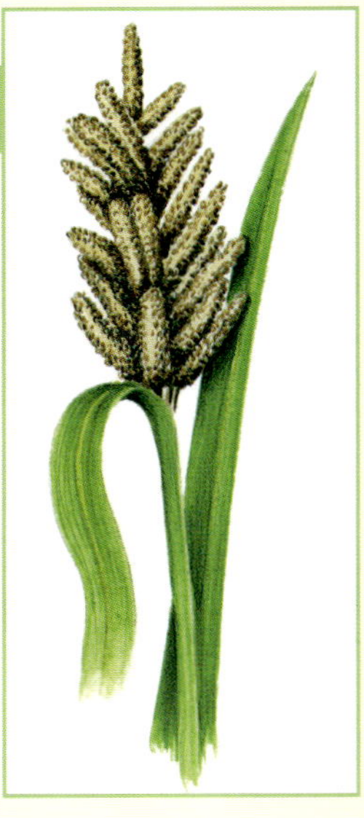

Japanhirse

Familie: Poaceae (Süßgräser)
Weitere Namen: Sawahirse, Weizenhirse, Indien-Hühnerhirse
Heimat: Asien
Größe: Bis 1,5 m hohes Gras
Typische Kennzeichen: Auffallend breite Blätter und sehr dichte Ähren

Die zumeist sehr anspruchslosen Hirse-Arten, die auch auf mageren und trockenen Böden wachsen, sind in vielen Regionen Asiens und Afrikas wichtige Grundnahrungsmittel und unverzichtbare Futterpflanzen. Die gegenüber versalzten Böden sehr unempfindliche Japanhirse, die als besonders magenfreundliches Getreide gilt, wird besonders in Indien, Japan und auf den Philippinen angebaut.

Echium vulgare

Gewöhnlicher Natternkopf

Familie: Boraginaceae (Raublattgewächse)

Weitere Namen: Natternkraut

Heimat: Europa

Größe: Bis 1 m hohe, zweijährige Pflanze

Typische Kennzeichen: Stark behaarte Pflanze mit blauvioletten Blüten

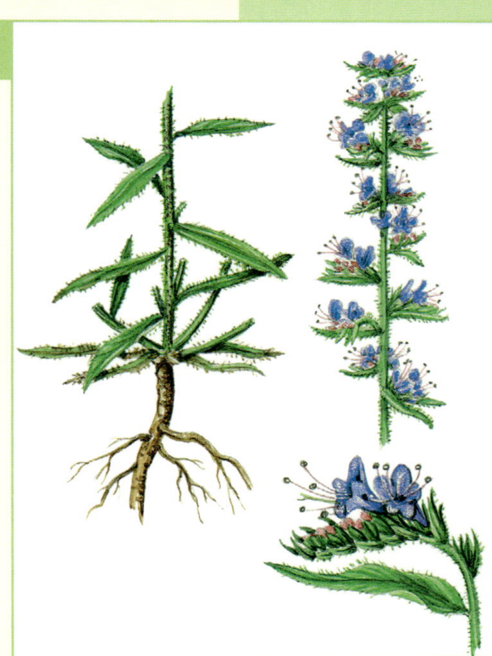

Am umgangssprachlichen Namen dieser Art ist leicht zu erkennen, dass sie früher zur Behandlung von Schlangenbissen eingesetzt wurde. Außerdem verwendete man die Pflanze schon in der Antike bei Skorpionsstichen, wobei die Wirksamkeit in beiden Fällen angezweifelt werden darf. Heute nutzt man die Sprossspitzen manchmal als harntreibendes, hustenstillendes und entzündungshemmendes Mittel.

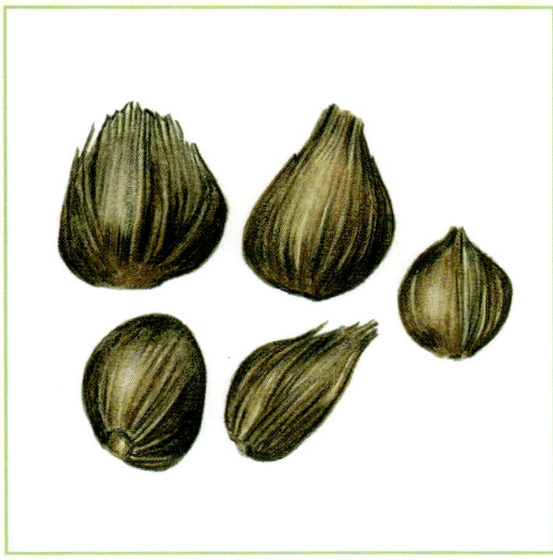

Elaeis guineensis

Ölpalme

Familie: Arecaceae (Palmengewächse)

Weitere Namen: Afrikanische Ölpalme

Heimat: Vermutlich Westafrika

Größe: Bis 30 m hoher Baum

Typische Kennzeichen: Bis 6 m lange Fiederblätter

Diese Palme, die heute in vielen tropischen Ländern in größerem Maßstab angebaut wird, gehört zu den wichtigen Ölpflanzen der Erde. Aus dem an Öl- und Palmitinsäure reichen Rohöl wird vor allem Margarine und Speiseöl hergestellt, die Pressrückstände dienen als Heizmaterial und der Palmsaft kann zu Palmwein vergoren werden, aus dem sich dann der bekannte Arrak destillieren lässt.

Elettaria cardamomum

Kardamom

Familie: Zingiberaceae (Ingwergewächse)

Weitere Namen: Malabarkardamome

Heimat: Indien und Sri Lanka

Größe: Bis 5 m hohe, ausdauernde Pflanze

Typische Kennzeichen: Schilfartige Staude

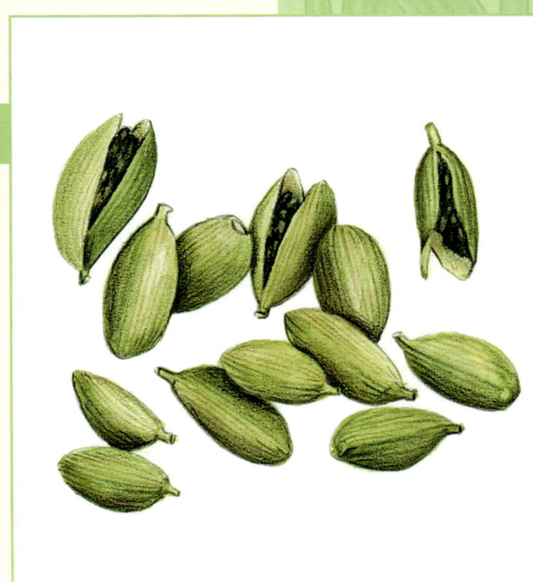

Die getrockneten Fruchtkapseln dieser Pflanze gehören zu den ältesten Gewürzen, die wie kennen. Sie besitzen ein sehr feines, gleichzeitig süßliches und dennoch scharfes Aroma und werden gern zum Verfeinern von Currygerichten verwendet, aber auch in Desserts und als Glühweingewürz. Die Naturheilkunde schätzt die Art als krampflösendes und blähungstreibendes Mittel.

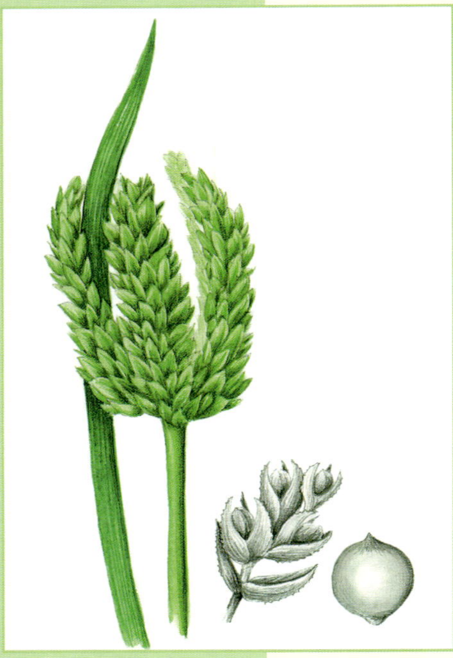

Eleusine coracana

Fingerhirse

Familie: Poaceae (Süßgräser)

Weitere Namen: –

Heimat: Nicht genau bekannt

Größe: Bis 1 m hohes Gras

Typische Kennzeichen: Krallenartig nach innen gekrümmte Einzelähren

In Teilen Afrikas und Indiens ist die an Kohlenhydraten, aber auch essentiellen Aminosäuren reiche Fingerhirse eines der wichtigsten Getreide für die alltägliche Ernährung. Ähnliches gilt für die Zwerghirse (*Eragrostis tef*), die vor allem in Äthiopien zur Herstellung von Mehl benutzt wird, aus dem dann ein für die Region typisches Brot gebacken wird.

Eleutherococcus senticosus

Sibirischer Ginseng

Familie: Araliaceae (Efeugewächse)

Weitere Namen: Teufelsbusch, Taigawurzel

Heimat: Russland, China und Südostasien

Größe: Bis 3 m hoher Strauch

Typische Kennzeichen: Bildet im Herbst dunkle, sehr aromatische Beeren

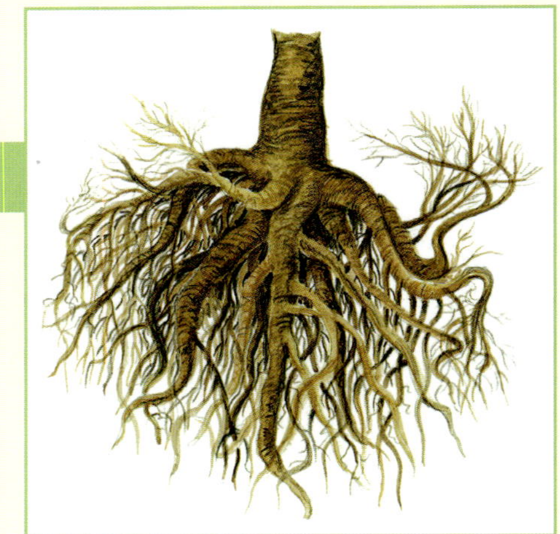

Der Sibirische Ginseng ähnelt in seiner Wirkung dem Echten Ginseng (*Panax ginseng*), so dass man ihn oft als preiswerteren Ersatz für diese Art verwendet, also etwa zur Stärkung der Ausdauer und zur Erhöhung der Widerstandskraft. Man setzt die Wurzel aber auch zur Behandlung von Impotenz ein und während der Rekonvaleszenz nach einer überstandenen Krankheit.

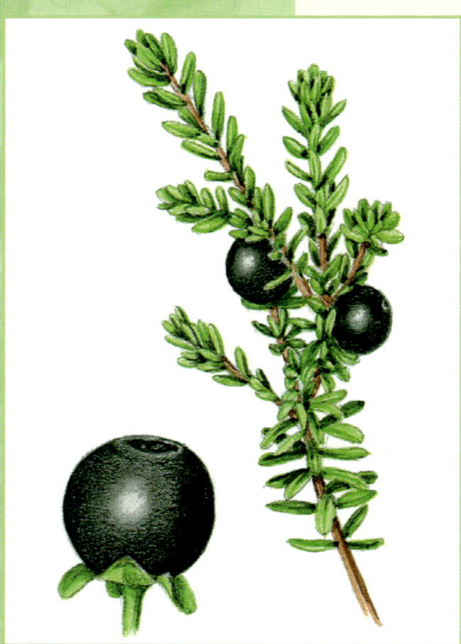

Empetrum nigrum

Schwarze Krähenbeere

Familie: Empetraceae (Krähenbeerengewächse)

Weitere Namen: –

Heimat: Europa

Größe: Bis 60 cm hoher Strauch

Typische Kennzeichen: Die männlichen Blüten sind rosafarben, die weiblichen purpurfarben

Die sehr vitaminreichen, aber leicht giftigen Früchte dieser Art werden in den skandinavischen Ländern gern roh gegessen oder zu Kompott verarbeitet. Zu Beschwerden kommt es dabei augenscheinlich nur selten. Die Krähenbeere wächst vereinzelt auch in Mitteleuropa. Zu finden ist sie aber fast ausschließlich auf sauren Böden, beispielsweise in Heidegebieten, Dünen oder in höheren Gebirgslagen.

Entada phaseoloides

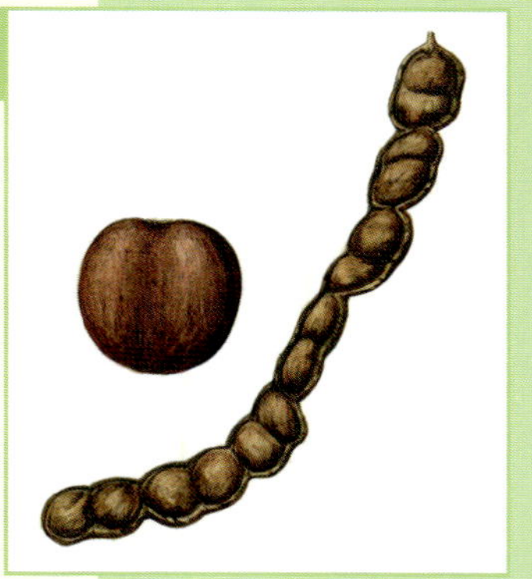

Riesenhülse

Familie: Mimosaceae (Mimosengewächse)

Weitere Namen: –

Heimat: Tropische Regionen Australiens, Asiens und Afrikas

Größe: Bis 12 m lange, verholzte Kletterpflanze

Typische Kennzeichen: Bis 1,5 m lange Samenhülsen

Die jungen Blätter und die gerösteten, riesigen Samenhülsen dieser Art werden von den Bewohnern der Tropen Australiens, Asiens und Afrikas gern als Gemüse gegessen, während man die saponinreichen Samen manchmal als Shampoo benutzt. Die Ureinwohner Australiens sollen die Pflanze außerdem zur Behandlung von Unfruchtbarkeit und als Schmerzmittel verwendet haben.

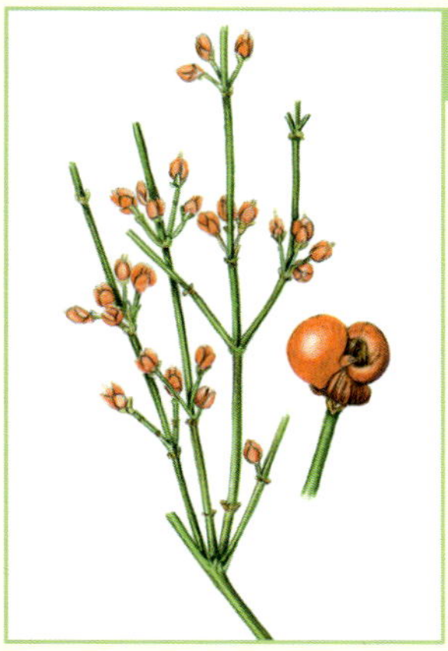

Ephedra distachya

Gewöhnliches Meerträubel

Familie: Ephedraceae (Meerträubelgewächse)

Weitere Namen: Meerträubchen

Heimat: Mittelmeergebiet

Größe: Bis 90 cm hoher Strauch

Typische Kennzeichen: Ginsterähnlicher Strauch mit winzigen Schuppenblättern

Aus den krautigen Teilen des Meerträubels hergestellte Arzneien werden hauptsächlich bei Atemwegsbeschwerden eingesetzt, also etwa bei Erkältungen und Bronchialasthma. Sie beeinflussen aber auch das Herzkreislaufsystem, denn sie verengen die Gefäße und erhöhen so den Blutdruck; außerdem sollen sie eine anregende Wirkung haben – nicht zuletzt auf das Liebesleben.

Ephedra sinica

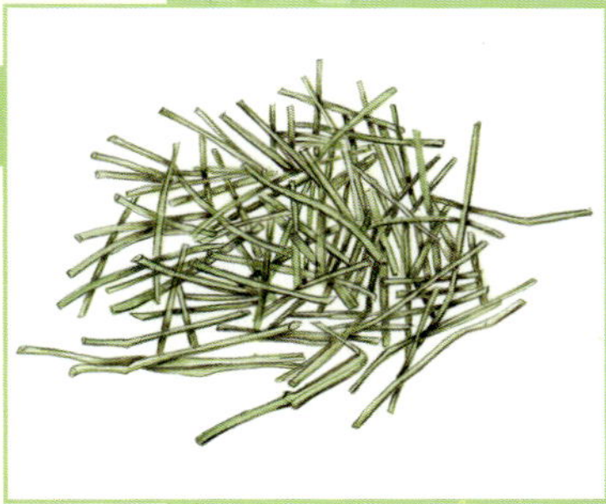

Chinesisches Meerträubel

Familie: Ephedraceae (Meerträubelgewächse)

Weitere Namen: –

Heimat: Nordchina und Mongolei

Größe: Bis zu 50 cm hoher, ausdauernder Zwergstrauch

Typische Kennzeichen: Stark verzweigte Pflanze mit winzigen Blättern

Glaubt man der Legende, dann tranken schon die Leibwächter Dschingis Khans Meerträubeltee, um sich wach zu halten, weil ihnen im Falle des Einschlafens die Enthauptung drohte. Chinesische Mönche sollen mit Hilfe der Pflanze ihre Konzentrationsfähigkeit bei der Meditation erhöht haben, während man aus den Zweigen hergestellte Arzneien heute oft bei Asthma, Heuschnupfen und Erkältungskrankheiten einsetzt.

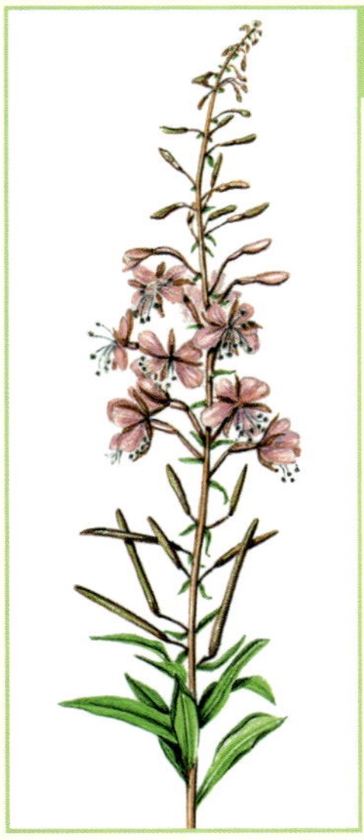

Epilobium angustifolium

Schmalblättriges Weidenröschen

Familie: Onagraceae (Nachtkerzengewächse)

Weitere Namen: Feuerkraut

Heimat: Europa und Westasien

Größe: Bis 1,5 m hohe, ausdauernde Pflanze

Typische Kennzeichen: In einer pyramidenförmigen Traube angeordnete, purpurrosafarbene Blüten

Wegen der beruhigenden und adstringierenden Eigenschaften lässt sich diese Pflanze gut zur Behandlung von Durchfall, Darmschleimhautentzündung und Reizdarm einsetzen. Bei empfindlicher oder strapazierter Haut kann man Weidenröschenblätter aber auch als Badewasserzusatz verwenden, um die betroffenen Stellen zu entspannen und erweichen.

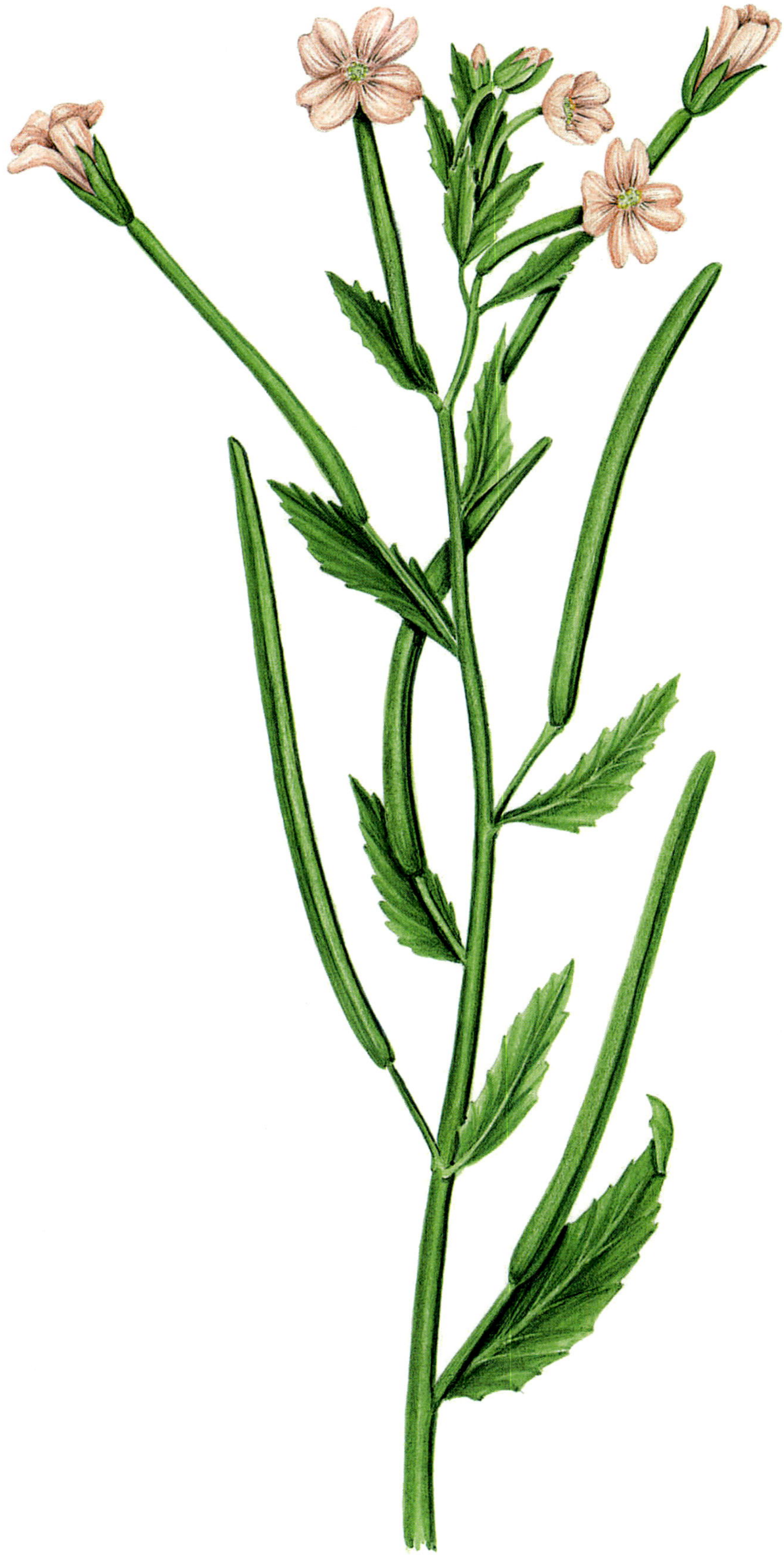

Epilobium parviflorum

Kleinblütiges Weidenröschen

Familie:

Onagraceae (Nachtkerzengewächse)

Weitere Namen:

Bachweidenröschen

Heimat:

Europa, Asien und Nordafrika

Größe:

Bis 70 cm hohe, ausdauernde Pflanze

Typische Kennzeichen:

Kleine, in einer lockeren Traube angeordnete, hellrosa Blüten

Die krautigen Teile des an feuchten Standorten auch in Mitteleuropa häufigen Kleinblütigen Weidenröschens werden in der Naturheilkunde manchmal bei gutartiger Prostatavergrößerung verschrieben, wobei die Wirksamkeit aber umstritten ist. Ähnliches gilt für die Anwendung bei Blasen- und Nierenbeschwerden oder auch für die unterstützende Heilwirkung des Krautes nach einer Prostataoperation.

Die Früchte dieser Kakteen werden von den Bewohnern ihres Heimatgebiets angeblich vor Sportwettkämpfen gegessen, weil sich dadurch die Leistungsfähigkeit der Athleten erhöhen soll. Die Art scheint aber auch halluzinogene Substanzen zu enthalten, so dass sie von indianischen Schamanen manchmal für ihre Heilrituale eingesetzt wurde.

Epithelantha micromeris

Chilito

Familie: Cactaceae (Kaktusgewächse)

Weitere Namen: Falscher Peyote

Heimat: Nordmexiko und südwestliches Nordamerika

Größe: Bis 6 cm großer Warzenkaktus

Typische Kennzeichen: Längliche, an Chilischoten erinnernde Früchte

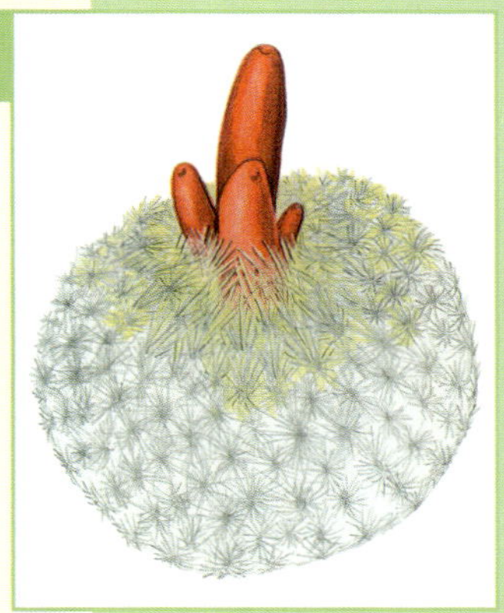

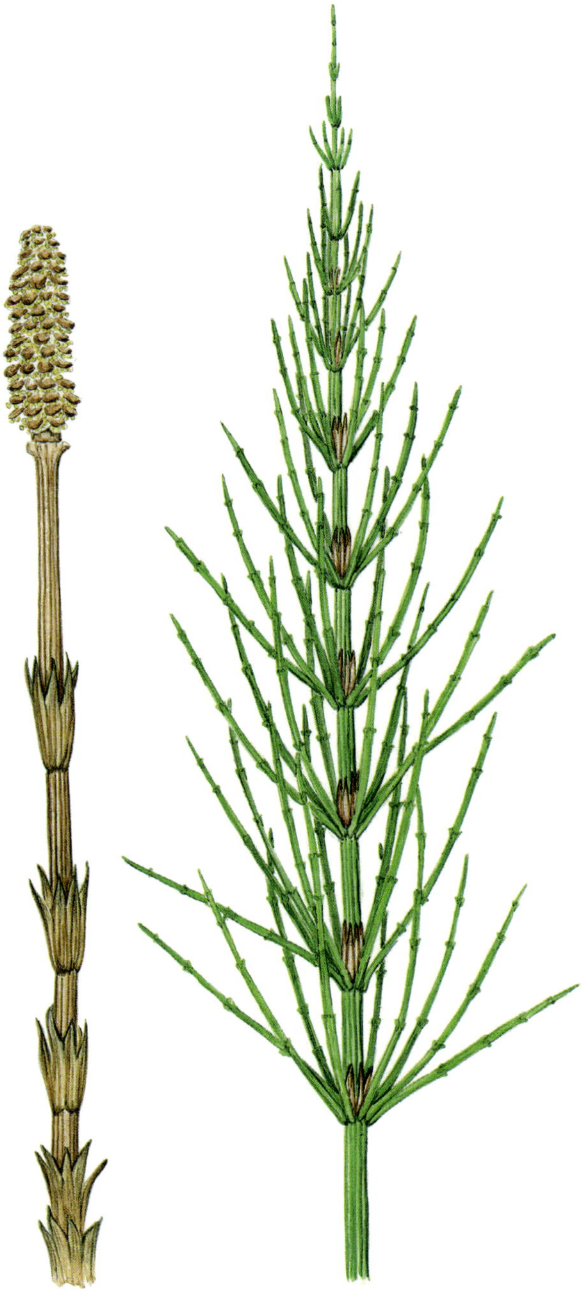

Equisetum arvense

Ackerschachtelhalm

Familie:
Equisetaceae (Schachtelhalmgewächse)

Weitere Namen:
Zinnkraut, Pferdeschwanz

Heimat:
Europa, Asien und Nordamerika

Größe:
Bis 60 cm hohe, ausdauernde Pflanze

Typische Kennzeichen:
Die gelbbraunen, Sporen tragenden Sprosse erscheinen nur im Frühjahr

Schachtelhalme enthalten große Mengen an Kieselsäure, so dass man sie früher gern zum Polieren von Metall benutzte (daher nennt man die Pflanze manchmal auch Zinnkraut). Außerdem werden die Sprossteile des Ackerschachtelhalms als Mittel zur Förderung der Blutgerinnung eingesetzt, also beispielsweise zur Behandlung von Nasenbluten und offenen Verletzungen.

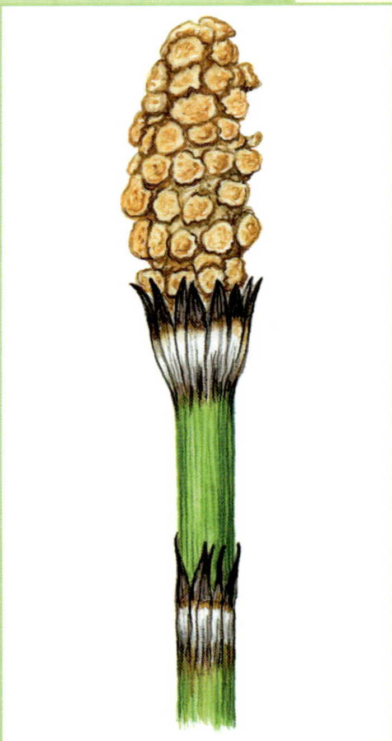

Equisetum hyemale

Winterschachtelhalm

Familie: Equisetaceae (Schachtelhalmgewächse)

Weitere Namen: –

Heimat: Europa, Asien und Nordamerika

Größe: Bis 1 m hohe, ausdauernde Pflanze

Typische Kennzeichen: Raue Stängel mit kaum vertieften Furchen

Im Gegensatz zum nahe verwandten Ackerschachtelhalm *(Equisetum arvense)* gilt der Winterschachtelhalm als giftig, so dass man die beiden Arten auf keinen Fall verwechseln darf, weil sonst Schwindelanfälle und Schwächezustände die Folge sein können. In der Homöopathie wird die Art zur Herstellung von Mitteln gegen das Bettnässen, aber auch zur Behandlung von Blasen- und Nierenbeckenentzündung verwendet.

Equisetum telmateia

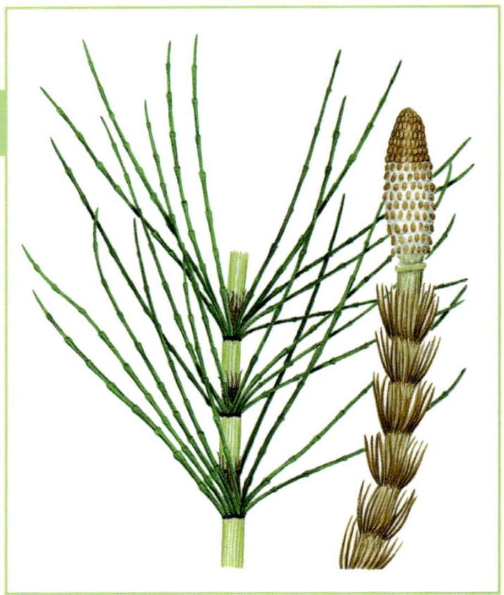

Riesenschachtelhalm

Familie: Equisetaceae (Schachtelhalmgewächse)

Weitere Namen: Winterschachtelhalm, Hohes Zinnkraut

Heimat: Europa, Asien und Nordamerika

Größe: Bis 1,5 m hohe, ausdauernde Pflanze

Typische Kennzeichen: Stängel mit zahlreichen, gut erkennbaren Furchen

Die auch in Mitteleuropa vorkommende Art wurde früher als harntreibende und adstringierende Arznei verschrieben, galt aber auch als gutes Fungizid und wurde sogar zur Haarpflege eingesetzt. Da sie leicht giftig sein soll, ist das heute aber nicht mehr üblich. In vielen Regionen steht die feuchte Standorte bevorzugende Pflanze unter Naturschutz, auch wenn sie manchmal massenhaft auftritt.

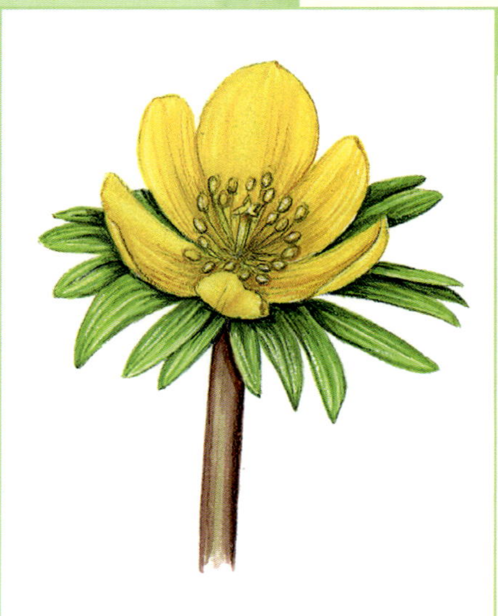

Eranthis hyemalis

Kleiner Winterling

Familie: Ranunculaceae (Hahnenfußgewächse)

Weitere Namen: –

Heimat: Südeuropa

Größe: Bis 15 cm hohe, ausdauernde Pflanze

Typische Kennzeichen: Von handförmigen, quirlständigen Hochblättern umgebene gelbe Blüten

Der Winterling, der seinen Namen zu Recht trägt, weil er oft schon im Februar blüht, ist in Mitteleuropa eine außerordentlich beliebte Gartenpflanze, die allerdings stark giftige Substanzen enthält. Daher kann es bei einem versehentlichen Verzehr zu Übelkeit, Erbrechen, Atemnot und sogar zu einem Herzstillstand kommen, so dass Kinder unbedingt vor dieser Pflanze gewarnt werden sollten.

Die Baumheide ist vor allem deswegen begehrt, weil man aus ihrer verdickten Stammbasis sehr gut Tabakpfeifen herstellen kann. Besonders geeignet ist dieses „Wurzelholz“ (Bruyére), weil es wegen der reichlich vorhandenen Kieselsäure sehr viel Hitze aushält. In einigen Regionen ihres Verbreitungsgebiets wird die Art aber auch als Färbepflanze genutzt.

Erica arborea

Baumheide

Familie: Ericaceae (Heidekrautgewächse)

Weitere Namen: –

Heimat: Europa, Asien und Afrika

Größe: Bis über 10 m hoher Strauch oder kleiner Baum

Typische Kennzeichen: Nadelförmige Blätter und vierzählige Blüten

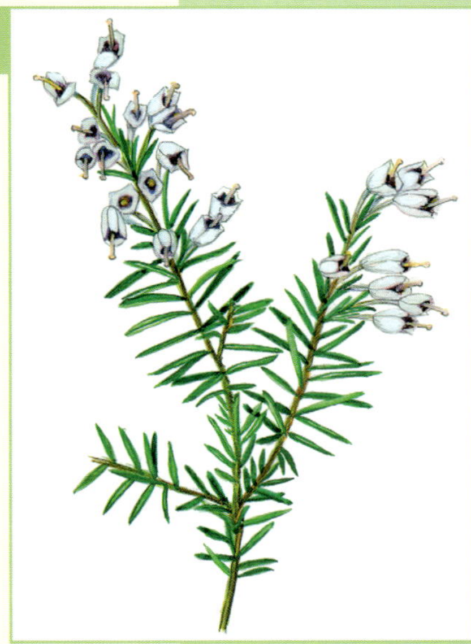

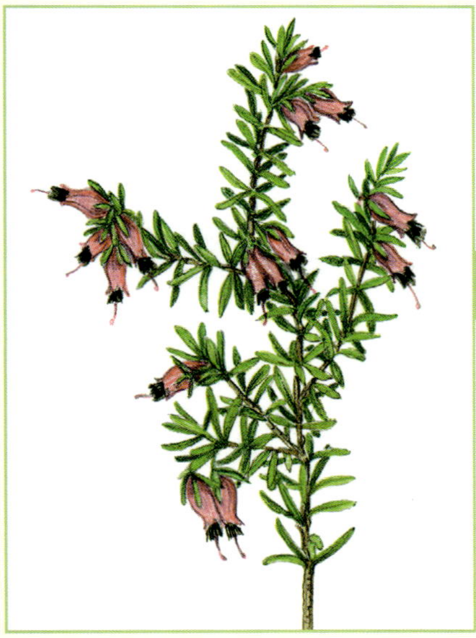

Erica carnea

Schneeheide

Familie: Ericaceae (Heidekrautgewächse)

Weitere Namen: Frühlingsheide

Heimat: Europa

Größe: Bis 30 cm hohe, ausdauernde Pflanze

Typische Kennzeichen: Die Staubgefäße ragen aus den fünfzähligen Blüten heraus

Die besonders in höheren Lagen der Alpen und im Alpenvorland heimische Schneeheide wurde früher – ebenso wie viele ihrer Verwandten – gern zur Herstellung von Besen benutzt. Außerdem verwendet man die Blütentriebe und Blätter aber auch als Naturarzneien, etwa in Form harn- oder schweißtreibender Tees, zur Förderung der Milchsekretion oder äußerlich bei entzündeter oder stark beanspruchter Haut.

Dieser hübsche Zwergstrauch, von dem es inzwischen zahlreiche, unterschiedliche Sorten gibt, ist eine beliebte Zierpflanze für Beete, Balkonkästen und Gräber. Er kommt in Mitteleuropa aber auch wild wachsend vor, besonders an feuchteren Standorten in Küstennähe sowie in Mooren und Heidegebieten des Binnenlandes. Therapeutisch nutzt man die Blätter und Blüten manchmal bei Husten.

Erica tetralix

Glockenheide

Familie: Ericaceae (Heidekrautgewächse)

Weitere Namen: Sumpfheide, Moor-Glockenheide

Heimat: Europa

Größe: Bis 50 cm hohe, ausdauernde Pflanze

Typische Kennzeichen: Die Staubgefäße ragen nicht aus den vierzähligen Blüten heraus

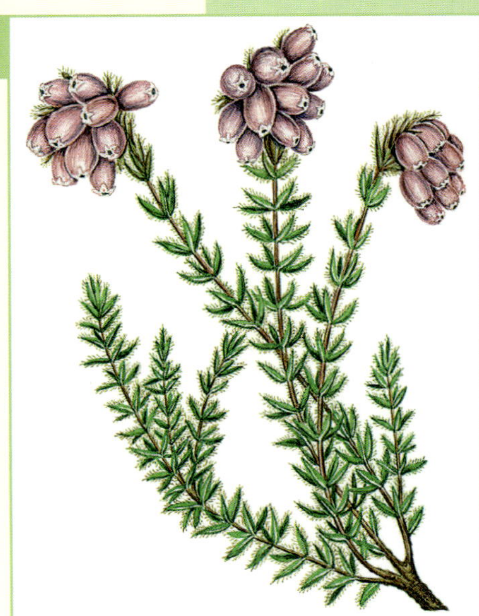

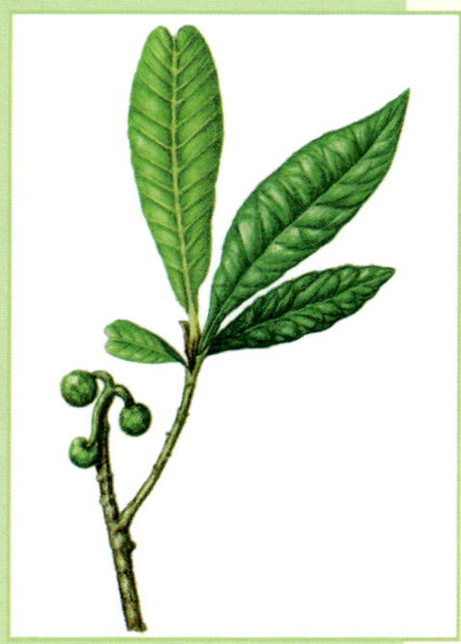

Eriobotrya japonica

Japanische Wollmispel

Familie: Rosaceae (Rosengewächse)

Weitere Namen: Japanische Mispel

Heimat: Asien

Größe: Bis 10 m hoher, immergrüner Baum

Typische Kennzeichen: Die Unterseite der Blätter und die jungen Triebe sind filzig behaart

Diese Art wird wegen der Früchte, die ein erfrischendes und zugleich süßlich schmeckendes Fruchtfleisch besitzen, heute in vielen wärmeren Regionen kultiviert, vor allem in den Subtropen, aber auch im Mittelmeergebiet. In Mitteleuropa kann man die Bäume ebenfalls anpflanzen, sie bilden hier jedoch keine Früchte. In der Naturheilkunde werden der Art adstringierende Fähigkeiten nachgesagt.

Eriodictyon californicum

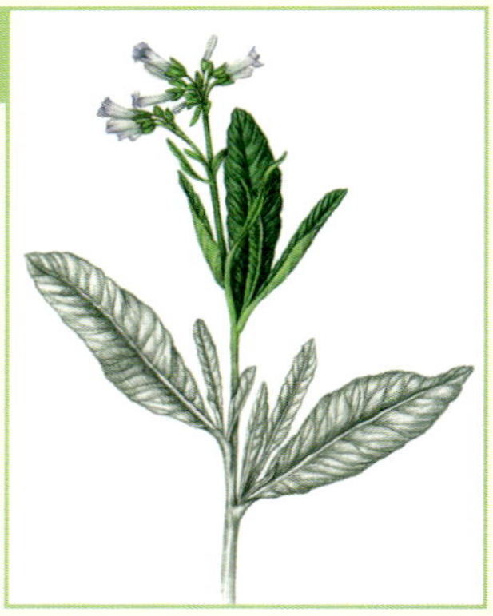

Santakraut

Familie: Hydrophyllaceae (Wasserblattgewächse)

Weitere Namen: Heiliges Kraut, Yerba santa

Heimat: Nord- und Mittelamerika

Größe: Bis 2,5 m hoher, immergrüner Strauch

Typische Kennzeichen: Klebrige Blätter

Die Blätter dieser Art führten die Angehörigen vieler nordamerikanischer Indianerstämme in ihren Medizinbeuteln mit sich, weil sie angeblich besondere Kräfte verliehen. Daneben sagte man ihnen aber auch noch „normale" therapeutische Eigenschaften bei Erkältungen, Halsschmerzen und Fieber nach. Den Namen verdankt die Art spanischen Seefahrern, die sie „yerba santa" (Heiliges Kraut) nannten.

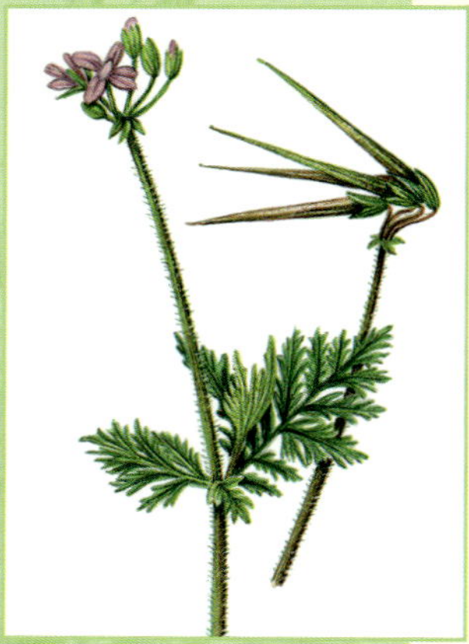

Erodium cicutarium

Schierlingsreiherschnabel

Familie: Geraniaceae (Storchschnabelgewächse)

Weitere Namen: Storchschnabel, Storchblume, Gewöhnlicher Reiherschnabel, Hustenkrettich

Heimat: Europa und Asien

Größe: Bis 60 cm hohe, ein- bis zweijährige Pflanze

Typische Kennzeichen: Lang geschnäbelte Früchte

Der Schierlingsreiherschnabel, den man fast überall in Mitteleuropa auf trockenen Wiesen, Äckern und Brachflächen finden kann, ist ein altes Heilkraut, das man vor allem wegen seiner adstringierenden Eigenschaften schätzt. Daher setzt man die krautigen Teile bei Darmentzündungen ein, aber auch als blutstillendes Mittel oder bei Hautbeschwerden; außerdem hat die Art eine harntreibende Wirkung.

Eruca sativa

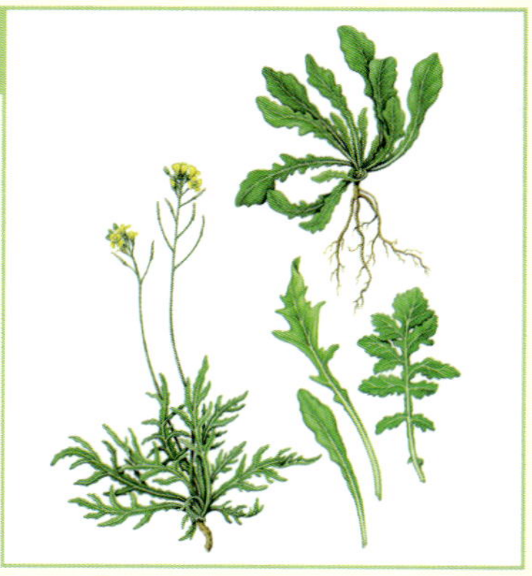

Ölrauke

Familie: Brassicaceae (Kreuzblütler)

Weitere Namen: Rucola

Heimat: Südeuropa

Größe: Bis 50 cm hohe, einjährige Pflanze

Typische Kennzeichen: Weiße bis hellgelbe, violett geaderte Blüten

Die kräftig schmeckende Ölrauke war besonders im Mittelalter ein beliebtes Gewürz, also zu einer Zeit, als sehr deftig gekocht wurde. Heute benutzt man das geschmacklich an Kresse erinnernde Kraut gern in Salaten oder als Brotaufstrich, außerdem besitzt es tonische, appetitanregende sowie blutreinigende Eigenschaften, und es ist reich an Vitamin A und C.

Die Wurzel dieser Pflanze, die sich bis 2 m weit in den Erdboden ausdehnen kann, wird in der Naturheilkunde vor allem wegen ihrer harntreibenden, krampflösenden und schweißtreibenden Eigenschaften geschätzt. So kann sie beispielsweise zur Behandlung von Husten eingesetzt werden, aber auch bei Harnwegsbeschwerden; außerdem soll sie eine positive Wirkung auf die Verdauung haben.

Eryngium campestre

Feldmannstreu

Familie: Apiaceae/Umbelliferaceae (Doldenblütler)

Weitere Namen: Ziegenbart, Mannstreu, Rabendistel

Heimat: Europa

Größe: Bis 70 cm hohe, ausdauernde Pflanze

Typische Kennzeichen: Dornige Pflanze mit kugeligen Blütendolden

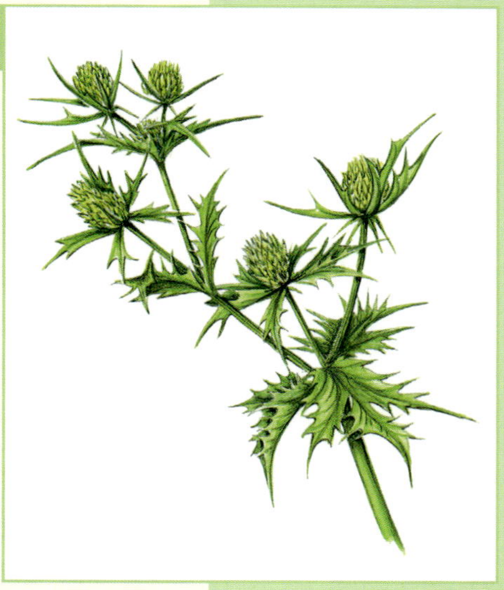

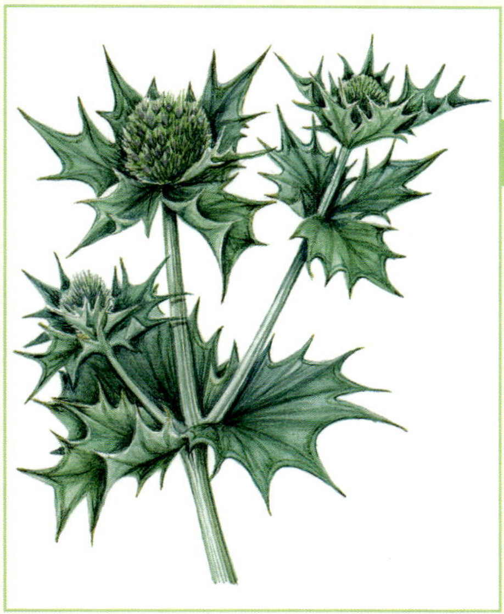

Eryngium maritimum

Stranddistel

Familie: Apiaceae/Umbelliferaceae (Doldenblütler)

Weitere Namen: Meermannstreu

Heimat: Europa

Größe: Bis 60 cm hohe, ausdauernde Pflanze

Typische Kennzeichen: Stachlige, grünlich bis silberfarbene Blätter

Die Wurzeln dieser Art, die hauptsächlich an Meeresküsten vorkommt, waren in kandierter Form im 17. Jahrhundert in England eine beliebte Süßigkeit; in einigen anderen Regionen galt sie dagegen als Aphrodisiakum. Medizinisch setzte man die Pflanze vor allem bei Nierensteinen oder Harnröhren- und Blasenentzündungen ein, aber auch zur Behandlung von Prostatabeschwerden und übermäßigem Harndrang.

Der stark giftige Bleiche Schöterich ist vor allem bei Geflügelzüchtern gefürchtet, denn er hat schon mehrfach Massensterben unter Gänsen verursacht, die diese Pflanze gefressen hatten. Daher nennt man die Art manchmal auch Gänsesterbe. Die giftigen Substanzen, die Krämpfe und Atemnot verursachen können, sind in der gesamten Pflanze enthalten, besonders hoch ist die Konzentration aber in den Samen.

Erysimum crepidifolium

Bleicher Schöterich

Familie: Brassicaceae (Kreuzblütler)

Weitere Namen: Gänsesterbe

Heimat: Europa

Größe: Bis 70 cm hohe, zweijährige bis ausdauernde Pflanze

Typische Kennzeichen: Die Blätter haben einen gebuchteten Rand

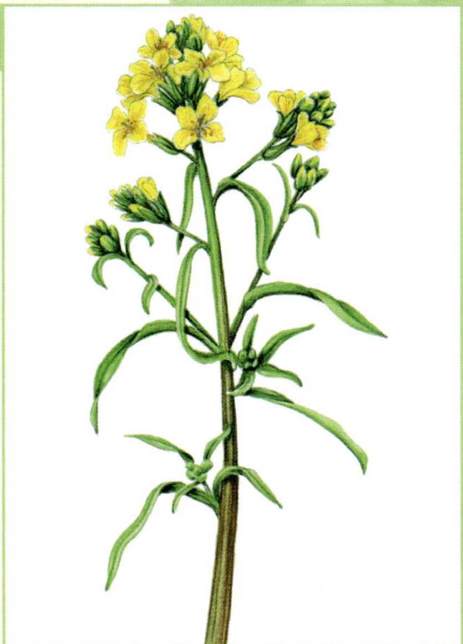

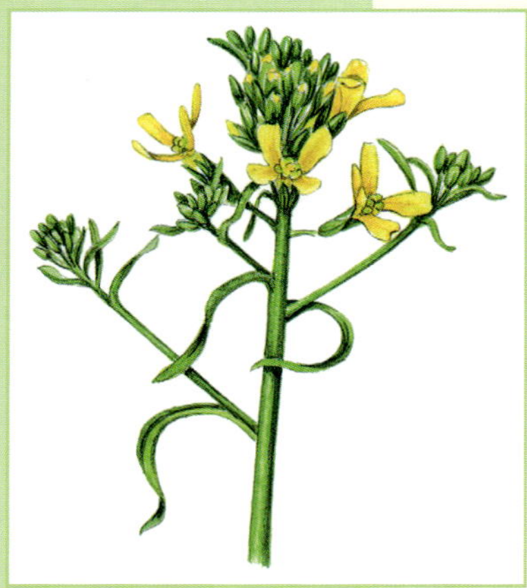

Erysimum diffusum

Grauer Schöterich

Familie: Brassicaceae (Kreuzblütler)

Weitere Namen: Graublättriger Hederich

Heimat: Europa und Kleinasien

Größe: Bis 50 cm hohe, zweijährige bis ausdauernde Pflanze

Typische Kennzeichen: Die Blätter sind ganzrandig

Im Gegensatz zum nahe verwandten und sehr ähnlich aussehenden Bleichen Schöterich (*Erysimum crepidifolium*), der in Mitteleuropa auch natürlich vorkommt, wenngleich nicht allzu häufig, kann man vom ebenfalls giftigen Grauen Schöterich höchstens einmal verwilderte Exemplare finden. Die Samen beider Arten werden vereinzelt in pharmazeutischen Herzmitteln verarbeitet.

Erythrina americana

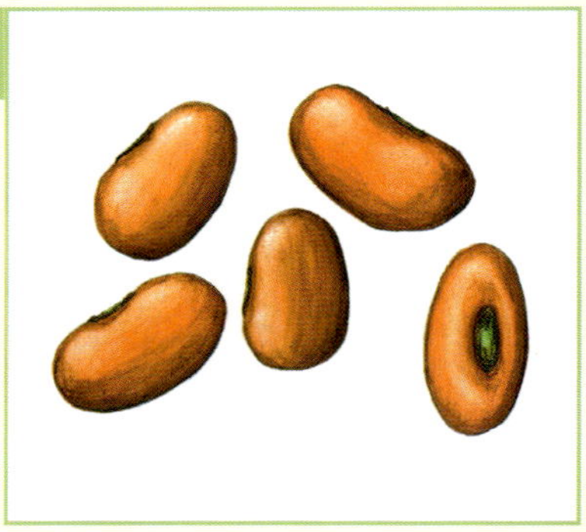

Mexikanischer Korallenbaum

Familie: Fabaceae/Leguminosae (Hülsenfrüchtler)

Weitere Namen: Amerikanischer Korallenbaum, Kap-Korallenbaum

Heimat: Mittelamerika

Größe: Bis 8 m hoher Baum

Typische Kennzeichen: Bildet bohnenförmige, rote Samen

Diese stark giftige und psychoaktive Pflanze wird manchmal in geringer Dosis bei Schlafstörungen oder zur Behandlung von Zahn- und Unterleibsschmerzen eingesetzt. Die auffälligen, knallroten Samen werden von den Mexikanern aber auch gern in Amuletten und Schmuckketten verarbeitet, die man bei einem Kauf unbedingt kindersicher aufbewahren muss.

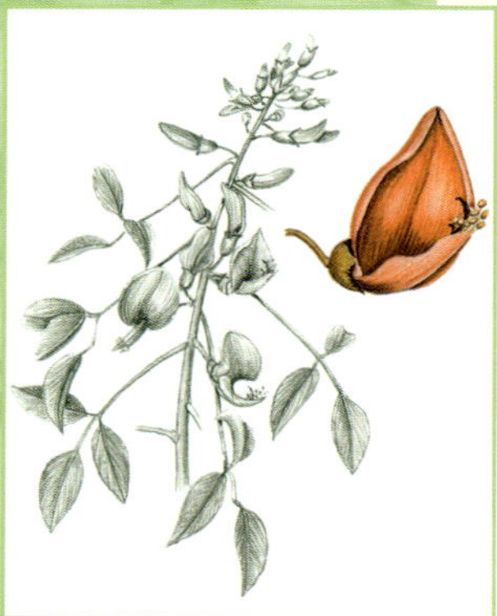

Erythrina crista-galli

Korallenstrauch

Familie: Fabaceae/Leguminosae (Hülsenfrüchtler)

Weitere Namen: Hahnenkamm

Heimat: Südamerika

Größe: Bis 3 m hoher Strauch oder kleiner Baum

Typische Kennzeichen: Große, leuchtend rot gefärbte Samen

Diese attraktive, aber stark giftige Art, die man im Mittelmeerraum häufig in Parks und Gärten findet, wird in Mitteleuropa höchstens einmal als Kübelpflanze gehalten, denn sie ist nicht frosthart. Alle Teile des Strauches enthalten Substanzen, die eine ähnliche Wirkung wie das Pfeilgift Kurare haben, also einen erhöhten Blutdruck, Bewusstlosigkeit und schließlich einen Atemstillstand hervorrufen.

Erythrina variegata

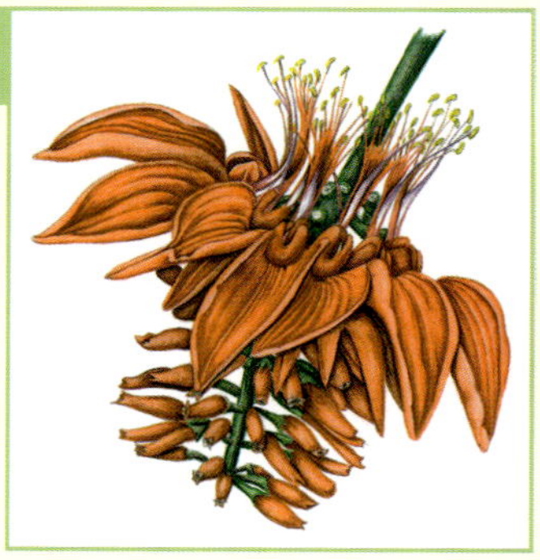

Indischer Korallenbaum

Familie: Fabaceae/Leguminosae (Hülsenfrüchtler)

Weitere Namen: –

Heimat: Asien

Größe: Bis 5 m hoher, sommergrüner Strauch oder kleiner Baum

Typische Kennzeichen: Leuchtend scharlachrot gefärbte Blüten

In Indien wird eine Paste aus den Blättern dieser Art manchmal zur Behandlung von Wunden verwendet, während man die Rinde bei Hautbeschwerden, aber auch Fieber einsetzt. Die Samen sollen Substanzen enthalten, die eine ähnliche Wirkung wie das bekannte Pfeilgift Kurare haben, also schon in geringen Mengen eine starke Blutdruckerhöhung und eine Beeinträchtigung des Zentralnervensystems verursachen.

Erythronium americanum

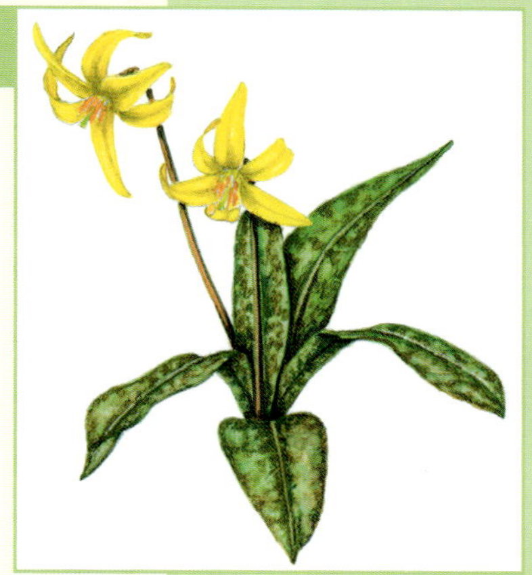

Amerikanischer Hundszahn

Familie: Liliaceae (Liliengewächse)
Weitere Namen: Amerikanische Zahnlilie
Heimat: Nordamerika
Größe: Bis 25 cm hohe, ausdauernde Pflanze
Typische Kennzeichen: Zwiebelpflanze mit gefleckten Blättern

Die nur an feuchten Standorten vorkommende, giftige Pflanze wird heute wegen der gefährlichen Nebenwirkungen, die sie verursachen kann, nur noch selten angewendet. Früher nutzte man die Blätter manchmal bei Hautbeschwerden, aber auch zur Behandlung von angeschwollenen Drüsen; außerdem soll sie in einigen Regionen ihres Verbreitungsgebiets als Brechmittel und sogar zur Verhütung eingesetzt worden sein.

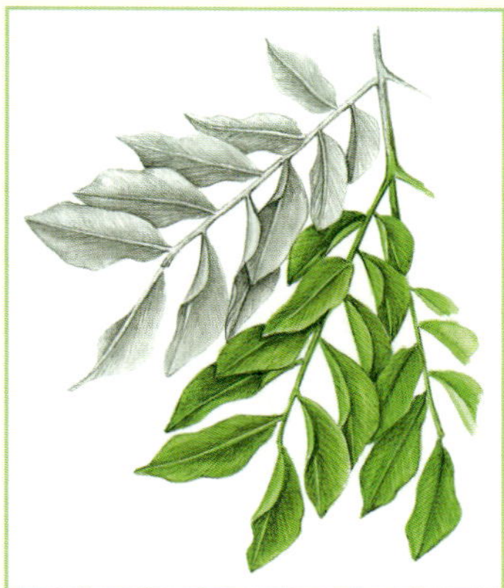

Erythrophleum suaveolens

Gottesurteilsbaum

Familie: Caesalpiniaceae (Johannisbrotgewächse)
Weitere Namen: Rotwasserbaum, Gottesgericht
Heimat: Afrika
Größe: Bis 45 m hoher Baum
Typische Kennzeichen: Rötliche innere Rinde und lederartige Früchte

Diese stark giftige Art verdankt ihren Namen dem Umstand, dass die Rinde in ihrer Heimat früher nicht nur als Pfeilgift, sondern auch für Gottesurteile verwendet wurde: Wirkte die Einnahme abführend, war die angeklagte Person schuldig, kam es nur zu einem Erbrechen, lautete das Urteil unschuldig. In der westlichen Medizin wurde die Rinde auch schon als Anästhetikum in der Augenheilkunde eingesetzt.

Erythroxylon coca

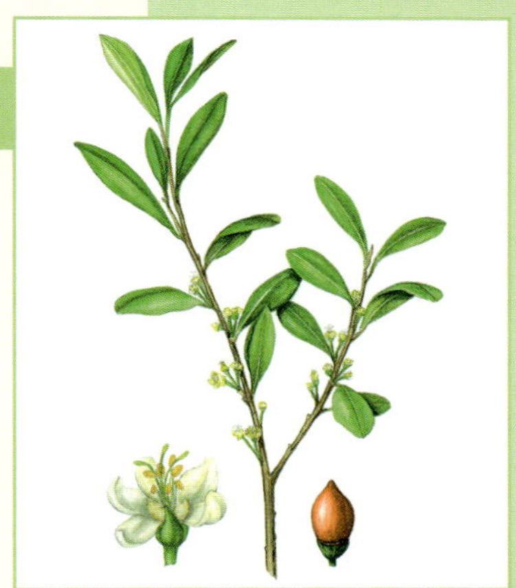

Kokastrauch

Familie: Erythroxylaceae (Kokagewächse)
Weitere Namen: Coca
Heimat: Andengebiete Südamerikas
Größe: Bis 3 m hoher Strauch
Typische Kennzeichen: Weiße Blüten und rote Beeren

Aus dieser Pflanze wird die stimulierende, süchtig machende Droge Kokain gewonnen, die sich auch als Betäubungsmittel verwenden lässt. In der Heimat dieses Strauches kaut man die Blätter zusammen mit Holzasche und Kalk, weil dabei anregende Alkolide frei werden, die helfen sollen, die schwierigen Lebensbedingungen in den kargen Gebirgsregionen besser zu überstehen.

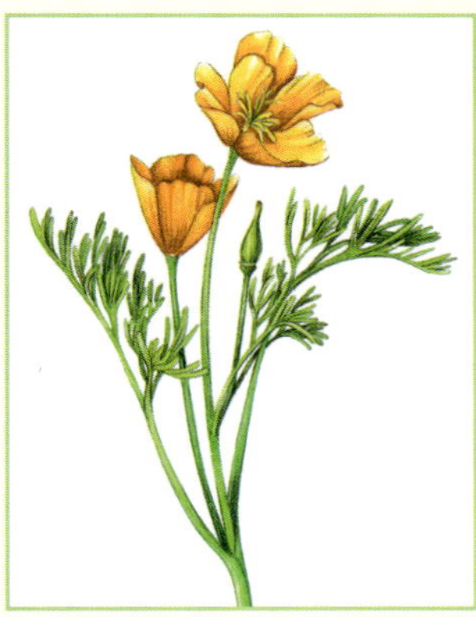

Eschscholzia californica

Kalifornischer Mohn

Familie: Papaveraceae (Mohngewächse)
Weitere Namen: Goldmohn, Kalifornischer Kappenmohn
Heimat: Nordamerika
Größe: Bis 60 cm hohe, einjährige Pflanze
Typische Kennzeichen: Große, leuchtend orangegelb gefärbte Blüten

Der Milchsaft dieser Pflanze wurde schon von den Ureinwohnern Nordamerikas als Schmerzmittel eingesetzt. In dieser Beziehung, wie auch im Erscheinungsbild, ähnelt er dem bekannteren Schlafmohn (*Papaver somniferum*), allerdings unterscheidet sich die Wirkung beider Arten recht deutlich, denn der Kappenmohn hat keine betäubenden, sondern beruhigende und krampflösende Eigenschaften.

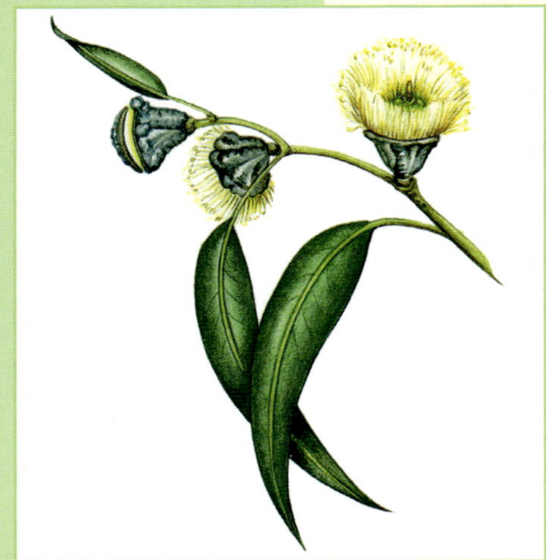

Eucalyptus globulus

Gewöhnlicher Eukalyptus

Familie: Myrtaceae (Myrtengewächse)

Weitere Namen: Fieberbaum, Blaugummibaum

Heimat: Australien

Größe: Bis 100 m hoher Baum

Typische Kennzeichen: Besitzt lederartige, aromatisch duftende Blätter

Es gibt zahlreiche, medizinisch genutzte *Eucalyptus*-Arten, von denen der Blaugummibaum sicher die bekannteste ist. Die schon von den australischen Ureinwohnern bei Fieber und Infektionen angewendete Pflanze enthält ätherische Öle, die heute fast überall auf der Erde zur Behandlung von Husten, Halsschmerzen und anderen Erkältungskrankheiten genutzt werden.

Eucalyptus smithii

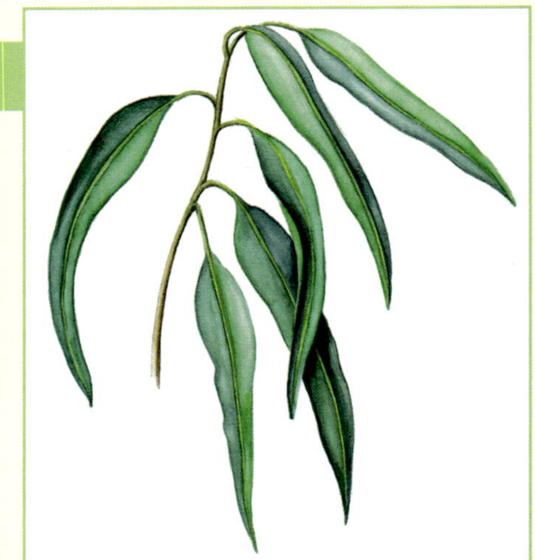

Smith' Eukalyptus

Familie: Myrtaceae (Myrtengewächse)

Weitere Namen: –

Heimat: Australien

Größe: Bis 50 m hoher Baum

Typische Kennzeichen: Besitzt lederartige, aromatisch duftende Blätter

Eukalyptusbäume werden allerdings nicht nur therapeutisch genutzt, sondern man pflanzt die gewaltigen Bäume, die große Mengen Wasser benötigen, in manchen Regionen auch in Sumpfgebieten an, um diese zu entwässern und Malariamücken so die Brutstätten zu entziehen. Die Anwendung ist bei allen medizinisch wirksamen Arten ähnlich, und benutzt wird stets das in der Pflanze enthaltene ätherische Öl.

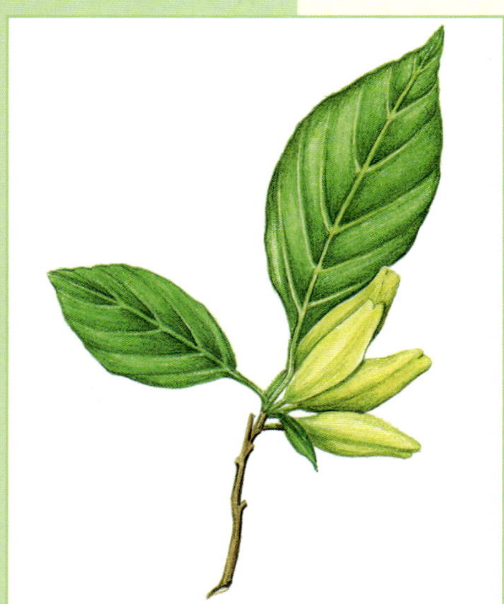

Eucommia ulmoides

Guttaperchabaum

Familie: Eucommiaceae (Guttaperchagewächse)

Weitere Namen: Duzhong-Baum

Heimat: China

Größe: Bis 20 m hoher, sommergrüner Baum

Typische Kennzeichen: Bei Verletzung tritt eine helle Flüssigkeit aus

Diese Art wird schon in einer chinesischen Schrift aus dem 1. Jahrhundert als Heilpflanze erwähnt. In ihrer Heimat nimmt man die Rinde aber auch heute noch zur Stärkung von Leber und Nieren oder als Schmerzmittel und zur Behandlung von Impotenz. Die Guttapercha genannte, kautschukartige Substanz, die bei einer Verletzung aus den Blättern und der Rinde austritt, wird häufig für Zahnfüllungen verwendet.

Euodia rutaecarpa

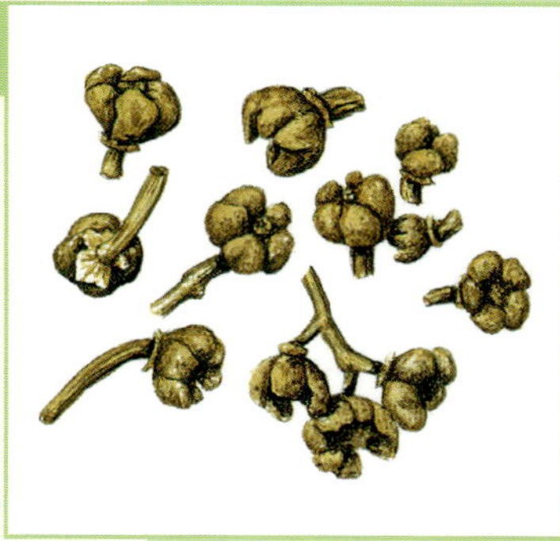

Stinkesche

Familie: Rutaceae (Rautengewächse)

Weitere Namen: Wu zhu yu

Heimat: China und Tibet

Größe: Bis 10 m hoher, sommergrüner Baum

Typische Kennzeichen: Gefiederte Blätter und cremefarbene Blüten

Die Früchte der Stinkesche werden in China schon sehr lange als Heilpflanze genutzt (die erste schriftliche Erwähnung stammt aus dem 1. Jahrhundert), sie dürfen aber nur unter ärztlicher Kontrolle angewendet werden. Besonders häufig setzt man Stinkeschenarzneien bei Kopf- und Unterleibsschmerzen ein, man kann sie aber auch zur Behandlung von Durchfall und Erbrechen nehmen.

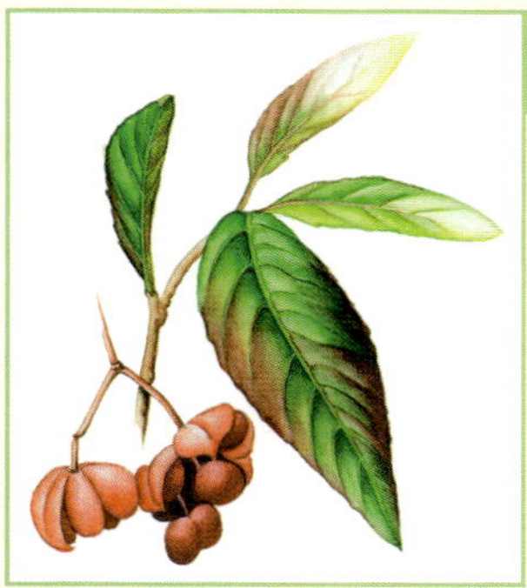

Euonymus atropurpurea

Dunkelpurpurrotes Pfaffenhütchen

Familie: Celastraceae (Spindelbaumgewächse)

Weitere Namen: Spindelstrauch, Spillbaum, Wahoorinde, Hahnhoden

Heimat: Nordamerika

Größe: Bis 10 m hoher, sommergrüner Baum

Typische Kennzeichen: Rote, fast vierkantige Früchte

Die Ureinwohner Nordamerikas nutzten die Rinde dieses Baumes vor allem zur Behandlung wunder Hautpartien und entzündeter Augen; heute wendet man die Art manchmal als harntreibende oder abführende Arznei an, aber auch bei Leberbeschwerden. Da die Pflanze, ähnlich wie viele Fingerhut-Arten (*Digitalis* spp.), herzwirksame Glykoside enthält, darf die Anwendung nur unter ärztlicher Aufsicht geschehen.

Euonymus europaea

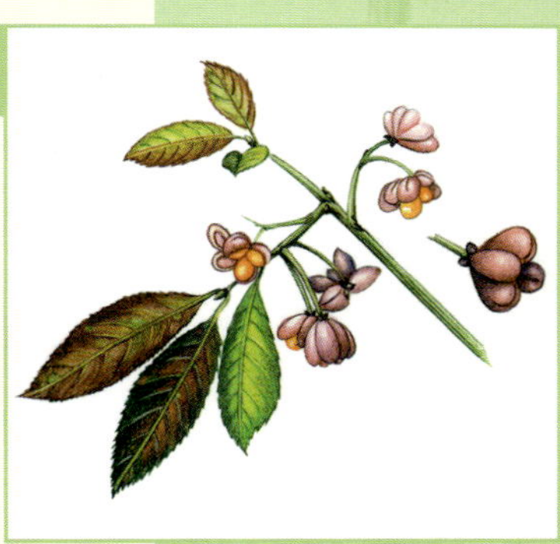

Europäisches Pfaffenhütchen

Familie: Celastraceae (Spindelbaumgewächse)

Weitere Namen: Spindelbaum, Spindelstrauch

Heimat: Europa und Asien

Größe: Bis 3 m hoher Strauch oder kleiner Baum

Typische Kennzeichen: Die Samen besitzen einen orangefarbenen bis rötlichen Samenmantel

Weil die Früchte an die Kopfbedeckung eines katholischen Priesters erinnern, nennt man diese Art Pfaffenhütchen. Alle Teile der auch in Mitteleuropa vorkommenden Pflanze sind giftig, wobei besonders die appetitlich aussehenden Früchte beim Verzehr Erbrechen, Herzrhythmusstörungen und in höherer Dosis sogar Todesfälle verursachen können. Therapeutisch wird die Art in homöopathischen Mitteln verwendet.

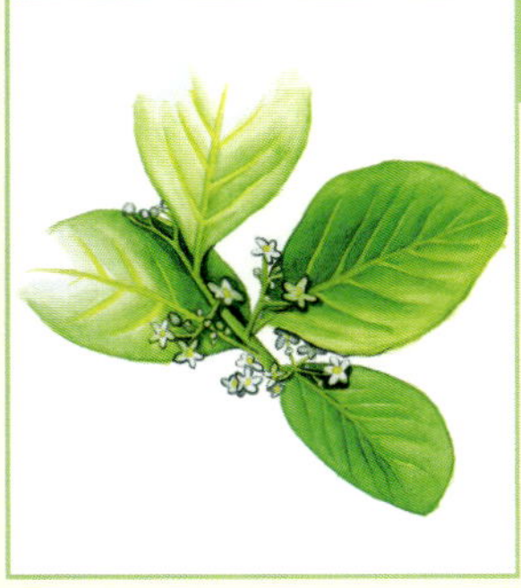

Euonymus japonica

Japanisches Pfaffenhütchen

Familie: Celastraceae (Spindelbaumgewächse)

Weitere Namen: –

Heimat: Asien

Größe: Bis 3 m hoher, immergrüner Strauch

Typische Kennzeichen: Verkehrt eiförmige, lederartige Blätter mit hellerer Unterseite

Genau wie das Europäische Pfaffenhütchen (*Euonymus europaea*) ist auch diese Art eine gefährliche Giftpflanze. Da sie sehr dekorative Blätter besitzt, zieht man die nicht winterharte Pflanze aber dennoch gern als Bonsai. Giftig ist auch der hübsche Kletternde Spindelstrauch (*Euonymus fortunei*), der allerdings frosthart ist und daher in Mitteleuropa häufig als Bodendecker in Gärten verwendet wird.

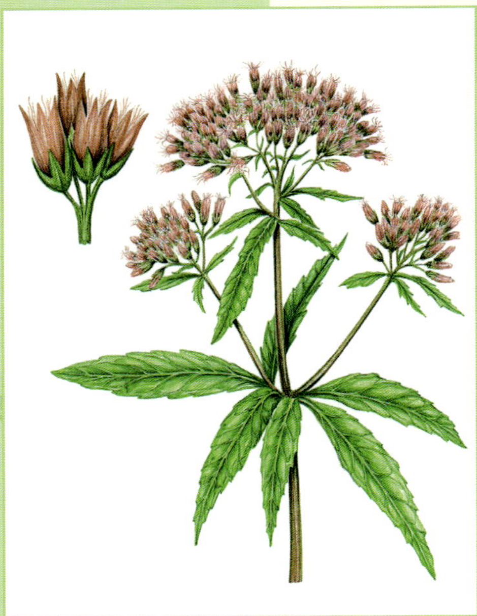

Eupatorium cannabinum

Gewöhnlicher Wasserdost

Familie: Asteraceae/Compositae (Korbblütler)

Weitere Namen: Kunigundenkraut, Wasserhanf

Heimat: Europa, Asien und Nordafrika

Größe: Bis 1,5 m hohe, ausdauernde Pflanze

Typische Kennzeichen: Rötliche, stark behaarte Stängel

Die Blätter und die Wurzel des Gewöhnlichen Wasserdosts wurden jahrhundertelang bei Beschwerden des Magen-Darm-Traktes und der Leber eingesetzt, aber auch bei Fieber, Erkältungen und Grippe oder äußerlich bei Schuppenflechte und Ekzemen. Allerdings weiß man seit einiger Zeit, dass Wasserdost-Arten karzinogene Substanzen enthalten, so dass man sie heute nicht mehr anwendet.

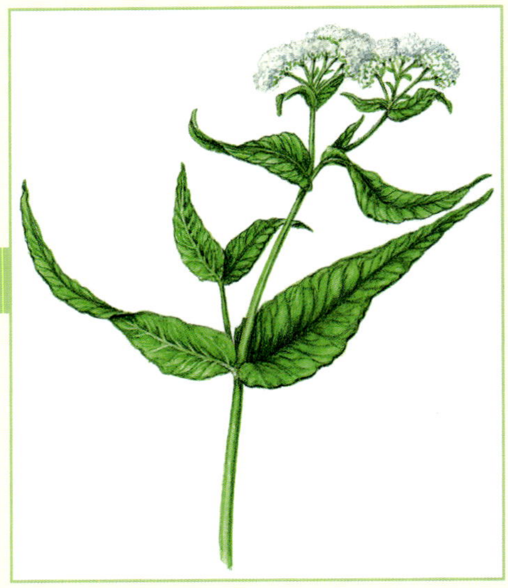

Eupatorium perfoliatum

Durchwachsenblättriger Wasserdost

Familie: Asteraceae/Compositae (Korbblütler)

Weitere Namen: Durchwachsener Wasserhanf

Heimat: Nordamerika

Größe: Bis 1,5 m hohe, ausdauernde Pflanze

Typische Kennzeichen: Vierkantige, am Grund rot gefärbte Stängel

Diese Art wurde von den nordamerikanischen Ureinwohnern vor allem bei Fieber und Erkältungen angewendet. Später nahm man die Sprosse als Abführmittel und zur Behandlung rheumatischer Erkrankungen, schätzte das Kraut aber auch wegen seiner schweißtreibenden Eigenschaften. Heute wird die Pflanze therapeutisch nicht mehr eingesetzt, denn sie enthält gefährliche, unter Umständen krebserregende Substanzen.

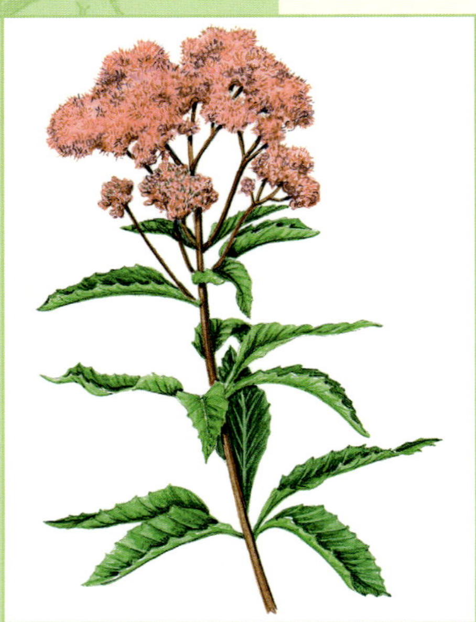

Eupatorium purpureum

Purpurner Wasserdost

Familie: Asteraceae/Compositae (Korbblütler)

Weitere Namen: Purpurdost

Heimat: Nordamerika

Größe: Bis 1,5 m hohe, ausdauernde Pflanze

Typische Kennzeichen: Rötliche Stängel und nach Apfel duftende Blätter

Diese Pflanze, die schon die nordamerikanischen Ureinwohner zur Behandlung von Harnwegsbeschwerden verwendeten, wurde bis vor kurzem noch bei Blasen- oder Harnröhrenentzündungen, aber auch bei Prostatavergrößerung und Nierensteinen verschrieben. Da sie kanzerogene Substanzen enthält und zudem allergische Kontaktdermatologien auslösen kann, wird sie heute nicht mehr angewendet.

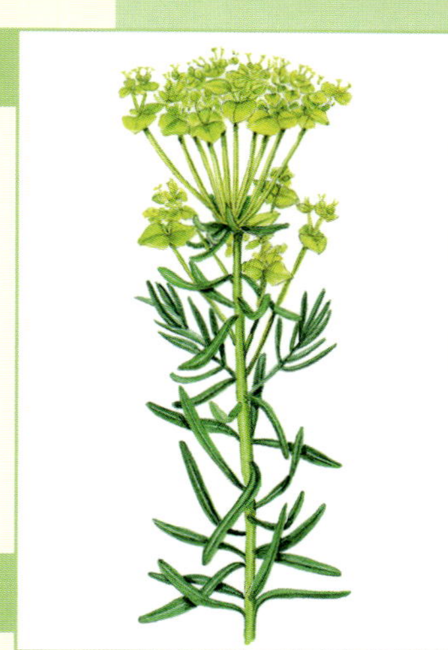

Euphorbia cyparissias

Zypressenwolfsmilch

Familie: Euphorbiaceae (Wolfsmilchgewächse)
Weitere Namen: –
Heimat: Europa und Asien
Größe: Bis 30 cm hohe, ausdauernde Pflanze
Typische Kennzeichen: Wechselständige Blätter und gelbgrüne Blüten

Die auch in Mitteleuropa häufige Zypressenwolfsmilch, die vor allem auf trockenen Wiesen, Waldlichtungen und an Wegrändern vorkommt, gehört zu den stark giftigen Wolfsmilch-Arten. Nach Möglichkeit sollte man sie nicht einmal berühren, weil schon der Kontakt eine unangenehme Blasenbildung auf der Haut hervorrufen kann und der Genuss sogar schwere Körperschäden.

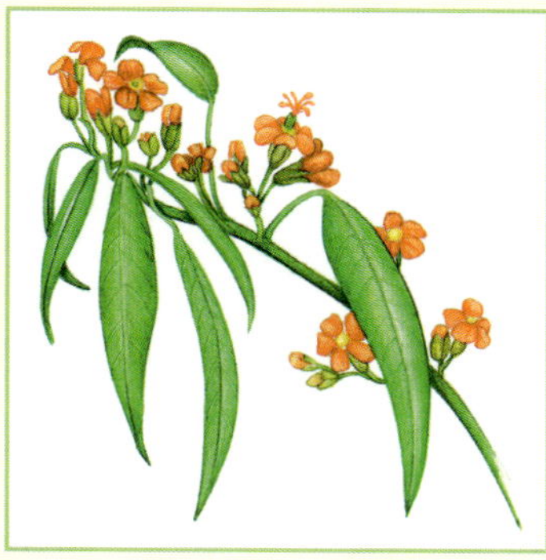

Euphorbia fulgens

Korallenranke

Familie: Euphorbiaceae (Wolfsmilchgewächse)
Weitere Namen: Leuchtende Wolfsmilch
Heimat: Mexiko
Größe: Bis 3 m hoher Strauch
Typische Kennzeichen: Lange gebogene Zweige mit orangefarbenen Blüten

Die attraktiven Blütentriebe dieser Pflanze, die in ihrer Heimat in größerem Maßstab kultiviert wird, kommen in Mitteleuropa jeden Winter in größerer Zahl als Schnittblumen in den Handel. Empfindliche Personen sollten sich allerdings vor dieser Art hüten, denn der Pollen kann Allergien verursachen; außerdem enthält sie giftige Inhaltsstoffe, die Übelkeit und Erbrechen verursachen können.

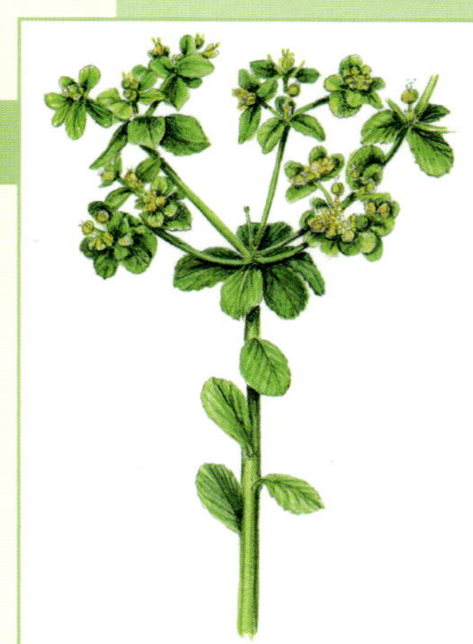

Euphorbia helioscopia

Sonnenwend-Wolfsmilch

Familie: Euphorbiaceae (Wolfsmilchgewächse)
Weitere Namen: Sonnenwolfsmilch
Heimat: Europa
Größe: Bis 30 cm hohe, einjährige Pflanze
Typische Kennzeichen: Mit endständiger, vier- bis fünfstrahliger Scheindolde

Diese giftige Art, die auch in Mitteleuropa weit verbreitet ist, verdankt ihren ungewöhnlichen Namen dem Umstand, dass sie ihre Blütenstände stets zum Licht ausrichtet. Berühren sollte man die Sonnenwend-Wolfsmilch möglichst nicht, denn bei einem Kontakt kann es zu schmerzhafter Blasenbildung auf der Haut kommen; gelangt der Milchsaft ins Auge, sind häufig Bindehautentzündungen die Folge.

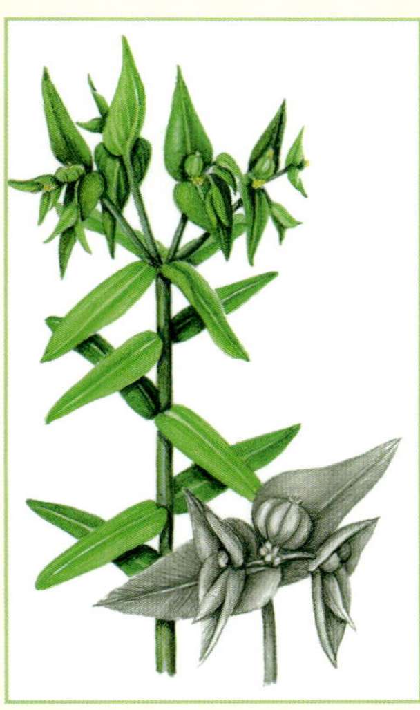

Euphorbia lathyris

Kreuzblättrige Wolfsmilch

Familie: Euphorbiaceae (Wolfsmilchgewächse)
Weitere Namen: –
Heimat: Europa, Asien und Nordamerika
Größe: Bis 1 m hohe, zweijährige Pflanze
Typische Kennzeichen: Gekreuzt gegenständige Blätter

Die Samen dieser Art wurden in der Antike als sehr starkes Abführmittel verwendet, und auch in späteren Jahrhunderten – als Abführen und Aderlassen zu den bevorzugten medizinischen Praktiken gehörten – war diese Pflanze noch häufig in Gebrauch. Heute ist das giftige Kraut, das auch nicht äußerlich verwendet werden sollte (etwa als Enthaarungsmittel), fast völlig aus der Naturheilkunde verschwunden.

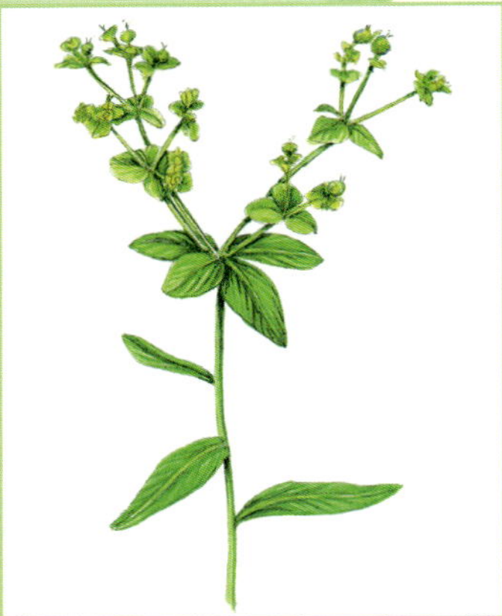

Euphorbia pekinensis

Chinesische Wolfsmilch

Familie: Euphorbiaceae (Wolfsmilchgewächse)

Weitere Namen: Da ji

Heimat: China

Größe: Bis 60 cm hohe, einjährige bis ausdauernde Pflanze

Typische Kennzeichen: Kleine, grünliche Blüten

In der chinesischen Heilkunde wurde die Wurzel dieser Wolfsmilch-Art früher als starkes Abführmittel, aber auch bei Nieren- und Rippenfellentzündung verschrieben. Allerdings handelt es sich um eine Giftpflanze, die nur unter sehr kontrollierten Bedingungen zum Einsatz kommen darf, und die wegen der beträchtlichen Nebenwirkungen auch in ihrer Heimat heute nur noch selten eingesetzt wird.

Euphorbia pilulifera

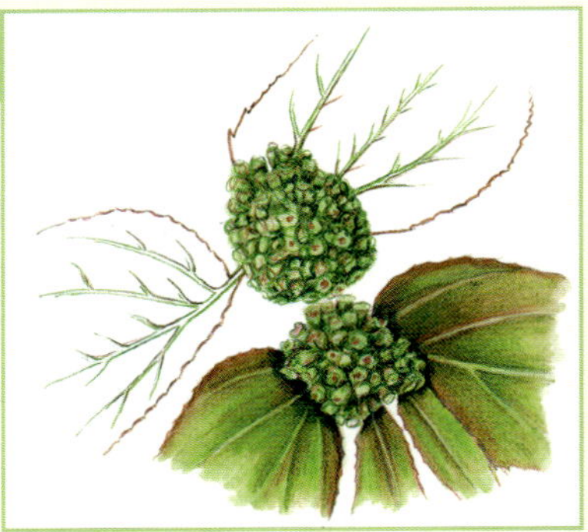

Behaarte Wolfsmilch

Familie: Euphorbiaceae (Wolfsmilchgewächse)

Weitere Namen: Pillenwolfsmilch

Heimat: Asien und Australien

Größe: Bis 50 cm hohe, ein- oder mehrjährige Pflanze

Typische Kennzeichen: Kleine, gelbliche Blüten

In Australien wird diese Art „Asthmakraut“ genannt, was bereits auf eine der Hauptanwendungen hinweist, allerdings nimmt man sie auch zur Behandlung von anderen Atemwegsbeschwerden. Die Pflanze gehört zu den Wolfsmilch-Arten mit weniger starken Nebenwirkungen, sie kann aber bei höherer Dosierung dennoch Übelkeit und Erbrechen verursachen, so dass man sie nur unter ärztlicher Aufsicht anwenden darf.

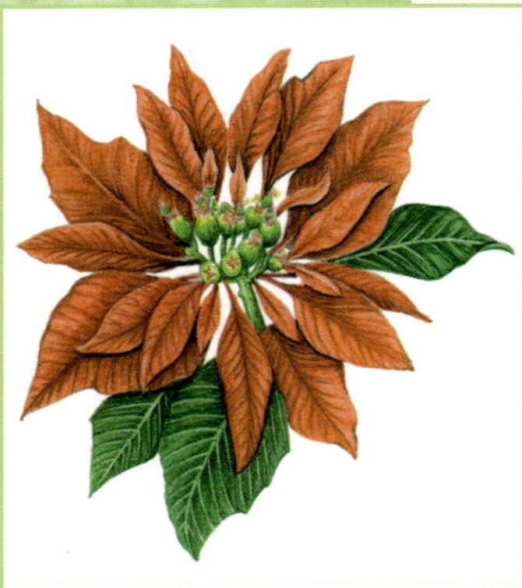

Euphorbia pulcherrima

Weihnachtsstern

Familie: Euphorbiaceae (Wolfsmilchgewächse)

Weitere Namen: –

Heimat: Mexiko

Größe: Bis 3 m hoher Strauch

Typische Kennzeichen: Winzige, von großen, farbigen Hochblättern umgebene Blüten

Diese attraktive Pflanze blüht um die Weihnachtszeit, so dass sie alljährlich in den Wintermonaten in großer Zahl in den Handel kommt. Wie die meisten Euphorbien enthält auch diese Art einen giftigen Milchsaft, der Erbrechen und Durchfall, aber auch Hautreizungen verursachen kann. Allerdings ist bei den heute angebotenen Zuchtformen die Konzentration der giftigen Substanzen zumeist sehr gering.

Euphorbia rigida

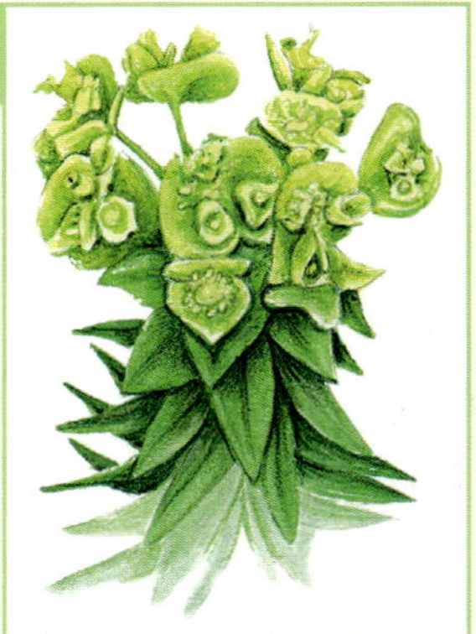

Zweidrüsenwolfsmilch

Familie: Euphorbiaceae (Wolfsmilchgewächse)

Weitere Namen: Schmalblättrige Wolfsmilch

Heimat: Südeuropa und Südwestasien

Größe: Bis 50 cm hohe, ausdauernde Pflanze

Typische Kennzeichen: Große endständige, gelbe Blütenköpfe

Diese hübsche Wolfsmilch-Art findet man in Mitteleuropa manchmal in Steingärten; die Blüten und Blätter wurden früher in einigen Regionen aber auch zum Färben verwendet. So lassen sich, je nachdem ob das Material mit Alaun oder Chrom vorbehandelt wurde, hellere oder dunklere Farbtöne erzielen, während die Farbe aus unbehandeltem Material gleich wieder ausgewaschen wird.

Euphorbia tirucalli

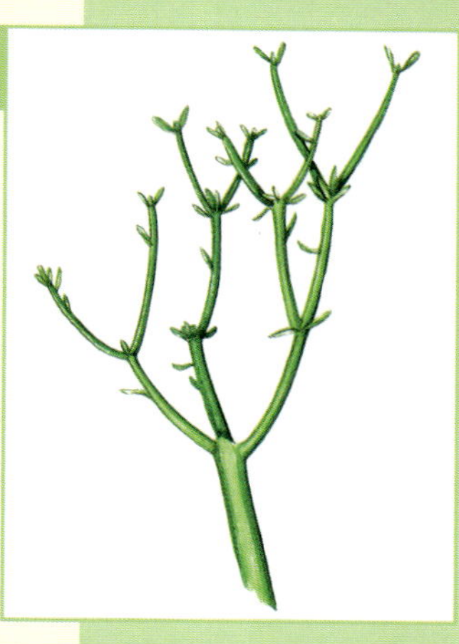

Bleistiftstrauch

Familie: Euphorbiaceae (Wolfsmilchgewächse)

Weitere Namen: Spaghettibaum, Milchbusch, Gummihecke, Bleistift-Wolfsmilch

Heimat: Afrika

Größe: Bis 6 m hoher Strauch oder kleiner Baum

Typische Kennzeichen: Bildet zahlreiche, nur etwa bleistiftdicke Zweige

Dieser Strauch wird in seiner afrikanischen Heimat gern als Hecke zum Schutz gegen Eindringlinge gepflanzt, denn der aus abgebrochenen Zweigen austretende Milchsaft verursacht Hautreizungen und kann sogar zur Erblindung führen. Nach neueren Untersuchungen enthält die sukkulente Pflanze möglicherweise aber auch eine stark krebserregende Substanz, so dass man sie nicht als Zimmerpflanze halten sollte.

Euphrasia officinalis

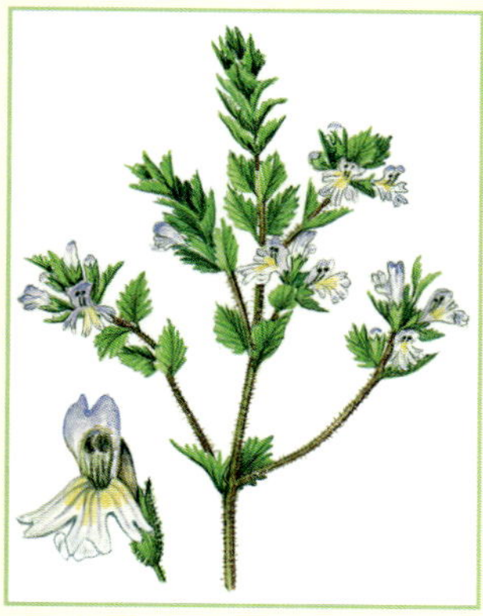

Großer Augentrost

Familie: Scrophulariaceae (Braunwurzgewächse/Rachenblütler)

Weitere Namen: Gewöhnlicher Augentrost

Heimat: Europa

Größe: Bis 40 cm hohe, einjährige Pflanze

Typische Kennzeichen: Die Blüten erinnern mit ihrer dunklen Mitte ein wenig an ein Auge

Beim Augentrost kann man die frühere Verwendung leicht aus dem umgangssprachlichen Namen ablesen, wobei die Behandlung von Augenkrankheiten allein auf der Ähnlichkeit der Blüten mit einem menschlichen Auge beruhte. Da die Pflanze, wie man heute weiß, entzündungshemmende Eigenschaften besitzt, kann man sie aber tatsächlich bei Bindehautentzündung einsetzen, ebenso wie bei anderen entzündlichen Beschwerden.

Fabiana imbricata

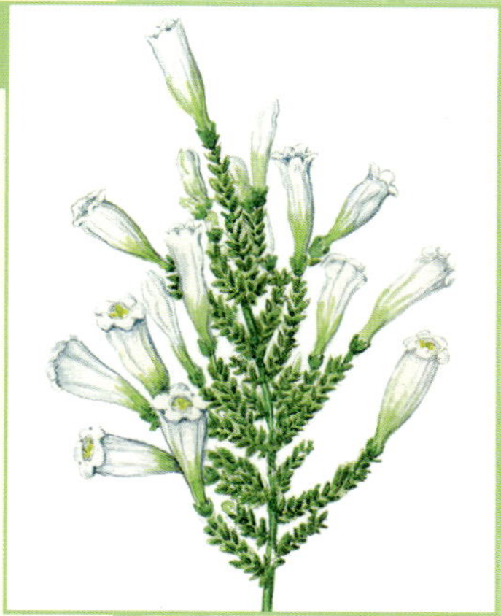

Fabianastrauch

Familie: Solanaceae (Nachtschattengewächse)

Weitere Namen: Pichi-Pichi, Falsche Heide, Tütenpflanze, Fabianakraut, Fabiane

Heimat: Südamerika

Größe: Bis 2 m hoher Strauch

Typische Kennzeichen: Schuppenförmige Blätter, die an Heidepflanzen erinnern

Der attraktive, aber giftige und nicht winterharte Fabianastrauch wird in Mitteleuropa manchmal als Kübelpflanze gepflegt. Den Namen „Falsche Heide" verdankt er den schuppenförmigen Blättern, die an unsere Heidepflanzen erinnern. Therapeutisch wird die Pflanze zur Behandlung von Harnwegsbeschwerden angewendet, was aber nur unter ärztlicher Aufsicht geschehen darf. In höherer Dosis gilt sie als leicht psychoaktiv.

Fagopyrum esculentum

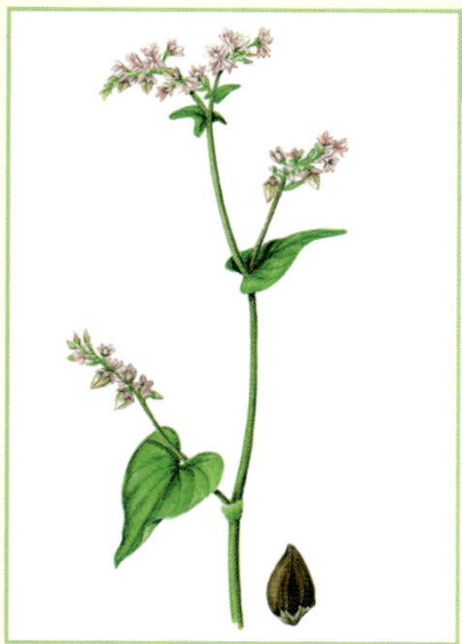

Buchweizen

Familie: Polygonaceae (Knöterichgewächse)

Weitere Namen: Heidenkorn

Heimat: Asien

Größe: Bis 60 cm hohe, einjährige Pflanze

Typische Kennzeichen: Die Stängel sind zumeist rot überlaufen

Der Buchweizen kam mit den Mongolen aus Zentralasien nach Mitteleuropa und wird daher manchmal auch Heidenkorn genannt. Aus den dreikantigen Samen, die an Bucheckern erinnern, lässt sich eine nahrhafte Grütze herstellen; die Blätter und Blüten werden therapeutisch bei Kreislaufbeschwerden, aber auch zur Behandlung von Krampfadern und Frostbeulen verwendet.

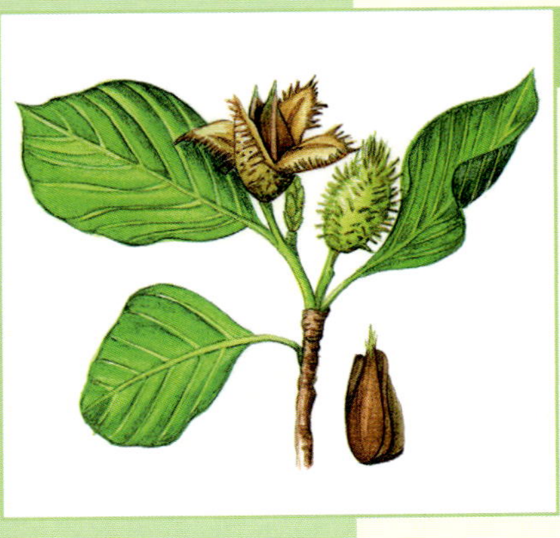

Fagus sylvatica

Rotbuche

Familie: Fagaceae (Buchengewächse)
Weitere Namen: Buche
Heimat: Europa
Größe: Bis 30 m hoher, sommergrüner Baum
Typische Kennzeichen: Bildet dreieckige, braune Schließfrüchte (Bucheckern)

Aus dem Holz dieses in Mitteleuropa weit verbreiteten Baumes lässt sich durch eine spezielle Destillation der so genannte Buchenholzteer herstellen, den man zur Behandlung von Hauterkrankungen anwenden kann. Das Holz dient aber auch zur Herstellung von medizinischer Kohle, die bei Vergiftungen eingenommen wird, während ein Dekokt aus der Rinde als fiebersenkend gilt.

Fallopia multiflora

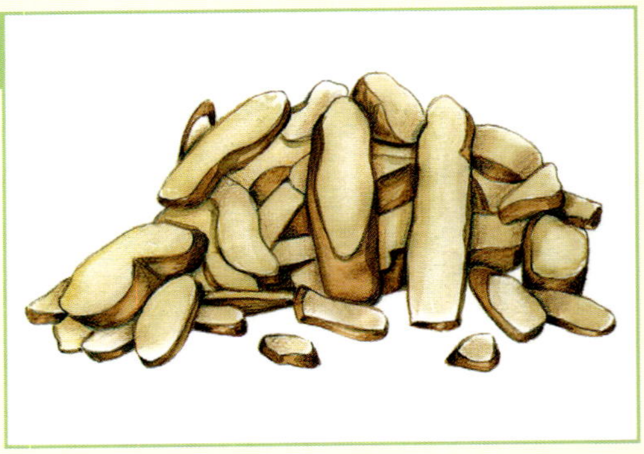

Chinesischer Flügelknöterich

Familie: Polygonaceae (Knöterichgewächse)
Weitere Namen: Vielblütiger Knöterich
Heimat: China
Größe: Bis 10 m lange Kletterpflanze
Typische Kennzeichen: Rötliche Stängel und weiße oder rosafarbene Blüten

Die Wurzel dieser Pflanze hat in ihrer Heimat den Ruf, verjüngend zu wirken und soll daher ein langes Leben garantieren. Sie gilt aber auch als Leber- und Nierentonikum, und man verwendet sie zur Behandlung von Schwindelanfällen oder Nervenschwäche als Folge von schlechter Durchblutung; außerdem soll sie ein frühzeitiges Ergrauen der Haare verhindern.

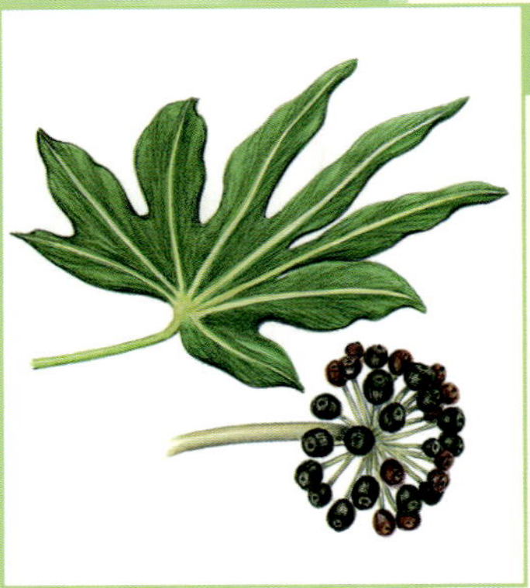

Fatsia japonica

Zimmeraralie

Familie: Araliaceae (Efeugewächse)
Weitere Namen: Berg-Angelika
Heimat: Japan
Größe: Bis 2 m hoher, immergrüner Strauch
Typische Kennzeichen: Große, handförmig geteilte Blätter und schwarze Beeren

Die Zimmeraralie ist wegen ihrer hübschen, großen Blätter, aber auch wegen ihrer Anspruchslosigkeit schon seit Jahrzehnten eine beliebte Zimmerpflanze. Allerdings sind die Blätter und Beeren giftig, so dass man sie außerhalb der Reichweite von Kindern und Haustieren aufstellen sollte, denn bei einem versehentlichen Verzehr der Pflanzenteile kann es zu Übelkeit und Erbrechen kommen.

Ferula assa-foetida

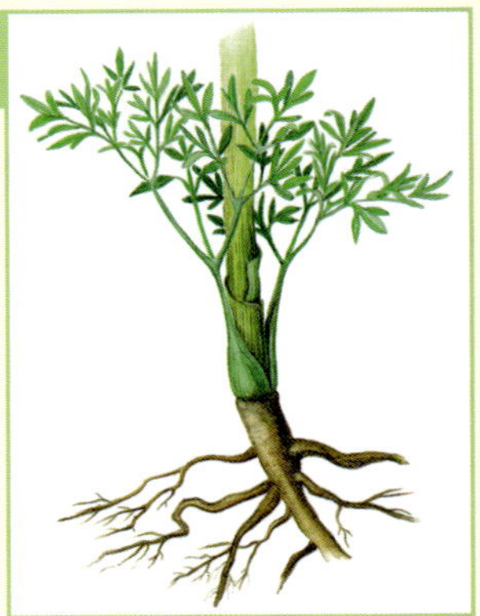

Stinkasant

Familie: Apiaceae/Umbelliferaceae (Doldenblütler)
Weitere Namen: Teufelsdreck
Heimat: Asien
Größe: Bis 4 m hohe, ausdauernde Pflanze
Typische Kennzeichen: Hohle Stängel und lange, fleischige Wurzel

Diese Pflanze enthält einen Milchsaft, der sich an der Luft zu einer harzigen, nach Knoblauch riechenden Masse verdickt, die als Gewürz, aber auch als Arznei verwendet wird, etwa bei Verdauungsbeschwerden wie Blähungen und Verstopfung. In Afghanistan und Pakistan wird das Harz des leicht giftigen Stinkasant außerdem als Räuchermittel genutzt, und es gilt dort als Aphrodisiakum.

Ferula gummosa

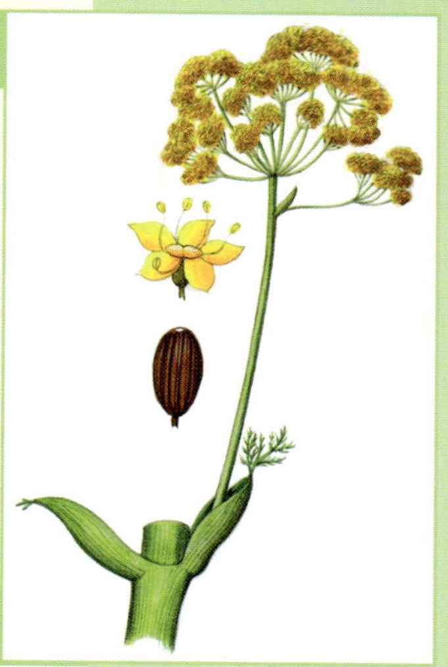

Galbanum

Familie: Apiaceae/Umbelliferaceae (Doldenblütler)

Weitere Namen: Mutterharz

Heimat: Asien

Größe: Bis 3 m hohe, ausdauernde Pflanze

Typische Kennzeichen: Kräftiger, glatter, hohler Stängel

Der Saft dieser Pflanze, der sich an der Luft zu einem gummiartigen Harz verfestigt, wurde schon in der Antike als Räuchermittel verwendet. Das Galbanumharz besitzt aber auch therapeutische Eigenschaften, denn es wirkt antiseptisch, krampflösend, entzündungshemmend und beruhigend; außerdem fördert es die Durchblutung und kann äußerlich bei Abszessen, Furunkeln und Akne eingesetzt werden.

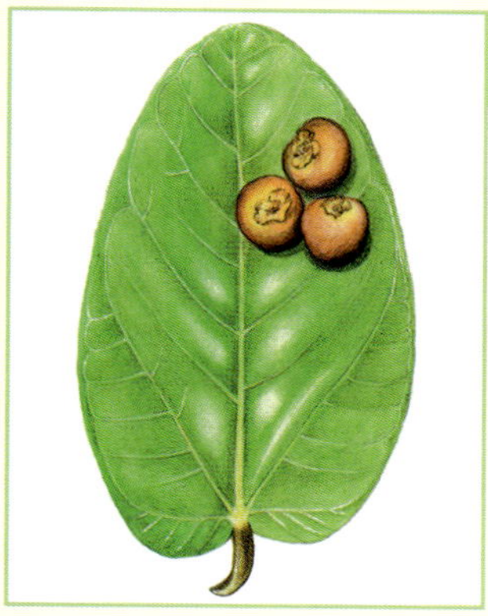

Ficus benghalensis

Banyanfeige

Familie: Moraceae (Maulbeergewächse)

Weitere Namen: Banyanbaum

Heimat: Asien

Größe: Bis 20 m hoher Baum

Typische Kennzeichen: Große, ovale Blätter und Stützwurzeln an den Zweigen

Die manchmal auch als Zimmerpflanze gehaltene Art gilt sowohl bei den Hindus als auch bei den Buddhisten als heilig. Die Blätter und die Rinde lassen sich aber auch therapeutisch nutzen, denn sie haben beide eine adstringierende Wirkung und werden daher beispielsweise zum Stillen von Blutungen verwendet. Weil es sich um eine Giftpflanze handelt, darf das allerdings nur unter ärztlicher Aufsicht geschehen.

Ficus carica

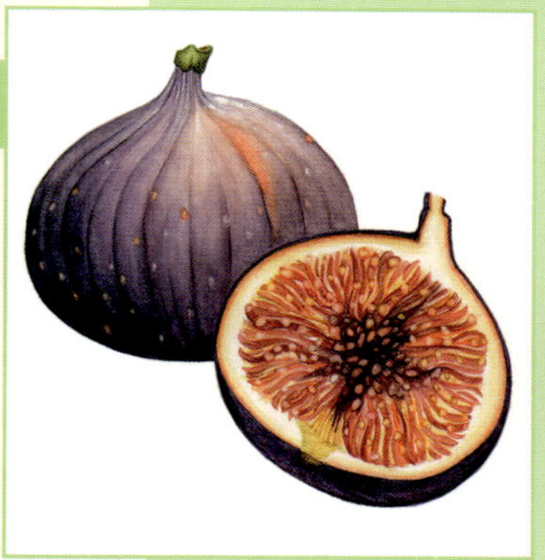

Echter Feigenbaum

Familie: Moraceae (Maulbeergewächse)

Weitere Namen: Feige

Heimat: Westasien

Größe: Bis 4 m hoher, sommergrüner Baum

Typische Kennzeichen: Große, birnenförmige, bräunlich bis violette Scheinfrüchte

Die Feige ist eine vielfältig nutzbare Pflanze, die schon seit Jahrtausenden hoch geschätzt wird. So stellten bekanntlich Adam und Eva aus den großen Feigenblättern erste, rudimentäre Kleidungsstücke her, während die Spartaner die nahrhaften Früchte zur Leistungssteigerung verwendeten. Therapeutisch nutzt man die Früchte als sanftes Abführmittel, aber auch zur Linderung von Husten.

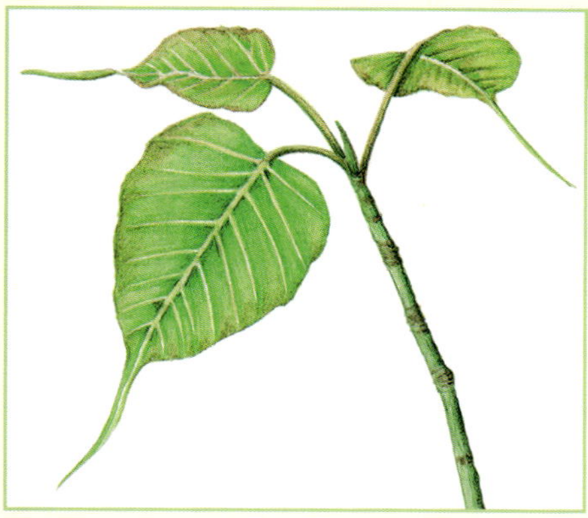

Ficus religiosa

Indischer Pepulbaum

Familie: Moraceae (Maulbeergewächse)

Weitere Namen: Bobaum, Buddhabaum

Heimat: Asien

Größe: Bis 10 m hoher Baum

Typische Kennzeichen: Große, herzförmige Blätter mit auffälligen Adern und fadenförmiger Spitze

Dieser Baum ist den Hindus und Buddhisten heilig, unter anderem, weil Buddha im Schatten der großen Blätter angeblich seine Erleuchtung fand. In der Naturheilkunde werden die Blätter gern bei Verstopfung angewendet und der Milchsaft gegen Warzen. Außerdem wird den Früchten eine antibakterielle Wirkung nachgesagt; man nimmt sie aber auch zur Behandlung von Asthma.

Filipendula ulmaria

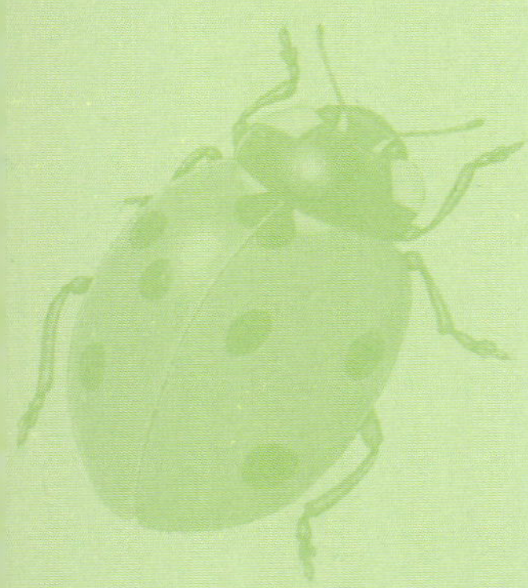

Filipendula ulmaria

Echtes Mädesüß

Familie:
Rosaceae
(Rosengewächse)
Weitere Namen: –
Heimat:
Europa
Größe:
Bis 1,5 m hohe Staude
Typische Kennzeichen:
Lange, gelbe Blütenrispen

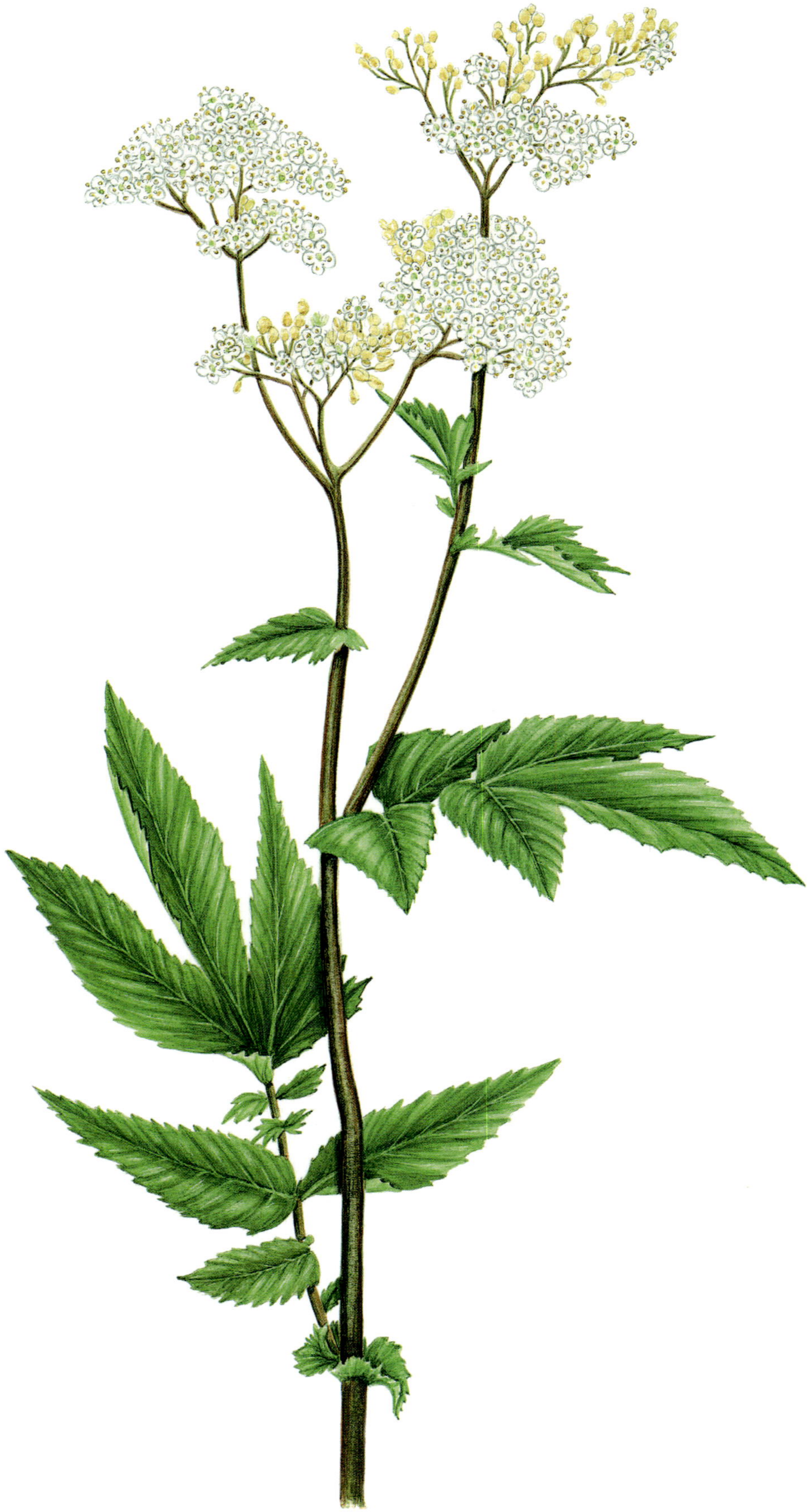

Das Mädesüß war eine der drei heiligen Pflanzen der keltischen Druiden. Ihren Namen verdankt die Art der Tatsache, dass man sie im Mittelalter zum Süßen von Met benutzte. In der Naturheilkunde schätzt man vor allem die schmerzstillenden und entzündungshemmenden Eigenschaften des Krautes; man setzt die blühenden Sprosse aber häufig auch bei Magenübersäuerung ein.

Foeniculum vulgare var. *azoricum*

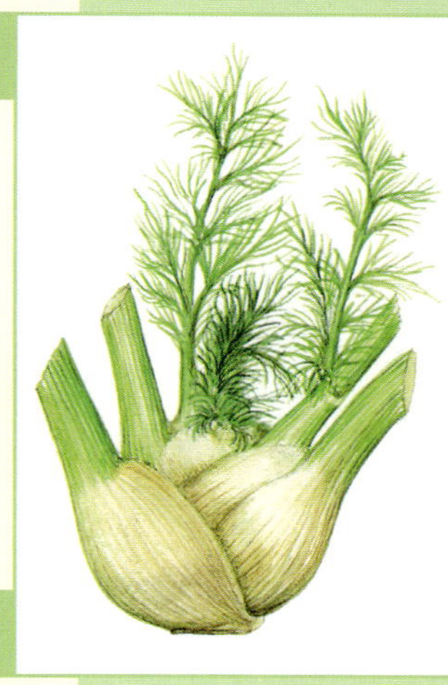

Gemüsefenchel

Familie: Apiaceae/Umbelliferaceae (Doldenblütler)
Weitere Namen: Knollenfenchel, Zwiebelfenchel
Heimat: Mittelmeerraum und Westasien
Größe: Bis 1,5 m hohe, ausdauernde Pflanze
Typische Kennzeichen: Sehr aromatisch riechendes Kraut

Der Fenchel wird schon auf alten Steintafeln und Papyri als Bestandteil von Parfüms und als Gewürz erwähnt; er dient aber auch schon sehr lange als Heilkraut. Es gibt drei Varietäten, unter denen sich der Gemüsefenchel durch eine über 10 cm lange und bis 400 g schwere „Knolle" auszeichnet, bei der es sich um miteinander verwachsene Grundblätter handelt.

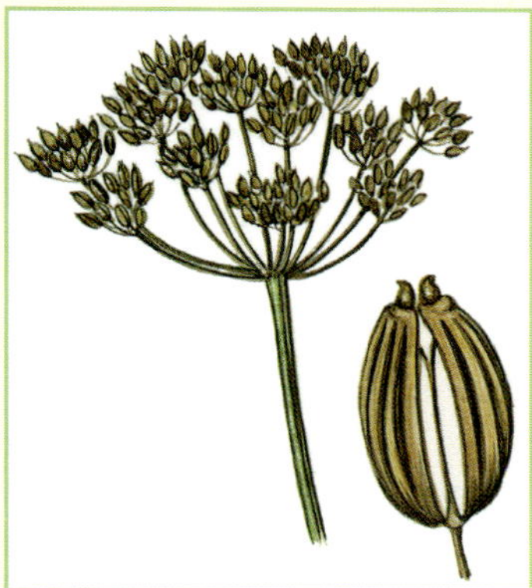

Foeniculum vulgare var. *dulce*

Gewürzfenchel

Familie: Apiaceae/Umbelliferaceae (Doldenblütler)
Weitere Namen: Süßfenchel, Arzneifenchel
Heimat: Mittelmeerraum und Westasien
Größe: Bis 1,5 m hohe, ausdauernde Pflanze
Typische Kennzeichen: Sehr aromatisch riechendes Kraut

Diese Varietät des Fenchels bildet sehr aromatische, leicht süßliche Samen, die man gut zum Würzen verwenden kann, dessen lange Blattscheiden aber oft auch als Salat zubereitet werden. Außerdem besitzen alle Fenchel-Varietäten aromatische, appetitanregende, verdauungsfördernde, blähungs- und harntreibende sowie krampflösende Eigenschaften.

Foeniculum vulgare var. *vulgare*

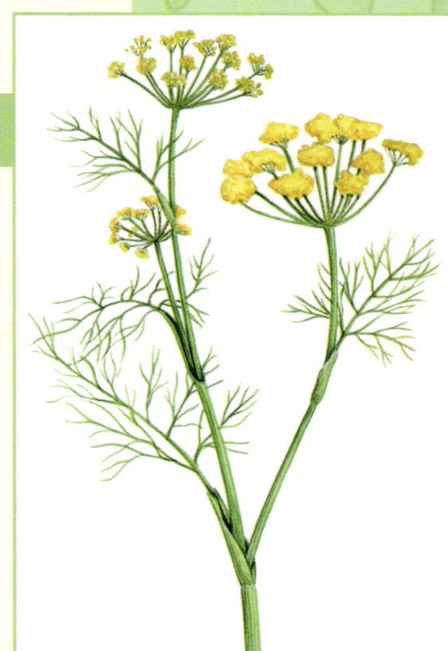

Wilder Fenchel

Familie: Apiaceae/Umbelliferaceae (Doldenblütler)
Weitere Namen: Langer Kümmel, Brotwürzkörner
Heimat: Mittelmeerraum und Westasien
Größe: Bis 1,5 m hohe, ausdauernde Pflanze
Typische Kennzeichen: Sehr aromatisch riechendes Kraut

Während die beiden zuvor erwähnten Fenchel-Varietäten beliebte Gartenpflanzen sind, kann man den Wilden Fenchel in Mitteleuropa auch wild wachsend finden. Von dieser Varietät benutzt man normalerweise nur die Samen, wobei zu beachten ist, dass Fenchelsamen immer auch giftige Substanzen enthalten, so dass man die ärztlich empfohlene Dosis in keinem Fall überschreiten darf.

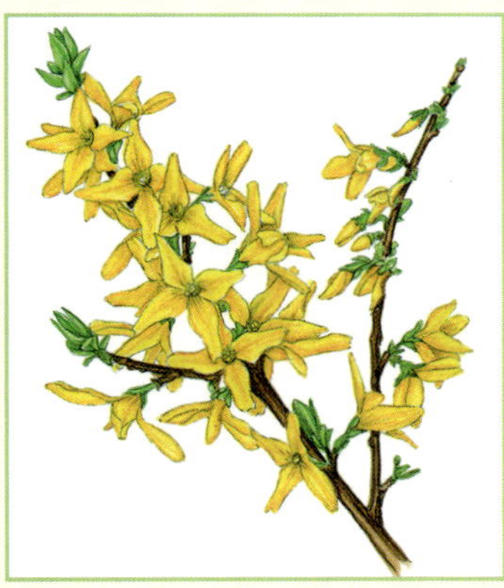

Forsythia suspensa

Hängeforsythie

Familie: Oleaceae (Ölbaumgewächse)
Weitere Namen: Goldglöckchen
Heimat: China und Japan
Größe: Bis 3 m hoher, sommergrüner Strauch
Typische Kennzeichen: Vor den Blättern erscheinende, gelbe Blüten

Bei dieser Pflanze handelt es sich nicht um die normale Gartenforsythie (*Forsythia* x *intermedia*), sondern um eine nah verwandte Art, von der die Varietät mit überhängenden Zweigen (*Forsythia suspensa* var. *suspensa*) aber manchmal auch in Gärten kultiviert wird. Therapeutisch lassen sich die Früchte der leicht giftigen Hängeforsythie bei Erkältung, Halsschmerzen und Hautentzündungen anwenden.

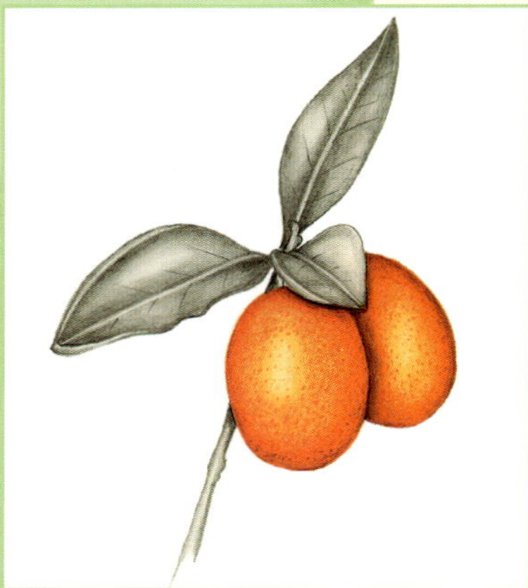

Fortunella margarita

Kumquat

Familie: Rutaceae (Rautengewächse)

Weitere Namen: Ovale Kumquat, Zwergpomeranze

Heimat: Asien

Größe: Bis 5 m hoher Strauch oder kleiner Baum

Typische Kennzeichen: Bildet etwa pflaumengroße, orangefarbene Früchte

Die aus Asien stammende Art wird heute in Teilen Süd- und Nordamerikas, aber auch im Mittelmeerraum wegen ihrer vitamin- und mineralstoffreichen Früchte in größerem Maßstab kultiviert. Diese besitzen ein säuerliches und etwas bitteres Fruchtfleisch, so dass man sie zumeist zu Marmelade verarbeitet oder süß einkocht, wobei die sehr dünne Schale nicht entfernt wird.

Fragaria vesca

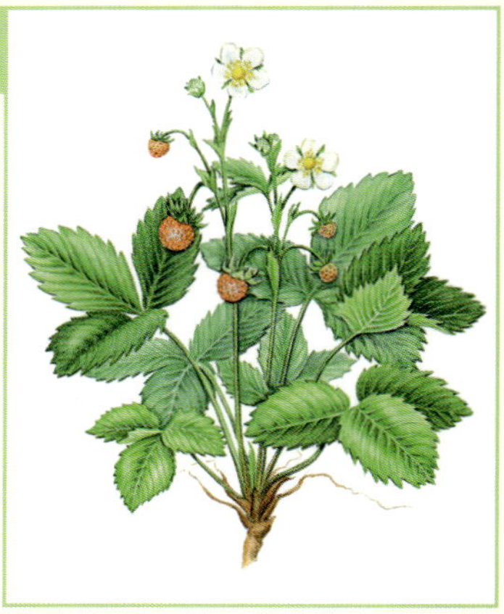

Walderdbeere

Familie: Rosaceae (Rosengewächse)

Weitere Namen: Knackbeere, Erbelkraut

Heimat: Europa und Asien

Größe: Bis 20 cm hohe, ausdauernde Pflanze

Typische Kennzeichen: Weiße Blüten und rote Scheinfrüchte

Der Walderdbeere werden appetitanregende, reinigende, harntreibende, adstringierende und entzündungshemmende Eigenschaften nachgesagt, außerdem sind die Früchte reich an Vitamin C. Die Blätter kann man in Kräutertees verarbeiten, um den Geschmack der Mischung zu verbessern; aus ihnen lässt sich aber eine Lotion für kleinere Verbrennungen und Verletzungen herstellen.

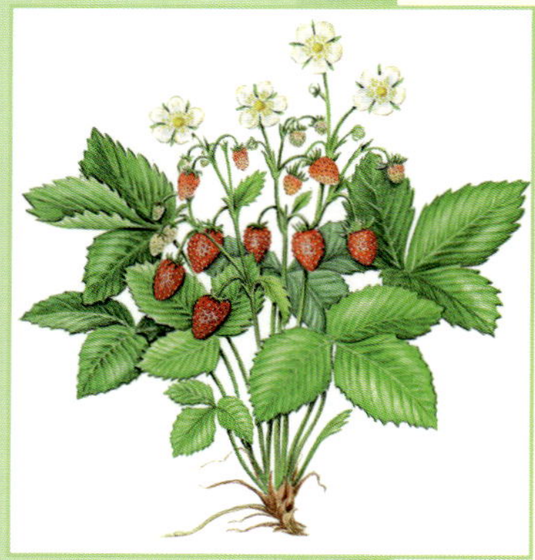

Fragaria vesca x hortensis

Kulturerdbeere

Familie: Rosaceae (Rosengewächse)

Weitere Namen: Knackbeere, Erbelkraut

Heimat: Europa und Asien

Größe: Bis 40 cm hohe, ausdauernde Pflanze

Typische Kennzeichen: Weiße Blüten und rote Scheinfrüchte

Diese Zuchtform der Walderdbeere, von der es zahlreiche Sorten gibt, wird häufig in Gärten kultiviert. Aus ihren Scheinfrüchten, die normalerweise deutlich größer sind als die der Wildform, lassen sich vitaminreiche Nachspeisen zubereiten; man kann ihr Fruchtfleisch aber auch zur Herstellung von Feuchtigkeitsmasken bei sehr trockener Gesichtshaut benutzen.

Frangula alnus

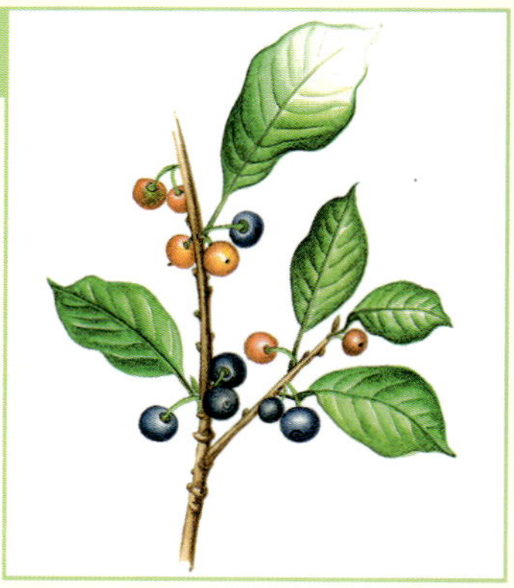

Faulbaum

Familie: Rhamnaceae (Kreuzdorngewächse)

Weitere Namen: Pulverholz

Heimat: Europa, Nordafrika und Nordamerika

Größe: Bis 4 m hoher Baum

Typische Kennzeichen: Dunkelbraune Rinde mit grauen Streifen

Die Rinde dieser Art wird in der Naturheilkunde vor allem bei Beschwerden im Magen-Darm-Bereich angewendet. So regt die Einnahme den Muskeltonus und die Kontraktion des Dickdarms an und führt so zur Darmentleerung, ohne dabei die Schleimhäute zu reizen. In manchen Regionen wird die Pflanze aber auch zum Färben von Naturfasern benutzt.

Fraxinus excelsior

Gewöhnliche Esche

Familie: Oleaceae (Ölbaumgewächse)

Weitere Namen: Geißbaum, Wundholz

Heimat: Europa

Größe: Bis 35 m hoher, sommergrüner Baum

Typische Kennzeichen: Graue Rinde und Blüten ohne Kelch- und Blütenblätter

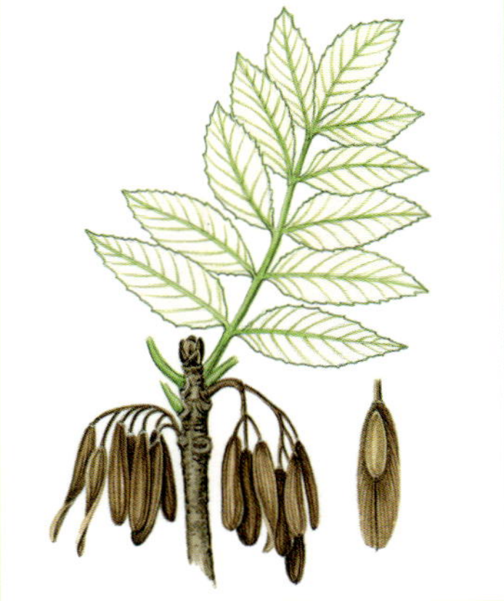

Die auch in Mitteleuropa häufige Esche wächst vorzugsweise an feuchten Standorten. Therapeutisch werden ihre Früchte als leichtes Abführmittel verwendet, während man die Blätter als harntreibende Arznei und zur Darmregulierung nutzt, aber auch zur Behandlung von Gicht, Rheumatismus und Arthritis. Aus der Rinde lässt sich außerdem ein Dekokt herstellen, der bei Fieber getrunken werden kann.

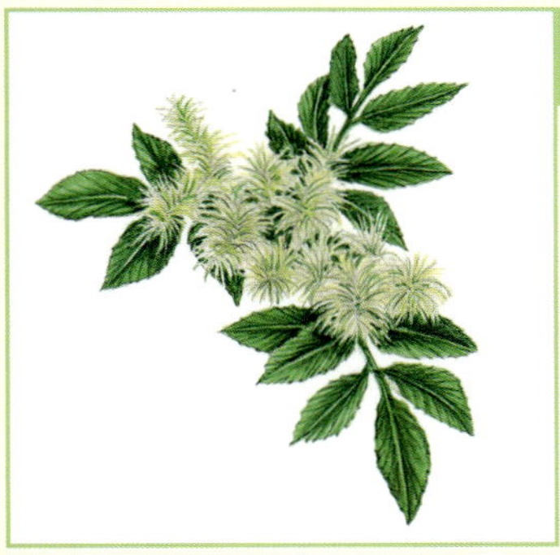

Fraxinus ornus

Mannaesche

Familie: Oleaceae (Ölbaumgewächse)

Weitere Namen: Blumenesche, Blütenesche

Heimat: Mittelmeergebiet

Größe: Bis 15 m hoher, sommergrüner Baum

Typische Kennzeichen: Große, weißliche Blütenrispen und geflügelte Samen

Beim Einschneiden der Rinde dieses Baumes tritt ein Saft aus, der an der Luft schnell eintrocknet und dann eingesammelt werden kann. Diese Substanz, die häufig Manna genannt wird, gilt als leichtes und schonendes Abführmittel ohne größere Nebenwirkungen, so dass man sie häufig auch für Kleinkinder (mit einem Glas Milch) oder für geschwächte ältere Menschen nimmt.

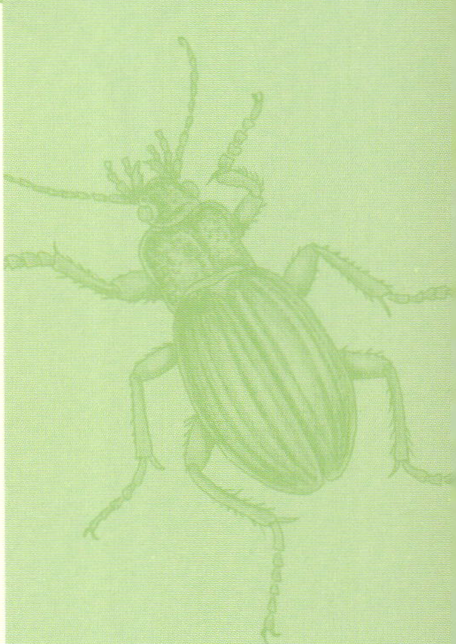

Fritillaria imperialis

Kaiserkrone

Familie: Liliaceae (Liliengewächse)

Weitere Namen: –

Heimat: Asien

Größe: Bis 1 m hohe, ausdauernde Pflanze

Typische Kennzeichen: Die großen, glockenförmigen Blüten werden von Hochblättern überragt

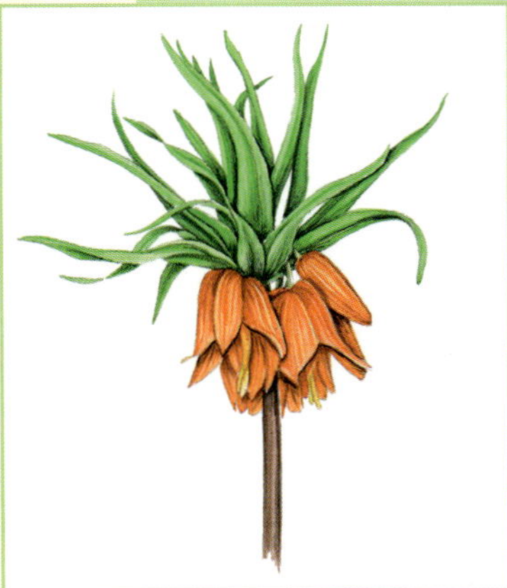

Diese attraktive, aber giftige Pflanze wird in europäischen Gärten schon seit dem 16. Jahrhundert kultiviert. Häufig pflanzt man sie aber auch an, weil es heißt, ihr Geruch würde Wühlmäuse vertreiben – eine allerdings immer wieder angezweifelte und bisher auch unbewiesene Behauptung. Der versehentliche Verzehr der Zwiebel kann unter Umständen tödliche Vergiftungen verursachen.

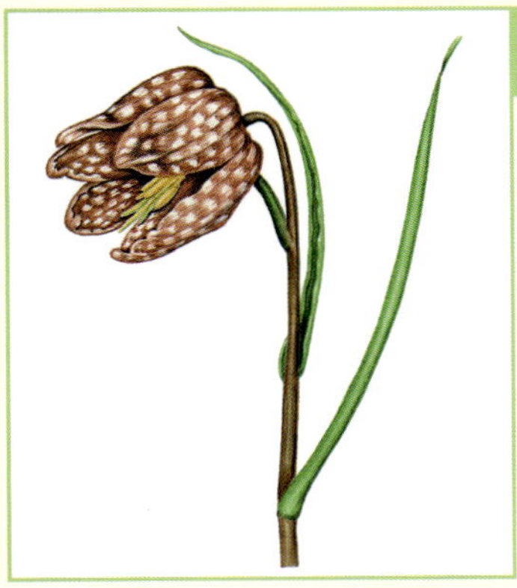

Fritillaria meleagris

Schachbrettblume

Familie: Liliaceae (Liliengewächse)

Weitere Namen: Kiebitzblume, Kiebitzei

Heimat: Europa

Größe: Bis 30 cm hohe, ausdauernde Pflanze

Typische Kennzeichen: Große, überhängende Blüten mit Schachbrettmuster

Diese hübsche Pflanze soll im Mittelalter zur Wundheilung eingesetzt worden sein, was aber schon lange nicht mehr üblich ist. Die Art kommt auch in Mitteleuropa wild wachsend vor, ist aber so selten, dass sie unter Naturschutz steht. Allerdings gibt es sie in vielen Sorten für den Garten, wobei man aber nie vergessen sollte, dass die Schachbrettblume eine Giftpflanze ist.

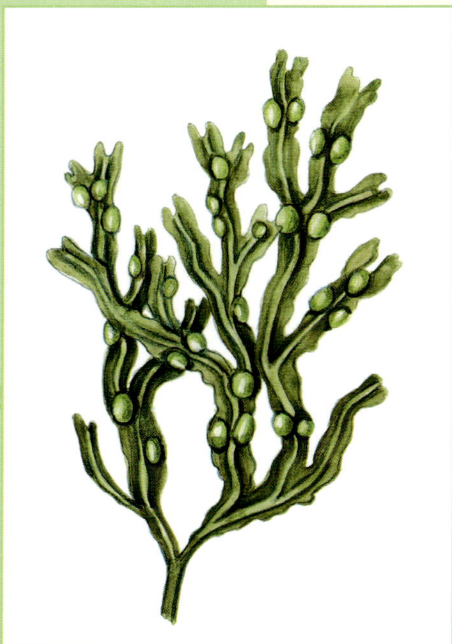

Fucus vesiculosus

Blasentang

Familie: Fucaceae (Braunalgen)

Weitere Namen: –

Heimat: Kommt an den Küsten des Nordatlantiks und im westlichen Mittelmeer vor

Größe: Bis 1 m lange Braunalge

Typische Kennzeichen: Mit zahlreichen Gasblasen entlang der Mittelrippe

Der Blasentang besitzt keine Wurzeln oder Blüten, sondern er besteht praktisch nur aus einem länglichen, olivfarbenen bis gelblich braunen, flachen Thallus. Da dieser viel Jod enthält, wurde er früher manchmal bei einer Unterfunktion der Schilddrüse eingesetzt; weil die Wirksamkeit aber als nicht erwiesen gilt und zudem Nebenwirkungen auftreten können, ist von einer Anwendung jedoch abzuraten.

Fumaria officinalis

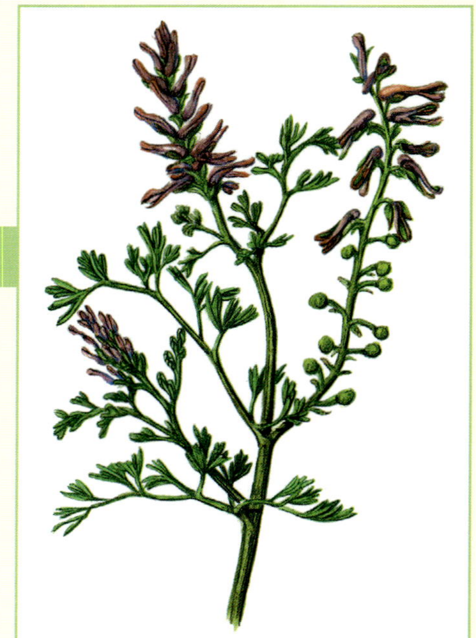

Gewöhnlicher Erdrauch

Familie: Fumariaceae (Erdrauchgewächse)

Weitere Namen: Erdgalle, Grindkraut, Krätzheil

Heimat: Europa, Asien und Nordafrika

Größe: Bis 25 cm hohe, einjährige Pflanze

Typische Kennzeichen: Doppelt fiederteilige Blätter und purpurrote, manchmal auch weiße Blüten

Der Erdrauch ist eine alte europäische Heilpflanze, die in der Vergangenheit vor allem bei Beschwerden der Leber und der Gallenblase eingesetzt wurde, aber auch äußerlich bei Hauterkrankungen; außerdem sagt man der Art entgiftende, anregende und tonische Eigenschaften nach. Allerdings ist der Erdrauch eine Giftpflanze, die man keinesfalls ohne ärztliche Konsultation anwenden sollte.

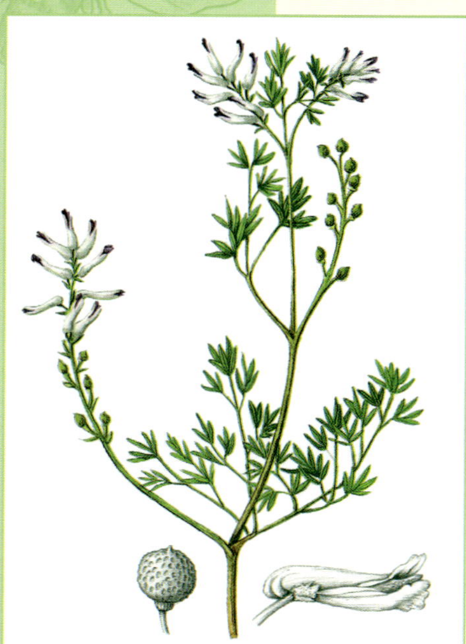

Fumaria vaillantii

Blasser Erdrauch

Familie: Fumariaceae (Erdrauchgewächse)

Weitere Namen: Vaillants Erdrauch, Buschiger Erdrauch

Heimat: Europa und Asien

Größe: Bis 40 cm hohe, ausdauernde Pflanze

Typische Kennzeichen: Doppelt fiederteilige Blätter und blassrote Blüten

Den Kalkböden bevorzugenden Blassen Erdrauch, der auch in Mitteleuropa vorkommt, findet man vor allem an wärmeren Standorten, etwa in Weinbergen, an Steinmauern oder auf trockenen Brachflächen. Er wurde früher als Abführmittel angewendet, aber auch bei Gallenbeschwerden, als harntreibende Arznei und zur Stärkung des Uterus nach Geburten. Heute wird er praktisch nicht mehr benutzt.

Galanthus nivalis

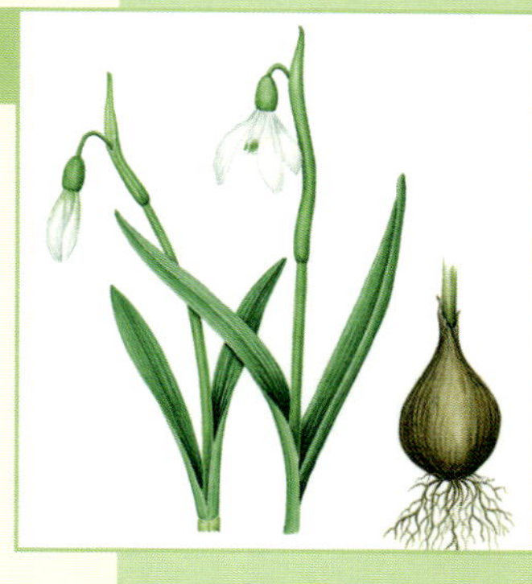

Schneeglöckchen

Familie: Amaryllidaceae (Narzissengewächse)

Weitere Namen: –

Heimat: Europa

Größe: Bis 35 cm hohe, ausdauernde Pflanze

Typische Kennzeichen: Gelbgrüne Flecken an der Spitze der inneren Blütenblätter

Das Schneeglöckchen soll früher zur Einleitung der Menstruation verwendet worden sein, was heute aber unüblich ist, nicht zuletzt, weil es sich bei dieser hübschen, kleinen Blume um eine Giftpflanze handelt. Schneeglöckchen kommen in Mitteleuropa auch natürlich vor, aber die meisten Exemplare, die man in der Natur findet, sind verwilderte Gartenpflanzen.

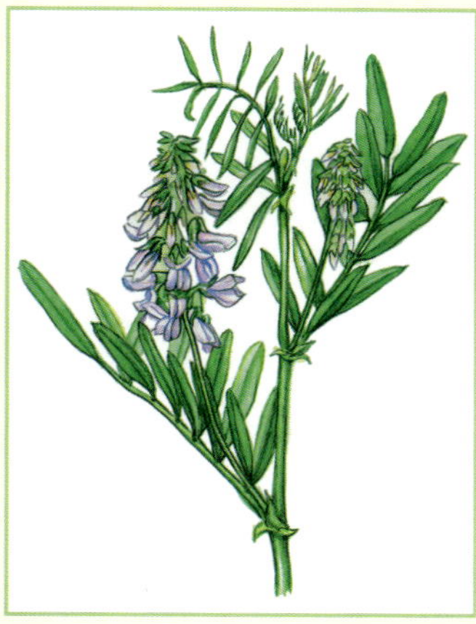

Galega officinalis

Echte Geißraute

Familie: Fabaceae/Leguminosae (Hülsenfrüchtler)

Weitere Namen: Pockenkraut, Geißklee, Bockshornkraut

Heimat: Europa und Asien

Größe: Bis 1 m hohe, ausdauernde Pflanze

Typische Kennzeichen: Unpaarig gefiederte Blätter und bläuliche bis violette Blütentrauben

Dieses Kraut wurde im Mittelalter gegen die Pest und später zur Steigerung der Milchsekretion nach einer Geburt angewendet; außerdem sollen Blätter und Triebe den Blutzucker bei leichter Diabetes senken. Die Art lässt sich aber auch als belebendes Fußbad nutzen oder als harntreibende Arznei. Besonders die Behandlung von Diabetes sollte nie ohne ärztlichen Ratschlag durchgeführt werden.

Galeopsis segetum

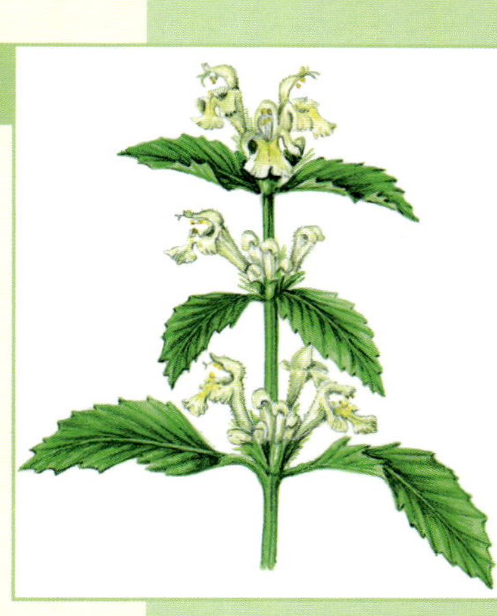

Gelber Hohlzahn

Familie: Lamiaceae/Labiatae (Lippenblütler)

Weitere Namen: Sand-Hohlzahn

Heimat: Europa

Größe: Bis 40 cm hohe, zweijährige bis ausdauernde Pflanze

Typische Kennzeichen: Gezähnte Blätter und gelbe Lippenblüten

Diese Art, die in einigen Regionen Mitteleuropas sehr vereinzelt auf sandigen Böden vorkommt, wurde früher häufig bei Atemwegsbeschwerden eingesetzt, aber wegen des hohen Gehalts an Gerbstoffen nicht selten auch als adstringierende Arznei. Heute nimmt man die krautigen Teile manchmal noch zur Herstellung von homöopathischen Mitteln für die Behandlung von Milzbeschwerden.

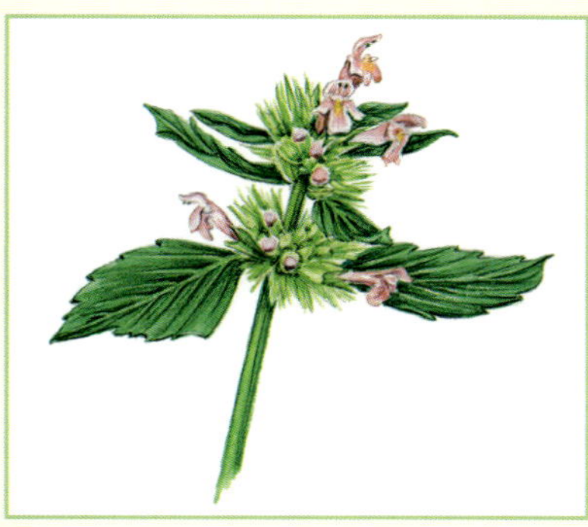

Galeopsis tetrahit

Gewöhnlicher Hohlzahn

Familie: Lamiaceae/Labiatae (Lippenblütler)

Weitere Namen: Stechender Hohlzahn

Heimat: Europa

Größe: Bis 50 cm hohe, einjährige Pflanze

Typische Kennzeichen: Gezähnte Blätter und rötliche Lippenblüten

Die krautigen Teile des in Mitteleuropa weit verbreiteten Gewöhnlichen Hohlzahns, werden wegen ihrer auswurffördernden Eigenschaften manchmal als Hustenmittel eingesetzt, wobei dies aber nicht ohne ärztliche Konsultation geschehen sollte. Außerdem sagt man ihnen eine harntreibende Wirkung nach, und sie sollen sich auch in Form von Kompressen bei Schwellungen benutzen lassen.

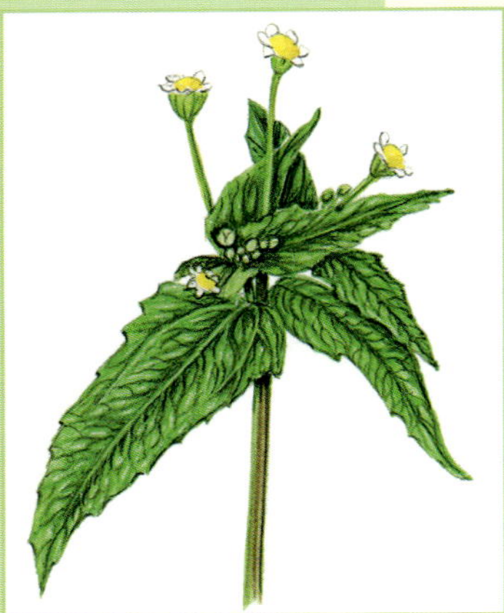

Galinsoga parviflora

Kleinblütiges Knopfkraut

Familie: Asteraceae/Compositae (Korbblütler)
Weitere Namen: Franzosenkraut, Behaartes Knopfkraut
Heimat: Südamerika
Größe: Bis 80 cm hohe, einjährige Pflanze
Typische Kennzeichen: Winzige Blütenkörbchen mit gelben Röhren- und weißen Zungenblüten

Dieses kleine Kraut stammt ursprünglich aus Südamerika, von wo es zunächst nach Frankreich gelangte, um sich von dort während der napoleonischen Kriege über weite Teile Europas auszubreiten. Auch wenn von Gartenbesitzern nicht gern gesehen, so lässt sich das „Franzosenkraut" doch auch nutzbringend einsetzen, denn man kann die jungen Stängel und Blätter in Salaten verwenden oder sie wie Spinat zubereiten.

Galipea officinalis

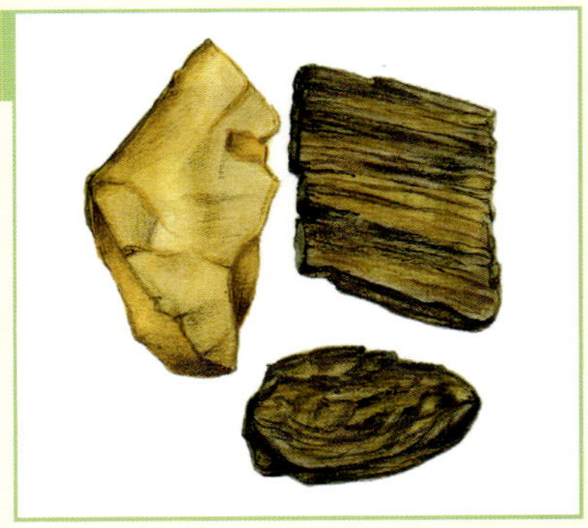

Angosturabaum

Familie: Rutaceae (Rautengewächse)
Weitere Namen: –
Heimat: Tropisches Südamerika und Karibik
Größe: Bis 15 m hoher Baum
Typische Kennzeichen: Die Blüten verbreiten einen üblen Geruch

Die Rinde dieses Baumes enthält Bitterstoffe, so dass sie als gutes Tonikum für den gesamten Magen-Darm-Bereich gilt. Außerdem sagt man der Pflanze krampflösende Eigenschaften nach, und man kann sie in höherer Dosierung auch als Brechmittel verwenden. Bei den Ureinwohnern Südamerikas galt die Art als Fiebermittel; sie benutzten die Rinde aber auch um Fische zu betäuben, die sich dann leicht fangen ließen.

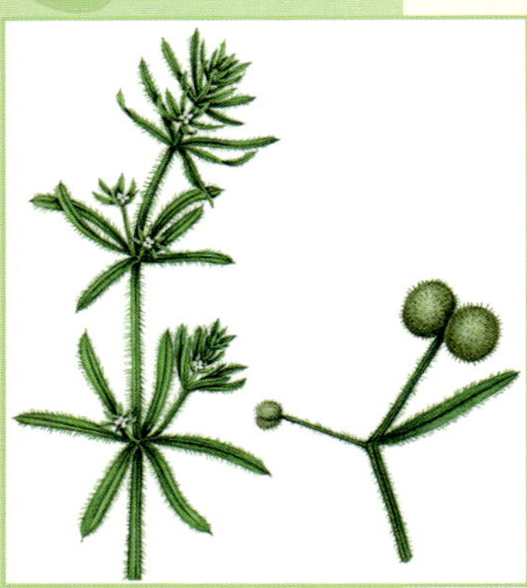

Galium aparine

Klettenlabkraut

Familie: Rubiaceae (Rötegewächse)
Weitere Namen: Klebkraut
Heimat: Europa, Asien und Nordamerika
Größe: Bis 1 m hohe, einjährige Pflanze
Typische Kennzeichen: Mit Borsten besetzte Früchte

Diese Art wird Klettenlabkraut oder Klebkraut genannt, weil sich die zur Verbreitung mit Borsten versehenen Samen leicht im Fell von Tieren oder an Kleidungsstücken hängen bleiben. Therapeutisch werden die Stängel und Blätter als harntreibendes Mittel und zur Behandlung von Nierensteinen eingesetzt, aber auch bei Hautbeschwerden, etwa Ekzemen und Schuppenflechte.

Galium odoratum

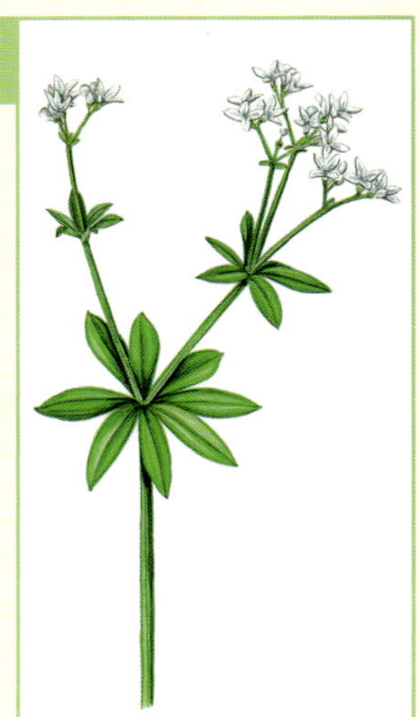

Waldmeister

Familie: Rubiaceae (Rötegewächse)
Weitere Namen: Maikraut, Waldtee, Leberkraut
Heimat: Europa und Vorderasien
Größe: Bis 30 cm hohes, ausdauerndes Kraut
Typische Kennzeichen: Quirlartig angeordnete, aromatisch duftende Blätter

Der Waldmeister ist bekanntlich eine unverzichtbare Zutat für die Maibowle; er kann aber auch zur Herstellung von Speiseeis oder Sirup (beispielsweise für Berliner Weiße) verwendet werden. Außerdem lassen sich aus den oberirdischen Teilen dieser kleinen Pflanze Kräutertees mit appetitanregenden, verdauungsfördernden, krampflösenden und beruhigenden Eigenschaften zubereiten.

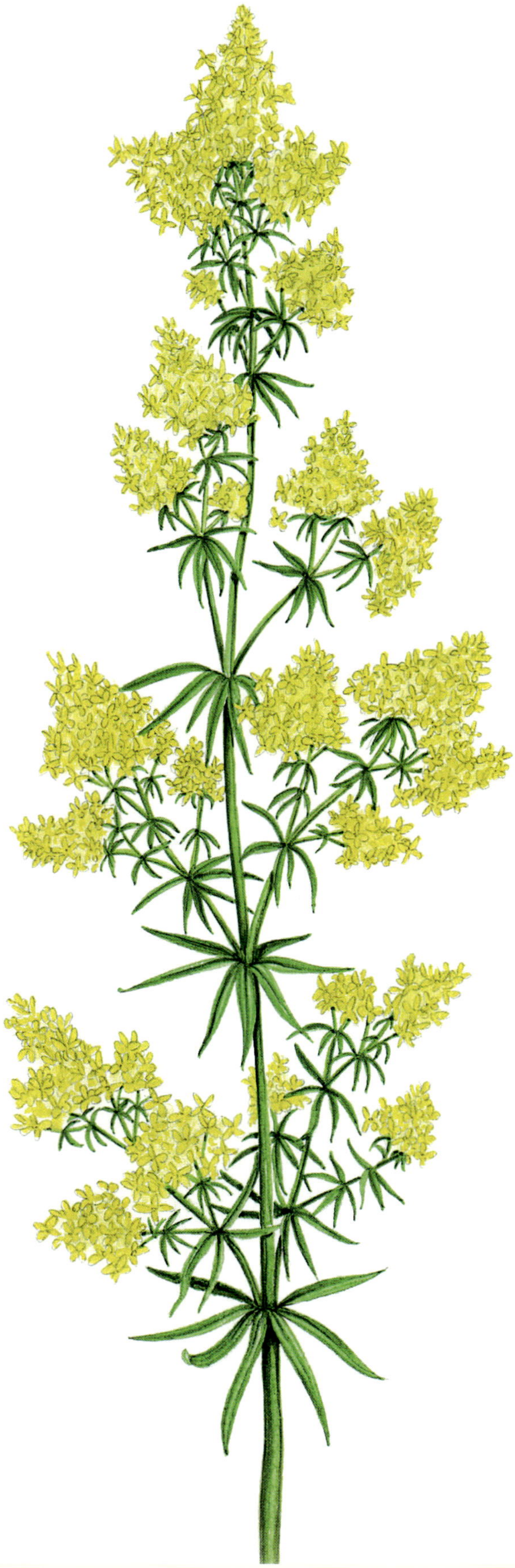

Galium verum

Echtes Labkraut

Familie:

Rubiaceae (Rötegewächse)

Weitere Namen:

Gelbes Labkraut, Herrgottsstroh, Mundfäulekraut, Käselabkraut

Heimat:

Europa und Westasien

Größe:

Bis 80 cm hohe, ausdauernde Pflanze

Typische Kennzeichen:

Glatte, borstenlose Früchte

Diese Art, die besonders viel Säure enthält, verdankt ihren umgangssprachlichen Namen der Tatsache, dass man sie früher benutzte, um Milch für die Käseherstellung zum Gerinnen zu bringen. Therapeutisch lassen sich die blühenden Sprossspitzen als harntreibende, krampflösende und adstringierende Arznei nutzen; man nimmt sie aber auch zur Behandlung von Hautentzündungen.

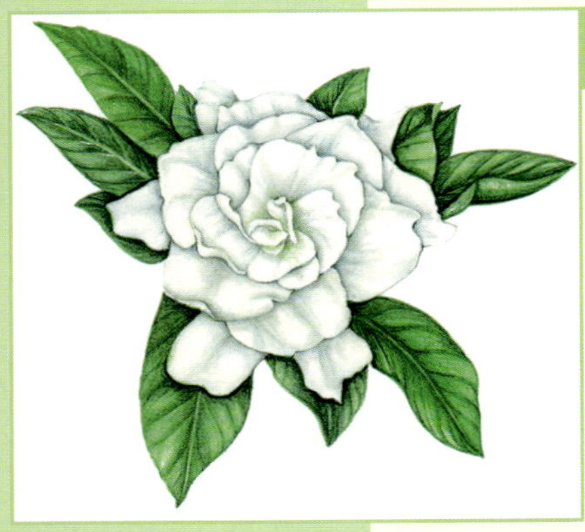

Gardenia augusta

Kap-Gardenie

Familie: Rubiaceae (Rötegewächse)

Weitere Namen: Zhi zi

Heimat: China

Größe: Bis 3 m hoher, immergrüner Strauch

Typische Kennzeichen: Große, duftende, weiße Blüten

Die Früchte dieser Art werden in China schon seit mindestens 2000 Jahren zur Herstellung von Parfüm, aber auch therapeutisch genutzt. Die wichtigste Anwendung ist die Bekämpfung von Fieber, man nimmt das ätherische Öl der Früchte aber auch bei Schlaflosigkeit. Außerdem gilt die Pflanze als gutes Mittel zur Behandlung von Blasenentzündungen, Kopfschmerzen und zum Stillen von Blutungen.

Gaultheria procumbens

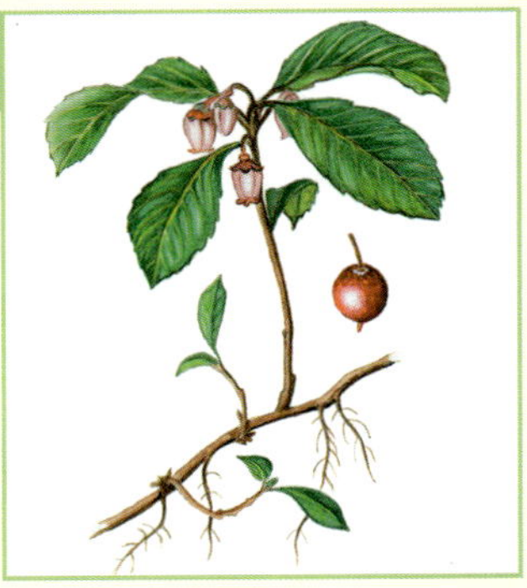

Scheinbeere

Familie: Ericaceae (Heidekrautgewächse)

Weitere Namen: Amerikanisches Wintergrün, Niederliegende Scheinbeere

Heimat: Nordamerika

Größe: Bis 15 m hoher Strauch

Typische Kennzeichen: Die Blüten und Blätter verbreiten einen aromatischen Duft

Von dieser Pflanze lassen sich die Früchte, Blätter sowie das extrahierte ätherische Öl therapeutisch nutzen. Die vielseitig verwendbare Art kann bei rheumatischen und arthritischen Beschwerden eingesetzt werden, sie hilft aber auch bei Blähungen und Koliken sowie geschwollenen oder schmerzenden Muskeln. Die nordamerikanischen Ureinwohner nahmen die Scheinbeere außerdem bei Fieber.

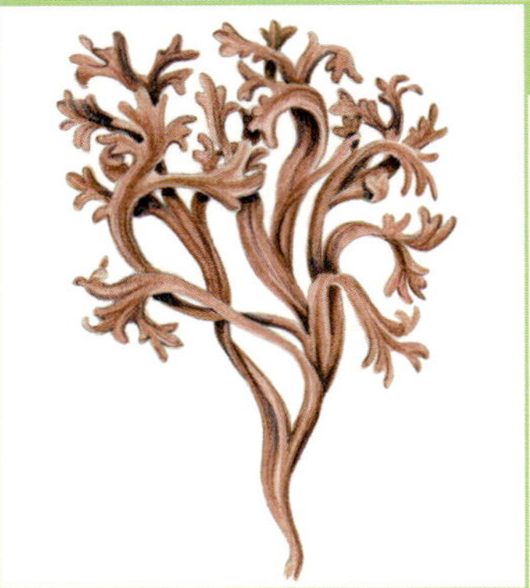

Gelidium amansii

Agar-Tang

Familie: Gelidiaceae (Rotalgen)

Weitere Namen: Tengusa

Heimat: Pazifische Küstenregionen

Größe: Bis 1 m lange Meeresalge

Typische Kennzeichen: Stark verzweigte, durchscheinende Alge

Diese Algen enthalten spezielle Polysaccharide, die sehr viel Wasser binden können, so dass man sie in Japan schon seit dem 17. Jahrhundert als Gelier- und Verdickungsmittel verwendet; außerdem ist der aus dieser Pflanze hergestellte Agar-Agar ein wichtiger Laboratoriumsnährboden zur Kultivierung von Mikroorganismen. Therapeutisch wird die Art manchmal als mildes Abführmittel verwendet.

Gelsemium sempervirens

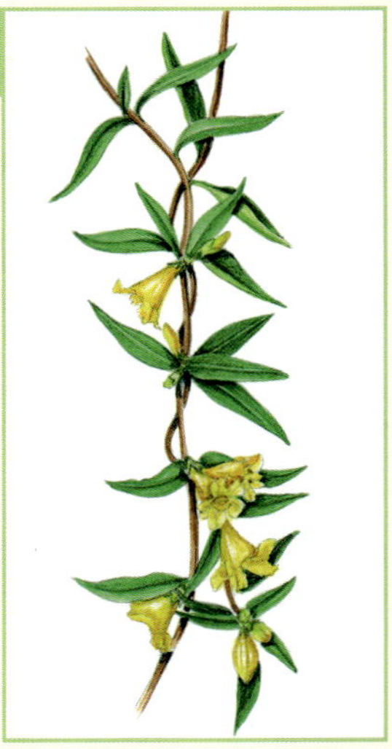

Gelber Jasmin

Familie: Loganiaceae (Brechnussgewächse)

Weitere Namen: Giftjasmin, Wilder Jasmin

Heimat: Nord- und Mittelamerika

Größe: Bis 6 m hoher, immergrüner Schlingstrauch

Typische Kennzeichen: Rötliche Rinde und duftende, gelbe Blüten

Die Wurzel dieser stark giftigen Pflanze wird manchmal noch in geringer Dosierung und unter strenger ärztlicher Kontrolle therapeutisch eingesetzt, etwa bei Keuchhusten, Asthma, Schlaflosigkeit oder zur Blutdrucksenkung. Da für solche Beschwerden aber auch andere Arzneien zur Verfügung stehen, wird angeraten, auf diese Art, die schon tödliche Unfälle verursacht hat, lieber zu verzichten.

Genista germanica

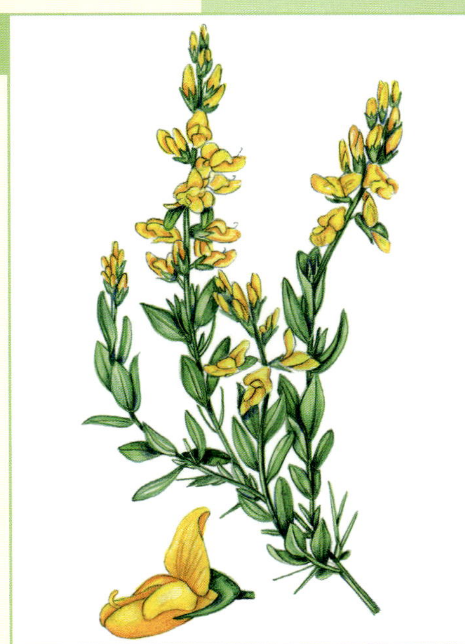

Deutscher Ginster

Familie: Fabaceae/Leguminosae (Hülsenfrüchtler)

Weitere Namen: –

Heimat: Europa

Größe: Bis 60 cm hoher Strauch

Typische Kennzeichen: Im unteren Bereich mit zahlreichen Dornen

Anders als der Name vermuten lässt, findet man diese Ginster-Art in Deutschland nur sehr vereinzelt an ganz speziellen Standorten, etwa in Heidegebieten, in Küstennähe oder in sehr trockenen Wäldern. Der Deutsche Ginster ist eine giftige Pflanze, deren Samen früher manchmal als Abführmittel verwendet wurden, wovon nach dem heutigen Kenntnisstand aber dringend abgeraten wird.

Genista tinctoria

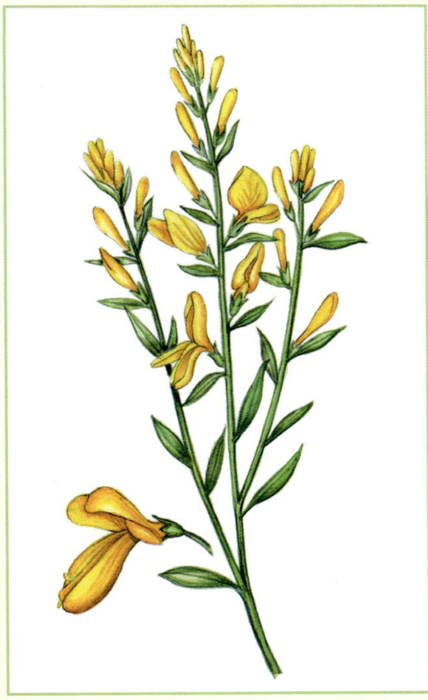

Färberginster

Familie: Fabaceae/Leguminosae (Hülsenfrüchtler)

Weitere Namen: –

Heimat: Europa und Asien

Größe: Bis 60 cm hoher, sommergrüner Strauch

Typische Kennzeichen: Schmale Fruchthülsen mit bis zu zehn dunklen Samen

In einigen Regionen ihres Verbreitungsgebiets wurde diese Ginster-Art früher regelmäßig als Färbepflanze für Wolle und andere Naturfasern verwendet. Je nach gewünschter Farbe benutzte man entweder die Blüten oder aber die schmalen Blätter, wobei vorbehandelte Materialien im erstgenannten Fall eine gelbe, im zweiten eine grüngelbe Färbung erhielten.

Gentiana clusii

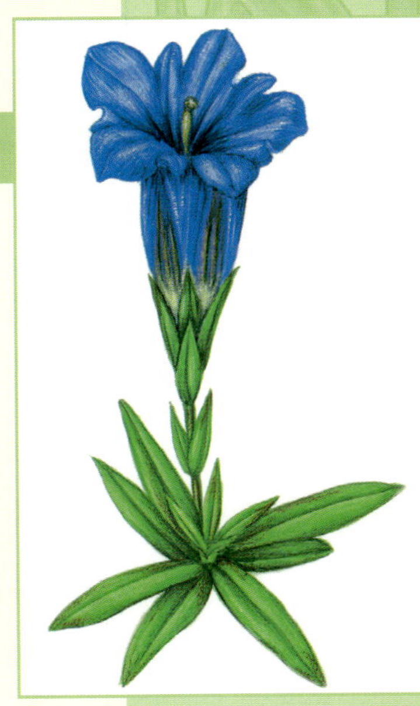

Stängelloser Enzian

Familie: Gentianaceae (Enziangewächse)

Weitere Namen: Clusius-Enzian, Zittkraut, Guggerschuh

Heimat: Europa

Größe: Bis 10 cm hohe, ausdauernde Pflanze

Typische Kennzeichen: Blaue, kurz gestielte Blüten, die einer grundständigen Blattrosette entspringen

Enziane sind vor allem für ihre verdauungsfördernden und appetitanregenden Eigenschaften bekannt, so dass man sie gern zur Herstellung von Kräuterschnäpsen und Magenbittern verwendet. Dies gilt auch für den Stängellosen Enzian sowie für den sehr ähnlich aussehenden Keulen-Enzian (*Gentiana acaulis*). Beide Arten kommen vor allem in den Alpen, den Pyrenäen, den Karpaten und auf dem Balkan vor.

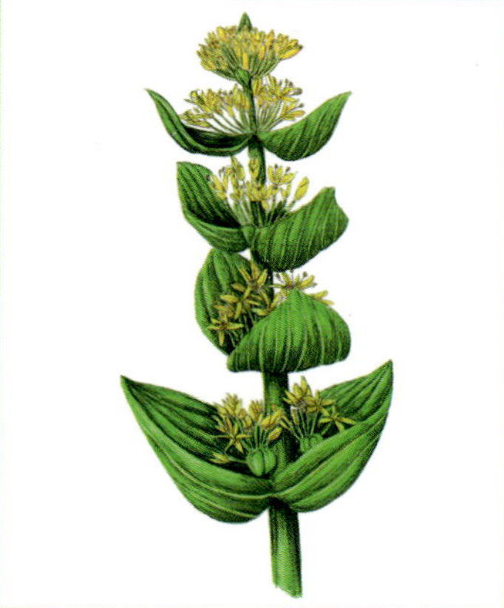

Gentiana lutea

Gelber Enzian

Familie: Gentianaceae (Enziangewächse)

Weitere Namen: Bitterwurz, Fieberwurz

Heimat: Mittel- und Südeuropa

Größe: Bis 1,5 m hohe, ausdauernde Pflanze

Typische Kennzeichen: In großen Trugdolden angeordnete, sternförmige Blüten

Der Gelbe Enzian wird vor allem als starkes Bittermittel geschätzt und daher gern in appetitanregenden und verdauungsfördernden Magenbittern und Aperitifs verarbeitet. Die Wurzel gilt aber auch als wirksame Arznei zur Fiebersenkung und als gutes Mittel zum Entfetten der Haut. Da die Pflanze, wie praktisch alle Enzian-Arten, unter Naturschutz steht, darf sie nicht gesammelt werden.

Gentiana macrophylla

Großblättriger Enzian

Familie: Gentianaceae (Enziangewächse)

Weitere Namen: Qin jiao

Heimat: Mongolei und China

Größe: Bis 70 cm hohe, ausdauernde Pflanze

Typische Kennzeichen: Violette Blüten in den Blattachseln

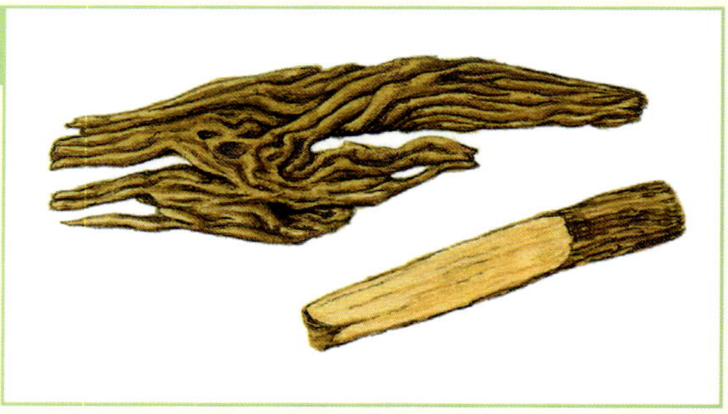

Die Wurzel dieser Art, die schon in chinesischen Pflanzenbüchern aus dem 1. Jahrhundert erwähnt wird, gilt in ihrer Heimat vor allem als gutes Bittermittel, das hauptsächlich zur Förderung der Verdauung eingesetzt wird. Außerdem besitzt der Großblättrige Enzian entzündungshemmende Eigenschaften, so dass man ihn zur Behandlung von rheumatischen und arthritischen Beschwerden nimmt.

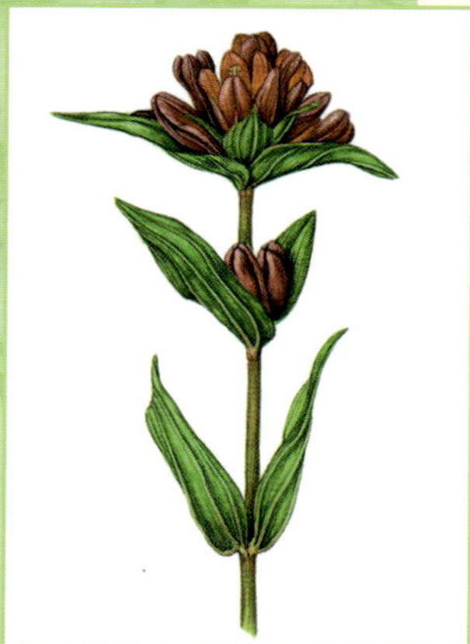

Gentiana purpurea

Purpurroter Enzian

Familie: Gentianaceae (Enziangewächse)

Weitere Namen: Purpur-Enzian

Heimat: Europa

Größe: Bis 60 cm hohe, ausdauernde Pflanze

Typische Kennzeichen: Große, außen purpurfarbene, innen gelbliche Blüten

Auch der Purpurrote Enzian wird wegen seiner appetitanregenden und verdauungsfördernden Eigenschaften hauptsächlich zur Herstellung von Kräuterschnäpsen verwendet. Weil er selten und daher in den meisten Ländern, in denen er vorkommt, gesetzlich geschützt ist, werden für die Verarbeitung aber nur die Wurzeln angepflanzter Exemplare benutzt.

Geranium maculatum

Gefleckter Storchschnabel

Familie: Geraniaceae (Storchschnabelgewächse)

Weitere Namen: Amerikanischer Storchschnabel

Heimat: Nordamerika

Größe: Bis 60 cm hohe, ausdauernde Pflanze

Typische Kennzeichen: Purpurrosa Blüten und schnabelförmige Früchte

Die nordamerikanischen Ureinwohner nutzten die Wurzel, Stängel und Blätter dieser Art zur Behandlung von Halsschmerzen, Mundgeschwüren oder Zahnfleischentzündungen, und auch heute sind dies immer noch die wichtigen Anwendungen. Außerdem benutzt man die Pflanze zum Stillen von Blutungen und bei Hämorrhoiden, wobei stets zu beachten ist, dass die Arznei nur über einen kurzen Zeitraum verwendet wird.

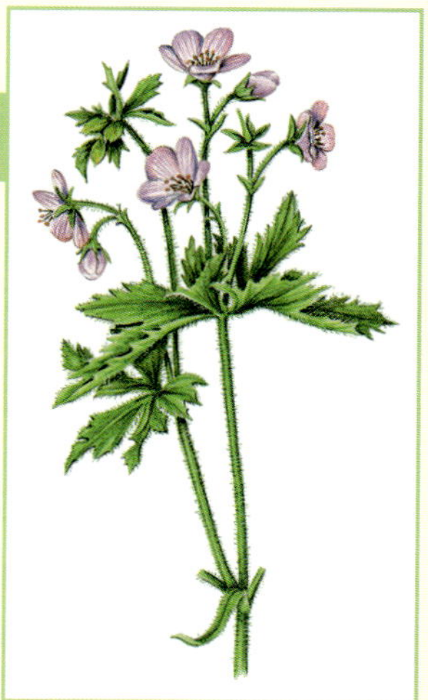

Geranium robertianum

Stinkender Storchschnabel

Familie: Geraniaceae (Storchschnabelgewächse)

Weitere Namen: Ruprechtskraut, Gottesgnadenkraut, Gichtkraut

Heimat: Europa und Asien

Größe: Bis 50 cm hohe, ein- bis zweijährige Pflanze

Typische Kennzeichen: Rötliche, rosafarbene oder weißliche Blüten und schnabelförmige Früchte

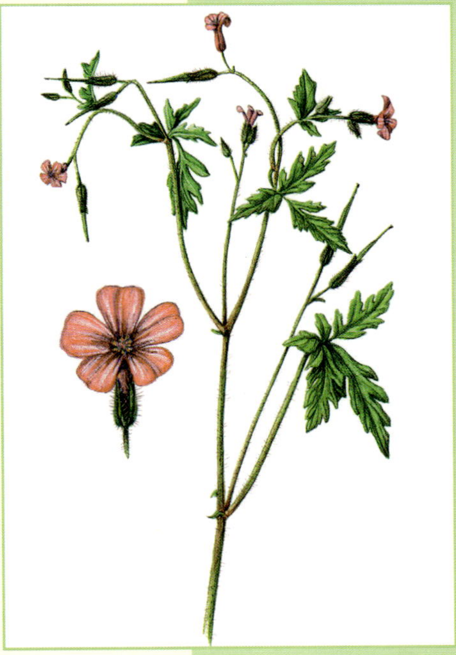

Diese Pflanze wurde im Mittelalter so hoch geschätzt, dass man sie Gottesgnadenkraut nannte. Besonders häufig setzte man sie damals zu Wundheilung und zur Behandlung innerer Blutungen ein; heute wendet man die krautigen Teile vor allem bei Entzündungen des Magen-Darm-Traktes und sehr starker Monatsblutung an, aber auch äußerlich bei Entzündungen im Mund- und Rachenraum.

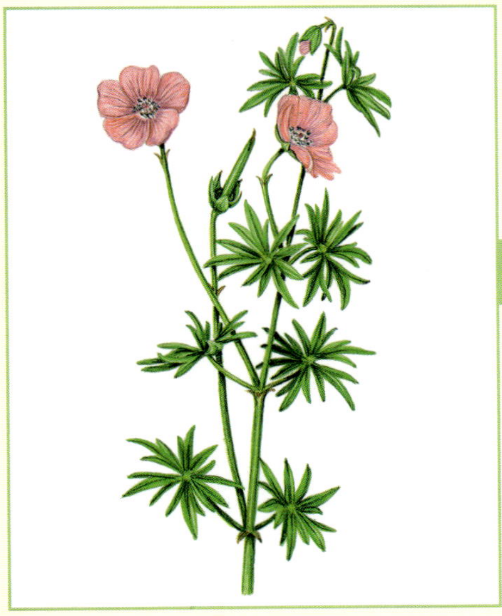

Geranium sanguineum

Blutroter Storchschnabel

Familie: Geraniaceae (Storchschnabelgewächse)

Weitere Namen: Blutstorchschnabel, Blutkraut

Heimat: Europa

Größe: Bis 50 cm hohe, ausdauernde Pflanze

Typische Kennzeichen: Purpurfarbene Blüten und schnabelförmige Früchte

Der Name dieses alten Heilkrauts geht entweder darauf zurück, dass sich die Stängel im Herbst blutrot verfärben oder auf die Tatsache, dass die Pflanze früher als blutstillendes Mittel bei offenen Wunden verwendet wurde. Außerdem nahm man die krautigen Teile manchmal auch bei Durchfall, während der seltene Blutrote Storchschnabel heute kaum noch benutzt wird.

Geum rivale

Bachnelkenwurz

Familie: Rosaceae (Rosengewächse)

Weitere Namen: –

Heimat: Europa und Asien

Größe: Bis 50 cm hohe, ausdauernde Pflanze

Typische Kennzeichen: Nickende Blüten mit rotbraunen Kelch- und gelblichen Blütenblättern

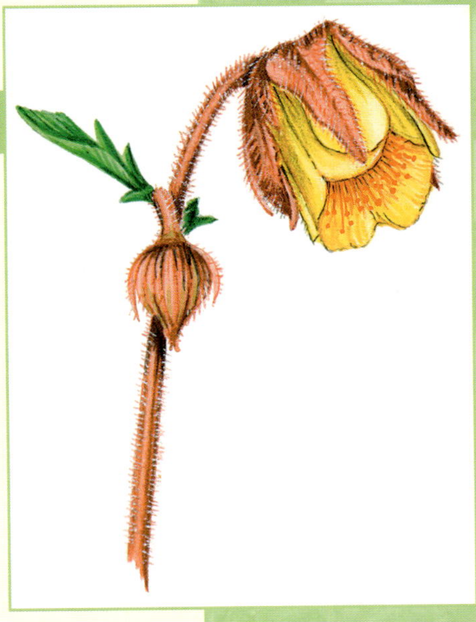

Die auch in Mitteleuropa an feuchten Standorten vorkommende Bachnelkenwurz verdankt ihren Namen dem Umstand, dass ihre Wurzel einen unverwechselbaren Nelkenduft verbreitet. Dieser Pflanzenteil wurde früher manchmal auch therapeutisch angewendet, etwa bei Verdauungsstörungen und Appetitlosigkeit, ebenso wie als schweißtreibende und entzündungshemmende Naturarznei.

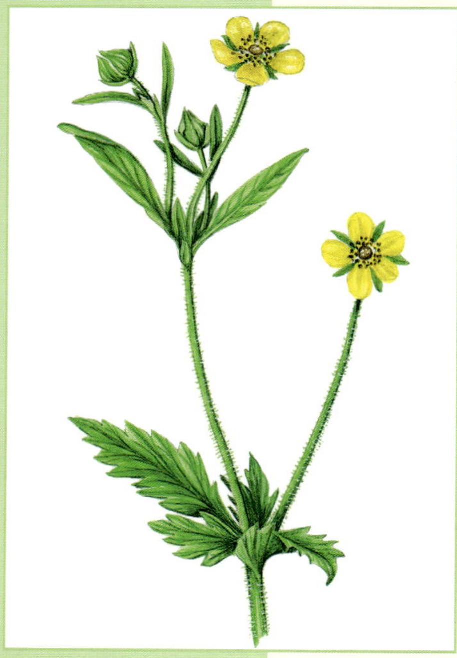

Geum urbanum

Echte Nelkenwurz

Familie: Rosaceae (Rosengewächse)

Weitere Namen: Mannskraftwurzel, Hasenwurz

Heimat: Europa und Asien

Größe: Bis 60 cm hohe, ausdauernde Pflanze

Typische Kennzeichen: Die gesamte Pflanze ist rau behaart

Im Mittelalter glaubte man, dass ein Trank aus der Wurzel dieser Pflanze die Liebe entflammen lässt, so dass man das Kraut auch Mannskraftwurzel nannte. Später nutzte man die Art vor allem bei Durchfall und Magenbeschwerden oder als Gurgelmittel bei Entzündungen im Mund- und Rachenraum, und diese Anwendungen haben sich bis heute erhalten. In höherer Dosierung darf das Kraut nur kurzzeitig benutzt werden.

Ginkgo biloba

Ginkgo

Familie: Ginkgoaceae (Ginkgogewächse)

Weitere Namen: Fächerblattbaum

Heimat: China

Größe: Bis 30 m hoher, sommergrüner Baum

Typische Kennzeichen: Sehr ungewöhnliche, fächerförmige Blätter

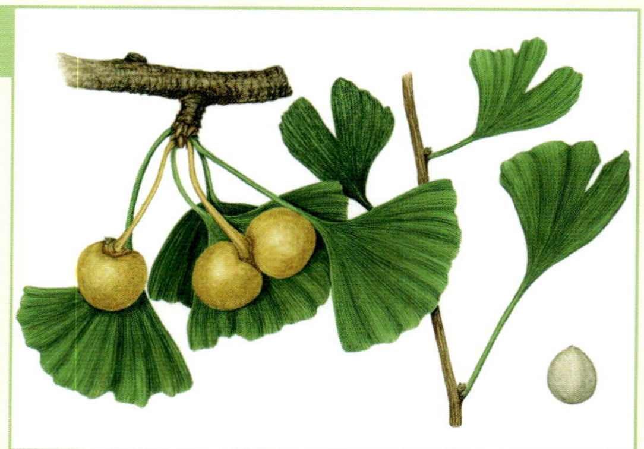

Der Ginkgo, der zu einer Gruppe sehr urtümlicher Bäume gehört, wird in China schon seit vielen Jahrhunderten als Mittel geschätzt, das die Blutzirkulation zum Gehirn verbessert und somit das Gedächtnis stärken, aber auch die Gefahr eines Schlaganfalls herabsetzen soll. Im deutschsprachigen Raum sind aus Ginkgoblättern hergestellte Arzneien die meistgekaufte Kräutermedizin.

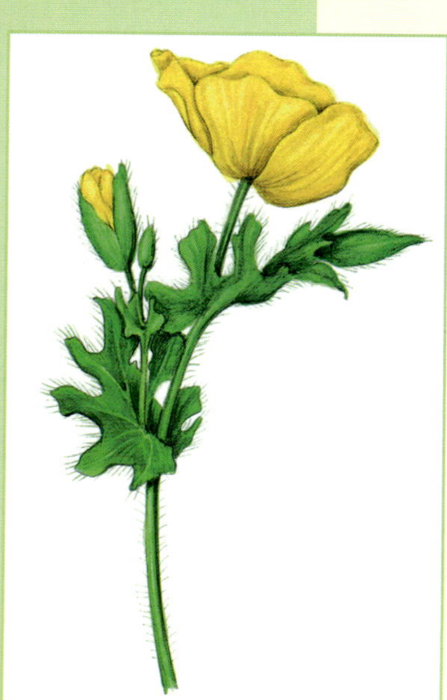

Glaucium flavum

Gelber Hornmohn

Familie: Papaveraceae (Mohngewächse)

Weitere Namen: –

Heimat: Mittelmeergebiet

Größe: Bis 45 cm hohe, zweijährige bis ausdauernde Pflanze

Typische Kennzeichen: Blau bereifte Pflanze mit großen, leuchtend gelben Blüten

Die Wurzel dieser Art, die in Mitteleuropa teilweise verwildert vorkommt, soll in der Antike gegen die Ruhr verwendet worden sein. Heute ist das allerdings nicht mehr üblich, denn der Gelbe Hornmohn ist eine giftige Pflanze, nach deren Einnahme es zu sehr unangenehmen, körperlichen Ausfallerscheinungen kommen kann. Daran sollte man auch denken, wenn man die attraktive Art im Garten anpflanzt.

Glechoma hederacea

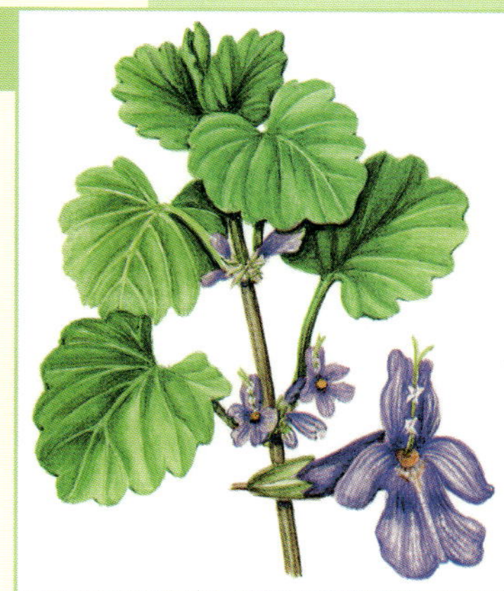

Gundermann

Familie: Lamiaceae/Labiatae (Lippenblütler)

Weitere Namen: Gundelrebe, Erdefeu

Heimat: Europa und Westasien

Größe: Bis 15 cm hohe, ausdauernde Pflanze

Typische Kennzeichen: Die Blätter riechen beim Zerreiben etwas unangenehm

Die Stängel und Blätter des Gundermanns können wegen ihrer entzündungshemmenden Eigenschaften bei Magenschleimhautentzündung, aber auch bei Hals- und Atemwegsbeschwerden angewendet werden; außerdem nimmt man sie gern als harntreibendes, adstringierendes, wundheilendes und hustenstillendes Mittel. Als Badelotion soll der Gundermann zudem die Heilung von nässenden Wunden unterstützen.

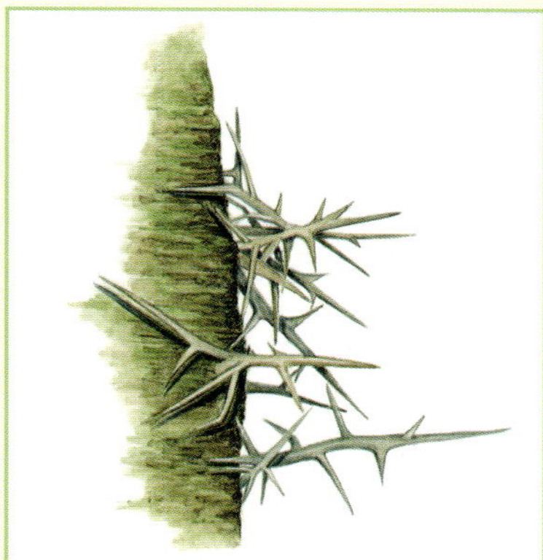

Gleditsia sinensis

Chinesische Gleditschie

Familie: Caesalpiniaceae (Johannisbrotgewächse)

Weitere Namen: Seifenbohnenbaum

Heimat: Asien

Größe: Bis 15 m hoher Baum

Typische Kennzeichen: Dornige Zweige und sehr lange Samenhülsen

Die Früchte dieser Art werden in China zur Behandlung von Bronchitis und Kopfschmerzen, aber auch bei Hämorrhoiden und Hautbeschwerden angewendet. Da es sich um eine leicht giftige Pflanze handelt, darf dies allerdings nur unter ärztlicher Kontrolle erfolgen und nie während der Schwangerschaft. Eine verwandte Art, die Amerikanische Gleditschie (*Gleditsia triacanthos*), findet man bei uns manchmal in Parks.

Globularia punctata

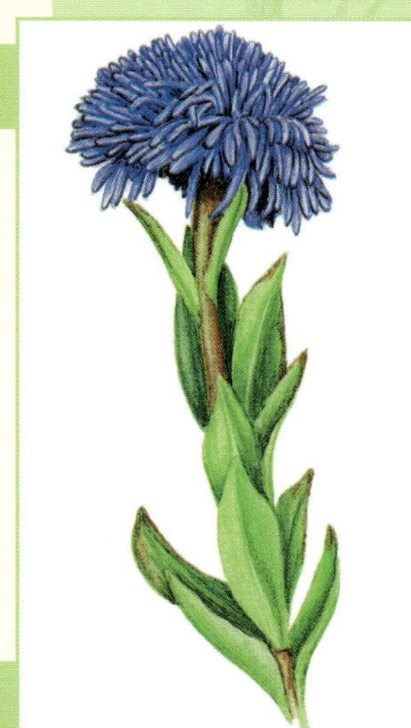

Gewöhnliche Kugelblume

Familie: Globulariaceae (Kugelblumengewächse)

Weitere Namen: Weihwedel

Heimat: Europa

Größe: Bis 45 cm hohe, ausdauernde Pflanze

Typische Kennzeichen: Pflanze mit grundständiger Blattrosette, Stängelblättern und blauen Blütenköpfchen

Diese Art, die vereinzelt auch in Mitteleuropa auf trockenen Standorten mit Kalkboden vorkommt, wurde früher als harntreibendes, verdauungsförderndes, schweißtreibendes und abführendes Mittel verwendet. Da die seltene Pflanze inzwischen aber geschützt ist und außerdem giftige Substanzen enthält, die Erbrechen und Koliken verursachen können, ist eine medizinische Anwendung heute nicht mehr üblich.

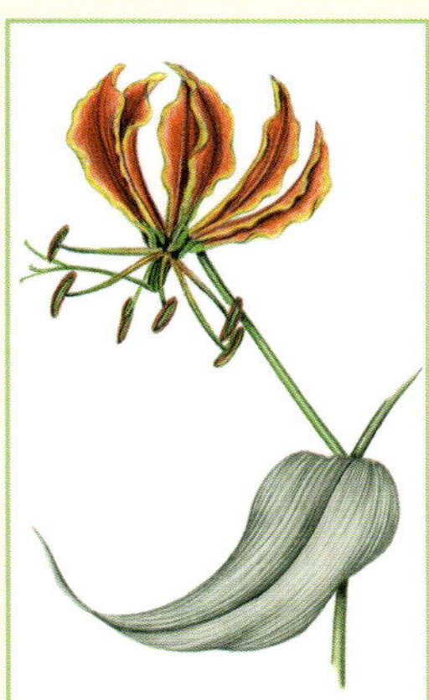

Gloriosa superba

Ruhmeskrone

Familie: Colchicaceae (Herbstzeitlosengewächse)

Weitere Namen: Prachtlilie, Hakenlilie

Heimat: Asien und Afrika

Größe: Kletterpflanze mit mehrere Meter langen Trieben

Typische Kennzeichen: Große, gelb-rote Blüten mit zurückgeschlagenen Blütenblättern

Die Ruhmeskrone ist schon seit Jahrzehnten eine sehr beliebte Zimmerpflanze mit wunderschönen Blüten; man kann sie aber auch im Garten anpflanzen und das große Rhizom dann im Hause überwintern. Es handelt sich allerdings um eine stark giftige Pflanze, deren Knolle angeblich in Indien, wo sie wild wachsend vorkommt, häufig für Selbstmorde benutzt wird.

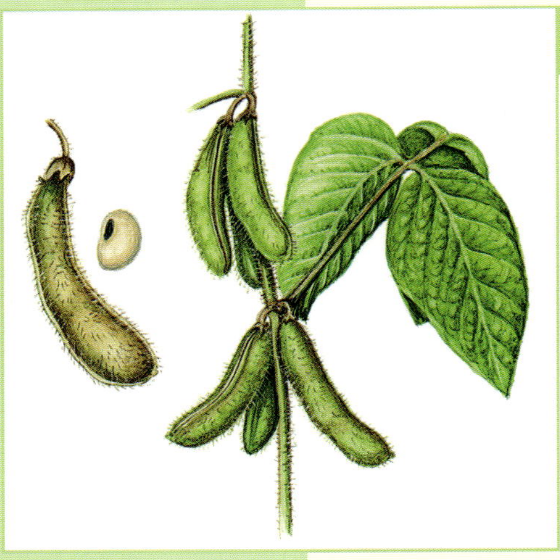

Glycine max

Sojabohne

Familie: Fabaceae/Leguminosae (Hülsenfrüchtler)

Weitere Namen: –

Heimat: Ostasien

Größe: Bis 2 m hohe, einjährige Pflanze

Typische Kennzeichen: Kleine Schmetterlingsblüten und Hülsen mit bis zu sechs Samen

Diese Art, die zu den bedeutendsten pflanzlichen Eiweißlieferanten gehört, wird heute in großem Maßstab kultiviert, vor allem in den USA, wo jährlich über 60 Millionen Tonnen Sojabohnen produziert werden. Diese dienen aber nicht nur dem menschlichen Verzehr, sondern auch als Viehfutter; außerdem sagt man den Samen eine entgiftende und den Kreislauf anregende Wirkung nach.

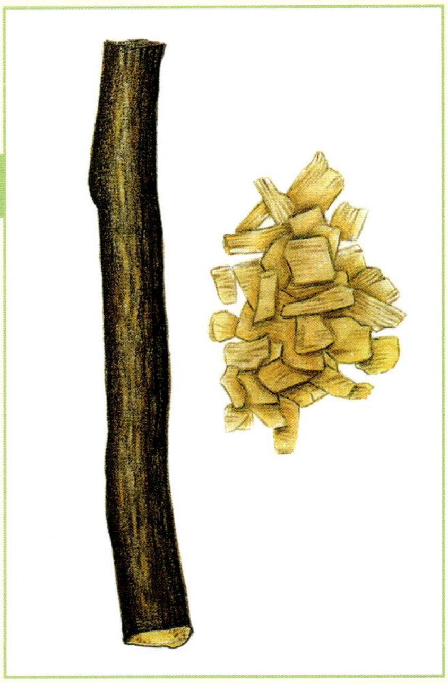

Glycyrrhiza glabra

Kahles Süßholz

Familie: Fabaceae/Leguminosae (Hülsenfrüchtler)

Weitere Namen: Spanisches Süßholz, Hustenwurzel, Lakritzwurzel

Heimat: Europa und Südwestasien

Größe: Bis 2 m hohe, ausdauernde Pflanze

Typische Kennzeichen: Gelbe Wurzel mit einer braunen Rinde sowie gelbliche Blüten

Die Süßholzwurzel, die mehr als hundertmal süßer ist als herkömmlicher Zucker, wird gern als Geschmacksverstärker in Süßigkeiten und Getränken verwendet. Die Pflanze besitzt aber auch therapeutische Eigenschaften, so dass man sie als entzündungshemmendes Mittel bei Mundgeschwüren oder Magenschleimhautentzündung und als schleimlösende Arznei bei Husten einsetzen kann.

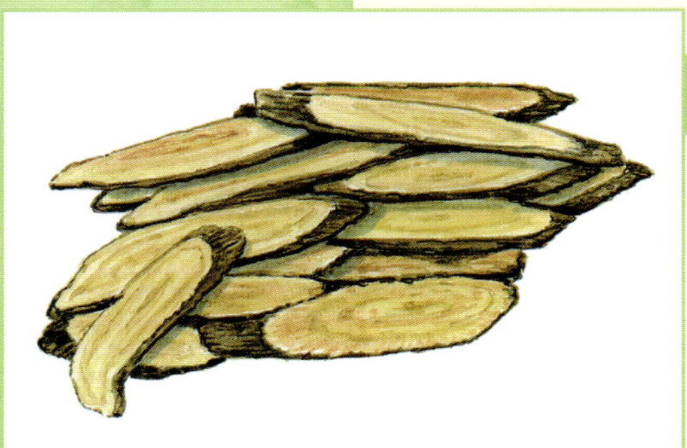

Glycyrrhiza uralensis

Chinesisches Süßholz

Familie: Fabaceae/Leguminosae (Hülsenfrüchtler)

Weitere Namen: Asiatisches Süßholz, Gan cao

Heimat: Asien

Größe: Bis 1 m hohe, ausdauernde Pflanze

Typische Kennzeichen: Faserige Wurzel und rötliche Blüten

Diese Art wird vor allem in der chinesischen Heilkunde schon seit Jahrtausenden nutzbringend angewendet. So nimmt man die Wurzel beispielsweise als entzündungshemmende Arznei bei Halsschmerzen, Mundgeschwüren und Magenschleimhautentzündung, sie soll aber auch helfen, die Widerstandskraft zu stärken. Allerdings darf die Pflanze nur unter ärztlicher Kontrolle benutzt werden.

Gnaphalium uliginosum

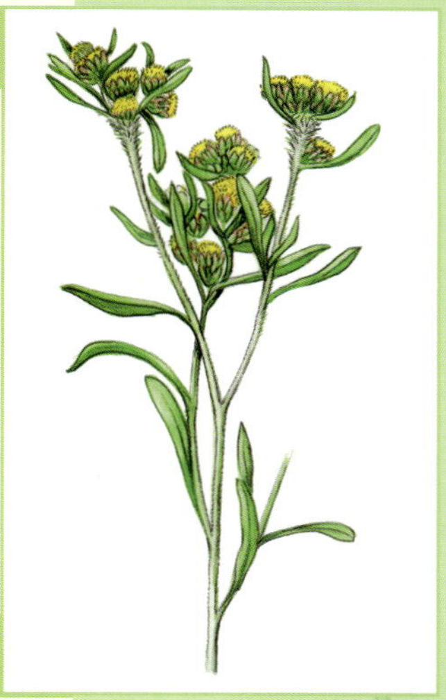

Sumpf-Ruhrkraut

Familie: Asteraceae/Compositae (Korbblütler)
Weitere Namen: –
Heimat: Europa und Asien
Größe: Bis 25 cm hohe, einjährige Pflanze
Typische Kennzeichen: Silbergraue Blätter und kleine, gelbe Blütenköpfchen

Die Sprosse des auch in Mitteleuropa auf feuchten Wiesen und Äckern oder an Gräben vorkommenden Sumpf-Ruhrkrauts besitzen adstringierende und antiseptische Eigenschaften, so dass man sie früher zur Behandlung von Halsschmerzen, Mandelentzündung, Heiserkeit oder Nebenhöhlenkatarrh verwendete. Heute wird das Kraut, das inzwischen auch nach Nordamerika verschleppt wurde, kaum noch genutzt.

Gossypium herbaceum

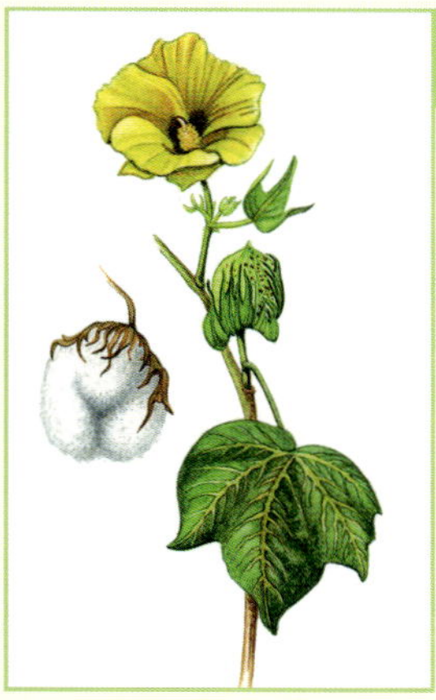

Baumwollstrauch

Familie: Malvaceae (Malvengewächse)
Weitere Namen: Krautige Baumwolle
Heimat: Asien und Nordafrika
Größe: Bis 2,5 m hohe, einjährige bis ausdauernde Pflanze
Typische Kennzeichen: Sehr lange Samenhaare

Die bis zu 5 cm langen Samenhaare dieser Pflanze werden schon seit weit über 2000 Jahren zur Herstellung von Stoffen verwendet. Weniger bekannt ist, dass die Wurzelrinde und das Samenöl der Baumwolle früher außerdem in der Volksheilkunde eingesetzt wurden, etwa bei Menstruationsbeschwerden, aber auch als Wehenmittel oder sogar zur Durchführung von Abtreibungen.

Gratiola officinalis

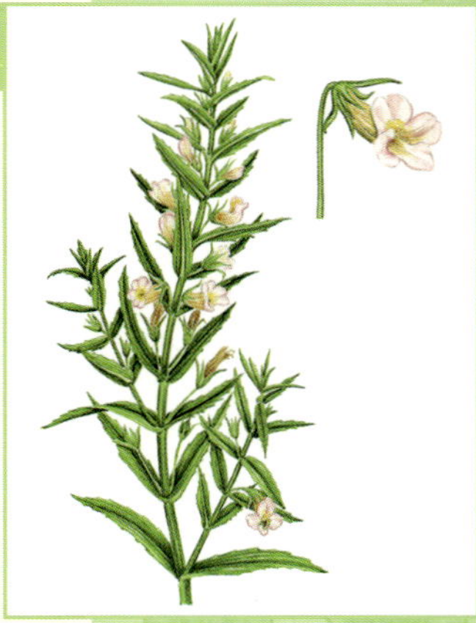

Gottesgnadenkraut

Familie: Scrophulariaceae (Braunwurzgewächse/Rachenblütler)
Weitere Namen: Gnadenkraut
Heimat: Europa, Asien und Nordamerika
Größe: Bis 30 cm hohe, ausdauernde Pflanze
Typische Kennzeichen: Lanzettliche Blätter und kleine, einzelne Blüten in den Blattachseln

Das an feuchten Standorten wachsende Gnadenkraut kommt auch in Mitteleuropa vor, ist aber fast überall so selten, dass es gesetzlich geschützt werden musste. Früher wurde die Art als Abführmittel eingesetzt, was wegen der stark giftigen Substanzen, die alle Pflanzenteile enthalten, heute jedoch nicht mehr üblich ist. In der Homöopathie nimmt man es allerdings noch bei Störungen des Magen-Darm-Traktes.

Grindelia robusta

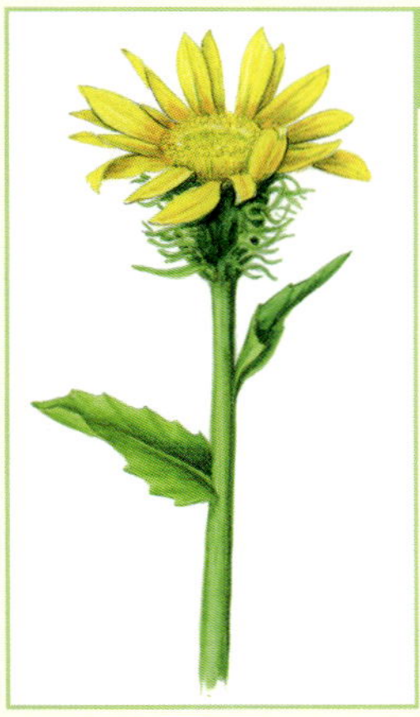

Kräftige Grindelie

Familie: Asteraceae/Compositae (Korbblütler)
Weitere Namen: Gummikraut, Grindeliakraut
Heimat: USA und Mexiko
Größe: Bis 1 m hohe, ausdauernde Pflanze
Typische Kennzeichen: Große, gelbe bis orangefarbene Korbblüten

Die Blätter und Blüten dieser Art besitzen krampflösende und auswurffördernde Eigenschaften, so dass sie helfen können, die Bronchien von Schleim zu befreien. Man setzt sie aber auch bei Blasenentzündung sowie zur Behandlung von leichten Verbrennungen und Hautbeschwerden ein. Da die Pflanze leicht giftig ist, darf die vorgeschriebene Dosierung keinesfalls überschritten werden.

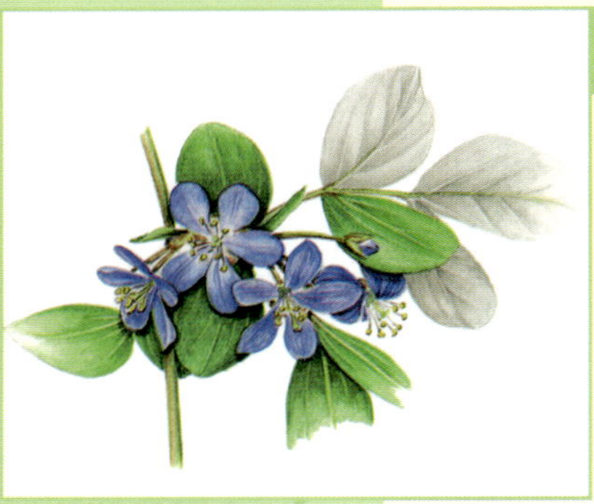

Guaiacum officinale

Guajakholzbaum

Familie: Zygophyllaceae (Jochblattgewächse)

Weitere Namen: Pockholz

Heimat: Südamerika und Karibik

Größe: Bis 10 m hoher, immergrüner Baum

Typische Kennzeichen: Blaue, sternförmige Blüten

Das aus dem Kernholz dieses Baumes extrahierte Harz wurde früher auf einigen Karibikinseln zur Behandlung von Geschlechtskrankheiten verwendet; später benutzte man hauptsächlich dessen entzündungshemmenden Eigenschaften, etwa bei rheumatischen oder arthritischen Erkrankungen, nahm das Harz aber auch bei Zahnschmerzen. Heute wird die giftige Art kaum noch verschrieben.

Guaiacum sanctum

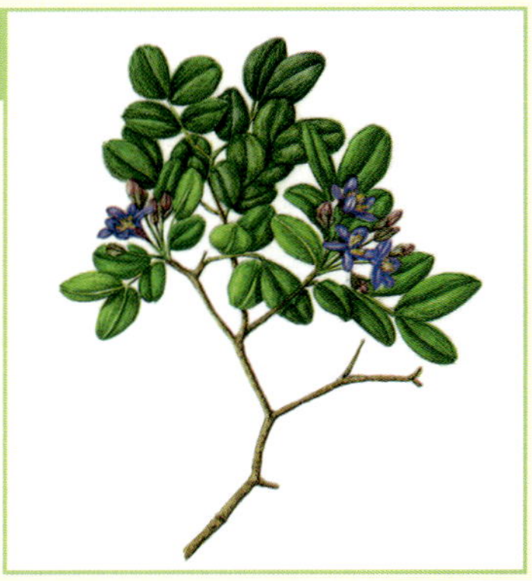

Heiliges Pockholz

Familie: Zygophyllaceae (Jochblattgewächse)

Weitere Namen: Schlangenholz, Heiligenholz

Heimat: Mittel- und Südamerika sowie Karibik

Größe: Bis 10 m hoher Baum

Typische Kennzeichen: Endständige, blauviolette Blüten

Das Holz dieses Baumes ist so schwer, dass es nicht an der Wasseroberfläche schwimmt. Früher wurde es in Mittelamerika für Jagdbögen verwendet, heute nimmt man es u.a. für Kegel- oder Bowlingkugeln. Die Pflanze wird aber auch in der Naturheilkunde eingesetzt, denn sie besitzt harntreibende, fiebersenkende und desinfizierende Eigenschaften.

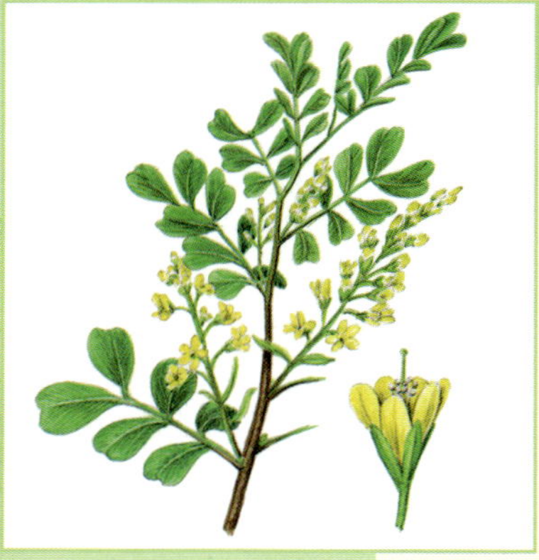

Haematoxylum campechianum

Mexikanischer Blutholzbaum

Familie: Caesalpiniaceae (Johannisbrotgewächse)

Weitere Namen: Blauholzbaum

Heimat: Mittel- und nördliches Südamerika

Größe: Bis 15 m hoher Baum

Typische Kennzeichen: Glänzende, leicht lederartige Fiederblätter

Diese Pflanze wird auch heute noch vielfach zum Färben verwendet, besonders in Baumwoll- aber auch Seidenfärbereien. Nach einer entsprechenden Vorbehandlung, beispielsweise mit Chrom- oder Kupfersalzen, erhält man schwarze, violette oder dunkelblaue Farbtöne; außerdem lässt sich der Mexikanische Blutholzbaum zum Nachdunkeln bereits gefärbter Materialien benutzen.

Hagenia abyssinica

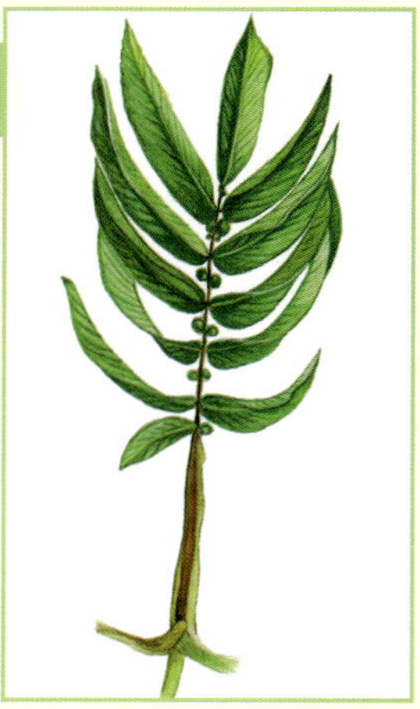

Kosobaum

Familie: Rosaceae (Rosengewächse)

Weitere Namen: Koso

Heimat: Afrika

Größe: Bis 20 m hoher Baum

Typische Kennzeichen: Die jungen Zweige sind dicht behaart

Die Blüten dieses Baumes, der nur in höheren Lagen Ostafrikas vorkommt, enthalten Inhaltsstoffe, die als sehr gute Muskelgifte für niedere Tiere gelten. Daher verwendet man sie auch als wirksames Wurmmittel gegen Band- und Spulwürmer. Allerdings darf die Behandlung nur unter ärztlicher Kontrolle erfolgen und nie während der Schwangerschaft.

Hamamelis virginiana

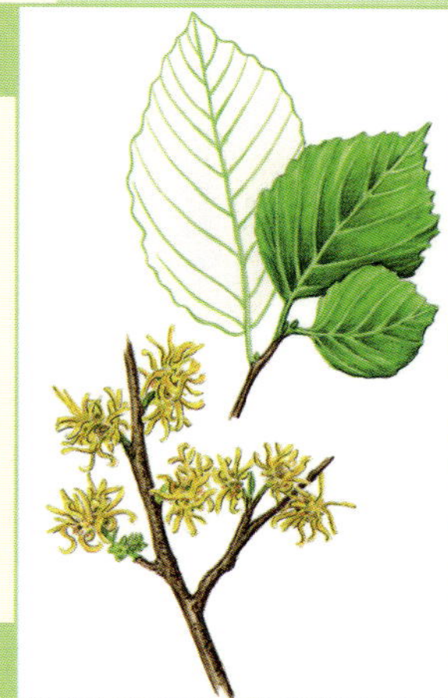

Virginische Zaubernuss

Familie: Hamamelidaceae (Zaubernussgewächse)

Weitere Namen: Virginischer Zauberstrauch

Heimat: Nordamerika

Größe: Bis 5 m hoher Laubbaum

Typische Kennzeichen: Die ungewöhnlichen gelben Blüten erscheinen vor den Blättern

Die Zaubernuss gehört zu den Heilpflanzen, die schon die amerikanischen Ureinwohner zur Behandlung von Augenentzündungen oder Hämorrhoiden anwendeten. Heute setzt man sie häufig bei Hautproblemen ein, etwa bei Ekzemen oder entzündeten Hautpartien. Außerdem gelten die getrockneten Blätter und die Rinde als gutes Mittel gegen Krampfadern.

Harpagophytum procumbens

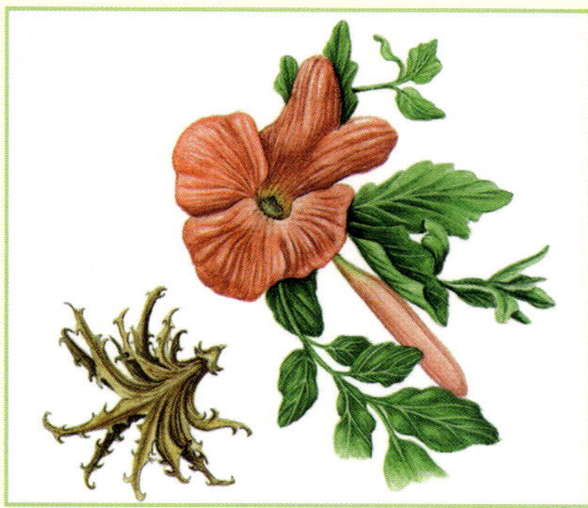

Kriechende Teufelskralle

Familie: Pedaliaceae (Sesamgewächse)

Weitere Namen: Afrikanische Teufelskralle

Heimat: Süd- und Ostafrika

Größe: Bis 1,5 m lange Kletterpflanze

Typische Kennzeichen: Große, rote bis leuchtend purpurfarbene Blüten

Die Einwohner ihrer afrikanischen Heimat nutzten diese Pflanze hauptsächlich bei Verdauungsbeschwerden, aber auch bei Arthritis, Rheumatismus, zur Fiebersenkung sowie zur Behandlung von Wunden oder Geschwüren, und für genau diese Anwendungen ist die Arznei auch heute noch oft im Handel. Ihren ungewöhnlichen umgangssprachlichen Namen verdankt die Art den kräftigen Widerhaken an den Früchten.

Harungana madagascariensis

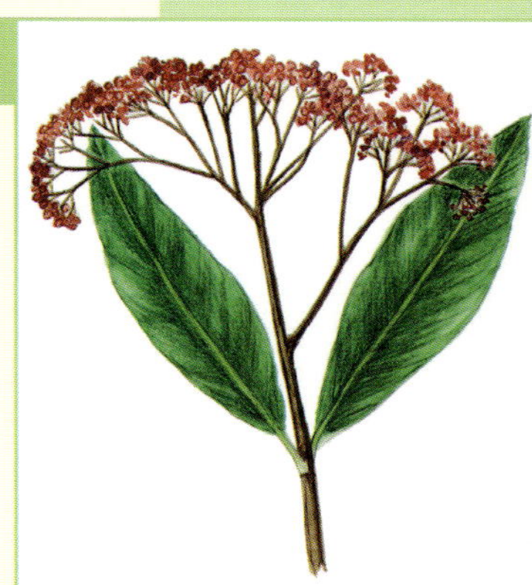

Harongabaum

Familie: Clusiaceae/Hypericaceae (Johanniskrautgewächse)

Weitere Namen: Drachenblutbaum

Heimat: Ostafrika und Madagaskar

Größe: Bis 12 m hoher, immergrüner Baum

Typische Kennzeichen: Die Pflanze enthält einen orangefarbenen Milchsaft

Die Rinde dieser Art wurde von den Ureinwohnern Madagaskars nach einer reichhaltigen Mahlzeit gekaut. Wie klug dieses Verhalten war, stellte sich bei späteren Untersuchungen heraus, denn die Pflanze fördert tatsächlich die Magensaftproduktion und damit die Verdauung. Heute wird die Art außerdem bei einer Unterfunktion der Bauchspeicheldrüse angewendet sowie als sanft abführendes Mittel.

Hedeoma pulegioides

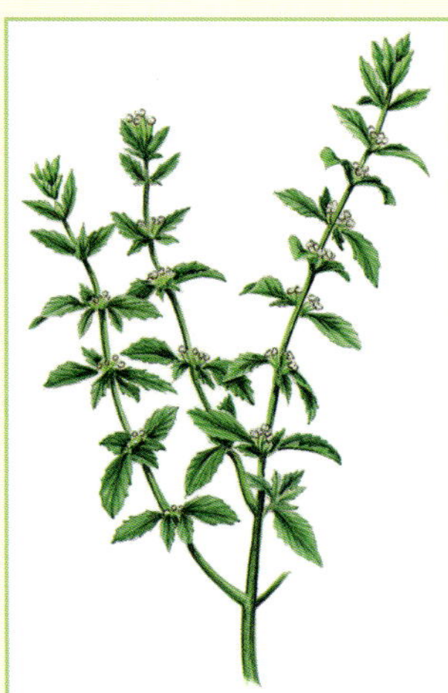

Amerikanische Poleiminze

Familie: Lamiaceae/Labiatae (Lippenblütler)

Weitere Namen: Amerikanischer Polei

Heimat: Nordamerika

Größe: Bis 40 cm hohe, einjährige Pflanze

Typische Kennzeichen: Die gesamte Pflanze riecht nach Minze

Diese Art wird in ihrer nordamerikanischen Heimat auch „Squaw mint" genannt, denn das nach Minze riechende, allerdings giftige Kraut, wurde früher bei einigen Indianerstämmen als Abtreibungsmittel benutzt. Heute verwendet man die krautigen Teile ausschließlich zur Herstellung homöopathischer Mittel, mit denen man dann u.a. Menstruationsstörungen oder eine schmerzhafte Periode behandelt.

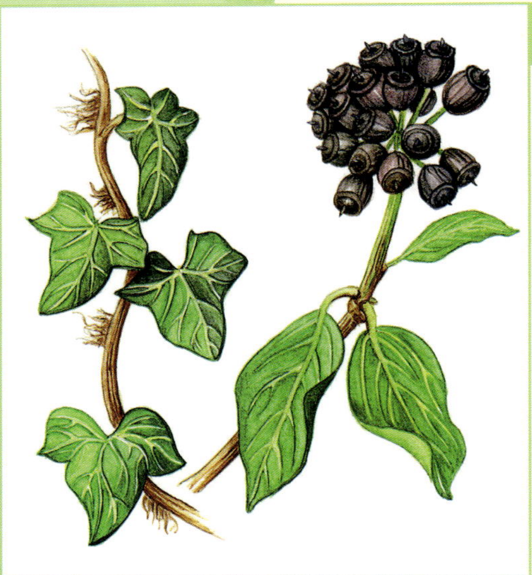

Hedera helix

Efeu

Familie: Araliaceae (Efeugewächse)
Weitere Namen: Wintergrün
Heimat: Europa, Asien und Nordamerika
Größe: Kletterpflanze mit bis zu 50 m langen Trieben
Typische Kennzeichen: Kletternde Ranken mit Haftwurzeln, die bei den fertilen (fruchtbaren) Trieben fehlen

Der Efeu ist nicht nur eine beliebte Gartenpflanze, sondern er wird schon seit Jahrhunderten auch therapeutisch angewendet. So lassen sich seine Blätter unter ärztlicher Kontrolle zur Behandlung von Reizhusten und verschleimten Bronchien benutzen, aber auch als leichtes Schmerzmittel. Die schwarzen Früchte der in Mitteleuropa auch natürlich vorkommenden Art sind allerdings stark giftig.

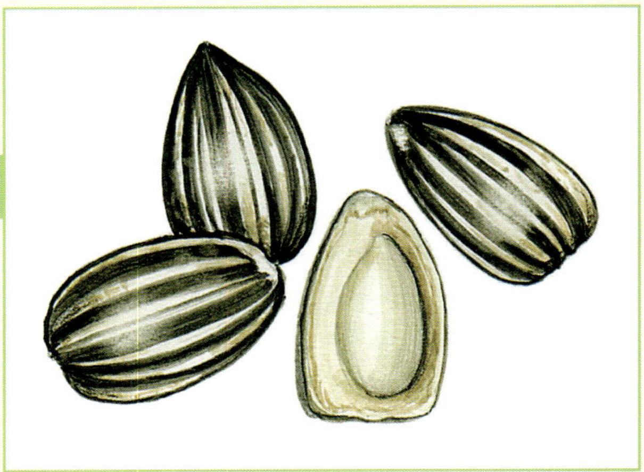

Helianthus annuus

Sonnenblume

Familie: Asteraceae/Compositae (Korbblütler)
Weitere Namen: Sonnenkrone, Sonnenstern
Heimat: Nord- und Mittelamerika
Größe: Bis 3 m hohe, einjährige Pflanze
Typische Kennzeichen: Bis 40 cm große Blütenköpfe

Der Verzehr von Sonnenblumenkernen soll gegen Kopfschmerzen, aber auch bei Husten und Erkältung helfen; zudem werden der Pflanze harntreibende, fiebersenkende, adstringierende und antineuralgische Eigenschaften nachgesagt. Die Kerne der auch als Gartenpflanze geschätzten Art werden außerdem industriell in großem Maßstab zu Speiseöl für die Verwendung in der Küche verarbeitet.

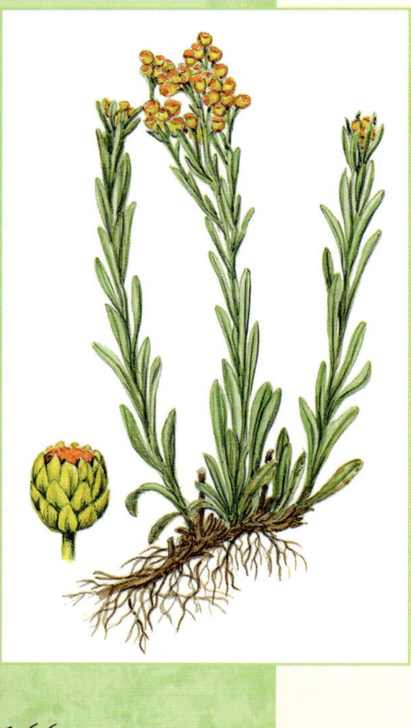

Helichrysum arenarium

Sandstrohblume

Familie: Asteraceae/Compositae (Korbblütler)
Weitere Namen: Ruhrkraut, Katzenpfötchen, Engelblümchen
Heimat: Europa und Asien
Größe: Bis 35 cm hohe, ausdauernde Pflanze
Typische Kennzeichen: Filzig behaarte Pflanze mit zahlreichen gelben Blütenköpfchen

Die Blüten dieser Art werden hauptsächlich bei solchen Verdauungsbeschwerden angewendet, die auf mangelnde Sekretion der Galle oder der Bauchspeicheldrüse zurückzuführen sind. Das Kraut kommt vereinzelt auch in Mitteleuropa auf sandigen Trockenrasenflächen vor, gilt aber als so selten, dass man sie nicht sammeln darf. Daher muss man auf handelsübliche Präparate von kultivierten Pflanzen zurückgreifen.

Helichrysum italicum ssp. *italicum*

Italienische Strohblume

Familie: Asteraceae/Compositae (Korbblütler)

Weitere Namen: Perpetuelle, Ewigkeitle

Heimat: Südeuropa

Größe: Bis 40 cm hohe, ausdauernde Pflanze

Typische Kennzeichen: Pflanze mit sehr schmalen, dicht behaarten Blättern

Die Blätter der Italienischen Strohblume besitzen entzündungshemmende, antirheumatische und auswurffördernde Eigenschaften, gelten aber auch als ausgezeichnetes hustenstillendes Mittel, das sich beispielsweise bei Keuchhusten einsetzen lässt. Als Badewasserzusatz soll die Pflanze außerdem bei empfindlicher oder durch Witterungseinflüsse gereizter Haut hilfreich sein.

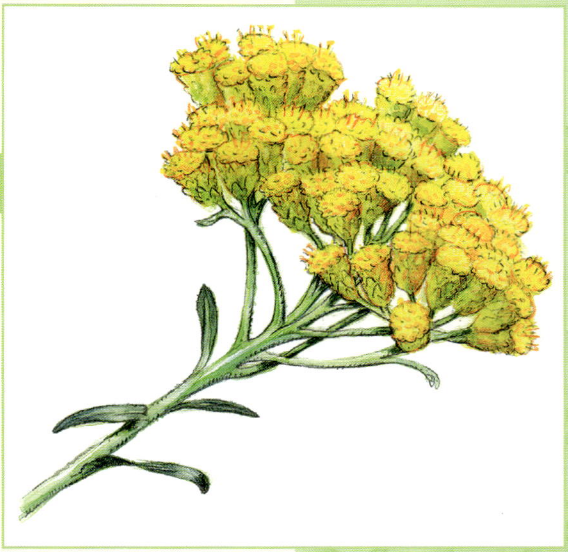

Helichrysum italicum ssp. *serotinum*

Currykraut

Familie: Asteraceae/Compositae (Korbblütler)

Weitere Namen: –

Heimat: Südeuropa

Größe: Bis 45 cm hohe, ausdauernde Pflanze

Typische Kennzeichen: Die Blätter riechen nach Curry

Dieses Kraut hat zwar nichts mit der aus Indien und der Himalajaregion stammenden Orangenraute (*Murraya koinigii*) zu tun, die ein wichtiger Bestandteil handelsüblicher Currygewürzmischungen ist, aber ihre aromatischen Blätter lassen sich dennoch gut verwenden, um Suppen, Eintopfgerichten oder Gemüse- und Reisgerichten ein mildes Curryaroma zu verleihen.

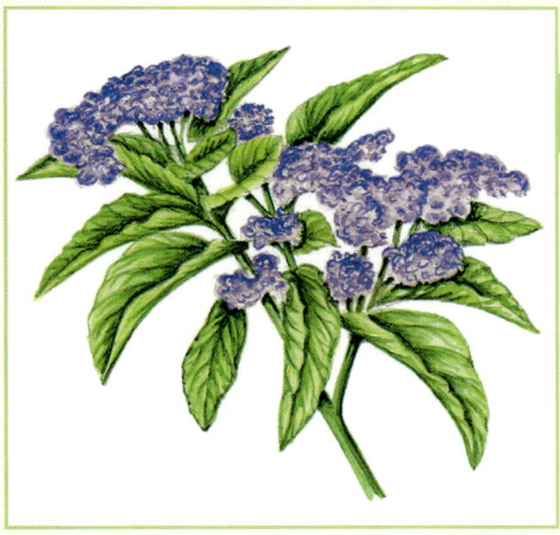

Heliotropium arborescens

Strauchige Sonnenwende

Familie: Boraginaceae (Raublattgewächse)

Weitere Namen: Vanilleblume

Heimat: Südamerika

Größe: Bis 1,5 m hoher, immergrüner Halbstrauch

Typische Kennzeichen: Die Pflanze duftet kräftig nach Vanille

Die Strauchige Sonnenwende wird gern in Gärten angepflanzt, nicht zuletzt wegen ihres angenehmen Vanilledufts. Da sie nicht winterhart ist, kultiviert man sie zumeist als Einjährige oder überwintert sie im Haus. Die Art wurde auch schon als Fiebermittel angewendet, aber da es sich um eine Giftpflanze handelt, die bei Tieren bereits tödliche Vergiftungen verursacht hat, ist das heute nicht mehr üblich.

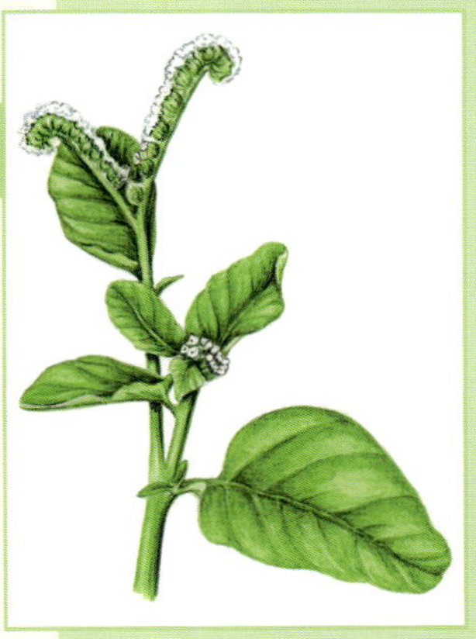

Heliotropium europaeum

Europäische Sonnenwende

Familie: Boraginaceae (Raublattgewächse)

Weitere Namen: Skorpionskraut, Krebsblume

Heimat: Europa und Asien

Größe: Bis 40 cm hohe, einjährige Pflanze

Typische Kennzeichen: Ovale Blätter mit stark behaarter Oberfläche

Die oberirdischen Teile dieses Heilkrauts haben eine schmerzstillende und beruhigende Wirkung, so dass man sie beispielsweise bei Kopfschmerzen oder bei großer Nervosität in Stresssituationen benutzen kann. Daneben lässt sich die Pflanze aber auch äußerlich anwenden, etwa bei Hautentzündungen oder starkem Juckreiz. Verbreitet ist die Art vor allem in Südeuropa.

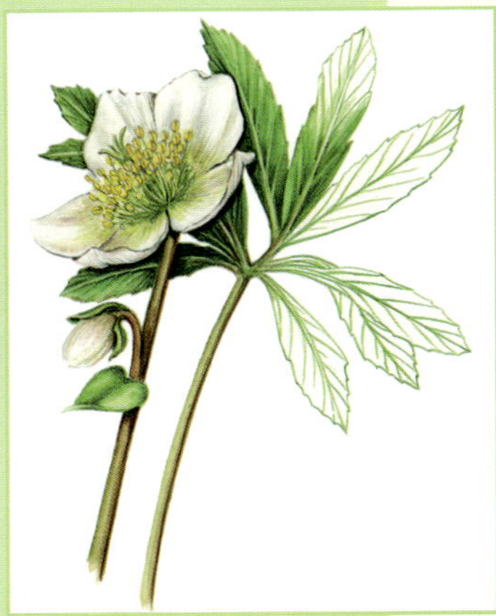

Helleborus niger

Schwarze Nieswurz

Familie: Ranunculaceae (Hahnenfußgewächse)
Weitere Namen: Christrose
Heimat: Südeuropa
Größe: Bis 40 cm hohe, ausdauernde Pflanze
Typische Kennzeichen: Immergrüne Gebirgspflanze mit großen, weißen Blüten

Die Schwarze Nieswurz wurde in der Antike zur Behandlung von Geisteskrankheiten verwendet – über den Erfolg ist nichts bekannt. Später hat man die Pflanze zum Entwurmen und als Abführmittel eingesetzt sowie zur Einleitung der Menstruation. Heute wird die Art nicht mehr angewendet, weil man weiß, dass sie herzwirksame Glykoside enthält, also bei falscher Dosierung tödlich giftig ist.

Helleborus viridis

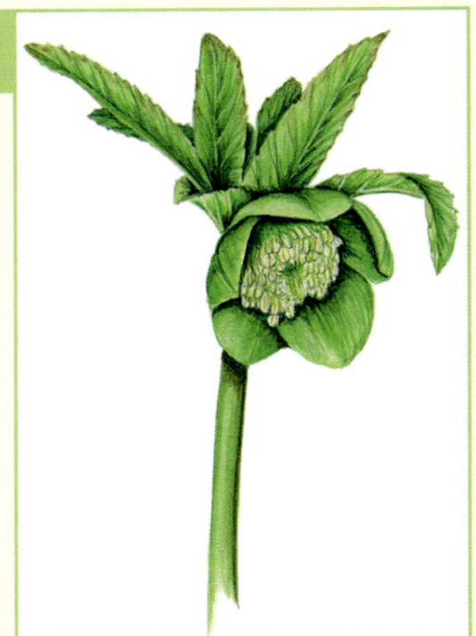

Grüne Nieswurz

Familie: Ranunculaceae (Hahnenfußgewächse)
Weitere Namen: –
Heimat: Europa
Größe: Bis 40 cm hohe, ausdauernde Pflanze
Typische Kennzeichen: Handförmig geteilte Blätter und lang gestielte, grüne Blüten

Diese Nieswurz ist eine beliebte Zierpflanze, die an wenigen Standorten in Mitteleuropa auch natürlich vorkommt, wenngleich die meisten Exemplare, die man in der Natur findet, verwilderte Gartenpflanzen sind. Früher wurde die Wurzel der Grünen Nieswurz in der Naturheilkunde als Brech-, Abführ- und Wurmmittel angewendet, heute setzt man die giftige Art nicht mehr ein.

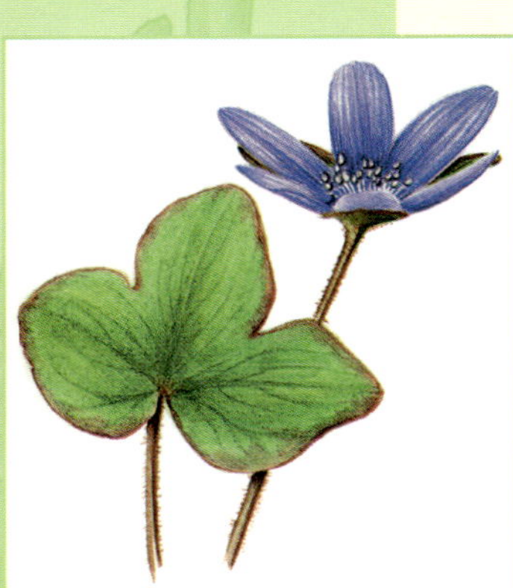

Hepatica nobilis

Leberblümchen

Familie: Ranunculaceae (Hahnenfußgewächse)
Weitere Namen: Dreilappiges Leberblümchen
Heimat: Europa
Größe: Bis 20 cm hohe, ausdauernde Pflanze
Typische Kennzeichen: Die Blätter erscheinen erst nach den endständigen, blauen Blüten

Weil die dreilappigen Blätter dieser hübschen kleinen Pflanze entfernt an die menschliche Leber erinnern, wurden sie früher zur Behandlung von Leber- und Gallenleiden eingesetzt. Da sich eine solche Wirkung aber nicht nachweisen ließ, und es sich um eine Giftpflanze handelt, die außerdem noch unter Naturschutz steht, ist das heute allerdings nicht mehr üblich.

Heracleum mantegazzianum

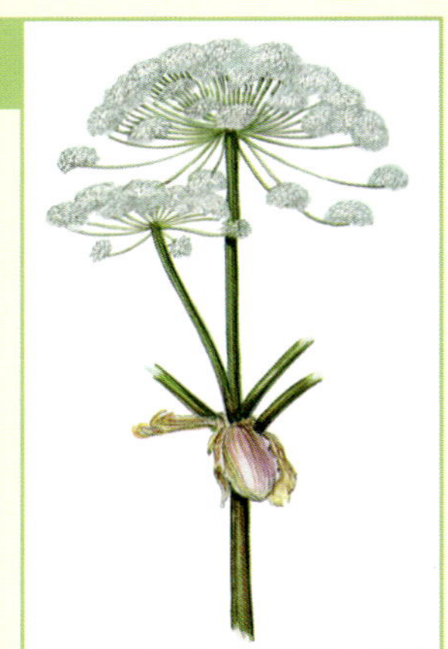

Riesenbärenklau

Familie: Apiaceae/Umbelliferaceae (Doldenblütler)
Weitere Namen: –
Heimat: Kaukasus
Größe: Bis 3,5 m hohe, zweijährige bis ausdauernde Pflanze
Typische Kennzeichen: Sehr dicker, an der Basis rot gefleckter Stängel

Dieser riesige Doldenblütler, der ursprünglich aus dem Kaukasus stammt, breitet sich seit einigen Jahrzehnten auch in Mitteleuropa immer weiter aus. Gefürchtet wird er vor allem deswegen, weil empfindliche Personen bei einer Berührung der Pflanze und gleichzeitiger Sonneneinstrahlung (fototoxische Wirkung) unangenehm juckende Hautauschläge mit Blasenbildung bekommen können.

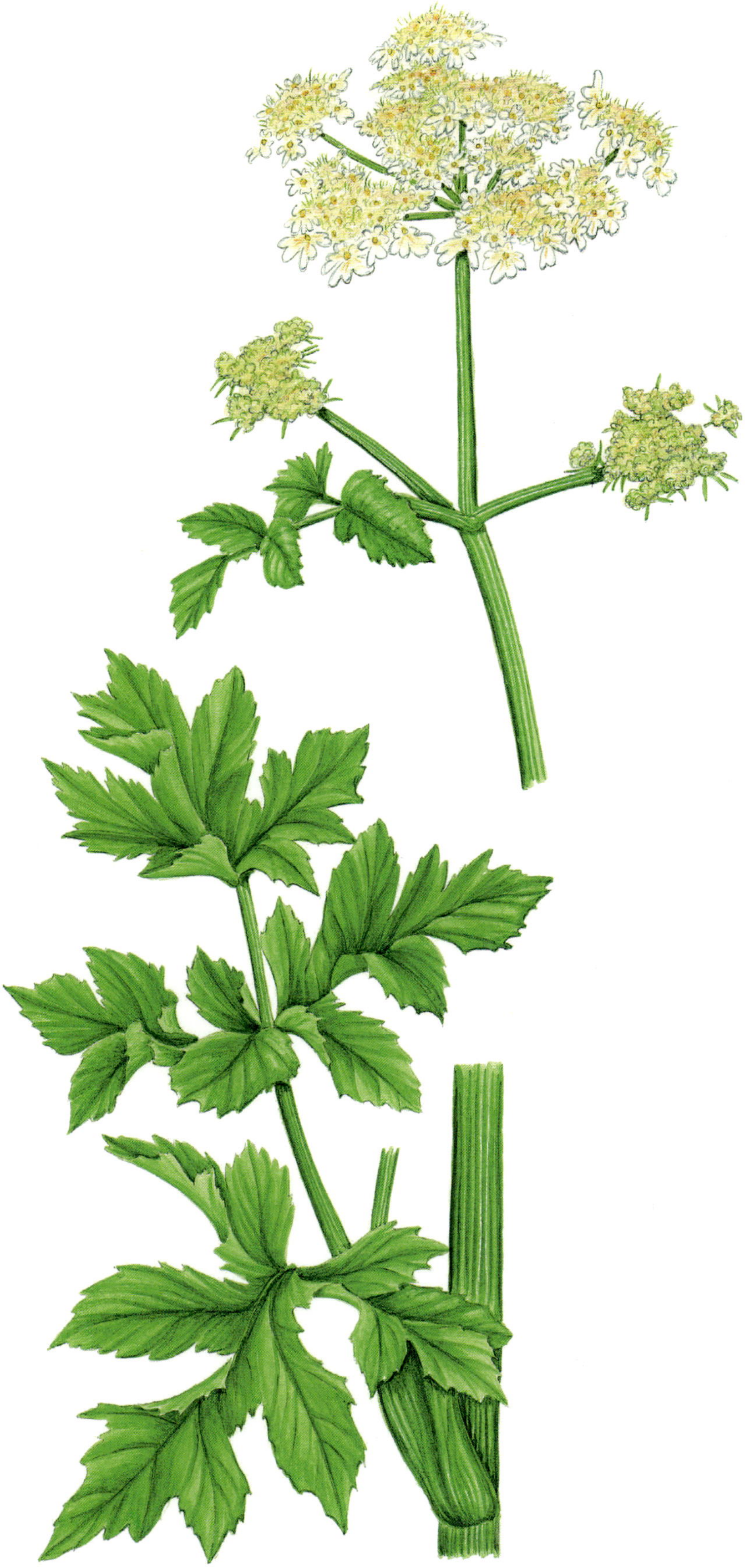

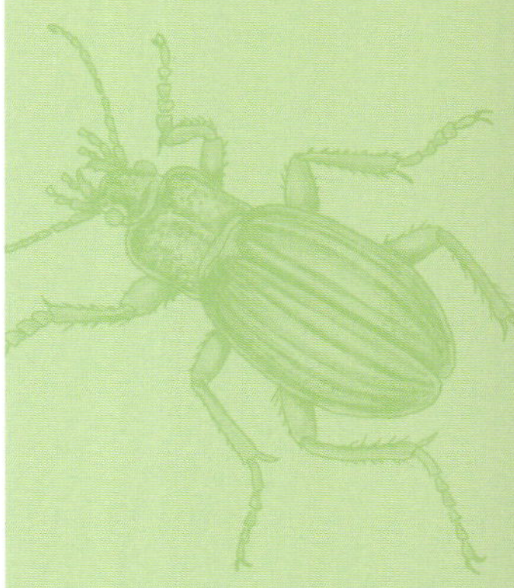

Heracleum sphondylium

Wiesenbärenklau

Familie:

Apiaceae/Umbelliferaceae (Doldenblütler)

Weitere Namen: –

Heimat:

Europa, Asien und Nordafrika

Größe:

Bis 1,5 m hohe, zweijährige bis ausdauernde Pflanze

Typische Kennzeichen:

Gefurchter Stängel mit steifer Behaarung

Der auch in Mitteleuropa häufige Wiesenbärenklau soll früher zur Behandlung von Epilepsie verwendet worden sein. Heute benutzt man ihn manchmal noch zur Herstellung homöopathischer Mittel, mit denen Verdauungsbeschwerden, aber auch Husten und Bronchitis gelindert werden sollen. Wie der nah verwandte Riesenbärenklau (*Heracleum mantegazzianum*) kann auch diese Art Hautbeschwerden verursachen.

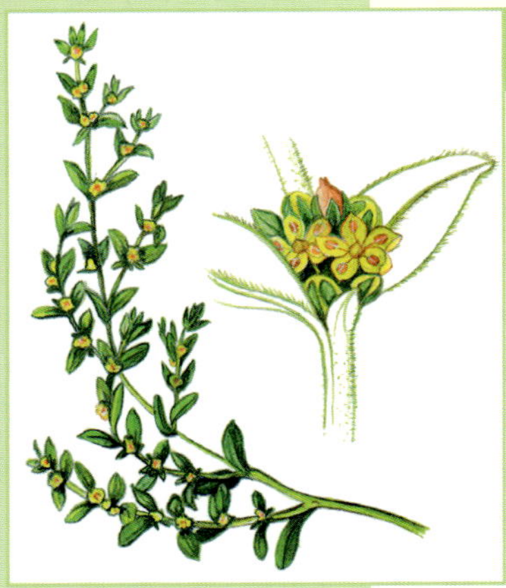

Herniaria glabra

Kahles Bruchkraut

Familie: Caryophyllaceae (Nelkengewächse)
Weitere Namen: Harnkraut, Nierenkraut, Kuckucksseife
Heimat: Europa und Westasien
Größe: Bis 20 cm hohe, ein- bis mehrjährige Pflanze
Typische Kennzeichen: Stängel mit auffällig gebogenen Haaren

Da das Kahle Bruchkraut auch Harn- oder Nierenkraut genannt wird, lässt sich unschwer erraten, dass man es vor allem bei Harnwegserkrankungen, darunter Blasenentzündung oder Blasenkatarrh, einsetzt. Die Pflanze gilt aber auch als gutes Hustenmittel, und man verwendet sie außerdem bei Hautbeschwerden. Vor allem bei einer inneren Anwendung sollte zuvor unbedingt ein Arzt konsultiert werden.

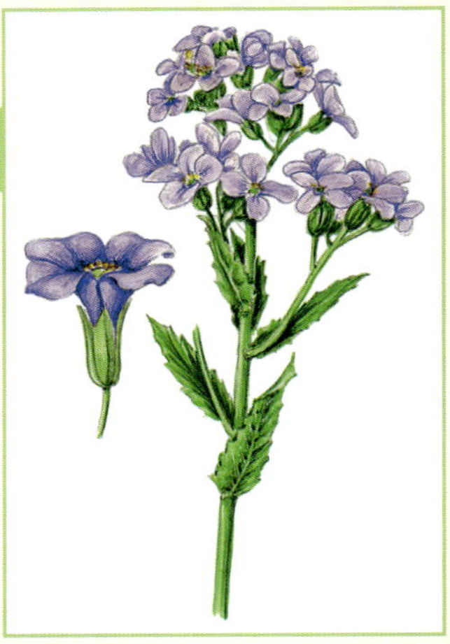

Hesperis matronalis

Gewöhnliche Nachtviole

Familie: Brassicaceae (Kreuzblütler)
Weitere Namen: –
Heimat: Europa und Asien
Größe: Bis 45 cm hohe, ausdauernde Pflanze
Typische Kennzeichen: Bildet duftende, weiße oder blau-violette Blüten

Diese hübsche Pflanze verdankt ihren Namen der Tatsache, dass die Blüten ihren süßlichen, veilchenartigen Duft besonders in den Abendstunden verbreiten. Früher wurden die getrockneten Blätter gelegentlich zur Behandlung von Skorbut verschrieben; heute nimmt man die Blüten manchmal zum Garnieren von Desserts, aber auch für Aromatöpfe und die jungen Blätter für Salate.

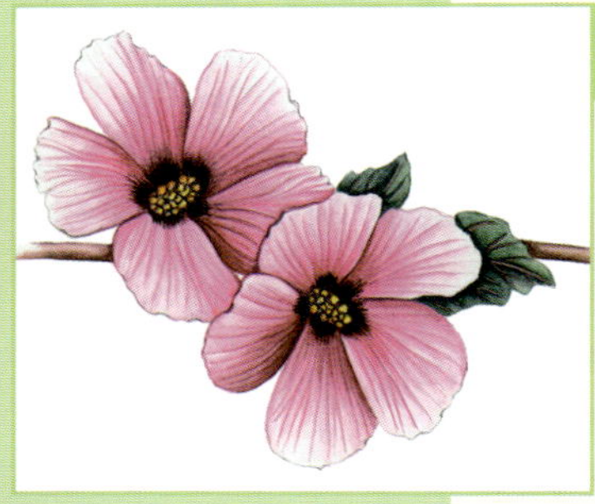

Hibiscus sabdariffa var. *sabdariffa*

Afrikanische Malve

Familie: Malvaceae (Malvengewächse)
Weitere Namen: Sabdariff-Eibisch, Malventee
Heimat: Tropisches Afrika
Größe: Bis 2,5 m hohe, einjährige Pflanze
Typische Kennzeichen: Zumeist rot gefärbter Stängel und gelbe bis rötliche Blüten mit dunkler Zeichnung

Die vitaminreiche Afrikanische Malve wird am häufigsten zur Herstellung eines aromatischen Erfrischungsgetränks verwendet, aber sie hat auch medizinische Eigenschaften. So nimmt man den fleischigen Kelch beispielsweise bei Appetitlosigkeit, zur Anregung der Nierentätigkeit und zur Stärkung der natürlichen Abwehrkräfte, außerdem kann man ihn äußerlich zur Behandlung strapazierter Haut anwenden.

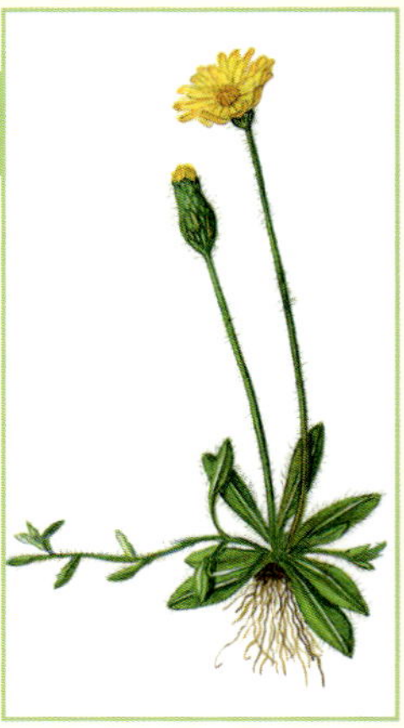

Hieracium pilosella

Kleines Habichtskraut

Familie: Asteraceae/Compositae (Korbblütler)
Weitere Namen: Nagelkraut, Dukatenröschen
Heimat: Europa und Asien
Größe: Bis 25 cm hohe, ausdauernde Pflanze
Typische Kennzeichen: Grundständige Blattrosette und einzelne gelbe Blütenköpfchen

Das Kleine Habichtskraut wurde schon im Mittelalter bei Gürtelrose, Husten oder Geschwüren im Mundbereich verwendet. Heute nimmt man die Pflanze manchmal noch zur Behandlung von Atemwegserkrankungen, etwa Asthma und Keuchhusten; außerdem kann man sie zur Unterstützung der Wundheilung einsetzen, und sie soll auch harntreibende Eigenschaften besitzen. Benutzt wird die gesamte Pflanze ohne die Wurzel.

Hierochloe odorata

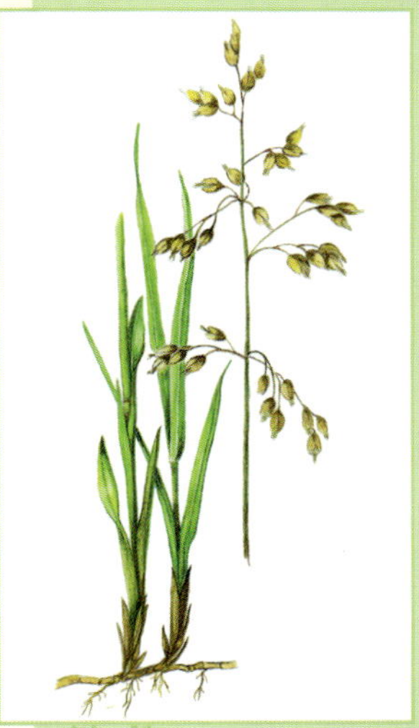

Duftendes Mariengras

Familie: Poaceae (Süßgräser)

Weitere Namen: Wohlriechendes Mariengras, Vanillegras

Heimat: Europa, Asien und Nordamerika

Größe: Bis 50 cm hohes Gras

Typische Kennzeichen: Aromatisch duftendes Gras mit langen Ausläufern

Dieses wohlriechende Gras verdankt seinen umgangssprachlichen Namen einem alten Brauch, der verlangte, dass es an bestimmten kirchlichen Festtagen vor den Türen der Gotteshäuser ausgestreut wurde. Die in Mitteleuropa sehr seltene und daher inzwischen geschützte Art wurde früher aber auch als Fiebermittel, zur Behandlung von Erkältungen und als leichtes Schmerzmittel genutzt.

Hippeastrum vittatum

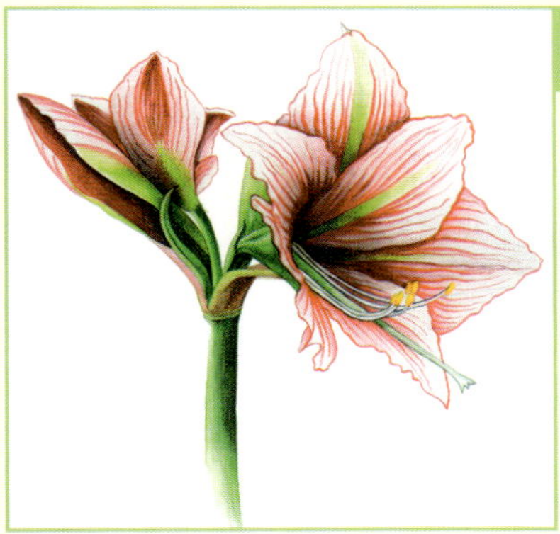

Ritterstern

Familie: Amaryllidaceae (Narzissengewächse)

Weitere Namen: –

Heimat: Südamerika

Größe: Bis zu 1 m hohe Zwiebelpflanze

Typische Kennzeichen: Riemenförmige Blätter und lang gestielte, große, rote Blüten

Diese beliebte Zimmerpflanze wird oft auch „Amaryllis" genannt, hat aber mit der aus Afrika stammenden Echten Amaryllis oder Belladonnalilie (*Amaryllis belladonna*) nichts zu tun, auch wenn sie ihr oberflächlich etwas ähnlich sieht. Gemeinsam ist aber beiden Arten, dass sie stark giftig sind, so dass man Kinder und Haustiere von diesen Pflanzen fernhalten muss.

Hippophae rhamnoides

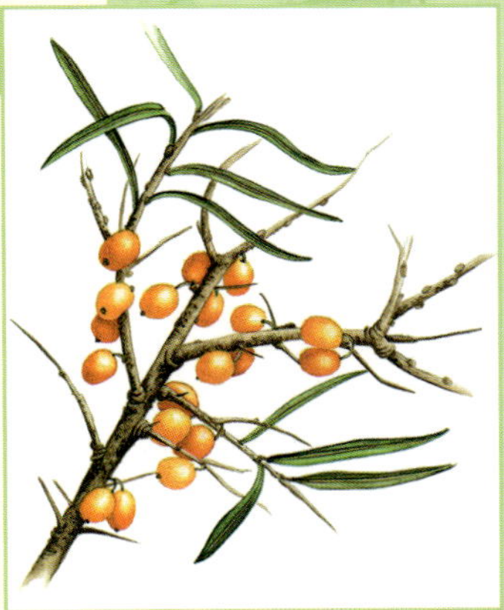

Sanddorn

Familie: Elaeagnaceae (Ölweidengewächse)

Weitere Namen: Dünendorn, Seedorn, Haffdorn

Heimat: Europa und Asien

Größe: Bis 4 m hoher, sommergrüner Strauch

Typische Kennzeichen: Bildet zahlreiche, leuchtend orangefarbene Früchte

Diese Art wächst hauptsächlich auf trockenen, steinigen Böden in Meeresnähe und in Gebirgsregionen. Die zumeist zahlreichen, säuerlich schmeckenden, vitaminreichen Beeren lassen sich gut zu Konfitüre verarbeiten; außerdem sagt man der Pflanze ausgezeichnete adstringierende Eigenschaften nach, so dass man sie beispielsweise zur Behandlung von Durchfall oder Zahnfleischentzündungen verwenden kann.

Hordeum vulgare

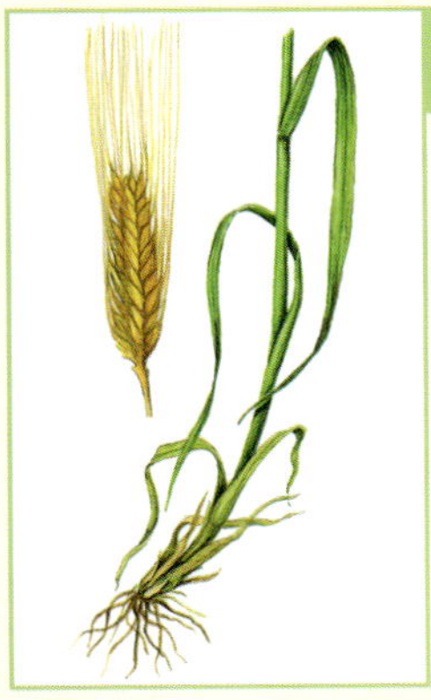

Gerste

Familie: Poaceae (Süßgräser)

Weitere Namen: Saatgerste

Heimat: Vorderasien

Größe: Bis 1,2 m hohes Gras

Typische Kennzeichen: Besitzt auffällig lange Grannen

Von den heute angebauten Getreidearten haben unsere Vorfahren die Gerste vermutlich als erste in Kultur genommen. In Entwicklungsländern wird das Gras häufig als Brotgetreide genutzt, es dient aber auch als Viehfutter und Braugerste. Therapeutisch lässt sich ein Saft aus den Körnern bei Entzündungen im Rachen- und Magen-Darm-Bereich anwenden, man nimmt die Pflanze aber auch zur Behandlung von Fieber.

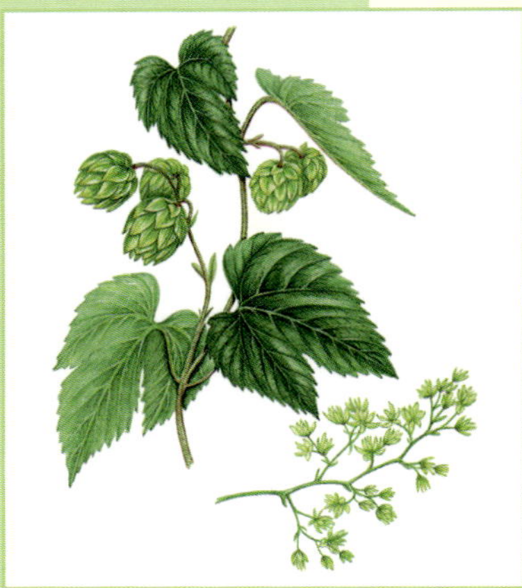

Humulus lupulus

Hopfen

Familie: Cannabaceae (Hanfgewächse)

Weitere Namen: Hopf, Hoppen

Heimat: Europa und Asien

Größe: Bis 7 m lange Kletterpflanze

Typische Kennzeichen: Die weiblichen Fruchtstände bilden zapfenähnliche Gebilde

Der Hopfen spielt nicht nur eine wichtige Rolle beim Bierbrauen, sondern gilt auch schon seit langem als wertvolles Mittel gegen Schlaflosigkeit. Dabei kommen sowohl „Hopfenkissen", die ein mildes Aroma verströmen, als auch Hopfentee oder Hopfendragees zum Einsatz. Außerdem unterstützt die Pflanze die Verdauung und wirkt entspannend bei Koliken. Verwendet werden die weiblichen Blütenstände.

Huperzia selago

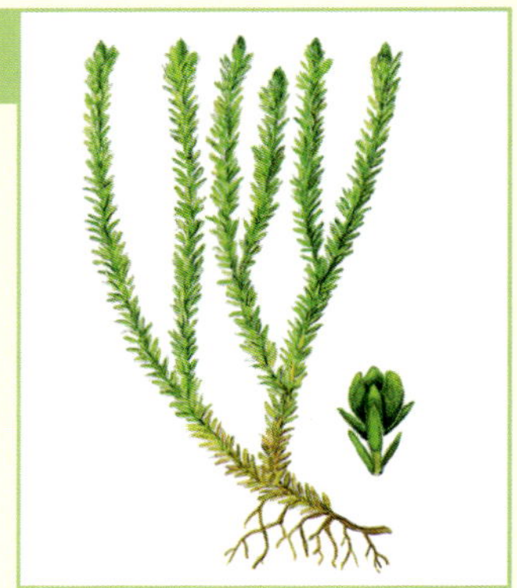

Tannenbärlapp

Familie: Lycopodiaceae (Bärlappgewächse)

Weitere Namen: Teufelsklaue

Heimat: Nahezu weltweit verbreitet

Größe: Bis 20 cm hohe, immergrüne Pflanze

Typische Kennzeichen: Erinnert mit den abstehenden, lanzettlichen Blättern ein wenig an Tannenzweige

Die Bärlappgewächse, zu denen die hier vorgestellte Art gehört, breiten sich nicht durch Samen aus, sondern sie bilden zur Vermehrung zahlreiche winzige Sporen. Der Tannenbärlapp wurde früher als Abführ- und Brechmittel angewendet, was wegen der Giftigkeit heute aber nicht mehr üblich ist, ganz abgesehen davon, dass die Pflanze in Mitteleuropa unter Naturschutz steht.

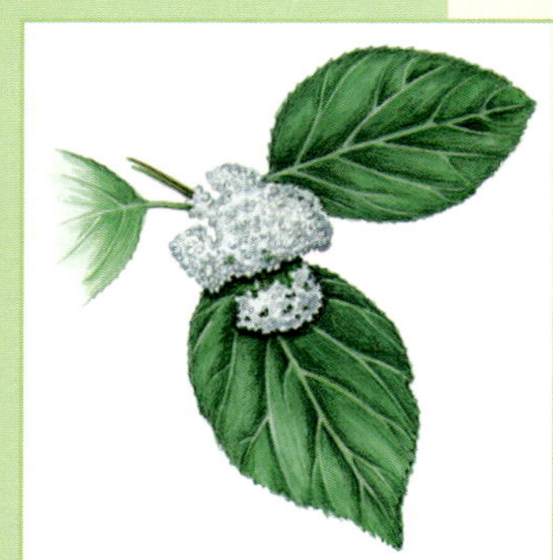

Hydrangea aborescens

Waldhortensie

Familie: Hydrangeaceae (Hortensiengewächse)

Weitere Namen: Gewöhnliche Hortensie, Baumartige Hortensie

Heimat: Nordamerika

Größe: Bis 2,5 m hoher, sommergrüner Strauch

Typische Kennzeichen: Kleine, weiße, in großen Dolden angeordnete Blüten

Die Wurzel dieser Art wurde von schon von den Ureinwohnern Nordamerikas zur Behandlung von Nierensteinen verwendet, und auch heute wird diese Pflanze noch überwiegend bei Problemen im Zusammenhang mit Nieren- und Blasensteinen eingesetzt. Daneben soll die Waldhortensie aber auch bei anderen Beschwerden des Harntrakts hilfreich sein, etwa bei Blasenentzündung oder vergrößerter Prostata.

Hydrastis canadensis

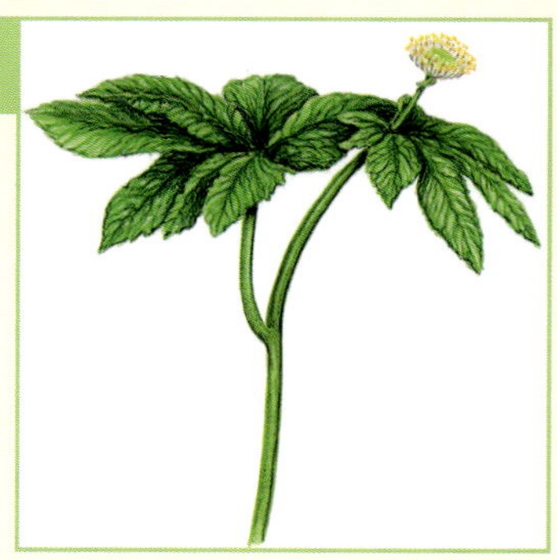

Kanadische Gelbwurz

Familie: Ranunculaceae (Hahnenfußgewächse)

Weitere Namen: Kanadische Orangenwurzel

Heimat: Nordamerika

Größe: Bis 40 cm hohe, krautige Pflanze

Typische Kennzeichen: Einzelne rote Frucht, die direkt auf einem der Blätter sitzt

Die Wurzel dieser Pflanze war in ihrer Heimat ein so beliebtes Allheilmittel, dass sie durch eine übermäßig starke Sammeltätigkeit fast ausgerottet wurde. Verwenden lässt sich die Art bei entzündetem Zahnfleisch und anderen Infektionen, aber auch bei Verdauungsbeschwerden und zu starken Monatsblutungen. Die indianischen Ureinwohner nutzten sie außerdem als Insektenschutzmittel.

Die im Mittelmeerraum heimische Art wurde früher als beruhigendes, harntreibendes und krampflösendes Mittel angewendet sowie zur Behandlung von Schmerzen und zur Narkose; außerdem sagt man ihr eine psychoaktive Wirkung nach. Da es sich um eine gefährliche Giftpflanze handelt, die bei falscher Dosierung Todesfälle verursachen kann, darf sie allerdings nur unter ärztlicher Aufsicht angewendet werden.

Hyoscyamus albus

Weißes Bilsenkraut

Familie: Solanaceae (Nachtschattengewächse)

Weitere Namen: Gelbes Bilsenkraut

Heimat: Südeuropa und Nordafrika

Größe: Bis 50 cm hohe, einjährige Pflanze

Typische Kennzeichen: Große, gelbe Blüten mit oft violetter bis schwarzer Mitte

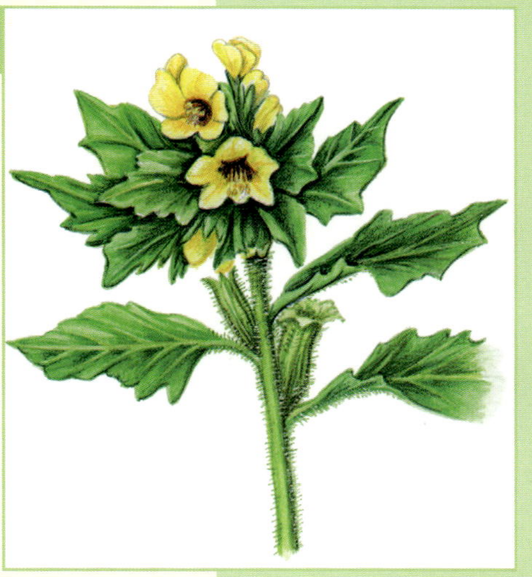

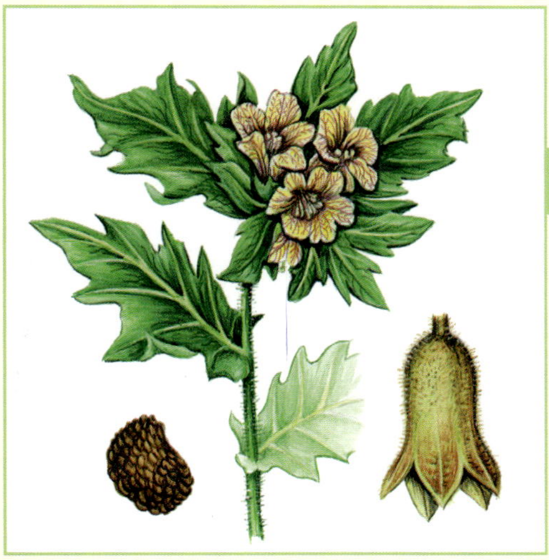

Hyoscyamus niger

Schwarzes Bilsenkraut

Familie: Solanaceae (Nachtschattengewächse)

Weitere Namen: Schlafkraut, Dollkraut

Heimat: Europa, Asien und Nordafrika

Größe: Bis 90 cm hohe, zweijährige Pflanze

Typische Kennzeichen: Große, schwarzviolett geaderte Blüten mit dunkler Mitte

Das in höherer Dosierung tödlich giftige Bilsenkraut wird schon seit Jahrtausenden auch als Heilpflanze genutzt, etwa bei Schlaflosigkeit oder Husten. Auch heute setzt man die Blätter und die Sprosse noch als Beruhigungs- und Schmerzmittel ein, allerdings nur unter ärztlicher Kontrolle, denn die Dosierung muss genau eingehalten werden, weil es sonst zu schweren gesundheitlichen Schäden kommt.

Diesen Strauch findet man in Mitteleuropa manchmal in Gärten und Parks oder auch auf Friedhöfen. In seiner ursprünglichen Heimat wurde das Großblütige Johanniskraut früher gern als Färbepflanze verwendet, wobei man nach einer Vorbehandlung des Materials mit Alaun eine senfgelbe Farbe erhält, während sich Naturfasern in Verbindung mit Chrom rotbraun färben lassen.

Hypericum calycinum

Großblütiges Johanniskraut

Familie: Clusiaceae/Hypericaceae (Johanniskrautgewächse)

Weitere Namen: –

Heimat: Mittelmeergebiet

Größe: Bis 80 cm hoher, immergrüner Strauch

Typische Kennzeichen: Große, gelbe Blüten mit sehr langen Staubfäden

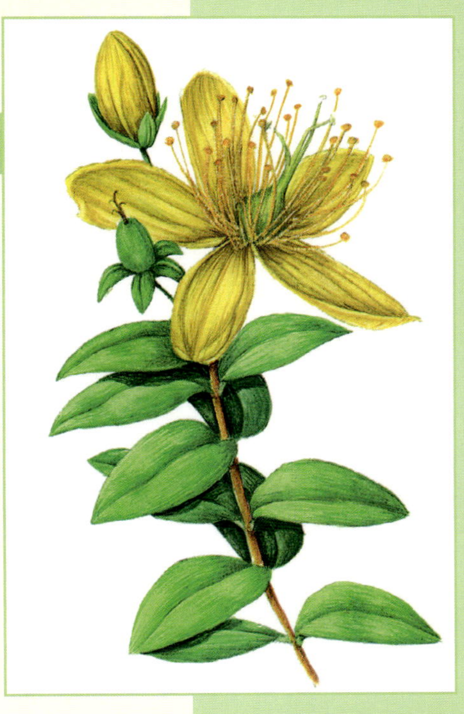

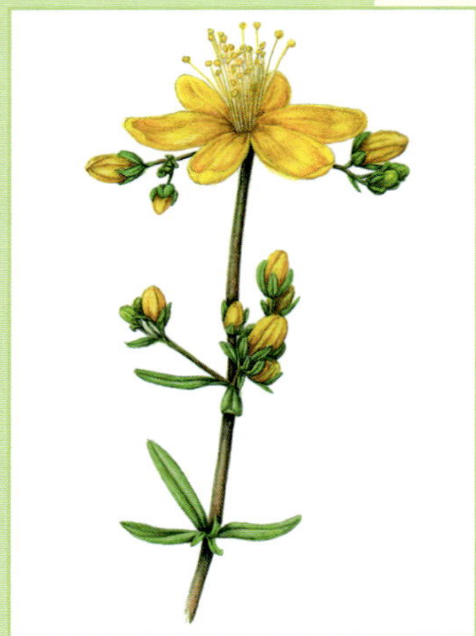

Hypericum empetrifolium

Griechisches Johanniskraut

Familie: Clusiaceae/Hypericaceae (Johanniskrautgewächse)
Weitere Namen: –
Heimat: Mittelmeergebiet
Größe: Bis 40 cm hoher, immergrüner Strauch
Typische Kennzeichen: Nadelförmige Blätter

Dieser kleine Strauch wird besonders in der südwesttürkischen Stadt Milas gern zum Färben bestimmter, nur in diese Region gefertigter Gebetsteppiche benutzt. Dazu färbt man die Teppiche mit dem Johanniskraut zunächst gelb, bevor dann weitere Färbepflanzen eingesetzt werden, die dem Material anschließend die typische grüne Farbe verleihen.

Hypericum perforatum

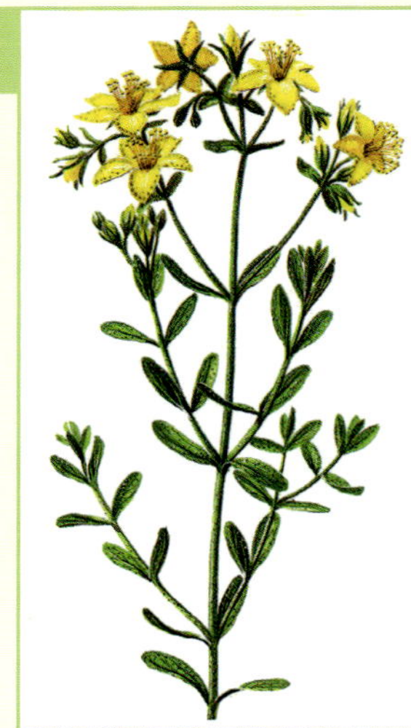

Tüpfel-Johanniskraut

Familie: Clusiaceae/Hypericaceae (Johanniskrautgewächse)
Weitere Namen: Tüpfel-Hartheu, Sonnenwendkraut, Waldhopfen
Heimat: Europa
Größe: Bis 80 cm hohe, ausdauernde Pflanze
Typische Kennzeichen: Ovale Fruchtkapsel, die sich dreiteilig öffnet

Da das Johanniskraut zur Zeit der Sonnenwende blüht, galt es früher als Zauberpflanze, mit der man Unheil abwenden konnte. Heute ist es eines der am häufigsten angewendeten Mittel zur Behandlung von Nervenproblemen, etwa Angstzuständen, Schlaflosigkeit und Depression; außerdem gilt die Pflanze als hilfreich bei Beschwerden während der Menopause. Angewendet werden normalerweise die blühenden Sprossspitzen.

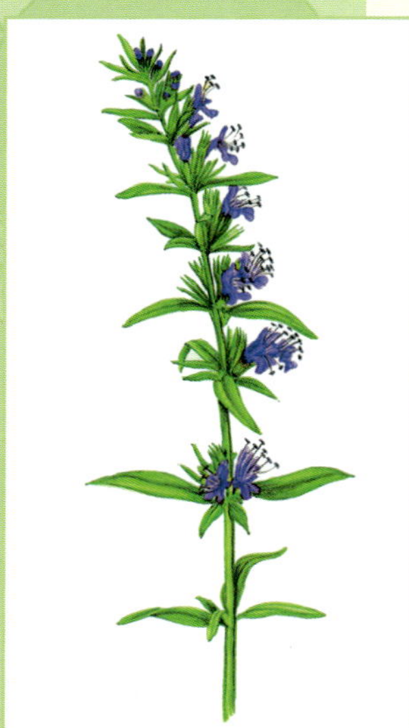

Hyssopus officinalis

Ysop

Familie: Lamiaceae/Labiatae (Lippenblütler)
Weitere Namen: Bienenkraut, Eisenkraut
Heimat: Südosteuropa und Vorderasien
Größe: Bis 60 cm hoher Strauch
Typische Kennzeichen: Aromatisch duftende Blätter

Der Ysop, der nur unter ärztlicher Aufsicht angewendet werden darf, gilt als gutes Mittel zur Beruhigung des Verdauungstrakts, so dass man ihn bei Blähungen, Völlegefühl und Koliken anwenden kann. Außerdem benutzt man die Blütenstände oder das ätherische Öl der Pflanze bei Bronchitis und Atemwegsinfektionen mit starker Schleimbildung sowie bei Hals- und Zahnentzündungen.

Iberis amara

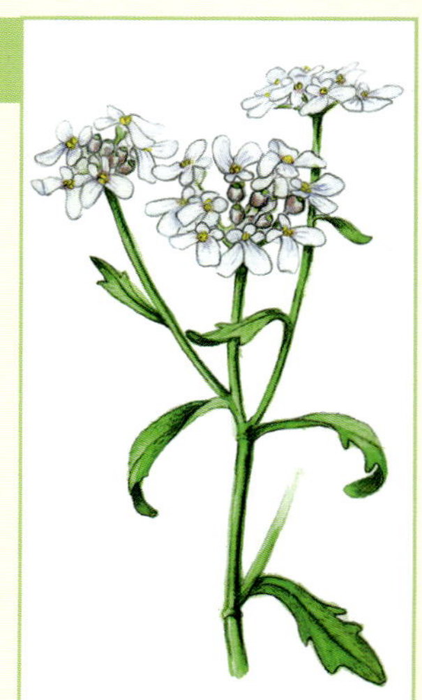

Bittere Schleifenblume

Familie: Brassicaceae (Kreuzblütler)
Weitere Namen: –
Heimat: Europa und Nordafrika
Größe: Bis 40 cm hohe, einjährige Pflanze
Typische Kennzeichen: Keilförmige Blätter mit 2–4 großen Zähnen

Diese Art wird in Mitteleuropa manchmal in Gärten angepflanzt, so dass man sie unter Umständen auch einmal verwildert auf Äckern und Brachflächen finden kann. Es handelt sich um eine Giftpflanze, deren Samen und krautigen Teile nur unter ärztlicher Kontrolle verwendet werden dürfen, etwa zur Behandlung von Rheumatismus und Arthritis oder als Bittermittel bei Verdauungsbeschwerden.

Ilex aquifolium

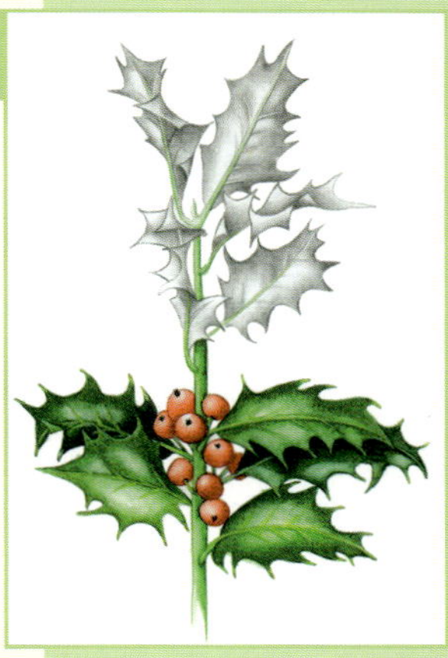

Stechpalme

Familie: Aquifoliaceae (Stechpalmengewächse)

Weitere Namen: Hülsenbusch, Walddistel, Stecheiche

Heimat: Europa, Asien und Nordafrika

Größe: Bis 7 m hoher, immergrüner Strauch oder Baum

Typische Kennzeichen: Lederartige, dornige Blätter und rote Früchte

Diese Art spielte früher vor allem bei religiösen Bräuchen eine wichtige Rolle. So schmückten die Kelten ihre Häuser zur Wintersonnenwende mit den Ästen der Stechpalme; außerdem galt sie in vielen Regionen als guter Schutz gegen Hexerei. Die Blätter der giftigen Pflanze besitzen aber auch harntreibende, fiebersenkende und antirheumatische Eigenschaften, die aber heute kaum noch genutzt werden.

Ilex paraguariensis

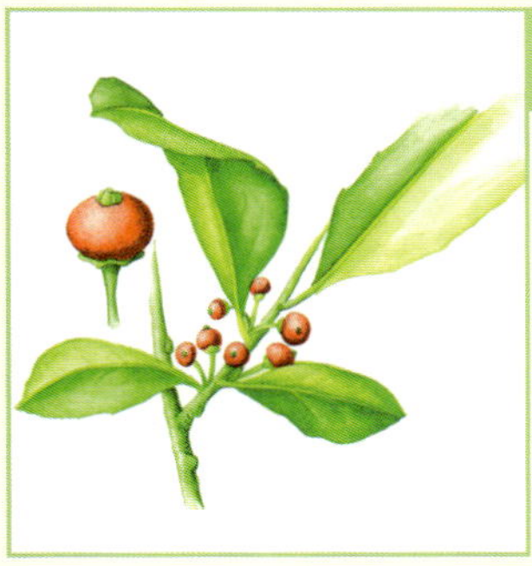

Matestrauch

Familie: Aquifoliaceae (Stechpalmengewächse)

Weitere Namen: Matebaum, Mate-Teestrauch

Heimat: Südamerika

Größe: Bis 5 m hoher, immergrüner Strauch oder Baum

Typische Kennzeichen: Lederartige, hellgrüne, dornenlose Blätter und rote Früchte

Aus den Blättern dieser Pflanze wird ein Getränk hergestellt, das in Südamerika in ähnlicher Weise konsumiert wird wie in Europa der Schwarze Tee oder der Kaffee. Die Art, von der jährlich rund 300 000 Tonnen verarbeitet werden, besitzt aber auch therapeutische Eigenschaften, so dass man sie beispielsweise zur Behandlung von Kopfschmerzen oder rheumatischen Beschwerden verwenden kann.

Illicium verum

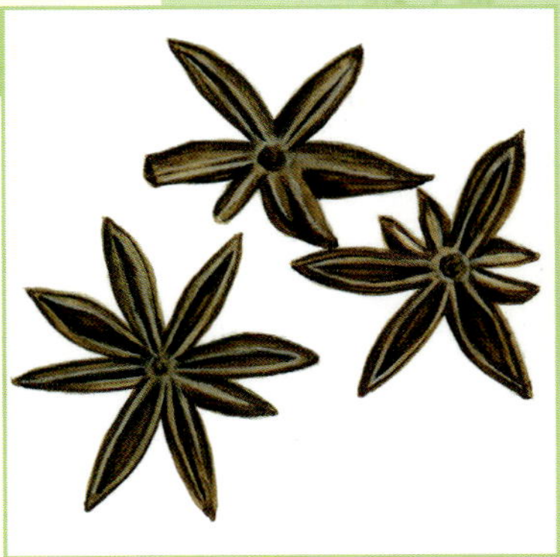

Chinesischer Sternanis

Familie: Illiciaceae (Sternanisgewächse)

Weitere Namen: –

Heimat: Asien

Größe: Bis 20 m hoher, immergrüner Baum

Typische Kennzeichen: Große gelbe Blüten und sternförmige Früchte

Die Früchte dieser Pflanze, die geschmacklich an Anis (*Pimpinella anisum*) erinnern, werden in der asiatischen Küche gern als Gewürz genutzt, etwa zum Verfeinern von Geflügelgerichten. Medizinisch lässt sich die Art wegen ihrer reizlindernden und schleimlösenden Eigenschaften als Hustenmittel einsetzen, sie dient aber auch als verdauungsfördernde oder harntreibende Arznei.

Impatiens glandulifera

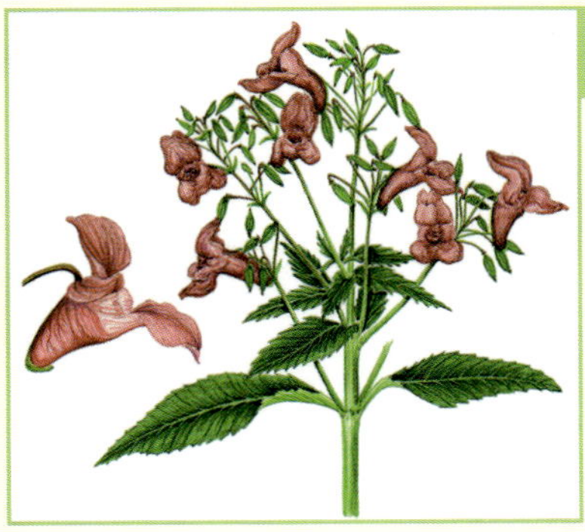

Indisches Springkraut

Familie: Balsaminaceae (Springkrautgewächse)

Weitere Namen: Drüsiges Springkraut

Heimat: Asien

Größe: Bis 2 m hohe, einjährige Pflanze

Typische Kennzeichen: Lang gespornte, rötliche Blüten und rot überlaufene Stängel

Die eigentlich aus Indien und dem Himalajagebiet stammende Pflanze kommt heute fast überall verwildert auch in Mitteleuropa vor, besonders an feuchten Standorten, etwa Flussufern. Die Art gehört zu den klassischen Pflanzen der Bach-Blütentherapie, wo man sie zumeist bei Nervosität, Gereiztheit, starker Unruhe, die sich beispielsweise in Form von Zähneknirschen äußert, und Schlafstörungen einsetzt.

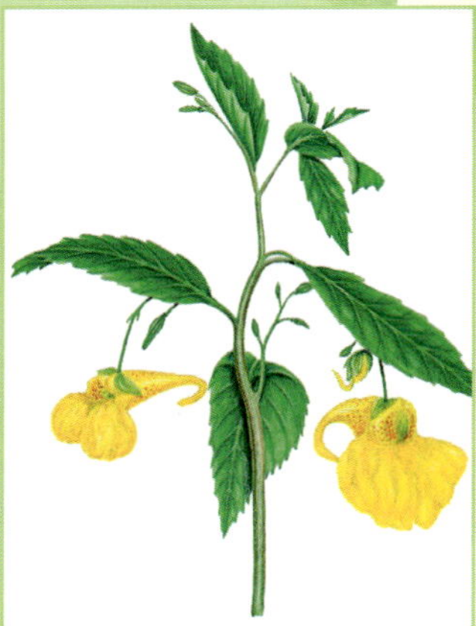

Impatiens noli-tangere

Echtes Springkraut

Familie: Balsaminaceae (Springkrautgewächse)

Weitere Namen: Rühr-mich-nicht-an, Waldspringkraut

Heimat: Europa und Asien

Größe: Bis 60 cm hohe, einjährige Pflanze

Typische Kennzeichen: Lang gespornte, gelbe Blüten und bei Berührung platzende Samenkapseln

Diese Pflanze, die auch in Mitteleuropa weit verbreitet ist, kennt wohl jedes Kind, denn sie schleudert ihre Samen bei Berührung oft viele Meter weit in die Umgebung. Früher wurden die Blätter manchmal zur Behandlung von Hämorrhoiden und als Abführmittel angewendet, aber da die Art unbekannte Substanzen enthält, die Übelkeit und Erbrechen verursachen können, ist das heute nicht mehr üblich.

Indigofera tinctoria

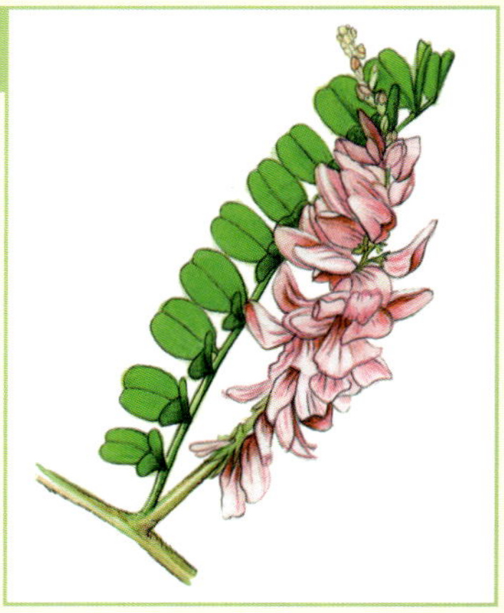

Indigostrauch

Familie: Fabaceae/Leguminosae (Hülsenfrüchtler)

Weitere Namen: –

Heimat: Afrika

Größe: Bis 1,5 m hohe, ausdauernde Pflanze

Typische Kennzeichen: 9- bis 15-zählige, gefiederte Blätter

Diese tropische Pflanze, die in Indien und China schon sehr lange kultiviert wird, war besonders in der Antike eine beliebte Färbepflanze, denn sie liefert das begehrte Indigo, das Wolle und andere Materialien sehr dauerhaft dunkelblau färbt. Heute werden Indigofärbungen allerdings fast ausschließlich mit synthetischen Farbstoffen durchgeführt.

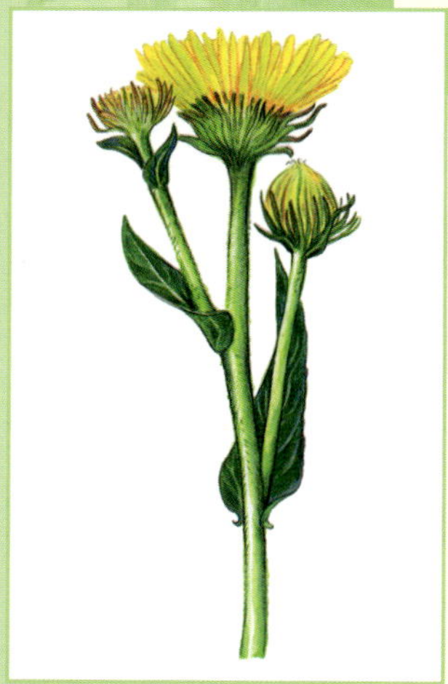

Inula britannica

Wiesenalant

Familie: Asteraceae/Compositae (Korbblütler)

Weitere Namen: Uferalant, Englischer Alant

Heimat: Europa und Asien

Größe: Bis 80 cm hohe, ausdauernde Pflanze

Typische Kennzeichen: Alle Teile mit leichtem Knoblauchgeruch

Vom vereinzelt auch in Mitteleuropa auf feuchten Wiesen oder an Ufern von Gewässern vorkommenden Wiesenalant sind kaum medizinische Anwendungen überliefert, im Gegensatz zu den Blättern der in China vorkommenden Unterart *Inula britannica chinesis*, die schon lange als Mittel zur Behandlung von Husten oder Bronchitis genutzt wird, sich wegen ihrer bitteren Inhaltsstoffe aber auch als verdauungsfördernde Arznei eignet.

Inula helenium

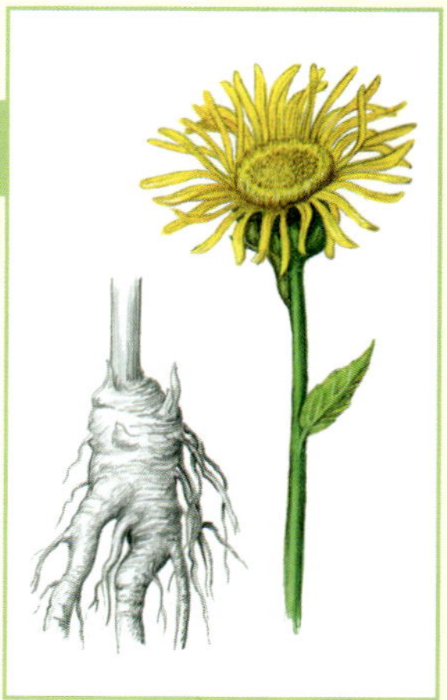

Echter Alant

Familie: Asteraceae/Compositae (Korbblütler)

Weitere Namen: Helenenkraut, Gottesauge, Odinskopf, Schlangenwurz

Heimat: Südosteuropa und Westasien

Größe: Bis 3 m hohe, ausdauernde Pflanze

Typische Kennzeichen: Große, gelbe Blütenköpfchen

Diese Pflanze, die in Mitteleuropa teilweise verwildert vorkommt, soll die Zeustochter Helena bei ihrer Entführung nach Troja in der Hand gehalten haben, was somit den wissenschaftlichen Artnamen erklärt. Der Wurzel des alten Heilkrauts werden vor allem hustenstillende und harntreibende Eigenschaften nachgesagt, so dass man sie etwa bei chronischer Bronchitis oder Nierenbeschwerden anwendet.

Ipomoea batatas

Süßkartoffel

Familie: Convolvulaceae (Windengewächse)

Weitere Namen: Knollenwinde, Batate

Heimat: Mittel- und Südamerika

Größe: Ausdauernde Pflanze mit bis zu 4 m langen, niederliegenden Sprossen

Typische Kennzeichen: Kartoffelartig verdickte Wurzeln

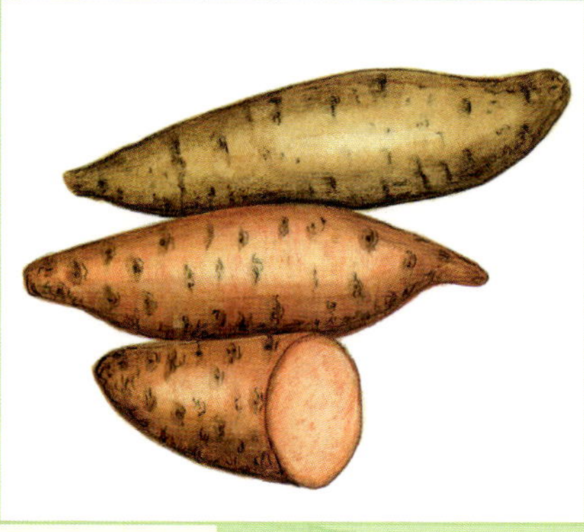

Die Knollen der Süßkartoffeln, die man gekocht, gebraten oder geröstet essen kann, aus denen sich aber auch Mehl herstellen lässt, sind in tropischen Regionen ein wichtiges Grundnahrungsmittel. Die außerdem als Aphrodisiakum geltenden Knollen enthalten viel Zucker, was ihnen einen süßen Geschmack verleiht und auch den Namen erklärt.

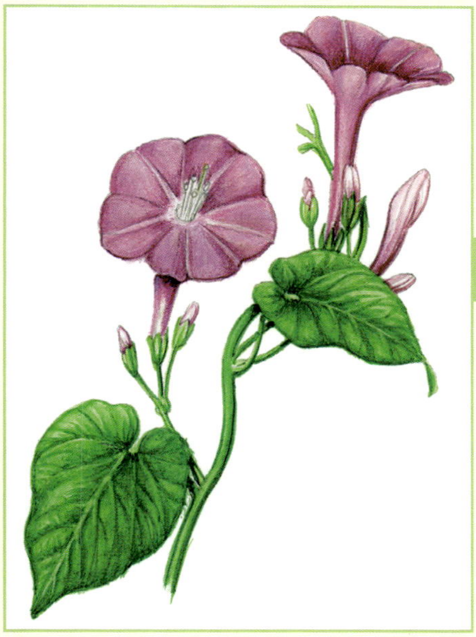

Ipomoea purga

Jalapenwinde

Familie: Convolvulaceae (Windengewächse)

Weitere Namen: Jalape, Herbst-Prunkwinde

Heimat: Mexiko

Größe: Bis 4 m lange Kletterpflanze

Typische Kennzeichen: Trompetenförmige, violett gefärbte Blüten

Die Wurzel dieser giftigen Pflanze wurde von den Ureinwohnern Mexikos vor allem als sehr starkes Abführmittel genutzt; später setzte man sie in Europa ebenfalls eine Zeit lang für diesen Zweck, aber auch als Brechmittel ein. Da schon eine geringe Überdosierung zumeist starke Leibschmerzen verursacht, wird die Art heute kaum noch angewendet.

Ipomoea tricolor

Dreifarbige Trichterwinde

Familie: Convolvulaceae (Windengewächse)

Weitere Namen: Kaiserwinde

Heimat: Mittel- und Südamerika

Größe: Bis 3 m lange, einjährige Kletterpflanze

Typische Kennzeichen: Sehr große, violette Blüten mit heller Mitte

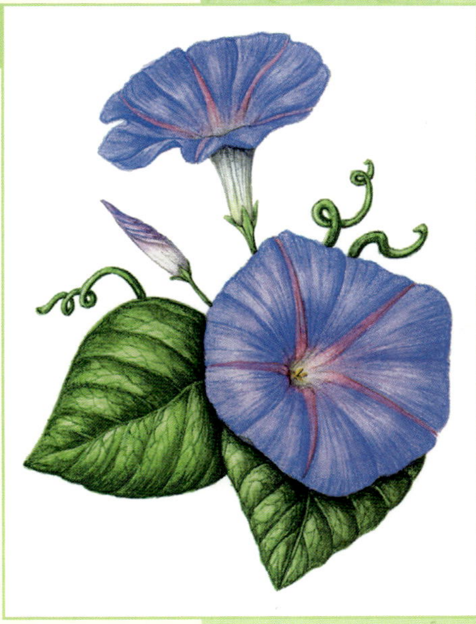

Diese giftige Art wird wegen ihrer großen, sehr attraktiven Blüten gern in Balkonkästen oder Gartenbeete gepflanzt. Ihre halluzinogenen Samen, die einen mehrstündigen, hypnoseartigen Rausch mit allerdings außerordentlich gefährlichen Nebenwirkungen verursachen können, wurden in der Heimat der Trichterwinde früher bei magisch-medizinischen oder rituellen Handlungen eingesetzt.

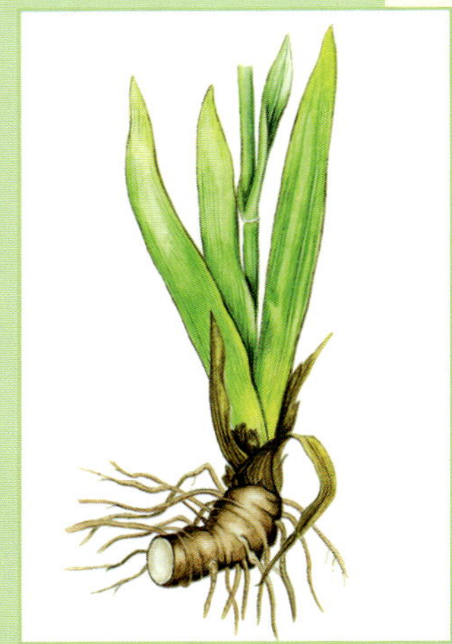

Iris germanica

Deutsche Schwertlilie

Familie: Iridaceae (Schwertliliengewächse)
Weitere Namen: Blaue Lilie
Heimat: Europa und Nordafrika
Größe: Bis 1 m hohe, ausdauernde Pflanze
Typische Kennzeichen: Schwertförmige Blätter und blauviolette Blüten

Die aromatische Wurzel dieser Pflanze, die vor allem in Südeuropa weit verbreitet ist, wird für die Parfüm- und Likörherstellung verwendet, lässt sich aber auch therapeutisch einsetzen, etwa als leichtes Schmerzmittel. Aus diesem Grund wurde sie früher auch zahnenden Kleinkindern zum Kauen gegeben, was heute aus hygienischen Gründen aber nicht mehr üblich ist.

Iris lutescens

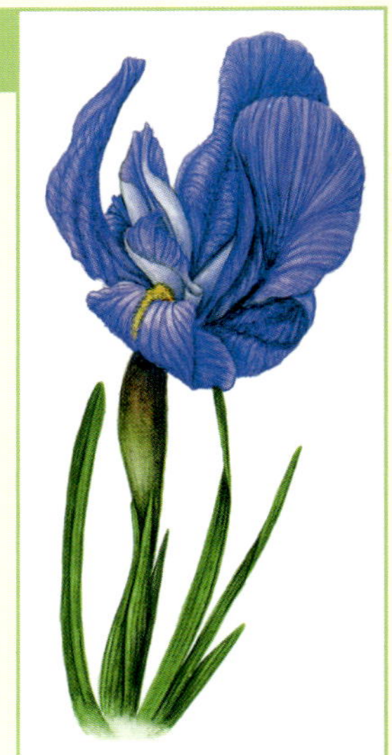

Grünliche Schwertlilie

Familie: Iridaceae (Schwertliliengewächse)
Weitere Namen: –
Heimat: Mittelmeerraum
Größe: Bis 40 cm hohe, ausdauernde Pflanze
Typische Kennzeichen: Schwertförmige Blätter und große Blüten

Diese hübsche Pflanze, die blaue, violette, gelbe oder sogar braune Blüten haben kann, findet man in Mitteleuropa manchmal in Steingärten. Sie wurde früher aber auch als Färbepflanze genutzt, wozu sich allerdings nur die violetten Blüten verwenden lassen, die Naturfasern, je nachdem ob sie mit Alaun oder Chrom vorbehandelt wurden, hellgrün oder gelb färben.

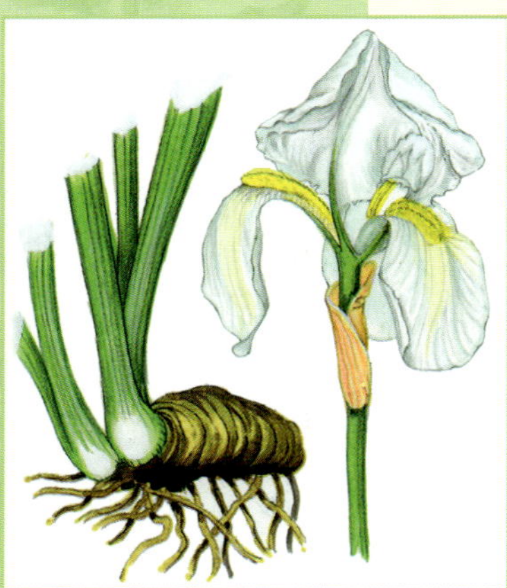

Iris pallida

Bleiche Schwertlilie

Familie: Iridaceae (Schwertliliengewächse)
Weitere Namen: Himmelsschwert, Schwertblume
Heimat: Europa
Größe: Bis 60 cm hohe, ausdauernde Pflanze
Typische Kennzeichen: Schwertförmige Blätter und hellviolette Blüten

Die im Mittelmeergebiet an trockenen Standorten vorkommende Bleiche Schwertlilie wird wegen des angenehmen Duftes ihrer Wurzel häufig in der Parfümindustrie verwendet. Daneben besitzt sie aber auch therapeutische Eigenschaften, so dass man sie wegen ihrer auswurffördernden Wirkung zur Behandlung von Husten und aufgrund ihrer leicht antiseptischen Eigenschaften als Mundwasser benutzen kann.

Iris pseudacorus

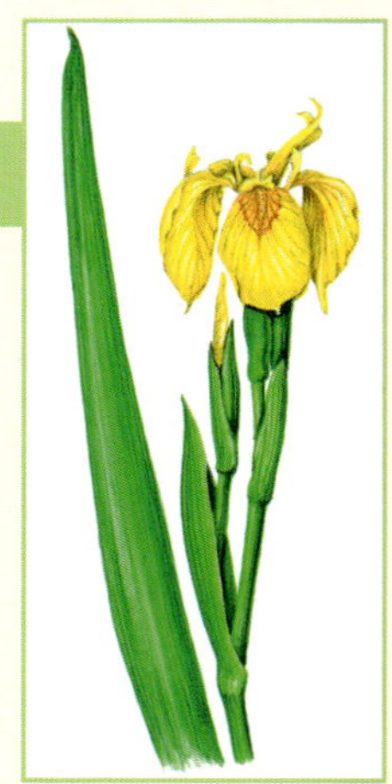

Sumpfschwertlilie

Familie: Iridaceae (Schwertliliengewächse)
Weitere Namen: –
Heimat: Europa, Vorderasien und Nordafrika
Größe: Bis 1,2 m hohe, ausdauernde Pflanze
Typische Kennzeichen: Schwertförmige Blätter und gelbe Blüten

Diese Schwertlilie kommt auch in Mitteleuropa regelmäßig an feuchten Standorten vor, etwa an Gräben oder auf feuchten Wiesen und in Sümpfen. Ihre Wurzel wurde früher manchmal bei Atemwegsbeschwerden verschrieben, aber da sie giftige Substanzen enthält, die Schluckbeschwerden sowie Erbrechen und Durchfall verursachen können, wird sie heute für therapeutische Zwecke nicht mehr angewendet.

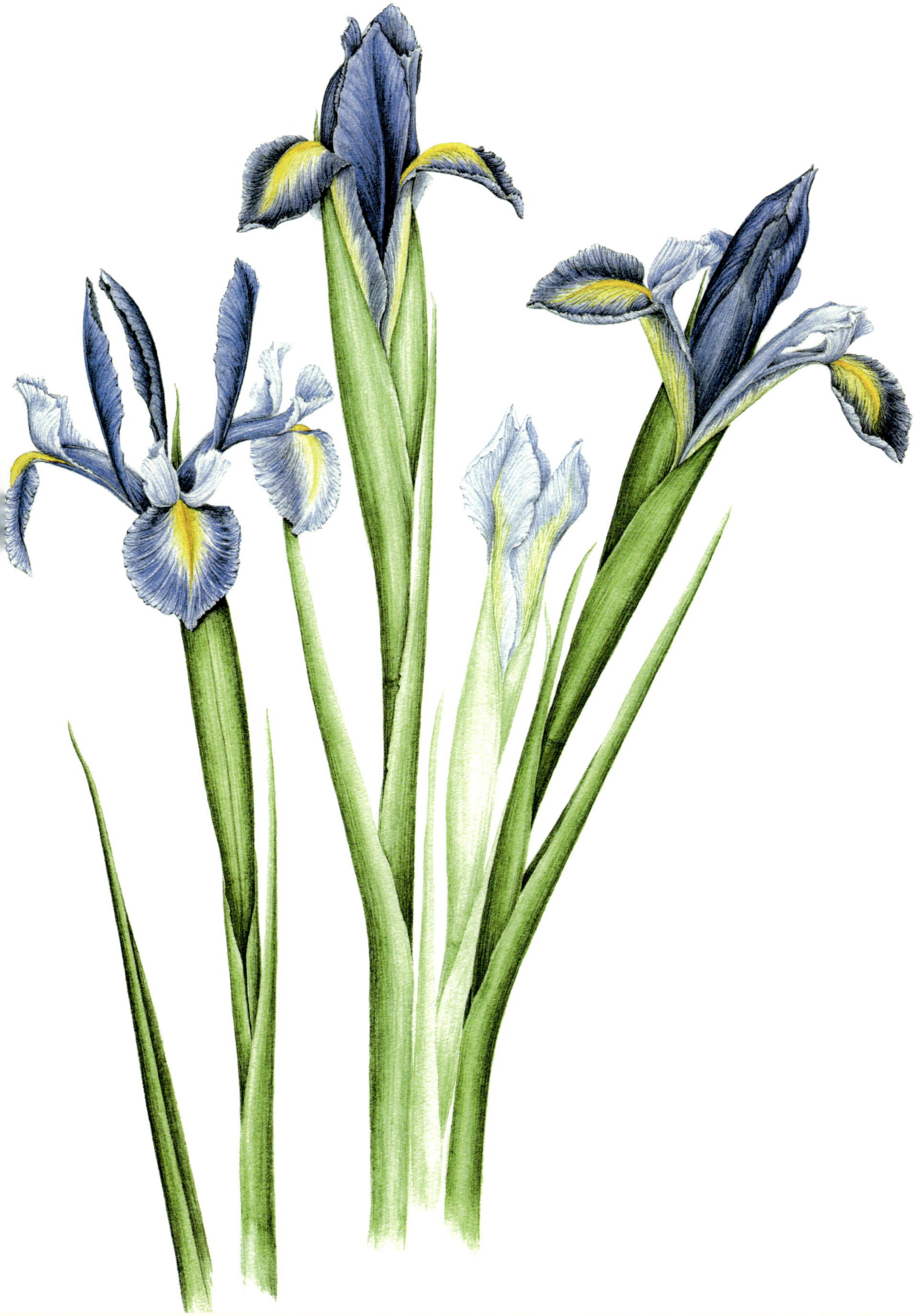

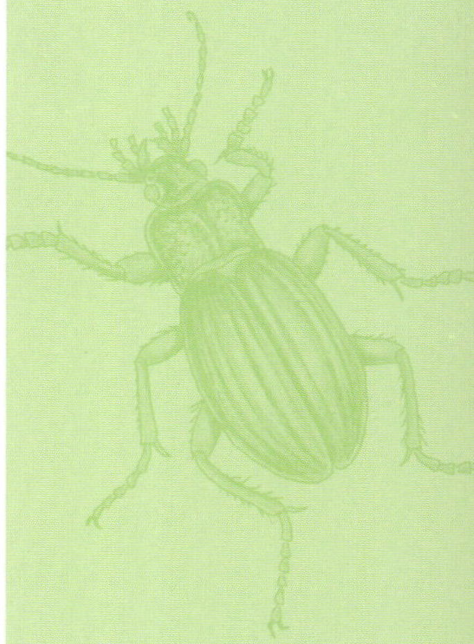

Iris versicolor

Verschiedenfarbige Schwertlilie

Familie:

Iridaceae (Schwertliliengewächse)

Weitere Namen:

Buntfarbige Schwertlilie

Heimat:

Nordamerika

Größe:

Bis 1 m hohe, ausdauernde Pflanze

Typische Kennzeichen:

Schwertförmige Blätter und blauviolette, hübsch gezeichnete Blüten

Wie viele ihrer Verwandten, wird auch diese Art gern in Gärten angepflanzt, sie besitzt aber auch medizinische Eigenschaften. Diese waren schon den nordamerikanischen Ureinwohnern bekannt, die die Lilie als Abführ- und Brechmittel einsetzten, aber auch zur Behandlung von Wunden und Ohrenschmerzen. Heute wird die Pflanze hauptsächlich als harntreibende Arznei oder bei Akne und Ekzemen angewendet.

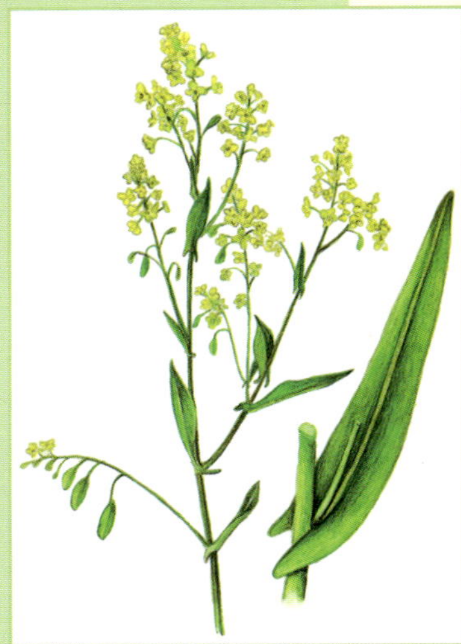

Isatis tinctoria

Färberwaid

Familie: Brassicaceae (Kreuzblütler)

Weitere Namen: Deutscher Indigo

Heimat: Europa, Westasien und Nordafrika

Größe: Bis 1,2 m hohe, zweijährige Pflanze

Typische Kennzeichen: An der Basis normalerweise dicht behaarte, im oberen Bereich häufig grün bereifte Pflanze

Diese Art war in Mitteleuropa einst die wichtigste Färbepflanze für Blautöne, bevor sie dann im 16. Jahrhundert durch den Indigostrauch (*Indigofera tinctora*) abgelöst wurde, der den blauen Indigofarbstoff in sehr viel höherer Konzentration enthält. Außerdem stellte man aus den Blättern des Färberwaid manchmal Farben für die Buchmalerei her.

Jasminum grandiflorum

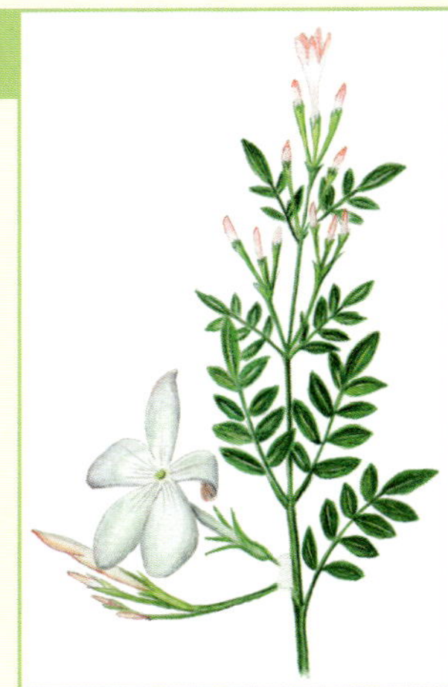

Chinesischer Teejasmin

Familie: Oleaceae (Ölbaumgewächse)

Weitere Namen: Su xian hua

Heimat: Asien

Größe: Bis 5 m lange Kletterpflanze

Typische Kennzeichen: Große, weiße, stark duftende, trichterförmige Blüten

Die angenehm duftenden Blüten dieser Art werden auch in Europa schon seit dem 16. Jahrhundert zur Herstellung von Parfüm verwendet. Das in ihnen enthaltene ätherische Öl lässt sich aber auch medizinisch nutzen, vor allem bei Hautbeschwerden, etwa sehr trockener oder besonders empfindlicher Haut; außerdem soll es bei Kopfschmerzen hilfreich sein, ebenso wie bei Nervosität und Angstzuständen.

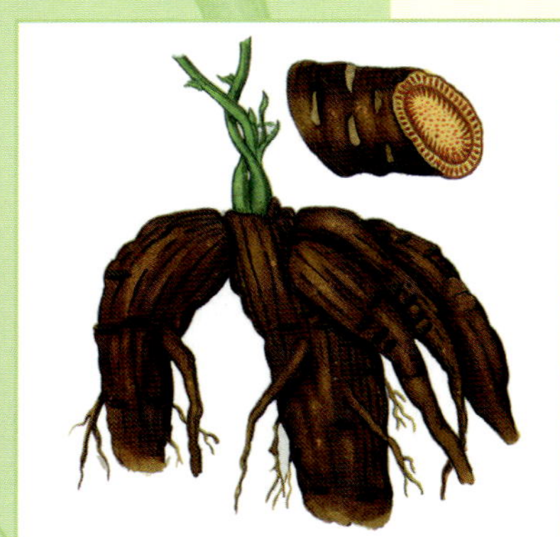

Jateorhiza palmata

Kolombo

Familie: Menispermaceae (Mondsamengewächse)

Weitere Namen: Kolombowurzel, Kalumbawurzel

Heimat: Afrika

Größe: Bis 15 m lange Kletterpflanze

Typische Kennzeichen: Palmenartige Blätter

Die Wurzel dieser Kletterpflanze, die im tropischen Ostafrika und auf Madagaskar vorkommt, wird in ihrer Heimat vor allem als Verdauungsstonikum und bei Magen-Darm-Infekten benutzt. Eine besonders häufige Anwendung für die Kolombowurzel ist dabei die Behandlung von Dysenterie (Ruhr), eine durch bestimmte Bakterien verursachte Infektionskrankheit des Dickdarms.

Jubaea chilensis

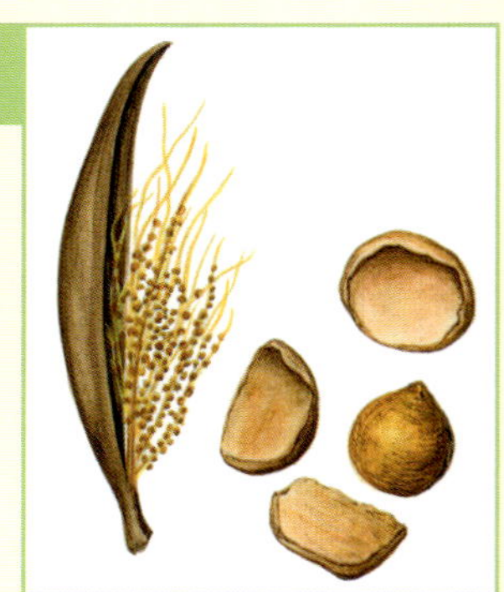

Chilenische Honigpalme

Familie: Arecaceae (Palmengewächse)

Weitere Namen: Coquitopalme

Heimat: Südamerika

Größe: Bis 20 m hoher Baum

Typische Kennzeichen: Bildet etwa hühnereigroße, gelblich bis braune Früchte

Diese Palme enthält große Mengen eines sehr zuckerhaltigen Saftes, der früher in seiner südamerikanischen Heimat eingedickt und dann zum Süßen von Nahrungsmitteln verwendet wurde. Da die Bäume durch übermäßige Nutzung inzwischen vom Aussterben bedroht und daher geschützt sind, ist dieser „Palmhonig", der sich auch zu Palmwein vergären lässt, inzwischen aber kaum noch erhältlich.

Juglans cinerea

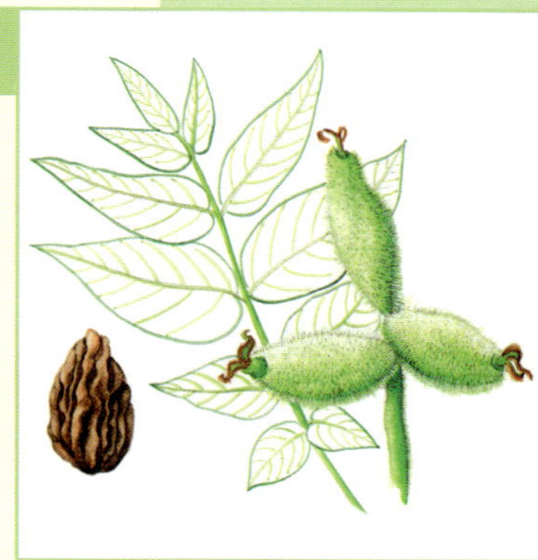

Butternussbaum

Familie: Juglandaceae (Walnussgewächse)
Weitere Namen: Kanadischer Nussbaum
Heimat: Nordamerika
Größe: Bis 25 m hoher, sommergrüner Baum
Typische Kennzeichen: Große, stark gefiederte Blätter, die sich im Herbst goldgelb verfärben

Die nordamerikanischen Ureinwohner und auch die ersten europäischen Siedler verwendeten die Rinde dieses Baumes vor allem zur Behandlung rheumatischer oder arthritischer Beschwerden und zur Versorgung von kleineren Wunden. Heute nutzt man die Art manchmal als Abführmittel; sie gilt aber auch als wirksame Arznei zur Bekämpfung von Würmern, und sie soll hilfreich bei Kopf- und Gesichtsausschlag sein.

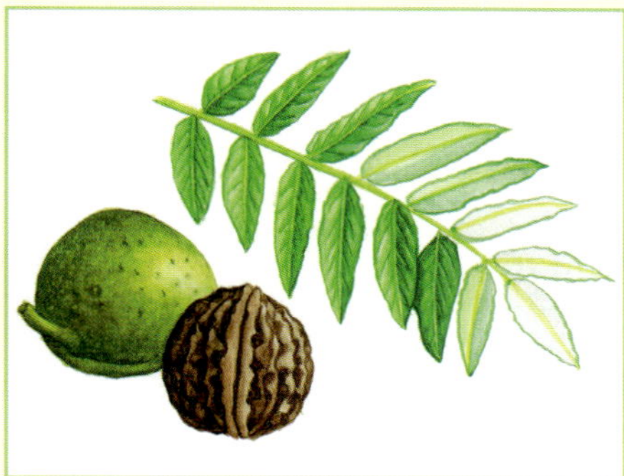

Juglans nigra

Schwarze Walnuss

Familie: Juglandaceae (Walnussgewächse)
Weitere Namen: –
Heimat: Nordamerika
Größe: Bis 30 m hoher Baum
Typische Kennzeichen: Frucht mit vergleichsweise kleinem Samen

Die aus Nordamerika stammende Art findet man in Mitteleuropa manchmal als Parkbaum, während sie in Gärten fast nie angepflanzt wird, weil ihre sehr kleinen, nicht besonders schmackhaften Nüsse für den Verzehr ungeeignet sind. In Nordamerika wurden die Fruchtschalen und die Blätter, ebenso wie die Rinde und die Wurzeln des Baumes, früher zum Färben von Naturfasern verwendet.

Juglans regia

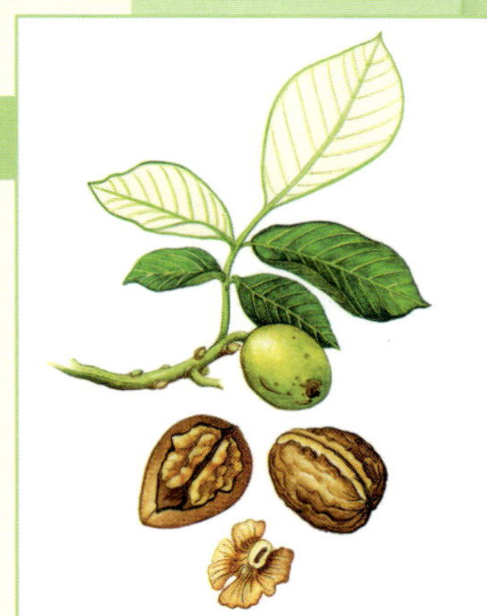

Echte Walnuss

Familie: Juglandaceae (Walnussgewächse)
Weitere Namen: Welsche Nuss, Christnuss
Heimat: Asien
Größe: Bis 15 m hoher Baum
Typische Kennzeichen: Frucht mit sehr großem Samen

Die ursprünglich aus Asien stammende Echte Walnuss wird in Europa wegen ihrer essbaren Früchte schon seit sehr langer Zeit kultiviert. Die Pflanze lässt sich aber auch in der Naturheilkunde einsetzen, denn die Blätter und die grünen Schalen besitzen antiseptische, verdauungsfördernde und entzündungshemmende Eigenschaften, außerdem sollen sie den Blutdruck und den Blutzuckerspiegel senken.

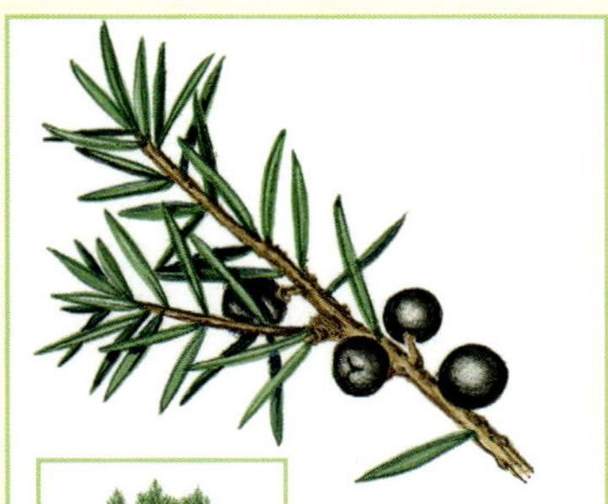

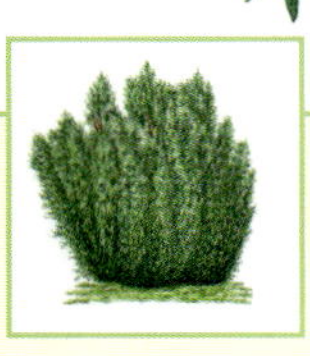

Juniperus communis

Gewöhnlicher Wacholder

Familie: Cupressaceae (Zypressengewächse)
Weitere Namen: Machandel, Krammetbeere
Heimat: Europa, Asien und Nordamerika
Größe: Bis 15 m hohe, zweihäusige Pflanze
Typische Kennzeichen: Nadelartige Blätter und runde, blau bereifte Früchte

Unsere Vorfahren warfen früher manchmal Wacholderzweige ins Feuer, um sich so vor bösen Geistern zu schützen. Heute verwendet man die Früchte (Wacholderbeeren) gern zum Verfeinern von Wild- und anderen Fleischgerichten, während die Naturheilkunde vor allem ihre harntreibenden und antiseptischen Eigenschaften schätzt. Während der Schwangerschaft sollte die Art nicht angewendet werden.

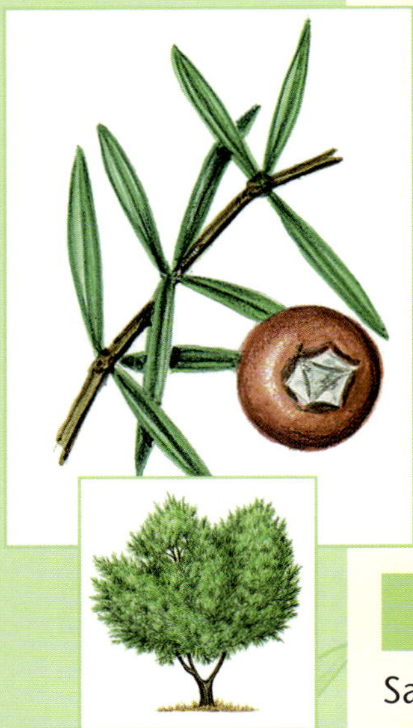

Juniperus oxycedrus

Stechwacholder

Familie: Cupressaceae (Zypressengewächse)
Weitere Namen: Roter Wacholder, Zedernwacholder, Rotbeeriger Wacholder
Heimat: Europa, Asien und Nordafrika
Größe: Bis 5 m hoher Strauch oder kleiner Baum
Typische Kennzeichen: Nadelartige Blätter und rote Früchte

Von dieser Art, die vor allem im Mittelmeerraum recht häufig vorkommt, wird hauptsächlich das so genannte Kadeöl oder Oleum cadinum medizinisch genutzt, das sich durch eine spezielle Destillation aus dem Holz der Pflanze gewinnen lässt. Eingesetzt wird das in vielen Apotheken erhältliche Öl besonders zur Behandlung von Hautbeschwerden, etwa Schuppenflechte, Akne und Ekzemen.

Juniperus sabina

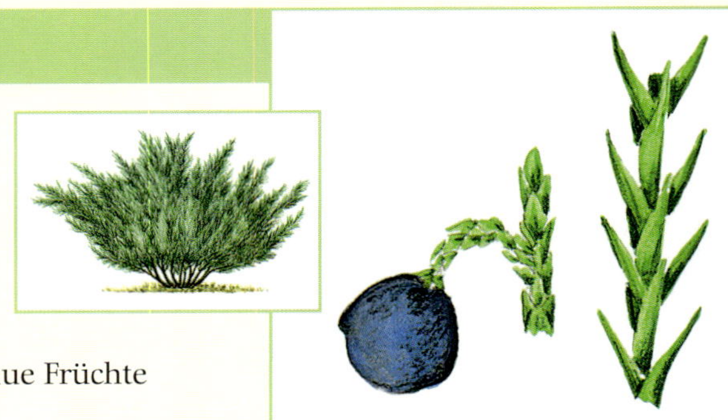

Sadebaum

Familie: Cupressaceae (Zypressengewächse)
Weitere Namen: Stinkwacholder, Sevibaum
Heimat: Europa und Asien
Größe: Bis 2,5 m hoher Strauch oder kleiner Baum
Typische Kennzeichen: Nadelartige Blätter und ovale, blaue Früchte

Die Zweigspitzen und Beeren dieser überaus giftigen Wacholder-Art wurden schon in der Antike für Abtreibungen verwendet, denn sie enthalten ein Öl, das starke Gebärmutterkrämpfe auslöst. Bei falscher Anwendung führt eine Einnahme allerdings häufig zum Tod oder verursacht zumindest schwere Leber- und Nierenschäden; außerdem kann das Öl schmerzhafte Entzündungen auf der Haut verursachen.

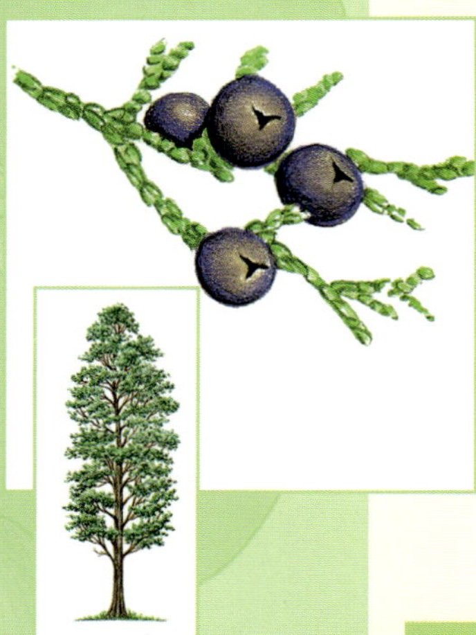

Juniperus virginiana

Virginischer Wacholder

Familie: Cupressaceae (Zypressengewächse)
Weitere Namen: Virginische Rotzeder
Heimat: Nordafrika
Größe: Bis 20 m hoher, säulenförmiger Baum
Typische Kennzeichen: Nadelartige Blätter und braunviolette Früchte

Der stark giftige Virginische Wacholder wurde in seiner nordamerikanischen Heimat für den gleichen Zweck und mit oft ähnlich schwerwiegenden Folgen verwendet wie der Sadebaum (*Juniperus sabina*) in Europa: für Abtreibungen. Da die Art, von der es zahlreiche Sorten gibt, häufig in Gärten angepflanzt wird, sollten Kinder unbedingt vor der gefährlichen Pflanze gewarnt werden.

Justicia adhatoda

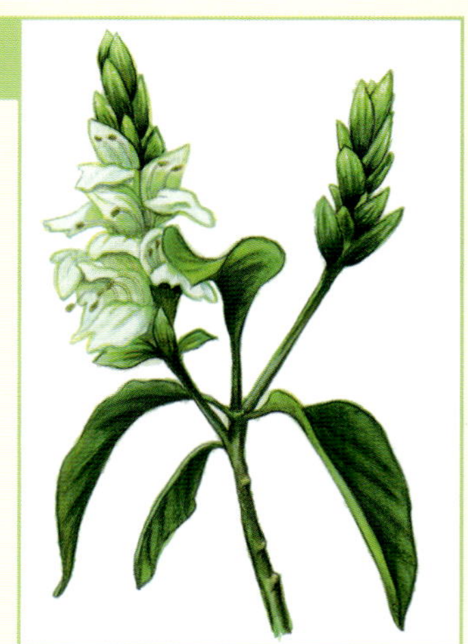

Indische Justizie

Familie: Acanthaceae (Akanthusgewächse)
Weitere Namen: Malabarnuss, Indisches Lungenkraut
Heimat: Indien
Größe: Bis 3 m hoher, immergrüner Baum
Typische Kennzeichen: Endständige, weiße oder purpurfarbene Blüten

Diese Pflanze wird in ihrer indischen Heimat schon seit Jahrtausenden zur Behandlung von Atemwegsbeschwerden angewendet, und auch heute nimmt man die Blätter, Blüten, Früchte und Wurzeln oft noch bei akuten Entzündungen der Luftwege oder zur Behandlung von Heuschnupfen und Verbrennungen. Bei Schwangerschaft darf die leicht giftige Pflanze allerdings keinesfalls benutzt werden.

Kaempferia galanga

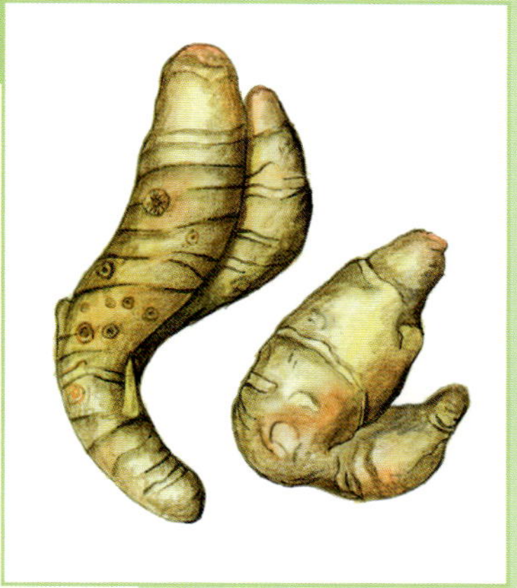

Indische Gewürzlilie

Familie: Zingiberaceae (Ingwergewächse)

Weitere Namen: Thai-Ingwer

Heimat: Asien und Afrika

Größe: Bis 30 cm hohe, ausdauernde Pflanze

Typische Kennzeichen: Orchideenähnliche, aber sehr kurzlebige Blüten

Die stark aromatische Wurzel dieser Art wird – vor allem in weiten Teilen Südostasiens – schon seit langem als Gewürzpflanze zur Verfeinerung von Reisgerichten verwendet. Man nutzt die Indische Gewürzlilie aber auch als Arznei, etwa bei Hals- und Augenentzündungen oder bei Verdauungsbeschwerden und Kopfschmerzen; außerdem soll sie rheumatische Beschwerden lindern.

Kalmia latifolia

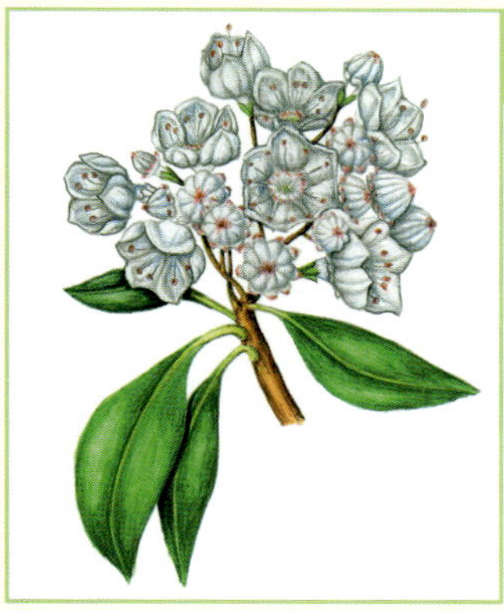

Amerikanischer Berglorbeer

Familie: Ericaceae (Heidekrautgewächse)

Weitere Namen: Breitblättriger Berglorbeer, Breitblättrige Lorbeerrose, Flammendes Käthchen

Heimat: Nordamerika

Größe: Bis 3 m hoher, immergrüner Strauch

Typische Kennzeichen: Lorbeerähnliche Blätter und weiße bis rötliche Blüten

Diese Art, die in mitteleuropäischen Gärten häufig als Zierstrauch angepflanzt wird, wurde früher manchmal als Beruhigungs- und Schmerzmittel verwendet. Da es sich um eine giftige Pflanze handelt, ist das heute aber nicht mehr üblich. In der Homöopathie verarbeitet man die Art allerdings oft noch in Mitteln zur Behandlung von rheumatischen Erkrankungen und Nervenschmerzen.

Knautia arvensis

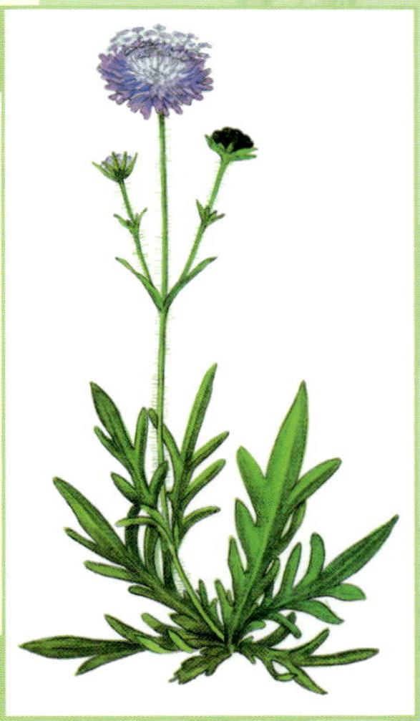

Ackerwitwenblume

Familie: Dipsacaceae (Kardengewächse)

Weitere Namen: Honigblume, Ackerskabiose

Heimat: Europa und Asien

Größe: Bis 1 m hohe, ausdauernde Pflanze

Typische Kennzeichen: Auffällig große, blauviolette Blütenköpfchen und im oberen Bereich fiederteilige Blätter

Die auch in Mitteleuropa häufige Ackerwitwenblume findet man vor allem auf Wiesen oder an Feld- und Waldrändern. Sie ist ein altes Heilkraut, deren Blätter und Wurzeln früher hauptsächlich bei Hautbeschwerden angewendet wurden, etwa Ekzemen und Quetschungen, aber manchmal auch bei Husten und Halsentzündungen. Heute wird die Art fast nur noch in homöopathischen Mitteln verarbeitet.

Krameria triandra

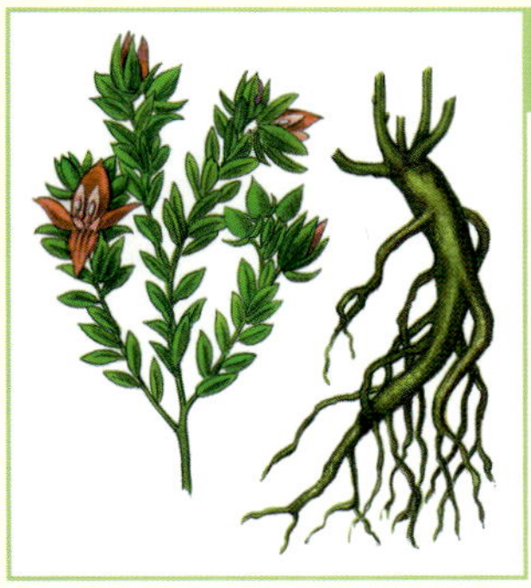

Ratanhia

Familie: Krameriaceae (Ratanhiengewächse)

Weitere Namen: Ratanhiawurzel

Heimat: Südamerika

Größe: Bis 1 m hoher, immergrüner Strauch

Typische Kennzeichen: Große rötliche Blüten und gelblich behaarte Blätter

Die Wurzel dieser Art wurde schon von den südamerikanischen Ureinwohnern bei Entzündungen der Mund- und Rachenschleimhaut oder des Zahnfleischs angewendet, und auch heute stellt man aus der Pflanze immer noch Gurgelmittel für den Mund- und Rachenbereich her. Die Ratanhiawurzel kann aber auch zur Behandlung von Krampfadern oder Hämorrhoiden und zur Wundbehandlung verwendet werden.

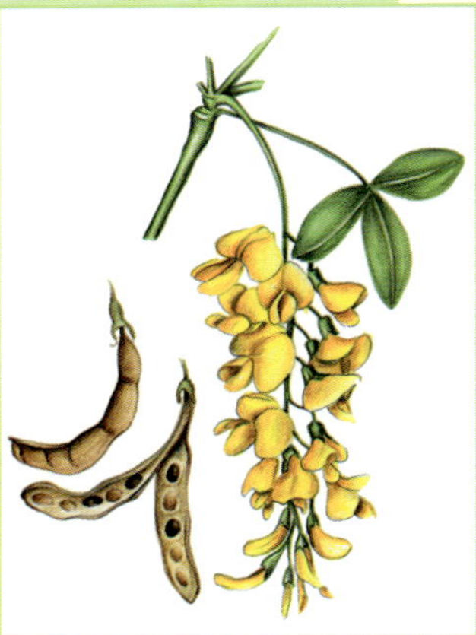

Laburnum anagyroides

Gewöhnlicher Goldregen

Familie: Fabaceae/Leguminosae (Hülsenfrüchtler)

Weitere Namen: Bohnenbaum

Heimat: Europa

Größe: Bis 6 m hoher Strauch oder kleiner Baum

Typische Kennzeichen: Große, hängende Blütentrauben und kleeähnliche Blätter

Der in Süd- und Südosteuropa heimische Goldregen gehört in Mitteleuropa immer noch zu den beliebtesten Gartensträuchern, obwohl es sich um eine außerordentlich toxische Pflanze handelt, die vor allem bei Kindern immer wieder schwere, oft sogar tödliche Vergiftungen verursacht. In der Homöopathie werden die bohnenartigen Hülsen manchmal in Mitteln zur Behandlung von Schlafstörungen oder Migräne verarbeitet.

Lactuca sativa var. *capitata*

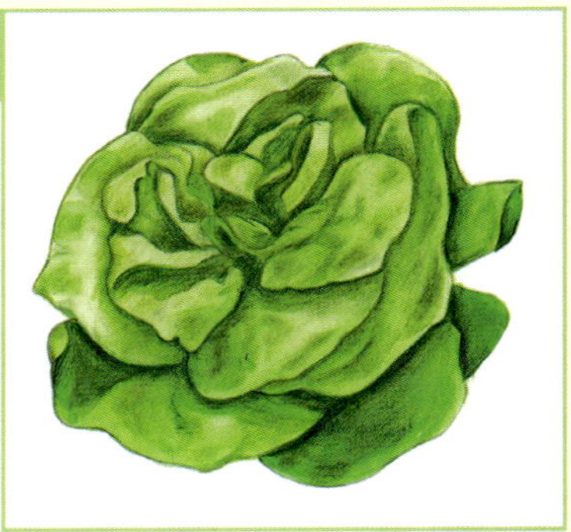

Kopfsalat

Familie: Asteraceae/Compositae (Korbblütler)

Weitere Namen: Gartenlattich, Buttersalat

Heimat: Vermutlich Südosteuropa; schon seit der Antike in Kultur

Größe: Der Blütenschaft der einjährigen Pflanze kann bis 1 m lang werden

Typische Kennzeichen: Bildet stark vergrößerte Blattknospen (Salatköpfe)

Der Kopfsalat ist ein wertvolles Nahrungsmittel, denn er ist reich an Vitaminen und Mineralstoffen. Daneben werden ihm aber auch beruhigende und verdauungsfördernde Eigenschaften nachgesagt, so dass man ihn manchmal bei Schlafstörungen oder auch Darmträgheit verordnet. Äußerlich lassen sich die Blätter bei Hautentzündungen oder leichten Verbrennungen anwenden.

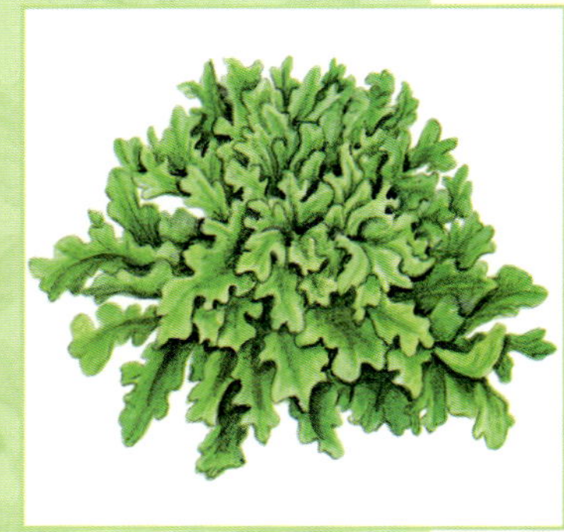

Lactuca sativa var. *crispa*

Schnittsalat

Familie: Asteraceae/Compositae (Korbblütler)

Weitere Namen: Pflücksalat

Heimat: Vermutlich Südosteuropa; schon seit der Antike in Kultur

Größe: Der Blütenschaft der einjährigen Pflanze kann bis 1 m lang werden

Typische Kennzeichen: Die Blätter sind lockerer angeordnet als beim Kopfsalat

Diese Varietät unterscheidet sich nur durch einige äußere Merkmale vom Kopfsalat (*Lactuca sativa* var. *capitata*) und wird daher auch in ähnlicher Weise verwendet. Weitere Varietäten sind der Römische Salat (*Lactuca sativa* var. *longifolia*), den man auch Bindesalat oder Sommerendivie nennt, der sehr lockere Köpfe bildet, und der Spargelsalat (*Lactuca sativa* var. *angustana*), von dem man die Sprossachse verwertet.

Lactuca virosa

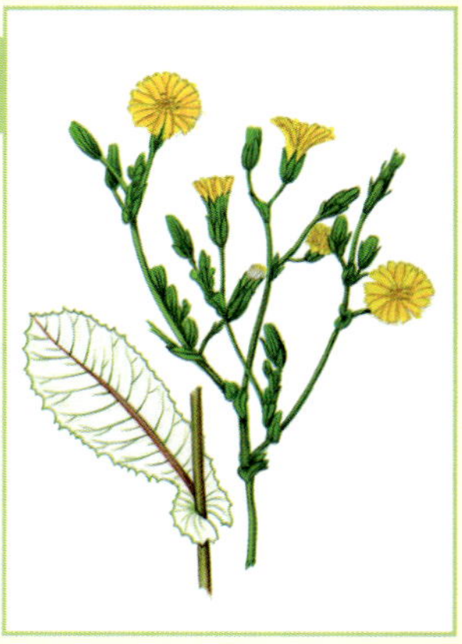

Giftlattich

Familie: Asteraceae/Compositae (Korbblütler)

Weitere Namen: Stinksalat, Giftsalat, Totenkraut

Heimat: Europa und Nordamerika

Größe: Bis 2 m hohe, ein- bis zweijährige Pflanze

Typische Kennzeichen: Die gesamte Pflanze verbreitet einen unangenehmen Geruch

Der eingedickte Milchsaft dieser stark giftigen Pflanze wird in der Homöopathie als Beruhigungs- und Schlafmittel verwendet, aber auch um Hustenreiz und Schmerzen zu lindern. Interessanterweise galt er in der Vergangenheit außerdem sowohl als Aphrodisiakum als auch als Anaphrodisiakum, was ein bezeichnendes Licht auf die Glaubwürdigkeit solcher Anwendungen wirft.

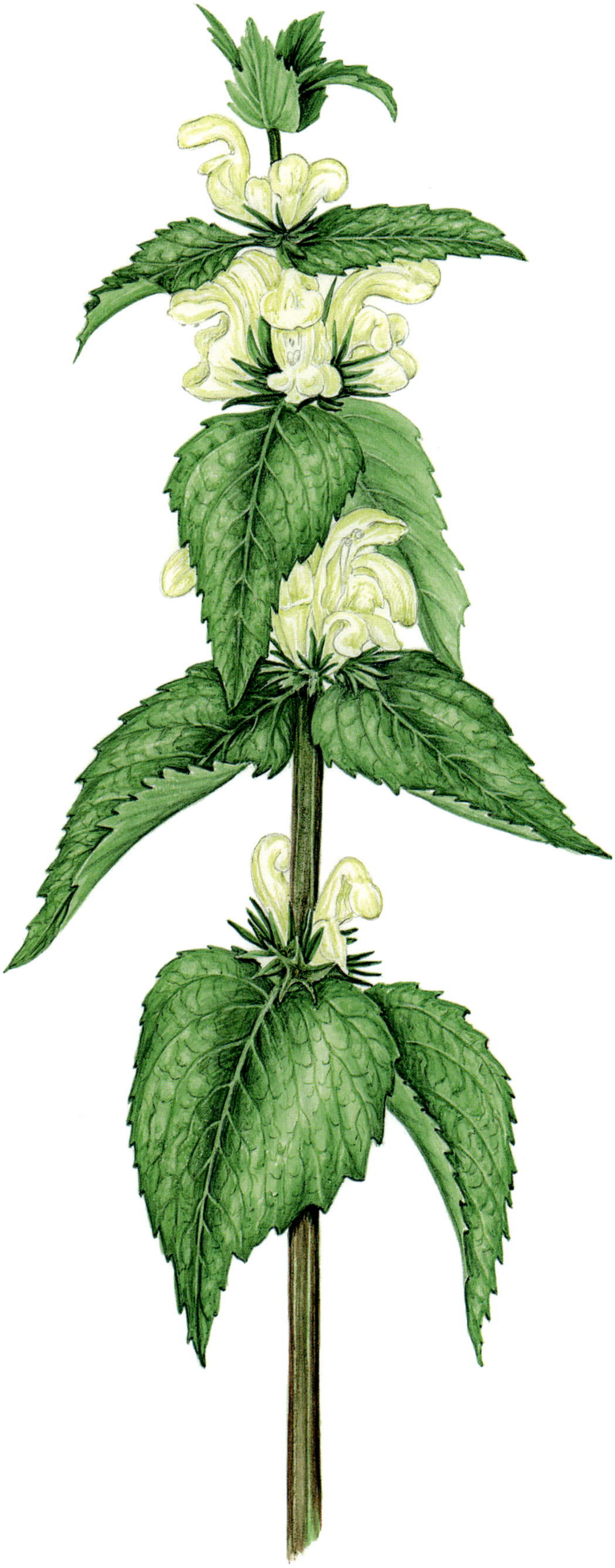

Lamium album

Weiße Taubnessel

Familie:
Lamiaceae/Labiatae (Lippenblütler)

Weitere Namen:
Wurmnessel, Bienensaug, Milde Nessel

Heimat:
Europa und Asien

Größe:
Bis 50 cm hohe, ausdauernde Pflanze

Typische Kennzeichen:
Vierkantiger Stängel und weiße, in Quirlen angeordnete Blüten

Diese Art, die zwar eine oberflächliche Ähnlichkeit mit der Brennnessel hat, jedoch keine Brennhaare besitzt, wurde früher hauptsächlich zum Blutstillen, aber auch zur Behandlung von Tuberkulose verwendet. Heute nimmt man die blühenden Sprossspitzen vor allem bei unregelmäßiger Menstruation oder zur Stärkung der Gebärmutter; außerdem soll sie hilfreich bei Hämorrhoiden und Krampfadern sein.

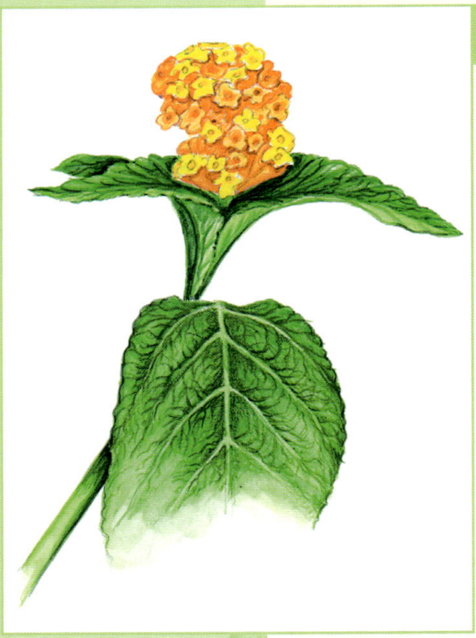

Lantana camara

Wandelröschen

Familie: Verbenaceae (Eisenkrautgewächse)

Weitere Namen: Bergsalbei

Heimat: Tropisches Südamerika

Größe: Bis 1,2 m hoher Strauch

Typische Kennzeichen: Bildet blauschwarze, beerenartige Früchte

Diese Art verdankt ihren Namen dem Umstand, dass die Blüten mit zunehmendem Alter ihre Farbe verändern. Nicht zuletzt diese ungewöhnliche Eigenschaft hat das Wandelröschen auch in Mitteleuropa zu einer beliebten Zierpflanze werden lassen, von der es inzwischen zahlreiche Sorten gibt. Bei der Pflege ist jedoch Vorsicht geboten, da es sich um eine giftige Pflanze handelt.

Larix decidua

Europäische Lärche

Familie: Pinaceae (Kieferngewächse)

Weitere Namen: Schönholz

Heimat: Europa

Größe: Bis 45 m hoher, sommergrüner Baum

Typische Kennzeichen: Wirft die Nadeln im Winter ab

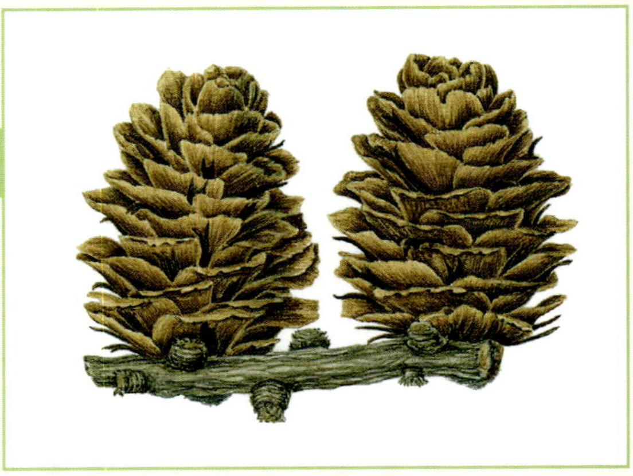

Das Harz dieses Nadelbaums, das auch unter dem Namen „Venezianisches Terpentin" bekannt ist, lässt sich zur Behandlung von Husten und ähnlichen Atemwegsbeschwerden verwenden. Dazu legt man einige Stücke in kochendes Wasser und atmet die Dämpfe dann ein. In bestimmten Regionen Europas wurde früher aber auch die Rinde therapeutisch eingesetzt, besonders bei Harnwegsinfekten, etwa Blasenentzündung.

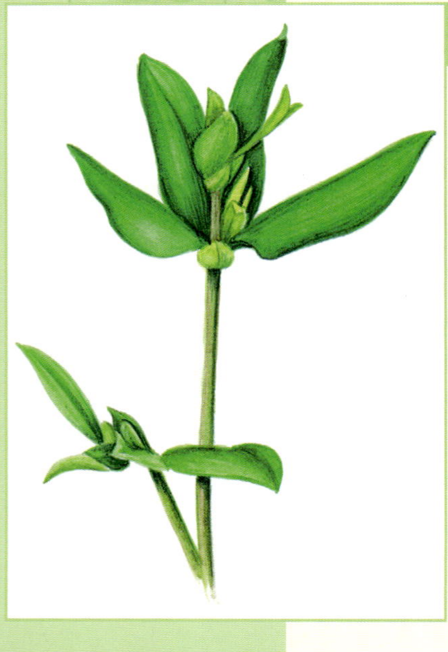

Larrea tridentata

Kreosotbusch

Familie: Zygophyllaceae (Jochblattgewächse)

Weitere Namen: –

Heimat: Nordamerikanische Trockengebiete

Größe: Bis 2 m hoher Strauch

Typische Kennzeichen: Kleine, lederartige Blätter zur Wasserspeicherung

Diese Art, die nur in den Halbwüsten im Südwesten der USA und in Mexiko vorkommt, wurde schon von den Ureinwohnern dieser Region zur Behandlung von Magenbeschwerden, Zahnschmerzen und Hautproblemen verwendet. Wegen inzwischen bekannt gewordener Nebenwirkungen nutzt man die Sprossteile heute allerdings nur noch äußerlich, etwa bei rheumatischen Beschwerden oder zur Behandlung von Akne und Ekzemen.

Laserpitium siler

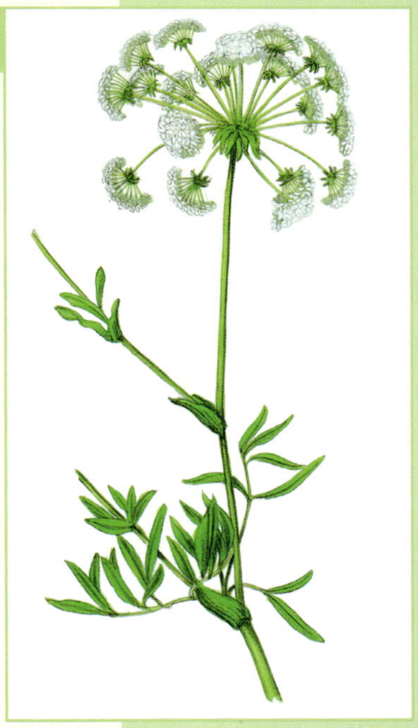

Bergkümmel

Familie: Apiaceae/Umbelliferaceae (Doldenblütler)

Weitere Namen: Berg-Laserkraut, Bergsiler

Heimat: Europa und Asien

Größe: Bis 1,5 m hohe, ausdauernde Pflanze

Typische Kennzeichen: Bildet große, schirmartige Dolden mit weißen Blüten

Die Samen der in Mitteleuropa vergleichsweise seltenen, nur in Gebirgsregionen mit Kalkuntergrund vorkommenden Art wurden früher manchmal zur Behandlung von Magen- und Darmbeschwerden angewendet, aber auch als harntreibende und menstruationsfördernde Arznei. Weitaus bekannter sind sie aber als kümmelähnliches Gewürz, das besonders gut zu Kohl- und Eintopfgerichten passt.

Laurus nobilis

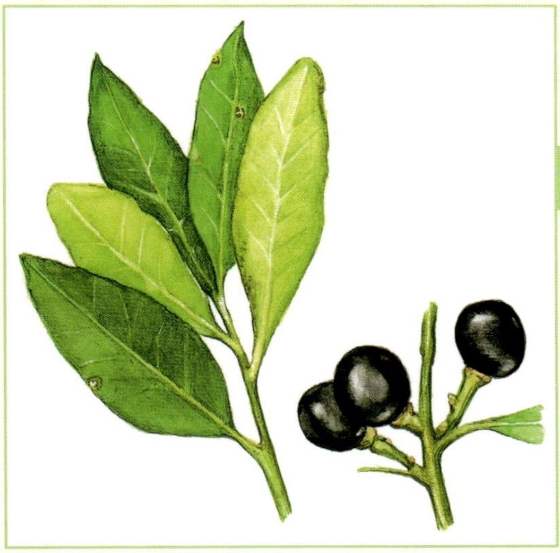

Lorbeerbaum

Familie: Lauraceae (Lorbeergewächse)

Weitere Namen: Siegerbaum

Heimat: Mittelmeergebiet

Größe: Bis 20 m hoher, immergrüner Strauch oder Baum

Typische Kennzeichen: Aromatisch duftende Blätter

Der Lorbeer besitzt aromatische, appetitanregende, verdauungsfördernde und anregende Eigenschaften, und er lässt sich als leicht antiseptisches, antirheumatisches und schmerzlinderndes Mittel einsetzen. Aber auch in der Küche werden die Blätter gern verwendet, etwa zur Verfeinerung reichlich bemessener Fleischmahlzeiten, zum Würzen von Suppen oder Soßen und zum Aromatisieren von Essig.

Lavandula latifolia

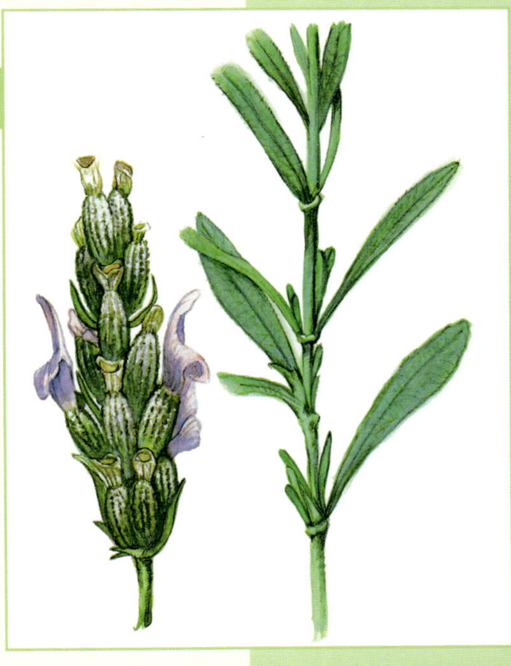

Spiklavendel

Familie: Lamiaceae/Labiatae (Lippenblütler)

Weitere Namen: Großer Lavendel

Heimat: Mittelmeerraum

Größe: Bis 1 m hoher Halbstrauch

Typische Kennzeichen: Besitzt etwas breitere Blätter als der Echte Lavendel

Diese Art wird therapeutisch hauptsächlich bei Atemwegserkrankungen und äußerlich bei Rheumatismus angewendet. Dort wo sich die Verbreitungsgebiete des Spiklavendels und des Echten Lavendels (*Lavendula angustifolia*) überschneiden, kommt es häufig zu einer Kreuzung zwischen beiden Arten und damit zur Entstehung von Hybriden, die ein begehrtes Öl für die Parfümindustrie produzieren.

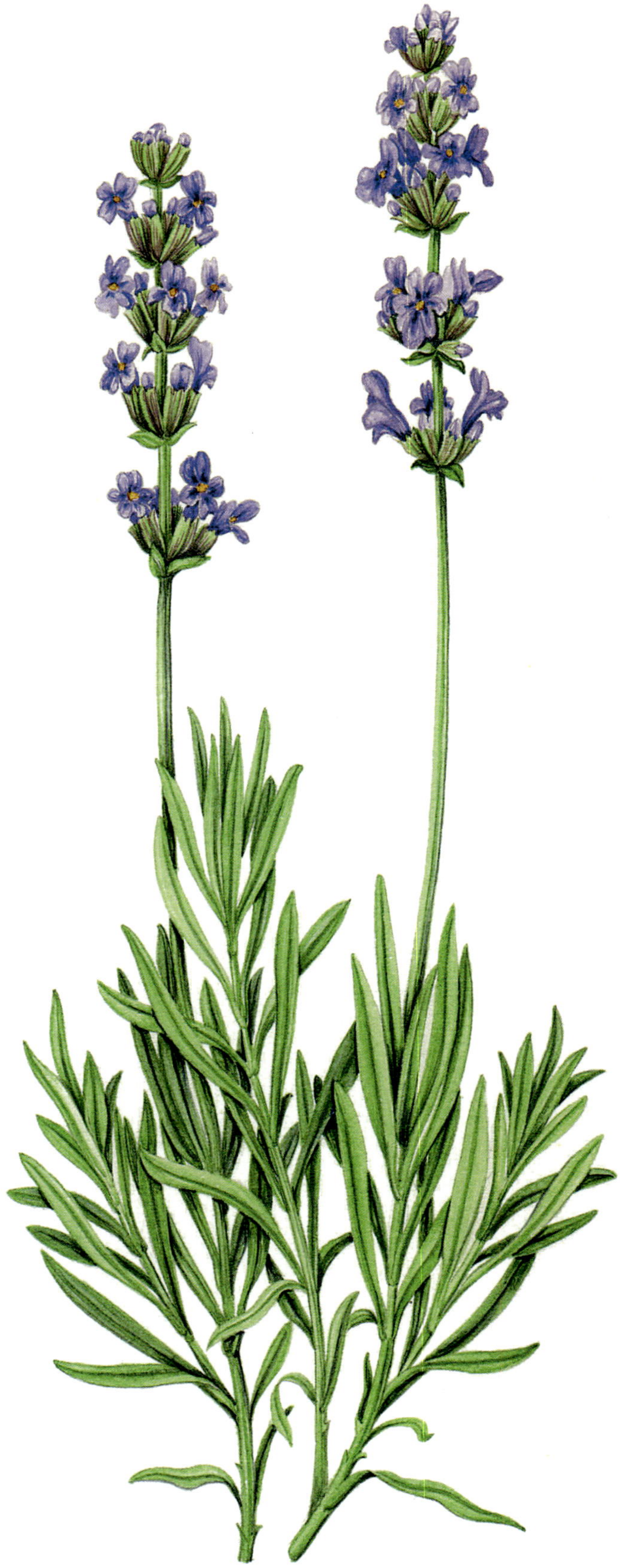

Lavandula angustifolia

Echter Lavendel

Familie:
Lamiaceae/Labiatae (Lippenblütler)

Weitere Namen:
Narde, Kleiner Speik

Heimat:
Mittelmeerraum

Größe:
Bis 80 cm hoher Halbstrauch

Typische Kennzeichen:
Lanzettliche Blätter und kräftig duftende Blüten

Der aromatische Lavendel wird nicht nur zur Herstellung von Parfüm und anderen Kosmetika verwendet und für diesen Zweck in großem Maßstab angebaut, sondern man kann ihn auch zum Würzen von Soßen, Suppen, Fisch, Hackfleisch- und Eintopfgerichten men. Außerdem werden ihm antiseptische, seda antidepressive und krampflösende Eigenscha nachgesagt.

Lawsonia inermis

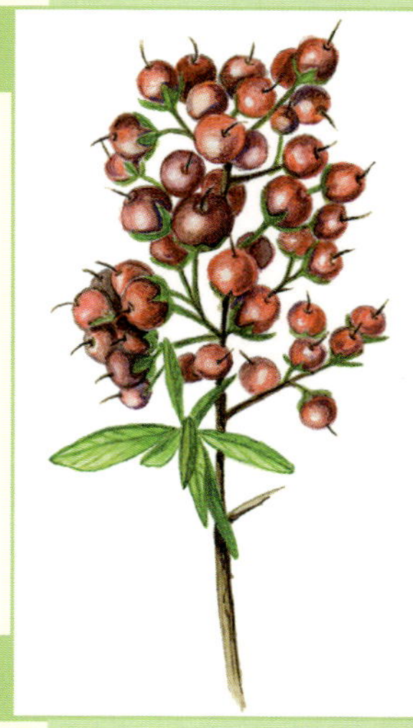

Hennastrauch

Familie: Lythraceae (Blutweiderichgewächse)

Weitere Namen: –

Heimat: Nordafrika und Asien

Größe: Bis 6 m hoher, immergrüner Strauch oder Baum

Typische Kennzeichen: Rosafarbene Blüten und bei Reife blauschwarze Früchte

Diese aromatisch duftende Pflanze wurde schon im Altertum zum Färben von Haaren verwendet, wobei es sich auch um Pferdemähnen oder Pferdeschweife handeln konnte. Außerdem benutzte man sie als Körperfarbe, zum Anmalen der Fuß- und Fingernägel, zum Färben von Wolle, und sie wurde auch häufig zur Herstellung von Parfüm genommen. Heute stellt man aus den Blättern manchmal Gurgelmittel her.

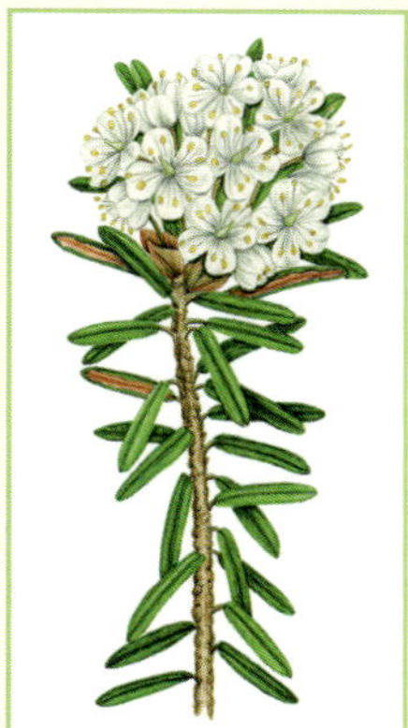

Ledum palustre

Sumpfporst

Familie: Ericaceae (Heidekrautgewächse)

Weitere Namen: Porst, Wilder Rosmarin, Bauernkraut

Heimat: Europa und Asien

Größe: Bis 1,3 m hoher, immergrüner Strauch

Typische Kennzeichen: Die Unterseite der Blätter ist rot behaart

Der hübsche, aber giftige Strauch, der sehr selten auch in mitteleuropäischen Sumpfgebieten und Mooren vorkommt, wurde früher häufig für Abtreibungen missbraucht oder in Bier gegeben, um die berauschende Wirkung zu erhöhen. Heute werden aus den getrockneten Sprossen vereinzelt noch homöopathische Mittel zur Behandlung von Rheumatismus, Gelenkschmerzen oder Hautausschlägen hergestellt.

Lemna minor

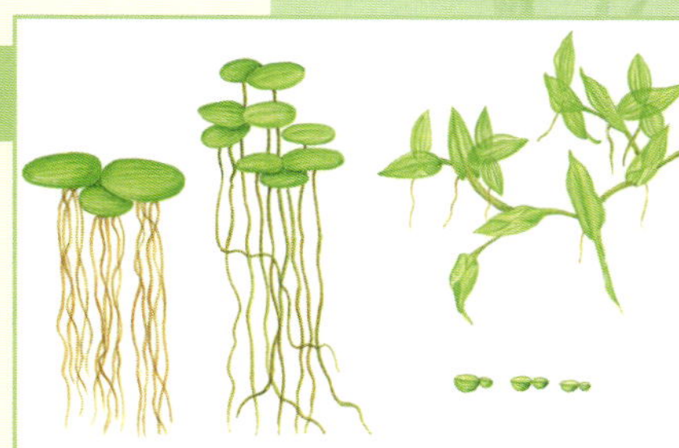

Kleine Wasserlinse

Familie: Lemnaceae (Wasserlinsengewächse)

Weitere Namen: Entengrütze, Entengrün

Heimat: Europa, Asien, Afrika und Nordamerika

Größe: Bis 0,6 cm große Wasserpflanze

Typische Kennzeichen: Bis sechs zusammenhängende Blätter mit frei flutenden Wurzeln

Diese kleine Schwimmpflanze findet man überall in Mitteleuropa auf stehenden oder langsam fließenden Gewässern, wo die unzähligen Wasserlinsen oft die gesamte Wasseroberfläche bedecken. In der Naturheilkunde wurden die Blätter früher manchmal bei Augenleiden eingesetzt; heute wendet man die Art vereinzelt noch in der Homöopathie an, etwa zur Behandlung von Polypen des Nasen-Rachen-Raumes.

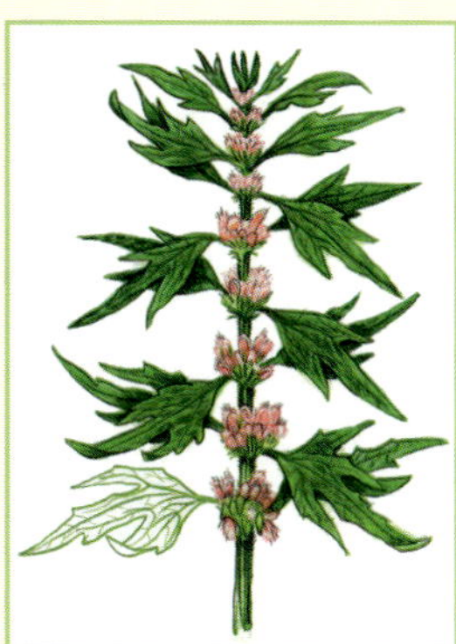

Leonurus cardiaca

Echtes Herzgespann

Familie: Lamiaceae/Labiatae (Lippenblütler)

Weitere Namen: Löwenschwanz, Wolfskraut, Herzheil

Heimat: Europa, Asien und Nordafrika

Größe: Bis 1,5 m hohe, ausdauernde Pflanze

Typische Kennzeichen: Stark behaarter, vierkantiger Stängel und weiße oder rosafarbene Lippenblüten

Die Blätter und Stängel dieser Art werden schon seit langem zur Behandlung von Herzbeschwerden eingesetzt, was sich leicht aus den häufig verwendeten umgangssprachlichen Bezeichnungen Herzgespann oder Herzheil ablesen lässt. Auch heute wird die Pflanze noch manchmal zur Stärkung des Herzens eingesetzt, und sie gilt außerdem als beruhigend und krampflösend.

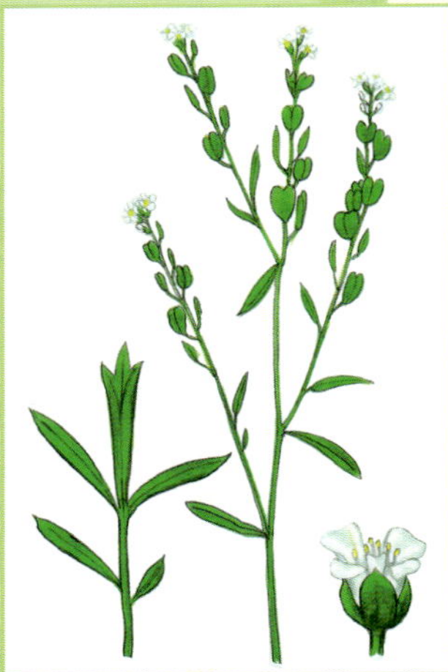

Lepidium sativum

Gartenkresse

Familie: Brassicaceae (Kreuzblütler)
Weitere Namen: Pfefferkraut
Heimat: Zentralasien
Größe: Bis 40 cm hohes, einjähriges Kraut
Typische Kennzeichen: Die Blätter sind im unteren Bereich länglich-eiförmig, an der Spitze gefiedert

Die pikant schmeckende, vitaminreiche Kresse ist ein beliebter Brotbelag, sie kann aber auch zur Verfeinerung von Salaten, Quark, Frischkäse, Eierspeisen oder Soßen verwendet werden. Wegen ihres ausgezeichneten Geschmacks wurde sie schon von den Menschen der Antike sehr geschätzt; nach Mitteleuropa kam sie vermutlich um die Zeit Karls des Großen (747–814).

Lepidium virginicum

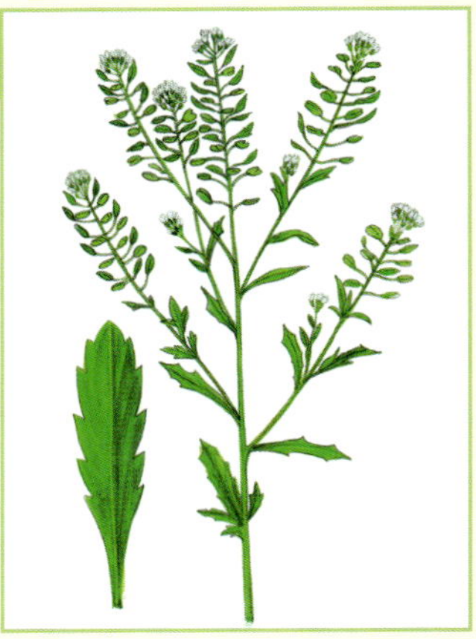

Virginische Kresse

Familie: Brassicaceae (Kreuzblütler)
Weitere Namen: Virginische Gartenkresse
Heimat: Nordamerika und Karibik
Größe: Bis 50 cm hohe, ein- bis zweijährige Pflanze
Typische Kennzeichen: Fiederteilige Grund- und ungeteilte Stängelblätter

Die Ureinwohner im Osten Nordamerikas nutzten die Blätter dieser Art früher hauptsächlich zur Behandlung von Hautbeschwerden. Da es sich um eine sehr vitaminreiche Pflanze handelt, kann man sie aber auch als gesundes Gemüse verwenden; außerdem sagt man ihr harntreibende Eigenschaften nach und sie soll sich als Wurmmittel und zur Behandlung rheumatischer Beschwerden anwenden lassen.

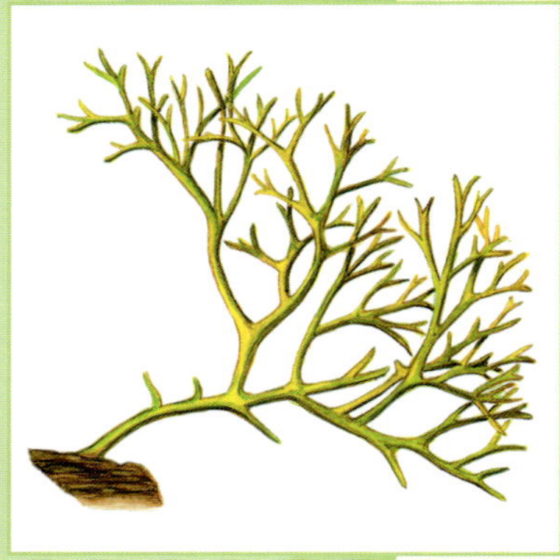

Letharia vulpina

Wolfsflechte

Familie: Usneaceae (Bartflechten)
Weitere Namen: Fuchsflechte
Heimat: Europa, Asien und Nordamerika
Größe: Bis 15 cm lange Strauchflechte
Typische Kennzeichen: Leuchtend gelb gefärbter Thallus

Diese Flechte enthält ein starkes Gift namens Vulpinsäure, so dass man sie früher in Skandinavien und Nordamerika manchmal zum Vergiften von Füchsen und Wölfen benutzt hat. Da sie außerdem einen kräftigen, gelben Farbstoff besitzt, wurde sie aber auch zum Färben von Wolle und anderen Naturfasern verwendet. In Mitteleuropa ist die Art vergleichsweise selten und daher geschützt.

Leucanthemum vulgare

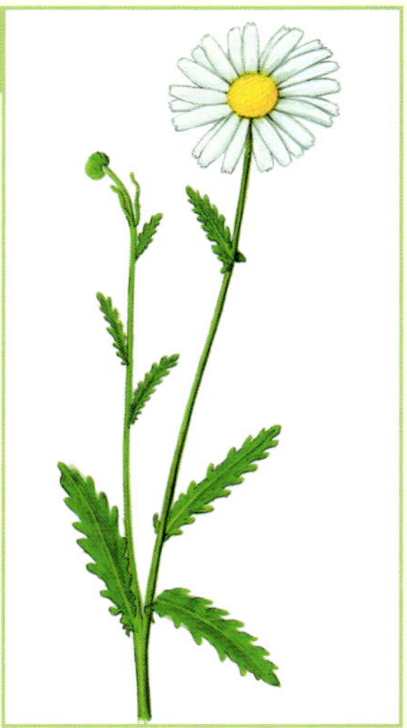

Wiesenmargerite

Familie: Asteraceae/Compositae (Korbblütler)
Weitere Namen: Weiße Wucherblume
Heimat: Europa und Asien
Größe: Bis 1 m hohe, ausdauernde Pflanze
Typische Kennzeichen: Große weiße Blütenkörbchen mit gelber Mitte

Margeriten kommen überall in Mitteleuropa auf Wiesen und Feldern vor, sie sind aber auch beliebte Gartenblumen. In der Naturheilkunde setzt man die Blüten vor allem als hustenlindernde Arznei ein, aber wegen ihrer krampflösenden Eigenschaften auch bei Bauchschmerzen und Darmkoliken; außerdem kann man sie äußerlich anwenden, etwa bei Hautabschürfungen oder leichten Verbrennungen.

Leucojum vernum

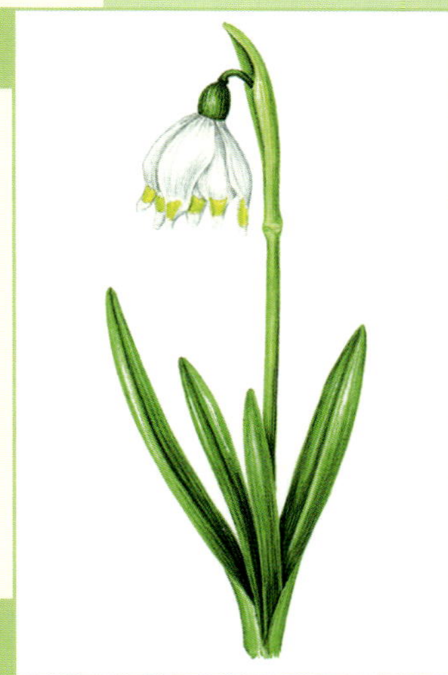

Märzenbecher

Familie: Amaryllidaceae (Narzissengewächse)

Weitere Namen: Frühlingsknotenblume, Sommertürchen

Heimat: Europa

Größe: Bis 30 cm hohe, ausdauernde Pflanze

Typische Kennzeichen: Grüner Fleck an der Spitze der Blütenblätter

Der giftige Märzenbecher gehört in Mitteleuropa zu den beliebtesten Gartenpflanzen; die zeitig im Frühjahr blühende Art kommt bei uns aber auch wild wachsend vor, allerdings sehr selten, so dass sie unter Naturschutz steht. Beim Anpflanzen im Garten sollte man stets bedenken, dass es sich um eine Giftpflanze handelt, die Übelkeit, Erbrechen und Herzrhythmusstörungen verursachen kann.

Levisticum officinale

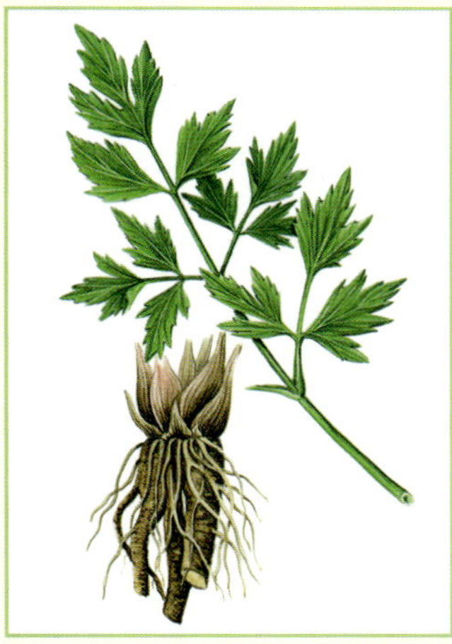

Liebstöckel

Familie: Apiaceae/Umbelliferaceae (Doldenblütler)

Weitere Namen: Maggikraut, Leberkraut

Heimat: Südeuropa und Südwestasien

Größe: Bis 2 m hohe, ausdauernde Pflanze

Typische Kennzeichen: Hohler, zylindrischer Stängel

In der Küche benutzt man den Liebstöckel, der wegen seines typischen Aromas auch Maggikraut genannt wird, gern zum Würzen von Fisch- und Fleischgerichten, aber auch zum Verfeinern von Majonäse oder Kräuterbutter. In der Naturheilkunde werden die Blätter, die Früchte und die Wurzel bei Verdauungsstörungen, Appetitlosigkeit, Bronchitis und Harnwegserkrankungen eingesetzt.

Ligustrum vulgare

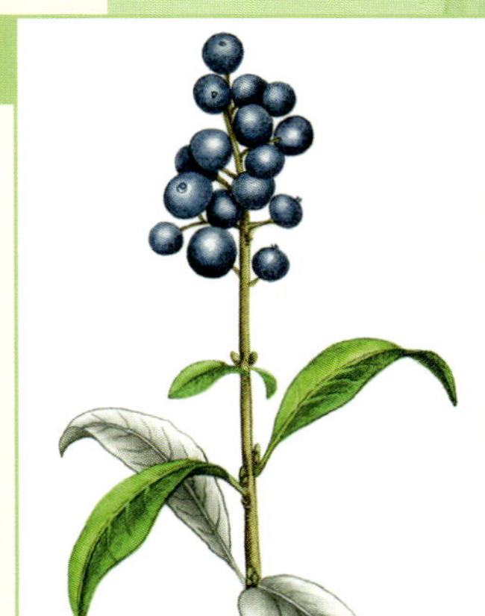

Gewöhnlicher Liguster

Familie: Oleaceae (Ölbaumgewächse)

Weitere Namen: Rainweide, Tintenbeere

Heimat: Europa und Asien

Größe: Bis 4 m hoher Strauch oder kleiner Baum

Typische Kennzeichen: Bildet große, duftende Blütentrauben und schwarze Beeren

Ligusterrinde wurde früher als Verdauungstonikum eingesetzt, während man die Blätter und Blüten bei Entzündungen im Mund- und Rachenbereich nahm. Da es sich um eine Giftpflanze handelt, die Übelkeit und Kreislaufprobleme verursachen kann, ist das heute allerdings nicht mehr üblich. Der Liguster kommt in Mitteleuropa häufig wild wachsend vor; man nutzt ihn aber auch gern als Heckenpflanze in Gärten.

Lilium candidum

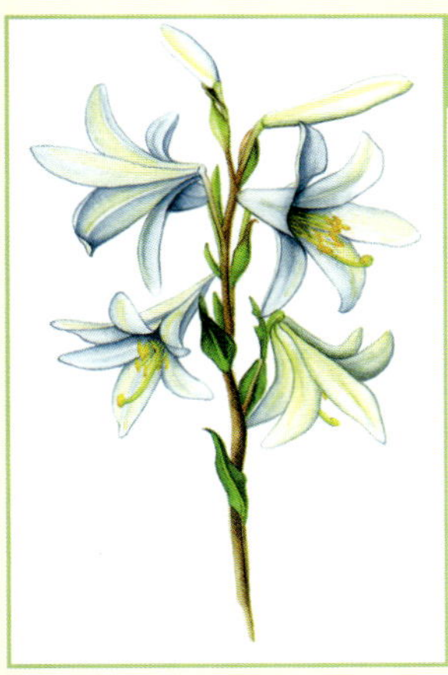

Madonnenlilie

Familie: Liliaceae (Liliengewächse)

Weitere Namen: Weiße Lilie, Bauernlilie

Heimat: Kleinasien

Größe: Bis 1,2 m hohe Pflanze

Typische Kennzeichen: Zwiebelpflanze mit bis zu 20 großen, hellen Blüten

Der großen Zwiebel dieser attraktiven Pflanze, die man heute in vielen Gärten findet, werden zwar auch harntreibende und auswurffördernde Eigenschaften nachgesagt, aber man verwendet die Art heute fast nur noch äußerlich bei Hautentzündungen oder leichten Verbrennungen. Außerdem lässt sich aus den Blütenblättern eine Tinktur zur Behandlung von starkem Juckreiz herstellen.

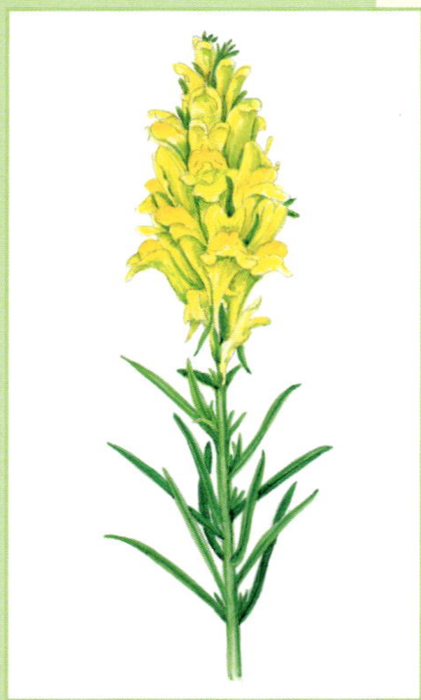

Linaria vulgaris

Gewöhnliches Leinkraut

Familie: Scrophulariaceae (Braunwurzgewächse/ Rachenblütler)
Weitere Namen: Wilder Flachs, Harnkraut, Froschmaul, Lammkraut
Heimat: Europa und Asien
Größe: Bis 50 cm hohe, ausdauernde Pflanze
Typische Kennzeichen: Gelbe, röhrenförmige Blüten mit langem Sporn

Die zu Salbe, Brei oder einem Dekokt verarbeiteten Blütentriebe dieser Pflanze sind schon seit Jahrhunderten ein beliebtes Mittel zur Behandlung von Hämorrhoiden. Außerdem lässt sich das Kraut als harntreibende, verdauungsfördernde oder abführende Arznei einsetzen, was heute aber nur noch selten geschieht. Eine innere Anwendung sollte keinesfalls ohne ärztliche Konsultation erfolgen.

Linum catharticum

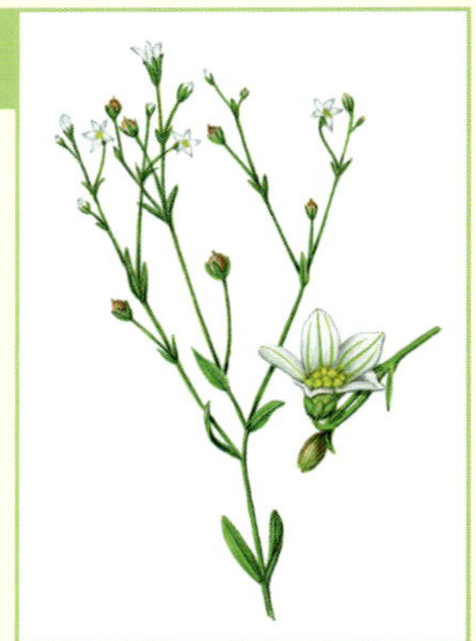

Purgierlein

Familie: Linaceae (Leingewächse)
Weitere Namen: Wiesenflachs, Wiesenlein
Heimat: Europa und Asien
Größe: Bis 30 cm hohe, ein- bis zweijährige Pflanze
Typische Kennzeichen: Gegabelte Stängel und winzige, weiße, achselständige Blüten

Der vereinzelt auch in Mitteleuropa vorkommende Purgierlein wurde früher häufig als Abführmittel eingesetzt, was sich schon an seinem umgangssprachlichen Namen erkennen lässt. Außerdem verwendet man die Art in höherer Dosierung als Brechmittel, schätzte sie aber auch als harntreibende Arznei. Heute wird die Giftstoffe enthaltende Pflanze fast nur noch in homöopathischen Mitteln verarbeitet.

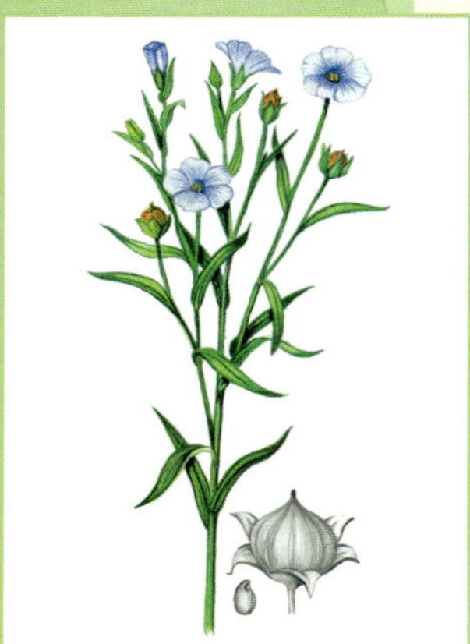

Linum usitatissimum

Echter Lein

Familie: Linaceae (Leingewächse)
Weitere Namen: Flachs, Dreschlein
Heimat: Wahrscheinlich aus der mediterranen Art *Linum bienne* kultiviert
Größe: Bis 60 cm hohe, einjährige Pflanze
Typische Kennzeichen: Die ovalen Samen sitzen in rundlichen Kapseln

Der Lein wird schon seit der Steinzeit als Öl- und Faserpflanze genutzt. Er kann aber auch als Abführmittel dienen, weil der in den Samen reichlich enthaltene Pflanzenschleim im Darm quillt und die normalen Funktionen so wieder in Gang setzt. Da Leinsamen Spuren von Blausäure enthalten, darf man die vorgeschriebene Dosis auf keinen Fall überschreiten und niemals unreife Samen verwenden.

Liquidambar orientalis

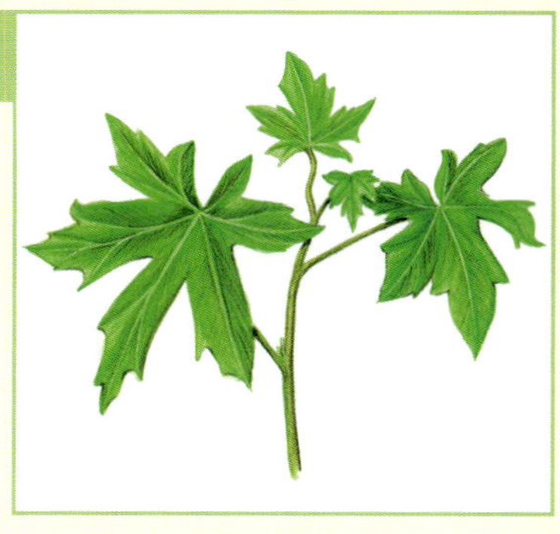

Orientalischer Amberbaum

Familie: Hamamelidaceae (Zaubernussgewächse)
Weitere Namen: Storaxbaum, Styrax, Östlicher Amberbaum
Heimat: Kleinasien
Größe: Bis 5 m hoher, sommergrüner Baum
Typische Kennzeichen: Fünflappige Blätter und korkartige Rinde

Dieser Art werden zahlreiche therapeutische Eigenschaften nachgesagt. So gilt sie als auswurffördernd, entzündungshemmend, harntreibend und adstringierend, man verwendet sie aber auch zur Behandlung von Atemwegsbeschwerden und Hautproblemen. Zur Heilbehandlung wird das braune, viskose Harz (Styrax) verwendet, das bei Verletzung der Rinde austritt und sich auch zur Parfümherstellung eignet.

Lithospermum officinale

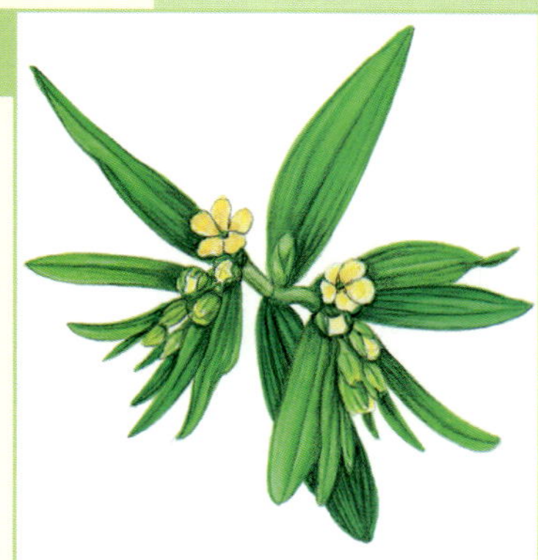

Echter Steinsame

Familie: Boraginaceae (Raublattgewächse)
Weitere Namen: –
Heimat: Europa und Asien
Größe: Bis 60 cm hohe, ausdauernde Pflanze
Typische Kennzeichen: Bildet glänzende, porzellanartige, weißliche Samen

Die sehr harten Samen der auch in Teilen Mitteleuropas heimischen, aber vor allem im Mittelmeerraum weit verbreiteten Pflanze wurden früher häufig zur Behandlung von Blasen- und Nierensteinen angewendet, was heute allerdings kaum noch üblich ist. Gleiches gilt für den nah verwandten Ackersteinsamen (*Lithospermum arvense*), dessen rote Wurzel in der Vergangenheit manchmal zum Schminken verwendet wurde.

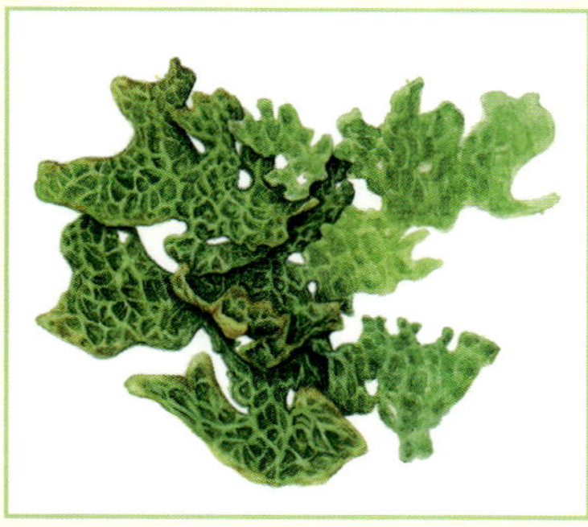

Lobaria pulmonaria

Lungenflechte

Familie: Stictaceae (Lungenflechten)
Weitere Namen: Baumflechte, Lungenmoos
Heimat: Kommt auf fast allen Kontinenten vor
Größe: Bis 40 cm Durchmesser
Typische Kennzeichen: Lappiger Thallus mit filzig behaarter Unterseite

Die Lungenflechte ist keine herkömmliche Pflanze, sondern es handelt sich um eine Symbiose aus Algen und Pilzen, die sich zu einer engen Lebensgemeinschaft zusammengeschlossen haben. Früher wurde diese Art gern bei Husten und anderen Atemwegsbeschwerden eingesetzt; heute ist die seltene Flechte in allen mitteleuropäischen Ländern gesetzlich geschützt, so dass sie nicht mehr gesammelt werden darf.

Lobelia inflata

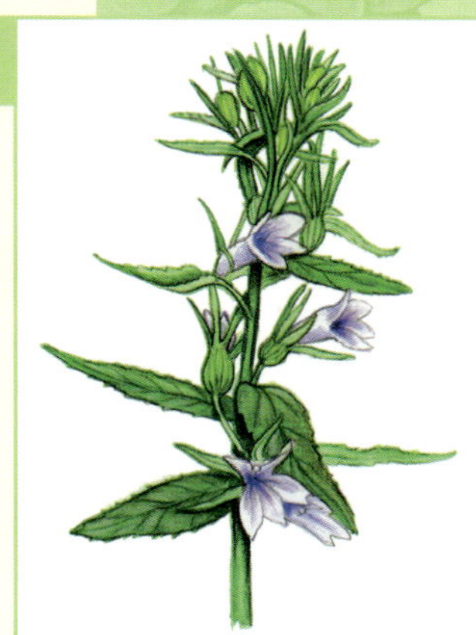

Aufgeblasene Lobelie

Familie: Campanulaceae (Glockenblumengewächse)
Weitere Namen: Indianertabak
Heimat: Nordamerika
Größe: Bis zu 50 cm hohe, einjährige Pflanze
Typische Kennzeichen: Hellblaue, rosa überlaufene Blüten

Wegen ihrer angeblich magischen Fähigkeiten wurde die Pflanze von den nordamerikanischen Ureinwohnern früher zur Abwehr böser Geister benutzt. Heute verwendet man die getrockneten Sprossteile manchmal noch bei Atemwegsproblemen, etwa Bronchitis, aber wegen ihrer krampflösenden Eigenschaften auch äußerlich bei Muskelverspannungen und Verstauchungen.

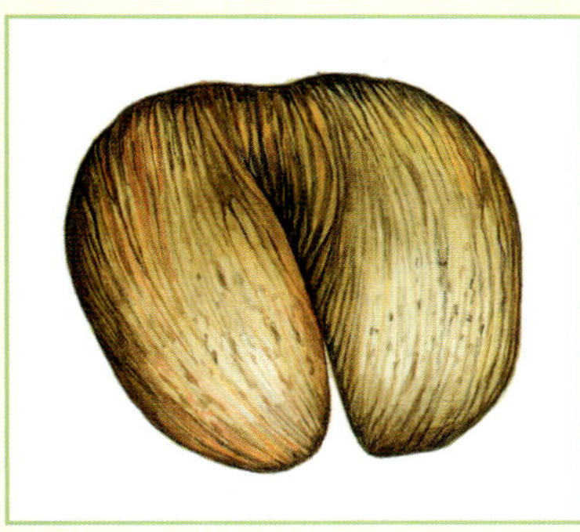

Lodoicea maldivica

Seychellennuss

Familie: Arecaceae (Palmengewächse)
Weitere Namen: Doppelkokosnuss, Coco de Mer
Heimat: Seychellen
Größe: Bis 25 m hoher Baum
Typische Kennzeichen: Bildet bis 4 m breite und 12 m lange Blätter

Da der große, einzelne Kern, der sich in den bis 20 kg schweren Früchten dieser Art befindet, in seiner Form einem weiblichen Unterkörper ähnelt, galt diese Art lange als äußerst begehrtes Aphrodisiakum, für das horrende Preise gezahlt wurden – auch weil der Baum sehr selten ist. Wissenschaftliche Untersuchungen konnten allerdings keine diesbezüglichen Wirkstoffe nachweisen.

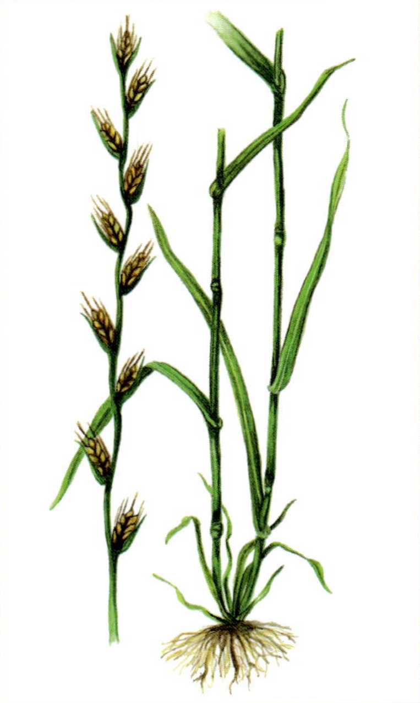

Lolium temulentum

Taumellolch

Familie: Poaceae (Süßgräser)

Weitere Namen: Tollgerste

Heimat: Europa, Asien und Nordafrika

Größe: Bis 1 m hohes Gras

Typische Kennzeichen: Hüllspelzen mehr als doppelt so lang wie die Deckspelzen

Auch wenn der Taumellolch giftig ist und schon durch seinen recht dubios klingenden, umgangssprachlichen Namen abschreckend wirkt, wurde er früher dennoch als Beruhigungs- und Schlafmittel angewendet. Heute nimmt man die Art, die in Mitteleuropa nur noch sehr selten zu finden ist, ausschließlich für homöopathische Mittel, beispielsweise um Magenbeschwerden zu behandeln.

Lonicera caprifolium

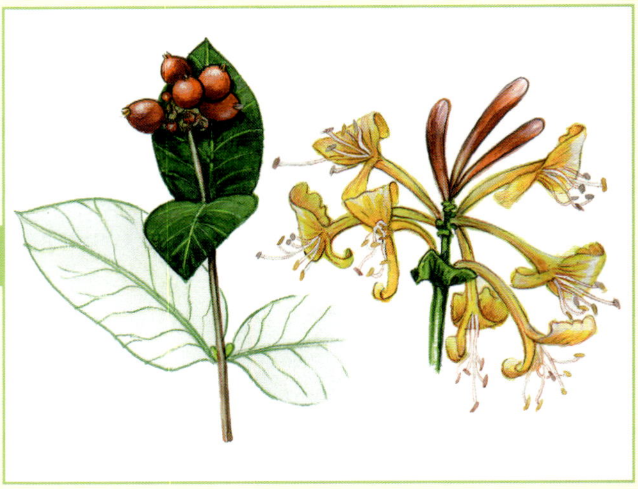

Wohlriechendes Geißblatt

Familie: Caprifoliaceae (Geißblattgewächse)

Weitere Namen: Je-länger-je-lieber

Heimat: Europa

Größe: Bis 5 m lange Kletterpflanze

Typische Kennzeichen: Große, weiße, gelbliche oder rosafarbene Blütenquirle und rote Beeren

Die eigentlich aus Südeuropa stammende Art ist eine beliebte Gartenpflanze, so dass man sie in unseren Breiten manchmal auch verwildert finden kann. Ihre duftenden Blüten werden hauptsächlich bei Atemwegsbeschwerden eingesetzt, etwa bei Reizhusten oder auch asthmatischen Problemen; die Blätter wendet man bei Entzündungen im Mund- und Rachenbereich an, während die Rinde als harntreibend gilt.

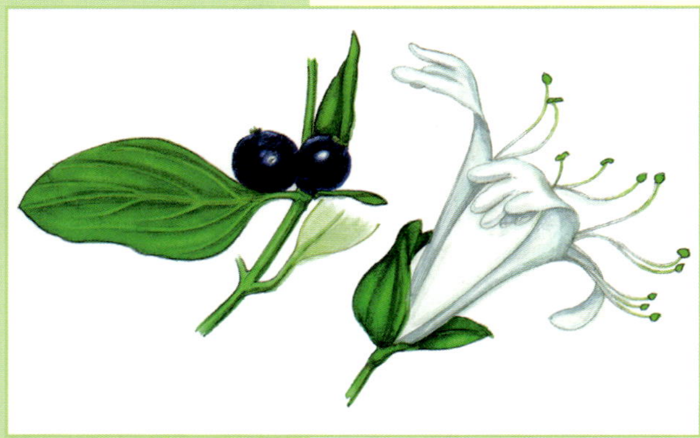

Lonicera japonica

Japanisches Geißblatt

Familie: Caprifoliaceae (Geißblattgewächse)

Weitere Namen: Jin yin hua

Heimat: Asien

Größe: Bis 10 m lange Kletterpflanze

Typische Kennzeichen: Anfangs weiße, später gelbe Blüten und schwarze Beeren

Wie das nah verwandte Wohlriechende Geißblatt (*Lonicera caprifolium*), ist auch diese Art eine beliebte Gartenpflanze, die ebenfalls leicht verwildert. Therapeutisch wendet man die Blätter und Blüten bei Abszessen und anderen entzündlichen Hautbeschwerden an, verschreibt sie aber, besonders in ihrer asiatischen Heimat, auch bei Fieber oder Ruhr. Die Beeren beider Arten sind giftig.

Lonicera xylosteum

Rote Heckenkirsche

Familie: Caprifoliaceae (Geißblattgewächse)

Weitere Namen: Gewöhnliche Heckenkirsche, Beinholz

Heimat: Europa und Asien

Größe: Bis 2,5 m hoher Strauch

Typische Kennzeichen: Hohle Zweige und scharlachrote Beeren

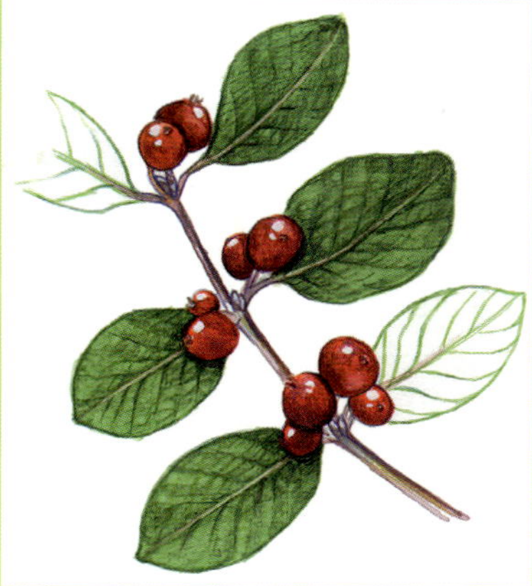

Diese Art findet man in Mitteleuropa häufig an Waldrändern, vor allem wenn es sich beim Untergrund um einen kalkreichen, lockeren Lehmboden handelt. Die leuchtend rot gefärbten Beeren sehen recht appetitlich aus, sind aber giftig und können daher beim Verzehr Übelkeit, Herzrhythmusstörungen, Nierenschädigungen und sogar eine Atemlähmung hervorrufen, so dass man Kinder vor ihnen warnen sollte.

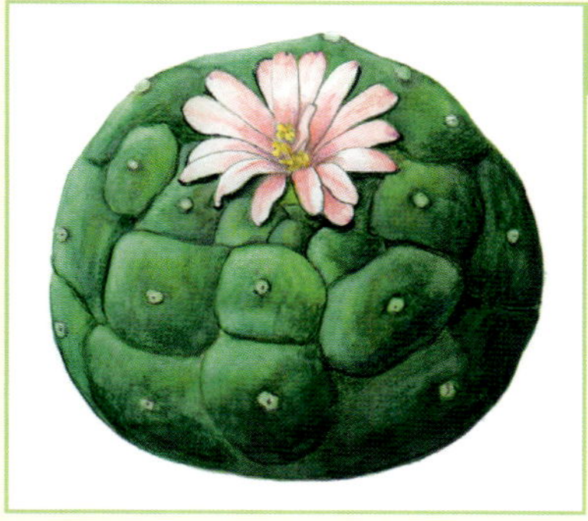

Lophophora williamsii

Peyotekaktus

Familie: Cactaceae (Kaktusgewächse)

Weitere Namen: Schnapskopf, Peyotl

Heimat: Wüstenregionen Amerikas

Größe: Bis 7 cm hoher Kaktus

Typische Kennzeichen: Die Pflanze bildet keine Dornen

Der Meskalin enthaltende Peyotekaktus gehört zu den Pflanzen, die wegen ihrer euphorisierenden und halluzinogenen Eigenschaften von indianischen Schamanen schon seit Jahrtausenden bei religiösen Zeremonien eingesetzt werden. Er gilt aber auch als altes Allheilmittel, das z.B. bei Fieber, rheumatischen Beschwerden oder Knochenbrüchen angewendet wird; allerdings ist seine Nutzung in vielen Ländern illegal.

Lotus corniculatus

Gewöhnlicher Hornklee

Familie: Fabaceae/Leguminosae (Hülsenfrüchtler)

Weitere Namen: Wiesenhornklee

Heimat: Europa, Asien und Nordafrika

Größe: Bis 40 cm hohe, ausdauernde Pflanze

Typische Kennzeichen: Gelbe, lang gestielte Blüten mit oft rötlich überlaufener Fahne

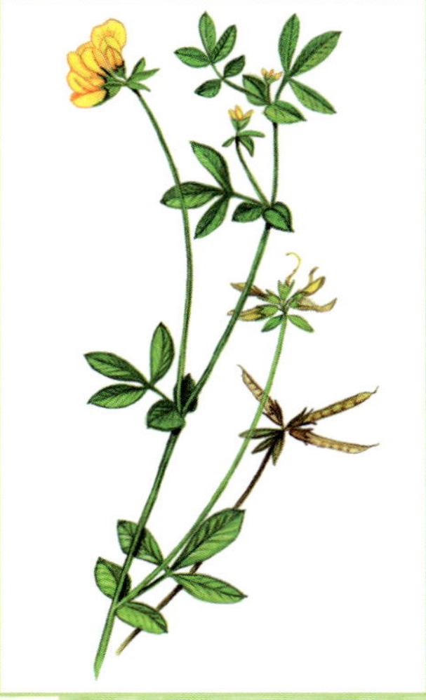

Der Gewöhnliche Hornklee, der trockene Standorte mit Kalkuntergrund bevorzugt, kommt auch in Mitteleuropa vergleichsweise häufig vor. Seinen Namen verdankt er den oft hornartig gekrümmten Samenschoten; allerdings werden nicht diese therapeutisch eingesetzt, sondern man wendet vielmehr die Blüten an, die entzündungshemmende, krampflösende und beruhigende Eigenschaften besitzen sollen.

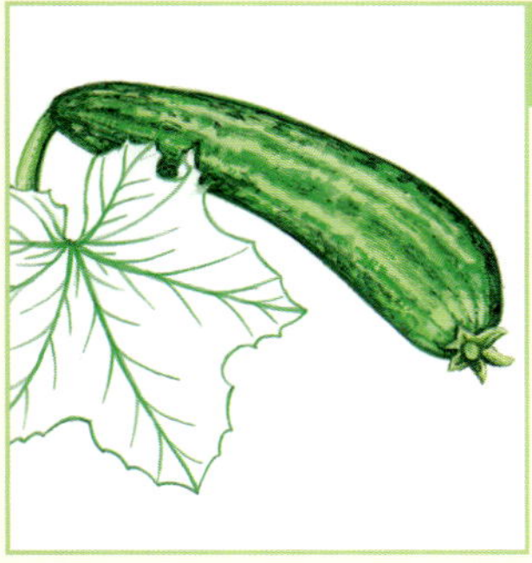

Luffa cylindrica

Schwammgurke

Familie: Cucurbitaceae (Kürbisgewächse)

Weitere Namen: Flügelgurke, Luffaschwamm

Heimat: Tropisches Asien

Größe: Bis 15 m lange, einjährige Kletterpflanze

Typische Kennzeichen: Große gelappte Blätter und gurkenähnliche Früchte

Diese Art verdankt ihren Namen dem ungewöhnlichen Bau der Früchte, deren sehr feste Gefäßbündel sich in getrocknetem Zustand als Massageschwamm für eine bessere Durchblutung, aber auch für Reinigungszwecke in der Küche einsetzen lassen. Junge Früchte sind zudem für den Verzehr geeignet, während sich die Art therapeutisch bei Atemwegsbeschwerden oder als leichtes Schmerzmittel einsetzen lässt.

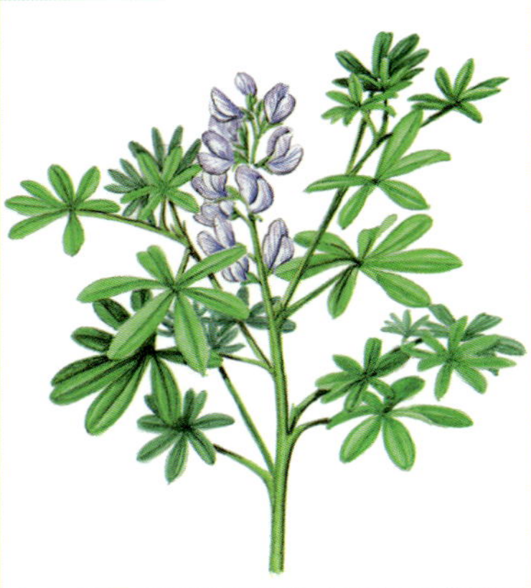

Lupinus albus

Weiße Lupine

Familie: Fabaceae/Leguminosae (Hülsenfrüchtler)
Weitere Namen: Weißlupine
Heimat: Mittelmeergebiet
Größe: Bis 1 m hohe, einjährige Pflanze
Typische Kennzeichen: Große Traube aus weißen, häufig blau überlaufenen Blüten

Lupinen werden gern zur Verbesserung des Bodens (Gründüngung) angepflanzt, denn sie leben in einer Symbiose mit speziellen Bakterien, mit deren Hilfe sie in der Lage sind, Luftstickstoff zu fixieren. Früher hat man die Art manchmal auch als harntreibende Arznei oder als Mittel zur Senkung des Blutzuckerspiegels und zur Förderung der Menstruation verwendet, was heute aber nicht mehr üblich ist.

Lupinus polyphyllus

Vielblättrige Lupine

Familie: Fabaceae/Leguminosae (Hülsenfrüchtler)
Weitere Namen: Wolfsbohne
Heimat: Nordamerika
Größe: Bis 1,2 m hohe, einjährige Pflanze
Typische Kennzeichen: Große Traube aus zumeist blauen Blüten

Die große, attraktive, aus Nordamerika stammende Vielblättrige Lupine, von der es zahlreiche Sorten gibt, wird in Mitteleuropa gern in Gärten angepflanzt; man findet sie aber nicht selten auch verwildert. Ihre Samen gelten als giftig, wobei der Toxingehalt aber stark schwanken soll. In sehr schweren Fällen kann es neben Erbrechen und Herzrhythmusstörungen auch zu einer Atemlähmung kommen.

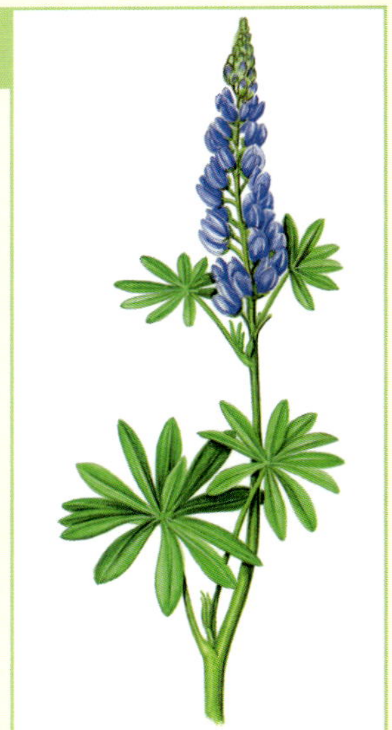

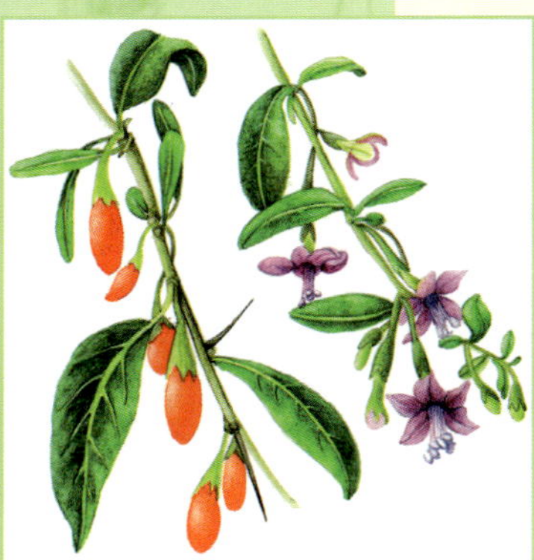

Lycium barbarum

Gewöhnlicher Bocksdorn

Familie: Solanaceae (Nachtschattengewächse)
Weitere Namen: Filzkraut
Heimat: Asien
Größe: Bis 3 m hoher Strauch
Typische Kennzeichen: Dornige Triebe, violette Blüten und rote Beeren

Die wahre Natur dieses Strauches ist umstritten. So werden die Beeren von einigen Autoren als ungiftig und wohlschmeckend beschrieben, während andere Quellen die ganze Pflanze als stark giftig bezeichnen. Bis zur Klärung des Sachverhalts sollte man auf die Anwendung des Bocksdorns verzichten. In Mitteleuropa findet man die Art hauptsächlich in Gärten oder an wärmeren Standorten auch einmal verwildert.

Lycium chinense

Chinesischer Bocksdorn

Familie: Solanaceae (Nachtschattengewächse)
Weitere Namen: –
Heimat: China und Tibet
Größe: Bis 4 m hoher, sommergrüner Strauch
Typische Kennzeichen: Hellgrüne Blätter und scharlachrote Früchte

Die Wurzeln und Früchte dieses Strauches werden in China schon seit fast 2000 Jahren als Tonikum angewendet, etwa um den Kreislauf zu stabilisieren, aber auch um die Leber, die Nieren oder die Sehfähigkeit zu stärken. Daneben soll die Art den Blutdruck, Fieber und den Blutzuckerspiegel senken können und zudem blutstillende Eigenschaften haben. Die Blätter gelten als leicht giftig.

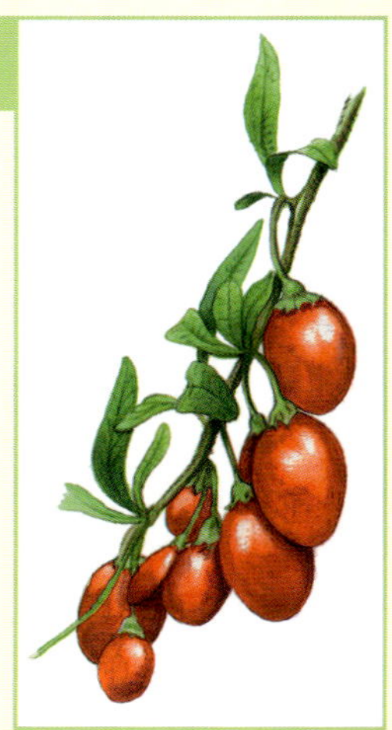

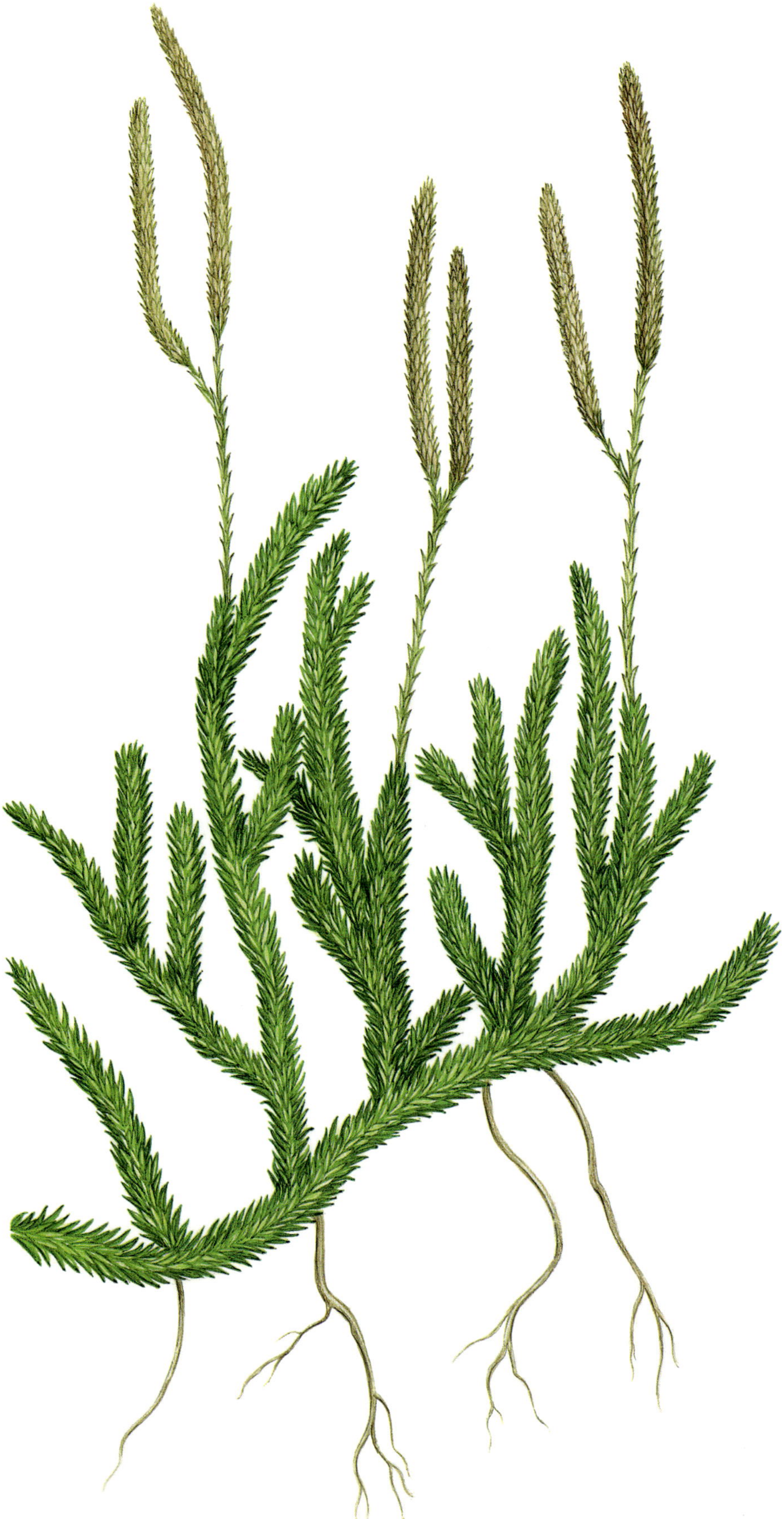

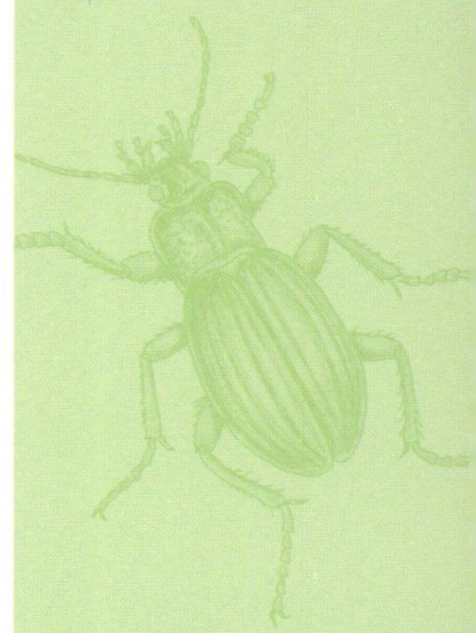

Lycopodium clavatum

Keulenbärlapp

Familie:

Lycopodiaceae (Bärlappgewächse)

Weitere Namen:

Schlangenmoos, Wolfsklaue, Waldstaub

Heimat:

Europa, Asien, Afrika sowie Süd- und Nordamerika

Größe:

Bis 20 cm hohes Bärlappgewächs

Typische Kennzeichen:

Die nadelähnlichen Blätter gehen an der Spitze in ein langes Haar über

Ähnlich wie die Moose, gehören auch die Bärlappe zu den so genannten niederen Pflanzen, das heißt, sie bilden keine Blüten und Samen, sondern verbreiten sich über Sporen. Der Keulenbärlapp wurde früher manchmal als harntreibendes Mittel und zur Behandlung von Rheumatismus angewendet; heute darf die unter Naturschutz stehende Art, die zudem giftig ist, nicht mehr gesammelt werden.

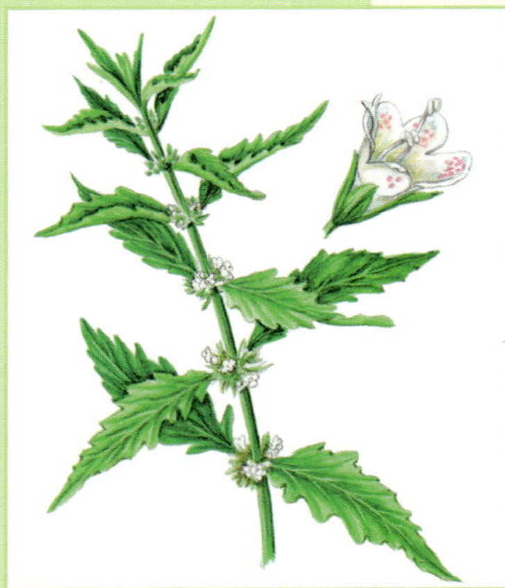

Lycopus europaeus

Ufer-Wolfstrapp

Familie: Lamiaceae/Labiatae (Lippenblütler)
Weitere Namen: Gewöhnlicher Wolfstrapp
Heimat: Europa, Asien und Nordafrika
Größe: Bis 1 m hohe, ausdauernde Pflanze
Typische Kennzeichen: Grob gekerbte Blätter und kleine, achselständige Blüten

Die blühenden Sprosse dieser Art werden manchmal bei einer Überfunktion der Schilddrüse angewendet, was aber nie ohne ärztliche Konsultation erfolgen darf. Der Ufer-Wolfstrapp kommt auch in Mitteleuropa vor, ist allerdings ziemlich selten. Finden kann man ihn an den Ufern stehender oder fließender Gewässer oder auf zeitweise überschwemmten Standorten, etwa Bruchwäldern.

Lycopus virginicus

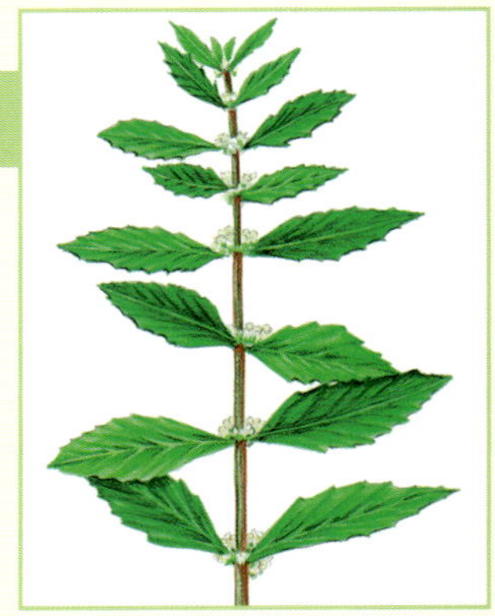

Virginischer Wolfstrapp

Familie: Lamiaceae/Labiatae (Lippenblütler)
Weitere Namen: –
Heimat: Nordamerika
Größe: Bis 60 cm hohe, ausdauernde Pflanze
Typische Kennzeichen: Die Blätter und Stängel werden im Alter oft purpurfarben

Der Virginische Wolfstrapp ist ein altes nordamerikanisches Heilkraut, das häufig in homöopathischen Mitteln zur Behandlung von körperlicher und geistiger Unruhe angewendet wird, vor allem wenn diese mit starkem Herzklopfen, Hitzewallungen und Brustschmerzen verbunden sind. Wie den nah verwandten Ufer-Wolfstrapp (*Lycopus europaeus*) nimmt man ihn aber auch bei leichter Schilddrüsenüberfunktion.

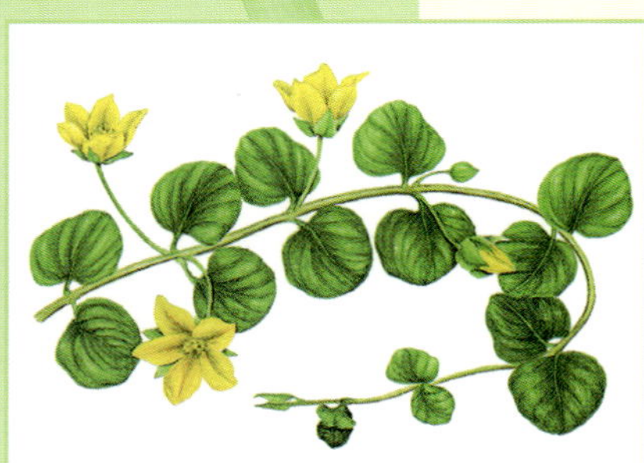

Lysimachia nummularia

Pfennigkraut

Familie: Primulaceae (Schlüsselblumengewächse)
Weitere Namen: Pfennig-Gilbweiderich, Rundblättriger Gilbweiderich
Heimat: Europa
Größe: Bis 60 cm lange, ausdauernde Pflanze
Typische Kennzeichen: Niederliegende Pflanze mit gelben, oft rötlich gepunkteten Blüten

Der Name dieser Art bezieht sich auf die rundlichen Blätter, die eine entfernte Ähnlichkeit mit Münzen haben. Das Pfennigkraut ist eine alte Heilpflanze, die früher bei Husten oder als harntreibende Arznei eingesetzt wurde; außerdem nahm man sie zur Behandlung von Wunden oder Ekzemen und bei rheumatischen Beschwerden. Heute wird die Art, die auch in Mitteleuropa vorkommt, kaum noch angewendet.

Lysimachia vulgaris

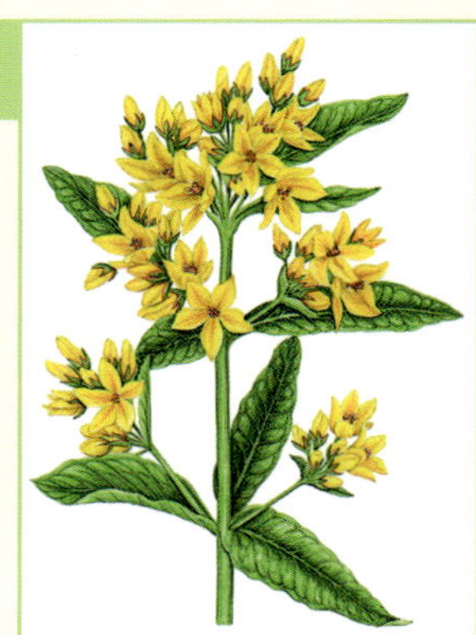

Gewöhnlicher Gilbweiderich

Familie: Primulaceae (Schlüsselblumengewächse)
Weitere Namen: Gewöhnlicher Felberich
Heimat: Europa, Asien und Nordafrika
Größe: Bis 1,2 m hohe, ausdauernde Pflanze
Typische Kennzeichen: Aufrecht wachsende Pflanze mit rein gelben Blütentrauben

Dem Gewöhnlicher Gilbweiderich werden adstringierende und schleimlösende Eigenschaften nachgesagt, so dass man die blühenden Sprossteile früher zur Wundbehandlung, aber auch bei Atemwegsbeschwerden angewendet hat. Außerdem wurde die heute kaum noch genutzte Art, die vereinzelt auch in Mitteleuropa an feuchten Standorten vorkommt, als Färbepflanze eingesetzt.

Lythrum salicaria

Der auch in Mitteleuropa häufige Blutweiderich bevorzugt feuchte Standorte, so dass man ihn vor allem an Gewässerufern, aber auch auf feuchten Wiesen oder in Mooren findet. Medizinisch wurde er früher häufig als blutstillendes Kraut eingesetzt, was vermutlich auch zu seinem umgangssprachlichen Namen geführt hat. Heute wird die Art manchmal noch in homöopathischen Mitteln gegen Durchfall verarbeitet.

Blutweiderich

Familie: Lythraceae (Blutweiderichgewächse)
Weitere Namen: Ährenweiderich
Heimat: Europa, Asien, Afrika und Australien
Größe: Bis 1,5 m hohe, ausdauernde Pflanze
Typische Kennzeichen: Vierkantiger Stängel und eine große Traube aus dunkelroten Blüten

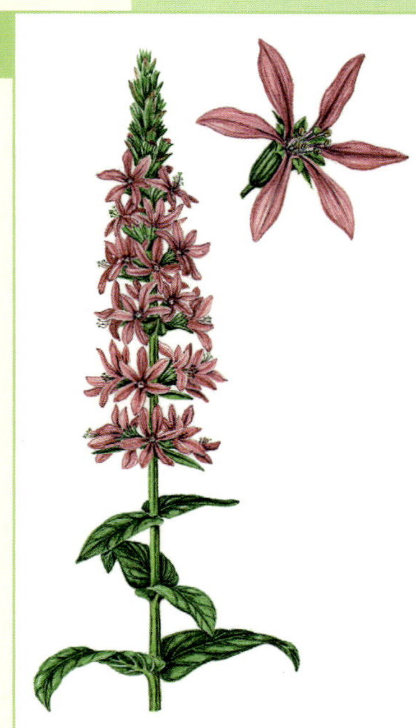

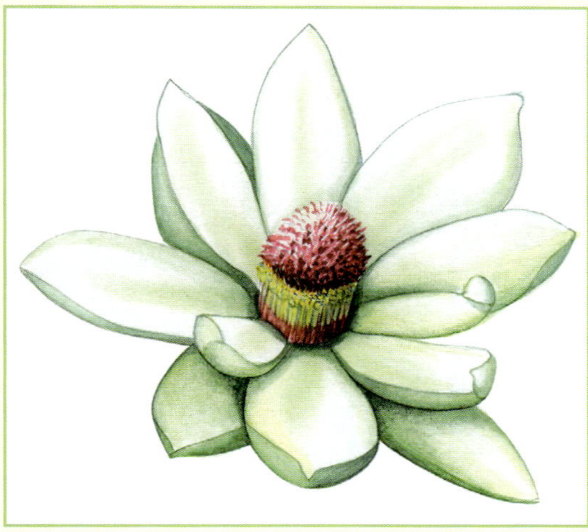

Magnolia officinalis

Magnolie

Familie: Magnoliaceae (Magnoliengewächse)
Weitere Namen: Chinesische Heilmagnolie
Heimat: Asien
Größe: Bis 20 m hoher Baum
Typische Kennzeichen: Weiße Blüten mit einem Durchmesser von bis zu 20 cm

Magnolien, deren große Blüten im zeitigen Frühjahr schon vor den Blättern erscheinen, gehören zu den beliebtesten Zierbäumen. Die Rinde der hier vorgestellten Art wird aber auch – vor allem in China – therapeutisch bei Husten, Brechreiz, Durchfall, Magengeschwüren, Völlegefühl und Gastritis angewendet. Allerdings sollte dies nur unter ärztlicher Kontrolle und nicht während der Schwangerschaft geschehen.

Mahonia aquifolium

Die aus Nordamerika stammende Mahonie ist eine beliebte, auch im Winter grüne Garten- und Parkpflanze, die vor allem wegen ihres hübschen Blattwerks und der auffälligen, etwa erbsengroßen, blau bereiften Beeren angepflanzt wird. Man kann die Wurzel aber auch zum Färben verwenden; außerdem werden aus der Pflanze manchmal homöopathische Mittel gegen Rheumatismus und Ischias hergestellt.

Mahonie

Familie: Berberidaceae (Sauerdorngewächse)
Weitere Namen: –
Heimat: Nordamerika
Größe: Bis 2 m hoher Strauch
Typische Kennzeichen: Dornig gezähnte, lederartige Blätter

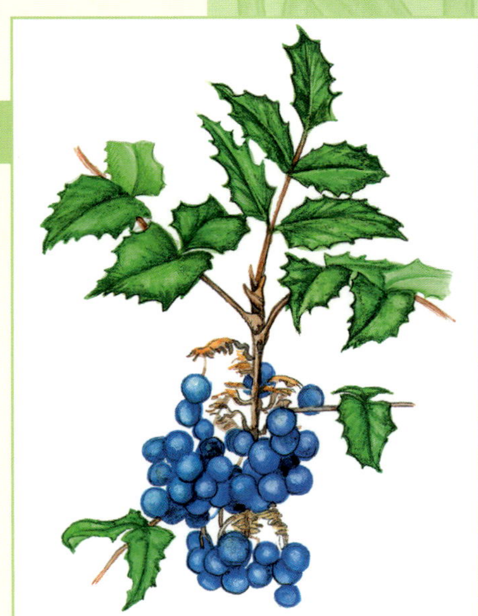

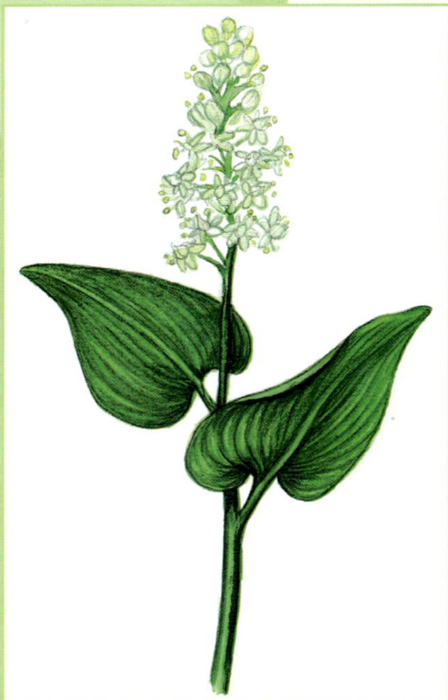

Maianthemum bifolium

Zweiblättrige Schattenblume

Familie: Convallariaceae (Maiglöckchengewächse)

Weitere Namen: Maiblümchen, Schattenblümchen

Heimat: Europa und Asien

Größe: Bis 20 cm hohe, ausdauernde Pflanze

Typische Kennzeichen: Weißer Blütenstand und nur zwei herzförmige Blätter

Die Zweiblättrige Schattenblume kommt auch in Mitteleuropa stellenweise häufig vor, wobei schattige Wälder zu den bevorzugten Standorten der Pflanze gehören. Es handelt sich um eine giftige Art, die früher manchmal als harntreibende Arznei verwendet wurde, wovon aber dringend abzuraten ist. Die Vermutung, sie würde herzwirksame Glykoside enthalten, hat sich nicht bestätigt.

Malus domestica

Apfelbaum

Familie: Rosaceae (Rosengewächse)

Weitere Namen: –

Heimat: Zuchtform aus verschiedenen Wildarten

Größe: Bis 10 m hoher Baum

Typische Kennzeichen: Große Früchte und gegenständige, unterseits leicht behaarte Blätter

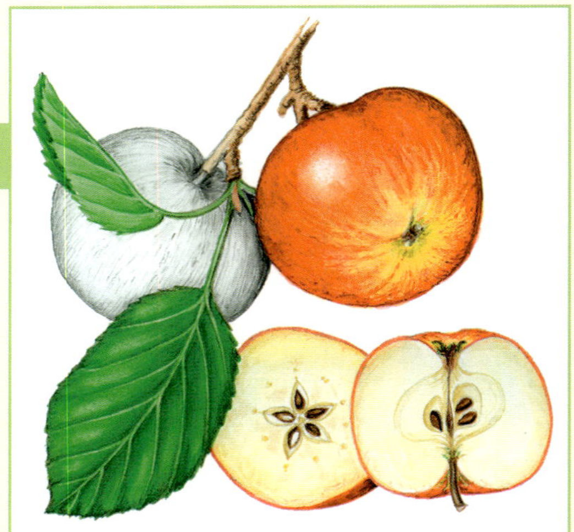

Äpfel, deren Überreste schon bei Ausgrabungen vorgeschichtlicher Pfahlbauten gefunden wurden, sind in Mitteleuropa das mit Abstand wichtigste Kernobst. Insgesamt gibt es weltweit etwa 20 000 verschiedene Sorten, deren zucker-, vitamin- und säurereiche Früchte zu ganz unterschiedlichen Zeiten reif werden. Die Kerne sollen in größeren Mengen Vergiftungen verursachen können.

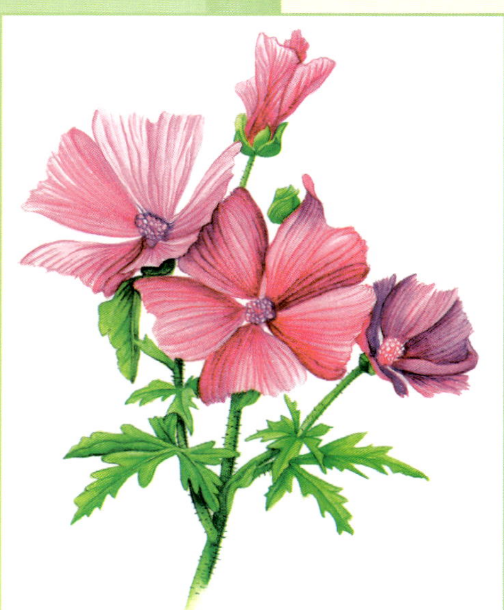

Malva alcea

Rosenmalve

Familie: Malvaceae (Malvengewächse)

Weitere Namen: Sigmarswurz, Spitzblättrige Malve

Heimat: Europa

Größe: Bis 1 m hohe, ausdauernde Pflanze

Typische Kennzeichen: Dunkel geaderte, rosafarbene Blütenblätter

Die Wärme liebende Rosenmalve kommt zwar in Mitteleuropa nicht sehr häufig vor, gehört aber bei uns dennoch zu den beliebtesten Heilpflanzen. So werden die Blätter und Blüten bei Husten und Erkältung angewendet, ebenso wie bei Halsentzündung, entzündetem Zahnfleisch oder strapazierter Haut. Außerdem gelten sie als gutes Mittel bei Verstopfung und zur Behandlung von Zahnschmerzen.

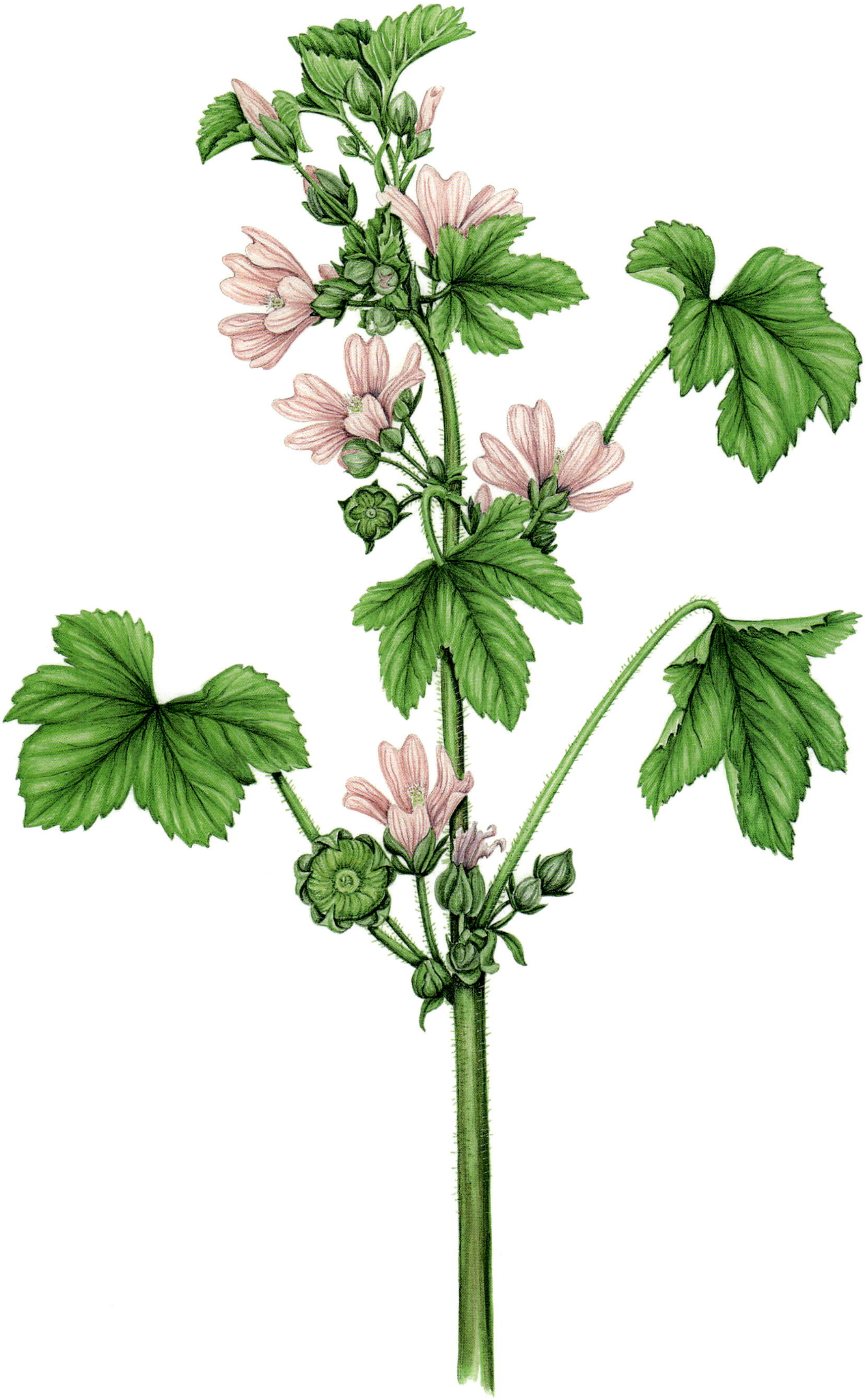

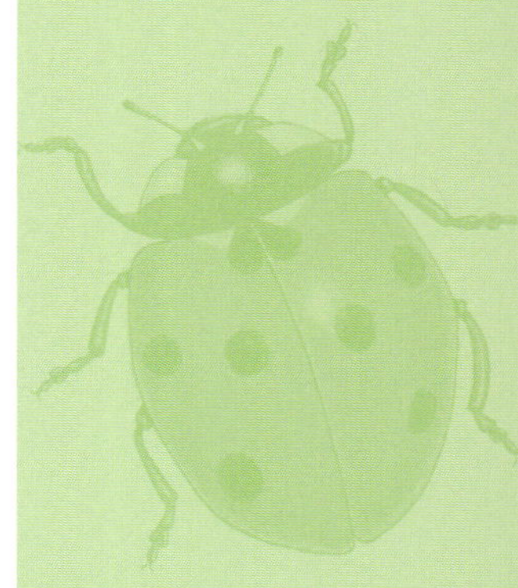

Malva neglecta

Wegmalve

Familie:

Malvaceae (Malvengewächse)

Weitere Namen:

Kleine Käsepappel, Gänsemalve, Kleine Malve

Heimat:

Europa, Asien und Nordafrika

Größe:

Bis 50 cm hohe, ausdauernde Pflanze

Typische Kennzeichen:

Meist niederliegende, aber auch mal aufsteigende Stängel und hellrosa oder weißliche Blüten

Die auch in Mitteleuropa häufige Wegmalve, die man nicht nur an Straßen- und Wegrändern, sondern auch auf Brachflächen und Schuttplätzen findet, enthält größere Mengen an Schleimstoffen, so dass man sie als Mittel zum Gurgeln bei Halsbeschwerden oder auch in Form von Umschlägen bei Hautproblemen anwendet. Manchmal werden ihre Blätter außerdem bei Magen- und Darmentzündungen oder bei Husten verschrieben.

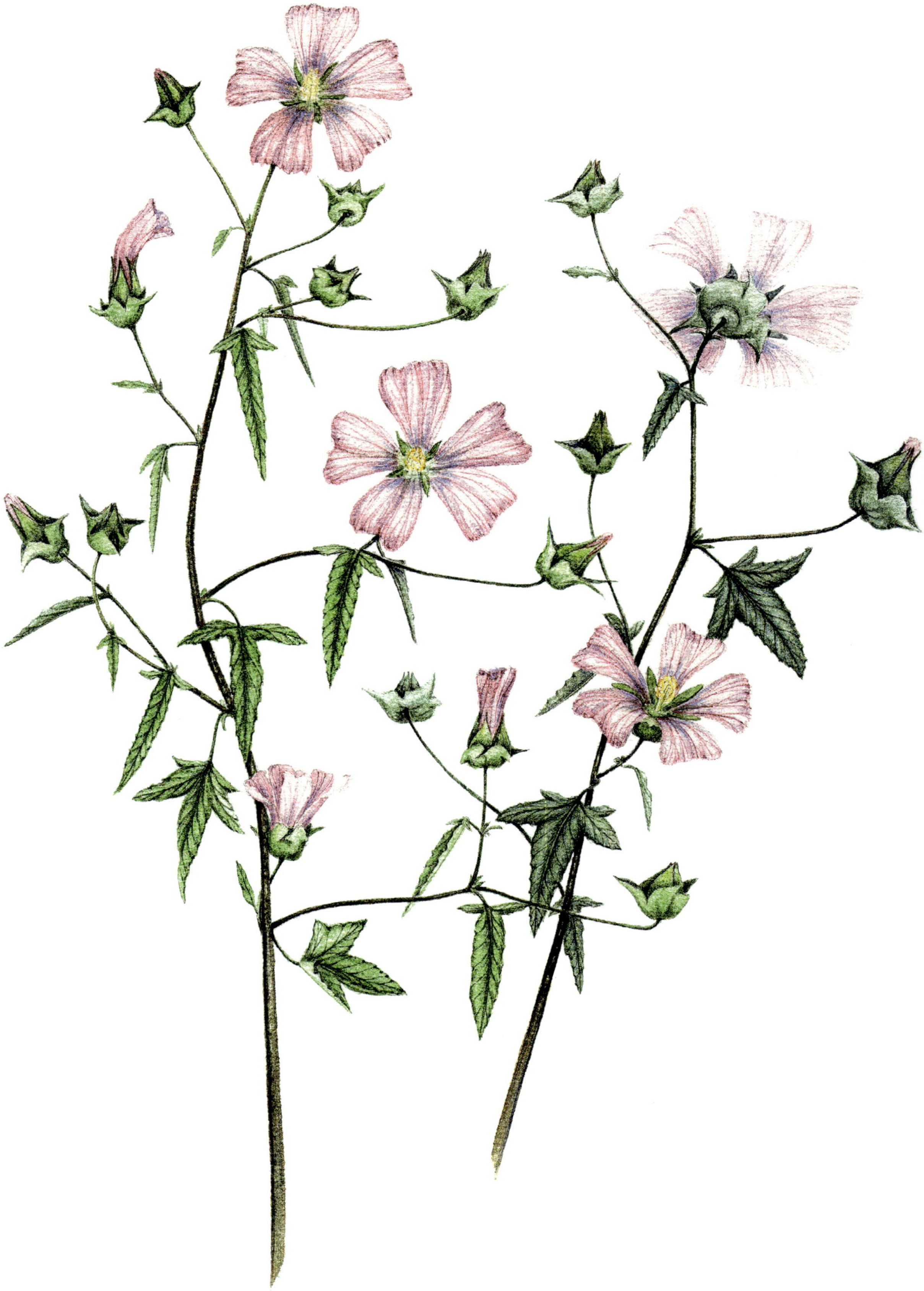

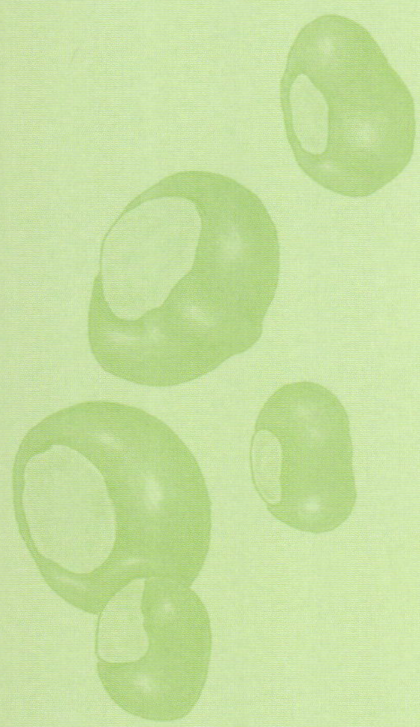

Malva sylvestris

Wilde Malve

Familie:

Malvaceae (Malvengewächse)

Weitere Namen:

Große Käsepappel, Gänsepappel, Schwellkraut

Heimat:

Europa und Asien

Größe:

Bis 1,5 m hohe, zweijährige Pflanze

Typische Kennzeichen:

Helle, fleischige Pfahlwurzel

Dieser Pflanze sagt man ähnliche Eigenschaften nach wie dem Echten Eibisch (*Althaea officinalis*), auch wenn sie nicht ganz so wirksam sein soll. Verwenden lassen sich die Blätter und Blüten der Wilden Malve bei Husten, Heiserkeit und Halsentzündungen oder bei Schleimhautentzündungen im Magen- und Darmbereich; außerdem eignen sie sich als Badewasserzusatz bei Ekzemen und anderen Hautbeschwerden.

Mandragora officinarum

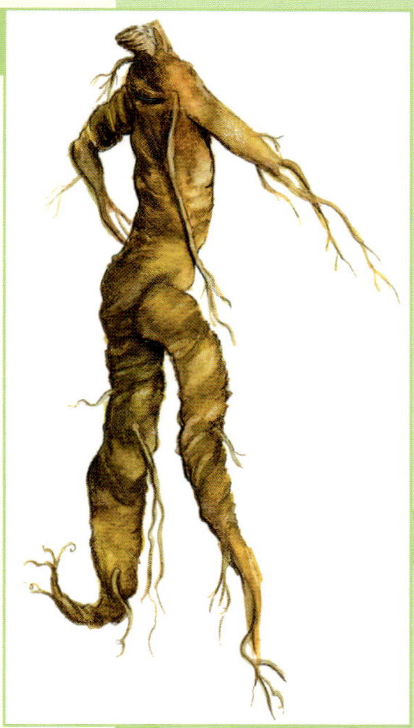

Diese Art war in Europa über viele Jahrhunderte die begehrteste Zauberpflanze, für deren Besitz häufig beträchtliche Summen ausgeben wurden. Dass man der unscheinbaren, im Mittelmeerraum heimischen Pflanze übernatürliche Kräfte zuschrieb, hatte einerseits mit ihren psychoaktiven Inhaltsstoffen zu tun, aber noch mehr damit, dass die Wurzel häufig wie eine kleine menschliche Gestalt geformt ist.

Alraune

Familie: Solanaceae (Nachtschattengewächse)

Weitere Namen: Erdmännchen, Henkerswurzel, Galgenmännchen

Heimat: Mittelmeergebiet

Größe: Ausdauernde, stängellose Pflanze mit bis zu 30 cm langen Blättern

Typische Kennzeichen: Bis 60 cm lange, oft bizarr verdrehte Wurzel

Mangifera indica

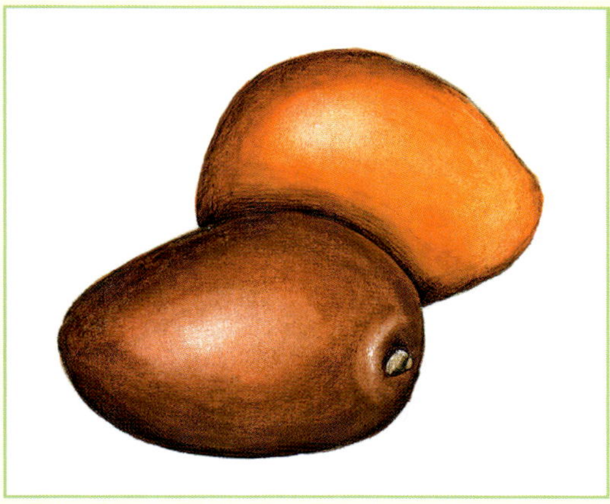

Mangobaum

Familie: Anacardiaceae (Sumachgewächse)

Weitere Namen: –

Heimat: Südasien

Größe: Bis 30 m hoher Baum

Typische Kennzeichen: Große, wachsartige Blätter und kleine, hellgelbe Blüten

Der ursprünglich aus Südasien stammende Mangobaum wird in vielen tropischen und subtropischen Regionen wegen seiner wohlschmeckenden Früchte angebaut. Nach Europa kommen diese normalerweise in Form von Saft, aber man findet sie von Zeit zu Zeit auch einmal unverarbeitet im Handel. In solchen Fällen ist zu beachten, dass die Schale bei empfindlichen Personen hautreizend wirken kann.

Manihot esculenta

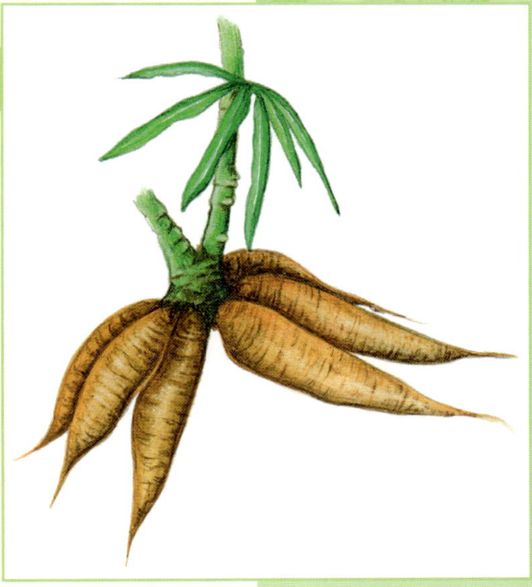

Die mächtigen Wurzelknollen dieser Art, die eine Länge von über 80 cm erreichen können, gehören zu den wichtigsten pflanzlichen Stärkelieferanten der Erde. Da die Knollen jedoch stark giftige Blausäureglykoside enthalten, dürfen sie nicht roh gegessen werden, sondern man muss sie vor dem Verzehr kochen oder rösten. Neben den Wurzeln nutzt man aber auch die Blätter – in der Regel als Viehfutter.

Maniok

Familie: Euphorbiaceae (Wolfsmilchgewächse)

Weitere Namen: Mandioka, Cassava

Heimat: Brasilien

Größe: Bis 3 m hoher Strauch

Typische Kennzeichen: Große, lang gestielte, handförmig geteilte Blätter

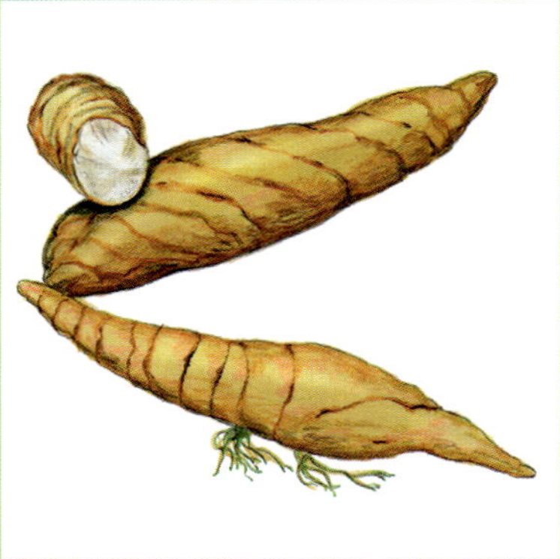

Maranta arundinacea

Pfeilwurz

Familie: Marantaceae (Pfeilwurzgewächse)

Weitere Namen: Guapo

Heimat: Mittelamerika

Größe: Bis 3 m hohe, ausdauernde Pflanze

Typische Kennzeichen: Bildet lang gestielte, ovale Blätter und verzweigte, schuppige Rhizome

Die Rhizome dieser Art sollen schon die Mayas bei Hautkrankheiten angewendet haben; sie galten früher aber auch als gutes Mittel zur Entgiftung von Wunden und zum Entfernen oral aufgenommener Toxine. Außerdem eignet sich die in den verdickten Rhizomen reichlich enthaltene, besonders leicht verdauliche Stärke sehr gut als Kindernahrung oder Aufbaukost nach einer längeren Krankheit.

Marrubium vulgare

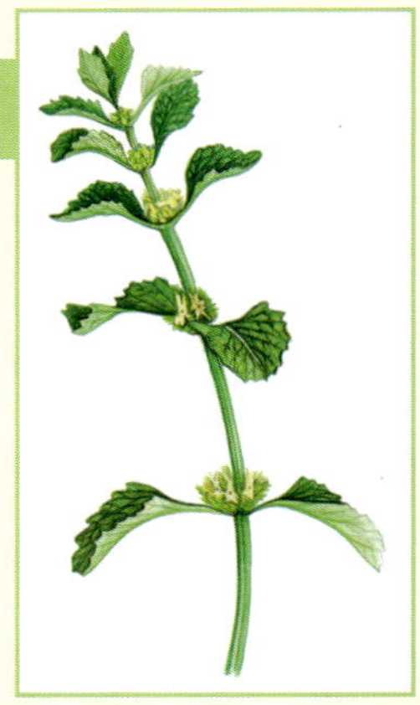

Weißer Andorn

Familie: Lamiaceae/Labiatae (Lippenblütler)

Weitere Namen: Gewöhnlicher Andorn, Berghopfen, Mariennesselkraut

Heimat: Europa, Asien und Nordafrika

Größe: Bis 50 cm hohe, ausdauernde Pflanze

Typische Kennzeichen: Vierkantiger, stark behaarter Stängel

Der Andorn gilt schon seit der Antike als hoch geschätztes Hustenmittel, er wurde aber auch zur Behandlung von Lungenkrankheiten, beispielsweise Tuberkulose benutzt. Heute wendet man die Pflanze ebenfalls hauptsächlich bei Atemwegskrankheiten an, etwa Keuchhusten oder Bronchitis, und sagt ihr außerdem auch fiebersenkende, antiseptische und blutdrucksenkende Eigenschaften nach.

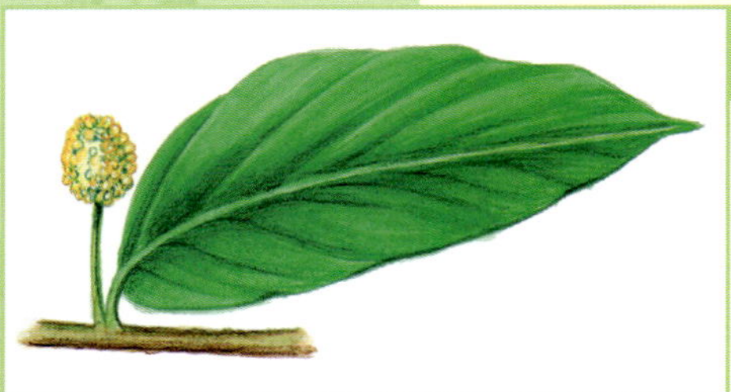

Marsdenia condurango

Kondurangostrauch

Familie: Asclepiadaceae (Schwalbenwurzgewächse)

Weitere Namen: Kondorliane, Condurango, Geierpflanze

Heimat: Süd- und Mittelamerika

Größe: Kletterstrauch mit bis zu 10 m langen Trieben

Typische Kennzeichen: Stark behaarte Blätter und Samen

Diese Art wird vor allem als appetitanregende und verdauungsfördernde Arznei verwendet, denn die Rinde enthält Bittermittel, die die Magensaftproduktion anregen. Bei zu hoher Dosierung kann es allerdings zu Erbrechen und Lähmungserscheinungen kommen, so dass man sie nicht ohne ärztliche Konsultation einnehmen sollte. In der Homöopathie benutzt man die Pflanze u.a. zur Behandlung von Gastritis.

Matricaria discoidea

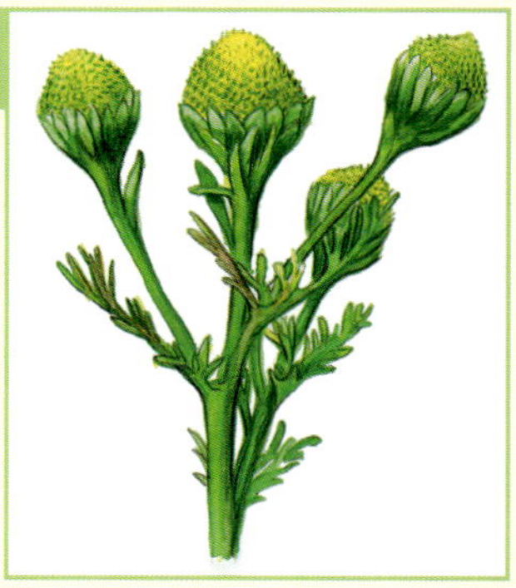

Strahlenlose Kamille

Familie: Asteraceae/Compositae (Korbblütler)

Weitere Namen: –

Heimat: Asien und Nordamerika

Größe: Bis 40 cm hohe, einjährige Pflanze

Typische Kennzeichen: Der Art fehlen die typischen weißen Zungenblüten

Die Blüten dieser Art werden zumeist in gleicher Weise verwendet wie die der nah verwandten Echten Kamille (*Matricaria recutita*), was allerdings nicht empfehlenswert ist, weil die Strahlenlose Kamille u.a. keine entzündungshemmenden und auch keine wundheilenden Eigenschaften besitzt. In Mitteleuropa findet man die eingeschleppte Art vor allem auf Brachflächen.

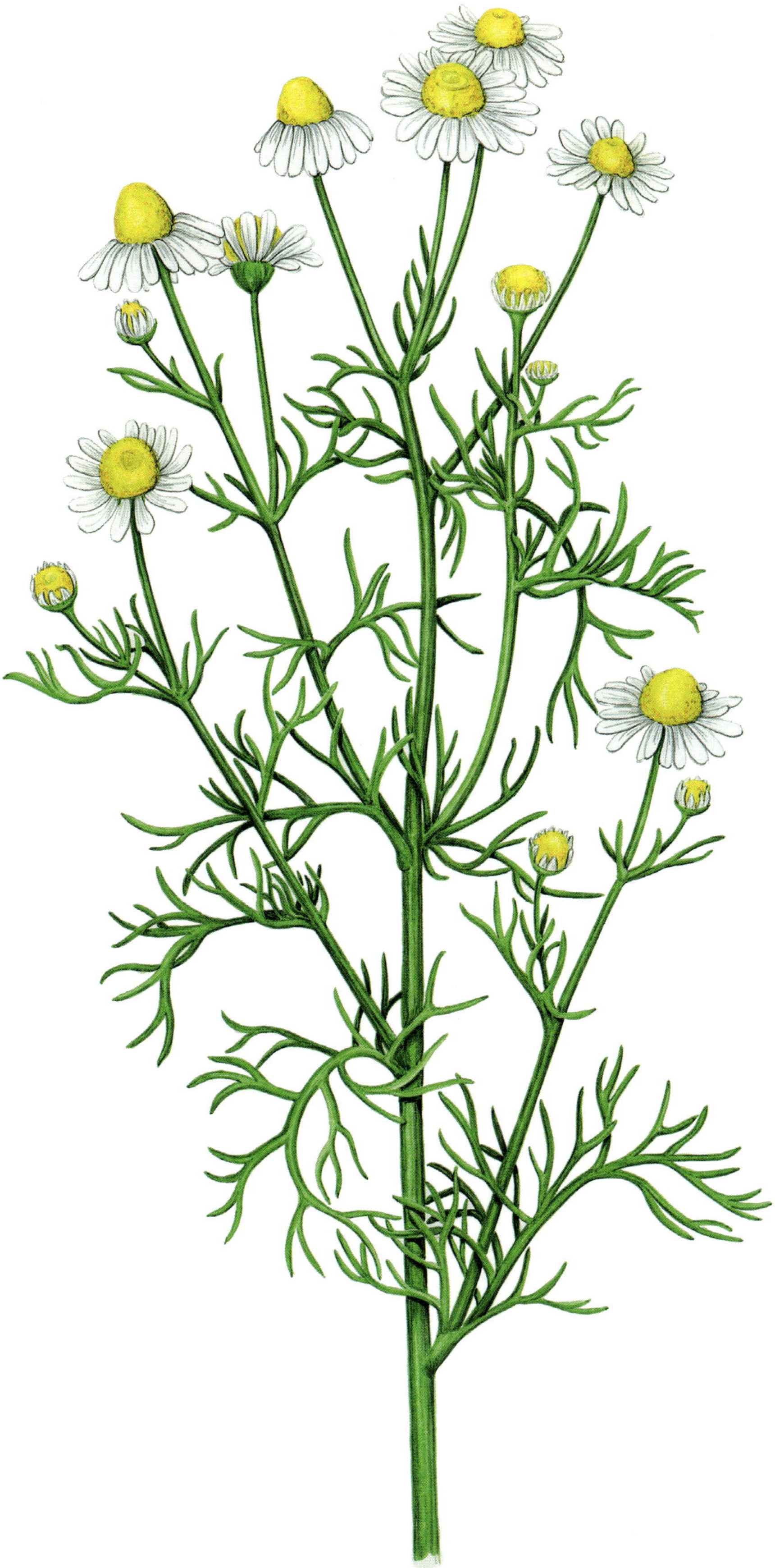

Matricaria recutita

Echte Kamille

Familie:

Asteraceae/Compositae (Korbblütler)

Weitere Namen:

Mutterkraut, Kuhmelle, Kummerblume

Heimat:

Europa

Größe:

Bis 60 cm hohe, einjährige Pflanze

Typische Kennzeichen:

Blütenkörbchen mit weißen Zungenblüten und gelber Mitte

Die Echte Kamille ist eine der wertvollsten Heilpflanzen für den Hausgebrauch. Einsetzen lassen sich die getrockneten Blütenköpfchen bei Verdauungsbeschwerden und zur Wundheilung, sie wirken aber auch entzündungshemmend, entspannend und besitzen außerdem krampflösende Eigenschaften, die beispielsweise helfen können, Menstruationsbeschwerden zu lindern.

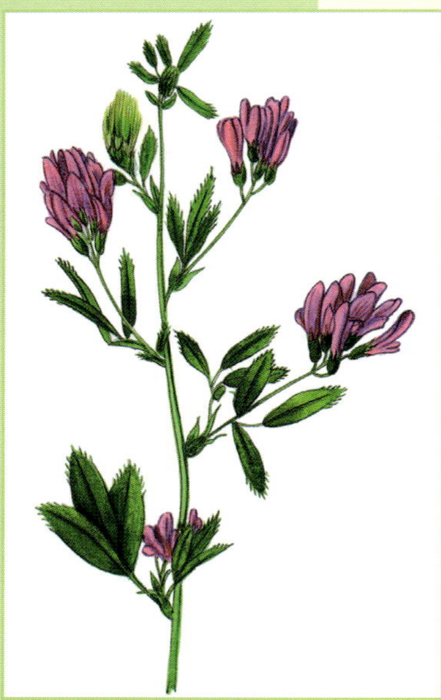

Medicago sativa

Luzerne

Familie: Fabaceae/Leguminosae (Hülsenfrüchtler)

Weitere Namen: Schneckenklee, Saat-Luzerne, Ewiger Klee, Alfalfa

Heimat: Asien

Größe: Bis 1 m hohe, ausdauernde Pflanze

Typische Kennzeichen: Dreizählige, kleeähnliche Blätter und blaue bis violette Blüten

Die Luzerne, die reich an Proteinen, Vitaminen und Mineralstoffen ist, gilt als „Königin der Tierfutterpflanzen", man nutzt sie heute aber auch für die menschliche Ernährung. Dies geschieht vor allem in Form von Keimsprossen, deren Geschmack ein wenig an Nüsse erinnert, und die sich als Brotbelag aber auch für Salate eignen. Gegessen werden sie nach einer Keimzeit von frühestens sieben Tagen.

Melaleuca alternifolia

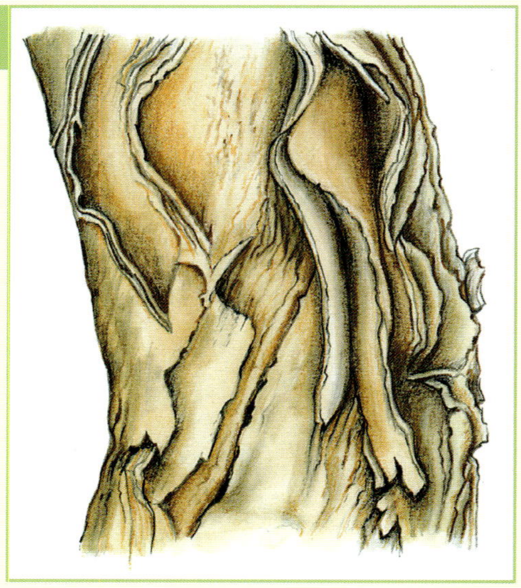

Teebaum

Familie: Myrtaceae (Myrtengewächse)

Weitere Namen: –

Heimat: Australien

Größe: Bis 7 m hoher, immergrüner Baum

Typische Kennzeichen: Papierartige Rinde, schmale lanzettliche Blätter

Der in Australien heimische Teebaum wurde schon von den Aborigines für medizinische Zwecke benutzt. Heute setzt man diese Pflanze hauptsächlich zur Behandlung von Hautproblemen ein, etwa bei Fußpilz, Hühneraugen und Warzen, aber auch bei chronischen Infektionen, etwa Blasenentzündung sowie zur Mundspülung bei Infektionen im Mundraum. Therapeutisch verwendet werden ausschließlich die Blätter.

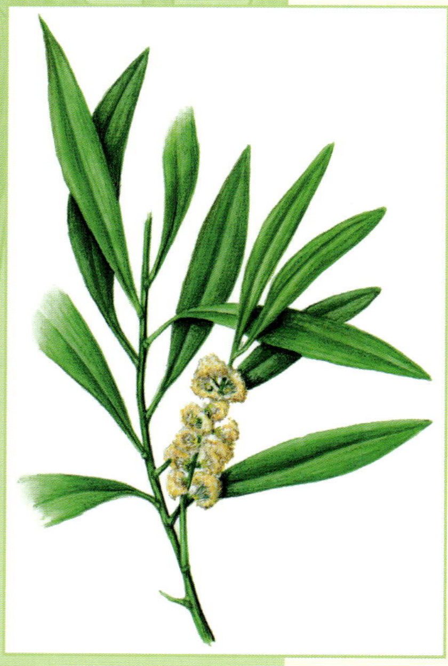

Melaleuca leucadendra

Kajeputbaum

Familie: Myrtaceae (Myrtengewächse)

Weitere Namen: Weißer Teebaum

Heimat: Südostasien und Australien

Größe: Bis 40 m hoher, immergrüner Baum

Typische Kennzeichen: Breite lanzettliche Blätter

Das aus den Blättern und Zweigen dieser Art gewonnene ätherische Öl wird vor allem zur Behandlung von Erkältungen, Husten und anderen Atemwegsbeschwerden angewendet. Dazu bereitet man aus dem Öl entweder ein Inhalationsbad oder verreibt die Flüssigkeit auf der Brust. Außerdem kann man Kajeputbaumöl bei übermäßig fettender oder unreiner Haut und bei Rheumatismus benutzen.

Melia azedarach

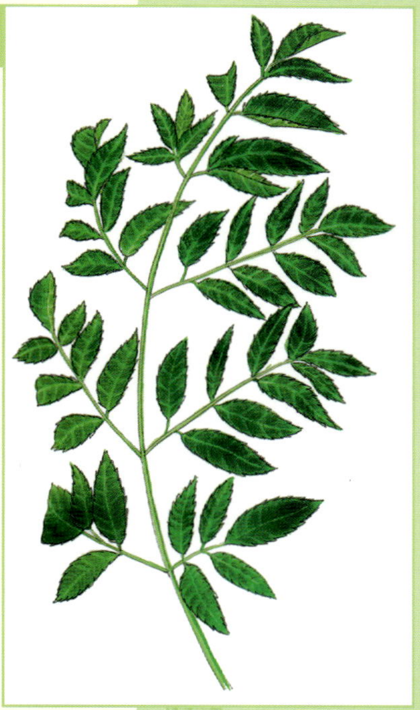

Dieser hübsche Baum, der in wärmeren Regionen oft auch in Parks und Gärten angepflanzt wird, galt früher nicht nur als Aphrodisiakum, sondern er wurde außerdem als Brech- und Abführmittel eingesetzt. Weil die Blätter, Früchte und Samen stark giftig sind, ist das heute aber nicht mehr üblich. Die Samen sind von Natur aus mit einem Loch versehen, so dass man sie gern zu Ketten verarbeitet.

Paternosterbaum

Familie: Meliaceae (Mahagonigewächse)

Weitere Namen: Indischer Zedrachbaum, Chinesischer Holunder, Persischer Flieder

Heimat: Himalajaregion

Größe: Bis 10 m hoher, sommergrüner Baum

Typische Kennzeichen: Doppelt gefiederte Blätter und violette, wie Flieder duftende Blüten

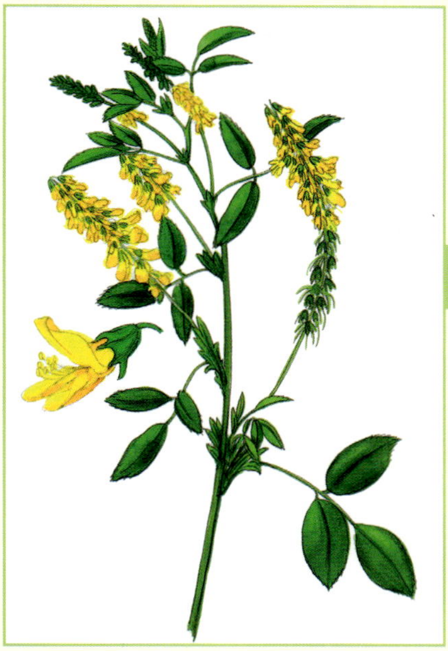

Melilotus officinalis

Echter Steinklee

Familie: Fabaceae/Leguminosae (Hülsenfrüchtler)

Weitere Namen: Honigklee, Gelber Klee

Heimat: Europa und Asien

Größe: Bis 1,5 m hohe, ausdauernde Pflanze

Typische Kennzeichen: Die getrockneten Pflanzenteile duften ähnlich wie Waldmeister

Die auch in Mitteleuropa häufige Art wird schon sehr lange als Heilkraut genutzt. So kann man die blühenden Sprossspitzen wegen ihrer krampflösenden Wirkung bei Verdauungsbeschwerden einsetzen und dank ihrer beruhigenden Eigenschaften auch bei Schlafstörungen und übergroßer Nervosität. Da die Pflanze leicht giftig ist, sollte dies allerdings ausschließlich unter ärztlicher Kontrolle erfolgen.

Melittis melissophyllum

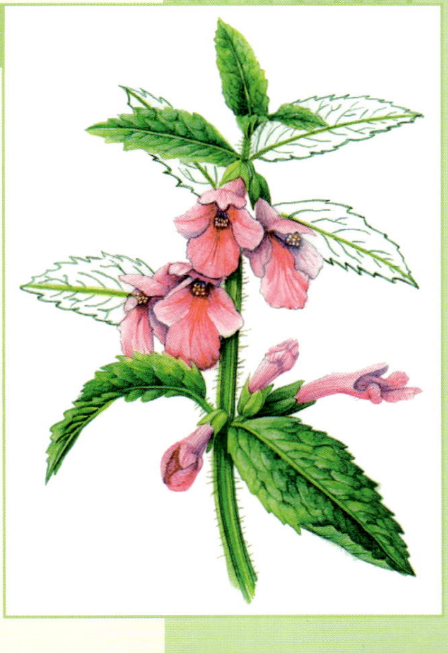

Die blühenden Sprosse des Immenblatts wurden früher wegen ihrer krampflösenden und beruhigenden Eigenschaften vor allem bei Magenbeschwerden oder Schlafstörungen und übergroßer Nervosität verschrieben; man benutzte das Kraut wegen seiner entspannenden und belebenden Wirkung aber auch als Badewasserzusatz. In Mitteleuropa steht die nicht sehr häufige Art unter Naturschutz.

Immenblatt

Familie: Lamiaceae/Labiatae (Lippenblütler)

Weitere Namen: Waldmelisse, Melissenblatt, Bienensaug

Heimat: Europa

Größe: Bis 50 cm hohe, ausdauernde Pflanze

Typische Kennzeichen: Borstig behaarte Stängel und Blätter mit Zitronenduft

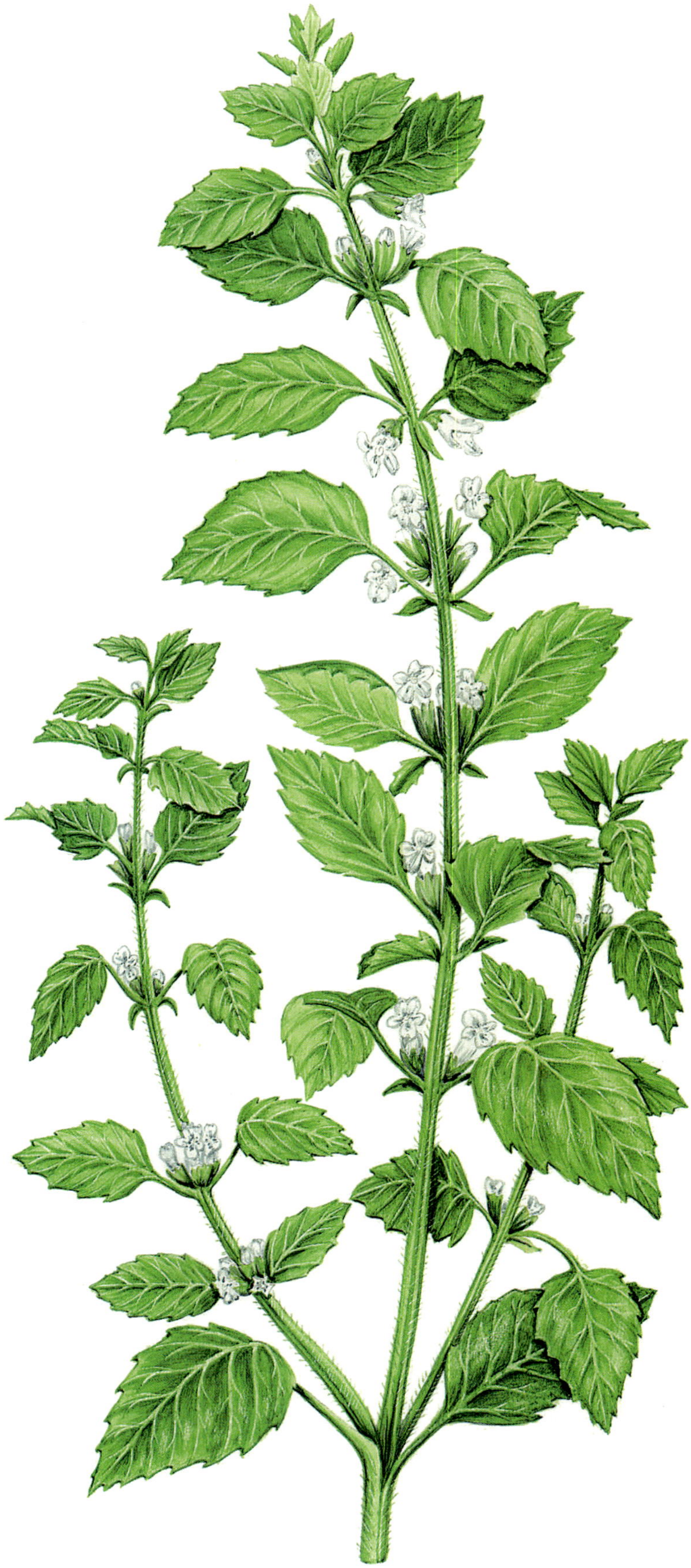

Melissa officinalis

Melisse

Familie:

Lamiaceae/Labiatae (Lippenblütler)

Weitere Namen:

Zitronenmelisse, Bienenkraut, Frauenwohl

Heimat:

Mittelmeergebiet und Westasien

Größe:

Bis zu 1,5 m hohe, ausdauernde Pflanze

Typische Kennzeichen:

Blätter mit zitronenartigem Geruch und Geschmack

Die Melisse ist eine gute Bienenfutterpflanze (das griechische „melissa" bedeutet Biene), aber sie gilt wegen ihrer aromatischen, verdauungsfördernden, entspannenden, krampflösenden und schweißtreibenden Eigenschaften auch als begehrtes Heilkraut. In der Küche verwendet man sie zum Verfeinern von Salaten, Soßen, Fisch, Fleisch und Geflügel. Benutzt werden die Blätter und blühenden Sprosse.

Die Minze, deren Überreste schon in ungefähr 3000 Jahre alten Pyramiden gefunden wurden, ist eine der ältesten Heilpflanzen, die wir kennen. Die vereinzelt an feuchten Standorten auch in Mitteleuropa vorkommende Wasserminze gehört mit ihren erfrischenden, blähungstreibenden, verdauungsfördernden und leicht schmerzstillenden Eigenschaften zu den besonders häufig angewendeten Arten.

Mentha aquatica

Wasserminze

Familie: Lamiaceae/Labiatae (Lippenblütler)

Weitere Namen: Bachminze

Heimat: Europa

Größe: Bis zu 80 cm hohe, ausdauernde Pflanze

Typische Kennzeichen: Pflanze mit violetten, endständigen Blütenköpfchen

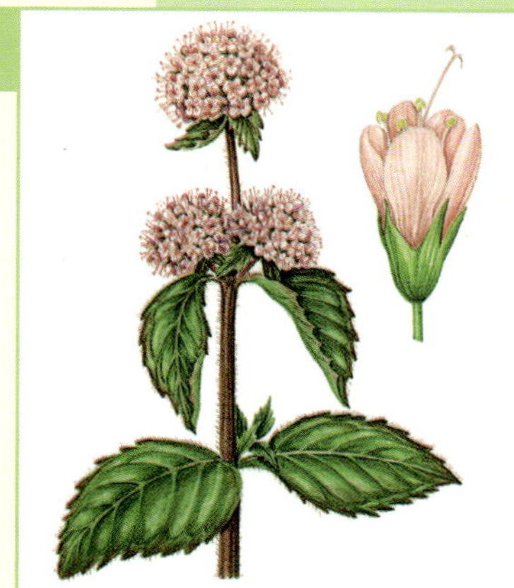

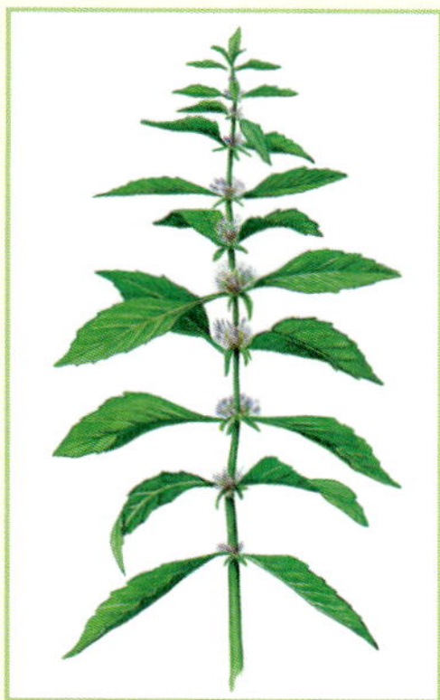

Mentha arvensis var. *arvensis*

Ackerminze

Familie: Lamiaceae/Labiatae (Lippenblütler)

Weitere Namen: –

Heimat: Gemäßigte Regionen der Nordhalbkugel

Größe: Bis zu 60 cm hohe, ausdauernde Pflanze

Typische Kennzeichen: Vierkantiger Stängel und violette, blattachselständige Blütenquirle

Diese Minze-Art, die auch in Mitteleuropa sehr häufig an feuchten Standorten zu finden ist, wird gern bei Erkältungen, Halsschmerzen oder Infektionen im Mundbereich eingesetzt, aber auch für eine Reihe anderer Beschwerden von Zahnschmerzen bis zu Masern. Die nah verwandte Japanische Minze (*Mentha arvensis* var. *haplocalyx*) wird in größerem Maßstab zur Gewinnung von Menthol angebaut.

Diese Pflanze kann man bei Verdauungsstörungen oder als erfrischendes Getränk anwenden, sie ist aber nicht ganz so wohlschmeckend wie andere Minze-Arten. In selteneren Fällen benutzt man die Rossminze auch zur Herstellung einer Enthaarungscreme, als desodorierendes Mittel und zum Aromatisieren von Likör. Benutzt werden die Blätter und blühenden Sprossspitzen.

Mentha longifolia

Langblättrige Minze

Familie: Lamiaceae/Labiatae (Lippenblütler)

Weitere Namen: Rossminze, Pferdeminze

Heimat: Süd- und Mitteleuropa

Größe: Bis zu 50 cm hohe, ausdauernde Pflanze

Typische Kennzeichen: Stark aromatisch duftende Pflanze mit rötlich-violetten Blüten

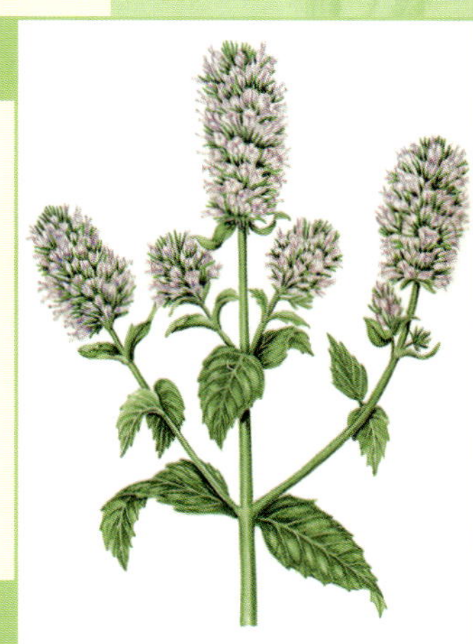

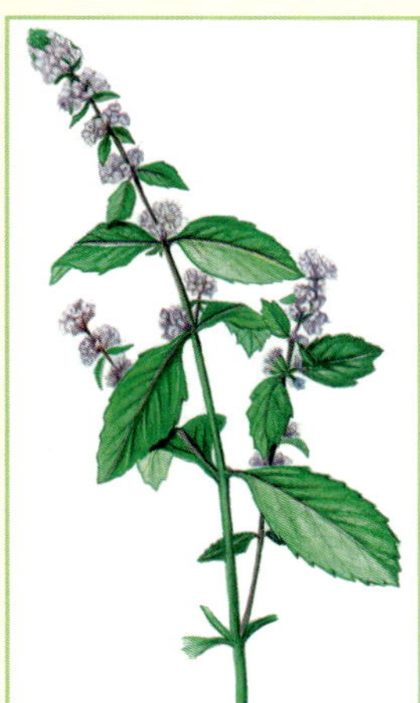

Mentha x piperita

Echte Pfefferminze

Familie: Lamiaceae/Labiatae (Lippenblütler)

Weitere Namen: Mutterkraut, Teeminze

Heimat: Kreuzung aus Grüner Minze (*Mentha spicata*) und Wasserminze (*Mentha aquatica*)

Größe: Bis zu 80 cm hohe, ausdauernde Pflanze

Typische Kennzeichen: Diese Zuchtform duftet besonders stark

Die Echte Pfefferminze wird in Mitteleuropa hauptsächlich in Gärten kultiviert, man kann sie aber auch einmal verwildert finden. In der Küche verwendet man die Blätter und Blüten hauptsächlich als erfrischenden Tee; die Naturheilkunde schätzt die Pflanze wegen ihrer blähungstreibenden, verdauungsfördernden, antiseptischen, leicht schmerzstillenden und schweißtreibenden Eigenschaften.

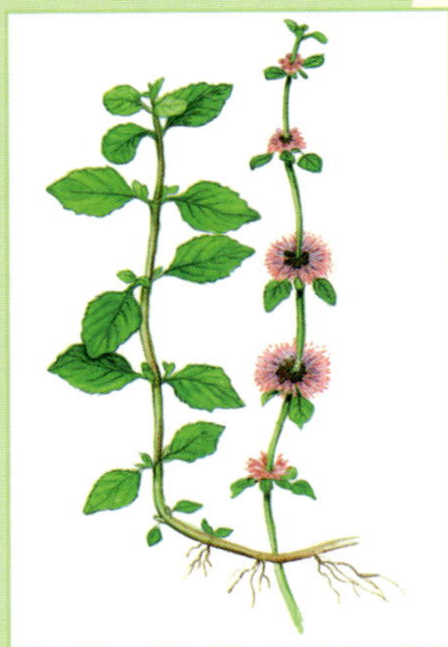

Mentha pulegium

Poleiminze

Familie: Lamiaceae/Labiatae (Lippenblütler)

Weitere Namen: Polei

Heimat: Europa

Größe: Bis 40 cm hohe, ausdauernde Pflanze

Typische Kennzeichen: Wächst mit am Boden kriechenden Stängeln

Die Poleiminze enthält eine Substanz namens Pulegon, so dass man das Öl aus den Sprossen und Blättern früher manchmal als Abtreibungsmittel verwendet hat. Die Pflanze besitzt zwar ähnliche therapeutische Eigenschaften wie die Wasser- oder Pfefferminze, ist aber giftig und steht zudem unter Naturschutz, so dass sie in der europäischen Naturheilkunde nicht mehr angewendet wird.

Mentha x *rotundifolia*

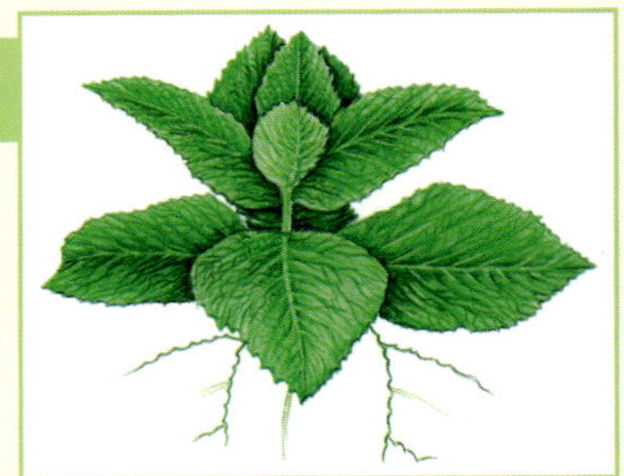

Apfelminze

Familie: Lamiaceae/Labiatae (Lippenblütler)

Weitere Namen: Weißbunte Minze, Rundblättrige Minze

Heimat: Vermutlich eine Kreuzung aus *M. longifolia* und *M. suaveolens*

Größe: Bis zu 60 cm hohe, ausdauernde Pflanze

Typische Kennzeichen: Ein wenig an Apfelblätter erinnernde, silbrig behaarte Blätter

Aus den Blättern und Blattstielen dieser Art lässt sich ein fruchtig-aromatischer Tee zubereiten; man nimmt sie aber auch zum Verfeinern von Salaten und als Gewürz für Fleischgerichte. Therapeutisch wird die Apfelminze vor allem bei Blähungen und Fieber eingesetzt, außerdem lässt sie sich als antiseptische Arznei nutzen. Während der Schwangerschaft sollte man auf die Anwendung dieser Art verzichten.

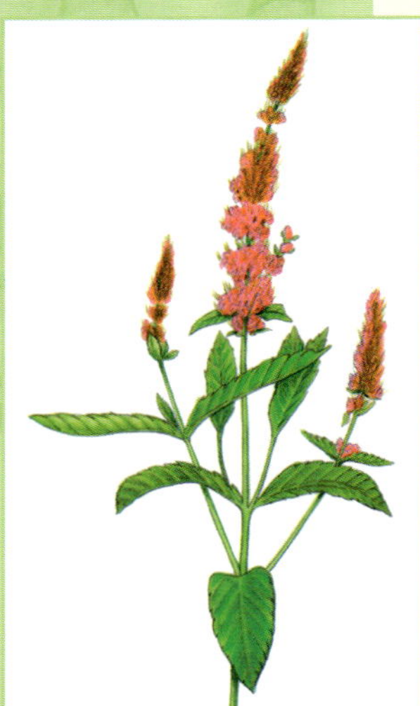

Mentha spicata var. *crispa*

Krause Ährige Minze

Familie: Lamiaceae/Labiatae (Lippenblütler)

Weitere Namen: Grüne Rossminze

Heimat: Kulturpflanze unbestimmter Herkunft

Größe: Bis zu 90 cm hohe, ausdauernde Pflanze

Typische Kennzeichen: Bringt lange, blassviolette Blütenstände hervor

Diese Minze wird ähnlich angewendet wie die bekanntere Pfefferminze (*Mentha* x *piperita*), also beispielsweise zur Behandlung von Magen- und Gallenbeschwerden, man benutzt sie aber auch bei der Herstellung von Zahnpasta und Mundwasser oder als Färbepflanze. Die leicht kümmelartig schmeckenden Blätter der im englischen Sprachraum Spearmint genannten Art sind außerdem häufig Bestandteil von Kaugummis.

Menyanthes trifoliata

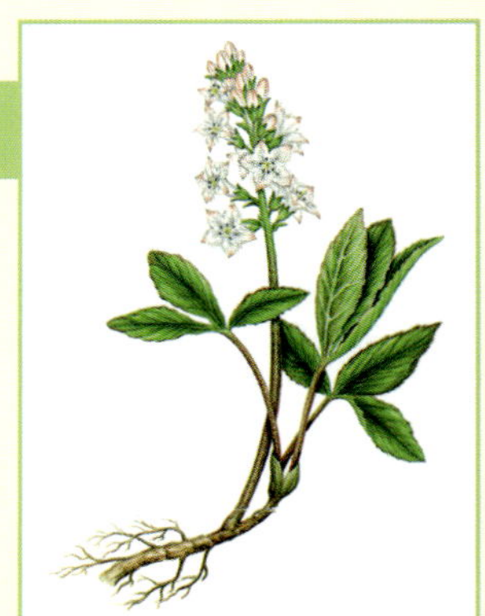

Dreiblättriger Fieberklee

Familie: Menyanthaceae (Fieberkleegewächse)

Weitere Namen: Bitterklee, Gallkraut, Magenklee

Heimat: Europa, Asien und Nordamerika

Größe: Kriechende Pflanze mit bis zu 1 m langen Trieben

Typische Kennzeichen: Die Blätter erinnern an Kleeblätter, sind aber deutlich größer

Diese alte Heilpflanze wird vor allem wegen ihrer appetitanregenden und verdauungsfördernden Eigenschaften geschätzt, die auf Bitterstoffe in den Blättern zurückzuführen sind. Früher wendete man das Kraut auch bei Fieber oder als Schmerzmittel an, was heute allerdings nicht mehr üblich ist. Dafür benutzt man die Art aber manchmal noch zur Herstellung homöopathischer Arzneien gegen Kopfschmerzen.

Diese Art findet man im nördlichen Mitteleuropa nur sehr selten, während sie im Süden in feuchten Wäldern regelmäßig vorkommt. Die Pflanze enthält braune und blaue Farbstoffe, so dass man sie früher als Färbepflanze verwendet hat. Therapeutisch wird sie wegen ihrer Giftigkeit ausschließlich in der Homöopathie eingesetzt, beispielsweise zur Behandlung von Rheumatismus.

Mercurialis perennis

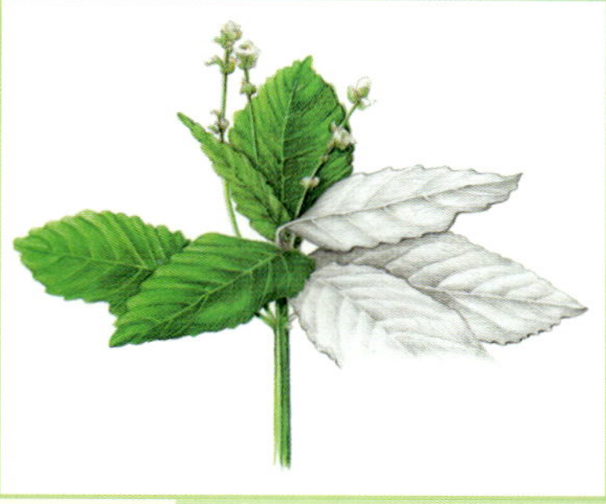

Wald-Bingelkraut

Familie: Euphorbiaceae (Wolfsmilchgewächse)

Weitere Namen: Ausdauerndes Bingelkraut

Heimat: Europa, Asien und Nordamerika

Größe: Bis 40 cm hohe, ausdauernde Pflanze

Typische Kennzeichen: Vierkantiger Stängel und gekerbte Blattränder

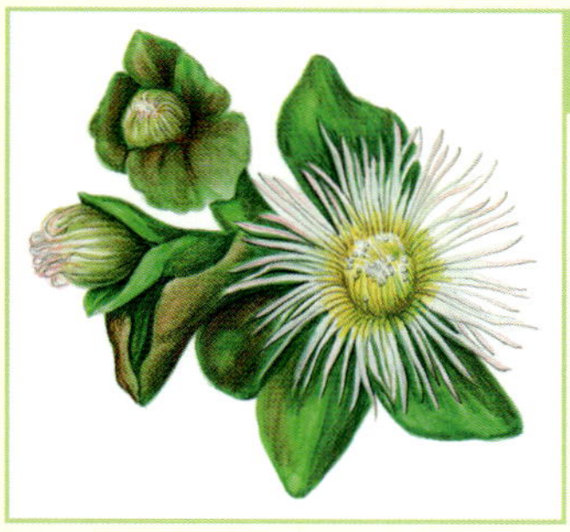

Mesembryanthemum crystallinum

Mittagsblume

Familie: Aizoaceae (Mittagsblumengewächse)

Weitere Namen: Eisblume, Eiskraut, Sodapflanze

Heimat: Südafrika

Größe: Bis 25 cm hohe, ein- bis zweijährige Pflanze

Typische Kennzeichen: Niederliegende Triebe mit dickfleischigen Blättern

Diese Art wird auch Eisblume oder Eiskraut genannt, denn die dickfleischigen Blätter sind manchmal mit glänzenden, wassergefüllten Papillen bedeckt, so dass sie aussehen, als seien sie mit Eisperlen überzogen. Therapeutisch wurde die Mittagsblume früher als harntreibende Arznei oder äußerlich bei starkem Juckreiz eingesetzt; da sie giftige Substanzen enthält, wird davon jedoch abgeraten.

Die Früchte dieses Baumes werden wegen ihrer adstringierenden Eigenschaften manchmal bei Darmbeschwerden, aber auch als harntreibendes Mittel eingesetzt. Aus den Blättern kann man eine Lotion zum Gurgeln bei Entzündungen im Mund- und Rachenbereich herstellen, während sich die Früchte auch äußerlich bei entzündeter Haut anwenden lassen. Außerdem benutzt man die Art, um Naturfasern zu färben.

Mespilus germanica

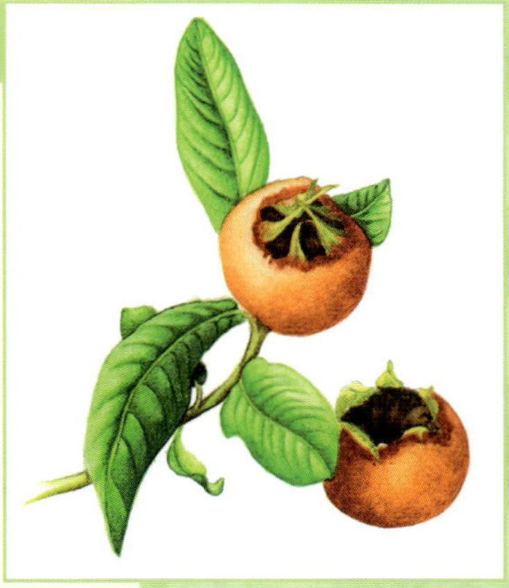

Mispel

Familie: Rosaceae (Rosengewächse)

Weitere Namen: Deutsche Mispel

Heimat: Vermutlich Kleinasien

Größe: Bis 6 m hoher Baum

Typische Kennzeichen: Kleine Früchte mit einem Kranz aus Kelchblättern an der Spitze

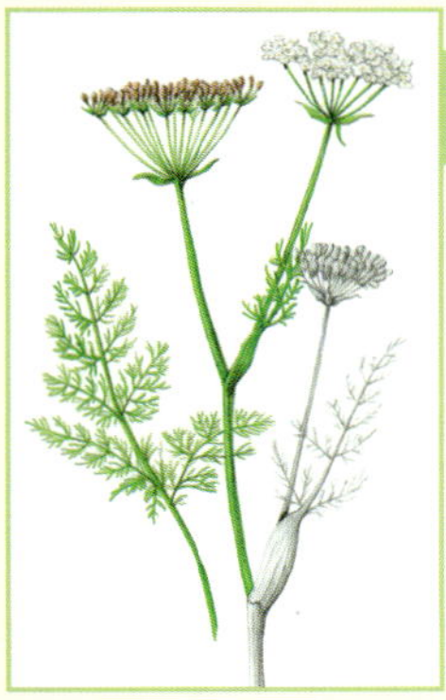

Meum athamanticum

Bärwurz

Familie: Apiaceae/Umbelliferaceae (Doldenblütler)

Weitere Namen: Bärendill

Heimat: Europa

Größe: Bis 50 cm hohe, ausdauernde Pflanze

Typische Kennzeichen: Süßlicher Duft, der ein wenig an Fenchel oder Dill erinnert

Die süßlich schmeckenden Blätter dieses auch in Mitteleuropa vorkommenden Krautes werden gern zum Würzen von Fisch- und Fleischgerichten oder Eierspeisen, Soßen und Suppen verwendet sowie zum Verfeinern von Salaten. Die Wurzel lässt sich dagegen zum Aromatisieren von Kräuterschnäpsen benutzen, wird aber manchmal auch zur Linderung von Menstruationsbeschwerden verschrieben.

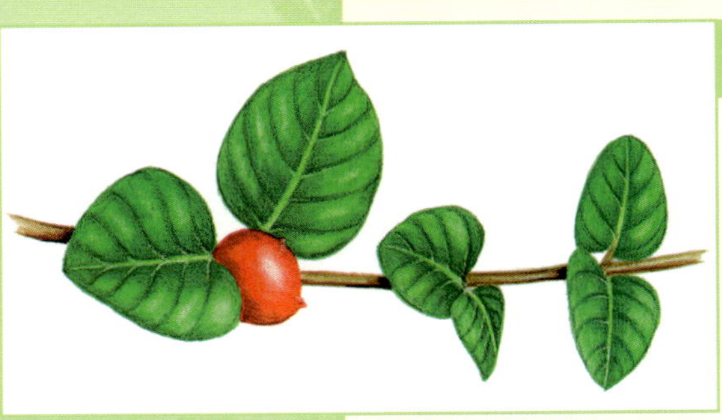

Mitchella repens

Rebhuhnbeere

Familie: Rubiaceae (Rötegewächse)
Weitere Namen: –
Heimat: Nordamerika
Größe: Bis 10 cm hohe, ausdauernde Pflanze
Typische Kennzeichen: Niederliegende Pflanze mit weißen, duftenden Blüten und roten Beeren

Dieses indianische Heilkraut wird in seiner nordamerikanischen Heimat „Squaw-Vine" genannt, woraus man schon auf die traditionelle Verwendung als Arznei für Frauenbeschwerden schließen kann. Und auch heute nutzt man die Art manchmal noch als Wehenmittel. Außerdem wurden die Blätter und Früchte früher häufig als harntreibende, beruhigende und adstringierende Arznei verwendet.

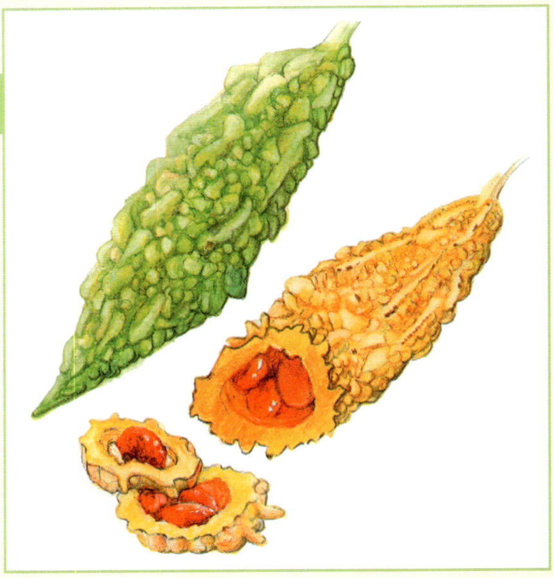

Momordica charantia

Balsambirne

Familie: Cucurbitaceae (Kürbisgewächse)
Weitere Namen: Amerikanische Bittergurke
Heimat: Südamerika
Größe: Bis 2 m lange Kletterpflanze
Typische Kennzeichen: Früchte mit zahlreichen, stachelwarzigen Rippen

Dieses Kürbisgewächs wird in vielen tropischen Regionen angebaut, weil sich aus den vitamin- und mineralstoffreichen, länglichen oder birnenförmigen Früchten ein schmackhaftes Gemüse zubereiten lässt. Daneben besitzen die Früchte aber auch therapeutische Eigenschaften, wobei sie in den letzten Jahren vor allem zur Behandlung von Diabetes empfohlen werden – eine Anwendung, die aber nicht unumstritten ist.

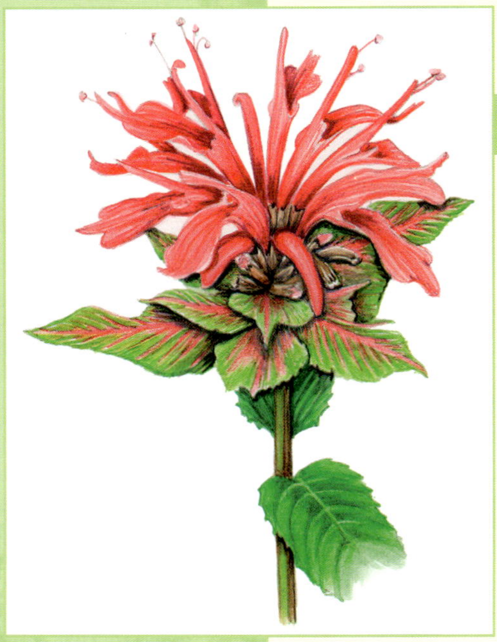

Monarda didyma

Goldmelisse

Familie: Lamiaceae/Labiatae (Lippenblütler)
Weitere Namen: Indianernessel, Bergamotte
Heimat: Nordamerika
Größe: Bis 90 cm hohe, ausdauernde Pflanze
Typische Kennzeichen: Die Blätter duften nach Zitrone

Die Blätter dieser aus Nordamerika stammenden Pflanze werden gern für Bratenfüllungen, zum Verfeinern von Obstkonserven und zur Geschmacksverbesserung bestimmter Teemischungen verwendet. Naturheilkundler schätzen vor allem die verdauungsfördernden Eigenschaften der Goldmelisse und setzen sie daher besonders gern zur Linderung von Magenbeschwerden ein.

Monarda punctata

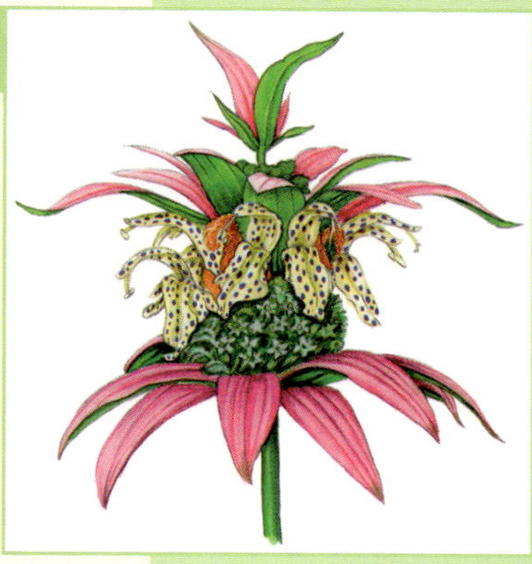

Punktierte Indianernessel

Familie: Lamiaceae/Labiatae (Lippenblütler)
Weitere Namen: Pferdeminze
Heimat: Nordamerika
Größe: Bis 1,2 m hohe, ausdauernde Pflanze
Typische Kennzeichen: Der Geschmack der Blätter erinnert an Oregano

Die nah mit der Goldmelisse (*Monarda didyma*) verwandte Art kann ebenfalls bei Beschwerden des Verdauungssystems eingesetzt werden, man nimmt sie aber auch zur Behandlung von Erkrankungen der oberen Atemwege. Eine ähnliche Verwendungsmöglichkeit kannten bereits die nordamerikanischen Ureinwohner, die aus den Stängeln und Blättern der Pflanze einen Tee gegen Erkältungen und Fieber herstellten.

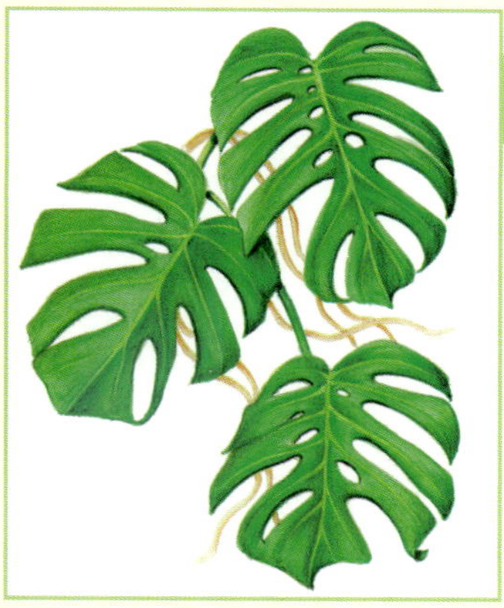

Monstera deliciosa

Fensterblatt

Familie: Araceae (Aronstabgewächse)
Weitere Namen: Monstera
Heimat: Mexiko
Größe: Kletterpflanze mit bis zu 10 m langen Trieben
Typische Kennzeichen: Bildet bis 80 cm lange, zumeist tief eingeschnittene Blätter und Luftwurzeln

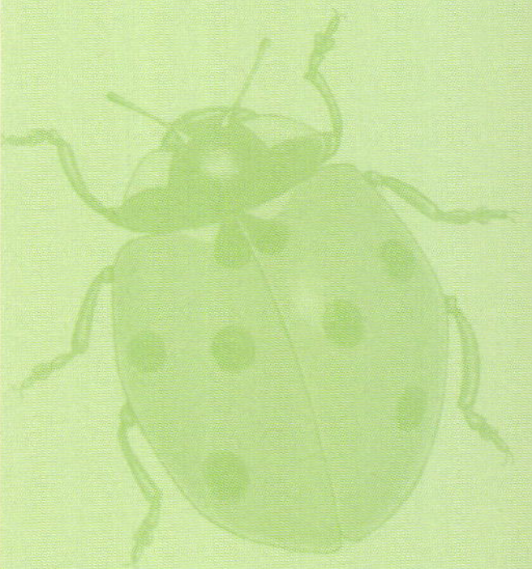

Das Fensterblatt ist eine besonders beliebte Zimmerpflanze, denn es gilt als anspruchslos und daher pflegeleicht. Allerdings ist es giftig, so dass Menschen mit Haustieren die Pflanze an einem sicheren Platz aufstellen sollten. Manchmal wird im Handel eine Essenz aus den Blättern angeboten, die angeblich die männliche Lebenskraft stärkt – was immer das bedeuten soll.

Montia perfoliata

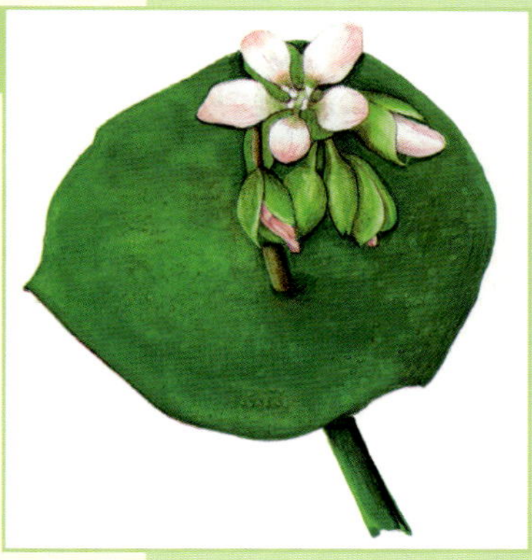

Tellerkraut

Familie: Portulacaceae (Portulakgewächse)
Weitere Namen: Winterportulak, Kubaspinat
Heimat: Nordamerika
Größe: Bis 10 cm hohe, einjährige Pflanze
Typische Kennzeichen: Die zu einer Hülle verwachsenen Blätter erinnern an einen Teller

Dieses sehr vitaminreiche und zudem viel Magnesium, Calcium und Eisen enthaltende Kraut kann man gut in Salaten verwenden, es lässt sich aber auch wie Spinat zubereiten. In Nordamerika war das schnell wachsende Tellerkraut zur Goldgräberzeit eine beliebte Salatpflanze, die half, die eintönige Verpflegung ein wenig zu bereichern. Daher nennt man die Art in den USA auch „Miner's lettuce" (Bergmannssalat).

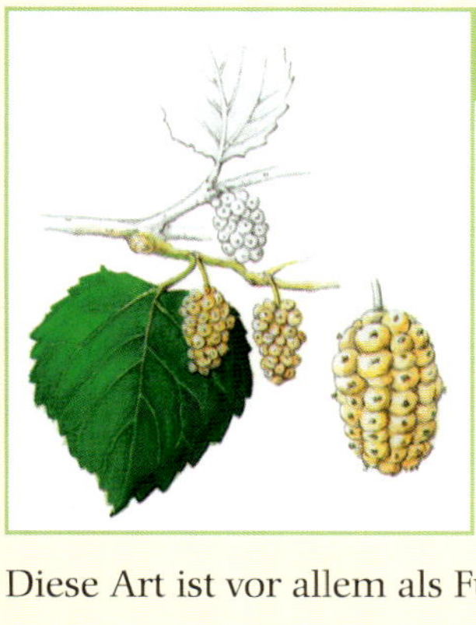

Morus alba

Weißer Maulbeerbaum

Familie: Moraceae (Maulbeergewächse)
Weitere Namen: –
Heimat: Asien
Größe: Bis 15 m hoher Baum
Typische Kennzeichen: Weißliche bis rosafarbene Fruchtstände

Diese Art ist vor allem als Futterpflanze für Seidenraupen bekannt geworden, sie besitzt aber auch zahlreiche therapeutische Eigenschaften. So werden die Blätter bei Fieber, Husten und Kopfschmerzen angewendet, während man den Fruchtsaft zum Gurgeln bei Entzündungen im Mund- und Halsbereich benutzt. Außerdem gilt die Wurzelrinde als abführend, und die Zweige nimmt man zur Behandlung von Gelenkschmerzen.

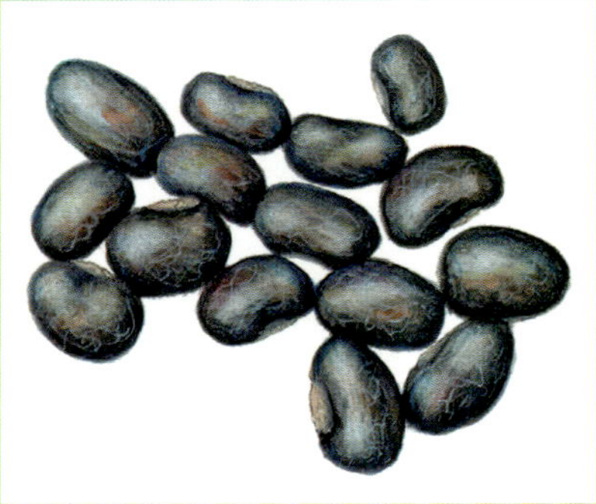

Mucuna pruriens

Juckbohne

Familie: Fabaceae/Leguminosae (Hülsenfrüchtler)
Weitere Namen: Kuhkrätze
Heimat: Asien
Größe: Kletterpflanze mit bis zu 8 m langen Trieben
Typische Kennzeichen: Kantiger Stängel und dicht behaarte Blätter und Hülsen

Die Samen dieser giftigen Pflanze enthalten eine Substanz namens L-Dopa, so dass man sie manchmal zur Behandlung der Parkinsonschen Krankheit einsetzt. Allerdings sollen die unerwünschten Nebenwirkungen stärker sein als bei synthetischen Arzneien. Den Namen Juckbohne verdankt die Art den langen Haaren, die leicht abbrechen und dann einen starken Juckreiz verursachen.

Murraya koenigii

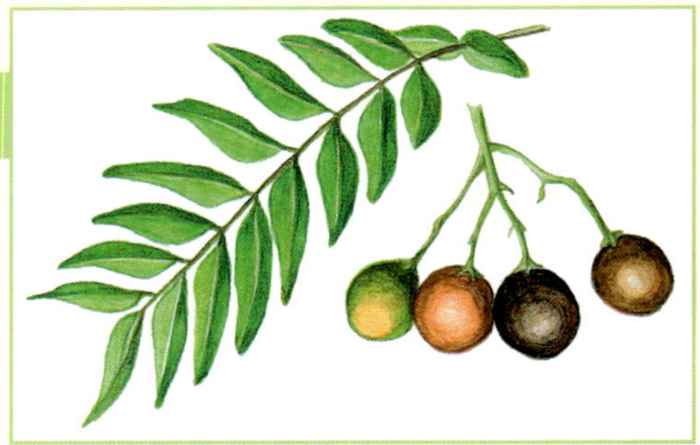

Curry-Orangeraute

Familie: Rutaceae (Rautengewächse)
Weitere Namen: Curryblatt, Murraya
Heimat: Asien
Größe: Bis 6 m hoher Strauch oder kleiner Baum
Typische Kennzeichen: Aromatisch duftende, glänzende Blätter und violette bis schwarze Früchte

Die Blätter dieses Strauches, die eine gewisse Ähnlichkeit mit Lorbeerblättern (*Laurus nobilis*) haben, werden vor allem in der indischen Küche zum Würzen von Fleischgerichten benutzt. Sie besitzen aber auch therapeutische Eigenschaften, so dass man sie beispielsweise zur Behandlung von Verdauungsbeschwerden anwendet oder bei leichten Verbrennungen und kleineren Wunden.

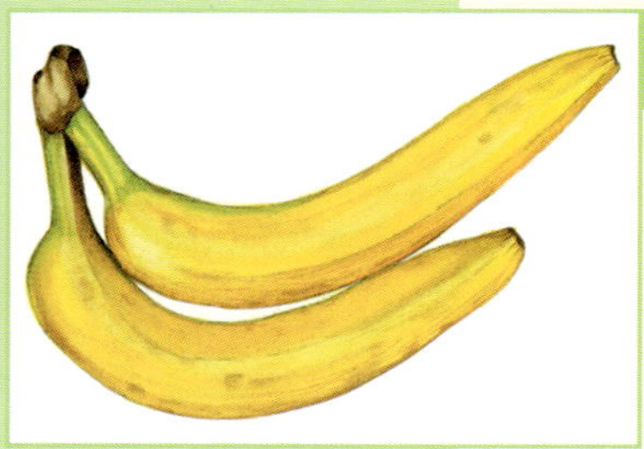

Musa x paradisiaca

Banane

Familie: Musaceae (Bananengewächse)
Weitere Namen: –
Heimat: Zuchtform aus *Musa acuminata* x *Musa balbisiana*
Größe: Bis 10 m hoher, immergrüner Baum
Typische Kennzeichen: Längliche, anfangs grüne, später gelbe Früchte (Bananen)

Bananen, die zu den ältesten Kulturpflanzen der Menschheit gehören, sind bekanntlich fast überall auf der Erde ein außerordentlich beliebtes Nahrungsmittel, sie besitzen aber auch therapeutische Eigenschaften. So wendet man die nahrhaften Früchte bei Durchfall an, während die Blätter als Mittel gegen Husten gelten. Außerdem wird das Fruchtfleisch manchmal als Pflegemittel für die Gesichtshaut benutzt.

Muscari comosum

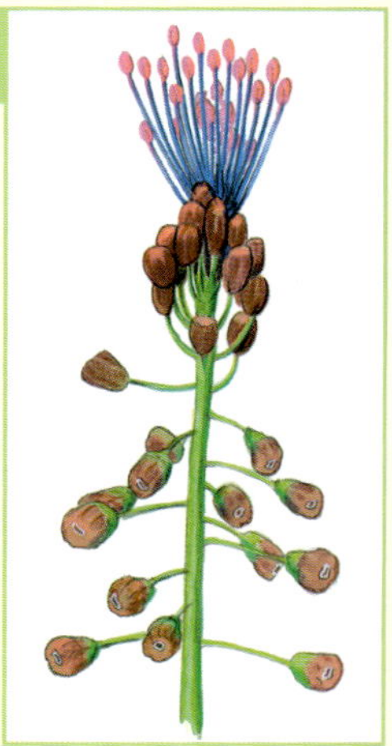

Schopfige Traubenhyazinthe

Familie: Hyacinthaceae (Hyazinthengewächse)
Weitere Namen: Schopfartige Bisamhyazinthe
Heimat: Europa und Asien
Größe: Bis 70 cm hohe, ausdauernde Pflanze
Typische Kennzeichen: Schopfartiger Blütenstand an langen, blattlosen Stängeln

Die in Südeuropa weit verbreitete Schopfige Traubenhyazinthe kommt in Mitteleuropa nur sehr vereinzelt vor und ist daher gesetzlich geschützt. Es handelt sich um eine alte Heilpflanze, deren eiförmige Zwiebel vor allem wegen ihrer harntreibenden Eigenschaften geschätzt wurde. Heute wendet man sie nur noch äußerlich an, etwa zur Behandlung gereizter Hautpartien oder Furunkeln.

Myosotis arvensis

Ackervergissmeinnicht

Familie: Boraginaceae (Raublattgewächse)

Weitere Namen: –

Heimat: Europa, Asien und Nordafrika

Größe: Bis 40 cm hohe, ein- bis zweijährige Pflanze

Typische Kennzeichen: Traube aus kleinen blauen Blüten sowie grau behaarte Stängel und Blätter

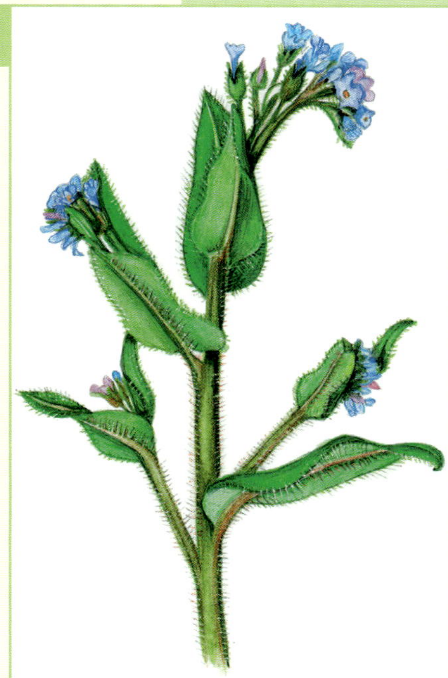

Das auch in Mitteleuropa fast überall an Wegrändern, Äckern und auf Brachflächen wachsende Ackervergissmeinnicht wird ausschließlich in der Homöopathie eingesetzt. So stellt man aus den krautigen Teilen beispielsweise Mittel zur Behandlung von Atemwegsbeschwerden her, während das nah verwandte Alpenvergissmeinnicht (*Myosotis alpestris*) manchmal bei bestimmten Augenleiden angewendet wird.

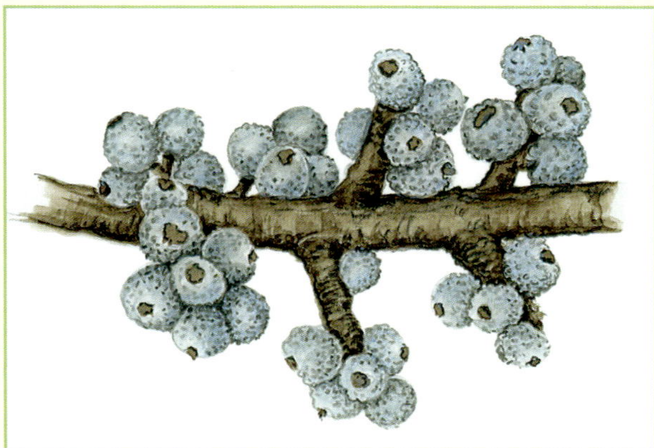

Myrica cerifera

Wachsmyrte

Familie: Myricaceae (Gagelstrauchgewächse)

Weitere Namen: Wachsgagel

Heimat: Nordamerika

Größe: Bis 10 m hoher, immergrüner Strauch oder kleiner Baum

Typische Kennzeichen: Kleine, graue, wie mit Wachs überzogene Früchte

Die Wachsmyrte wurde von den europäischen Besiedlern Nordamerikas gern in der Nähe ihrer Unterkünfte angepflanzt, weil es hieß, sie würde Flöhe und anderes Ungeziefer abschrecken. Heute verwendet man die Wurzelrinde manchmal bei Husten oder Halsschmerzen, aber auch bei Entzündungen im Magen-Darm-Trakt und äußerlich bei Hautbeschwerden. Während der Schwangerschaft darf die Art nicht angewendet werden.

Myrica gale

Moor-Gagelstrauch

Familie: Myricaceae (Gagelstrauchgewächse)

Weitere Namen: Heide-Gagelstrauch, Sumpfmyrte, Noppenkraut, Bäckerbusch

Heimat: Europa, Asien und Nordamerika

Größe: Bis 1,5 m hoher, sommergrüner Strauch

Typische Kennzeichen: Besitzt zahlreiche Harzdrüsen, die einen aromatischen Duft verbreiten

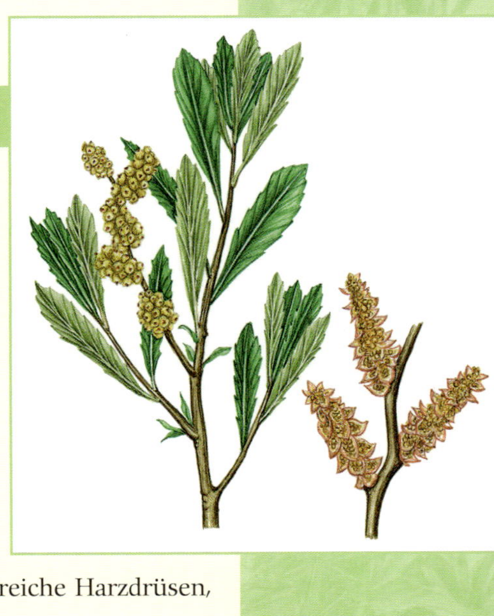

Die Blätter der auch in Mitteleuropa vorkommenden Giftpflanze wurden früher zum Würzen von Speisen benutzt, aber auch bei der Herstellung von Bier, um die berauschende Wirkung zu erhöhen. Außerdem verwendete man sie als Abtreibungsmittel, zur Behandlung von Hautbeschwerden und zum Vergiften von Läusen. Heute wird der Strauch manchmal noch in homöopathischen Mitteln verarbeitet.

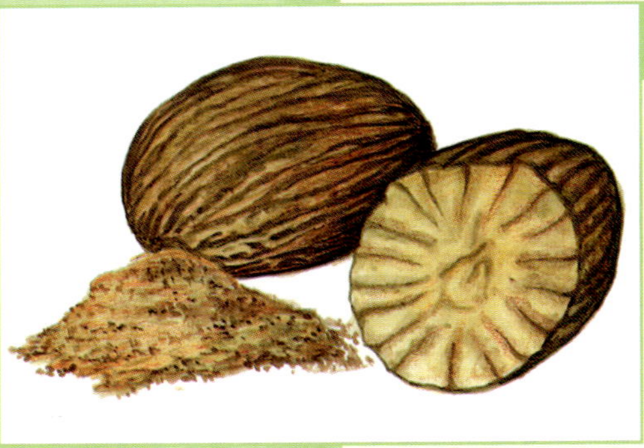

Myristica fragrans

Muskatnuss

Familie: Myristicaceae (Muskatnussgewächse)

Weitere Namen: –

Heimat: Molukken (Indonesien)

Größe: Bis 12 m hoher, immergrüner Baum

Typische Kennzeichen: Große, aromatische Früchte

Die Muskatnuss, die früher in dem Ruf stand, aphrodisisch zu wirken, ist heute vor allem ein beliebtes Gewürz. Sie lässt sich aber auch therapeutisch einsetzen, etwa bei Appetitlosigkeit und Verdauungsbeschwerden oder zur Behandlung rheumatischer Beschwerden. Besonders bei einer inneren Anwendung muss die Dosierung allerdings genau beachtet werden, weil es sonst zu Vergiftungen kommen kann.

Myroxylon balsamum

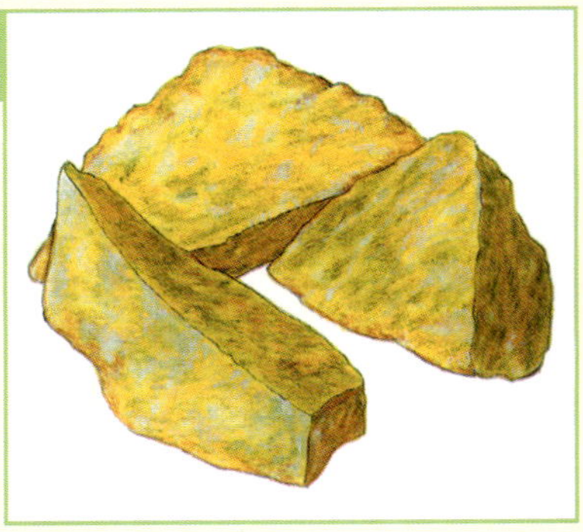

Peru-Balsambaum

Familie: Fabaceae/Leguminosae (Hülsenfrüchtler)

Weitere Namen: Tolu-Balsambaum, Perubalsam, Rindenbalsam

Heimat: Mittel- und Südamerika

Größe: Bis 20 m hoher, immergrüner Baum

Typische Kennzeichen: Auffällige, bräunliche Samenhülsen und mit Öldrüsen besetzte Blätter

Die durch Einschneiden der Rinde des Peru-Balsambaums gewonnene Substanz (Perubalsam) wurde früher häufig zur Behandlung schlecht heilender Wunden eingesetzt, man verwendete sie aber auch bei leichten Verbrennungen, Juckreiz, Hämorrhoiden und Ekzemen, und sie galt als hilfreich bei Bronchitis und Halsschmerzen. Da sie Allergien verursachen kann, ist bei einer Anwendung allerdings Vorsicht geboten.

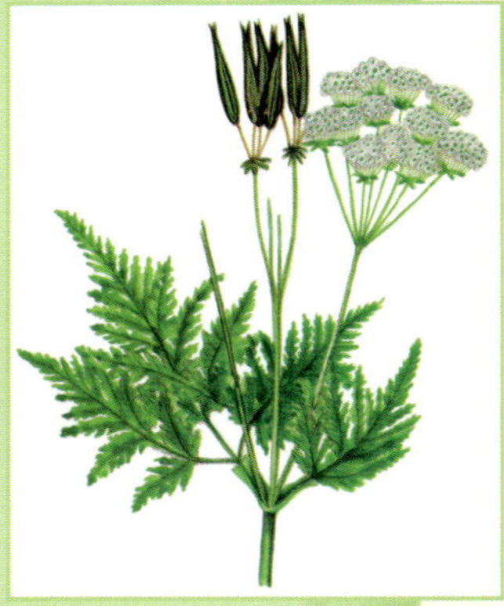

Myrrhis odorata

Wohlriechende Süßdolde

Familie: Apiaceae/Umbelliferaceae (Doldenblütler)

Weitere Namen: Aniskerbel, Anisdolde, Spanischer Kerbel

Heimat: Europa

Größe: Bis 1,2 m hohe, ausdauernde Pflanze

Typische Kennzeichen: Die stark zerteilten Blätter erinnern an Farne

Die sehr kältetolerante Süßdolde, die einen etwas gewöhnungsbedürftigen Lakritzgeschmack besitzt, ist vor allem in Nordeuropa eine beliebte Küchenpflanze, weil sie auch in kühleren Regionen den großen Teil des Jahres zur Verfügung steht. Verwendet wird sie vor allem zur Verfeinerung von Gemüse, man kann mit dem Kraut aber auch Fruchtsäfte, Quark und Joghurt aromatisieren.

Myrtus communis

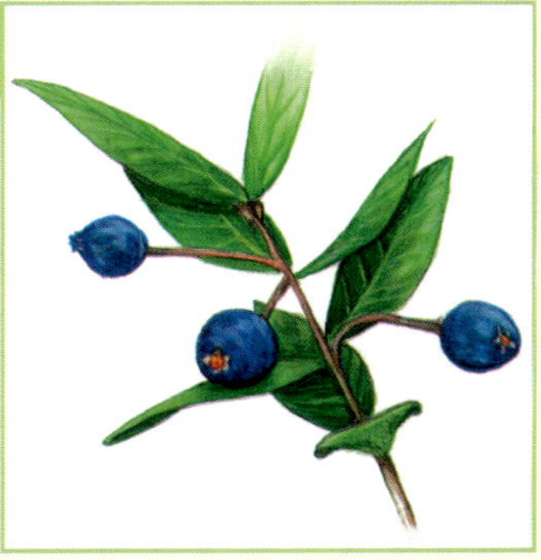

Echte Myrte

Familie: Myrtaceae (Myrtengewächse)

Weitere Namen: Brautmyrte, Gewöhnliche Myrte

Heimat: Mittelmeerraum

Größe: Bis 2 m hoher, immergrüner Strauch

Typische Kennzeichen: Glänzende, mit Öldrüsen besetzte Blätter

In der Naturheilkunde werden die Blätter der Myrte vor allem als adstringierende und antiseptische Arznei geschätzt; sie lassen sich aber auch bei Verdauungsstörungen, Harnwegsbeschwerden oder als Hautpflegemittel einsetzen. Im antiken Griechenland war die Myrte der Liebesgöttin Aphrodite geweiht, und auch heute gilt ein Kranz aus Myrtenblättern noch immer als Hochzeitssymbol.

Narcissus pseudonarcissus

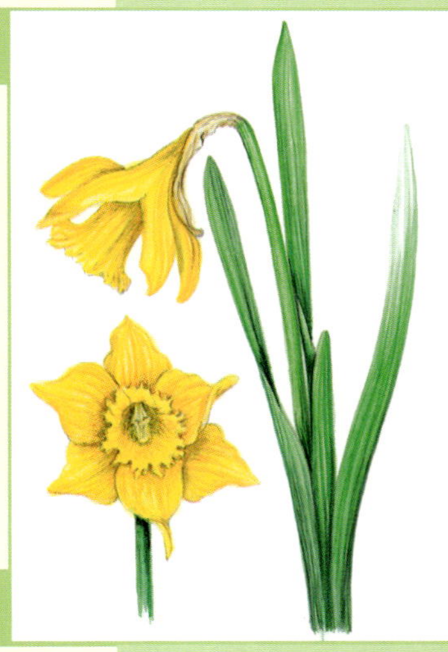

Gelbe Narzisse

Familie: Amaryllidaceae (Narzissengewächse)

Weitere Namen: Osterglocke

Heimat: Südwesteuropa

Größe: Bis 40 cm hohe, ausdauernde Pflanze

Typische Kennzeichen: Hellgelbe Blüten mit einer zusätzlichen, dunkelgelben Nebenkrone

Die in Mitteleuropa häufig in Gärten angepflanzte Gelbe Narzisse, von der es inzwischen eine Reihe unterschiedlicher Sorten gibt, wurde früher vereinzelt als Brechmittel eingesetzt. Da es sich um eine Giftpflanze handelt, die starkes Unwohlsein, aber auch Hautirritationen hervorrufen kann, wird sie heute nur noch in der Homöopathie zur Behandlung von Schnupfen oder Husten eingesetzt.

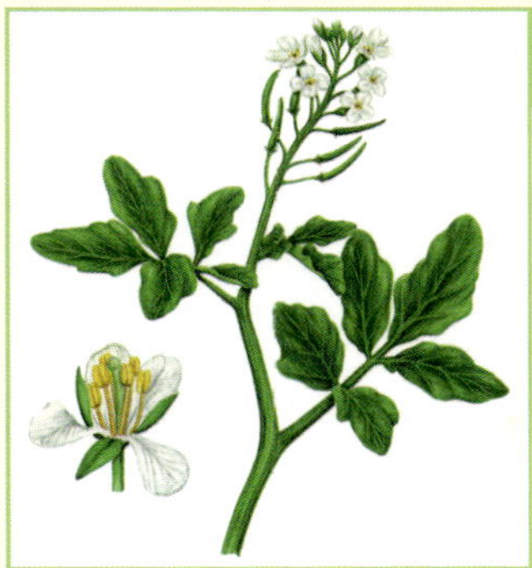

Nasturtium officinale

Brunnenkresse

Familie: Brassicaceae (Kreuzblütler)

Weitere Namen: Wassersenf, Bittersalat

Heimat: Fast weltweite Verbreitung

Größe: Bis 60 cm hohe, ausdauernde Wasserpflanze

Typische Kennzeichen: Teilweise kriechende, hohle Stängel

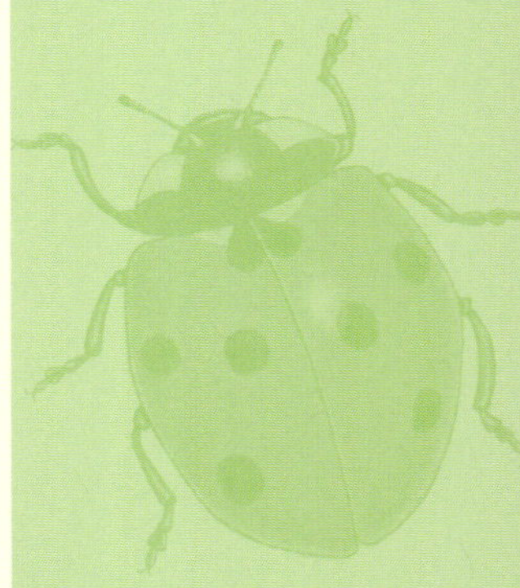

Die frischen Triebe und Blätter dieser sehr vitaminreichen Wasserpflanze werden gern als Brotbelag und zum Verfeinern von Quark verwendet. In der Naturheilkunde schätzt man das Kraut wegen seiner harntreibenden, appetitanregenden, verdauungsfördernden, reinigenden, auswurffördernden und hustenstillende Eigenschaften; es kann aber auch zur Kräftigung und Reinigung der Kopfhaut dienen.

Nelumbo nucifera

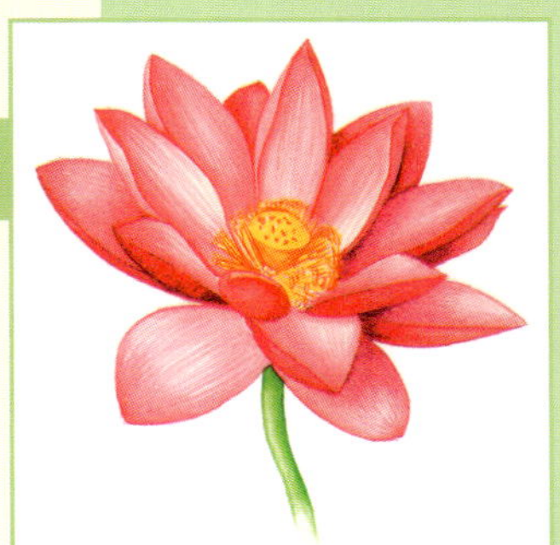

Indische Lotosblume

Familie: Nelumbonaceae (Lotosblumengewächse)

Weitere Namen: Lotos, Indische Seerose

Heimat: Asien und Australien

Größe: Bis 2,5 m große, ausdauernde Wasserpflanze

Typische Kennzeichen: Die wohlriechenden Blüten können 50 cm groß werden

Die nahrhaften und wohlschmeckenden Samen dieser attraktiven Wasserpflanze werden in einigen Regionen Asiens als Mittel gegen ein vorzeitiges Altern gegessen, die Pflanze wird aber auch bei Schlaflosigkeit, bei Pilzvergiftungen, zur Behandlung von Akne und zur Kühlung bei Verbrennungen eingesetzt. In Indien gehört die Lotosblume zu den heiligen Pflanzen.

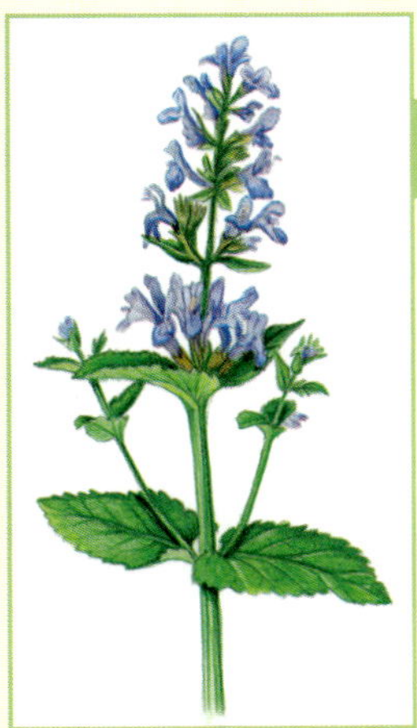

Nepeta cataria

Echte Katzenminze

Familie: Lamiaceae/Labiatae (Lippenblütler)

Weitere Namen: Katzenkraut

Heimat: Südosteuropa und Westasien

Größe: Bis 1 m hohe, ausdauernde Pflanze

Typische Kennzeichen: Die Art verströmt einen starken, minzeartigen Duft

Ihren Namen verdankt diese Pflanze dem Umstand, dass ihr kräftiger Duft häufig Katzen anlockt. In der Naturheilkunde setzt man die krautigen Teile manchmal bei Blähungen und Koliken ein, ebenso wie bei verdauungsbedingten Kopfschmerzen; außerdem sagt man der Echten Katzenminze aromatische, appetitanregende, krampflösende, schweißtreibende und sedative Eigenschaften nach.

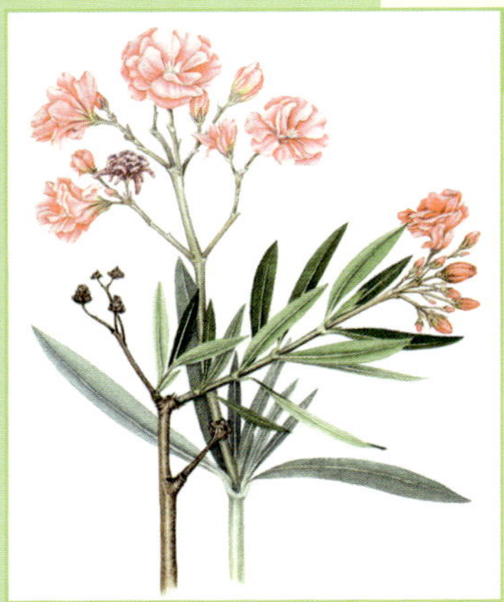

Nerium oleander

Oleander

Familie: Apocynaceae (Hundsgiftgewächse)

Weitere Namen: Rosenlorbeer

Heimat: Mittelmeergebiet

Größe: Bis 5 m hoher, immergrüner Strauch oder kleiner Baum

Typische Kennzeichen: Lanzettliche, lederartige Blätter und große, weiße bis rötliche Blüten

Der nicht frostharte Oleander wird in Mitteleuropa gern als Kübelpflanze gehalten, wobei man allerdings wissen sollte, dass alle Teile dieser Art in höherer Dosierung stark giftig sind, denn sie enthalten herzwirksame Glykoside. Diese werden von der pharmazeutischen Industrie vereinzelt für die Herstellung von Herzmitteln verwendet, und auch die Homöopathie nutzt diese Pflanze bei Herzbeschwerden.

Nicandra physalodes

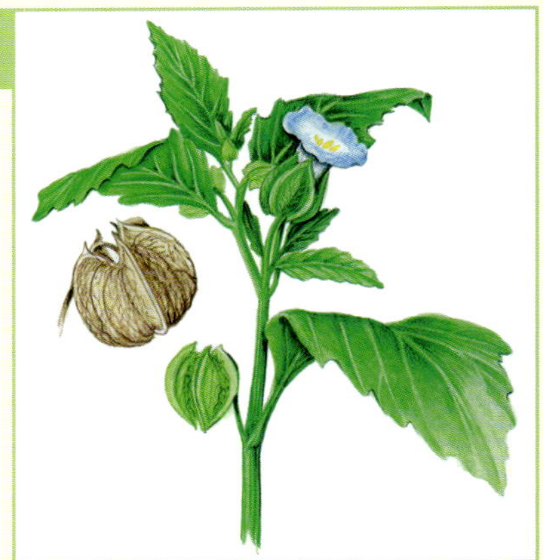

Giftbeere

Familie: Solanaceae (Nachtschattengewächse)

Weitere Namen: Blaue Lampionblume

Heimat: Peru

Größe: Bis 1,2 m hohe, einjährige Pflanze

Typische Kennzeichen: Die Kelchblätter umgeben die braunen Früchte wie ein Lampion

Wie viele Nachtschattengewächse ist auch diese südamerikanische Art giftig, was die Ureinwohner Perus aber nicht davon abgehalten hat, sie als Wurm- und Brechmittel zu benutzen. Heute werden die Wurzel und die oberirdischen Teile manchmal noch in Flohmitteln für Haustiere verarbeitet. In Mitteleuropa findet man die einjährige Pflanze häufig in Gärten, aber auch verwildert auf Brachflächen.

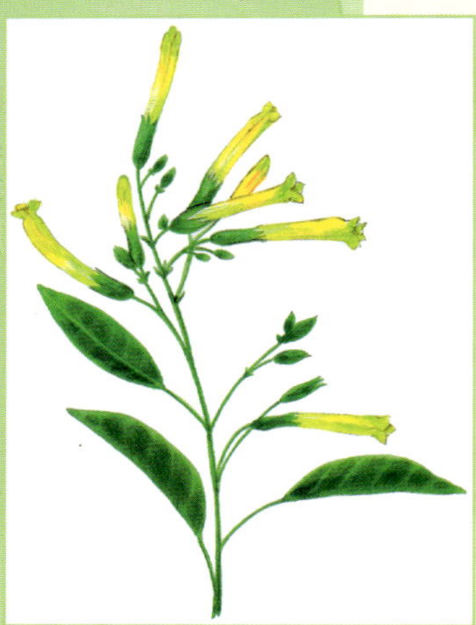

Nicotiana glauca

Blaugrüner Tabak

Familie: Solanaceae (Nachtschattengewächse)

Weitere Namen: Strauchtabak

Heimat: Südamerika

Größe: Bis 5 m hoher Strauch

Typische Kennzeichen: Etwa 4–5 cm lange, trichterförmige, gelbe Blüten

Diese giftige Art, die bei unsachgemäßer Anwendung eine lebensgefährliche Atemnot verursachen kann, diente den Bewohnern ihres Verbreitungsgebiets früher zur Behandlung von Rheumatismus und zur Bekämpfung von Ungeziefer. Außerdem sollen die getrockneten Blätter, die eine deutlich stärkere Wirkung als herkömmlicher Tabak (*Nicotiana tabacum*) haben, aber auch als Genussmittel geraucht worden sein.

Nicotiana tabacum

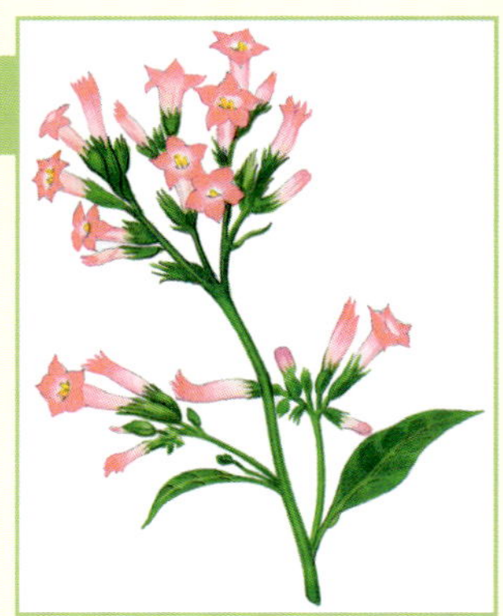

Virginischer Tabak

Familie: Solanaceae (Nachtschattengewächse)

Weitere Namen: Echter Tabak

Heimat: Tropisches Amerika

Größe: Bis 2 m hohe, einjährige Pflanze

Typische Kennzeichen: Große, elliptische Blätter und weiße bis rosafarbene Blüten

Die Blätter dieser Art, die heute in vielen Ländern der Erde für die Herstellung von Zigaretten und Zigarren kommerziell angebaut wird, enthalten das stimulierende, aber abhängig machende und in höherer Dosierung tödlich giftige Nikotin. Früher verwendete man die Blätter außerdem zur Bekämpfung von Kopfläusen; heute wird die Pflanze nur noch in homöopathischen Mitteln verarbeitet.

Früher wurden die zerkleinerten Samen dieser Art gern als Niespulver zur Reinigung der Nase benutzt, und auch heute verwendet man das Kraut manchmal noch als schleimlösende und auswurffördernde Arznei. Außerdem sagt man der Jungfer im Grünen harntreibende Eigenschaften nach, und sie soll eine regulierende Wirkung auf die Menstruation haben.

Nigella damascena

Jungfer im Grünen

Familie: Ranunculaceae (Hahnenfußgewächse)

Weitere Namen: Damaszener Schwarzkümmel, Braut im Haar

Heimat: Mittelmeergebiet und Westasien

Größe: Bis 40 cm hohe, einjährige Pflanze

Typische Kennzeichen: Bringt samtschwarze, dreieckige Samen hervor

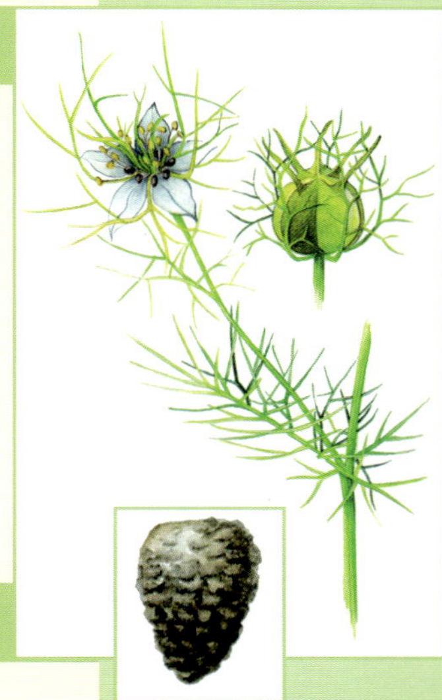

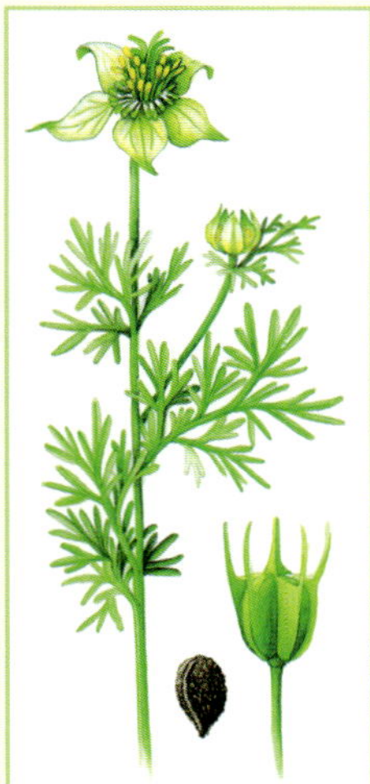

Nigella sativa

Echter Schwarzkümmel

Familie: Ranunculaceae (Hahnenfußgewächse)

Weitere Namen: Kalonji

Heimat: Westasien

Größe: Bis 50 cm hohe, einjährige Pflanze

Typische Kennzeichen: Dreikantige, etwa tropfenförmige Samen, die außen dunkel und innen weiß sind

Die Samen dieser Art, die einen pfefferähnlichen, aber etwas bitteren Geschmack besitzen, werden gern zum Würzen von Bohnen, Kohl oder Spinat genommen, sie verfügen aber auch über medizinische Eigenschaften. So benutzte man sie schon in der Antike bei Kopf- oder Zahnschmerzen, während sie heute häufig bei Hautbeschwerden, etwa Ekzemen, Neurodermitis, Schuppenflechte oder starkem Juckreiz angewendet werden.

Die auch in Mitteleuropa vorkommende Teichrose wächst nicht nur in Teichen, sondern auch in anderen stehenden oder langsam fließenden Gewässern. Ihre Wurzel galt in der Antike als gutes Mittel „wider die unkeuschen Träume"; heute wird die in den meisten Ländern allerdings unter Naturschutz stehende, giftige Art manchmal noch in homöopathischen Mitteln verarbeitet.

Nuphar lutea

Gelbe Teichrose

Familie: Nymphaeaceae (Seerosengewächse)

Weitere Namen: –

Heimat: Europa und Asien

Größe: Bis 3 m lange Schwimmpflanze

Typische Kennzeichen: Sehr lang gestielte, ovale Schwimmblätter und gelbe Blüten

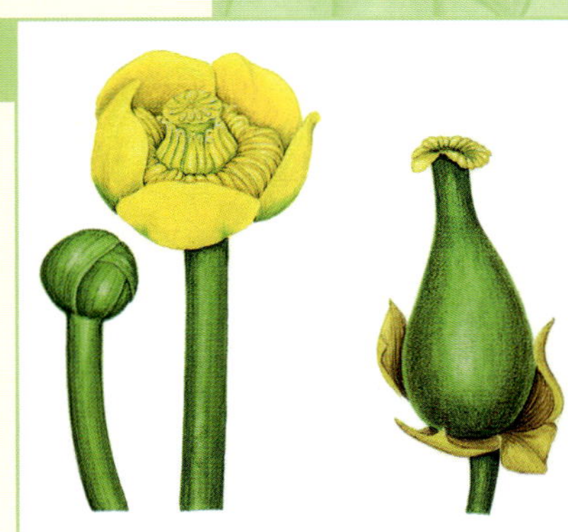

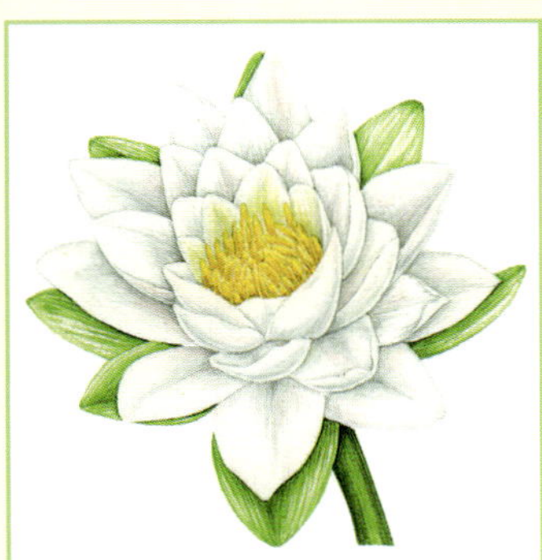

Nymphaea alba

Weiße Seerose

Familie: Nymphaeaceae (Seerosengewächse)

Weitere Namen: –

Heimat: Europa und Asien

Größe: Bis 3 m lange Schwimmpflanze

Typische Kennzeichen: Sehr lang gestielte, runde bis ovale Schwimmblätter und weiße Blüten

Aus dem Wurzelstock dieser hübschen, aber giftigen und heute fast überall gesetzlich geschützten Schwimmpflanze hergestellte Arzneien wurden früher häufig als Beruhigungsmittel verschrieben, wobei man sie besonders dann einsetzte, wenn es darum ging, einen übermäßig starken Geschlechtstrieb zu dämpfen. Aber auch die Blüten wurden genutzt, etwa zur Behandlung von Hautbeschwerden und Entzündungen im Mundbereich.

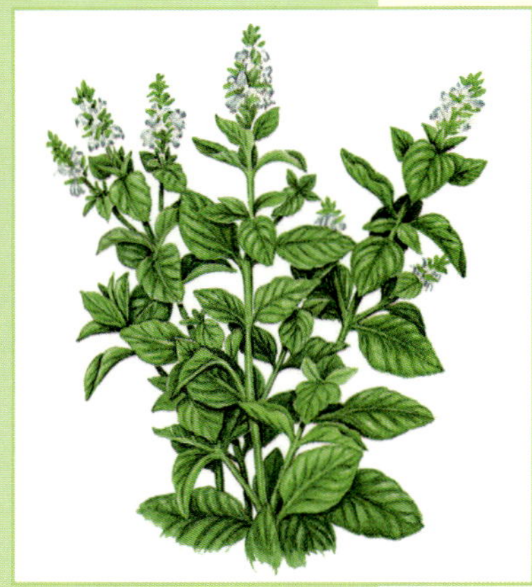

Ocimum basilicum

Basilikum

Familie: Lamiaceae/Labiatae (Lippenblütler)
Weitere Namen: Königskraut, Hirnkraut
Heimat: Indien
Größe: Bis 50 cm hohe, einjährige Pflanze
Typische Kennzeichen: Vierkantiger Stängel und weiße Blüten

In der Küche wird dieses Kraut hauptsächlich als Gewürz zur Verfeinerung von Fleisch-, Fisch- und Eintopfgerichten verwendet. In der Naturheilkunde schätzt man die beruhigende Wirkung der Blätter und blühenden Sprossspitzen auf das Verdauungs- und Nervensystem, so dass man es bei Übelkeit und Erbrechen, ebenso wie bei Schlafstörungen, übergroßer Nervosität und leichten Angstzuständen einsetzt.

Ocimum tenuiflorum

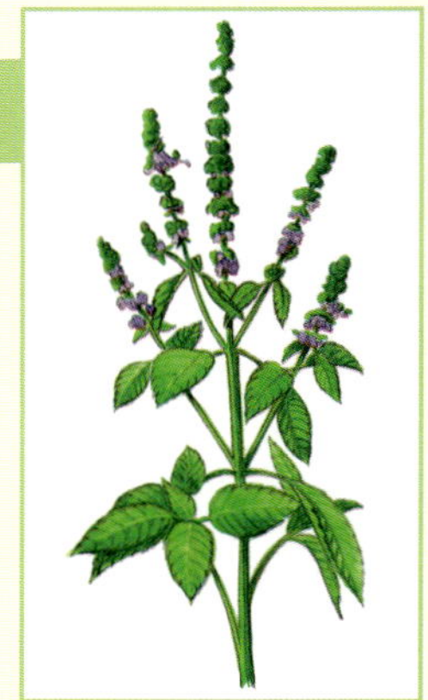

Heiliges Basilienkraut

Familie: Lamiaceae/Labiatae (Lippenblütler)
Weitere Namen: Kleines Basilikum
Heimat: Asien
Größe: Bis 70 cm hohe, einjährige Pflanze
Typische Kennzeichen: Vierkantiger Stängel und purpurfarbene Blüten

Im Hinduismus gehört diese Art zu den religiösen Pflanzen, so dass man sie häufig in der Nähe von Tempeln findet. In vielen asiatischen Ländern dient das Kraut aber auch schon seit langem als Tonikum zur Stärkung der Vitalität sowie als Arznei zur Senkung des Blutdrucks und zur Stabilisierung des Blutzuckerspiegels; außerdem nutzt man die Pflanze zur Behandlung von Erkältungskrankheiten.

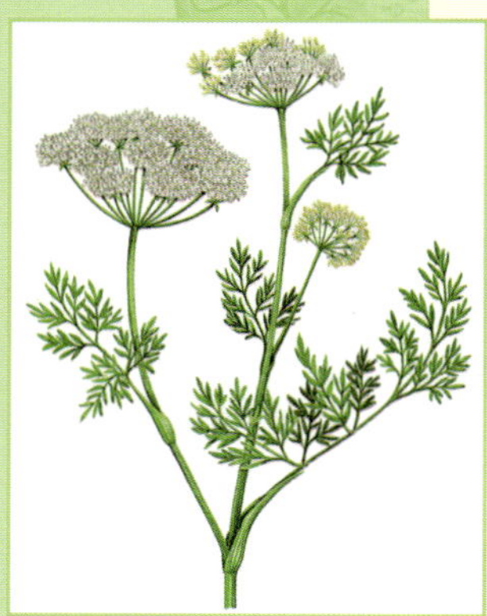

Oenanthe aquatica

Wasserfenchel

Familie: Apiaceae/Umbelliferaceae (Doldenblütler)
Weitere Namen: Wasserrebendolde, Wasserpferdesaat, Rosskümmel
Heimat: Europa und Asien
Größe: Bis 1,5 m hohe, ein- bis zweijährige Pflanze
Typische Kennzeichen: Sumpfpflanze mit stark gefiederten Blättern und weißen Blütendolden

Der auch in Mitteleuropa vorkommende Wasserfenchel enthält in seinen Samen ein ätherisches Öl, das früher gern zur Behandlung von Husten und Bronchitis, aber manchmal auch bei bestimmten Magenbeschwerden, etwa Blähungen, eingesetzt wurde. Heute verwendet man die giftige Pflanze nur noch selten, sieht man einmal von der Homöopathie ab, die daraus u.a. noch Mittel gegen Kopfschmerzen herstellt.

Oenanthe crocata

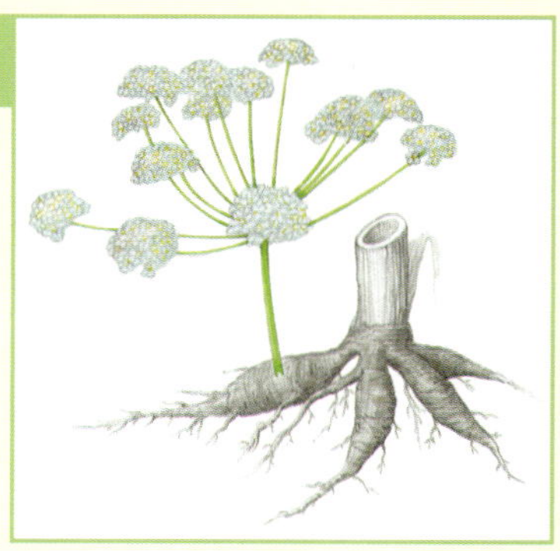

Safran-Rebendolde

Familie: Apiaceae/Umbelliferaceae (Doldenblütler)
Weitere Namen: Giftige Rebendolde, Safrangelber Wasserfenchel, Pferdesaat
Heimat: Mittelmeerraum
Größe: Bis 1,5 m hohe, ausdauernde Pflanze
Typische Kennzeichen: Besitzt eine innen gelblich gefärbte Wurzel

Die an feuchten Standorten im Mittelmeerraum vorkommende Art enthält in allen Pflanzenteilen ein starkes Gift, das schwere Krämpfe und eine gefährliche Verlangsamung der Herztätigkeit verursachen kann. Daher wendet man die Giftige Rebendolde auch nur in der Homöopathie an, etwa zur Behandlung von heftigem Schwindelgefühl, wenn dieses mit Übelkeit oder Erbrechen verbunden ist.

Oenothera biennis

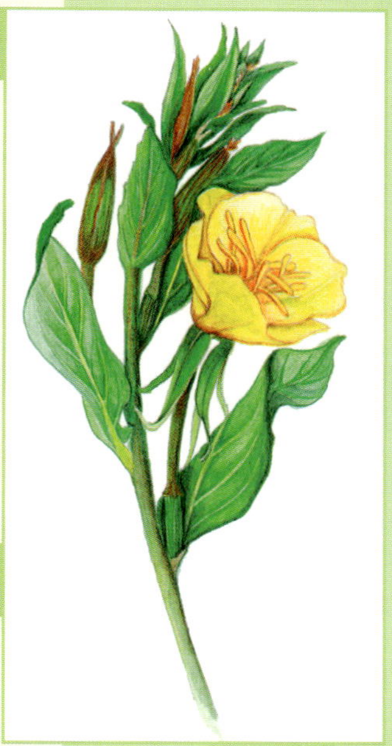

Gewöhnliche Nachtkerze

Familie: Onagraceae (Nachtkerzengewächse)
Weitere Namen: Schinkenkraut
Heimat: Nordamerika
Größe: Bis 1 m hohe, zweijährige Pflanze
Typische Kennzeichen: Die Blüten öffnen sich erst abends

In der Küche werden die gekochten und in Essig eingelegten Wurzeln der Gewöhnlichen Nachtkerze, die im Geschmack an die Rhizome von Pastinak (*Pastinaca sativa*) erinnern, manchmal für Salate verwendet. Die Pflanze besitzt aber auch therapeutische Eigenschaften, so dass man sie bei Husten und Verdauungsbeschwerden sowie in Form von Umschlägen bei rheumatischen Erkrankungen einsetzt.

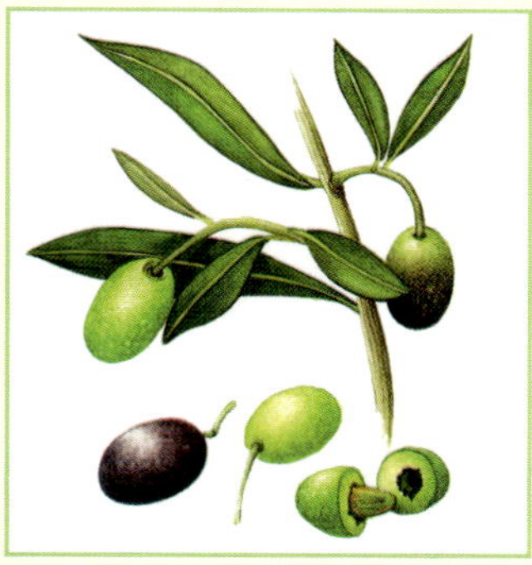

Olea europaea

Ölbaum

Familie: Oleaceae (Ölbaumgewächse)
Weitere Namen: Olivenbaum
Heimat: Mittelmeergebiet
Größe: Bis 15 m hoher Baum
Typische Kennzeichen: Fleischige, ölhaltige Steinfrüchte (Oliven)

Gesalzene Oliven fand man schon bei den Ausgrabungen der römischen Stadt Pompeji, die 79 n.Chr. bei einem Ausbruch des Vesuvs zerstört wurde. Aber auch heute werden diese Früchte noch gern als Vorspeise, zum Garnieren und zum Verfeinern der unterschiedlichsten Gerichte verwendet. Außerdem nutzt man die Blätter in der Naturheilkunde bei Bluthochdruck, zur Wundbehandlung und als fiebersenkendes Mittel.

Ononis spinosa

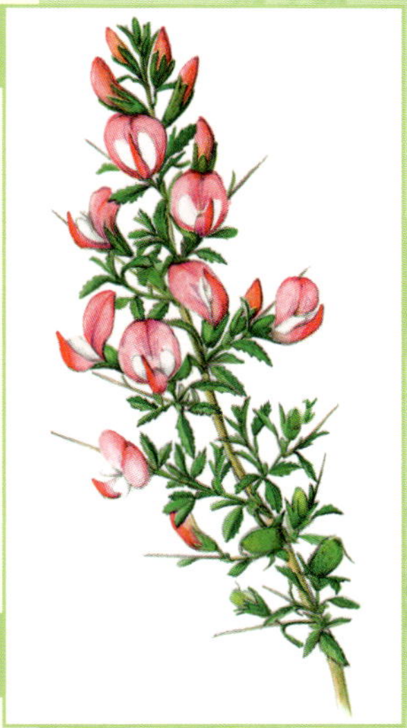

Dornige Hauhechel

Familie: Fabaceae/Leguminosae (Hülsenfrüchtler)
Weitere Namen: Harnkraut, Hechelkraut
Heimat: Europa, Asien und Nordafrika
Größe: Bis 70 cm hoher Halbstrauch
Typische Kennzeichen: Dornige, dicht behaarte Stängel und schwarze Samen

Die vereinzelt auch in Mitteleuropa vorkommende Dornige Hauhechel wurde schon in der Antike als harntreibende Arznei verwendet, und auch heute nutzt man die Pflanze noch überwiegend bei Harnwegsbeschwerden, etwa Nieren- oder Blasensteinen oder bei Blasenentzündung. Ein Aufguss aus der Wurzel lässt sich aber auch bei starkem Juckreiz oder als Mundwasser bei Zahnfleischentzündungen anwenden.

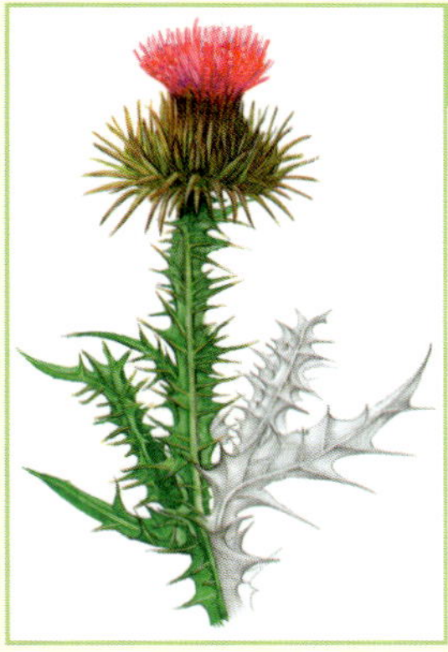

Onopordum acanthium

Eselsdistel

Familie: Asteraceae/Compositae (Korbblütler)
Weitere Namen: Wegdistel
Heimat: Europa und Kleinasien
Größe: Bis 2,5 m hohe, zweijährige Pflanze
Typische Kennzeichen: Große, stachlig gezähnte und filzig behaarte Blätter

Die Blütenkörbchenböden der Eselsdistel lassen sich wie Artischocken (*Cynara scolymus*) zubereiten, die geschälten, jungen Stängel wie Spargel (*Asparagus officinalis*), während man die Blütenblätter zum Färben von Speisen verwenden kann. Früher wurde die Pflanze außerdem als verdauungsfördernde Arznei, zur Behandlung von Husten und äußerlich bei Geschwüren und Ausschlag benutzt.

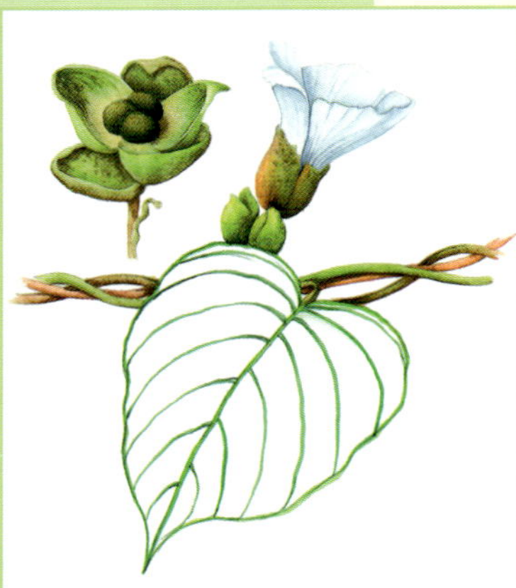

Operculina turpethum

Turbitwinde

Familie: Convolvulaceae (Windengewächse)
Weitere Namen: –
Heimat: Indien
Größe: Kletterpflanze mit bis zu 7 m langen Trieben
Typische Kennzeichen: Die fleischigen Triebe enthalten Milchsaft

Die knollig verdickten, stark verzweigten Wurzeln dieser Pflanze werden in Indien schon seit vielen Jahrhunderten als sehr starkes Abführmittel verwendet. Für diesen Zweck benutzt man die unterirdischen Knollen auch heute noch, ebenso wie zur Behandlung von Blähungen und Koliken. Allerdings darf die Anwendung nur unter ärztlicher Kontrolle erfolgen und niemals während der Schwangerschaft.

Opuntia ficus-indica

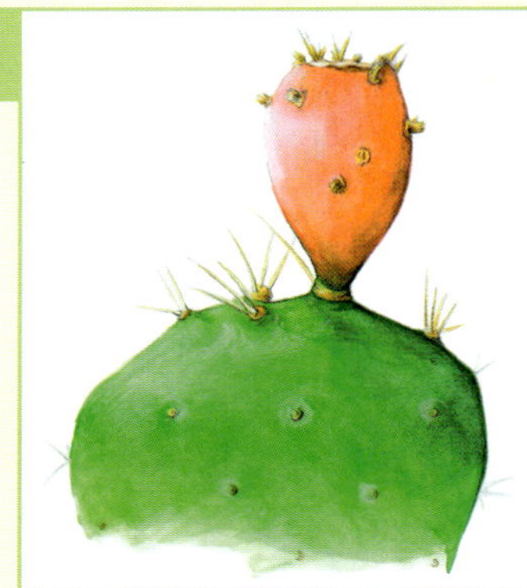

Feigenkaktus

Familie: Cactaceae (Kaktusgewächse)
Weitere Namen: Opuntie, Indische Feige
Heimat: Mittelamerika
Größe: Bis 3 m hohe, ausdauernde Pflanze
Typische Kennzeichen: Stachlige Früchte

Diese Art spielt vor allem eine wichtige Rolle als Wirtspflanze für die Zucht von Cochenille-Schildläusen, aus denen der begehrte rote Naturfarbstoff Karmin gewonnen wird, den man beispielsweise zur Herstellung hochwertiger Lippenstifte verwendet. Außerdem haben die Blüten und der Saft eine harntreibende, adstringierende und krampflösende Wirkung, während die Früchte als sehr nahrhaft gelten.

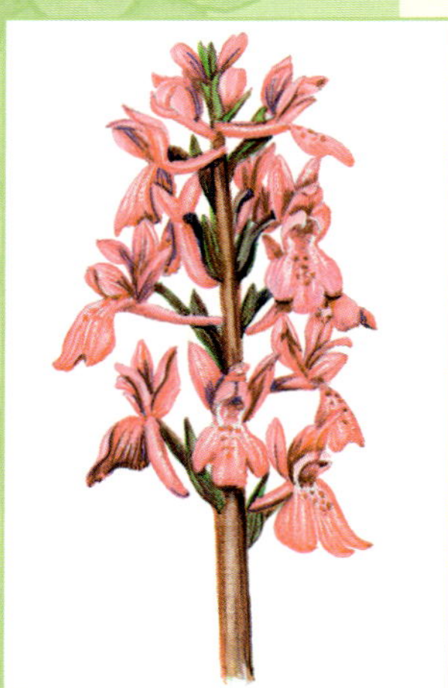

Orchis mascula

Stattliches Knabenkraut

Familie: Orchidaceae (Knabenkrautgewächse)
Weitere Namen: Männliches Knabenkraut
Heimat: Europa, Mittlerer Osten und Nordafrika
Größe: Bis 60 cm hohe, ausdauernde Pflanze
Typische Kennzeichen: Rot gefleckte Blätter und rosa- oder purpurfarbene Blüten

Knabenkräuter galten schon in der Antike als Symbol der Fruchtbarkeit, was auf die paarigen, an Hoden erinnernden Wurzelknollen zurückzuführen ist. Einige Arten wurden aber auch für medizinische Zwecke verwendet, darunter das heute geschützte Stattliche Knabenkraut, dessen unterirdische Knollen reich an Schleimstoffen sind, so dass man diese zur Behandlung von Husten oder Halsentzündungen einsetzte.

Orchis morio

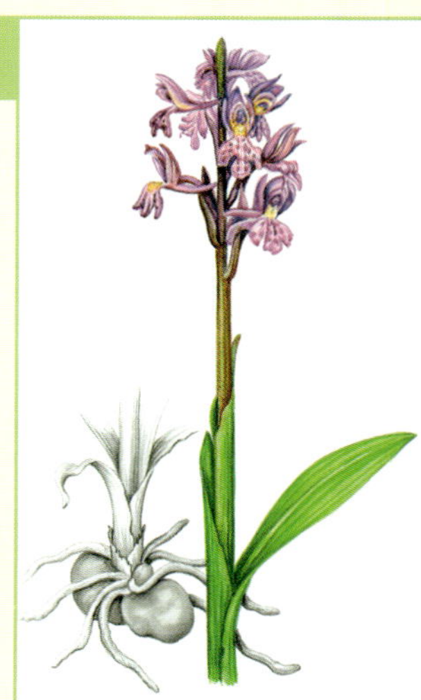

Kleines Knabenkraut

Familie: Orchidaceae (Knabenkrautgewächse)
Weitere Namen: Saleps-Knabenkraut
Heimat: Europa und Asien
Größe: Bis 40 cm hohe, ausdauernde Pflanze
Typische Kennzeichen: Ungefleckte Blätter und hell- bis dunkelrote Blüten

Die unterirdischen Wurzelknollen des Kleinen Knabenkrauts wurden in der Vergangenheit therapeutisch in gleicher Weise angewendet wie die des nah verwandten Stattlichen Knabenkrauts (*Orchis mascula*), also hauptsächlich als schleimhautschützendes und reizlinderndes Mittel. Heute spielen Knabenkrautarzneien keine Rolle mehr, denn alle Arten stehen fast überall unter Naturschutz.

Origanum majorana

Majoran

Familie: Lamiaceae/Labiatae (Lippenblütler)
Weitere Namen: Wurstkraut
Heimat: Vermutlich Südwest- oder Zentralasien
Größe: Bis 50 cm hoher Halbstrauch
Typische Kennzeichen: Junge Blätter wirken durch die dicht behaarte Oberseite fast weiß

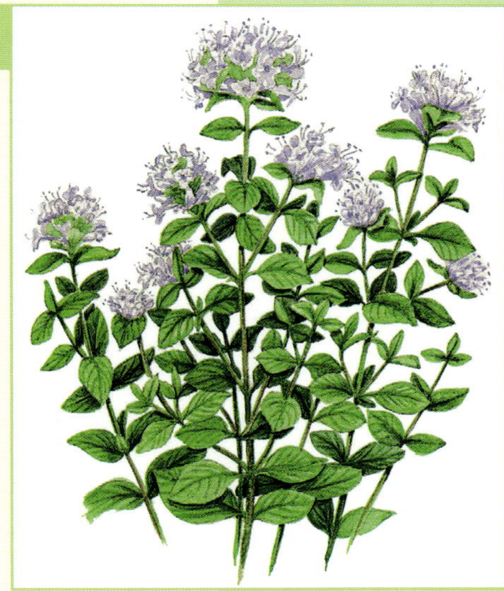

In der Küche wird Majoran zum Würzen von Lamm-, Hammel-, Rind- und Schweinebraten sowie Fisch- und Geflügelgerichten verwendet, er spielt aber auch eine wichtige Rolle in der industriellen Wurstherstellung. Außerdem besitzt das Kraut verdauungsfördernde, krampflösende, antineuralgische und sedative Eigenschaften. Während der Schwangerschaft sollte man auf Majoranarzneien aber unbedingt verzichten.

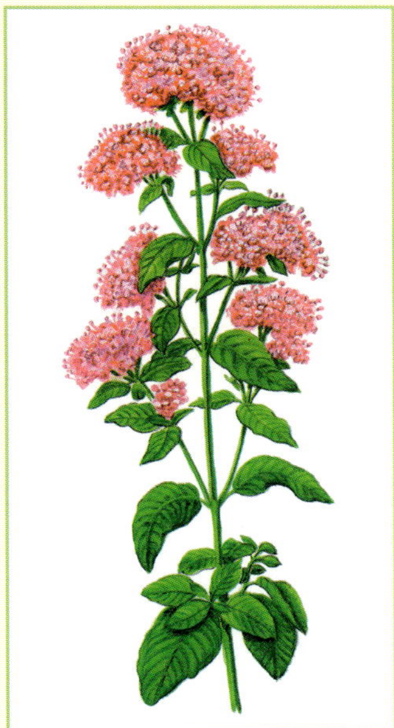

Origanum vulgare

Echter Dost

Familie: Lamiaceae/Labiatae (Lippenblütler)
Weitere Namen: Wilder Majoran, Wohlgemut
Heimat: Europa und Vorderasien
Größe: Bis 80 cm hohe, ausdauernde Pflanze
Typische Kennzeichen: Rötlich überlaufene Stängel und behaarte Blätter

Der Dost wird gern zum Verfeinern von Pizza und Nudeln verwendet, man nimmt ihn aber auch zum Würzen der unterschiedlichsten Fisch- und Fleischgerichte. In der Naturheilkunde schätzt man vor allem seine aromatischen, appetitanregenden, verdauungsfördernden, krampflösenden, antiseptischen, leicht anregenden und auswurffördernden Eigenschaften. Angewendet werden die blühenden Sprossspitzen.

Ornithogalum umbellatum

Doldiger Milchstern

Familie: Hyacinthaceae (Hyazinthengewächse)
Weitere Namen: Stern von Bethlehem, Nickender Milchstern
Heimat: Südeuropa, Vorderasien und Nordafrika
Größe: Bis 30 cm hohe, ausdauernde Pflanze
Typische Kennzeichen: Blütenblätter mit einem grünen Streifen auf der Rückseite

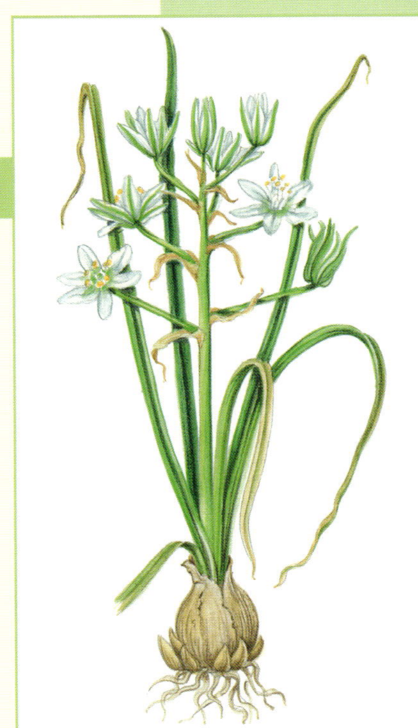

Diese hübsche, aber giftige Zwiebelpflanze wird gern in Bauern- oder Naturgärten angepflanzt, man kann sie in Mitteleuropa aber auch verwildert finden. Die Wurzel verwendet man manchmal in der Homöopathie, etwa in Mitteln zur Behandlung von Übelkeit, Magenschmerzen und Blähungen; außerdem wird die Pflanze in der Bach-Blütentherapie bei traumatischen Schockerlebnissen verschrieben.

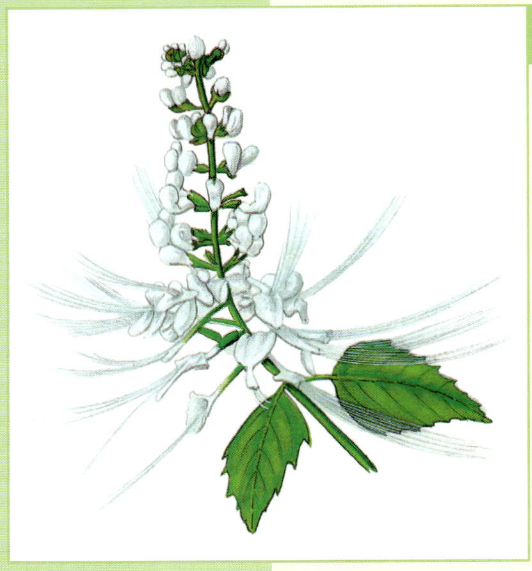

Orthosiphon aristatus

Katzenbart

Familie: Lamiaceae/Labiatae (Lippenblütler)
Weitere Namen: Javatee, Indischer Nierentee
Heimat: Südostasien und Australien
Größe: Bis 1 m hoher Strauch
Typische Kennzeichen: Weißliche bis violette Blüten mit sehr langen Staubgefäßen

Der Katzenbart wird hauptsächlich als harntreibende Arznei verwendet, um den Körper mit Hilfe der Niere von Abfallstoffen zu reinigen. Man nimmt die Blätter aber auch zur Behandlung von Blasen- und Harnröhrenentzündungen, bei Gicht und Rheumatismus sowie als krampflösende Arznei. Ihren Namen verdankt die Pflanze den sehr langen Staubgefäßen, die weit aus der Blüte herausragen.

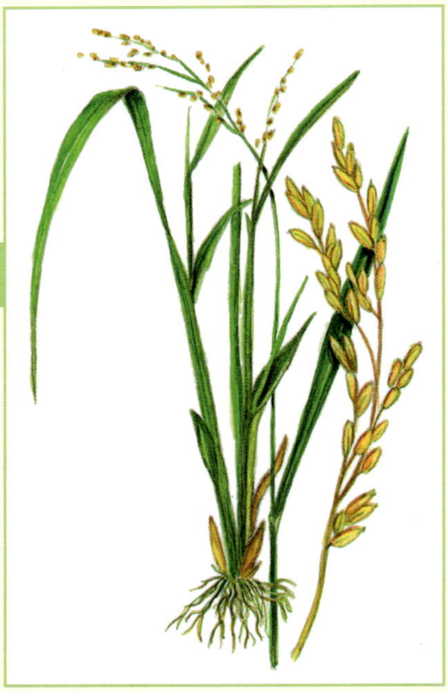

Oryza sativa

Reis

Familie: Poaceae (Süßgräser)
Weitere Namen: Kulturreis
Heimat: Die genaue Herkunft ist nicht sicher bekannt
Größe: Bis 1,5 m hohes, zumeist einjährig gezogenes Rispengras
Typische Kennzeichen: Bis 50 cm lange Rispe mit bespelzten Körnern

Reis ist bekanntlich eine der wichtigsten Nutzpflanzen der Erde, die in vielen Regionen schon seit Jahrtausenden zu den Hauptnahrungsquellen der dort lebenden Menschen gehört. Die Körner sind besonders stärkereich, sie enthalten aber auch Vitamine und Mineralstoffe. Therapeutisch wird ein Aufguss der Samen manchmal als einhüllende oder entzündungshemmende Arznei angewendet.

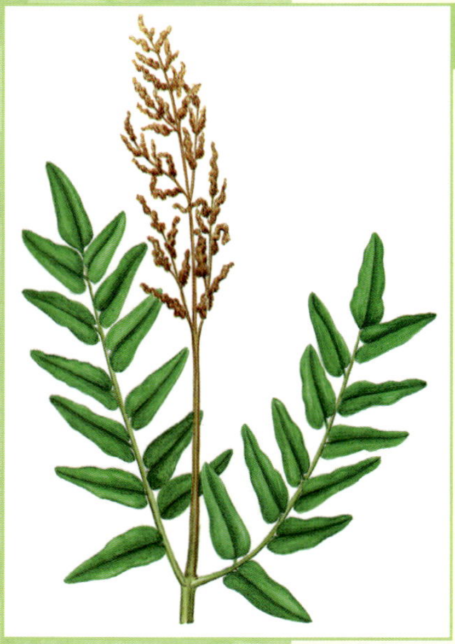

Osmunda regalis

Königsfarn

Familie: Osmundaceae (Königsfarngewächse)
Weitere Namen: Königlicher Rispenfarn
Heimat: Europa
Größe: Bis 1,8 m hoher Farn
Typische Kennzeichen: Bei einigen Wedel sitzen an der Spitze fertile Rispen

Die Wurzel dieses Farnes wurde früher gern als Stärkungsmittel benutzt, man nahm sie aber auch als harntreibende Arznei und zur Behandlung von kleineren Verletzungen oder Prellungen. Da eine innere Anwendung mit unerwünschten Nebenwirkungen verbunden sein kann, aber auch, weil die seltene Art überall in Mitteleuropa gesetzlich geschützt ist, wird der Königsfarn heute nicht mehr angewendet.

Oxalis acetosella

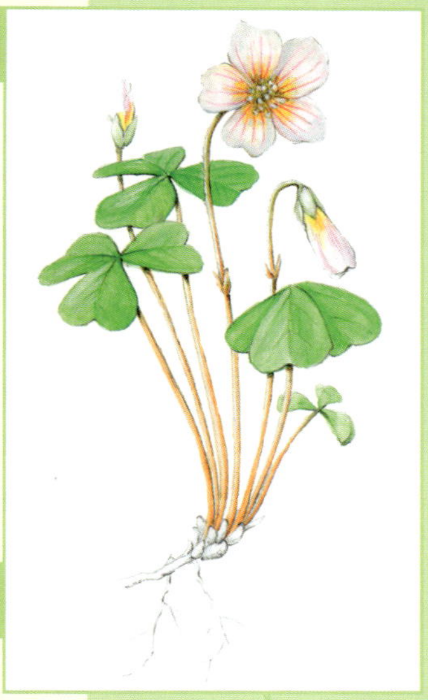

Wald-Sauerklee

Familie: Oxalidaceae (Sauerkleegewächse)

Weitere Namen: Hasenklee, Kuckucksklee

Heimat: Europa, Asien, Nordafrika und Nordamerika

Größe: Bis 15 cm hohe, ausdauernde Pflanze

Typische Kennzeichen: Kleeähnliche Blätter, die abends nach unten gefaltet werden

Die Blätter dieser kleinen Pflanze, die auch in vielen mitteleuropäischen Wäldern zu finden ist, wurden früher vor allem als harntreibendes Mittel, aber auch zur Hautpflege eingesetzt. Da sie giftige Substanzen enthalten ist ihre Nutzung heute aber stark zurückgegangen. In der Homöopathie wird die Art dagegen noch häufig für Mittel zur Behandlung von Verdauungsbeschwerden und Leberproblemen verwendet.

Packera aurea

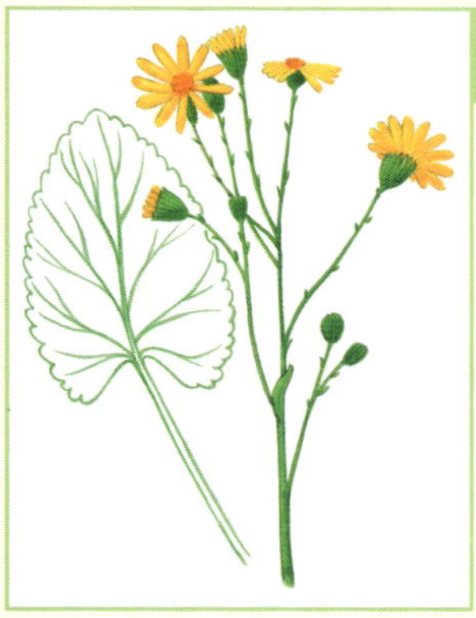

Goldenes Kreuzkraut

Familie: Asteraceae/Compositae (Korbblütler)

Weitere Namen: –

Heimat: Nordamerika

Größe: Bis 1 m hohe, ausdauernde Pflanze

Typische Kennzeichen: Große, an Margeriten erinnernde, aber gelbe Korbblüten

Die Wurzel dieser Pflanze wurde von den nordamerikanischen Ureinwohnern hauptsächlich zur Behandlung von Frauenleiden, etwa zur Einleitung der Menstruation und zur Linderung von Schmerzen während der Wehen eingesetzt, aber auch bei Herzbeschwerden und Harnwegsproblemen. Da die Art krebserregende und die Leber schädigende Substanzen enthält, wird sie heute nicht mehr angewendet.

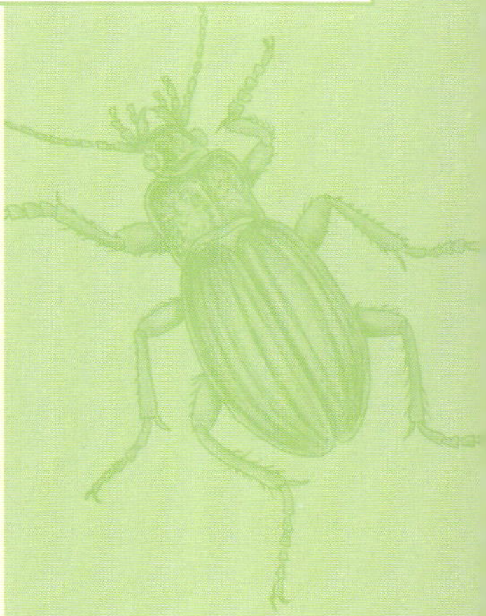

Paeonia lactiflora

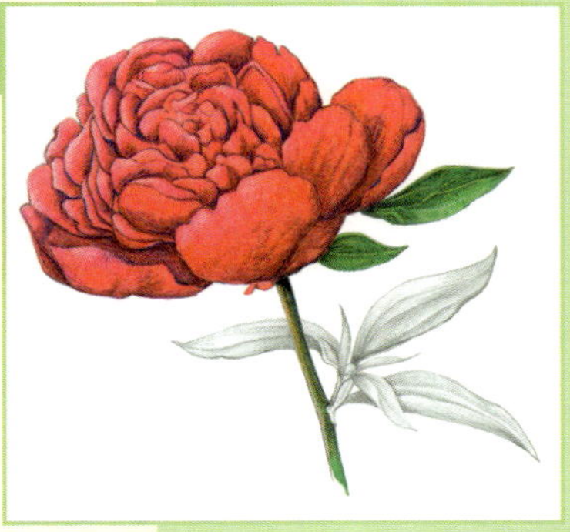

Chinesische Pfingstrose

Familie: Paeoniaceae (Pfingstrosengewächse)

Weitere Namen: –

Heimat: Asien

Größe: Bis 2 m hohe, ausdauernde Pflanze

Typische Kennzeichen: Sehr große, stark duftende Blüten

Die verdickte Wurzel dieser Pflanze wird vor allem wegen ihrer krampflösenden Eigenschaften geschätzt, so dass man sie beispielsweise bei besonders starken Monatsblutungen oder anderen Menstruationsbeschwerden einsetzt, aber auch bei Problemen im Bereich des Magen-Darm-Traktes und Muskelbeschwerden. Außerdem verschreibt man sie manchmal bei Kopfschmerzen, Ohrensausen und Schwindelgefühl.

Paeonia officinalis

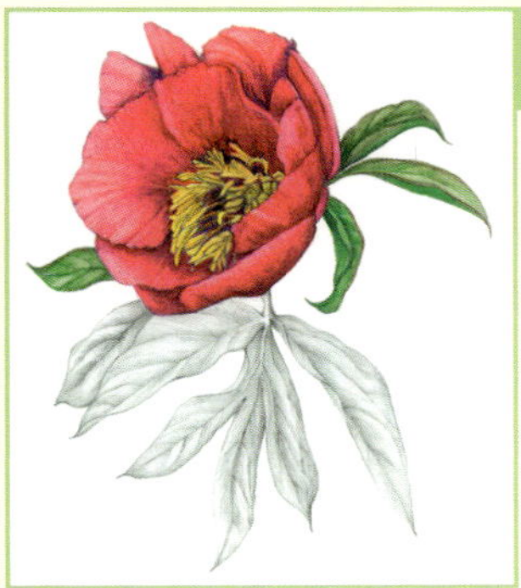

Echte Pfingstrose

Familie: Paeoniaceae (Pfingstrosengewächse)

Weitere Namen: Bauernrose, Päonie, Bauern-Pfingstrose

Heimat: Europa

Größe: Bis 60 cm hohe, ausdauernde Pflanze

Typische Kennzeichen: Sehr große Blüten mit langen Staubfäden

Die Echte Pfingstrose, von der es zahlreiche verschiedene Sorten mit teilweise sehr großen, attraktiven Blüten gibt, wird heute vor allem als Gartenpflanze geschätzt. Früher wurde sie wegen ihrer krampflösenden und beruhigenden Eigenschaften aber auch als Heilpflanze genutzt, etwa bei Periodenschmerzen oder Problemen im Magen-Darm-Bereich. Angewendet wird die knollenartig verdickte Wurzel.

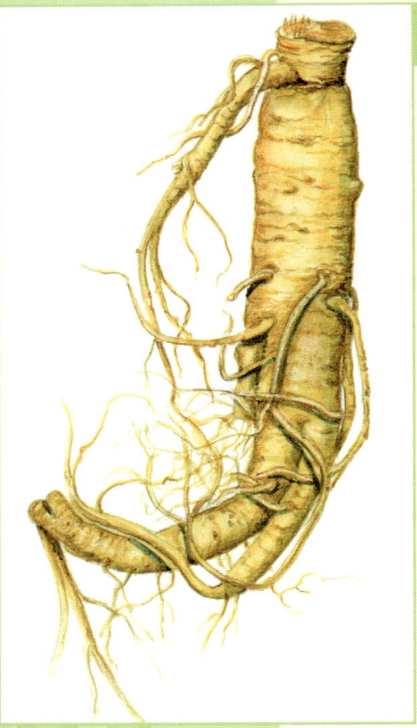

Panax ginseng

Echter Ginseng

Familie: Araliaceae (Efeugewächse)
Weitere Namen: Koreanischer Ginseng, Chinesischer Ginseng
Heimat: Asien
Größe: Bis 1 m hohe, ausdauernde Pflanze
Typische Kennzeichen: Ovale, gezähnte Blätter und kleine, grüngelbe Blüten

Der Ginseng gehört zu den Heilpflanzen, die sich in den letzten Jahrzehnten vor allem bei älteren Menschen einer immer größeren Beliebtheit erfreuen, denn er steht in dem Ruf, die Vitalität, die Ausdauer und die Widerstandskraft zu erhöhen. Aber auch vor etwa 7000 Jahren war die Art schon sehr begehrt, nicht zuletzt, weil sie damals als Aphrodisiakum galt. Verwendet wird ausschließlich die Wurzel.

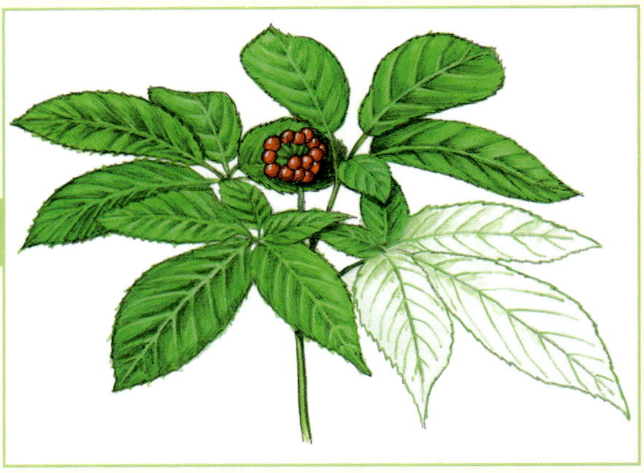

Panax quinquefolius

Amerikanischer Ginseng

Familie: Araliaceae (Efeugewächse)
Weitere Namen: Kanadischer Ginseng
Heimat: Nordamerika
Größe: Bis 1 m hohe, ausdauernde Pflanze
Typische Kennzeichen: Lang gestielte, ovale, gezähnte Blätter und kleine, grüngelbe Blüten

Diese nordamerikanische Pflanze stand einst in dem Ruf, die weibliche Fruchtbarkeit zu erhöhen und wurde daher so intensiv gesammelt, dass ihre Bestände stark zurückgegangen sind. Heute wird die Wurzel, ähnlich wie die des Echten Ginseng (*Panax ginseng*) hauptsächlich als Stärkungsmittel angewendet, aber auch bei Fieber und Husten. Während der Schwangerschaft darf die Art nicht benutzt werden.

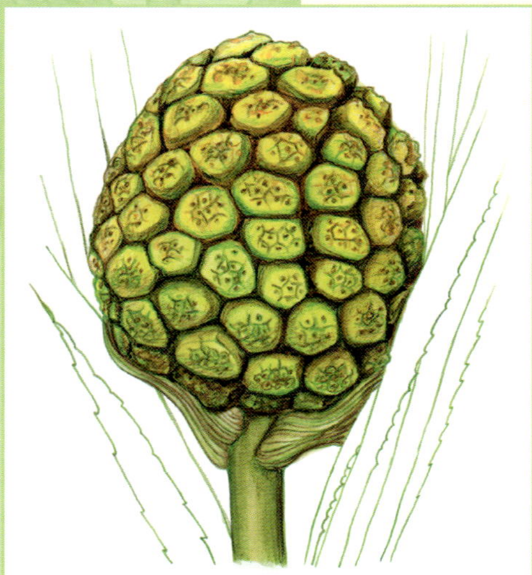

Pandanus antarensis

Neuguinea-Schraubenbaum

Familie: Pandanaceae (Schraubenbaumgewächse)
Weitere Namen: Schraubenpinie
Heimat: Europa, Asien und Afrika
Größe: Bis 20 m hoher Baum
Typische Kennzeichen: Bildet normalerweise zahlreiche Stützwurzeln

Der recht ungewöhnlich aussehende, zweihäusige Baum verdankt seinen Namen den schopfartig in Schraubenlinien angeordneten Blättern an der Spitze der einzelnen Zweige. Diese werden manchmal zum Flechten von Matten benutzt, aber auch als Küchengewürz, während man die aromatisch duftenden Blüten in einigen Regionen zur Herstellung von Parfüm verwendet.

Pandanus spiralis

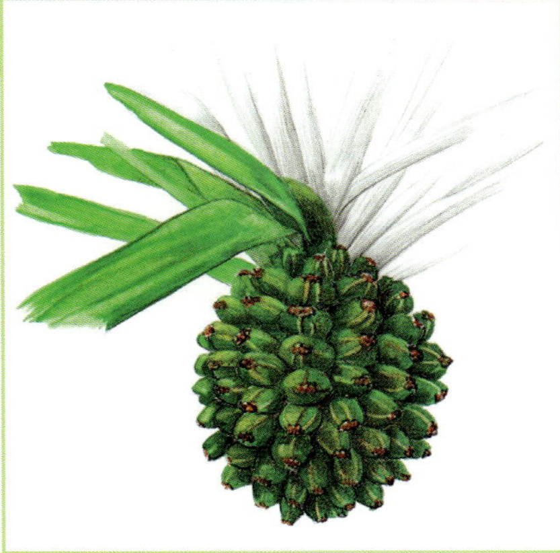

Australischer Schraubenbaum

Familie: Pandanaceae (Schraubenbaumgewächse)
Weitere Namen: –
Heimat: Australien
Größe: Bis 15 m hoher Baum
Typische Kennzeichen: Bildet normalerweise zahlreiche Stützwurzeln

Die nahrhaften Samen dieser Art werden von den australischen Ureinwohnern als Nahrungsmittel geschätzt; außerdem stellen sie aus den Früchten einen sehr typischen Wein her. Daneben sagt man der belebend wirkenden Pflanze aber auch aphrodisierende Eigenschaften nach, und sie soll helfen, die Konzentrationsfähigkeit zu stärken. Die Blätter nimmt man gern zum Flechten von Körben.

Papaver rhoeas

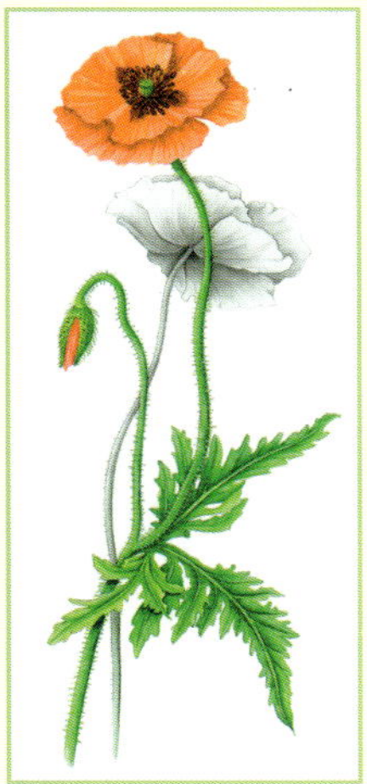

Klatschmohn

Familie: Papaveraceae (Mohngewächse)
Weitere Namen: Feuermohn, Blutblume
Heimat: Europa und Nordafrika
Größe: Bis 90 cm hohe, einjährige Pflanze
Typische Kennzeichen: Stark zerteilte Blätter

Vom Klatschmohn nimmt man – im Gegensatz zum nah verwandten Schlafmohn (*Papaver somniferum*) – hauptsächlich die Blütenblätter und nicht den isolierten Milchsaft. Angewendet werden sie als leichtes Beruhigungs- und Schlafmittel, das früher manchmal auch Kindern verabreicht wurde. Genau wie Schlafmohnarzneien sollten auch Klatschmohnmedikamente nur unter ärztlicher Aufsicht angewendet werden.

Papaver somniferum

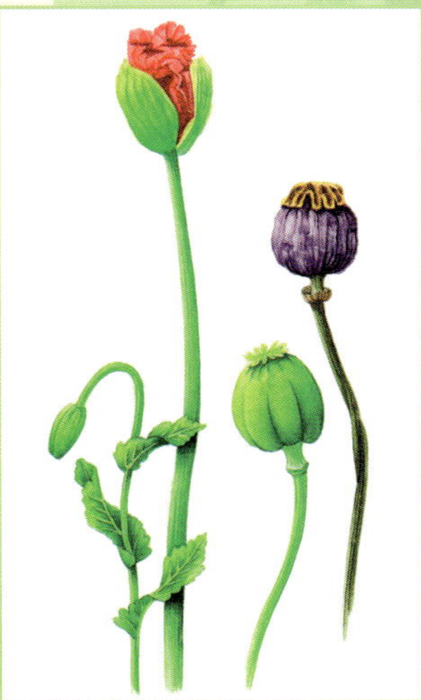

Schlafmohn

Familie: Papaveraceae (Mohngewächse)
Weitere Namen: Gartenmohn
Heimat: Vermutlich Mittelmeerraum
Größe: Bis 1 m hohe, einjährige Pflanze
Typische Kennzeichen: Buchtig gezähnte Blätter

Der Schlafmohn, den man vermutlich schon seit 4000 Jahren anwendet, ist eine der ältesten Heilpflanzen, die wir kennen. Benutzt wird der getrocknete Milchsaft (Rohopium) – ein schmerzstillendes, in höherer Dosierung auch betäubendes Mittel. Wegen des Missbrauchs als Rauschmittel unterliegt der Gebrauch von Schlafmohnarzneien in den meisten Ländern strengen gesetzlichen Bestimmungen.

Parietaria officinalis

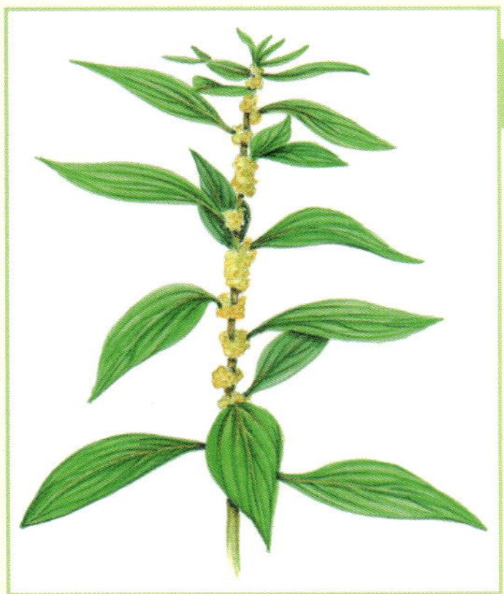

Aufrechtes Glaskraut

Familie: Urticaceae (Brennnesselgewächse)
Weitere Namen: Wandkraut, Gnadenkraut
Heimat: Mittelmeerraum
Größe: Bis 1 m hohe, einjährige Pflanze
Typische Kennzeichen: Spitz zulaufende, glasartig glänzende Blätter

Die krautigen Teile dieser alten Heilpflanze, die eigentlich im Mittelmeergebiet heimisch ist, an wärmeren Standorten aber auch in Mitteleuropa vorkommen kann, gelten als gutes Mittel zur Behandlung von Blasen- und Nierenleiden oder sie lassen sich als Arznei gegen Husten und Rheumatismus einsetzen. Da der Pollen Allergien auslösen kann, sollten empfindliche Personen sie allerdings nicht anwenden.

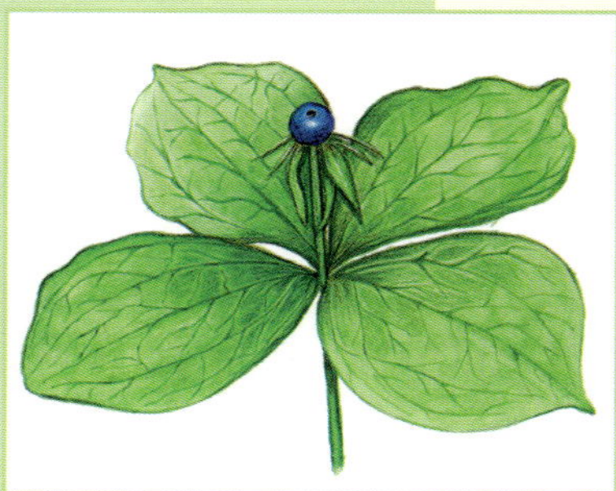

Paris quadrifolia

Vierblättrige Einbeere

Familie: Trilliaceae (Dreiblattgewächse)

Weitere Namen: Wolfsbeere, Hundstod, Teufelsbeere

Heimat: Europa und Kleinasien

Größe: Bis 35 cm hohe, ausdauernde Pflanze

Typische Kennzeichen: Bildet eine einzelne, violette bis schwarze Beere

Klingt der am häufigsten benutzte Name der auch in Mitteleuropa vorkommenden Einbeere noch harmlos und unverfänglich, so lassen weitere Bezeichnungen wie Wolfsbeere, Hundstod und Teufelsbeere bereits erahnen, dass es sich um eine Giftpflanze handelt. Daher wird sie auch nur in der Homöopathie eingesetzt, etwa in Mitteln zur Behandlung von Augenkrankheiten oder bei Nervenschmerzen.

Passiflora incarnata

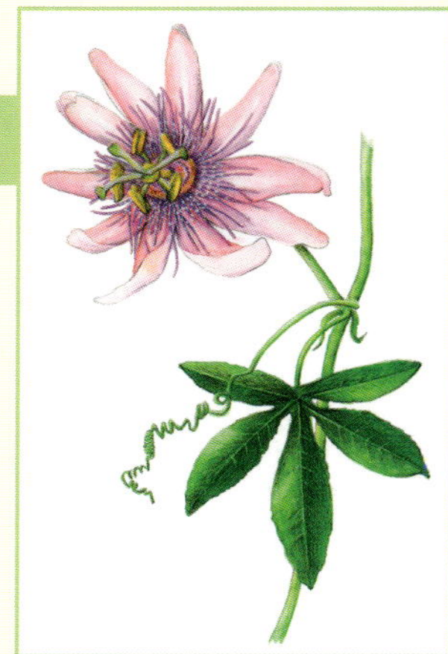

Fleischfarbene Passionsblume

Familie: Passifloraceae (Passionsblumengewächse)

Weitere Namen: –

Heimat: Nord-, Mittel- und Südamerika

Größe: Bis 9 m lange Kletterpflanze

Typische Kennzeichen: Sehr auffällige Blüten mit großen Staubgefäßen

Wegen ihrer beruhigenden Wirkung wurde die Passionsblume in ihrer Heimat früher als Schlafmittel oder bei hysterischen Anfällen und Asthma eingesetzt. Da sie außerdem schmerzstillende Eigenschaften besitzt, nahm man die getrockneten krautigen Teile der Pflanze aber auch bei Zahn-, Kopf- und Menstruationsschmerzen. Heute wird die giftige Art fast nur noch in homöopathischen Mitteln verarbeit.

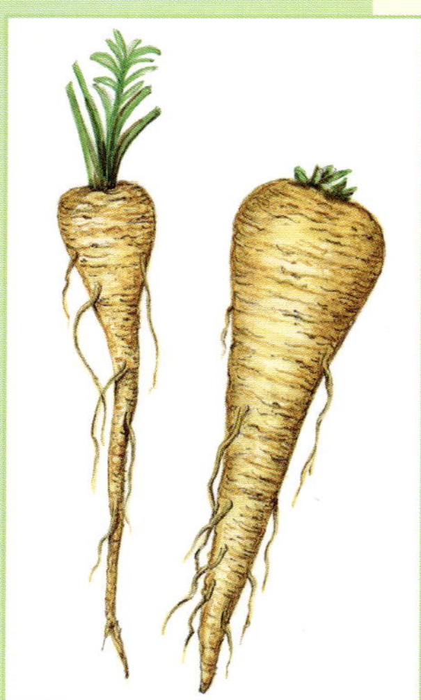

Pastinaca sativa

Pastinak

Familie: Apiaceae/Umbelliferaceae (Doldenblütler)

Weitere Namen: Bockwurzn, Postenak

Heimat: Europa und Westasien

Größe: Bis 1,2 m hohe, zweijährige Pflanze

Typische Kennzeichen: Hohler Stängel und lang gestielte Grundblätter

In der Küche verwendet man Pastinakwurzeln gern in Rohkostsalaten, sie eignen sich jedoch auch zum Würzen von Fleischgerichten, besonders Geflügel. Daneben besitzt die Pflanze aber auch verdauungsfördernde und harntreibende Eigenschaften, und sie gilt als gutes Diätgemüse, so dass sie oft zur unterstützenden Behandlung von Magen- oder Darmbeschwerden empfohlen wird.

Paullinia cupana

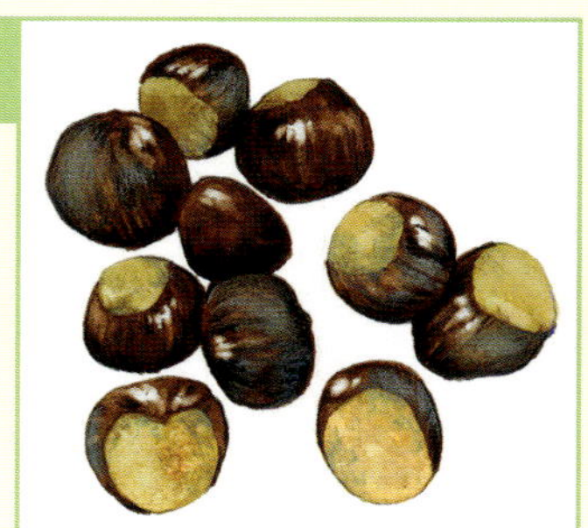

Guaranastrauch

Familie: Sapindaceae (Seifenbaumgewächse)

Weitere Namen: Guaranaliane

Heimat: Tropisches Südamerika

Größe: Bis 10 m lange Kletterpflanze

Typische Kennzeichen: Birnenförmige Früchte mit glänzenden Samen

Aus den gerösteten Samen dieser Pflanze wird in Brasilien eine Paste hergestellt, aus der sich dann bei Bedarf ein erfrischendes und anregendes Getränk zubereitet lässt, das in seiner Wirkung dem Kaffee ähnelt und bei übermäßigem Genuss ähnliche Probleme bereit, also etwa Schlaflosigkeit verursacht. Man kann die leicht giftige Art allerdings auch therapeutisch anwenden, etwa bei Kopfschmerzen.

Pausinystalia johimbe

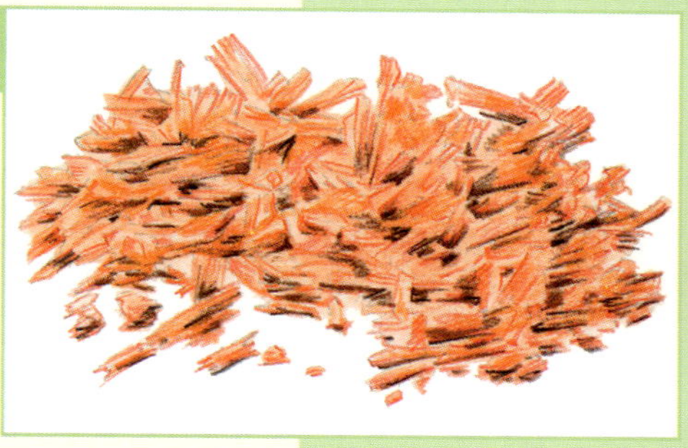

Yohimbe

Familie: Rubiaceae (Rötegewächse)
Weitere Namen: Liebesbaum, Lustbaum
Heimat: Westafrika
Größe: Bis 30 m hoher Baum
Typische Kennzeichen: Graubraune, sehr rissige Rinde und geflügelte Samen

In ihrer Heimat wird diese gefährliche Giftpflanze vor allem bei Impotenz eingesetzt, besonders wenn diese angeblich durch Hexerei verursacht wurde. Aber auch die Schulmedizin nutzt Substanzen aus der Yohimbe bei der Herstellung von Medikamenten zur Behandlung sexueller Störungen. Die Art, die in vielen Ländern gesetzlichen Bestimmungen unterliegt, darf nur unter ärztlicher Aufsicht angewendet werden.

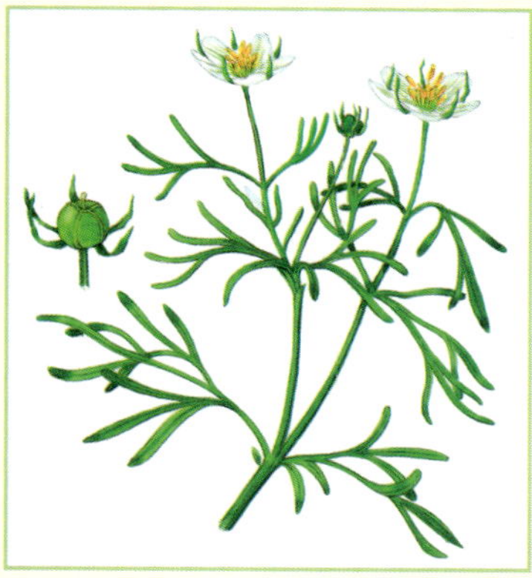

Peganum harmala

Steppenraute

Familie: Zygophyllaceae (Jochblattgewächse)
Weitere Namen: Harmelraute
Heimat: Zentralasien, Mittlerer Osten, Nordafrika und Südosteuropa
Größe: Bis 50 cm hohe, ausdauernde Pflanze
Typische Kennzeichen: Tief eingeschnittene, schmale Blätter

In der Antike setzte man die Samen dieser Pflanze bei Vergiftungen, als Entwurmungsmittel oder zur Behandlung von Augenleiden ein, nutzte sie aber auch als Rauschdroge und vermeintliches Aphrodisiakum, während man die Wurzel häufig bei Rheumatismus und Nervenproblemen anwendete. Da die Art starke Gifte enthält, spielt sie in der Naturheilkunde heute keine Rolle mehr.

Persea americana

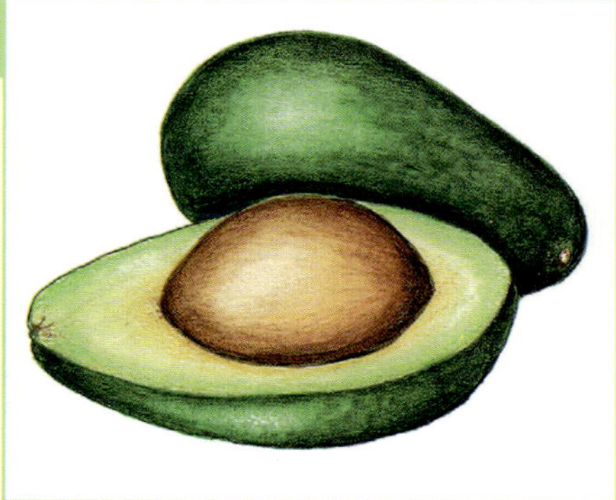

Avocadobaum

Familie: Lauraceae (Lorbeergewächse)
Weitere Namen: Avocado, Aguacate
Heimat: Mittelamerika
Größe: Bis 20 m hoher Baum
Typische Kennzeichen: Lederartige Blätter und birnenähnliche Früchte

Der Avocadobaum bringt nicht nur sehr nahrhafte Früchte hervor, die sich beispielsweise gut als Babynahrung eignen, sondern er wird auch therapeutisch verwendet, etwa als Mittel bei Verdauungsbeschwerden oder Menstruationsproblemen. Außerdem setzt man die Pflanze manchmal als Wurmmittel, zur Behandlung von schuppiger Haut oder als Haarwuchsmittel ein.

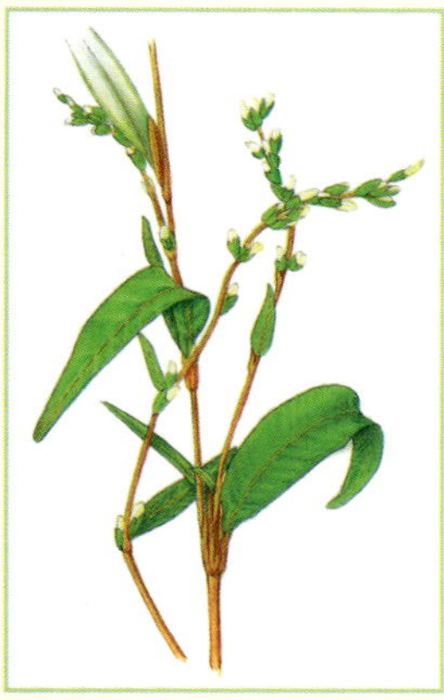

Persicaria hydropiper

Wasserpfeffer

Familie: Polygonaceae (Knöterichgewächse)
Weitere Namen: Lämmerzunge, Wiesenknöterich, Scharfer Knöterich
Heimat: Europa und Asien
Größe: Bis 1 m hohe, ausdauernde Pflanze
Typische Kennzeichen: Die Blüten sind in lockeren Scheinähren angeordnet

Der Wasserpfeffer verdankt seinen Namen dem Umstand, dass er hauptsächlich an Gräben und auf sehr feuchten Wiesen wächst und dass seine Blätter einen scharfen, pfefferartigen Geschmack besitzen. Daher wird er auch als Gewürzkraut verwendet, besonders in der japanischen Küche; außerdem benutzte man ihn früher als Färbepflanze und als Arznei, um sehr starke Monatsblutungen zu lindern.

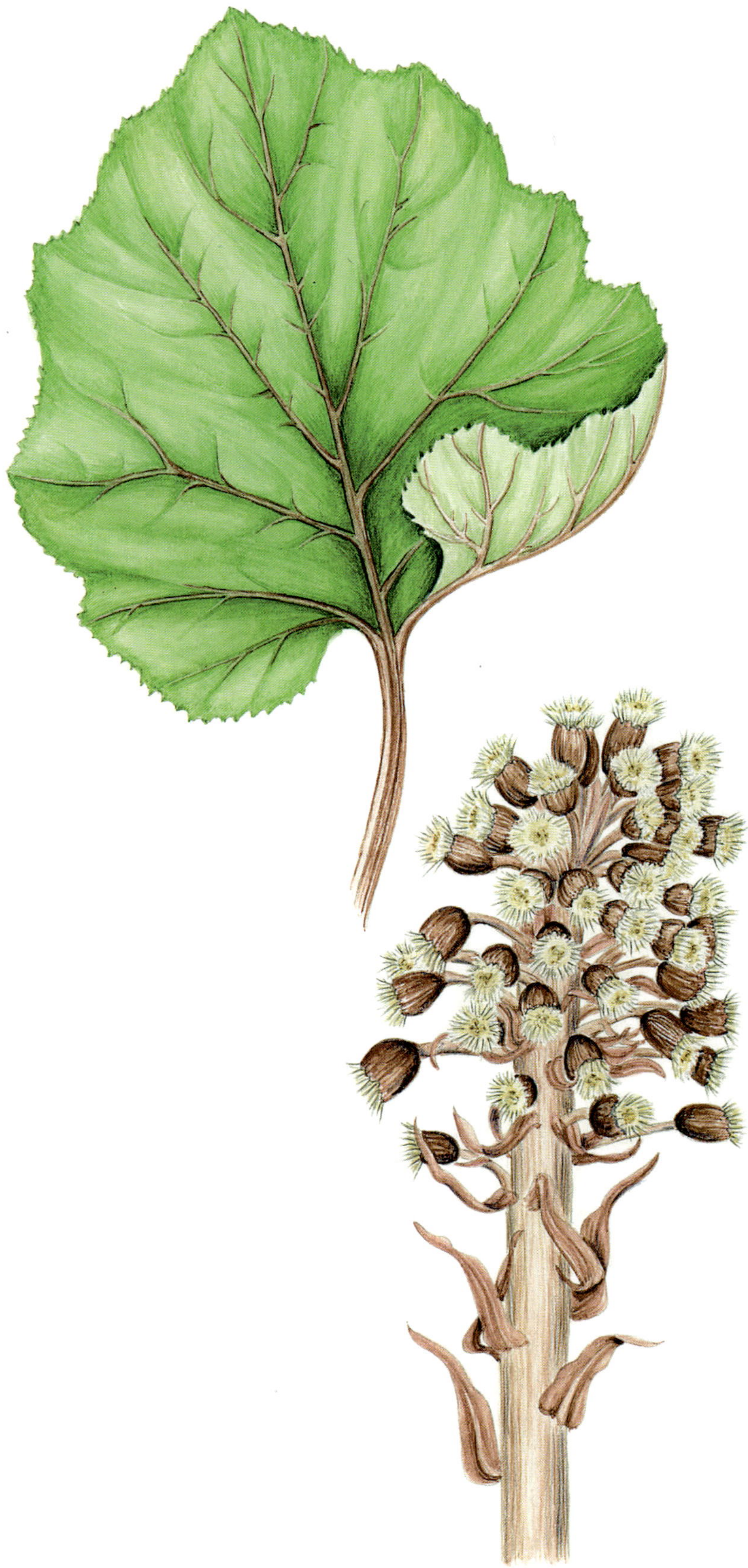

Petasites hybridus

Gewöhnliche Pestwurz

Familie:
Asteraceae/Compositae (Korbblütler)

Weitere Namen:
Rote Pestwurz

Heimat:
Europa

Größe:
Bis 80 cm hohe, ausdauernde Pflanze

Typische Kennzeichen:
Große, herzförmige Blätter, die erst am Ende der Blütezeit erscheinen

Diese Art verdankt ihren Namen dem Umstand, dass sie im Mittelalter zur Behandlung der Pest eingesetzt wurde; außerdem benutzte man die großen Blätter manchmal als Kopfbedeckung. Später schätze man vor allem ihre schmerzstillenden und krampflösenden Eigenschaften oder nahm sie als harn- und schweißtreibende Arznei. Da die Pflanze krebserregende Substanzen enthält, wird sie heute nicht mehr angewendet.

Petroselinum crispum var. *crispum*

Krause Petersilie

Familie: Apiaceae/Umbelliferaceae (Doldenblütler)
Weitere Namen: Bittersilche, Blattpetersilie
Heimat: Mittelmeerraum
Größe: Bis 60 cm hohe, zweijährige Pflanze
Typische Kennzeichen: Stark gekräuselte Blätter

Bei den Ägyptern der Pharaonenzeit spielte dieses Kraut vermutlich eine wichtige Rolle im Totenkult, denn man bestattete Verstorbene häufig mit Kränzen aus Petersilie. Heute gibt es eine Reihe verschiedener Varietäten, die sich durch unterschiedlich geformte Blätter (bei dieser Varietät haben die Blätter einen krausen Rand) oder verschiedengestaltige Wurzeln auszeichnen.

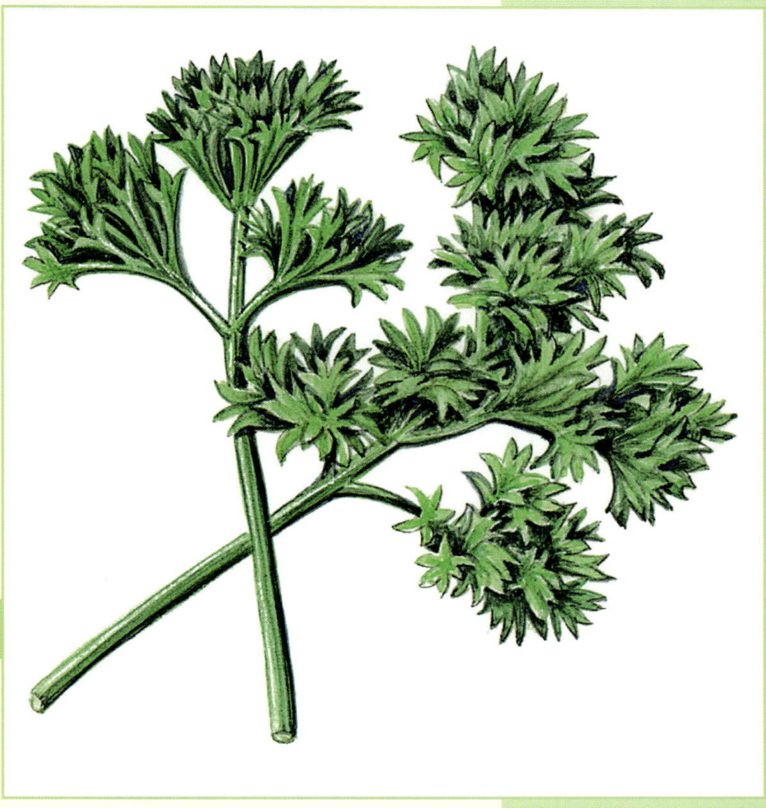

Petroselinum crispum var. *neapolitanum*

Glatte Petersilie

Familie: Apiaceae/Umbelliferaceae (Doldenblütler)
Weitere Namen: Italienische Petersilie
Heimat: Mittelmeerraum
Größe: Bis 60 cm hohe, zweijährige Pflanze
Typische Kennzeichen: Glatte Blätter

Diese Varietät, die glatte Blätter besitzt, hat einen etwas kräftigeren Geschmack als die nah verwandte Krause Petersilie (*Petroselinum crispum* var. *crispum*). Beide Varietäten gelten als sehr vitamin- und mineralstoffreich und werden auch aus diesem Grund gern zum Verfeinern von Salaten, Soßen, Suppen, Quarkspeisen, Majonäse, Kartoffel- und Fischgerichten sowie zur Dekoration von Speisen verwendet.

Petroselinum crispum var. tuberosum

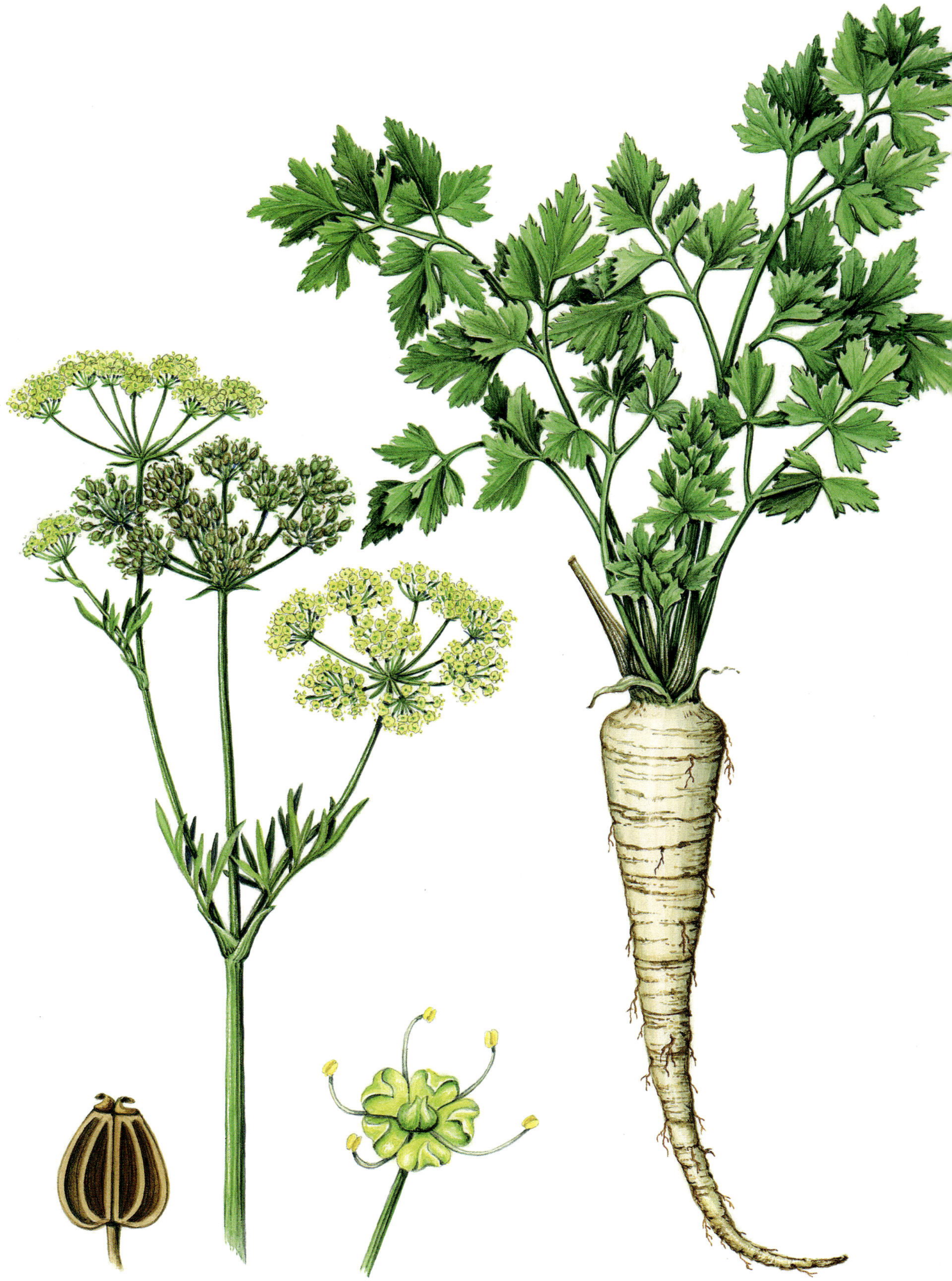

Petroselinum crispum var. *tuberosum*

Knollenpetersilie

Familie:
Apiaceae/Umbelliferaceae (Doldenblütler)

Weitere Namen:
Wurzelpetersilie

Heimat:
Mittelmeerraum

Größe:
Bis 60 cm hohe, zweijährige Pflanze

Typische Kennzeichen:
Große, verdickte Wurzel

Von dieser Varietät wird in der Küche vor allem die fleischige Wurzel verwendet, aus der sich ein Wurzelgemüse herstellen lässt, das geschmacklich ein wenig an Sellerie erinnert. Therapeutisch kann man Petersilienwurzeln bei Blähungen, Blasenentzündung und Periodenschmerzen verwenden, während die Blätter und die etwas stärker wirkenden Samen als harntreibend gelten.

Peucedanum officinale

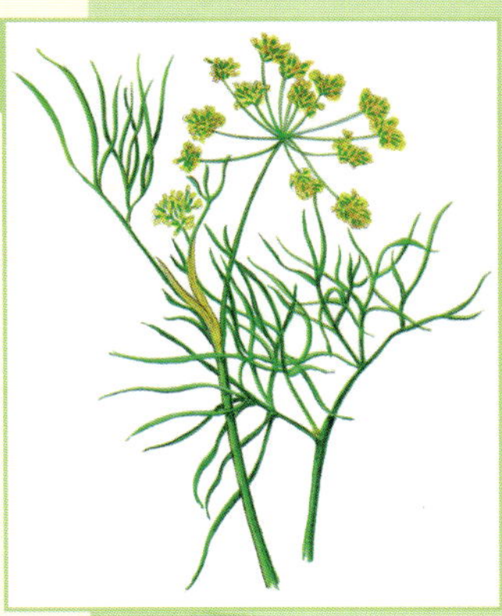

Echter Haarstrang

Familie: Apiaceae/Umbelliferaceae (Doldenblütler)
Weitere Namen: Gebräuchlicher Haarstrang
Heimat: Europa
Größe: Bis 1,5 m hohe, ausdauernde Pflanze
Typische Kennzeichen: Gefiederte Blätter mit linealischen Teilblättchen

Arzneien aus der Wurzel des auch in Mitteleuropa vorkommenden Echten Haarstrangs regen die Sekretion der Magensäfte an und werden daher in erster Linie als verdauungsfördernde und appetitanregende Arznei eingesetzt. Daneben schreibt man der Pflanze aber auch eine hustenlindernde Wirkung zu und nimmt sie außerdem bei Menstruationsbeschwerden. Zu finden ist die Art auf Wiesen und an Feldrändern.

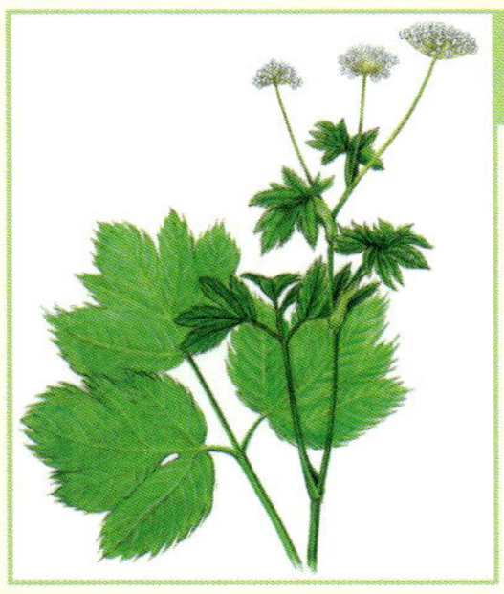

Peucedanum ostruthium

Meisterwurz

Familie: Apiaceae/Umbelliferaceae (Doldenblütler)
Weitere Namen: –
Heimat: Europa
Größe: Bis 1 m hohe, ausdauernde Pflanze
Typische Kennzeichen: Gefiederte Blätter mit mehr oder weniger eiförmigen Blättchen

Die Meisterwurz war vor allem im Mittelalter ein begehrtes Heilkraut, dessen Wurzel bei Fieber, chronischen Magenbeschwerden, Bronchitis, Gicht und Rheumatismus, aber auch als Abführmittel eingesetzt wurde. Heute verarbeitet man die Pflanze, die man beispielsweise in den Alpen finden kann, manchmal noch in Kräuterlikören oder nutzt sie als verdauungsfördernde und appetitanregende Arznei.

Peumus boldus

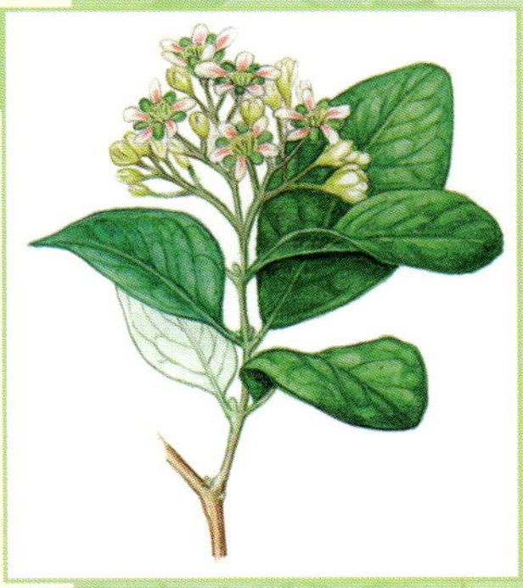

Boldobaum

Familie: Monimiaceae (Monimiengewächse)
Weitere Namen: Boldo
Heimat: Südamerika
Größe: Bis 7 m hoher, immergrüner Baum
Typische Kennzeichen: Lederartige, aromatisch duftende Blätter

Die getrockneten Blätter dieses Baumes werden vor allem bei Verdauungsbeschwerden angewendet; außerdem sagt man der Art schleimhautschützende und antiseptische Eigenschaften nach, so dass man sie unter anderem bei Blasenentzündung verschreibt. Allerdings dürfen Boldobaumarzneien immer nur unter ärztlicher Kontrolle und niemals während der Schwangerschaft eingenommen werden.

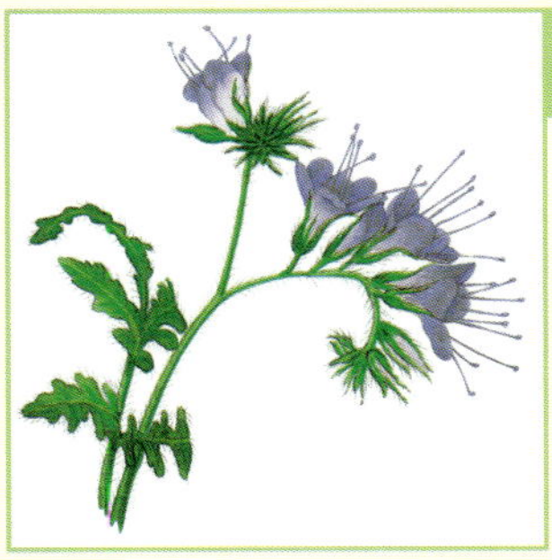

Phacelia tanacetifolia

Büschelschön

Familie: Hydrophyllaceae (Wasserblattgewächse)
Weitere Namen: Büschelblume, Borstiger Bienenfreund
Heimat: Nordamerika
Größe: Bis 90 cm hohe, einjährige Pflanze
Typische Kennzeichen: Bläuliche Blüten mit sehr langen Staubgefäßen

Diese nordamerikanische Pflanze wird in Europa manchmal als Gründung verwendet, wobei sie gleichzeitig eine gute Bienenfutterpflanze ist, die einen Honig mit einem ganz typischen Aroma liefert. Sollte man sie einmal auf einem Feld finden, weicht man ihr aber besser aus, denn die Blätter und Stängel enthalten Substanzen, die sehr unangenehme Kontaktallergien hervorrufen können.

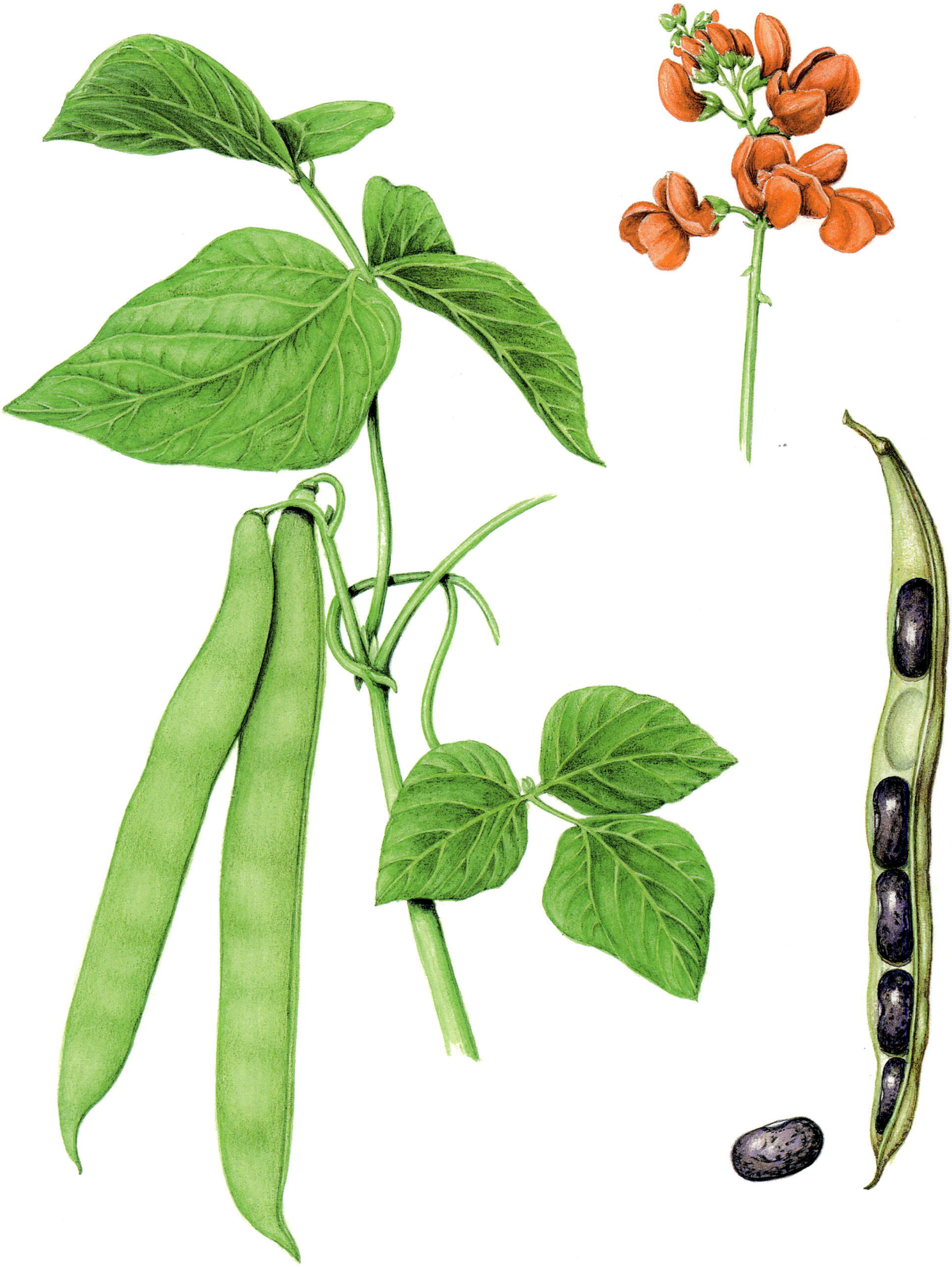

Phaseolus coccineus

Feuerbohne

Familie:

Fabaceae/Leguminosae (Hülsenfrüchtler)

Weitere Namen:

Türkische Bohne

Heimat:

Vermutlich Süd- oder Mittelamerika

Größe:

Einjährige Kletterpflanze mit bis zu 4 m langen Trieben

Typische Kennzeichen:

Dreifach gefiederte Blätter, rote Blüten und längliche Hülsenfrüchte

Ähnlich wie die nah verwandte Gartenbohne (*Phaseolus vulgaris* var. *vulgaris*) sind auch die Samen dieser Art in rohem Zustand giftig. Bereits wenige Bohnen können Erbrechen, Durchfall, schmerzhafte Krämpfe und sogar einen Kreislaufkollaps verursachen, so dass man besonders Kinder vor einem Rohgenuss warnen sollte. Die therapeutischen Eigenschaften dieser Art entsprechen denen der Stangenbohne.

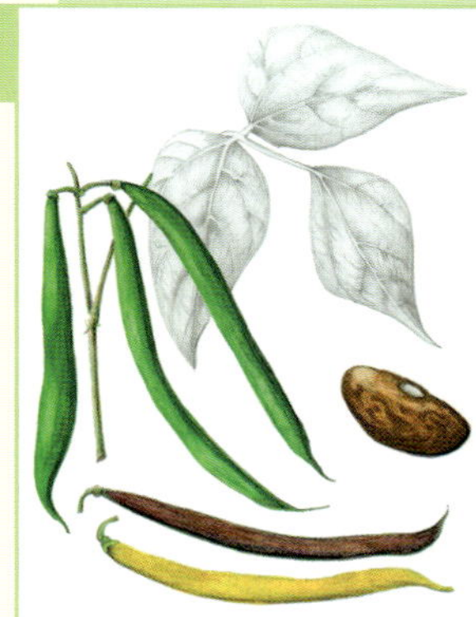

Phaseolus vulgaris var. *vulgaris*

Gartenbohne

Familie: Fabaceae/Leguminosae (Hülsenfrüchtler)
Weitere Namen: Stangenbohne, Grüne Bohne
Heimat: Mittel- und Südamerika
Größe: Einjährige Kletterpflanze mit bis zu 4 m langen Trieben
Typische Kennzeichen: Dreifach gefiederte Blätter, weiße Blüten und längliche Hülsenfrüchte

Die stärke- und vitaminreichen Samen der Bohne, die erst im 16. Jahrhundert nach Europa gelangte, gehören zu den beliebtesten Nutzpflanzen für die tägliche Ernährung. Allerdings sind rohe Bohnen giftig, so dass man sie nur gekocht verzehren darf. Sie besitzen aber auch therapeutische Eigenschaften, wobei man sie besonders häufig in der Homöopathie anwendet, etwa bei Wassersucht oder Nierenbeschwerden.

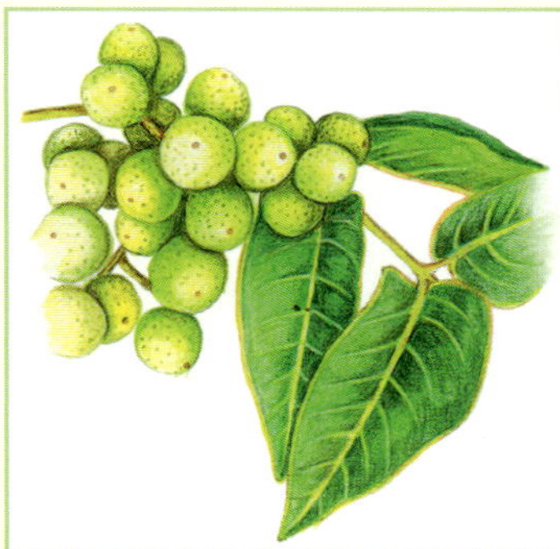

Phellodendron amurense

Amur-Korkbaum

Familie: Rutaceae (Rautengewächse)
Weitere Namen: Korkbaum
Heimat: Asien
Größe: Bis 10 m hoher, sommergrüner Baum
Typische Kennzeichen: Dicke, längsfurchige Rinde und bei Reife schwarze Früchte

Die Rinde dieses Baumes wird in China schon seit vielen Jahrhunderten für medizinische Zwecke eingesetzt. So dient sie dort vor allem zur Behandlung von Magenbeschwerden, etwa Durchfall oder Ruhr, man nimmt sie aber auch bei Augenproblemen, Gelbsucht oder Hauterkrankungen. Die Anwendung darf allerdings nur unter ärztlicher Kontrolle und niemals während der Schwangerschaft erfolgen.

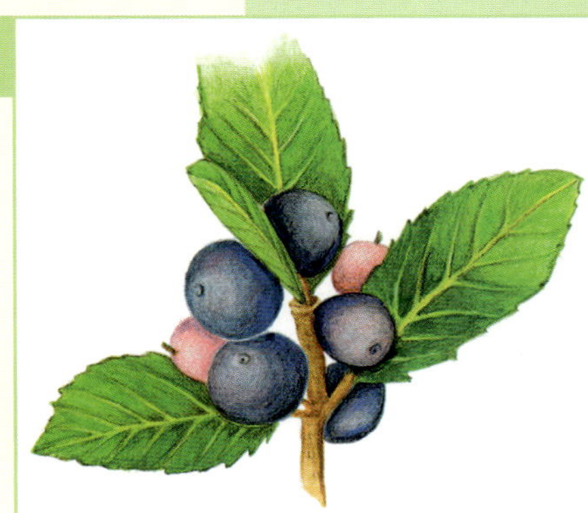

Phillyrea latifolia

Breitblättrige Steinlinde

Familie: Oleaceae (Ölbaumgewächse)
Weitere Namen: –
Heimat: Mittelmeergebiet
Größe: Bis 15 m hoher, immergrüner Strauch oder Baum
Typische Kennzeichen: Die Blüten werden in den Blattachseln gebildet

Die Blätter der im Mittelmeergebiet heimischen Art wurden in der Antike vermutlich zur Behandlung von Geschwüren im Mundbereich und als harntreibendes Mittel verwendet. Da die Breitblättrige Steinlinde aber auch Farbstoffe enthält, setzte man sie in ihrer Heimat außerdem häufig ein, um Wolle und andere Materialien grünlich grau zu färben. Heute wird die Steinlinde aber kaum noch genutzt.

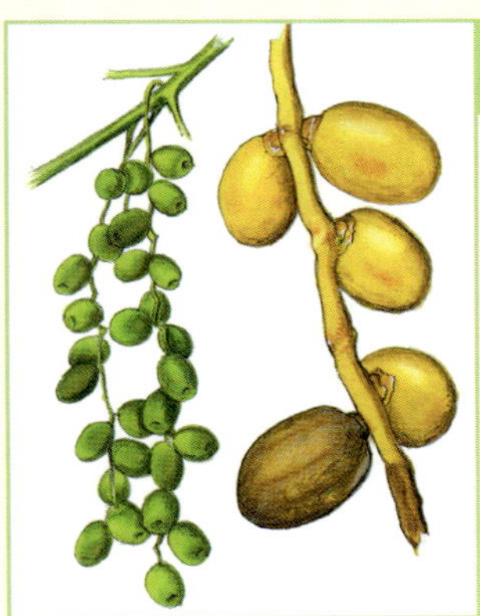

Phoenix dactylifera

Dattelpalme

Familie: Arecaceae (Palmengewächse)
Weitere Namen: Dattel
Heimat: Nordafrika oder Vorderasien
Größe: Bis 25 m hohe Palme
Typische Kennzeichen: Bildet 8–10 cm große, sehr süße Früchte (Datteln)

Die Früchte dieser Palme, die schon seit mindestens 3000 Jahren kultiviert wird, sind nicht nur reich an Mineralsalzen, vor allem Calcium und Phosphor, sondern enthalten außerdem viel Vitamin B. Besonders ungewöhnlich ist aber ihr sehr hoher Zuckergehalt, der die Früchte fast unbegrenzt haltbar macht und sie zu einem jederzeit verfügbaren, die Verdauung nur wenig belastenden Energiespender werden lässt.

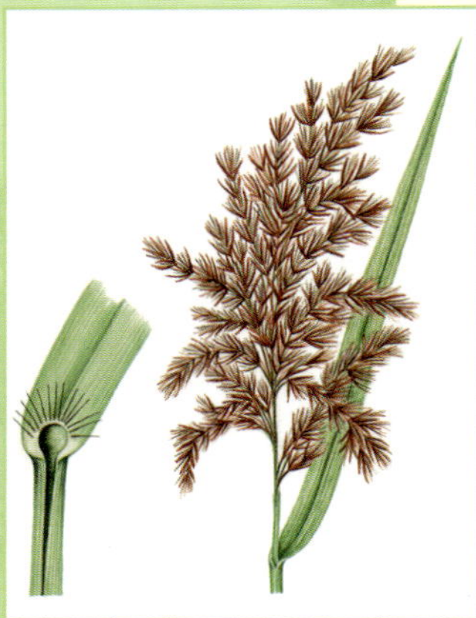

Phragmites australis

Gewöhnliches Schilf

Familie: Poaceae (Süßgräser)

Weitere Namen: Schilfrohr, Teichrohr

Heimat: Fast weltweit verbreitet

Größe: Bis 3 m hohe, ausdauernde Pflanze

Typische Kennzeichen: Lange, linealische Blätter und bis 50 cm große Blütenrispen

Das auch in Mitteleuropa häufige Gewöhnliche Schilf, das Seen und andere stehende Gewässer oft als breiter Pflanzengürtel umgibt, gilt als harn- und schweißtreibend, so dass die Wurzel bei Störungen des Wasserhaushalts oder zur Behandlung von Fieber und Erkältungen verwendet werden kann. In China benutzt man die Art außerdem bei Zahnfleischbluten, Verstopfung und Appetitlosigkeit.

Phyllanthus emblica

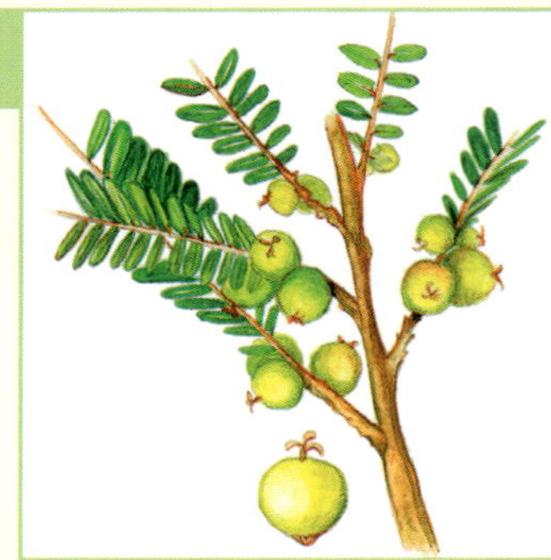

Amblabaum

Familie: Euphorbiaceae (Wolfsmilchgewächse)

Weitere Namen: Indische Stachelbeere, Amia, Mirobalanenbaum, Nelli

Heimat: Asien

Größe: Bis 10 m hoher, sommergrüner Baum

Typische Kennzeichen: Stark gefiederte Blätter und gelbe Steinfrüchte

Die vitaminreichen Früchte dieses Baumes werden in Indien schon seit vielen Jahrhunderten als Nahrungsmittel, aber auch für therapeutische Zwecke verwendet. So soll die Pflanze das Immunsystem stärken, die Organe kräftigen und die Elastizität der Gelenke fördern; man verschreibt den Saft aber auch bei Augenbeschwerden, Verdauungsproblemen oder Diabetes, und die Art gilt außerdem als Verjüngungsmittel.

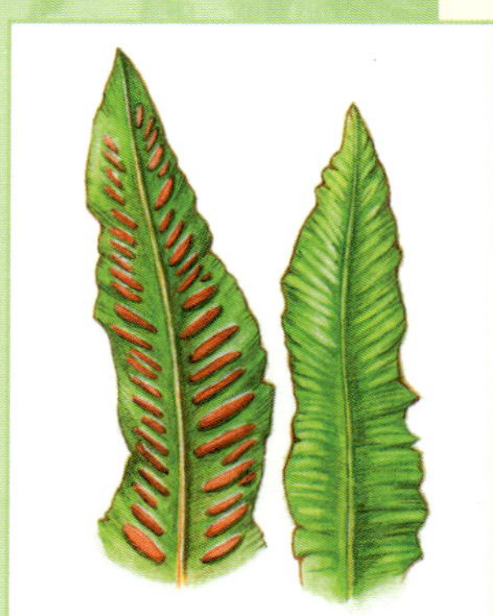

Phyllitis scolopendrium

Hirschzunge

Familie: Aspleniaceae (Streifenfarngewächse)

Weitere Namen: Hirschfarn

Heimat: Europa und Asien

Größe: Bis 50 cm hoher Farn

Typische Kennzeichen: Lange, ungeteilte Wedel und mit rötlichen Schuppen bedeckter Wurzelstock

Der Wurzel der Hirschzunge sagt man harntreibende, adstringierende und entzündungshemmende Eigenschaften nach, außerdem soll sie bei leichten Verbrennungen und schnell fettendem Haar hilfreich sein. Der Farn kommt auch in schattigen, feuchten Wäldern Mitteleuropas vor, ist bei uns allerdings so selten, dass er unter Naturschutz steht und daher nicht gesammelt werden darf.

Physalis alkekengi

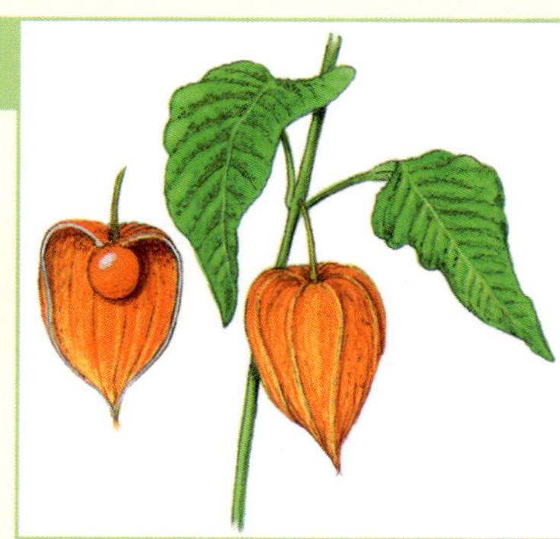

Judenkirsche

Familie: Solanaceae (Nachtschattengewächse)

Weitere Namen: Lampionpflanze, Lampionblume, Blasenkirsche

Heimat: Europa und Asien

Größe: Bis 60 cm hohe, ausdauernde Pflanze

Typische Kennzeichen: Während der Fruchtreife mit einem aufgeblasenen, orangeroten Kelch

Bei dieser Art sehen die im Sommer lampionartig aufgeblasenen Kelchblätter äußerst attraktiv aus, so dass die Pflanze in Mitteleuropa gern in Gärten angepflanzt wird. Der Lampionblume werden zudem harntreibende, fiebersenkende und entzündungshemmende Eigenschaften nachgesagt, sie enthält allerdings auch giftige Substanzen, so dass sie niemals ohne ärztliche Konsultation angewendet werden darf.

Physostigma venenosum

Kalabarbohne

Familie: Fabaceae/Leguminosae (Hülsenfrüchtler)

Weitere Namen: Gottesurteilsbohne, Calabarstrauch

Heimat: Westafrika

Größe: Bis 15 m lange Liane

Typische Kennzeichen: Große, dreiteilige Blätter und nierenförmige, bräunliche Samen („Bohnen")

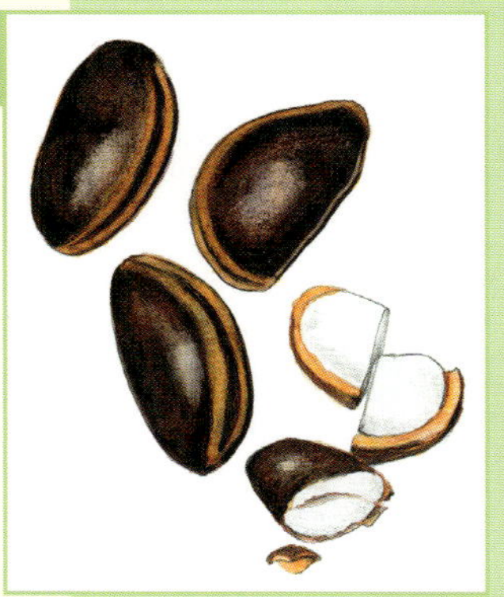

Die stark giftigen Samen dieser Art wurden früher in Nigeria als Pfeilgift, aber auch für Gottesurteile eingesetzt: Erbrach sich der Angeklagte nach dem Verzehr war er unschuldig, trat ihm Schaum aus der Nase galt er als schuldig. Daneben diente die Pflanze außerdem eine Zeit lang als Pupillen verengendes Mittel bei Augenuntersuchungen, während man sie heute fast nur noch in der Homöopathie einsetzt.

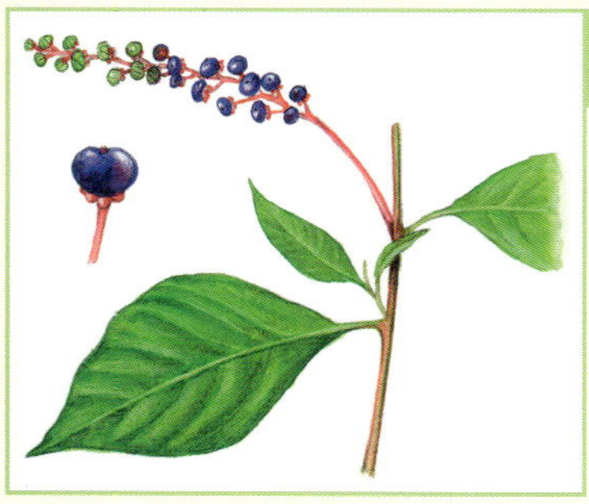

Phytolacca americana

Amerikanische Kermesbeere

Familie: Phytolaccaceae (Kermesbeerengewächse)

Weitere Namen: Amerikanischer Nachtschatten

Heimat: Nordamerika

Größe: Bis 3 m hohe, ausdauernde Pflanze

Typische Kennzeichen: Bildet saftige, dunkelrote bis schwarzviolette Früchte

Sowohl die nordamerikanischen Ureinwohner, als auch die ersten englischen Siedler verwendeten die Wurzel dieser Pflanze als Schmerz-, Abführ- und Brechmittel sowie bei Hauterkrankungen. Außerdem nutzte man die Beeren früher als Färbepflanze für Lebensmittel, etwa Portwein oder für Naturfasern. Heute wird die giftige Art fast nur noch in homöopathischen Mitteln verarbeitet.

Picea abies

Gewöhnliche Fichte

Familie: Pinaceae (Kieferngewächse)

Weitere Namen: Rottanne, Europäische Fichte

Heimat: Europa und Asien

Größe: Bis 50 m hoher Nadelbaum

Typische Kennzeichen: Spitzkegelige Krone, rundliche Nadeln und hängende Zapfen

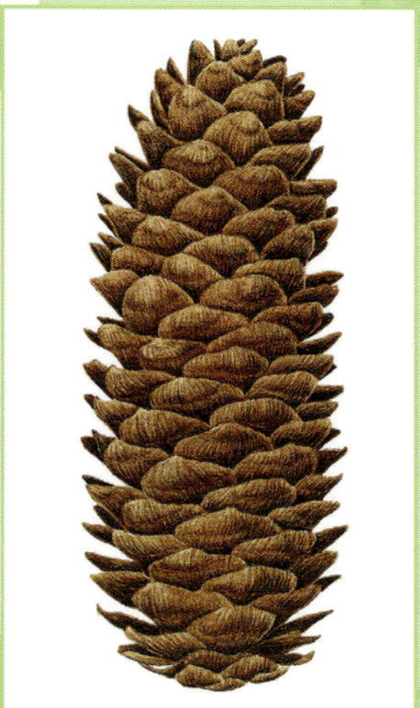

Das ätherische Öl dieser Pflanze, das sich aus den Knospen und jungen Trieben gewinnen lässt, wird hauptsächlich bei Atemwegsbeschwerden angewendet, man kann es aber auch zur Behandlung rheumatischer Beschwerden oder bei Muskelschmerzen einsetzen. Außerdem verarbeitet man das Öl der auch in Mitteleuropa überall häufigen Pflanze gern in Badeextrakten und in Raumsprays zur Luftverbesserung.

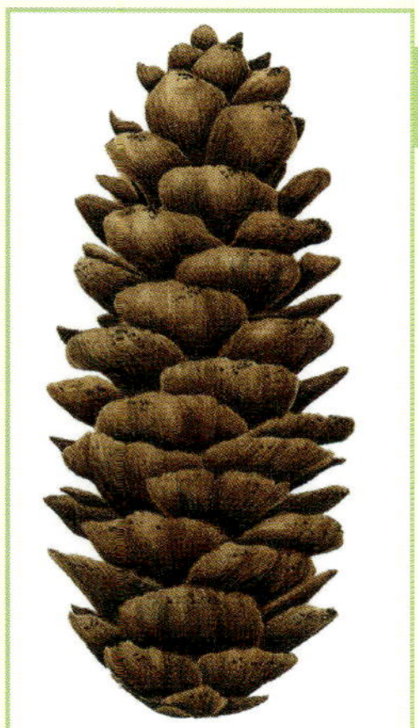

Picea orientalis

Kaukasusfichte

Familie: Pinaceae (Kieferngewächse)

Weitere Namen: Orientalische Fichte

Heimat: Kaukasus und Kleinasien

Größe: Bis 30 m hoher Baum

Typische Kennzeichen: Sehr kurze, stumpfe Nadeln

Diese sehr attraktive Konifere, von der es inzwischen zahlreiche Zuchtformen gibt, darunter auch goldgelb austreibende Sorten, gehört heute überall in Europa zu den besonders beliebten Parkbäumen, und sie wird auch zunehmend in Gärten angepflanzt. In ihrer Heimat wurde die Rinde der Kaukasusfichte früher häufig als Färbepflanze für Naturfasern verwendet.

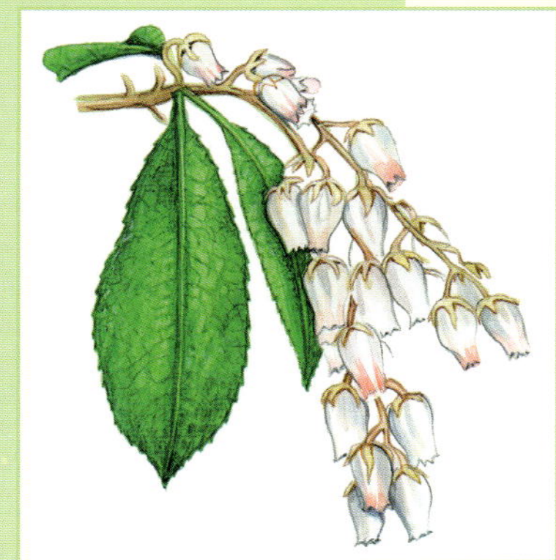

Pieris japonica

Japanische Lavendelheide

Familie: Ericaceae (Heidekrautgewächse)

Weitere Namen: –

Heimat: Ostasien

Größe: Bis 10 m hoher, immergrüner Strauch oder kleiner Baum

Typische Kennzeichen: Hängende Rispe aus zahlreichen weißen Blüten

Dieser hübsche, winterharte Strauch, der in Mitteleuropa gern in Parks und Gärten angepflanzt wird, enthält ein Toxin, das besonders bei Tieren schwere Vergiftungen mit oft tödlichem Ausgang verursachen kann – ein Umstand, den Katzen- und Hundebesitzer bedenken sollten. In seiner Heimat wurden die Blätter und Früchte früher auch zum Abtöten von Parasiten verwendet.

Pilocarpus pennatifolius

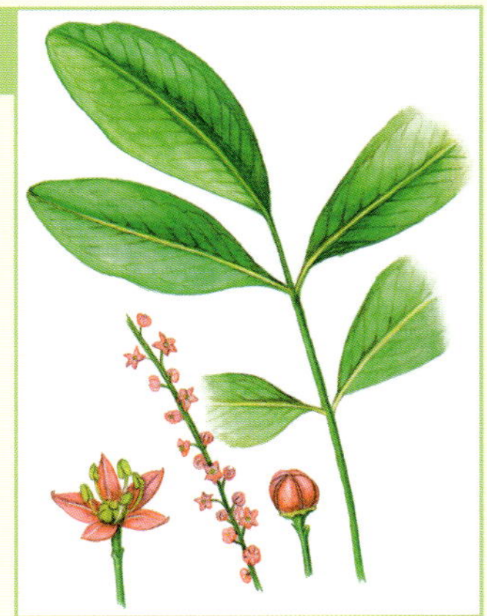

Paraguay-Jaborandistrauch

Familie: Rutaceae (Rautengewächse)

Weitere Namen: –

Heimat: Paraguay und Argentinien

Größe: Bis 3 m hoher Strauch oder kleiner Baum

Typische Kennzeichen: Gefiederte, lederartige Blätter und graubraune Rinde

Die Blätter dieser Art wurden in Südamerika früher als schweißtreibende Arznei angewendet, aber auch bei Haarausfall, Augenentzündungen und Grünem Star. Heute nimmt man die giftige Pflanze manchmal noch für homöopathische Mittel, genau wie die nah verwandte, aber in Brasilien heimische Art *Pilocarpus jaborandi*, die man beispielsweise bei Hitzewallungen in den Wechseljahren verschreibt.

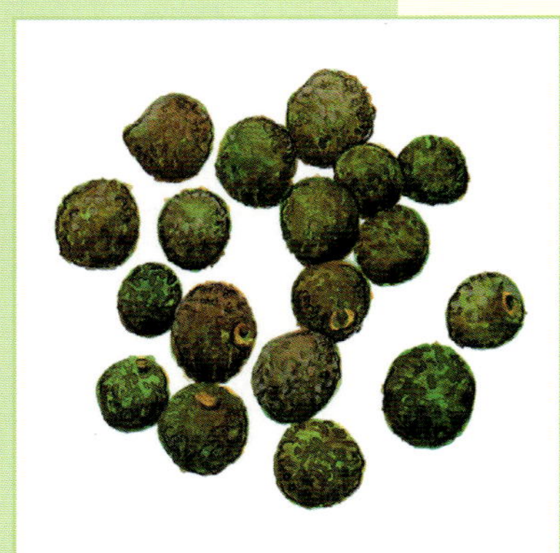

Pimenta dioica

Pimentbaum

Familie: Myrtaceae (Myrtengewächse)

Weitere Namen: Nelkenpfeffer, Jamaikapfeffer, Englisches Gewürz

Heimat: Mittelamerika, Mexiko und Karibik

Größe: Bis 12 m hoher Baum

Typische Kennzeichen: Nach Nelken und Zimt duftende Früchte

Diese Pflanze wurde schon von den Azteken als Gewürz verwendet, und auch heute wird Nelkenpfeffer noch häufig in der Küche benutzt, etwa zur Verfeinerung von Suppen, Soßen oder Weihnachtsgebäck. Außerdem gilt die Pflanze als verdauungsfördernd, so dass die Naturheilkunde sie manchmal bei Blähungen oder ähnlichen Beschwerden einsetzt. Während der Schwangerschaft darf die Art nicht angewendet werden.

Pimpinella anisum

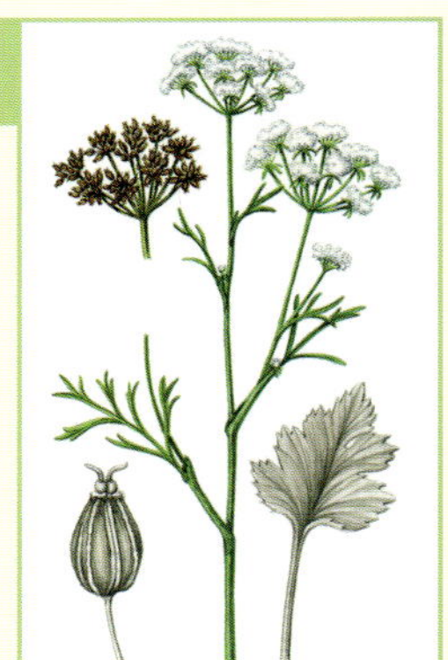

Anis

Familie: Apiaceae/Umbelliferaceae (Doldenblütler)

Weitere Namen: Süßer Fenchel, Brotsame

Heimat: Östliches Mittelmeergebiet

Größe: Bis 60 cm hohe, einjährige Pflanze

Typische Kennzeichen: Aromatisch duftende Pflanze mit borstigen Früchten

Die Samen dieser Pflanze lassen sich zum Würzen und Verfeinern von Fleischgerichten, Salaten, Gemüse, Soßen und Backwaren verwenden. Außerdem beruhigt das Kraut, das schon in Ägypten zur Zeit der Pharaonen eine begehrte Arzneipflanze war, die Verdauung, so dass die Samen gern bei Blähungen und Völlegefühl und wegen ihrer krampflösenden Eigenschaften auch bei Periodenschmerzen verschrieben werden.

Pimpinella major

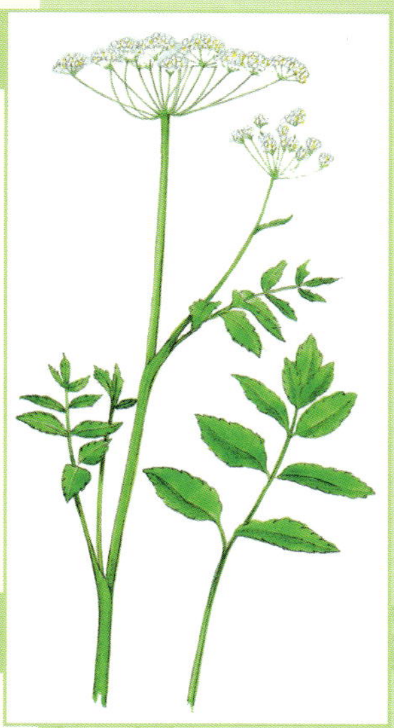

Große Bibernelle

Familie: Apiaceae/Umbelliferaceae (Doldenblütler)

Weitere Namen: –

Heimat: Europa

Größe: Bis 80 cm hohe, ausdauernde Pflanze

Typische Kennzeichen: Die Wurzel besitzt einen scharfen, rettichartigen Geschmack

Die jungen Blätter dieser Pflanze eignen sich zum Würzen von Suppen, Soßen und Gemüse oder zum Verfeinern von Quark und Kräuterbutter. In der Naturheilkunde schätzt man die Bibernelle vor allem wegen ihrer schleimlösenden, entzündungshemmenden, schweißtreibenden, anregenden und harntreibenden Eigenschaften, nimmt sie aber auch zur Behandlung schlecht heilender Wunden.

Pinguicula vulgaris

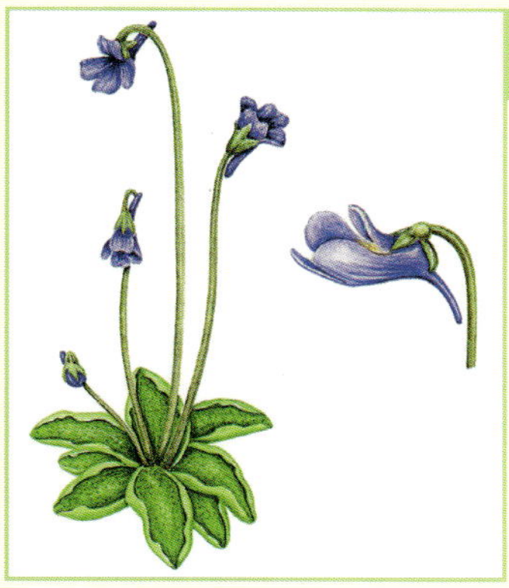

Gewöhnliches Fettkraut

Familie: Lentibulariaceae (Wasserschlauchgewächse)

Weitere Namen: –

Heimat: Europa, Asien und Nordamerika

Größe: Bis 15 cm hohe, ausdauernde Pflanze

Typische Kennzeichen: Klebrige Blätter und lang gestielte, blauviolette Blüten

Das Gewöhnliche Fettkraut, das früher manchmal als Abführmittel verwendet wurde, steht heute unter strengem Schutz. Die Art gehört zu den so genannten Insektivoren, die dank spezieller Enzyme, die in einem klebrigen Sekret auf den Blättern gelöst sind, Insekten und andere kleine Tiere verdauen können. Dadurch sind sie in der Lage, auch in sehr nährstoffarmen Biotopen, etwa Mooren, zu überleben.

Pinus brutia

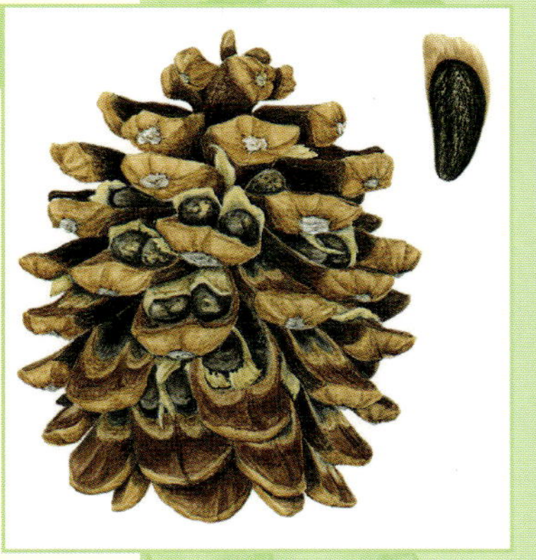

Aleppokiefer

Familie: Pinaceae (Kieferngewächse)

Weitere Namen: –

Heimat: Mittelmeergebiet

Größe: Bis 20 m hoher Baum

Typische Kennzeichen: Rissige, anfangs graue, später rötlich braune Rinde

Diese Art bekommt man höchstens einmal bei einem Urlaub im Mittelmeergebiet zu sehen, denn sie wird in Mitteleuropa fast nie angepflanzt. In ihrer Heimat wurde die Rinde der Aleppokiefer früher manchmal zum Färben benutzt, denn sie erzeugt bei mit Chrom vorbehandelten Materialien ein helles Braun und einen etwas dunkleren Farbton, wenn Alaun verwendet wird.

Pinus mugo

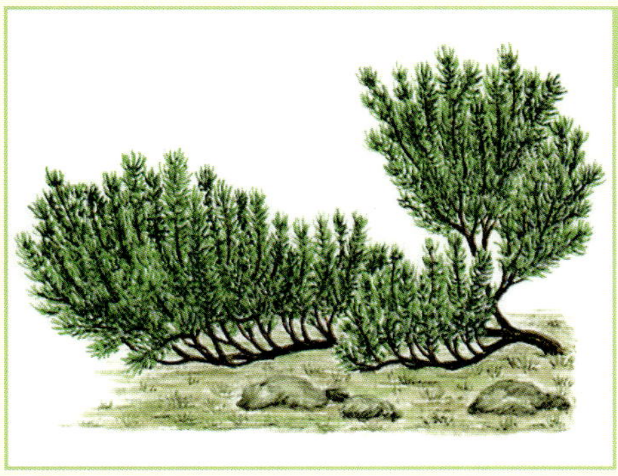

Latsche

Familie: Pinaceae (Kieferngewächse)

Weitere Namen: Legföhre, Bergkiefer, Latschenkiefer

Heimat: Europa

Größe: Bis 3 m hoher Nadelbaum

Typische Kennzeichen: Schwarzbraune Rinde und aufrecht oder waagerecht stehende Zapfen

Die Latschenkiefer, die vor allem in höheren Lagen der Alpen und Karpaten oder auch in Hochmooren zu finden ist, wurde früher wegen ihrer auswurffördernden Eigenschaften gern zur Behandlung von Atemwegsbeschwerden verwendet, man nahm sie aber auch als harntreibende und entzündungshemmende Arznei. Da die Art heute fast überall unter Naturschutz steht, darf sie allerdings nicht mehr gesammelt werden.

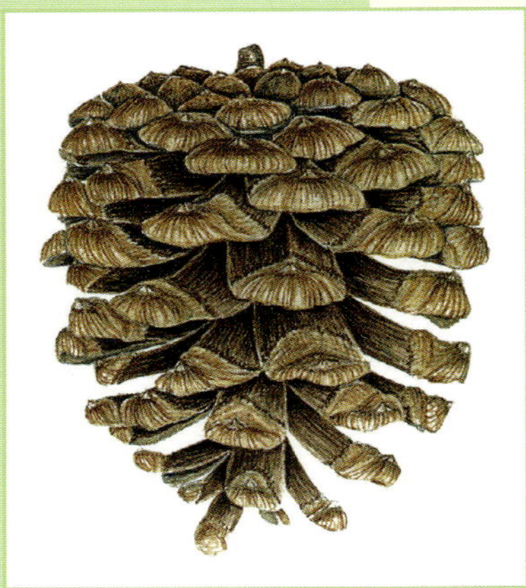

Pinus pinaster

Sternkiefer

Familie: Pinaceae (Kieferngewächse)
Weitere Namen: Strandkiefer
Heimat: Mittelmeergebiet
Größe: Bis 35 m hoher Nadelbaum
Typische Kennzeichen: Rotbraune Rinde und sternförmig angeordnete, hängende Zapfen

Aus der Sternkiefer lässt sich durch Einschneiden der Rinde und Auffangen der austretenden Flüssigkeit mit anschließender Destillation eine Substanz gewinnen, aus der man Inhalationsbäder zur Behandlung von Atemwegserkrankungen zubereiten kann. Außerdem wird diese Art häufig zur Herstellung homöopathischer Mittel verwendet, die z.B. bei rheumatischen Beschwerden verschrieben werden.

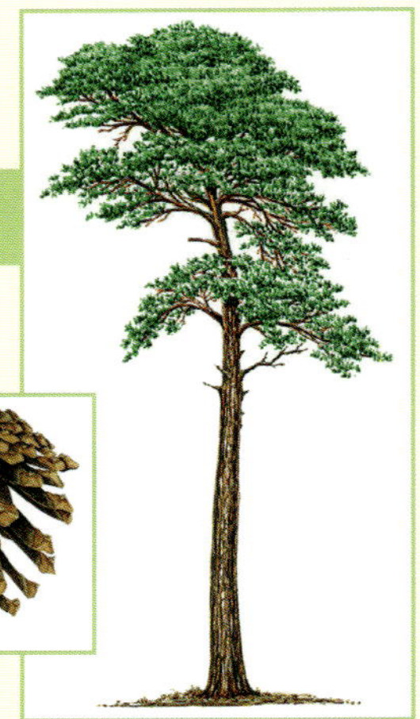

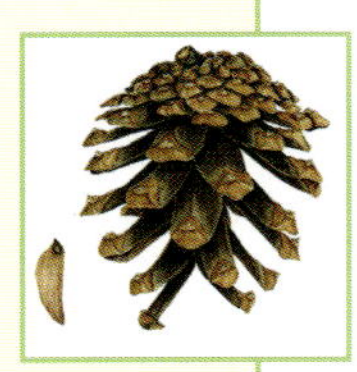

Pinus sylvestris

Waldkiefer

Familie: Pinaceae (Kieferngewächse)
Weitere Namen: Föhre, Gewöhnliche Kiefer
Heimat: Europa und Asien
Größe: Bis 30 m hoher Nadelbaum
Typische Kennzeichen: Rotbraune Rinde und eiförmige, hängende Zapfen

Die Waldkiefer wurde schon in der Antike als Heilpflanze verwendet, etwa zur Behandlung von Frauenleiden. Heute nutzt man die jungen Frühjahrstriebe manchmal als harntreibendes Mittel, zum Einreiben bei Rheumatismus oder bereitet aus den Nadeln und Knospen ein reinigendes, erfrischendes und deodorierendes Bad zu. In größerem Maßstab wird die Kiefer außerdem in der Kosmetikindustrie genutzt.

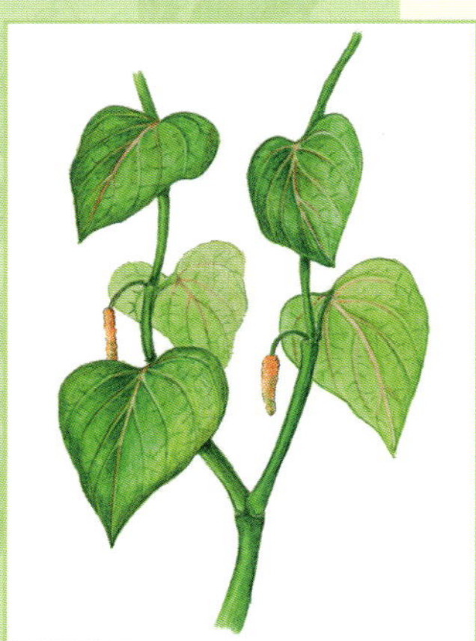

Piper betle

Betelpfeffer

Familie: Piperaceae (Pfeffergewächse)
Weitere Namen: –
Heimat: Asien
Größe: Bis 5 m lange Kletterpflanze
Typische Kennzeichen: Bildet winzige, gelbgrüne Blüten

Diese Pflanze wurde früher manchmal zur Behandlung von Schlangenbissen und als Aphrodisiakum eingesetzt. Weitaus bekannter ist sie aber, weil man die Blätter zusammen mit den Früchten der Betelnuss (*Areca catechu*) wegen der anregenden Wirkung schon seit Jahrtausenden als „Betelbissen" kaut. Heute weiß man allerdings, dass damit ein deutlich erhöhtes Risiko für Mundhöhlenkrebs verbunden ist.

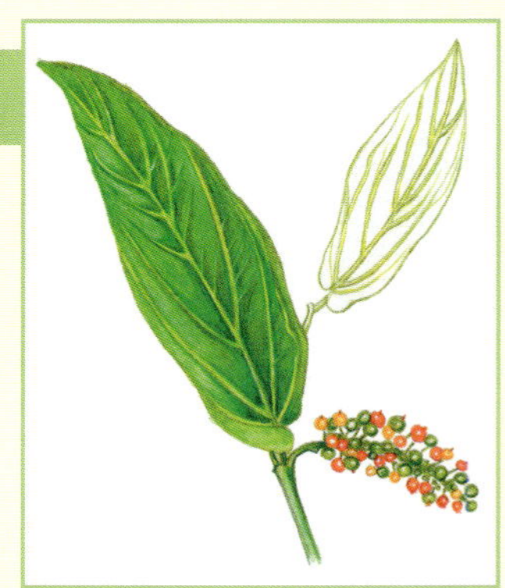

Piper cubeba

Kubebenpfeffer

Familie: Piperaceae (Pfeffergewächse)
Weitere Namen: Stielpfeffer
Heimat: Asien
Größe: Bis 6 m lange Kletterpflanze
Typische Kennzeichen: Bildet deutlich gestielte Beeren

Diese Art wurde im 16. und 17. Jahrhundert häufig als Ersatz für den teureren Schwarzen Pfeffer (*Piper nigrum*) verwendet. Da die Früchte aber einen etwas bitteren Beigeschmack besitzen und zudem in höherer Dosierung giftig sind, werden sie heute kaum noch als Gewürz genutzt. In der Volksheilkunde wendet man die blähungstreibende Art noch vereinzelt bei Verdauungsbeschwerden oder auch Harnwegsinfekten an.

Piper longum

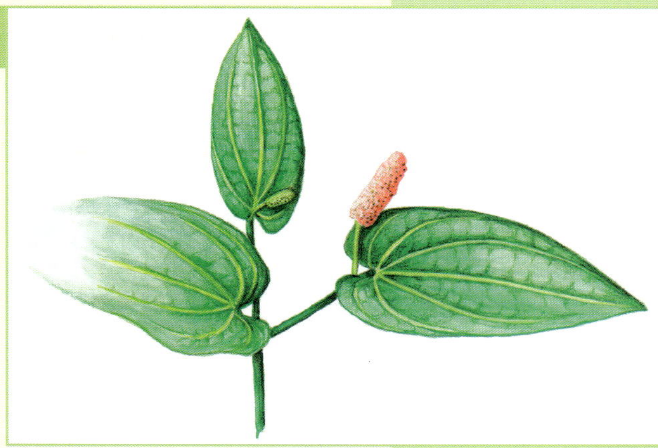

Langer Pfeffer

Familie: Piperaceae (Pfeffergewächse)

Weitere Namen: Stangenpfeffer

Heimat: Asien

Größe: Bis 10 m lange Kletterpflanze

Typische Kennzeichen: Kätzchenartige Fruchtstände

Diese Pfeffer-Art, die einen schärferen Geschmack besitzt als der Schwarze Pfeffer (*Piper nigrum*), wurde schon in der Antike bei den Römern als Gewürz hoch geschätzt. Heute verwendet man die gemahlenen Früchte der langen Kletterpflanze fast nur noch in der asiatische Küche; außerdem wird der Lange Pfeffer vereinzelt als Kräuterarznei eingesetzt, beispielsweise bei Atemwegsbeschwerden.

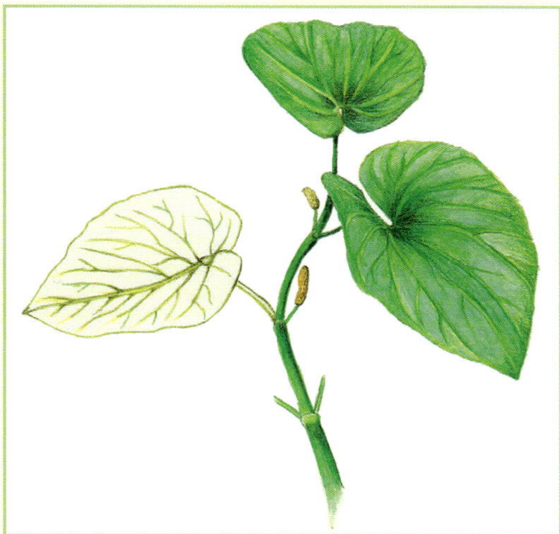

Piper methysticum

Kava-Kava

Familie: Piperaceae (Pfeffergewächse)

Weitere Namen: Rauschpfeffer

Heimat: Neuguinea, Polynesien

Größe: Bis 3 m lange, immergrüne Kletterpflanze

Typische Kennzeichen: Fleischige Stängel und herzförmige Blätter

In ihrer Heimat wird die Wurzel dieser giftigen Kletterpflanze häufig bei rituellen Zeremonien verwendet, denn in höherer Dosierung verursacht eine Einnahme rauschartige Zustände. Die Art kann unter ärztlicher Kontrolle aber auch als Schlafmittel, als schmerzlindernde Arznei und als Antiseptikum eingesetzt werden, etwa bei Harnwegsbeschwerden; außerdem gilt sie seit Urzeiten als Aphrodisiakum.

Piper nigrum

Schwarzer Pfeffer

Familie: Piperaceae (Pfeffergewächse)

Weitere Namen: Weißer Pfeffer

Heimat: Asien

Größe: Bis 5 m lange Kletterpflanze

Typische Kennzeichen: Bildet rote, sehr aromatische Früchte

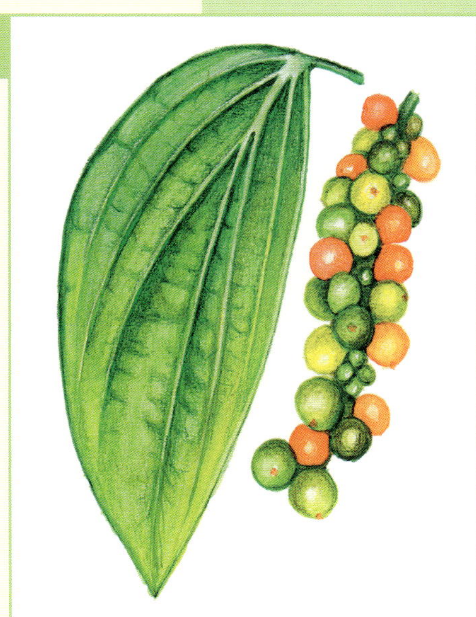

Der Schwarze Pfeffer wird schon seit der Antike als Gewürz- und Arzneipflanze kultiviert und seine Früchte waren einst auch ein sehr wichtiges Handelsobjekt. Der heute in der Küche verwendete schwarze Pfeffer wird aus den unreifen Früchten gewonnen, für den weißen Pfeffer benutzt man reife Früchte. In der Volksheilkunde wendet man die Art vor allem bei Verdauungsbeschwerden an.

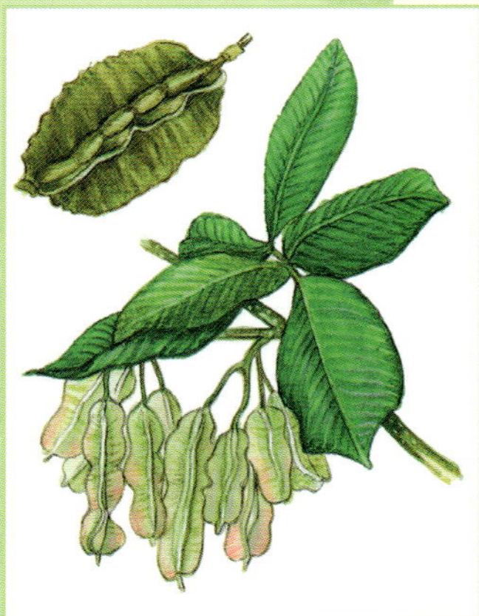

Piscidia piscipula

Fischrinde

Familie: Fabaceae/Leguminosae (Hülsenfrüchtler)
Weitere Namen: Piscidiabaum, Schlafwurzel, Gewöhnlicher Fischfänger
Heimat: Nord-, Mittel- und Südamerika sowie Karibik
Größe: Bis 15 m hoher, sommergrüner Baum
Typische Kennzeichen: Gefiederte Blätter und helle, rot gestreifte Blüten sowie geflügelte Früchte

Die pulverisierte Rinde dieser giftigen Art wurde von den Ureinwohnern Amerikas früher in Seen und Flüsse geworfen, um die dort lebenden Fische zu betäuben, damit sie anschließend zu einer leichten Beute wurden. Die Pflanze kann aber auch therapeutisch als Beruhigungs- und Schlafmittel eingesetzt werden, allerdings nur unter ärztlicher Kontrolle und niemals während der Schwangerschaft.

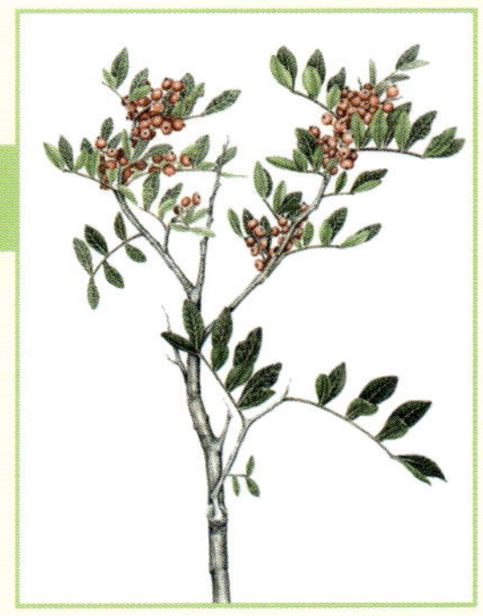

Pistacia lentiscus

Mastixstrauch

Familie: Anacardiaceae (Sumachgewächse)
Weitere Namen: Ewiges Holz, Pistakistrauch
Heimat: Mittelmeergebiet
Größe: Bis 3 m hoher, immergrüner Strauch oder kleiner Baum
Typische Kennzeichen: Lederartige Fiederblätter und kleine, anfangs rote, später schwarze Früchte

In Ägypten verwendete man das Harz dieser Pflanze, das zumeist Mastixbalsam genannt wird, zum Einbalsamieren der Verstorbenen; später nahm man es vereinzelt als Beruhigungs- oder Schmerzmittel, aber auch bei Blähungen, als harntreibende Arznei, zur Behandlung von Ekzemen, Furunkeln und anderen Hautproblemen sowie als Füllung für kariöse Zähne. Heute wird die Art kaum noch angewendet.

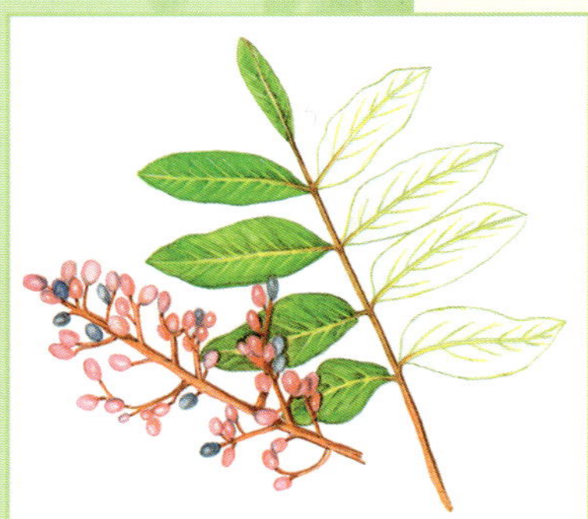

Pistacia terebinthus

Terpentinpistazie

Familie: Anacardiaceae (Sumachgewächse)
Weitere Namen: Terebinthe
Heimat: Mittelmeergebiet
Größe: Bis 8 m hoher Baum
Typische Kennzeichen: Sehr kleinschuppige Rinde

Diese Art gehört zu den Charakterpflanzen der Macchie, also der hartlaubigen Strauchformation auf den kalkreichen, flachgründigen Böden des Mittelmeergebiets. Dort wurde sie früher häufig als Färbepflanze genutzt, mit der sich Naturfasern – je nach Vorbehandlung – grau, gelb, kamelhaarfarben oder hellgrün färben lassen. In der Antike nahm man das Harz außerdem nach einem Biss giftiger Tiere.

Pistacia vera

Echte Pistazie

Familie: Anacardiaceae (Sumachgewächse)
Weitere Namen: Grüne Mandel
Heimat: Asien
Größe: Bis 10 m hoher, sommergrüner Baum
Typische Kennzeichen: Dreikantiger, von einer festen Schale umschlossener Kern

Die Samen dieser Pflanze, die vermutlich schon seit etwa 4000 Jahren kultiviert wird, sind die bekannten Pistazienkerne, die gern gesalzen gegessen werden oder die man zur Verzierung von Torten und wegen ihres Mandelgeschmacks auch bei der Herstellung von Wurst benutzt. Therapeutisch wurde die Echte Pistazie früher außerdem als Beruhigungsmittel verwendet, was heute aber nicht mehr üblich ist.

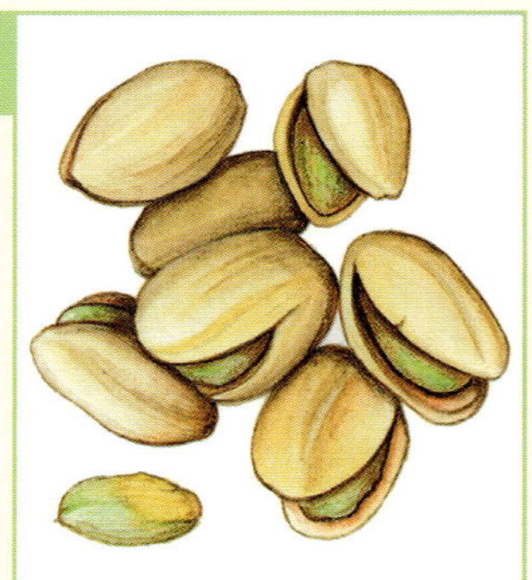

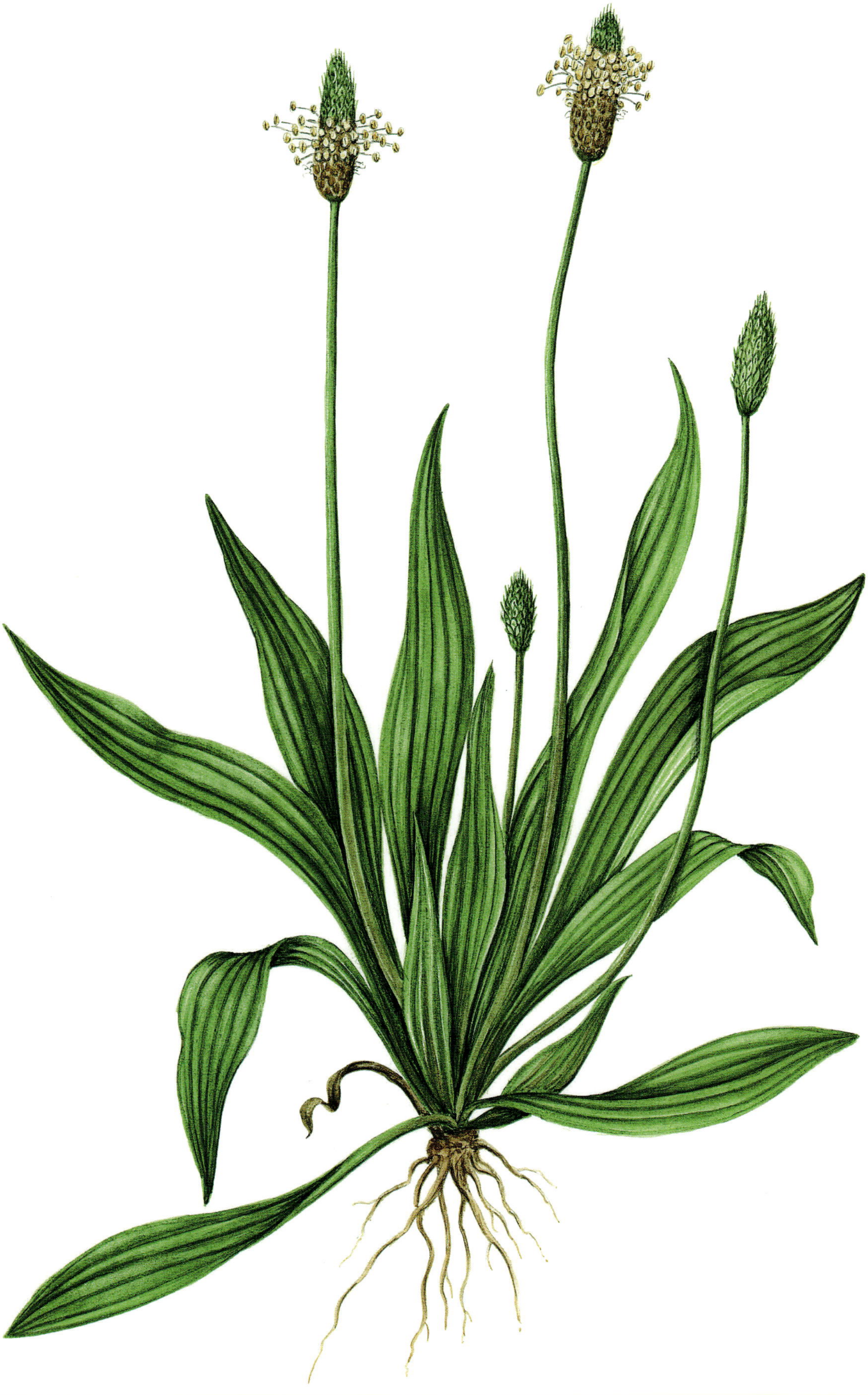

Plantago lanceolata

Spitzwegerich

Familie:

Plantaginaceae (Wegerichgewächse)

Weitere Namen:

Wundwegerich

Heimat:

Europa

Größe:

Bis 40 cm hohe, ausdauernde Pflanze

Typische Kennzeichen:

Lange lanzettliche, vorn zugespitzte Blätter

Der auch in Mitteleuropa weit verbreitete Spitzwegerich kann bei Entzündungen der oberen Atemwege oder des Mund- und Rachenraums angewendet werden, man nimmt ihn wegen des hohen Schleimgehalts aber auch als Hustenmittel. Der ausgepresste Saft hilft bei Insektenstichen; die Blätter lassen sich außerdem zum Verfeinern von Quark benutzen oder wie Spinat zubereiten.

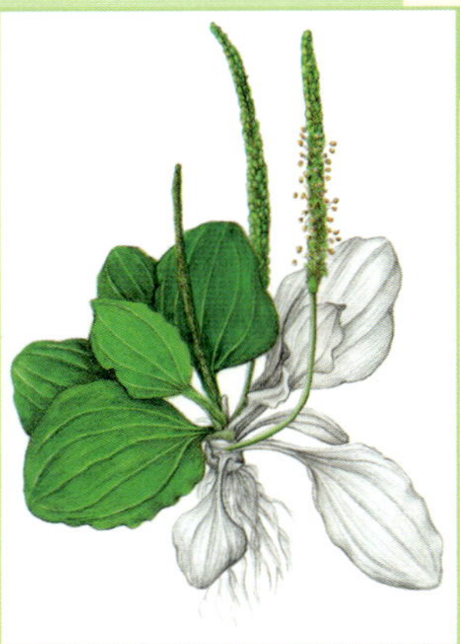

Plantago major

Breitwegerich

Familie: Plantaginaceae (Wegerichgewächse)

Weitere Namen: Großer Wegerich

Heimat: Europa

Größe: Bis 40 cm hohe, ausdauernde Pflanze

Typische Kennzeichen: Breite, an der Spitze stumpfe Blätter

Diese Wegerich-Art wird manchmal als adstringierendes Mittel bei Darmbeschwerden eingesetzt, aber auch bei Halsschmerzen oder Entzündungen im Mund- und Rachenbereich. Außerdem kann man das Kraut bei Akne, leichten Verbrennungen, zur Linderung von schmerzhaften Insektenstichen sowie zur Behandlung von stark ausgetrockneter Haut benutzen. Angewendet werden die Blätter und die Samen.

Plectranthus barbatus

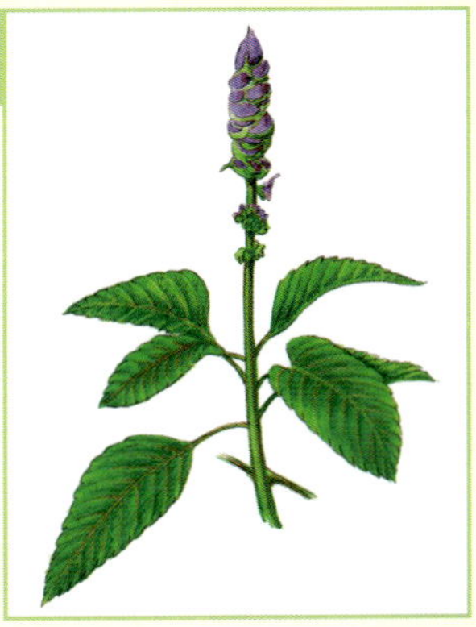

Buntnessel

Familie: Lamiaceae/Labiatae (Lippenblütler)

Weitere Namen: Harfenkraut

Heimat: Indien

Größe: Bis 60 cm hohe, ausdauernde Pflanze

Typische Kennzeichen: Stark aromatische Blätter

Die Buntnessel wurde früher hauptsächlich in der indischen Naturheilkunde eingesetzt, besonders bei Verdauungsbeschwerden. Seit vor etwa 25 Jahren entdeckt wurde, dass in den Wurzeln dieser Pflanze ein besonderer Wirkstoff enthalten ist, der Forskolin genannt wird und mit dessen Hilfe sich u.a. der Blutdruck senken lässt, baut man die Art in großem Maßstab für die pharmazeutische Industrie an.

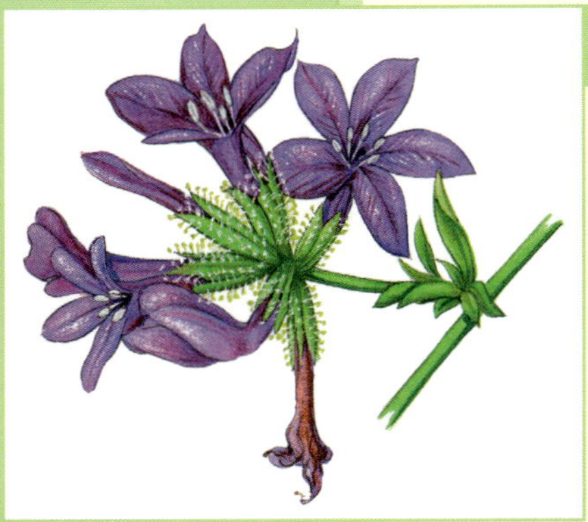

Plumbago europaea

Zahnwurz

Familie: Plumbaginaceae (Bleiwurzgewächse)

Weitere Namen: Europäische Bleiwurz

Heimat: Europa, Asien und Nordafrika

Größe: Bis 1 m hoher Halbstrauch

Typische Kennzeichen: Die Art blüht erst im September

Wie der Name bereits vermuten lässt, wurde die Zahnwurz früher zur Behandlung von Zahnschmerzen eingesetzt. Sie gilt aber auch als Brechmittel, und sie soll helfen, die Speichelsekretion zu fördern. Im Mittelmeerraum wurde die Zahnwurz außerdem manchmal als Färbepflanze verwendet. Die nah verwandte, üppig blühende Kap-Bleiwurz (*Plumbago auriculata*) wird manchmal als Kübelpflanze gehalten.

Plumbago zeylanica

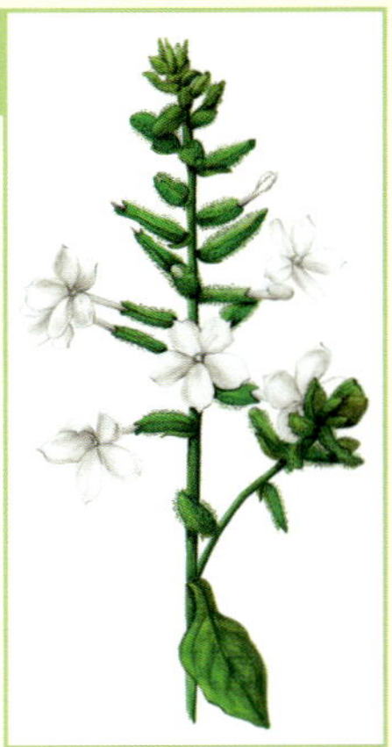

Ceylon-Bleiwurz

Familie: Plumbaginaceae (Bleiwurzgewächse)

Weitere Namen: Citraka, Indische Bleiwurz

Heimat: Asien

Größe: Bis 2 m hoher, immergrüner Strauch mit rankenden Trieben

Typische Kennzeichen: Weiße Blütentrauben und fünfklappige Fruchtkapseln

Die Wurzel dieses Strauches wird hauptsächlich als schweißtreibende Arznei verwendet, was allerdings nur unter ärztlicher Kontrolle und niemals während der Schwangerschaft erfolgen darf. In Indien nimmt man die Art außerdem bei Verdauungsproblemen oder bei rheumatischen Beschwerden, und sie gilt auch als Mittel gegen Pilzbefall. In Afrika benutzt man den Saft der Blätter manchmal zum Tätowieren.

Podophyllum peltatum

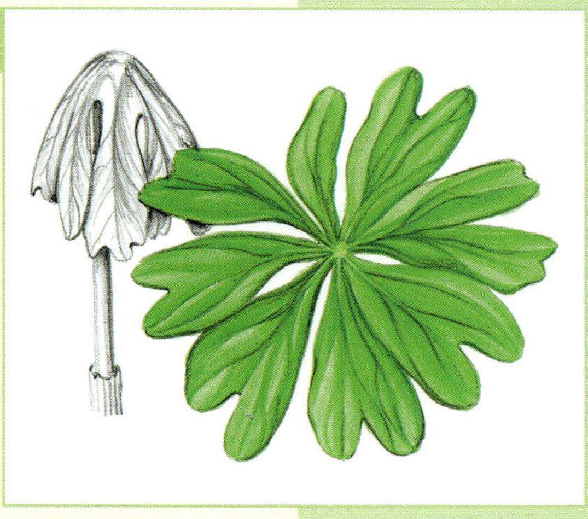

Schildförmiges Fußblatt

Familie: Berberidaceae (Sauerdorngewächse)

Weitere Namen: Maiapfel, Entenfuß

Heimat: Nordamerika

Größe: Bis 40 cm hohe, ausdauernde Pflanze

Typische Kennzeichen: Große, schirmartige, aber geteilte Blätter und zitronengelbe Früchte

Diese giftige Art wurde schon von den nordamerikanischen Ureinwohnern als sehr starkes Abführ-, Brech- und Entwurmungsmittel angewendet, was heute allerdings nicht mehr üblich ist. Sehr vereinzelt nimmt man die Wurzel aber noch zur Behandlung von Warzen; außerdem enthält die Pflanze eine Substanz, die die Zellteilung unterbindet, so dass sie irgendwann vielleicht einmal zur Krebstherapie eingesetzt werden kann.

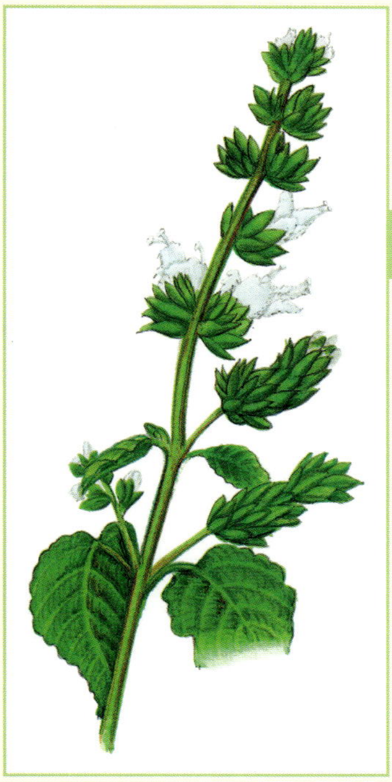

Pogostemon cablin

Patchulipflanze

Familie: Lamiaceae/Labiatae (Lippenblütler)

Weitere Namen: Patchouli, Patschuli

Heimat: Indonesien, Malaysia und Philippinen

Größe: Bis 1 m hohe, ausdauernde Pflanze

Typische Kennzeichen: Vierkantiger Stängel, fleischige Blätter und weiße bis violette Blüten

Aus den Blättern und Knospen dieser Art lässt sich durch Wasserdampfdestillation ein ätherisches Öl gewinnen, das in größeren Mengen für die Parfümherstellung benutzt wird. Außerdem wurde die Pflanze früher zur Behandlung von Fieber, Kopfschmerzen, Magenbeschwerden oder bei Depressionen und als Aphrodisiakum eingesetzt. Heute wendet man die Art nur noch äußerlich an, etwa bei Akne und Ekzemen.

Polygala amara

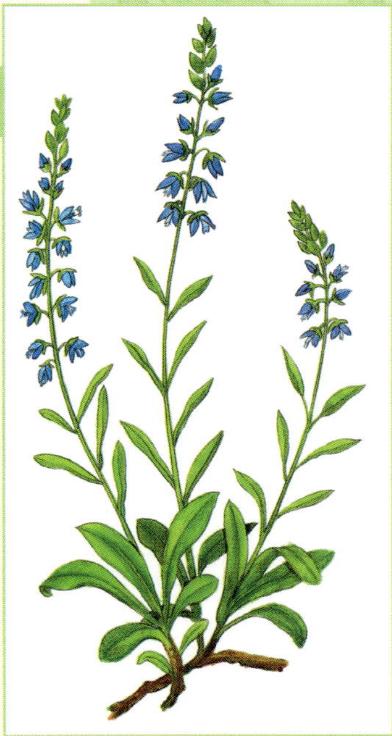

Bitteres Kreuzblümchen

Familie: Polygalaceae (Kreuzblumengewächse)

Weitere Namen: Bittere Kreuzblume

Heimat: Europa

Größe: Bis 15 cm hohe, ausdauernde Pflanze

Typische Kennzeichen: Die ganzrandigen Blätter sind im unteren Bereich verkehrt eiförmig, im oberen länglich

Das Bittere Kreuzblümchen verfütterte man früher manchmal an Kühe, weil es hieß, eine solche Maßnahme würde die Milchleistung der Tiere steigern. Daneben wurde die Art aber auch therapeutisch eingesetzt, etwa zur Behandlung von Husten oder wegen der bitteren Substanzen, die die gesamte Pflanze enthält, auch als verdauungsfördernde Arznei. Heute wird das Kraut kaum noch angewendet.

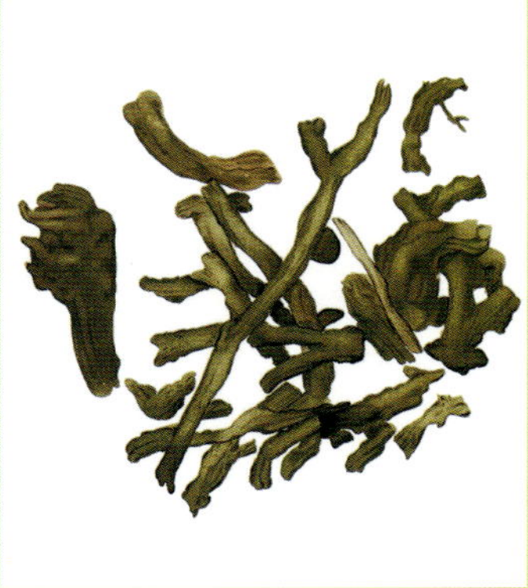

Polygala senega

Klapperschlangenwurzel

Familie: Polygalaceae (Kreuzblumengewächse)

Weitere Namen: Virginische Schlangenwurzel, Senegawurzel

Heimat: Nordamerika

Größe: Bis 40 cm hohe, ausdauernde Pflanze

Typische Kennzeichen: Die schmalen Blätter haben einen gesägten Rand

Die Wurzel dieser Pflanze wurde von den nordamerikanischen Ureinwohnern hauptsächlich zur Behandlung von Schlangenbissen eingesetzt, man nahm sie aber manchmal auch als entzündungshemmende Arznei. Heute wird die Art noch vereinzelt bei chronischer Bronchitis oder Keuchhusten angewendet, was allerdings nur unter ärztlicher Kontrolle erfolgen sollte, weil es in zu hoher Dosierung zu starkem Erbrechen kommen kann.

Polygala vulgaris

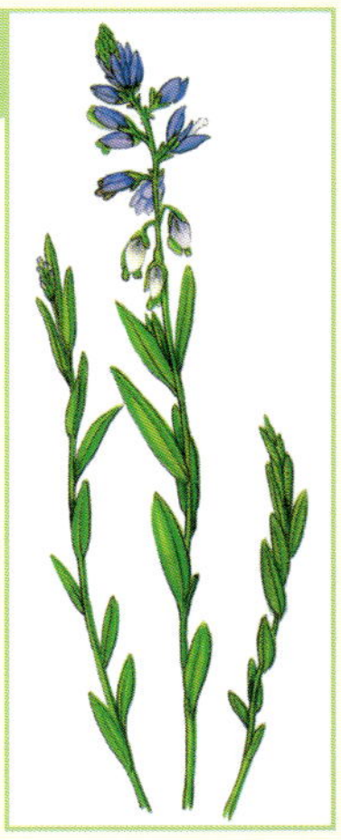

Gewöhnliche Kreuzblume

Familie: Polygalaceae (Kreuzblumengewächse)

Weitere Namen: Wiesen-Kreuzblume

Heimat: Europa und Asien

Größe: Bis 25 cm hohe, ausdauernde Pflanze

Typische Kennzeichen: Die ganzrandigen Blätter sind im unteren Bereich elliptisch, im oberen spitz lanzettlich

Die vereinzelt auch in Mitteleuropa auf Wiesen mit kalkarmem Untergrund vorkommende Gewöhnliche Kreuzblume wurde früher häufig bei Rippenfellentzündung angewendet, man verabreichte sie aber auch stillenden Müttern mit schwacher Milchbildung. Heute wird die Art nur noch sehr selten bei Bronchitis und Keuchhusten eingesetzt, außerdem soll sie schweiß- und harntreibend wirken.

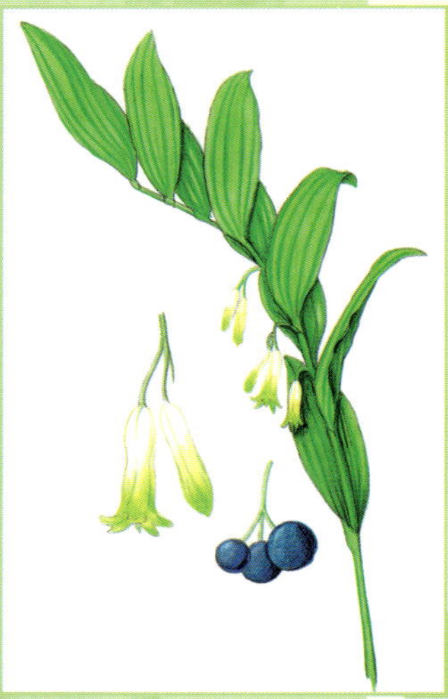

Polygonatum multiflorum

Vielblütige Weißwurz

Familie: Convallariaceae (Maiglöckchengewächse)

Weitere Namen: Vielblütiges Salomonssiegel

Heimat: Europa und Asien

Größe: Bis 70 cm hohe, ausdauernde Pflanze

Typische Kennzeichen: Gebogener Stängel mit herabhängenden, weißen Blüten

Die Art kommt auch in Mitteleuropa sehr regelmäßig in schattigen, feuchten Laub- oder Mischwäldern vor, während man sie in Nadelwäldern nur selten findet. Es handelt sich um eine alte Heilpflanze, die allerdings giftig ist und daher heute nur noch äußerlich angewendet wird, etwa bei Prellungen oder Furunkeln; außerdem wird das Rhizom weiterhin in homöopathischen Mitteln verarbeitet.

Polygonatum odoratum

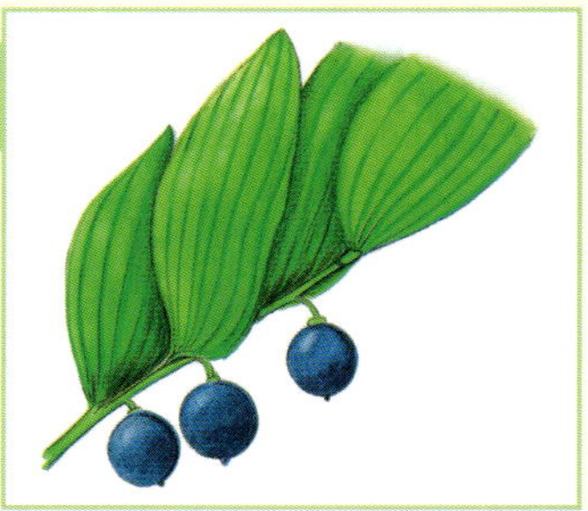

Wohlriechende Weißwurz

Familie: Convallariaceae (Maiglöckchengewächse)

Weitere Namen: Salomonssiegel

Heimat: Europa und Asien

Größe: Bis 40 cm hohe, ausdauernde Pflanze

Typische Kennzeichen: Unterscheidet sich von *Polygonatum multiflorum* durch die angenehmen duftenden Blüten

Im Gegensatz zur nah verwandten Vielblütigen Weißwurz (*Polygonatum multiflorum*) kommt die Wohlriechende Weißwurz in Mitteleuropa wild wachsend vergleichsweise selten vor. Sie ist aber eine beliebte Gartenpflanze und ein altes Heilkraut, dessen Rhizom wegen seiner Giftigkeit heute aber fast nur noch in homöopathischen Mitteln verarbeitet wird, etwa in Präparaten zur Behandlung von Sommersprossen.

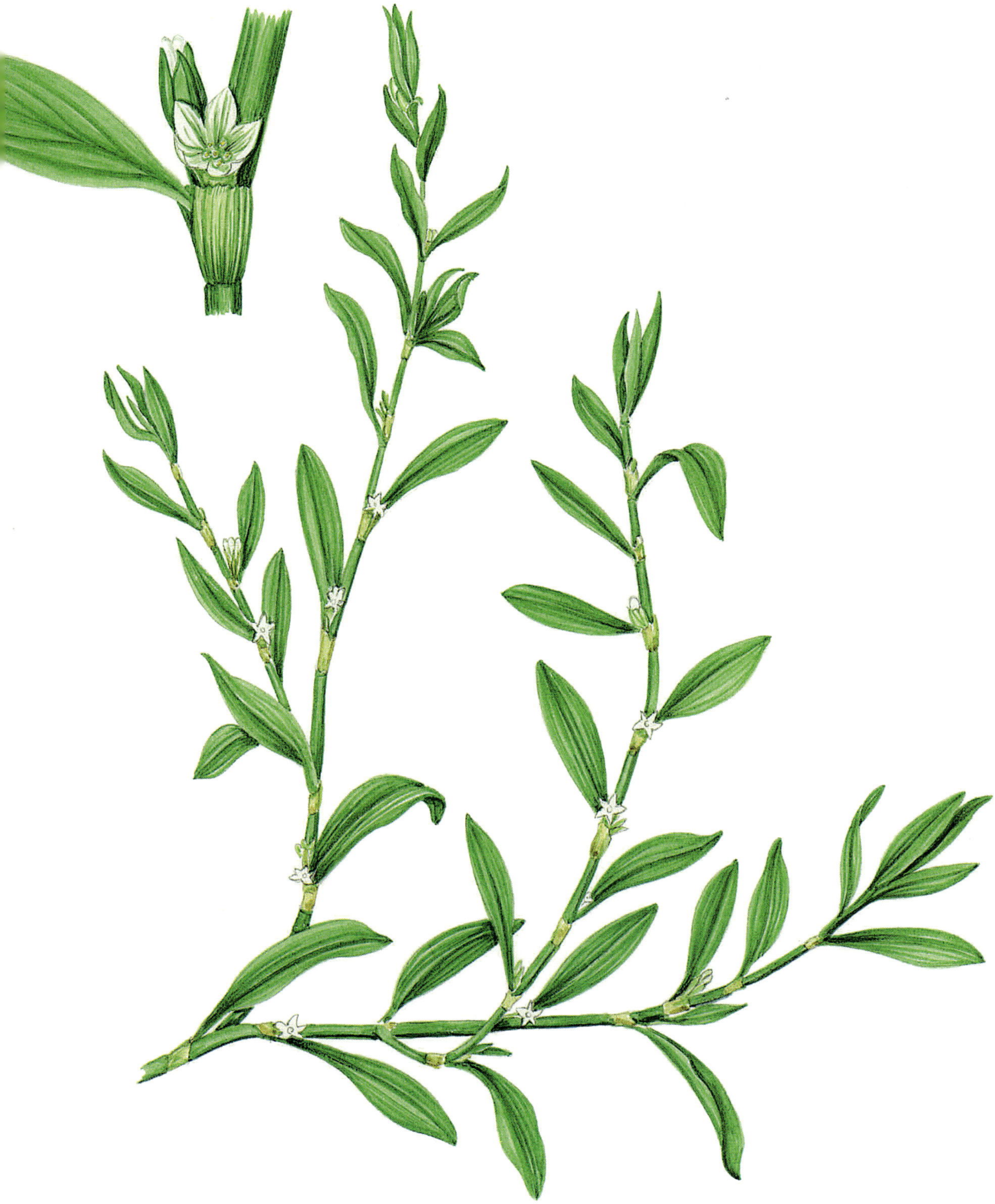

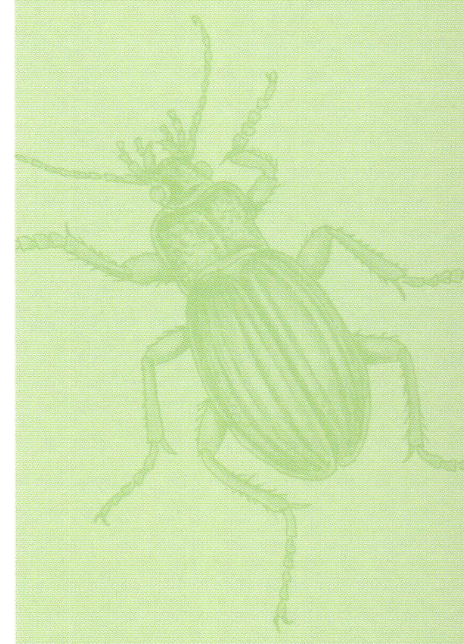

Polygonum aviculare

Gewöhnlicher Vogelknöterich

Familie:

Polygonaceae (Knöterichgewächse)

Weitere Namen:

Ferkelkraut

Heimat:

Kommt fast überall in den gemäßigten Breiten vor

Größe:

Bis 60 cm hohe, normalerweise einjährige Pflanze

Typische Kennzeichen:

Kurz gestielte Blüten in den Blattachseln

Der auch in Mitteleuropa häufige Vogelknöterich wurde schon in der Antike als harntreibendes Mittel eingesetzt und auch heute nutzt man die Art weiterhin für diesen Zweck. Außerdem wird das Kraut manchmal bei Durchfall sowie zum Entwurmen, zur Behandlung von Hämorrhoiden, zum Stillen von Blutungen und bei entzündeter Haut verschrieben. Angewendet wird die gesamte Pflanze ohne die Wurzel.

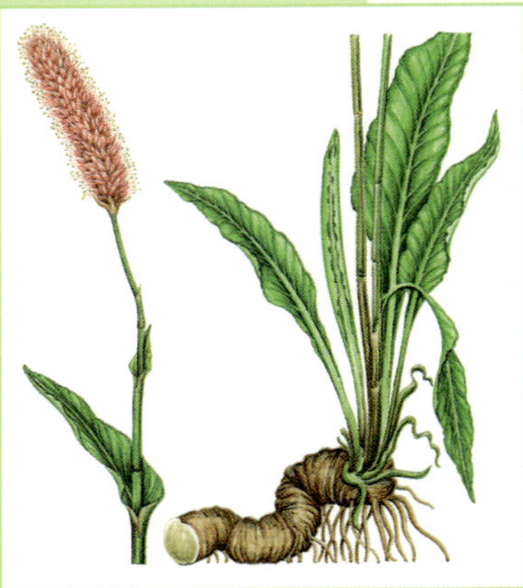

Polygonum bistorta

Schlangenknöterich

Familie: Polygonaceae (Knöterichgewächse)
Weitere Namen: Lämmerzunge, Wiesenknöterich
Heimat: Europa, Asien und Nordamerika
Größe: Bis 1 m hohe, ausdauernde Pflanze
Typische Kennzeichen: Langer, ährenförmiger Blütenstand

Die Blätter des auf feuchten Wiesen wachsenden Schlangenknöterichs wurden früher wie Spinat zubereitet, und auch die stärkereichen Rhizome dienten manchmal als Nahrungsmittel. Aber auch in der Naturheilkunde wird die Pflanze schon lange verwendet, etwa als Mundwasser bei entzündlichen Beschwerden oder bei Hämorrhoiden. Als Badewasserzusatz soll die pulverisierte Wurzel Hautbeschwerden lindern

Polymnia uvedalia

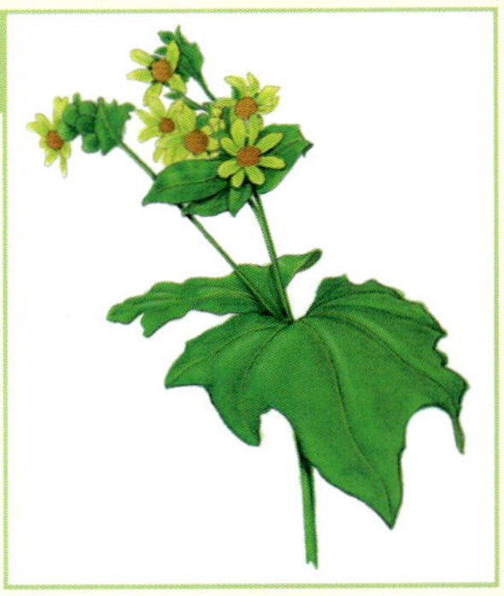

Polymnie

Familie: Asteraceae/Compositae (Korbblütler)
Weitere Namen: –
Heimat: Nordamerika
Größe: Bis 3 m hohe, ausdauernde Pflanze
Typische Kennzeichen: Große, dreilappige Blätter und gelbe Korbblüten

Diese Pflanze wurde von den nordamerikanischen Ureinwohnern hauptsächlich als sehr wirksames Abführmittel und in geringerer Dosierung auch als anregendes Tonikum verwendet. Später verschrieb man die Wurzel vereinzelt zur Linderung von Schmerzen, aber auch bei Verdauungs- und Leberproblemen; außerdem soll sich die Polymnie zur Behandlung von Rheumatismus und Beschwerden der Wirbelsäule eignen.

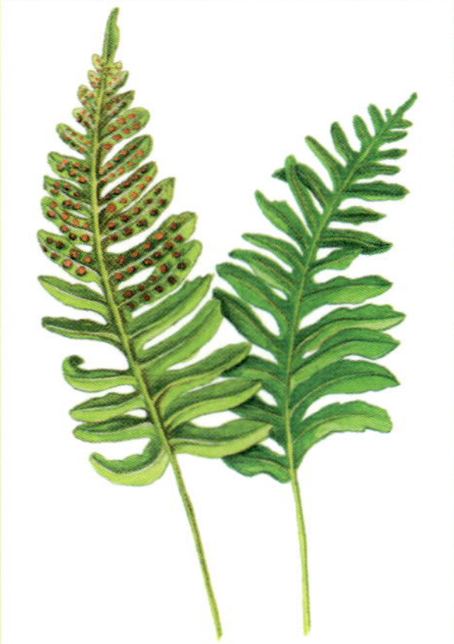

Polypodium vulgare

Gewöhnlicher Tüpfelfarn

Familie: Polypodiaceae (Tüpfelfarngewächse)
Weitere Namen: Süßwurzel, Engelsüß, Eichenfarn
Heimat: Europa, Asien, Nordafrika und Nordamerika
Größe: Bis 30 cm hoher Farn
Typische Kennzeichen: Kriechender, mit zahlreichen Schuppen bedeckter Wurzelstock

Der auch in Mitteleuropa auf Felsen und Mauern vorkommende Tüpfelfarn besitzt eine süß schmeckende Wurzel, die früher gern von Kindern gekaut wurde – manchmal allerdings mit einer unliebsamen Überraschung, denn die Art hat in höherer Dosierung eine abführende Wirkung. Obwohl die Pflanze außerdem schleimlösende und auswurffördernde Eigenschaften besitzt, wird sie heute kaum noch genutzt.

Populus x canadensis

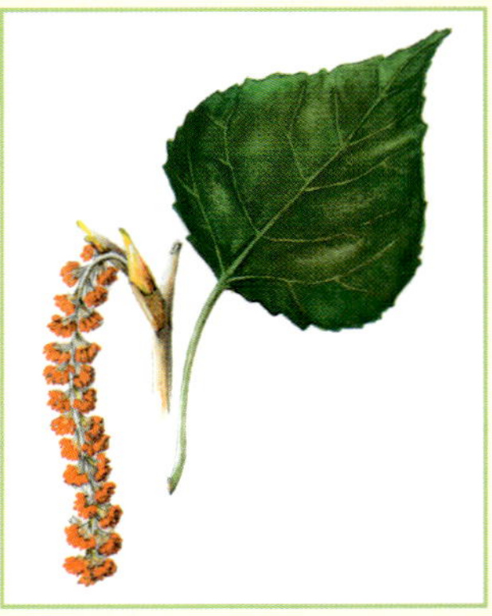

Kanadische Pappel

Familie: Salicaceae (Weidengewächse)
Weitere Namen: Bastard-Schwarzpappel
Heimat: Kreuzung aus *Populus nigra* und *Populus deltoides*
Größe: Bis 30 m hoher, sommergrüner Baum
Typische Kennzeichen: Dreieckige Blätter mit gesägtem, kurz bewimperten Rand

Bei diesem Baum handelt es sich um eine Kreuzung aus der auch bei uns heimischen Schwarzpappel (*Populus nigra*) und einer nordamerikanischen Art, die Karolina- oder Virginische Pappel (*Populus deltoides*) genannt wird. Ähnlich wie bei anderen Pappeln werden die Knospen dieses Baumes häufig bei Hämorrhoiden angewendet, man benutzt sie aber auch zur Wundheilung und als harntreibendes Mittel.

Populus x jackii

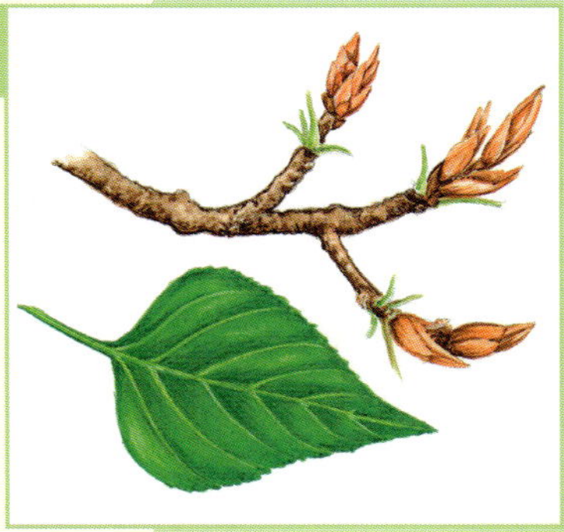

Ontariopappel

Familie: Salicaceae (Weidengewächse)

Weitere Namen: –

Heimat: Kreuzung aus *Populus balsamifera* und *Populus deltoides*

Größe: Bis 25 m hoher, sommergrüner Baum

Typische Kennzeichen: Herzförmige Blätter mit gesägtem Rand

Genau wie die nah verwandte Kanadische Pappel (*Populus* x *canadensis*) ist auch die Ontariopappel aus einer Kreuzung hervorgegangen, wobei in diesem Fall *Populus balsamifera* und *Populus deltoides* die Ausgangsarten sind. Therapeutisch werden die Knospen dieses Baumes zur Behandlung von Husten und anderen Atemwegserkrankung eingesetzt, aber auch bei Hautentzündungen oder Sonnenbrand.

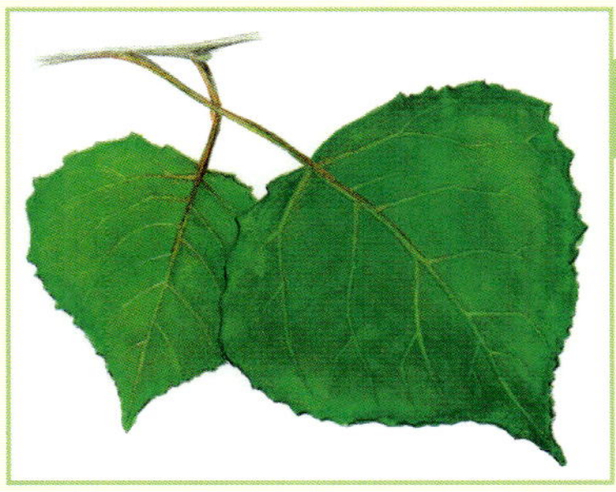

Populus nigra

Schwarzpappel

Familie: Salicaceae (Weidengewächse)

Weitere Namen: Pyramidenpappel

Heimat: Europa, Asien und Nordafrika

Größe: Bis 30 m hoher, sommergrüner Baum

Typische Kennzeichen: Graue Rinde und rautenförmige Blätter mit gezähntem Rand

Die Knospen der Schwarzpappel werden häufig zu einer Hämorrhoidensalbe verarbeitet, man nimmt sie aber auch zur Behandlung von entzündeten Hautbereichen, leichten Verbrennungen, Hautabschürfungen sowie bei Husten oder rheumatischen Beschwerden. Dagegen gilt die Rinde als fiebersenkend und aus dem Holz lässt sich medizinische Kohle herstellen. Die Art ist auch in Mitteleuropa weit verbreitet.

Populus tremula

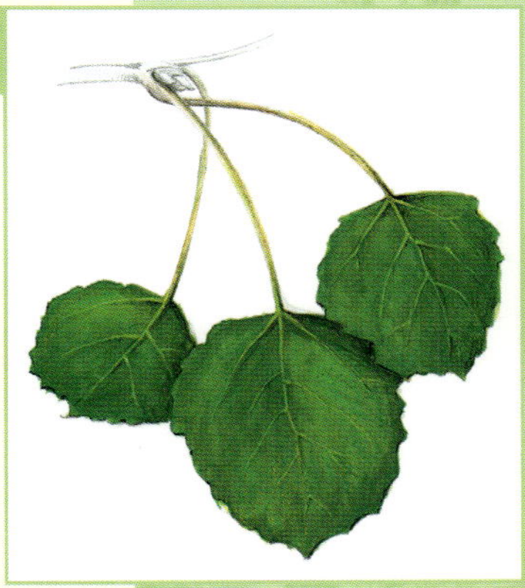

Zitterpappel

Familie: Salicaceae (Weidengewächse)

Weitere Namen: Espe

Heimat: Europa, Asien und Nordafrika

Größe: Bis 20 m hoher, sommergrüner Baum

Typische Kennzeichen: Grob gezähnte Blätter, die sich schon beim leisesten Windhauch bewegen

Von dieser Pflanze werden die innere Rinde und die Blätter hauptsächlich zur Herstellung homöopathischer Mittel verwendet. Typische Anwendungsgebiete dieser Arzneien sind Blasenkatarrh oder Prostatabeschwerden. Daneben werden der Zitterpappel auch fiebersenkende und entzündungshemmende Eigenschaften nachgesagt, wobei vor der Behandlung allerdings ein Arzt konsultiert werden sollte.

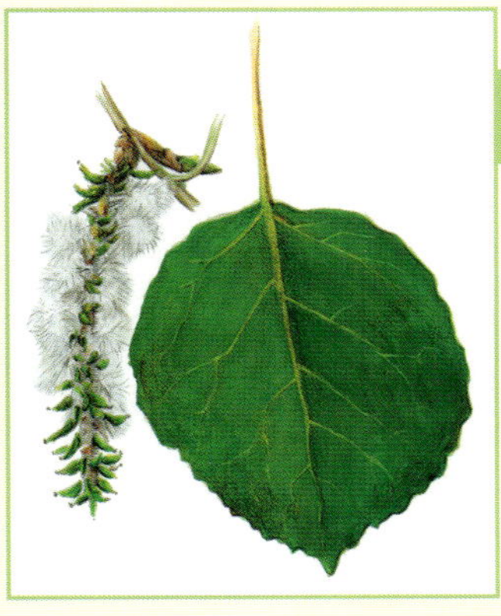

Populus tremuloides

Amerikanische Zitterpappel

Familie: Salicaceae (Weidengewächse)

Weitere Namen: Amerikanische Espe

Heimat: Nordamerika

Größe: Bis 20 m hoher, sommergrüner Baum

Typische Kennzeichen: Fein gezähnte Blätter, die sich schon beim leisesten Windhauch bewegen

Die amerikanischen Ureinwohner verwendeten die Rinde dieser Art zur Behandlung von Ohrenschmerzen oder bei Augenentzündungen, und auch die europäischen Siedler nutzten die Pflanze später als schmerzstillende und entzündungshemmende Arznei. Heute setzt man sie noch manchmal bei rheumatischen Beschwerden oder als fiebersenkendes Mittel ein, nimmt sie aber auch bei Appetitlosigkeit oder Harnwegsproblemen.

Portulaca oleracea

Portulak

Familie:
Portulacaceae (Portulakgewächse)

Weitere Namen:
Purzelkraut, Kreusel

Heimat:
Stammt vermutlich aus Vorderindien

Größe:
Bis 50 cm hohe, einjährige Pflanze

Typische Kennzeichen:
Ungestielte, fleischige Blätter

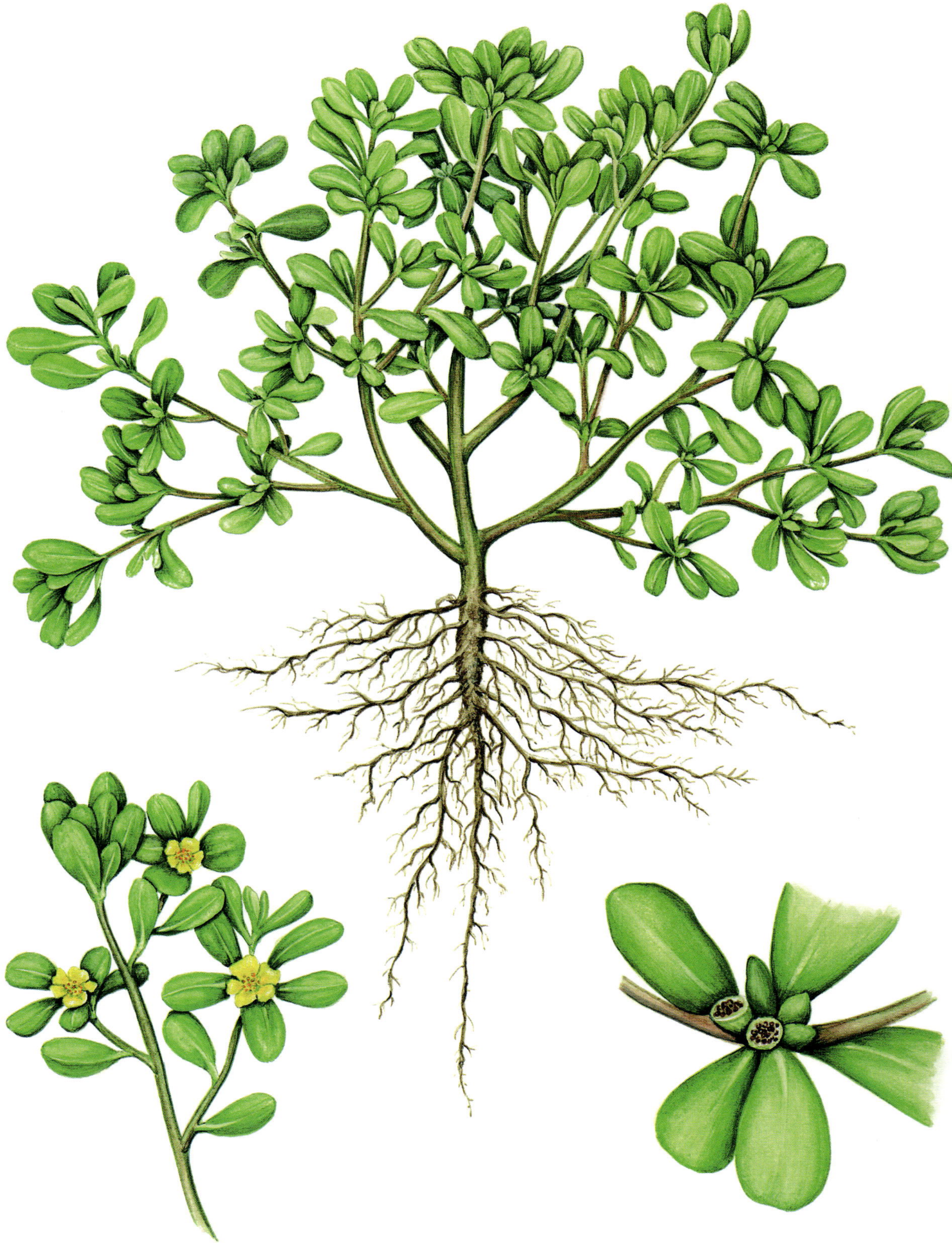

Der Portulak wird wegen seines hohen Gehalts an Schleimstoffen und seiner harntreibenden Wirkung gern bei Beschwerden des Verdauungstrakts und bei Erkrankungen der Harnwege eingesetzt. In der Küche lassen sich die krautigen Teile der Pflanze in Salaten, Soßen und Suppen verwenden, aber auch zum Verfeinern von Quark oder Majonäse und zum Würzen von Fleischgerichten.

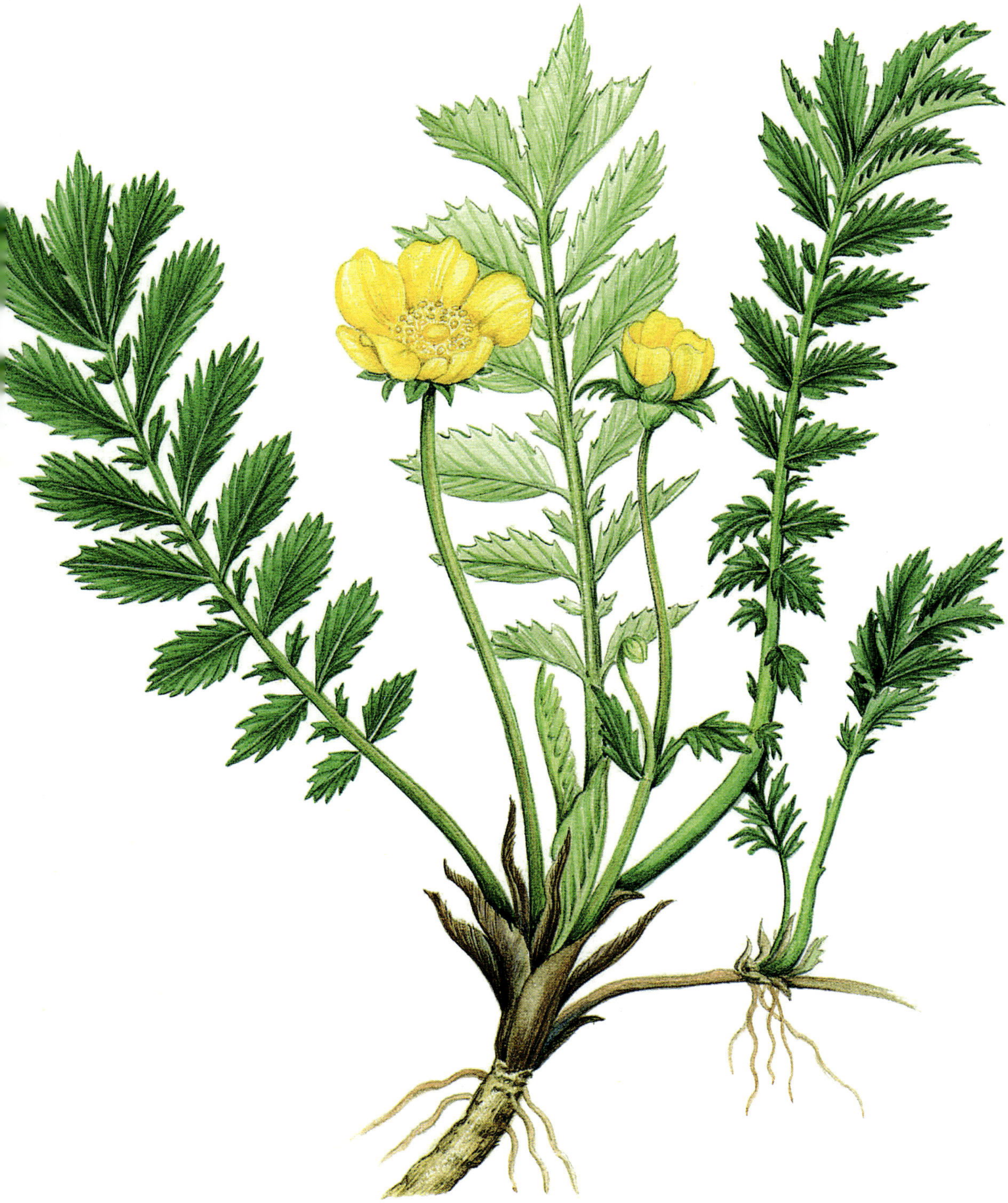

Potentilla anserina

Gänsefingerkraut

Familie:
Rosaceae
(Rosengewächse)

Weitere Namen:
Gänserich-Fünfblatt

Heimat:
Fast weltweit verbreitet

Größe:
Bis 40 cm hohe, ausdauernde Pflanze

Typische Kennzeichen:
Zahlreiche Blattfiedern mit tief gesägtem Rand

Die auch in Mitteleuropa überall häufige Pflanze wurde früher hauptsächlich als blutstillendes Mittel verwendet, während man sie heute wegen ihrer krampflösenden Eigenschaften vorzugsweise bei Magen- und Darmbeschwerden oder auch Menstruationsschmerzen benutzt. Man sagt dem Gänsefingerkraut aber auch eine entzündungshemmende Wirkung nach und verschreibt es daher manchmal als Mundwasser.

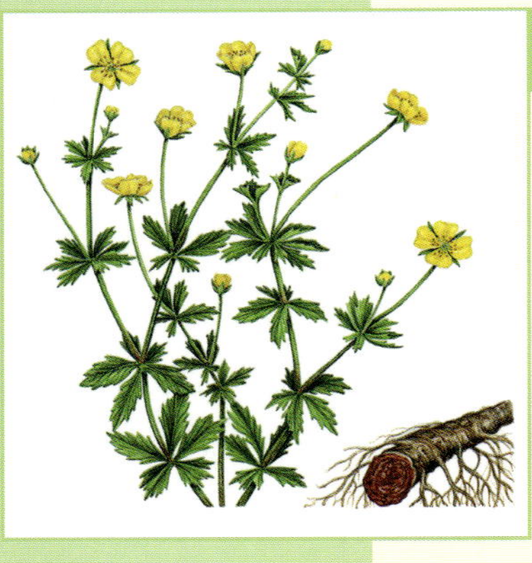

Potentilla erecta

Blutwurz

Familie: Rosaceae (Rosengewächse)
Weitere Namen: Tormentill, Ruhrwurz, Wald-Fingerkraut, Rotwurzel, Aufrechtes Fingerkraut
Heimat: Europa und Asien
Größe: Bis 10 cm hohe, ausdauernde Pflanze
Typische Kennzeichen: Innen rot gefärbte Wurzel

Der Name dieser Pflanze geht auf einen blutroten Farbstoff zurück, dem die Wurzel ihre typische Färbung verdankt. Früher wurden die unterirdischen Teile nicht selten zur Förderung der Blutgerinnung bei offenen Wunden eingesetzt, während man die sehr gerbstoffreiche Art heute vor allem bei Entzündungen im Mund- und Rachenbereich anwendet, aber auch bei Durchfall, Ruhr oder Darmentzündungen.

Potentilla reptans

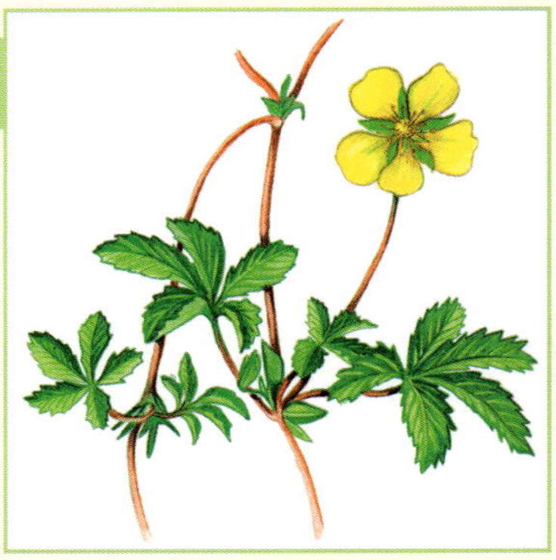

Kriechendes Fingerkraut

Familie: Rosaceae (Rosengewächse)
Weitere Namen: Anserine
Heimat: Europa, Asien und Nordafrika
Größe: Bis 30 cm hohe, ausdauernde Pflanze
Typische Kennzeichen: Blattfiedern mit gezähntem Rand

Diese Art findet man überall in Mitteleuropa an Wegrändern, aber auch auf feuchten Wiesen und am Ufer von Gewässern. Therapeutisch wird die Art ähnlich angewendet wie die nah verwandte Blutwurz (*Potentilla erecta*), also bei Durchfall, Magen-Darm-Entzündungen oder auch zum Gurgeln bei Entzündungen im Mund- und Rachenbereich. Als Badewasserzusatz helfen die Wurzeln und Blätter gegen schnell rötende Haut.

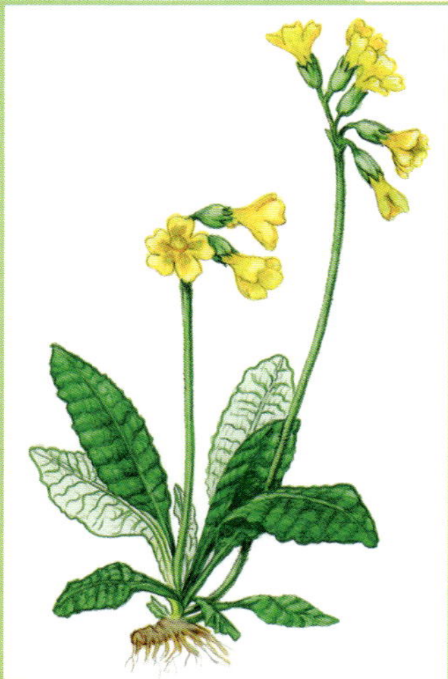

Primula elatior

Hohe Schlüsselblume

Familie: Primulaceae (Schlüsselblumengewächse)
Weitere Namen: –
Heimat: Europa
Größe: Bis 30 cm hohe, ausdauernde Pflanze
Typische Kennzeichen: Gelbe Blüten mit eng anliegendem Fruchtkelch

Die Hohe Schlüsselblume besitzt harntreibende, reinigende, hustenstillende und krampflösende, aber auch beruhigende Eigenschaften, so dass man sie beispielsweise zur Behandlung von Überaktivität und Schlaflosigkeit von Kindern einsetzt, während die Homöopathie sie bei Kopfschmerzen und Kreislaufschwäche anwendet. Benutzt werden die Wurzel und die krautigen Teile der Pflanze.

Primula obconica

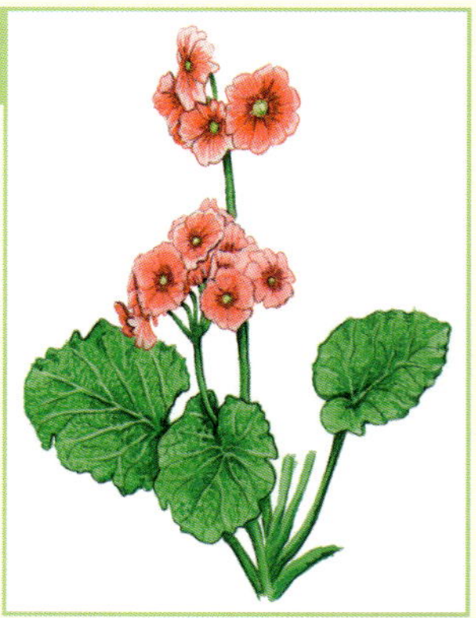

Giftprimel

Familie: Primulaceae (Schlüsselblumengewächse)
Weitere Namen: Becherprimel
Heimat: Zentralasien
Größe: Bis 30 cm hohe, ausdauernde Pflanze
Typische Kennzeichen: Rötliche bis violette Blüten

Diese Primel, die manchmal als Zimmerpflanze kultiviert wird, darf auf keinen Fall für kulinarische Zwecke oder als herkömmliche Kräuterarznei verwendet werden, denn sie kann bei empfindlichen Menschen oft langwierige Hautentzündungen verursachen, die häufig schon durch Berührungen der Pflanze hervorgerufen werden. In der Homöopathie setzt man die Art allerdings manchmal gegen nässende Ekzeme ein.

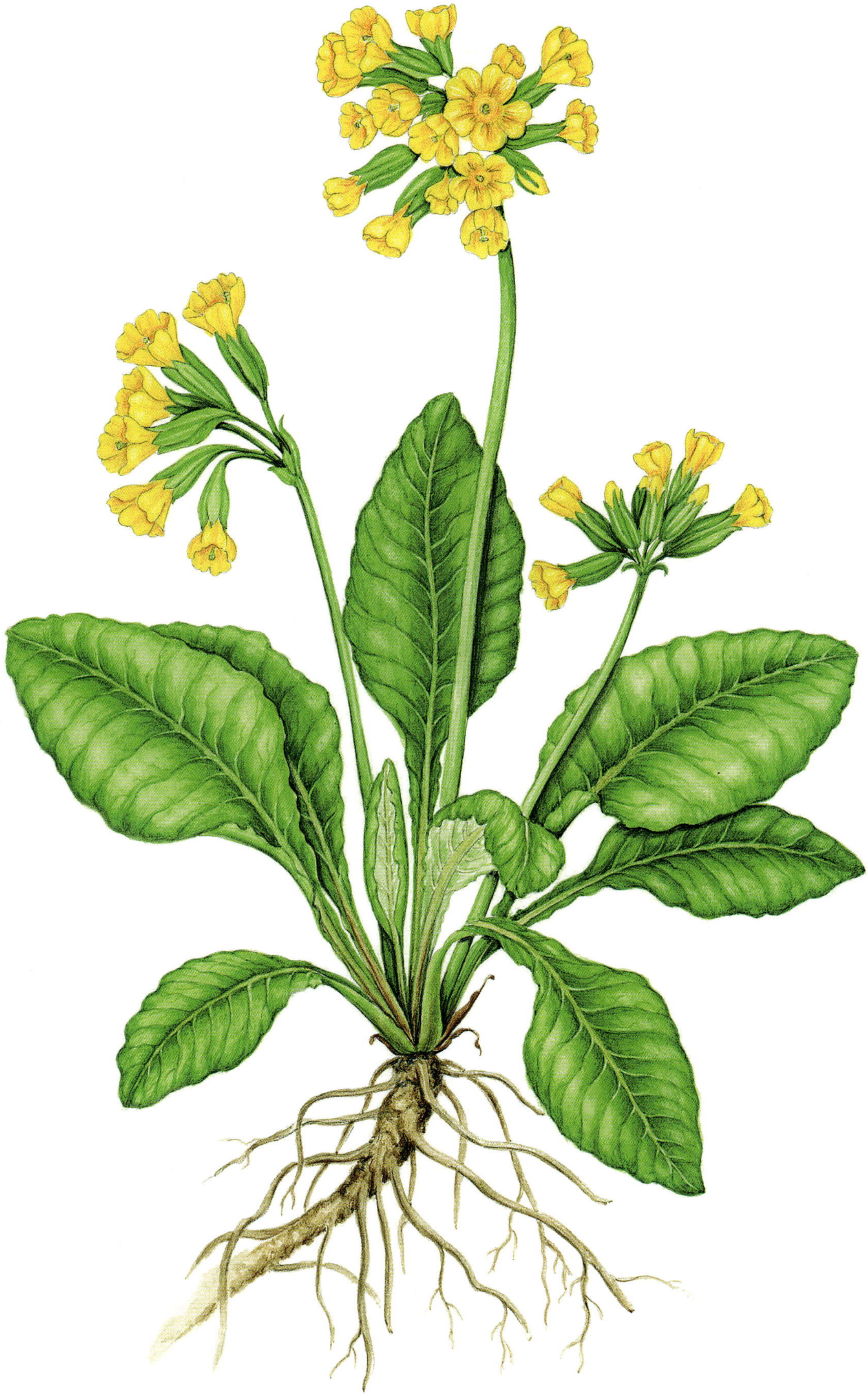

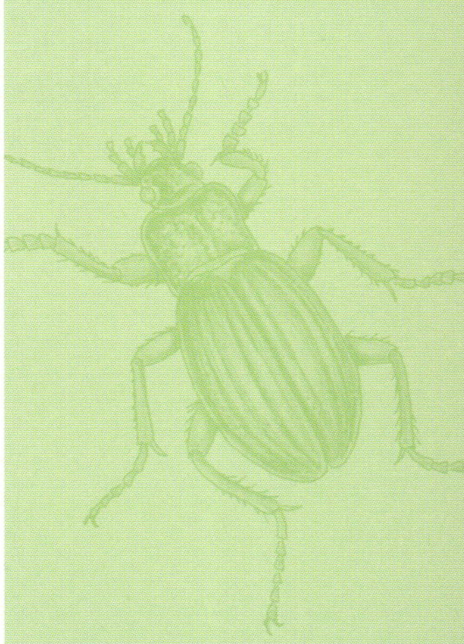

Primula veris

Echte Schlüsselblume

Familie:

Primulaceae (Schlüsselblumengewächse)

Weitere Namen:

Duftende Schlüsselblume, Himmelsschlüssel

Heimat:

Europa

Größe:

Bis 25 cm hohe, ausdauernde Pflanze

Typische Kennzeichen:

Gelbe Blüten mit abstehendem Fruchtkelch

Die Echte Schlüsselblume hat ähnliche therapeutische Eigenschaften wie die nah verwandte Hohe Schlüsselblume (*Primula elatior*), gilt also u.a. als harntreibend, krampflösend und beruhigend. In der Küche verwendet man die Blätter manchmal in Salaten und für Fleischfüllungen, allerdings nur in ganz kleinen Mengen. Benutzen darf man ausschließlich Gartenpflanzen, denn die Art steht unter Naturschutz.

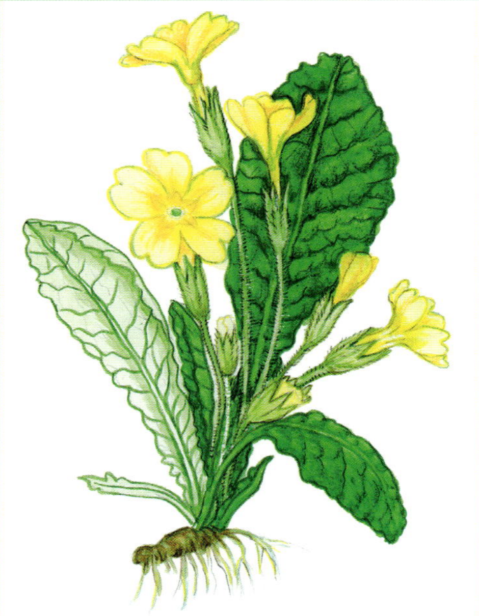

Primula vulgaris

Erdschlüsselblume

Familie: Primulaceae (Schlüsselblumengewächse)

Weitere Namen: Kissenprimel

Heimat: Europa und westliche Türkei

Größe: Bis 12 cm hohe, ausdauernde Pflanze

Typische Kennzeichen: Die kleinste unter den gelb blühenden, einheimischen Arten

Von dieser kleinen, einheimischen, heute geschützten Art wurden die Blätter früher manchmal wie Gemüse gekocht und die Blüten zum Garnieren von Salaten verwendet; die therapeutischen Eigenschaften entsprechen denen der Hohen Schlüsselblume (*Primula elatior*). Bei Anwendung von Schlüsselblumenarzneien muss unbedingt auf die genaue Dosierung geachtet werden, weil es sonst zu Magenbeschwerden kommen kann.

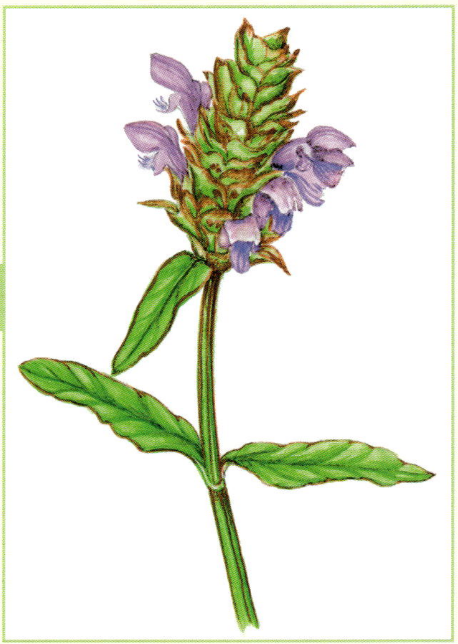

Prunella vulgaris

Kleine Braunelle

Familie: Lamiaceae/Labiatae (Lippenblütler)

Weitere Namen: Gewöhnliche Brunelle, Gottesheil

Heimat: Europa und Asien

Größe: Bis 30 cm hohe, ausdauernde Pflanze

Typische Kennzeichen: Behaarte Blätter und blauviolette Blüten

Die Kleine Braunelle, die wild wachsend in ganz Mitteleuropa vorkommt, hat eine lange Tradition als Wundheilkraut, und auch heute nimmt man die krautigen Teile der Pflanze noch manchmal zum Stillen von Blutungen oder um die Heilung von Wunden zu beschleunigen. Daneben verwendet man sie aber auch als Mundwasser bei Zahnfleischbluten oder entzündlichen Beschwerden im Mund- und Rachenbereich.

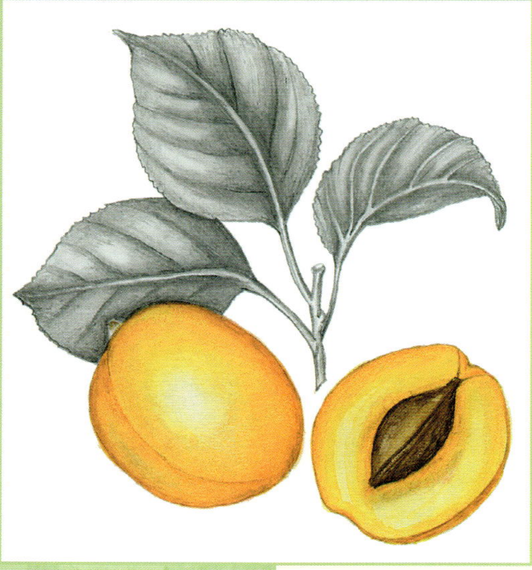

Prunus armeniaca

Aprikose

Familie: Rosaceae (Rosengewächse)

Weitere Namen: Marille

Heimat: Westasien

Größe: Bis 10 m hoher, sommergrüner Baum

Typische Kennzeichen: Bildet saftige, gelbe bis hellrote Steinfrüchte

Die Früchte dieser Art, die vor allem in wärmeren Regionen kultiviert wird, lassen sich nicht nur roh verzehren, sondern außerdem gut zu Marmelade oder Saft verarbeiten. Das Fruchtfleisch hat aber auch leicht abführende Eigenschaften, während man die Rinde zur Behandlung von Hautentzündungen benutzen kann. Die stark giftigen Kerne werden unter ärztlicher Kontrolle manchmal bei Husten und Asthma angewendet.

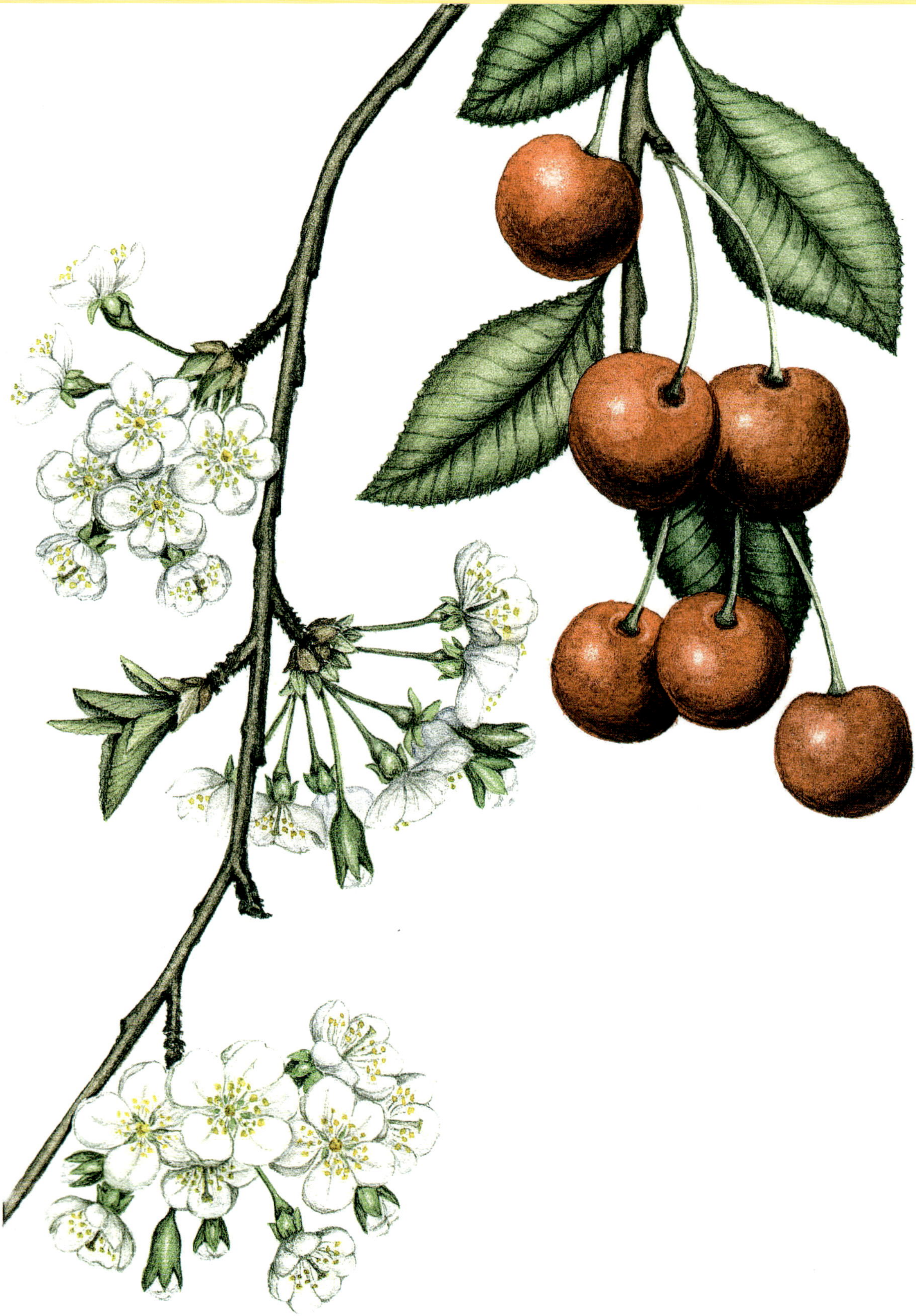

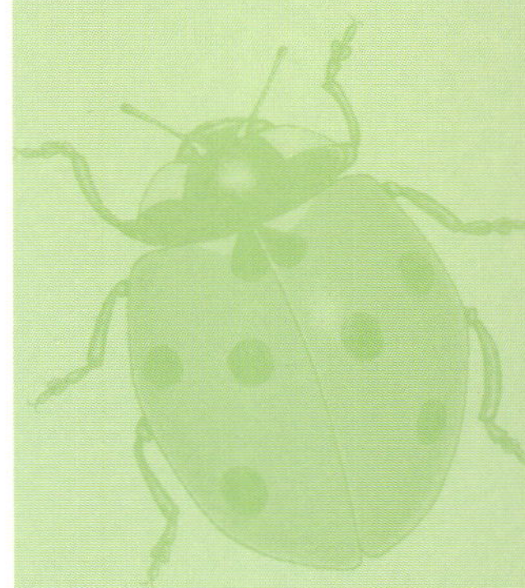

Prunus avium

Süßkirsche

Familie:
Rosaceae
(Rosengewächse)

Weitere Namen:
Gewöhnliche Vogelkirsche

Heimat:
Europa und Westasien

Größe:
Bis 10 m hoher, sommergrüner Baum

Typische Kennzeichen:
Bildet runde, rote bis schwarzrote Steinfrüchte

Die Süßkirsche ist eine beliebte Gartenpflanze, deren Wildform in Mitteleuropa aber auch in Laub- und Mischwäldern vorkommt. Ihre Früchte sind bekanntlich ein begehrtes Obst, während die Fruchtstiele therapeutisch angewendet werden, denn sie haben adstringierende und harntreibende Eigenschaften, so dass man sie bei Blasenentzündung, Arthritis oder Gicht einsetzen kann.

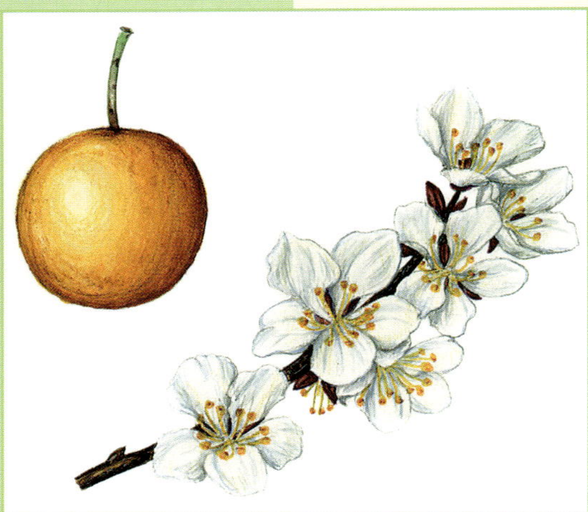

Prunus cerasifera

Kirschpflaume

Familie: Rosaceae (Rosengewächse)

Weitere Namen: Blutpflaume, Myrobalane

Heimat: Europa und Westasien

Größe: Bis 10 m hoher Baum

Typische Kennzeichen: Bildet etwa 3 cm große, gelb- bis braunrote Steinfrüchte

In Mitteleuropa wird die Kirschpflaume, die natürlicherweise von Westsibirien bis zum Balkan vorkommt, manchmal als Zierbaum in Parks und Gärten angepflanzt. Dazu benutzt man vor allem die attraktive Varietät *Prunus cerasifera* var. *pissardii*, deren hübsche, blutrote Blätter sich auch dazu verwenden lassen, um Naturfasern gelblich bis olivgrün zu färben.

Prunus domestica

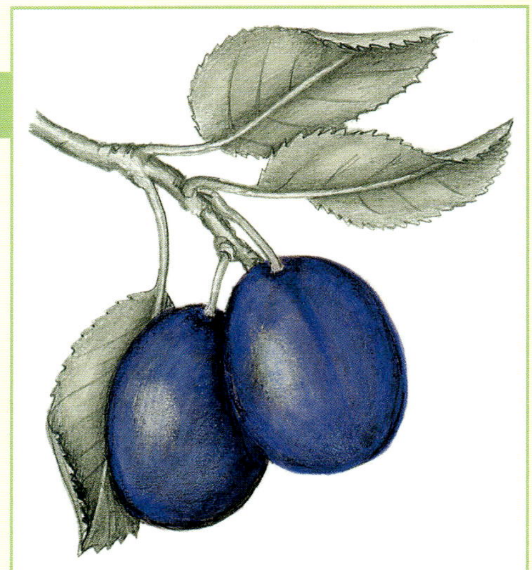

Pflaume

Familie: Rosaceae (Rosengewächse)

Weitere Namen: Zwetschge

Heimat: Europa und Asien

Größe: Bis 10 m hoher, sommergrüner Baum

Typische Kennzeichen: Bildet große, rote bis dunkelviolette Steinfrüchte

Die vitaminreichen Früchte des Pflaumenbaums lassen sich nicht nur roh verzehren, sondern auch zu Mus oder Saft verarbeiten sowie trocknen und einkochen. Außerdem werden vor allem getrocknete Pflaumen therapeutisch zur Regulation der Darmfunktionen eingesetzt, während man die Rinde als fiebersenkendes Mittel nutzen kann. Die Samen („Steine") gelten, wie bei vielen *Prunus*-Arten, als giftig.

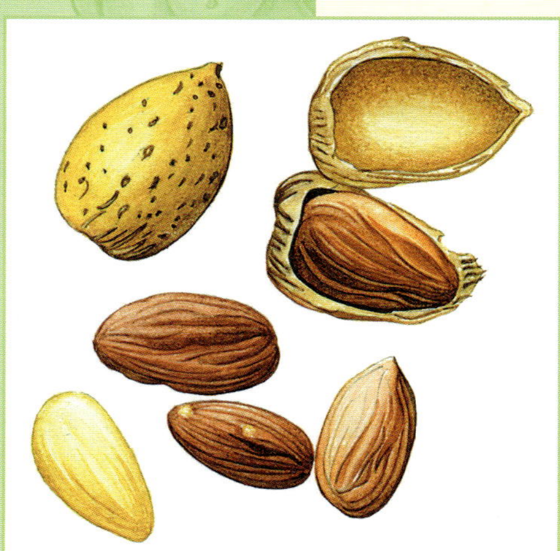

Prunus dulcis

Mandelbaum

Familie: Rosaceae (Rosengewächse)

Weitere Namen: Süße Mandel, Knackmandel

Heimat: Asien

Größe: Bis 10 m hoher, ausdauernder Strauch oder kleiner Baum

Typische Kennzeichen: Zimtbraune Samen (Mandeln)

Die fett- und proteinreiche Mandel wurde vermutlich schon in der Bronzezeit genutzt und kultiviert und gehört damit zu den ältesten Obstsorten, die wir kennen. Die Pflanze diente aber nicht nur als Nahrung, sondern die Samen lassen sich auch therapeutisch einsetzen, etwa zur Behandlung von Entzündungen. Man unterscheidet Süß- und Bittermandeln, wobei Letztere größere Mengen giftige Blausäure enthalten.

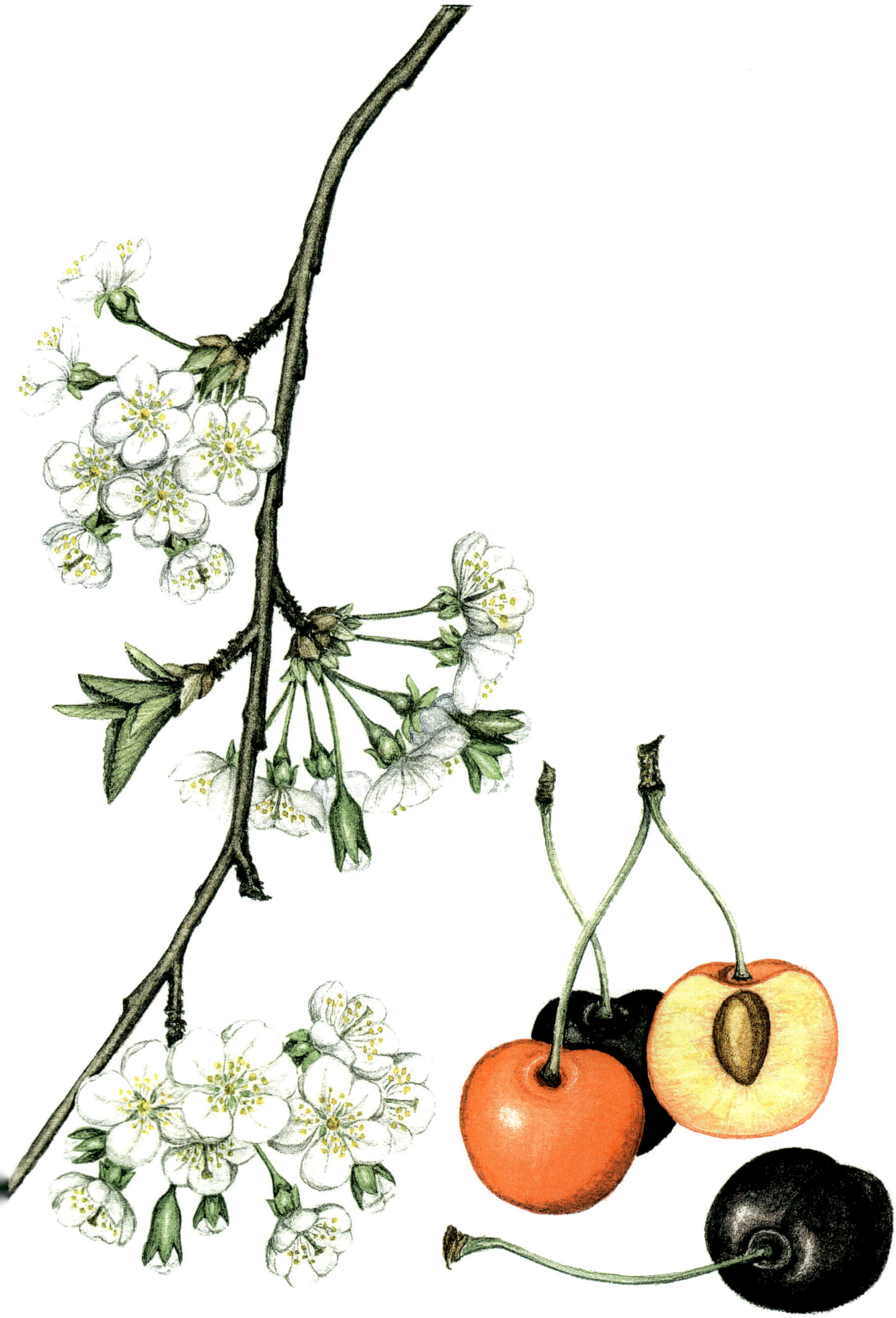

Prunus cerasus

Sauerkirsche

Familie:
Rosaceae (Rosengewächse)

Weitere Namen:
Weichselkirsche

Heimat:
Wahrscheinlich Kleinasien oder Osteuropa

Größe:
Bis 8 m hoher Baum

Typische Kennzeichen:
Sauer schmeckende, hell- bis dunkelrote Steinfrüchte

Die Sauerkirsche ist nicht nur ein beliebter Obstbaum, aus dessen rötlichen Früchten sich beispielsweise Marmelade oder Saft herstellen lässt, sondern die Fruchtstängel werden wegen ihrer harntreibende Eigenschaften auch therapeutisch eingesetzt. Außerdem kann man die gemahlenen, als giftig geltenden Kerne verwenden, um Wolle oder ähnliche Materialien rosa zu färben.

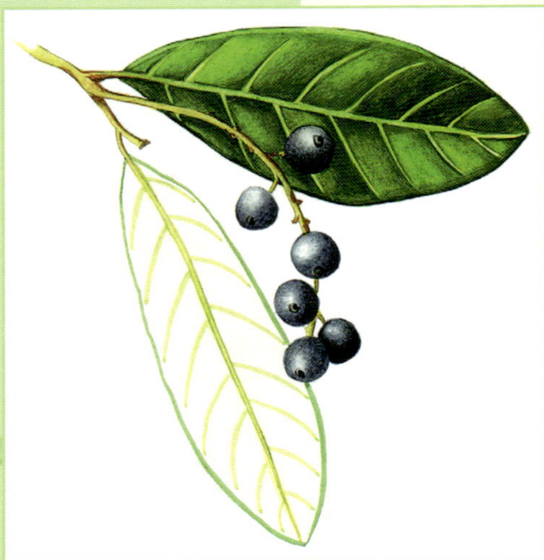

Prunus laurocerasus

Kirschlorbeer

Familie: Rosaceae (Rosengewächse)
Weitere Namen: Lorbeerkirsche
Heimat: Südeuropa und Kleinasien
Größe: Bis 3 m hoher Strauch
Typische Kennzeichen: Violette bis schwarze Steinfrüchte

Der immergrüne Kirschlorbeer wird in Mitteleuropa wegen der großen, duftenden Blüten gern als Zierstrauch angepflanzt – nicht selten auch in Form von Hecken. Außerdem besitzt er medizinische Eigenschaften, aber da es sich um eine Giftpflanze handelt, wird er heute fast nur noch in der Homöopathie eingesetzt, etwa zur Behandlung von Herzschwäche; außerdem eignet sich die Art zum Färben.

Prunus mume

Japanische Aprikose

Familie: Rosaceae (Rosengewächse)
Weitere Namen: Winterkirsche
Heimat: China
Größe: Bis 10 m hoher, sommergrüner Baum
Typische Kennzeichen: Bildet kleine, gelbe, sauer schmeckende Steinfrüchte

Diese Pflanze schätzt man vor allem wegen ihrer adstringierenden Eigenschaften, so dass man die Früchte beispielsweise zur Behandlung von Durchfall oder Ruhr, aber auch zum Blutstillen und als Hustenmittel anwendet. Außerdem soll die Art ein gutes Mittel zur Fiebersenkung oder zum Abtöten von Würmern sein, und sie wird nicht selten äußerlich zur Behandlung von Warzen und Hühneraugen eingesetzt.

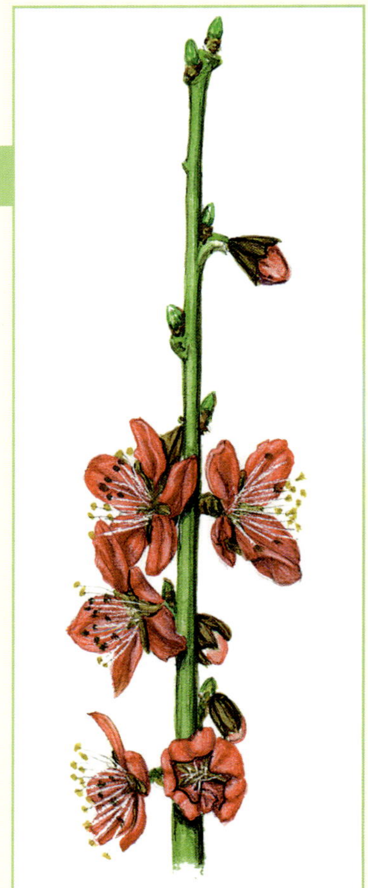

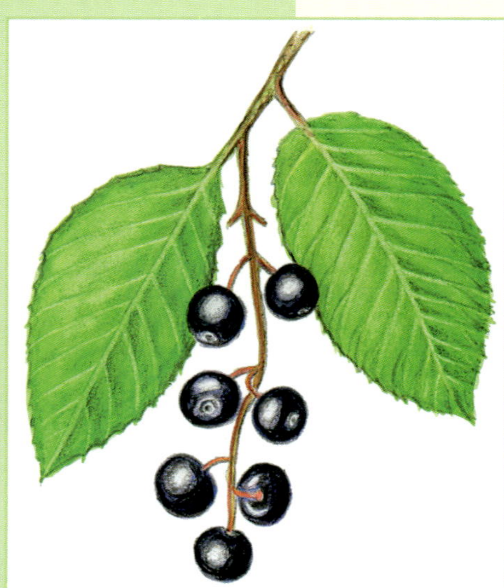

Prunus padus

Gewöhnliche Traubenkirsche

Familie: Rosaceae (Rosengewächse)
Weitere Namen: Ahl-Kirsche
Heimat: Europa und Asien
Größe: Bis 12 m hoher Strauch oder Baum
Typische Kennzeichen: Bildet etwa erbsengroße, schwarz glänzende Steinfrüchte

Die vorzugsweise in Bruch- oder Auwäldern wachsende Traubenkirsche, die auch in Mitteleuropa vorkommt, wurde früher häufig als Färbepflanze verwendet, wobei die Früchte – je nach Vorbehandlung des Materials – braune oder hellgrüne Farbtöne produzieren, die Blätter dagegen gelbliche oder graue. Außerdem soll die Art aber auch beruhigende, fiebersenkende und harntreibende Eigenschaften besitzen.

Prunus persica

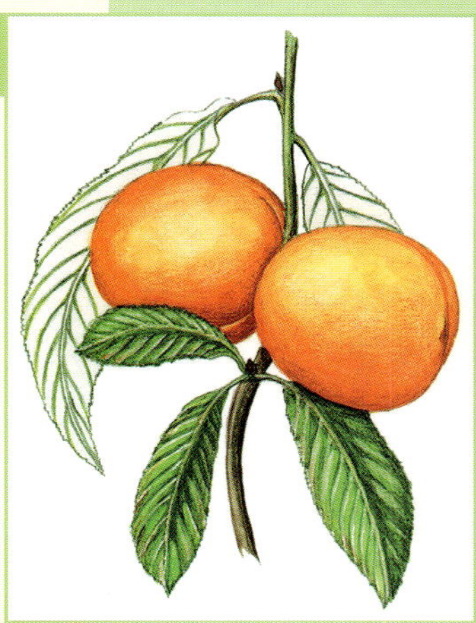

Pfirsichbaum

Familie: Rosaceae (Rosengewächse)
Weitere Namen: Persischer Apfel
Heimat: China
Größe: Bis 5 m hoher Baum
Typische Kennzeichen: Bildet große, saftige, weich behaarte Steinfrüchte

Die Früchte dieses Baumes, die reich an Vitamin A, B und C sind, aber auch viel Pektin enthalten, sind nicht nur ein sehr beliebtes Obst, sondern die Pflanze besitzt auch therapeutische Eigenschaften. So wirkt das Pektin des Fruchtfleischs darmregulierend, während die Blüten, die allerdings nur in geringer Dosierung verwendet werden dürfen, eine hustenlindernde und beruhigende Wirkung haben.

Prunus serotina

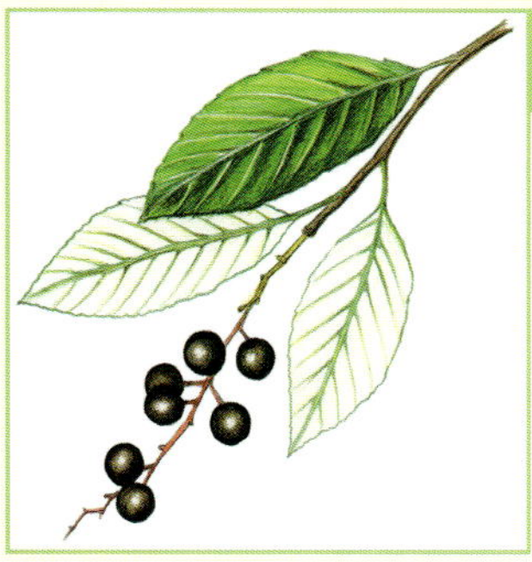

Spätblühende Traubenkirsche

Familie: Rosaceae (Rosengewächse)
Weitere Namen: Späte Traubenkirsche
Heimat: Nordamerika
Größe: Bis 12 m hoher Baum
Typische Kennzeichen: Glänzende Blätter und erbsengroße, schwarze Steinfrüchte

Diese Art verwendete man in ihrer Heimat früher als Hustenmittel oder bei Verdauungsbeschwerden. Benutzt wurde die Rinde, die in höherer Dosierung allerdings schwere Vergiftungen verursachen kann, so dass man die Pflanze nicht ohne ärztlichen Rat anwenden darf. In Mitteleuropa wird die Spätblühende Traubenkirsche manchmal in Gärten angepflanzt, man kann sie aber hin und wieder auch einmal verwildert finden.

Prunus spinosa

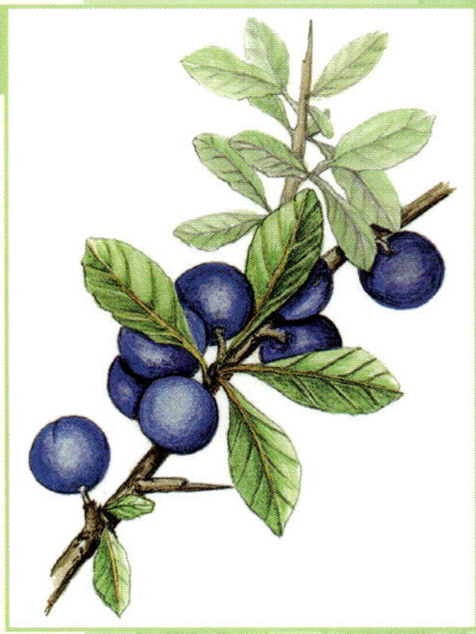

Schlehdorn

Familie: Rosaceae (Rosengewächse)
Weitere Namen: Schwarzdorn, Schlehe, Spilling
Heimat: Europa und Asien
Größe: Bis 4 m hoher Strauch
Typische Kennzeichen: Dornige Zweige und bläulich bereifte Früchte

Die aromatischen Früchte dieser Pflanze, die auch in Mitteleuropa weit verbreitet ist, werden gern zur Herstellung von Likören benutzt. Geschätzt wird die Pflanze aber auch in der Naturheilkunde, weil sich die Rinde als fiebersenkendes Mittel einsetzen lässt und die Blüten als verdauungsfördernde oder abführende Arznei. Allerdings darf die Art nur unter Aufsicht eines Arztes angewendet werden.

Psychotria ipecacuanha

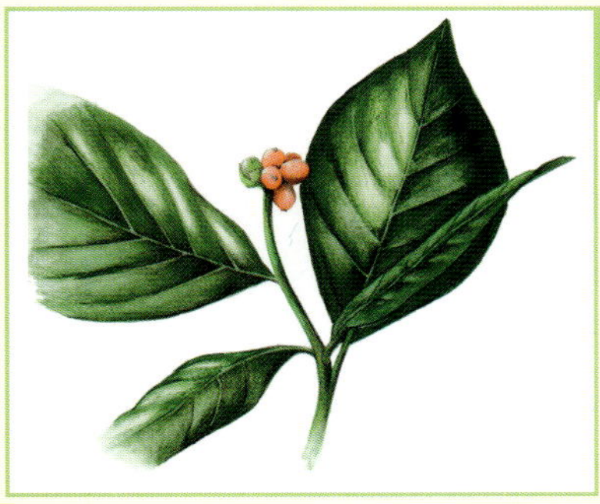

Brasilianische Brechwurzel

Familie: Rubiaceae (Rötegewächse)
Weitere Namen: Ipecacuanha
Heimat: Südamerika
Größe: Bis 30 cm hoher Zwergstrauch
Typische Kennzeichen: Bringt bläuliche bis schwarzviolette Beeren hervor

Als die Brechwurzel im 17. Jahrhundert nach Europa kam, wurde sie schnell als Mittel gegen die Ruhr berühmt, auch wenn die Behandlung in einigen Fällen stets erfolglos blieb, was vermutlich daran lag, dass es unterschiedliche Verursacher dieser Krankheit gibt (Amöben oder Bakterien), die nicht gleich gut auf das Mittel ansprechen. Heute wird die giftige Art nur noch selten angewendet.

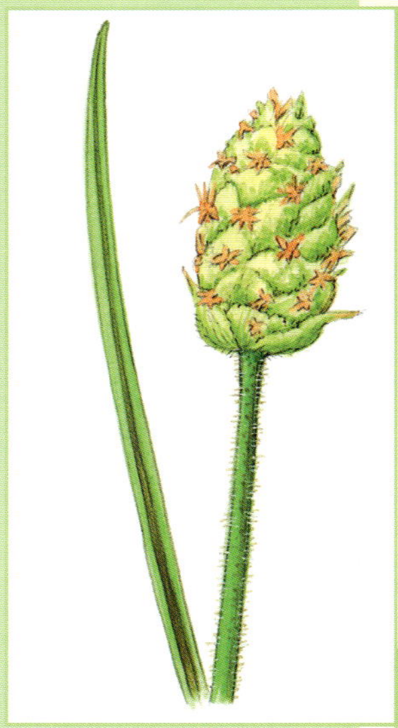

Psyllium arenarium

Sandflohsame

Familie: Plantaginaceae (Wegerichgewächse)

Weitere Namen: Flohwegerich, Flohkraut, Sandwegerich

Heimat: Mittelmeergebiet

Größe: Bis 50 cm hohe, einjährige Pflanze

Typische Kennzeichen: Hohle, stark behaarte Stängel und stängelumfassende, linealische Blätter

Die Samen dieser Art, die viel Pflanzenschleim enthalten, wurden schon in der Antike als sanftes Abführmittel verwendet, und für diesen Zweck werden sie auch heute noch verschrieben, besonders wenn es sich um chronische Verstopfung handelt. Wegen ihrer entzündungshemmenden Wirkung nimmt man die Samen aber auch bei Schleimhautentzündungen, etwa im Mund- und Rachenbereich oder bei entzündeter Haut.

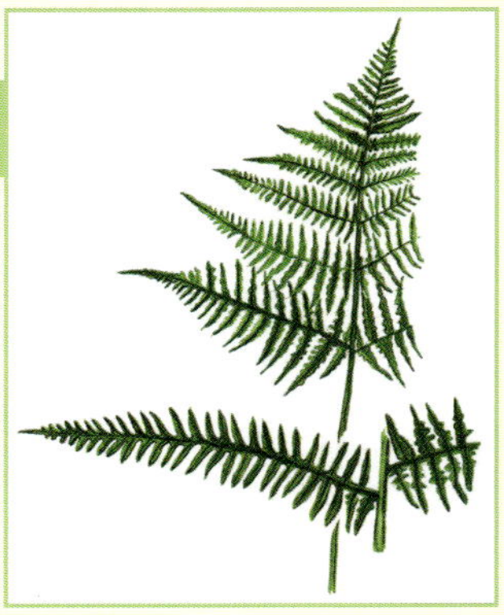

Pteridium aquilinum

Adlerfarn

Familie: Polypodiaceae (Tüpfelfarngewächse)

Weitere Namen: Großer Waldfarn, Johanniswurz

Heimat: Fast weltweit verbreitet

Größe: Bis 2 m hohe Farnpflanze

Typische Kennzeichen: Wedel mit eingerolltem Blattrand

Dieser weit verbreitete, stark giftige Farn kommt auch in Mitteleuropa regelmäßig in lichten Wäldern und an Waldrändern vor. In Japan und den USA werden junge Exemplare, die noch vergleichsweise wenig Gift enthalten, manchmal als Gemüse gegessen. Außerdem sagt man dem Adlerfarn harntreibende Eigenschaften nach, wenngleich er wegen der enthaltenen Giftstoffe kaum angewendet wird.

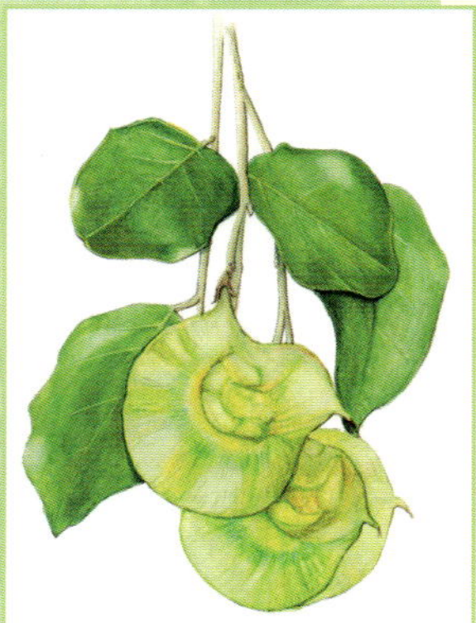

Pterocarpus marsupium

Bastard-Teak

Familie: Fabaceae/Leguminosae (Hülsenfrüchtler)

Weitere Namen: Kino, Padouk, Indische Flügelfrucht

Heimat: Asien

Größe: Bis 25 m hoher, sommergrüner Baum

Typische Kennzeichen: Lederartige Blätter und unzählige kleine, gelbe Blüten

Dieser Baum produziert einen roten, gerbstoffreichen Saft, der beim Anritzen der Rinde austritt und in getrockneter Form Kino genannt wird. Das adstringierende Kino lässt sich medizinisch zur Behandlung von chronischem Durchfall, aber auch als Mundwasser bei Entzündungen im Mund- und Rachenbereich anwenden; außerdem nutzt man die Substanz zur Herstellung homöopathischer Mittel.

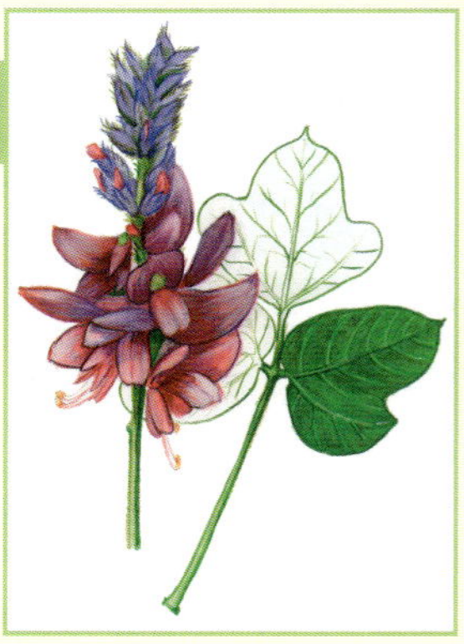

Pueraria lobata

Kopoubohne

Familie: Fabaceae/Leguminosae (Hülsenfrüchtler)

Weitere Namen: Kudzu

Heimat: Asien

Größe: Kletterpflanze mit bis zu 20 m langen Trieben

Typische Kennzeichen: Angenehm duftende, purpurfarbene bis violette Blütenähren

Die Wurzel dieser Art wurde in China schon vor vielen Jahrhunderten zur Behandlung von Masern angewendet, und auch heute nutzt man die Pflanze noch für diesen Zweck. Außerdem nimmt man sie manchmal bei Alkoholvergiftung oder zur Entwöhnung von Alkohol, und es wurde behauptet, man könne sich mit Hilfe der Kopoubohne das Rauchen abgewöhnen, was aber wohl nicht den Tatsachen entspricht.

Pulicaria dysenterica

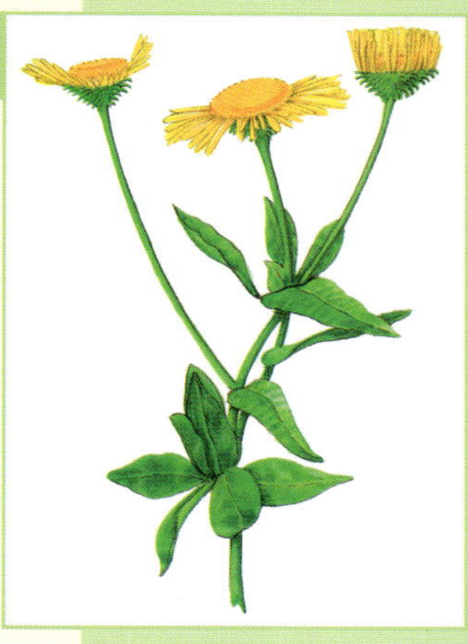

Großes Flohkraut

Familie: Asteraceae/Compositae (Korbblütler)

Weitere Namen: Ruhrwurz, Ruhr-Flohkraut

Heimat: Europa und Nordafrika

Größe: Bis 50 cm hohe, ausdauernde Pflanze

Typische Kennzeichen: Die Pflanze verbreitet beim Zerreiben einen unangenehmen Geruch

Wie man sowohl aus der wissenschaftlichen Bezeichnung („pulis" = Floh) als auch aus dem umgangssprachlichen Namen dieser Pflanze leicht erkennen kann, wurde sie früher verwendet, um Flöhe und anderes Ungeziefer aus den Wohnräumen zu vertreiben. Dazu verbrannte man die Wurzel und sorgte dafür, dass der Rauch in alle Ecken kam. Außerdem nahm man die Art aber auch gegen Durchfall und als harntreibende Arznei.

Pulmonaria officinalis

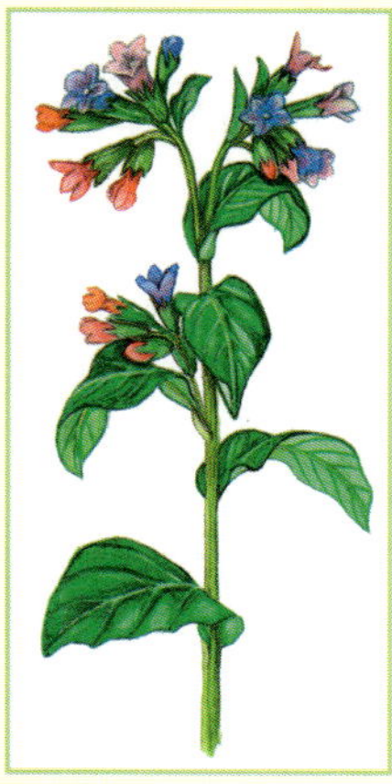

Echtes Lungenkraut

Familie: Boraginaceae (Raublattgewächse)

Weitere Namen: Bockskraut, Lungenwurz, Hirschkohl

Heimat: Europa

Größe: Bis 30 cm hohe, ausdauernde Pflanze

Typische Kennzeichen: Anfangs rötliche, später blauviolette Blüten und gefleckte Blätter

Da die häufig hell gefleckten Blätter eine entfernte Ähnlichkeit mit einer menschlichen Lunge haben, nahm man die Art im Mittelalter hauptsächlich zur Behandlung von Lungenkrankheiten. Heute verwendet man die Blätter und Blüten des auch in Mitteleuropa vorkommenden Echten Lungenkrauts vor allem bei Halsentzündungen oder Husten und als schweißtreibende Arznei.

Pulsatilla chinensis

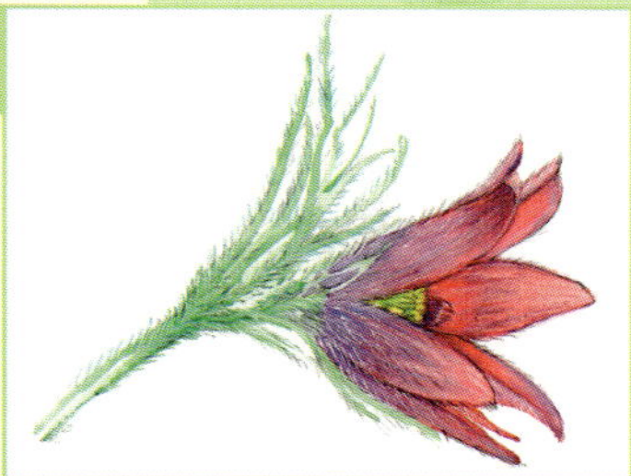

Chinesische Küchenschelle

Familie: Ranunculaceae (Hahnenfußgewächse)

Weitere Namen: Chinesische Anemone

Heimat: Asien

Größe: Bis 25 cm hohe, ausdauernde Pflanze

Typische Kennzeichen: Große, glockenförmige, schwarzviolette Blüten

Dieser alten chinesischen Heilpflanze werden vor allem fiebersenkende Eigenschaften nachgesagt, sie wurde in der Vergangenheit aber auch bei Magen-Darm-Infekten oder als herzstärkende und krampflösende Arznei verschrieben oder zur Behandlung von Ruhr und Halsentzündungen. Benutzt wird die Wurzel, die allerdings nur unter ärztlicher Kontrolle angewendet werden darf.

Pulsatilla pratensis

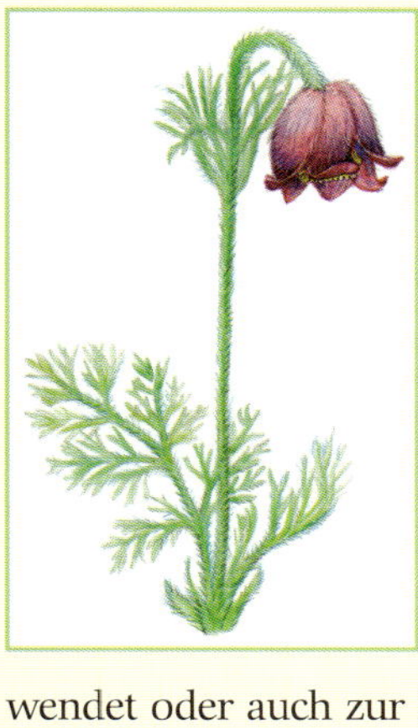

Wiesenküchenschelle

Familie: Ranunculaceae (Hahnenfußgewächse)

Weitere Namen: Nickende Küchenschelle

Heimat: Europa und Asien

Größe: Bis 50 cm hohe, ausdauernde Pflanze

Typische Kennzeichen: Große, glockenförmige, purpur- bis schwarzviolette Blüten

Diese hübsche Pflanze wurde früher manchmal als fieber- und harntreibende Arznei verwendet oder auch zur Behandlung von Augenkrankheiten. Da sie giftig ist und zudem in vielen Ländern unter Naturschutz steht, wird sie heute aber kaum noch genutzt. Eine Ausnahme ist die Homöopathie, die aus dieser Art beispielsweise noch Mittel zur Behandlung von Beschwerden während des Klimakteriums herstellt.

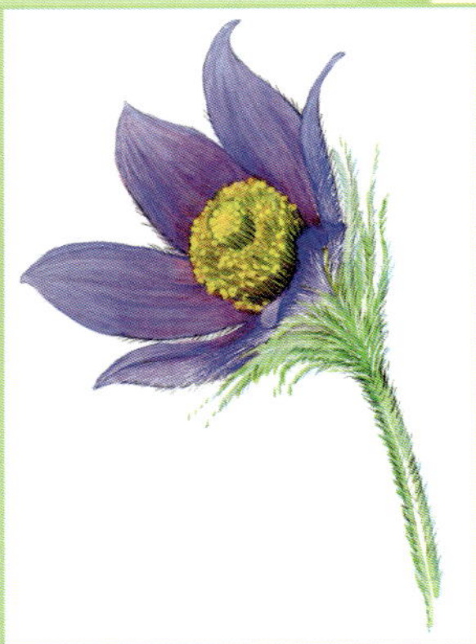

Pulsatilla vulgaris

Gewöhnliche Küchenschelle

Familie: Ranunculaceae (Hahnenfußgewächse)

Weitere Namen: Kuhschelle

Heimat: Europa

Größe: Bis 15 cm hohe, ausdauernde Pflanze

Typische Kennzeichen: Große, glockenförmige, rotviolette Blüten

Diese giftige Pflanze wird heute fast nur noch in der Homöopathie verschrieben, während man sie früher auch in höherer Dosis zur Behandlung von Menstruationsbeschwerden und anderen krampfartigen Schmerzen verwendete. In den meisten Ländern steht die nicht sehr häufige Küchenschelle, die man auch gern zum Färben von Ostereiern benutzte, inzwischen unter Naturschutz.

Punica granatum

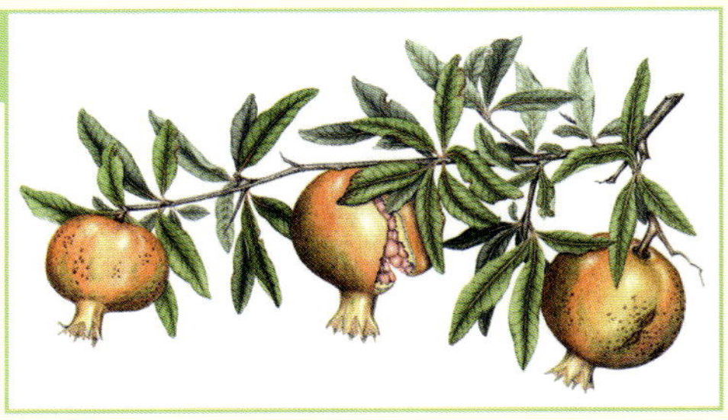

Granatapfelbaum

Familie: Punicaceae (Granatapfelbaumgewächse)

Weitere Namen: –

Heimat: Asien

Größe: Bis 6 m hoher Strauch oder Baum

Typische Kennzeichen: Bildet an Äpfel erinnernde, orangerote Früchte

In der Antike galt dieser giftige Baum als Symbol der Liebe und Fruchtbarkeit, er wurde aber auch therapeutisch genutzt, wobei man ihn vor allem als Wurmmittel schätzte. Auch später setzte man die Fruchtschale noch als sehr spezifisches Mittel gegen Bandwürmer ein, was wegen der starken Nebenwirkungen (Erbrechen, Sehstörungen und erhöhter Blutdruck) heute allerdings nicht mehr üblich ist.

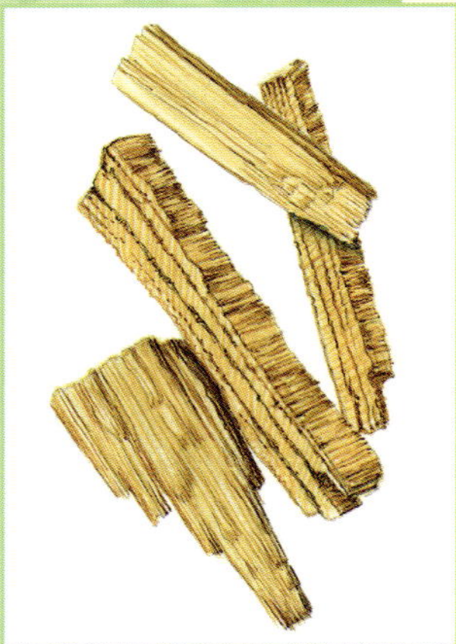

Quassia amara

Surinam-Bitterholzbaum

Familie: Simaroubaceae (Bittereschengewächse)

Weitere Namen: Quassiaholzbaum, Quassia, Fliegenholz, Bitterholz

Heimat: Mittel- und Südamerika

Größe: Bis 5 m hoher Strauch oder kleiner Baum

Typische Kennzeichen: Bildet große, rötliche Blütentrauben und kleine, schwarze Früchte

Aus dem Holz dieser Pflanze lassen sich sehr wirksame Insektizide herstellen, die man beispielsweise gegen Blattläuse, Wicklerraupen und Kartoffelkäfer einsetzen kann. Früher verwendete man die leicht giftige Pflanze außerdem als Wurmmittel oder als verdauungsfördernde und appetitanregende Arznei, während das bittere Quassiaholz heute fast nur noch in homöopathischen Mitteln verarbeitet wird.

Quercus coccifera

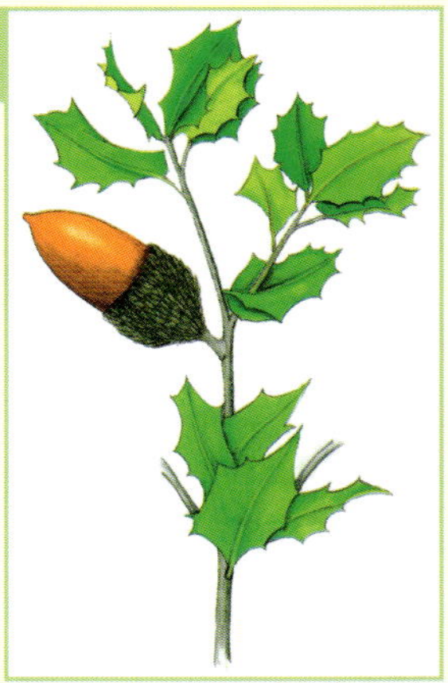

Kermeseiche

Familie: Fagaceae (Buchengewächse)

Weitere Namen: Scharlacheiche

Heimat: Mittelmeergebiet

Größe: Kleiner, höchstens 3 m hoher, immergrüner Baum

Typische Kennzeichen: Die eiförmige Frucht sitzt in einem auffällig spitzschuppigen Becher

Der Rinde dieses oft nur 1 m hohen Baumes sagt man zwar adstringierende Eigenschaften nach, die jedoch nur selten genutzt werden. Früher war die Art aber vor allem von Bedeutung, weil sie zu den Wirtspflanzen der Kermesschildlaus gehört, die einen roten Farbstoff liefert, der schon in der Antike zum Färben von Naturfasern verwendet wurde, während man ihn später auch für Farblacke benutzte.

Quercus ithaburensis

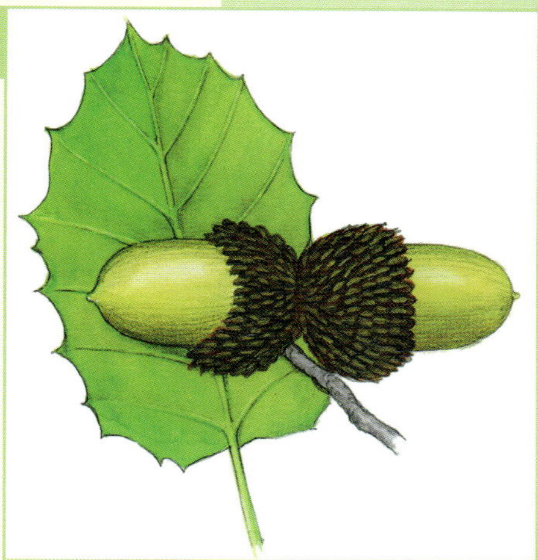

Walloneneiche

Familie: Fagaceae (Buchengewächse)

Weitere Namen: Taboreiche

Heimat: Südosteuropa und Westasien

Größe: Bis 15 m hoher, sommergrüner Baum

Typische Kennzeichen: Eingeschlechtliche Blüten und sehr große, bis 5 cm lange Früchte

Die gerösteten Eicheln dieses Baumes wurden früher manchmal als Kaffee-Ersatz benutzt, während man die Becher der Früchte verwendete, um Naturfasern schwarz zu färben oder um Tinte herzustellen. Außerdem wurde die Walloneneiche, von der es mit *Quercus ithaburensis* ssp. *ithaburensis* und *Quercus ithaburensis* ssp. *macrolepis* zwei Unterarten gibt, früher vereinzelt als adstringierende Arznei eingesetzt.

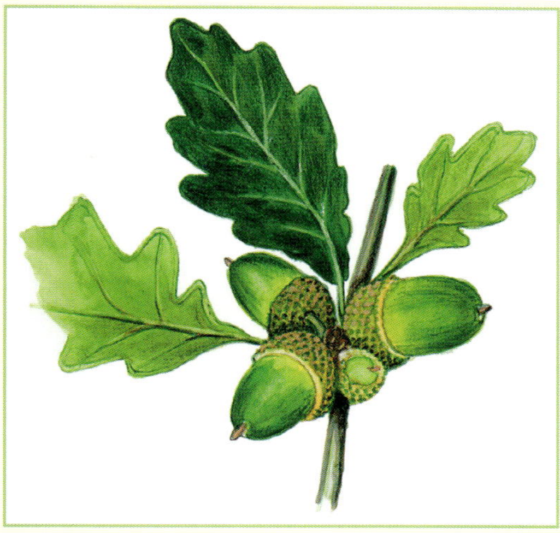

Quercus petraea

Traubeneiche

Familie: Fagaceae (Buchengewächse)

Weitere Namen: Bergeiche, Steineiche, Wintereiche

Heimat: Europa und Kleinasien

Größe: Bis 35 m hoher, sommergrüner Baum

Typische Kennzeichen: Symmetrische Blätter und kurz gestielte Früchte

Der Rinde dieser Art werden zahlreiche therapeutische Eigenschaften nachgesagt. So soll sie gegen Diarrhöe und Blutarmut helfen, sich aber auch zur Behandlung von Halsentzündungen, Verbrennungen, Hautbeschwerden, Hämorrhoiden, Nikotinvergiftung oder Zahnschmerzen eignen und die übermäßige Produktion von Hand- uns Fußschweiß unterbinden. Heute wird die Pflanze fast ausschließlich äußerlich angewendet.

Quercus robur

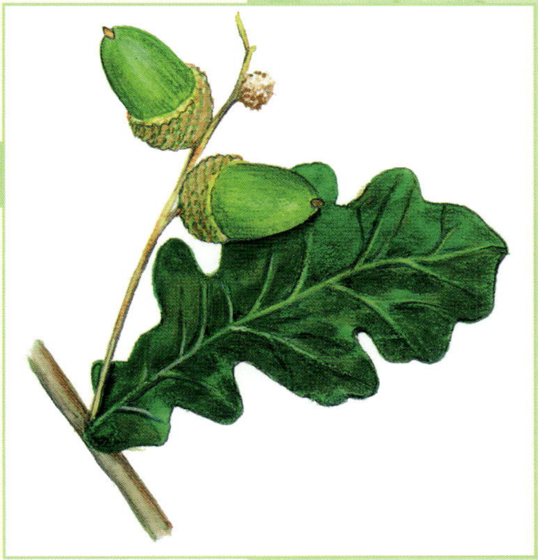

Stieleiche

Familie: Fagaceae (Buchengewächse)

Weitere Namen: Sommereiche

Heimat: Europa, Kleinasien und Nordafrika

Größe: Bis 50 m hoher, sommergrüner Baum

Typische Kennzeichen: Häufig leicht unsymmetrische Blätter und lang gestielte Früchte

Die Rinde dieses mächtigen Baumes, der bei den Germanen dem Donnergott Thor geweiht war, wurde schon in der Antike zur Behandlung von blutenden Wunden und bei Vergiftungen angewendet. Heute nutzt man die Art vor allem als entzündungshemmende Arznei, etwa bei Hals- oder Zahnfleischentzündungen oder bei Hämorrhoiden, Hautbeschwerden und kleineren Verbrennungen.

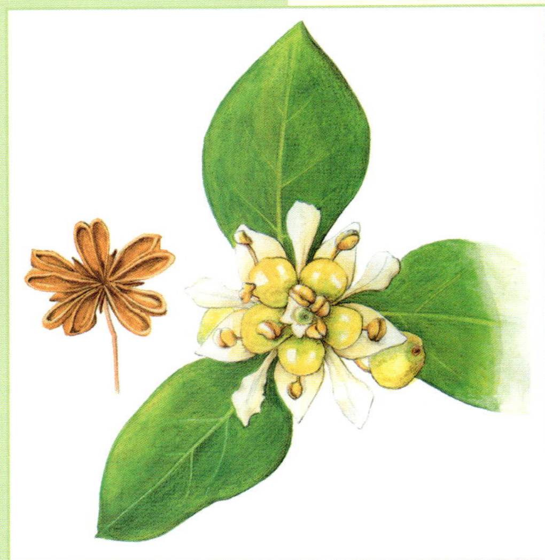

Quillaja saponaria

Chilenischer Seifenbaum

Familie: Rosaceae (Rosengewächse)
Weitere Namen: Panamaholz
Heimat: Südamerika
Größe: Bis 20 m hoher, immergrüner Baum
Typische Kennzeichen: Lederartige, glänzende Blätter und sternförmig angeordnete Früchte

Der Name dieser Art geht darauf zurück, dass die innere Rinde von den Ureinwohnern Südamerikas gern als Seife zum Reinigen von Körper und Kleidung genutzt wurde. Die Pflanze besitzt aber auch auswurffördernde Eigenschaften, so dass man sie beispielsweise zur Behandlung von Atemwegserkrankungen einsetzen kann. Eine innere Anwendung sollte aber stets unter ärztlicher Aufsicht erfolgen.

Ranunculus acris

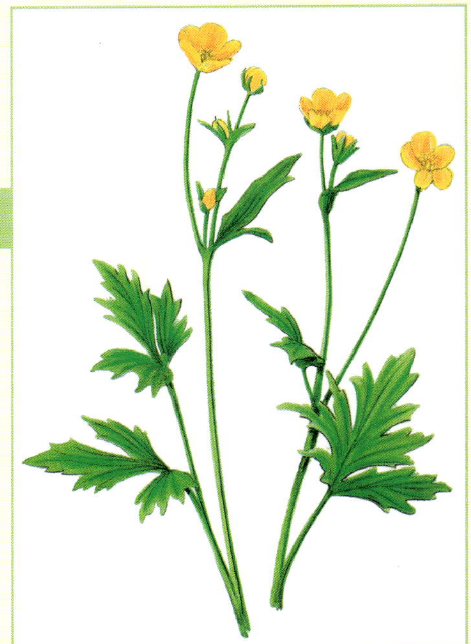

Scharfer Hahnenfuß

Familie: Ranunculaceae (Hahnenfußgewächse)
Weitere Namen: Butterblume
Heimat: Europa, Asien und Nordamerika
Größe: Bis 1 m hohe, ausdauernde Pflanze
Typische Kennzeichen: Stets gefurchter Blütenstängel mit etwa 3 cm großen Blüten

Der in Mitteleuropa fast überall auf Wiesen und Weiden vorkommende, giftige Scharfe Hahnenfuß wurde früher zur Behandlung von Gicht, Ischias oder Hautbeschwerden angewendet, während man ihn heute fast nur noch in homöopathischen Mitteln verarbeitet. Erkennen kann man die Pflanze leicht daran, dass sie auf abgegrasten Viehweiden stehen geblieben ist, weil die Tiere sie nicht fressen.

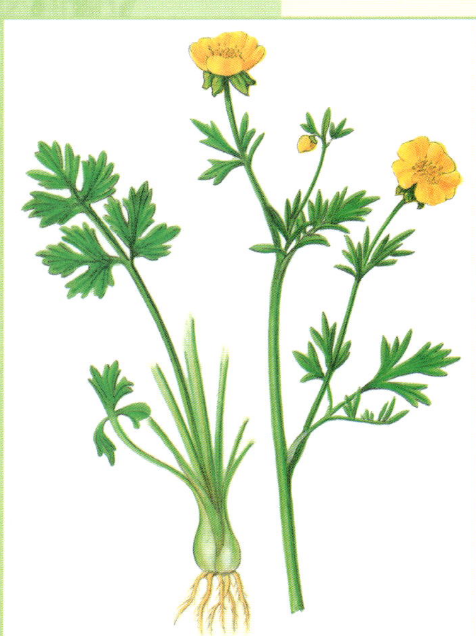

Ranunculus bulbosus

Knolliger Hahnenfuß

Familie: Ranunculaceae (Hahnenfußgewächse)
Weitere Namen: –
Heimat: Europa und Asien
Größe: Bis 40 cm hohe, ausdauernde Pflanze
Typische Kennzeichen: Ungefurchter Blütenstängel und knollig verdickte Stängelbasis

Ähnlich wie der nah verwandte Scharfe Hahnenfuß (*Ranunculus acris*) wurde auch diese, in Mitteleuropa ebenfalls häufige Art, früher bei rheumatischen Erkrankungen angewendet, während man die Pflanze heute nur für homöopathische Mittel, beispielsweise zur Behandlung von Gürtelrose oder Schlafstörungen nutzt. Anders als der Scharfe Hahnenfuß bevorzugt der Knollige Hahnenfuß trockenere Standorte.

Ranunculus ficaria

Scharbockskraut

Familie: Ranunculaceae (Hahnenfußgewächse)

Weitere Namen: Feigwurz

Heimat: Europa, Westasien und Nordafrika

Größe: Bis 15 cm hohe, ausdauernde Pflanze

Typische Kennzeichen: Herz- bis nierenförmige Blätter und gelbe, sternförmige Blüten

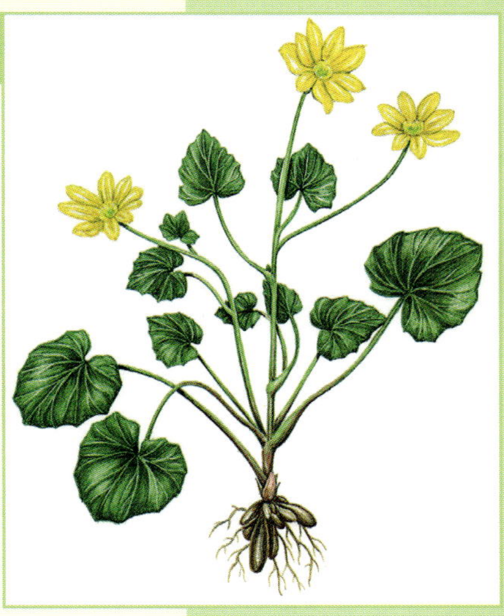

Das Scharbockskraut verwendet man schon seit dem Altertum zur Behandlung von Hämorrhoiden und Geschwüren, nimmt es aber auch in der Küche für Salate, als Brotbelag oder zum Verfeinern von Quark. Neuerdings wird von der Verwendung dieser Pflanze allerdings abgeraten, weil sie bei äußerer Anwendung Rötungen und Blasenbildung verursachen kann und beim Verzehr Übelkeit und Durchfall.

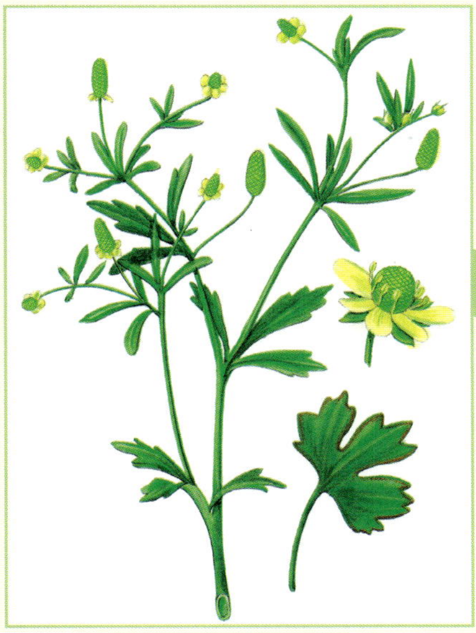

Ranunculus sceleratus

Gift-Hahnenfuß

Familie: Ranunculaceae (Hahnenfußgewächse)

Weitere Namen: Giftiger Hahnenfuß

Heimat: Fast weltweit verbreitet

Größe: Bis 60 cm hohe, ausdauernde Pflanze

Typische Kennzeichen: Stets gefurchter, hohler Blütenstängel mit nur etwa 1 cm großen Blüten

Diese stark giftige Art kann bei einem versehentlichen Verzehr starke Magenschmerzen, Schwindelanfälle, Ohnmachten oder sogar Todesfälle verursachen, so dass man sie keinesfalls mit anderen, gelb blühenden Heilpflanzen verwechseln darf. In der Homöopathie wird der Gift-Hahnenfuß noch regelmäßig zur Herstellung von Mitteln gegen Hautgeschwüre, Herpes oder auch rheumatische Beschwerden benutzt.

Raphanus sativus var. *niger*

Gartenrettich

Familie: Brassicaceae (Kreuzblütler)

Weitere Namen: Radi, Echter Rettich, Ackerrettich

Heimat: Kulturpflanze mit nicht genau bekannter Herkunft

Größe: Bis 1 m hohe, ein- bis zweijährige Pflanze

Typische Kennzeichen: Lange Pfahlwurzel und kleine, zumeist violette Blüten

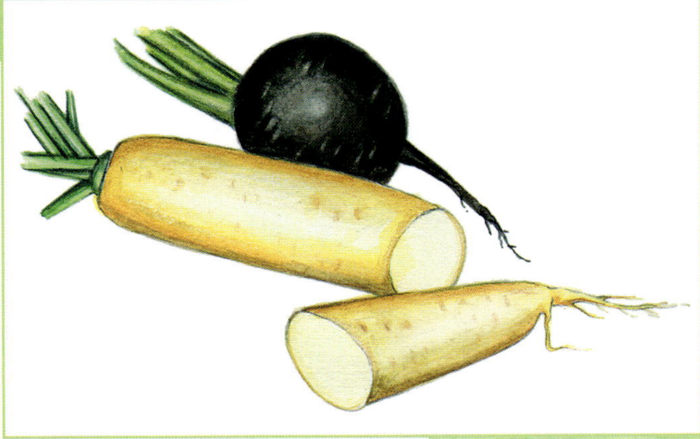

Diese alte Kulturpflanze wurde schon in der Antike als Nahrungsmittel angebaut, und in Scheiben geschnittener und gesalzener Rettich wird auch heute noch gern gegessen. Der Saft der Wurzel lässt sich aber auch medizinisch anwenden, etwa bei Gallenerkrankungen, Husten, Verdauungsproblemen oder Menstruationsbeschwerden. Bei empfindlichen Personen kann Rettich Magenbeschwerden verursachen.

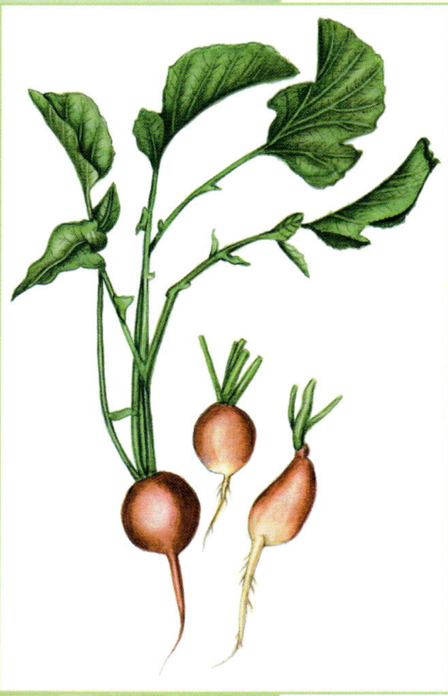

Raphanus sativus var. *sativus*

Radieschen

Familie: Brassicaceae (Kreuzblütler)

Weitere Namen: –

Heimat: Kulturpflanze mit nicht genau bekannter Herkunft

Größe: Bis 40 cm hohe, einjährige Pflanze

Typische Kennzeichen: Zumeist rötliche, unterirdische Knollen (verdicktes Hypokotyl)

Das besonders viele Vitamine und Mineralstoffe enthaltende Radieschen wird in der Küche gern für Salate, als Appetithappen, als Brotbelag oder als dekorative Garnierung verwendet. Daneben besitzt der Saft aber auch therapeutische Eigenschaften, denn er gilt als verdauungsfördernd und harntreibend und lässt sich zur Behandlung von Gallenbeschwerden und Husten anwenden.

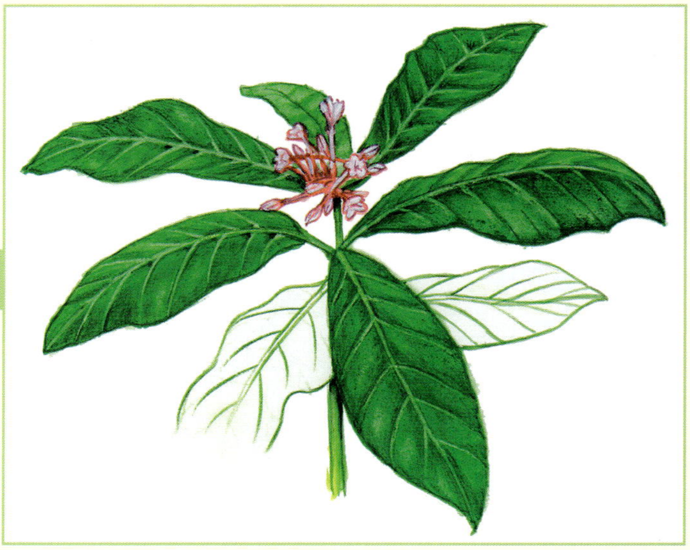

Rauvolfia serpentina

Indische Schlangenwurzel

Familie: Apocynaceae (Hundsgiftgewächse)

Weitere Namen: Java-Teufelspfeffer, Rauwolfia

Heimat: Asien

Größe: Bis 1 m hoher, immergrüner Strauch

Typische Kennzeichen: Elliptische, häufig bis 25 cm lange Blätter und kleine, schwarze Früchte

In Indien wurde diese Art schon vor Jahrtausenden zur Behandlung von Geisteskrankheiten und bei Schlafstörungen benutzt, während man die Wurzel heute vor allem als Arznei gegen hohen Blutdruck oder auch als Beruhigungsmittel einsetzt. Allerdings darf die Pflanze, die bei unsachgemäßer Anwendung Herz- und Kreislaufbeschwerden verursachen kann, nur unter ärztlicher Kontrolle genommen werden.

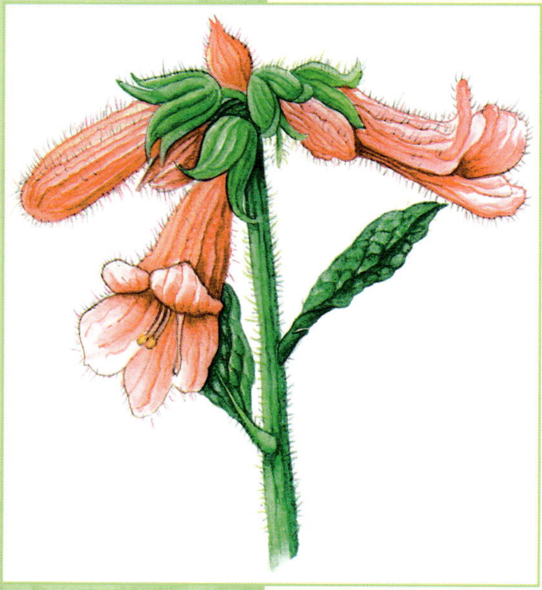

Rehmannia glutinosa

Libosch

Familie: Gesneriaceae (Gesneriengewächse)

Weitere Namen: –

Heimat: China

Größe: Bis 60 cm hohe, ausdauernde Pflanze

Typische Kennzeichen: Leicht klebrige Blätter

Ähnlich wie der Rauschpfeffer (*Piper methysticum*) steht auch diese Pflanze, die in China schon seit Jahrhunderten genutzt wird, in dem Ruf, einen wichtigen Beitrag zu einem langen Leben leisten zu können. Sie gilt aber auch als gutes Stärkungsmittel für die Leber, außerdem soll sie den Blutdruck und den Cholesterinspiegel senken können und eine frühzeitige Senilität verhindern. Angewendet wird die Wurzel.

Reseda luteola

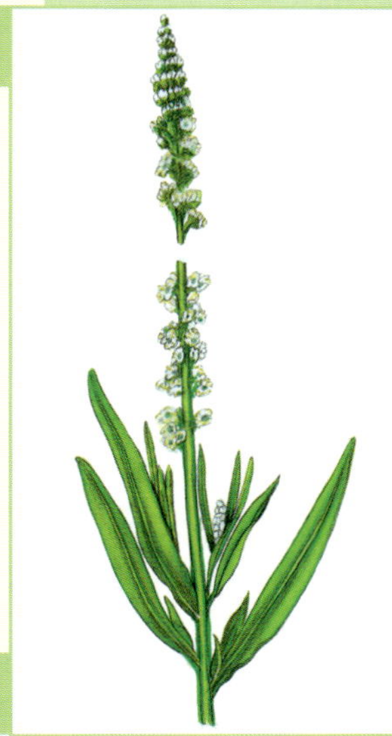

Färberwau

Familie: Resedaceae (Resedengewächse)

Weitere Namen: Färberginster, Färberresede

Heimat: Europa

Größe: Bis 1,2 m hohe, zweijährige Pflanze

Typische Kennzeichen: Bildet zahlreiche, nierenförmige dunkle Samen

Der auch in Mitteleuropa heimische Färberwau wurde früher häufig verwendet, um vorbehandelte Wolle und ähnliche Materialien goldgelb oder moosgrün zu färben; wegen seiner harn- und schweißtreibenden Eigenschaften nutzte man ihn aber auch in der Naturheilkunde. Davon wird heute allerdings abgeraten, weil die Inhaltsstoffe noch nicht genau bekannt sind.

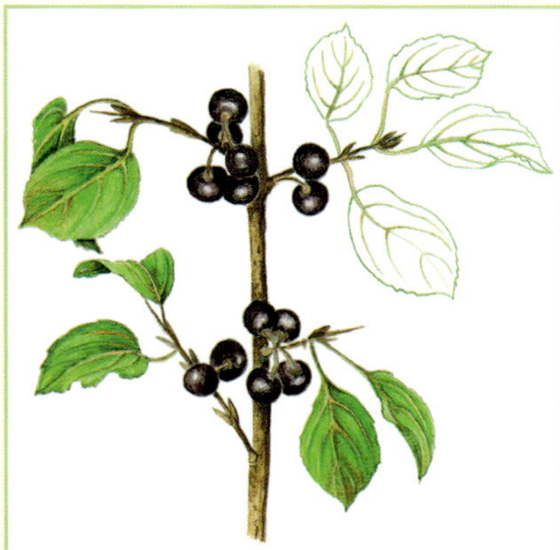

Rhamnus cathartica

Purgier-Kreuzdorn

Familie: Rhamnaceae (Kreuzdorngewächse)

Weitere Namen: Kreuzdorn, Wegdorn, Purgierbeere

Heimat: Europa, Asien und Nordafrika

Größe: Bis 6 m hoher Strauch

Typische Kennzeichen: Die Zweige haben eine dornige Spitze

Der Kreuzdorn wird in der Volksheilkunde vor allen wegen seiner abführenden Wirkung geschätzt. Allerdings muss die Dosierung der giftigen Pflanze sehr genau erfolgen, weil es sonst zu Nebenwirkungen wie Erbrechen, Bauchschmerzen oder sogar Darmentzündungen kommen kann, so dass die Anwendung nicht ohne ärztlichen Ratschlag erfolgen sollte. Früher wurde die Art außerdem zum Gelb- und Grünfärben benutzt.

Rhamnus purshiana

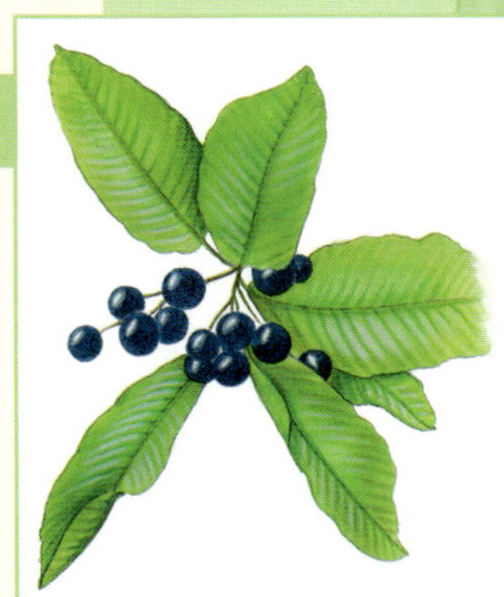

Nordamerikanischer Faulbaum

Familie: Rhamnaceae (Kreuzdorngewächse)

Weitere Namen: Erlenblättriger Faulbaum

Heimat: Nordamerika

Größe: Bis 10 m hoher Baum

Typische Kennzeichen: Silbergraue, bittere Rinde und dunkelgrüne, glänzende Blätter

Die Rinde dieser Art kann als Abführmittel benutzt werden, etwa bei chronischer Verstopfung. Da sie Giftstoffe enthält, die bei unsachgemäßer Anwendung – sie muss beispielsweise längere Zeit gelagert worden sein – heftiges Erbrechen und Krämpfe verursachen können, sollte man aber nur handelübliche Präparate verwenden und zuvor einen Arzt konsultieren.

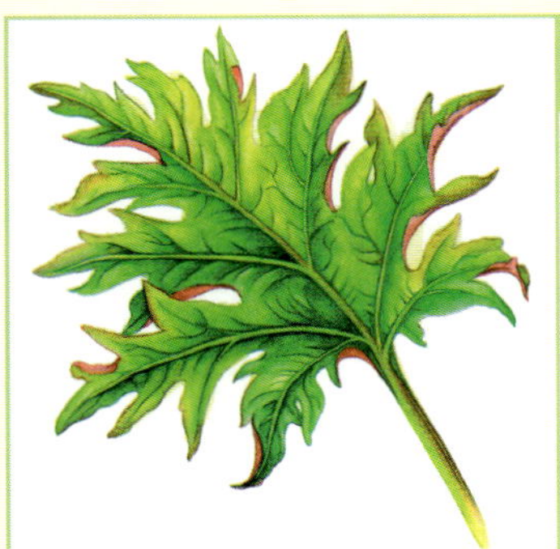

Rheum palmatum

Medizinalrhabarber

Familie: Polygonaceae (Knöterichgewächse)

Weitere Namen: Handlappiger Rhabarber

Heimat: China

Größe: Bis 3 m hohe, ausdauernde Pflanze

Typische Kennzeichen: Sehr große, handförmig gelappte Blätter

Dieser Rhabarber wurde in China vermutlich schon vor 5000 Jahren als Heilpflanze verwendet, und auch die Menschen der Antike schätzten seine verdauungsfördernden und abführenden Eigenschaften. Heute nimmt man die getrockneten Wurzeln manchmal als sanftes Abführmittel, das auch von Kindern gut vertragen wird oder zur Behandlung von leichten Verbrennungen.

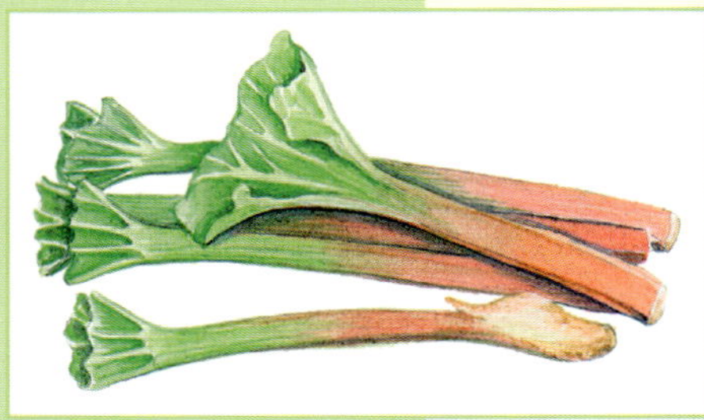

Rheum rhabarbarum

Speiserhabarber

Familie: Polygonaceae (Knöterichgewächse)
Weitere Namen: Krauser Rhabarber
Heimat: China
Größe: Bis 3 m hohe, ausdauernde Pflanze
Typische Kennzeichen: Sehr große, handförmig gelappte, krause Blätter

Die kräftigen Stängel des Krausen oder Speiserhabarbers, die viel Vitamin A, B und C sowie zahlreiche Mineralstoffe enthalten, werden normalerweise zu Kompott, Gelee oder Saft verarbeitet. Der ungewöhnliche Name des Rhabarbers soll darauf zurückzuführen sein, dass ihn „Barbaren" von der Wolga, die in der Antike noch „Rha" genannt wurde, bei ihren Beutezügen ins römische Staatgebiet mitbrachten.

Rhinanthus minor

Kleiner Klappertopf

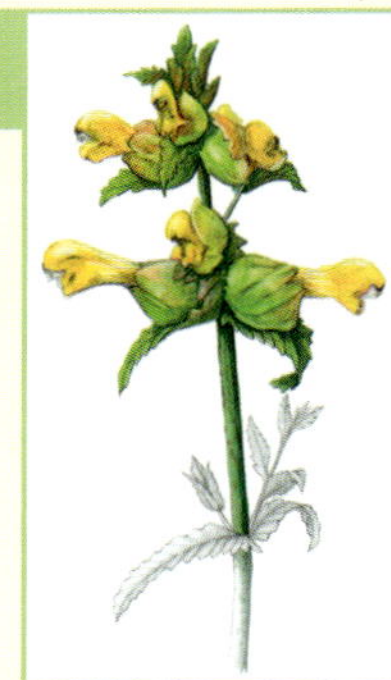

Familie: Scrophulariaceae (Braunwurzgewächse/Rachenblütler)
Weitere Namen: –
Heimat: Europa und Asien
Größe: Bis 40 cm hohe, einjährige Pflanze
Typische Kennzeichen: Vierkantiger Stängel und einzelne gelbe Blüten in den Blattachseln

Dieser Halbschmarotzer befällt hauptsächlich Gräser, darunter auch Getreidearten, so dass er erhebliche Ernteverluste verursachen kann. Zu seinen Inhaltsstoffen gehört eine Substanz namens Aucubin, die früher zum Vergiften von Läusen verwendet wurde; außerdem lassen sich die Blätter zum Gelbfärben benutzen. Ihren Namen verdankt die Art den Samen, die bei Bewegung in den Früchten klappern.

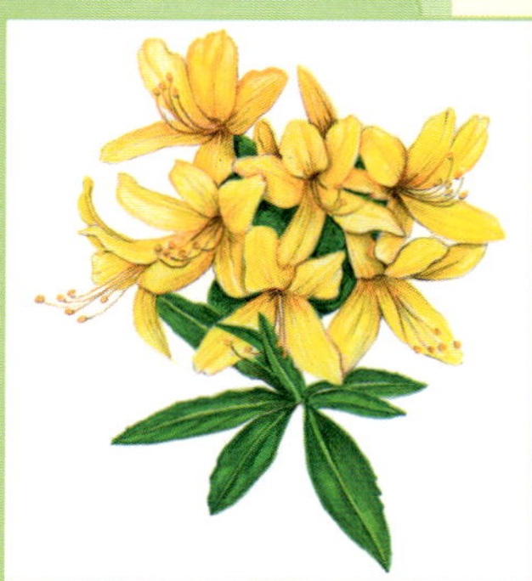

Rhododendron aureum

Goldgelber Rhododendron

Familie: Ericaceae (Heidekrautgewächse)
Weitere Namen: Sibirische Schneerose, Gichtrose, Goldgelbe Alpenrose
Heimat: Asien
Größe: Bis 70 cm hoher, immergrüner Strauch
Typische Kennzeichen: Lederartige Blätter und große, gelbe Blüten

Diese stark giftige Art, die in Mitteleuropa manchmal in Parks und Gärten angepflanzt wird, kann rauschartige Zustände hervorrufen, die zudem mit Erbrechen, Fieber, Krämpfen, Blutdrucksenkung und Lähmungserscheinungen verbunden sind. Therapeutisch werden die Blätter manchmal in homöopathischen Mitteln zur Behandlung von Rheumatismus, Gicht und Diarrhö sowie Augen- und Ohrenbeschwerden angewendet.

Rhododendron ferrugineum

Rostblättrige Alpenrose

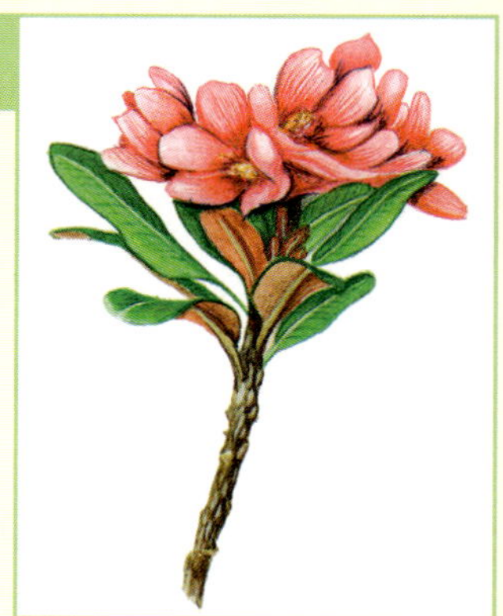

Familie: Ericaceae (Heidekrautgewächse)
Weitere Namen: Rostroter Almrausch
Heimat: Europa
Größe: Bis 1 m hoher, immergrüner Strauch
Typische Kennzeichen: Die Blattunterseite ist normalerweise rostrot gefärbt

Die Blätter dieser hübschen Art, die fast ausschließlich auf kalkfreien Böden in höheren Lagen der Alpen vorkommt, wurden wegen ihrer harntreibenden Eigenschaften früher manchmal bei rheumatischen Beschwerden angewendet. Da die seltene Pflanze inzwischen in allen Alpenländern unter strengem Naturschutz steht, ist eine solche Nutzung heute allerdings nicht mehr möglich.

Rhododendron simsii

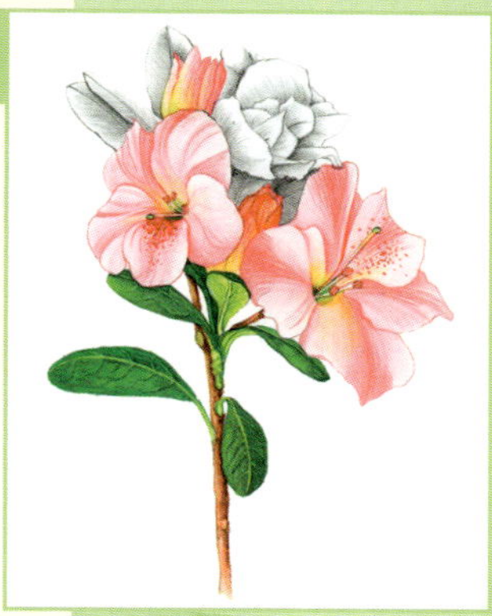

Indische Azalee

Familie: Ericaceae (Heidekrautgewächse)

Weitere Namen: Topfazalee

Heimat: Ostasien

Größe: Bis 50 cm hoher, immergrüner Strauch

Typische Kennzeichen: Lederartige Blätter und große, zumeist rötliche Blüten

Diese beliebte Zimmerpflanze, von der es inzwischen über 2000 verschiedene Sorten gibt, enthält ein Gift namens Acetylandromedol, das häufig Übelkeit und Erbrechen verursacht und in höherer Dosis sogar zu einem Atemstillstand führen kann (besonders stark gefährdet sind kleinere Haustiere). Da die Substanz aber auch eine blutdrucksenkende Wirkung besitzt, wird sie manchmal in pharmazeutischen Arzneien verarbeitet.

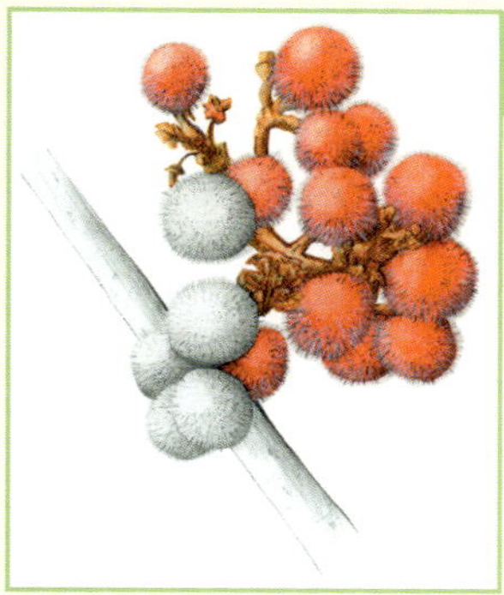

Rhus aromatica

Gewürzsumach

Familie: Anacardiaceae (Sumachgewächse)

Weitere Namen: Duftender Sumach, Stinkbusch

Heimat: Nordamerika

Größe: Bis 2 m hoher, sommergrüner Strauch

Typische Kennzeichen: Besitzt duftende Blätter und rote Beeren

Die Wurzelrinde dieser Art wird hauptsächlich in homöopathischen Mitteln zur Behandlung von Reizblase und anderen Harnwegsbeschwerden verarbeitet, sie soll aber auch adstringierende Eigenschaften besitzen. Aus den getrockneten Früchten des Gewürzsumach stellten die Ureinwohner Nordamerikas früher ein sauer schmeckendes Getränk für den täglichen Bedarf her.

Rhus coriaria

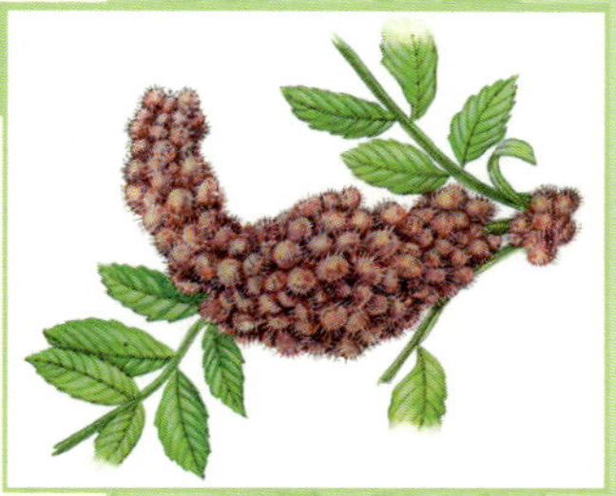

Gerbersumach

Familie: Anacardiaceae (Sumachgewächse)

Weitere Namen: Sizilianischer Sumach, Gewürzsumach

Heimat: Mittelmeergebiet

Größe: Bis 3 m hoher Strauch

Typische Kennzeichen: Grünliche Blüten und rötlich behaarte Früchte

Der Gerbersumach gehört zu den Charakterpflanzen der Macchie, also der hartlaubigen Strauchformation des Mittelmeergebiets. Die gerbstoffreichen Blätter wurden früher häufig zum Gelb-, Grün- oder Schwarzfärben von Wolle und anderen Naturfasern verwendet, sie sollen aber auch harntreibende und blutstillende Eigenschaften besitzen. Außerdem lassen sich die gemahlenen Früchte als Gewürz verwenden.

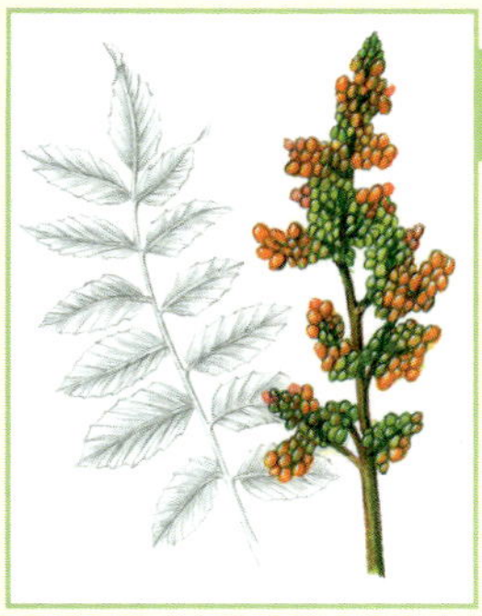

Rhus glabra

Scharlachsumach

Familie: Anacardiaceae (Sumachgewächse)

Weitere Namen: Glatter Sumach

Heimat: Nordamerika

Größe: Bis 2 m hoher Strauch

Typische Kennzeichen: Gelbliche Blüten und rötlich behaarte Früchte

Die Ureinwohner Nordamerikas verwendeten diese Art vor allem zur Behandlung von Hämorrhoiden und Geschlechtskrankheiten, während man die Wurzelrinde, die adstringierende Eigenschaften besitzt, heute hauptsächlich bei Durchfall oder Entzündungen im Mund- und Rachenraum einsetzt. Dagegen sollen die Früchte eine harntreibende und fiebersenkende Wirkung haben und bei Altersdiabetes hilfreich sein.

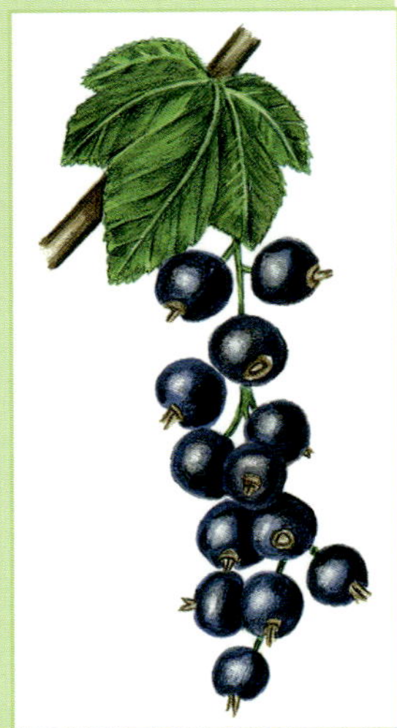

Ribes nigrum

Schwarze Johannisbeere

Familie: Grossulariaceae (Stachelbeergewächse)

Weitere Namen: Gichtstrauch, Bocksbeere

Heimat: Europa und Asien

Größe: Bis 1,5 m hoher, sommergrüner Strauch

Typische Kennzeichen: Violette bis schwarze, kugelige Früchte

Die Schwarze Johannisbeere ist nicht nur eine beliebte Gartenpflanze, aus deren vitaminreichen Früchten man beispielsweise Saft oder Marmelade herstellen kann, sondern sie besitzt auch therapeutische Eigenschaften. So lassen sich die Blätter u.a. als harntreibendes Mittel oder zur Behandlung von Rheumatismus einsetzen und die Früchte bei Verbrennungen oder Entzündungen im Hals- und Rachenbereich.

Ribes rubrum

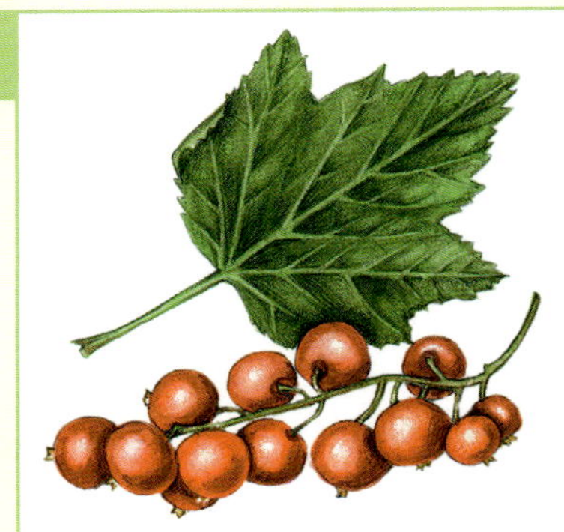

Rote Johannisbeere

Familie: Grossulariaceae (Stachelbeergewächse)

Weitere Namen: Johannisträubchen, Zeitbeere

Heimat: Europa

Größe: Bis 1,5 m hoher, sommergrüner Strauch

Typische Kennzeichen: Kleine, rote, kugelige Früchte, an der Spitze mit Resten des Kelches

Die vitaminreichen Beeren dieses Strauches werden gern zu Saft verarbeitet, der nicht nur den Durst löscht, sondern zusätzlich eine appetitanregende Wirkung hat, so dass man ihn vor einer Mahlzeit trinken kann. Weil den Beeren außerdem verdauungsfördernde Eigenschaften nachgesagt werden, serviert man sie oft auch als Nachtisch. Bei leichten Verbrennungen verhindert das Fruchtfleisch die Blasenbildung.

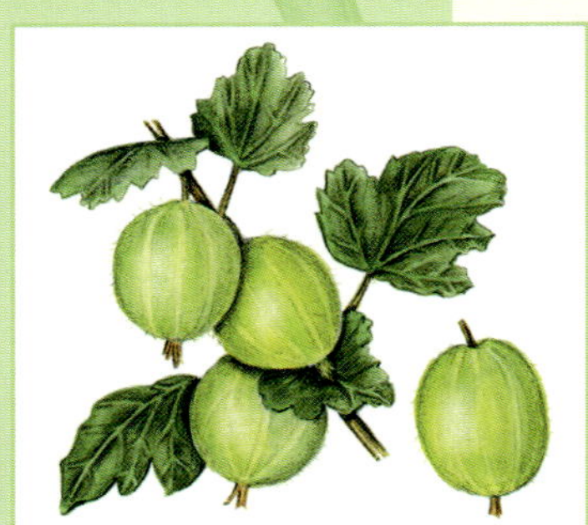

Ribes uva-crispa

Stachelbeere

Familie: Grossulariaceae (Stachelbeergewächse)

Weitere Namen: –

Heimat: Europa und Asien

Größe: Bis 3 m hoher, sommergrüner Strauch

Typische Kennzeichen: Große, grüne oder rote, behaarte Früchte, an der Spitze mit Resten des Kelches

Die vitaminreiche Stachelbeere ist eine beliebte Gartenpflanze, deren Früchte zu Gelee, Marmelade und Saft verarbeitet oder roh gegessen werden können. Die Pflanze besitzt aber auch therapeutische Eigenschaften, denn die Blätter haben eine adstringierende Wirkung, so dass man sie zur Wundbehandlung verwenden kann, während die Früchte manchmal als leichtes Abführmittel benutzt werden.

Ricinus communis

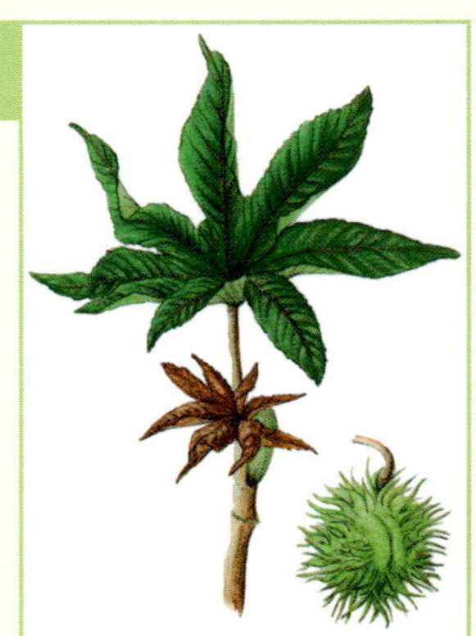

Rizinus

Familie: Euphorbiaceae (Wolfsmilchgewächse)

Weitere Namen: Wunderbaum, Christuspalme

Heimat: Tropisches Afrika

Größe: Bis 10 m hoher, immergrüner Baum

Typische Kennzeichen: Große, handförmig gelappte Blätter und stachlige Fruchtkapseln

Das Öl aus den Samen dieser Pflanze, das man Rizinusöl nennt, wurde vermutlich schon vor rund 4000 Jahren als starkes Abführmittel verwendet. Aber auch bis weit ins 20. Jahrhundert gab man Kindern noch regelmäßig Rizinusöl, um eine geregelte Verdauung sicherzustellen. Heute benutzt man das giftige Öl, auf das während der Schwangerschaft vollkommen verzichtet werden sollte, sehr viel seltener.

Robinia pseudacacia

Robinie

Familie: Fabaceae/Leguminosae (Hülsenfrüchtler)
Weitere Namen: Falsche Akazie, Pseudoakazie, Scheinakazie
Heimat: Nordamerika
Größe: Bis 25 m hoher, sommergrüner Baum
Typische Kennzeichen: Große, weiße, wohlriechende Blütentrauben und lange, braune Samenhülsen

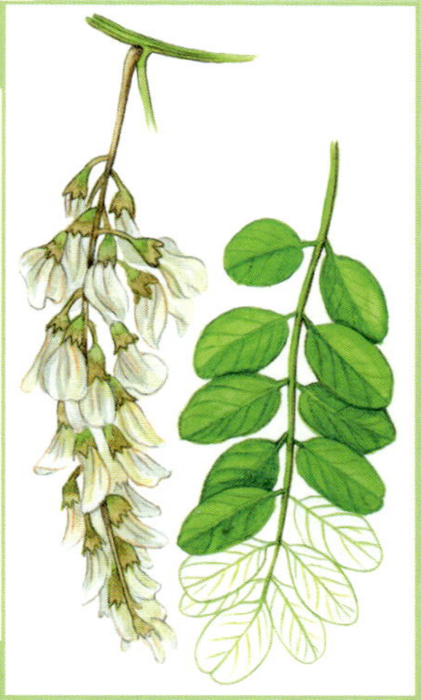

Die aus Nordamerika stammende Robinie, die in Mitteleuropa gern als Park- oder Alleebaum angepflanzt wird, ist eine stark giftige Pflanze, die unter Umständen sogar tödliche Unfälle verursachen kann. Gefährlich ist vor allem die Rinde, aber auch die Früchte und Blätter enthalten Gift. Therapeutisch wird die Art manchmal in homöopathischen Mitteln zur Behandlung von Sodbrennen oder Migräne eingesetzt.

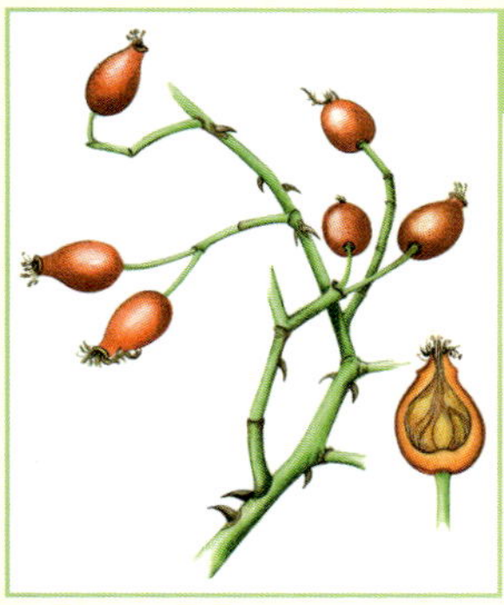

Rosa canina

Hundsrose

Familie: Rosaceae (Rosengewächse)
Weitere Namen: Hagebutte, Heckenrose
Heimat: Europa, Asien und Nordafrika
Größe: Bis 3 m hohe, ausdauernde Pflanze
Typische Kennzeichen: Die Blätter haben einen gezähnten Rand

Die Früchte der Hundsrose, die so genannten Hagebutten, haben adstringierende und entzündungshemmende Eigenschaften, außerdem sind sie reich an Vitamin A, B, C und K, so dass man sie gern in Früchtetees zur Vorbeugung von Erkältungen, aber auch zur Herstellung von Marmelade und Gelees verwendet. Ihren Namen bekam die Pflanze, weil es hieß, sie würde gegen Bisse tollwütiger Hunde helfen.

Rosa gallica

Essigrose

Familie: Rosaceae (Rosengewächse)
Weitere Namen: Französische Rose, Zuckerose
Heimat: Europa und Kleinasien
Größe: Bis 1,5 m hohe, ausdauernde Pflanze
Typische Kennzeichen: Die Blätter haben einen gesägten Rand

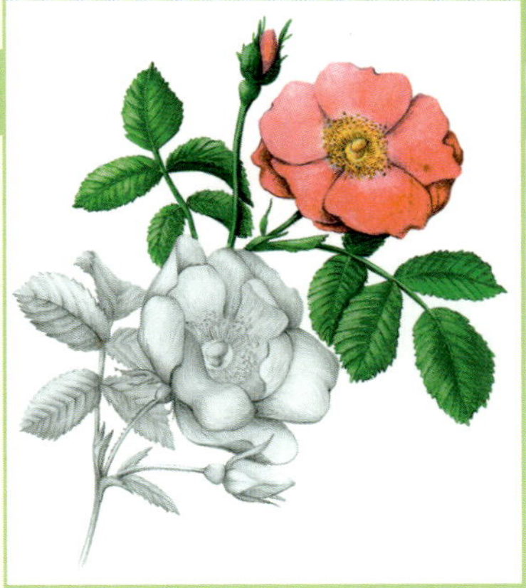

Von der Essigrose werden hauptsächlich die Blütenkronblätter verwendet. Diese lassen sich beispielsweise als verdauungsförderndes Mittel nutzen, als entzündungshemmende Arznei in Mundwässern oder auch zur Spülung überanstrengter bzw. entzündeter Augen. Die Pflanze wird außerdem gern in der Aromatherapie benutzt, vor allem als antidepressives und beruhigendes Mittel.

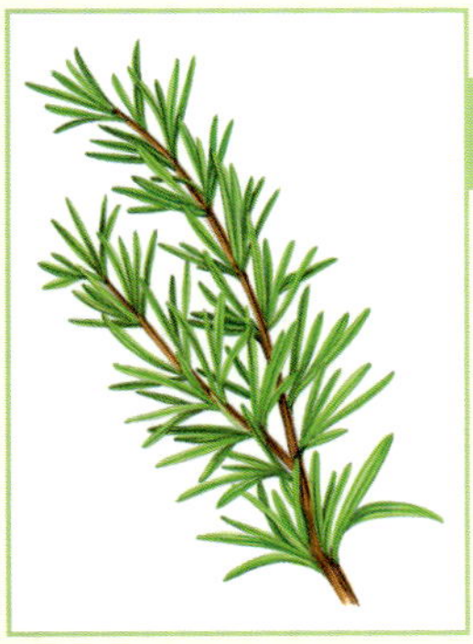

Rosmarinus officinalis

Rosmarin

Familie: Lamiaceae/Labiatae (Lippenblütler)
Weitere Namen: Hochzeitsblume, Weihrauchkraut
Heimat: Mittelmeerraum
Größe: Bis 2 m hoher, immergrüner Halbstrauch
Typische Kennzeichen: Nadelförmige Blätter mit stark filzig behaarter Unterseite

In der Küche verwendet man die jungen Triebe des Rosmarins hauptsächlich zum Würzen von Geflügel, Lamm, Wild, Kaninchen und Schweinefleisch sowie zum Verfeinern von Pizza, Suppen und Gemüse. Daneben besitzt das vielseitige Kraut aber auch aromatische, krampflösende, tonische, verdauungsfördernde, anregende, adstringierende, harntreibende, entzündungshemmende und blähungstreibende Eigenschaften.

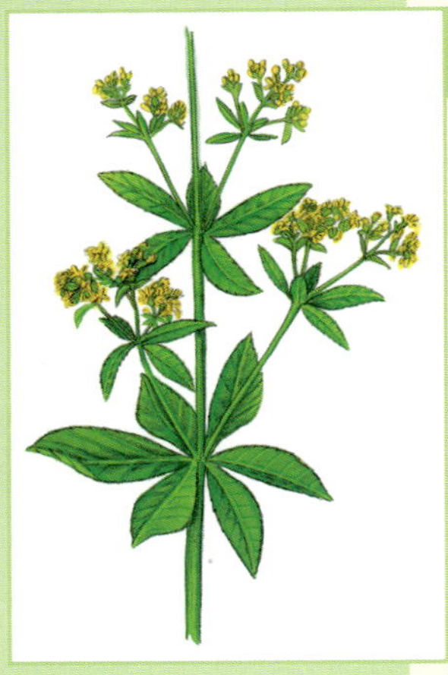

Rubia tinctorum

Färberröte

Familie: Rubiaceae (Rötegewächse)

Weitere Namen: Krapp

Heimat: Europa und Asien

Größe: Bis 80 cm hohe, ausdauernde Pflanze

Typische Kennzeichen: Rötlicher Wurzelstock

Diese immergrüne Pflanze wurde früher in wärmeren Regionen als Färbepflanze angebaut, mit der sich rosafarbene, pastellfarbene, rote, rotviolette, braune bis fast schwarze und orangefarbene Farbtöne erzielen ließen. Man nutzte sie in der Vergangenheit aber auch als Naturarznei, etwa zur Behandlung von Gelbsucht oder Ischias, was heute jedoch nicht mehr üblich ist, weil sie krebserregende Substanzen enthalten soll.

Rubus chamaemorus

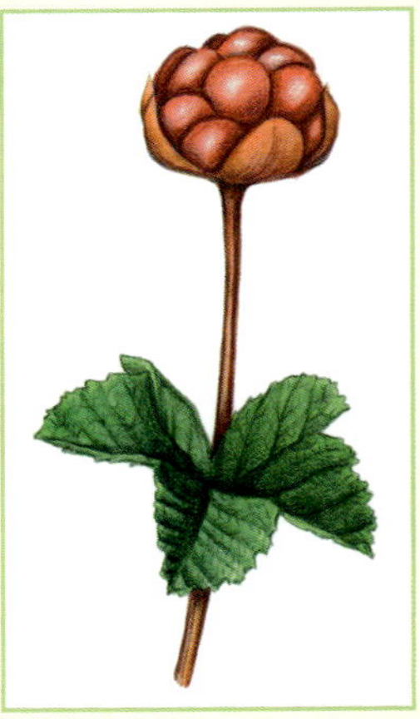

Moltebeere

Familie: Rosaceae (Rosengewächse)

Weitere Namen: Torfbeere, Multebeere

Heimat: Europa, Asien und Nordamerika

Größe: Bis 30 cm hoher Zwergstrauch

Typische Kennzeichen: Etwa himbeergroße, anfangs hellrote, später bernsteinfarbene Früchte

Die Früchte der hauptsächlich in nördlichen Breiten vorkommenden Moltebeere waren früher in den skandinavischen Ländern und anderen kühleren Regionen ein wichtiger Vitaminspender für die dort lebenden Menschen. Sie besitzt aber auch therapeutische Eigenschaften, so dass man sie beispielsweise zur Behandlung von Gicht, Rheumatismus und Diarrhö, aber auch als Fiebermittel anwenden kann.

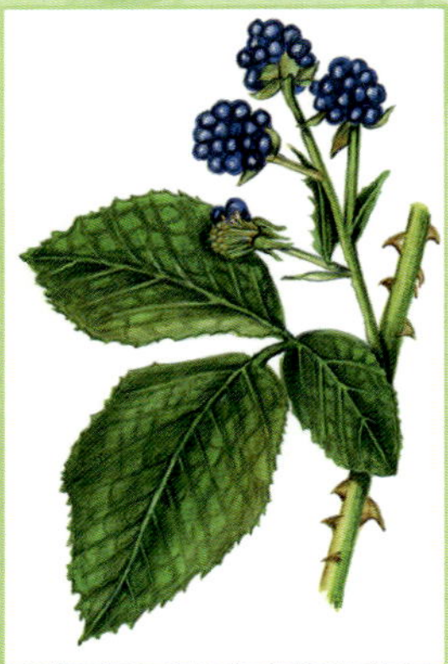

Rubus fruticosus

Brombeere

Familie: Rosaceae (Rosengewächse)

Weitere Namen: Rahmbeere, Hirschbollen, Kratzbeere

Heimat: Europa

Größe: Ausladender, bis 3 m hoher Strauch mit langen Trieben

Typische Kennzeichen: Stachlige Ranken und süße, schwarze Früchte (Brombeeren)

Die vitaminreichen Früchte der Brombeere werden gern zur Herstellung von Marmelade und Saft benutzt, aber auch zum Färben von Lebensmitteln oder zur Geschmacksverbesserung von pharmazeutischen Produkten. Die Blätter nimmt man dagegen bei Darmentzündungen oder Durchfall, zum Gurgeln bei Entzündungen im Mund- und Rachenbereich oder zur Behandlung von Hämorrhoiden und kleineren Wunden.

Rubus idaeus

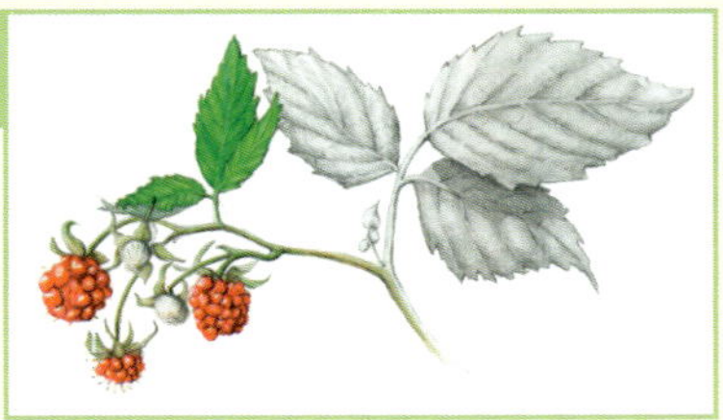

Himbeere

Familie: Rosaceae (Rosengewächse)

Weitere Namen: Waldbeere, Mollbeere

Heimat: Europa und Asien

Größe: Bis 2 m hoher, sommergrüner Strauch

Typische Kennzeichen: Stachlige Triebe und süße, rote Früchte (Himbeeren)

Den Blättern dieser beliebten Gartenpflanze werden entzündungshemmende und adstringierende Eigenschaften nachgesagt, so dass man sie bei Darmentzündungen anwenden kann, aber auch äußerlich bei Hämorrhoiden oder zum Gurgeln bei Zahnfleischentzündungen. In der Küche werden die vitaminreichen Himbeeren gern zu Marmelade oder Saft verarbeitet, man nimmt sie aber auch zur Herstellung von Likören und Süßwaren.

Diese Art, die vor allem im Mittelmeerraum weit verbreitet ist, wurde früher häufig zum Färben verwendet. Dabei erhalten mit Alaun vorbehandelte Materialien bei Verwendung der Stängel eine gelbe Farbe, während in Verbindung mit Chrom khakifarbene Tönungen entstehen. Benutzt man dagegen die großen, saftigen Früchte, bekommt man bräunliche Farbtöne.

Rubus ulmifolius

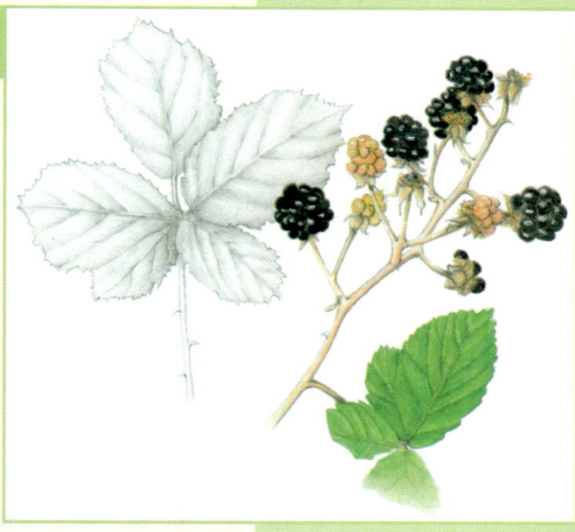

Sandbrombeere

Familie: Rosaceae (Rosengewächse)

Weitere Namen: Mittelmeerbrombeere

Heimat: Europa und Nordafrika

Größe: Bis 2 m hoher Strauch

Typische Kennzeichen: Bläulich bis violett bereifte Ranken

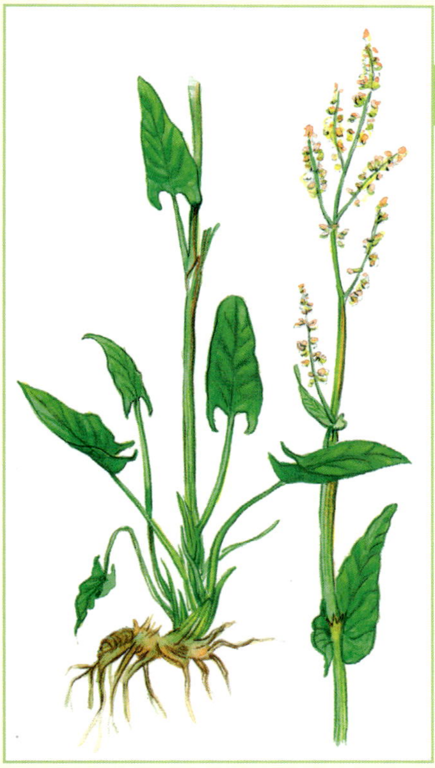

Rumex acetosa

Großer Sauerampfer

Familie: Polygonaceae (Knöterichgewächse)

Weitere Namen: Großer Ampfer

Heimat: Europa und Asien

Größe: Bis 1 m hohe, ausdauernde Pflanze

Typische Kennzeichen: Kantige, zumeist rötlich überlaufene Stängel und spießförmige Blätter

Auch wenn die berühmte Naturheilkundlerin und Äbtissin Hildegard von Bingen im 12. Jahrhundert schrieb, der Sauerampfer würde allein den Ochsen nützen, aber nicht den Menschen, so sagt man der Pflanze heute doch harntreibende, entzündungshemmende, erfrischende, reinigende, fiebersenkende und leicht abführende Eigenschaften nach. Anwenden kann man alle oberirdischen Teile der krautigen Pflanze.

Rumex acetosella

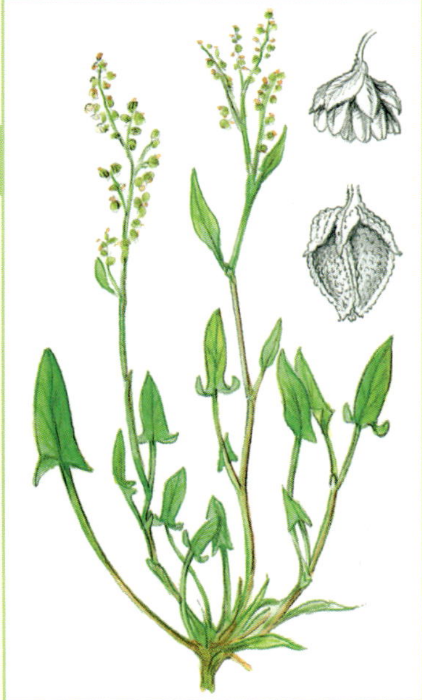

Kleiner Sauerampfer

Familie: Polygonaceae (Knöterichgewächse)

Weitere Namen: Kleiner Ampfer

Heimat: Europa und Asien

Größe: Bis 30 cm hohe, ausdauernde Pflanze

Typische Kennzeichen: Kantige, zumeist rötlich überlaufene Stängel und spießförmige Blätter

Genauso wie der nah verwandte und sehr ähnliche Große Sauerampfer (*Rumex acetosa*) wird auch diese Art gern als Gemüse gegessen oder für Salate verwendet, und sie besitzt auch sehr ähnliche therapeutische Eigenschaften wie ihre etwas größere Verwandte. Weil der hohe Gehalt an Oxalaten bei manchen Menschen zu Beschwerden des Magen-Darm-Traktes führen kann, sollte man Ampfer nicht allzu verschwenderisch nutzen.

Rumex alpinus

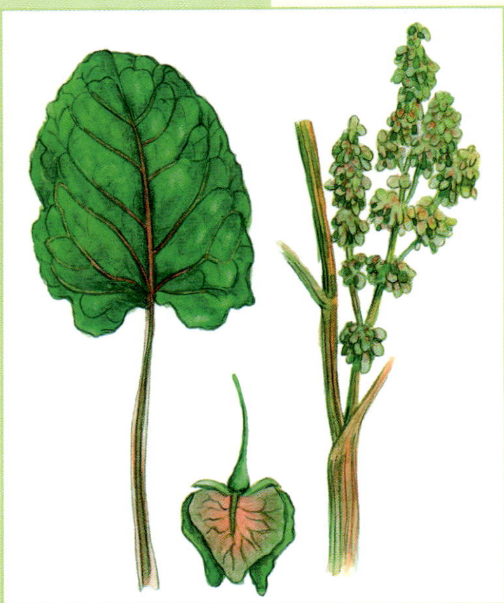

Rumex alpinus

Alpenampfer

Familie: Polygonaceae (Knöterichgewächse)

Weitere Namen: Blacke

Heimat: Europa und Asien

Größe: Bis 1 m hohe, ausdauernde Pflanze

Typische Kennzeichen: Sehr große, rundliche Grundblätter

Von dieser Ampfer-Art, die vor allem in Hoch- und Mittelgebirgsregionen heimisch ist, kommen nicht die krautigen, oberirdischen Teile zur Anwendung, sondern man nimmt ausschließlich den kräftigen Wurzelstock. Dieser hat vor allem eine regulierende Wirkung auf die Funktionen des Darmes, man sagt ihm aber auch harn- und galletreibende Eigenschaften nach. Nierenkranke dürfen Alpenampferarzneien nicht benutzen.

Rumex crispus

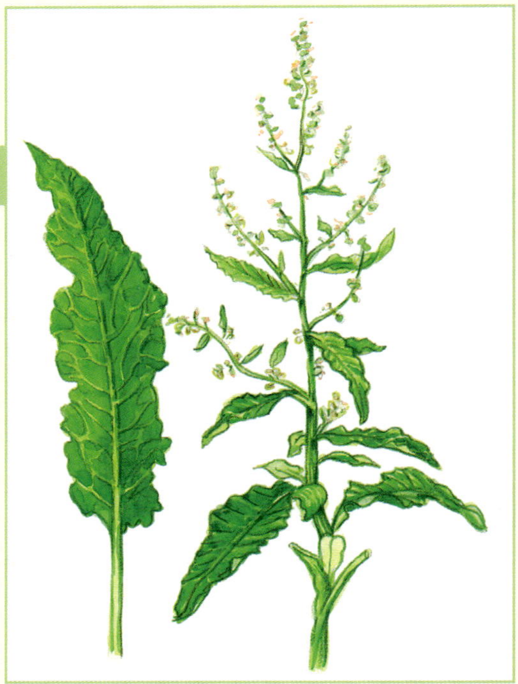

Krauser Ampfer

Familie: Polygonaceae (Knöterichgewächse)

Weitere Namen: Strumpfwurz

Heimat: Europa

Größe: Bis 1 m hohe, ausdauernde Pflanze

Typische Kennzeichen: Kantige, zumeist rötlich überlaufene Stängel und spießförmige Blätter

Dieser giftigen Ampfer-Art sagt man tonische, entzündungshemmende, abführende, aber auch antianämische Eigenschaften nach, so dass man sie früher manchmal eingesetzt hat, um die Anzahl der roten Blutkörperchen zu erhöhen, man nutzte sie aber auch als Abführmittel oder zur Behandlung entzündeter Hautpartien. Heute wird die Wurzel des Krausen Ampfers fast nur noch in homöopathischen Mitteln verwendet.

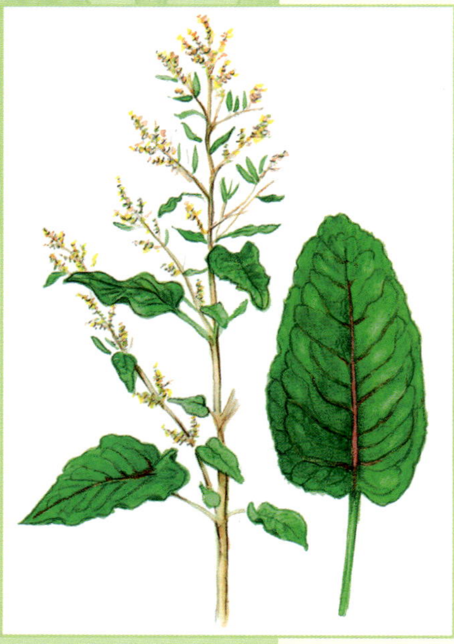

Rumex obtusifolius

Stumpfblättriger Ampfer

Familie: Polygonaceae (Knöterichgewächse)

Weitere Namen: Grindampfer

Heimat: Europa, Asien und Nordafrika

Größe: Bis 1,2 m hohe, ausdauernde Pflanze

Typische Kennzeichen: Rot gefleckte Wurzeln

Diese Ampfer-Art wurde früher als Abführmittel angewendet, ebenso wie bei Gicht und Hautbeschwerden, was inzwischen allerdings nicht mehr üblich ist. Dafür benutzt man die rot gefleckten Wurzeln aber auch heute noch hin und wieder, um Naturfasern zu färben. Werden diese mit Alaun vorbehandelt, erhält man grünlich gelbe Farbtöne, mit einer Chromvorbehandlung rötlich braune.

Rumex patientia

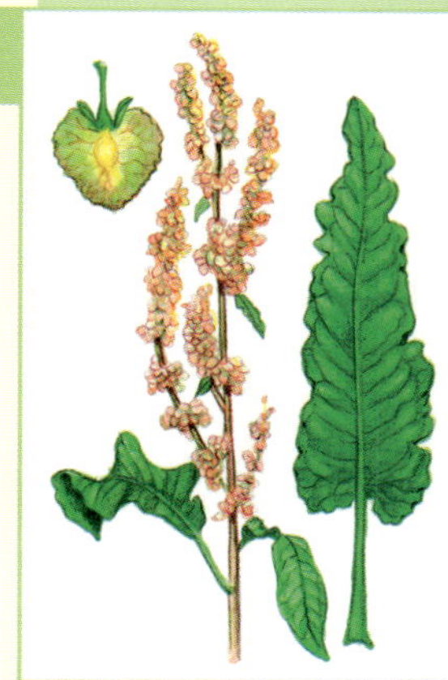

Englischer Spinat

Familie: Polygonaceae (Knöterichgewächse)

Weitere Namen: Gartenampfer, Ewiger Spinat

Heimat: Osteuropa und Asien

Größe: Bis 2 m hohe, ausdauernde Pflanze

Typische Kennzeichen: Sehr lang gestielte, bis 50 cm große Blätter

Der Englische Spinat wird hauptsächlich in der Küche genutzt, wobei er geschmacklich dem herkömmlichen Spinat (*Spinacia oleracea*) ähnelt. Da er in einigen Regionen fast den ganzen Winter über geerntet werden kann, nennt man ihn manchmal auch „Ewiger Spinat". Früher wurde die Wurzel außerdem als Abführmittel angewendet, was wegen der oft starken Nebenwirkungen heute aber nicht mehr üblich ist.

Ruscus aculeatus

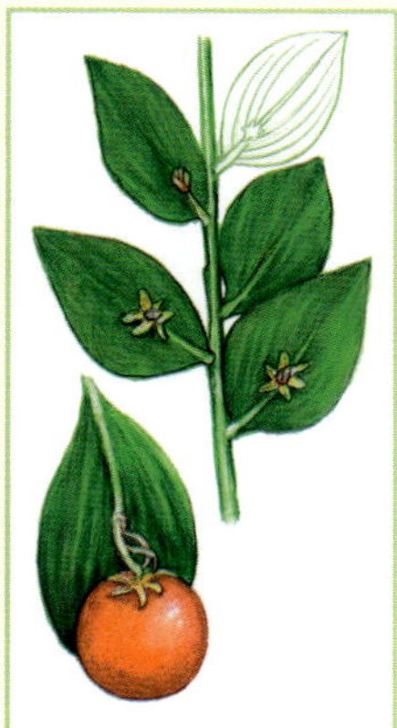

Stechender Mäusedorn

Familie: Ruscaceae (Mäusedorngewächse)

Weitere Namen: Stachliger Mäusedorn

Heimat: Europa, Asien und Nordafrika

Größe: Bis 1 m hoher, immergrüner Halbstrauch

Typische Kennzeichen: Schuppenartige Laubblätter und rote Beeren

Diese Art bildet als Anpassung an trockene Standorte nur kleine, schuppenartige Blätter, so dass die Fotosynthese von grünen, blattartigen Kurztrieben (Phyllokladien) übernommen werden muss. Therapeutisch wurde die Pflanze bereits in der Antike angewendet, vor allem als harntreibendes Mittel; heute nimmt man die leicht giftige Pflanze hauptsächlich zur Behandlung von Krampfadern oder Hämorrhoiden.

Ruta graveolens

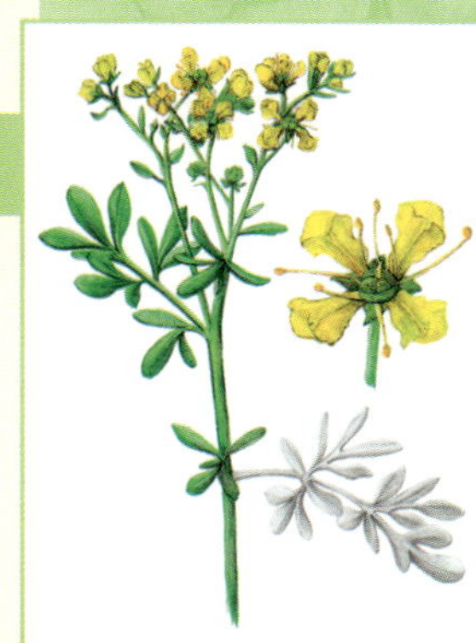

Weinraute

Familie: Rutaceae (Rautengewächse)

Weitere Namen: Gartenraute, Gnadenkraut

Heimat: Mittelmeerraum

Größe: Bis 1 m hohe, ausdauernde Pflanze

Typische Kennzeichen: Blaugrüne, fleischige Blätter mit zahlreichen Öldrüsen

Die in höherer Dosierung giftige Weinraute wird vor allem wegen ihrer appetitanregenden, krampflösenden, harntreibenden, beruhigenden und verdauungsfördernden Eigenschaften geschätzt, sollte aber nicht ohne ärztlichen Rat angewendet werden. In der Küche kann man sie zum Verfeinern von Fleisch- und Fischgerichten benutzen, aber auch als Aromastoff für Liköre, beispielsweise für den italienischen Grappa.

Saccharum officinarum

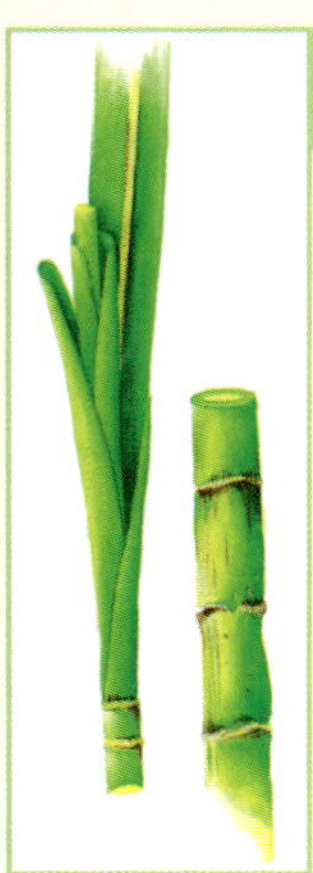

Zuckerrohr

Familie: Poaceae (Süßgräser)

Weitere Namen: –

Heimat: Tropisches Asien oder Neuguinea

Größe: Bis 6 m hohes, ausdauerndes Gras

Typische Kennzeichen: Bis 5 cm dicker Stängel mit weichem Mark

Der aus dieser Pflanze gewonnene Zucker war in Europa einst so kostbar, dass er in kleinen Mengen in Apotheken verkauft wurde; heute werden jährlich etwa 150 Millionen Tonnen der süßen Substanz hergestellt. Zusätzlich besitzt die Art aber auch therapeutische Eigenschaften, denn man benutzt die Wurzel als einhüllendes Mittel bei Magen- oder Darmbeschwerden und als harntreibende Arznei.

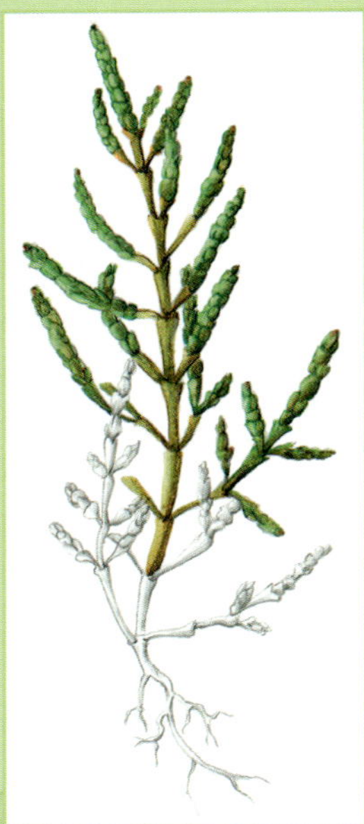

Salicornia europaea

Queller

Familie: Chenopodiaceae (Gänsefußgewächse)
Weitere Namen: Glasschmalz
Heimat: Europa und Asien
Größe: Bis 40 cm hohe, ein- bis zweijährige Pflanze
Typische Kennzeichen: An den Knoten eingeschnürter Stängel und schuppenartige Blätter

Die Stängel dieser Salz liebenden Pflanze, die hauptsächlich an Meeresküsten vorkommt, darunter auch an der Nord- und Ostsee, haben einen salzigen Geschmack, so dass man ein pikantes Gemüse daraus zubereiten kann. Die nah verwandte, nordamerikanische Art *Salicornia virginica* wird zusätzlich therapeutisch angewendet, allerdings nur äußerlich, etwa bei rheumatischen Beschwerden und Schmerzen anderer Art.

Salix alba

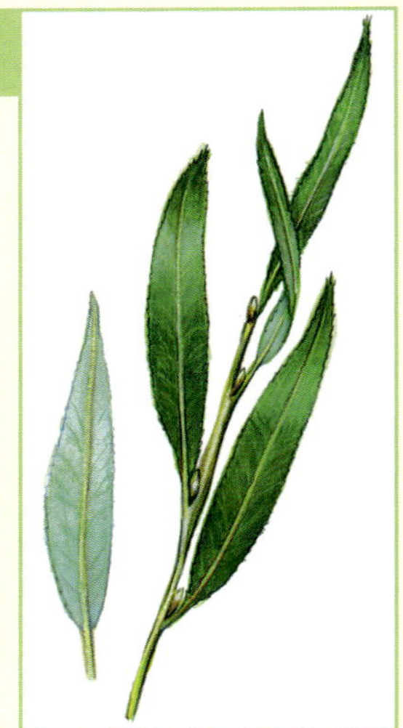

Silberweide

Familie: Salicaceae (Weidengewächse)
Weitere Namen: Fieberweide, Maiholz
Heimat: Europa, Asien und Nordafrika
Größe: Bis 25 m hoher Baum
Typische Kennzeichen: Korkartige Rinde und wechselständige, dicht behaarte Blätter

Berühmt ist die Silberweide vor allem, weil die in ihrer Rinde enthaltene Salicylsäure Ende des 19. Jahrhunderts zur pharmazeutischen Herstellung von Aspirin verwendet wurde. Neben einer schmerzlindernden Wirkung sagt man der Pflanze aber auch entzündungshemmende, fiebersenkende, beruhigende, adstringierende und antineuralgische Eigenschaften nach. Benutzt wird die Rinde der Zweige.

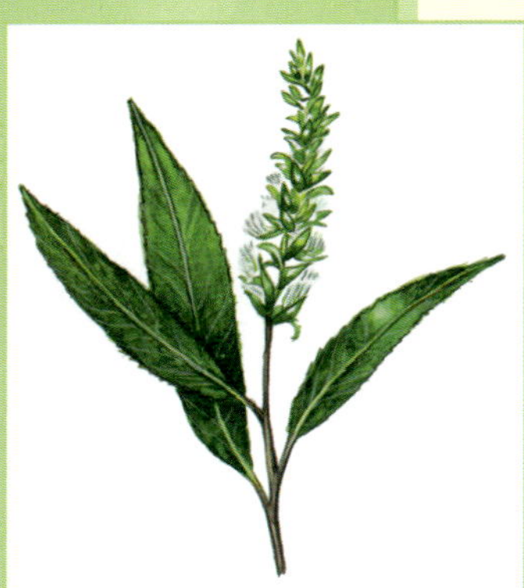

Salix fragilis

Bruchweide

Familie: Salicaceae (Weidengewächse)
Weitere Namen: Knackweide
Heimat: Europa und Asien
Größe: Bis 15 m hoher Baum
Typische Kennzeichen: Korkartige Rinde und gegenständige, kaum behaarte Blätter

Die Rinde der überall in Mitteleuropa vorkommenden Bruchweide besitzt ganz ähnliche Eigenschaften wie die nah verwandte Silberweide (*Salix alba*). Wenn uralte Tontafeln richtig gedeutet werden, hatten davon schon die Assyrer und Babylonier Kenntnis, und auch aus dem Ägypten der Pharaonenzeit ist die Anwendung von Weidenrinde überliefert. Heute setzt man die Art auch vielfach in der Homöopathie ein.

Salix purpurea

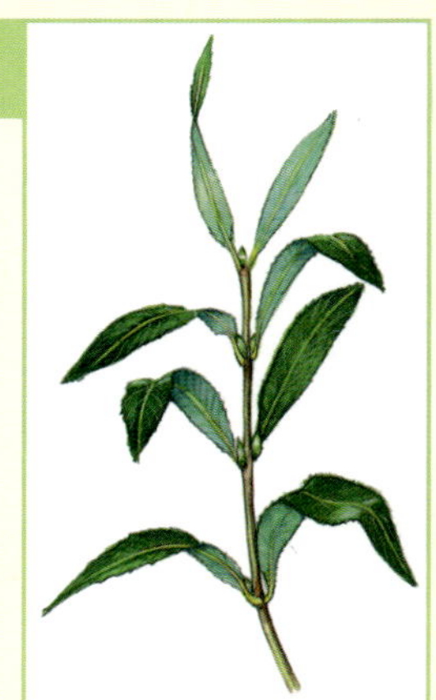

Purpurweide

Familie: Salicaceae (Weidengewächse)
Weitere Namen: Rotweide, Bachweide
Heimat: Europa, Asien und Nordafrika
Größe: Bis 4 m hoher Strauch oder kleiner Baum
Typische Kennzeichen: Glatte, gelbbraune, häufig auch purpurfarbene Rinde

Die Purpurweide gehört ebenfalls zu den Weiden-Arten, deren Rinde sich als fiebersenkende, antirheumatische, antineuralgische, adstringierende, beruhigende und schmerzstillende Arznei einsetzen lässt. Allerdings ist der Salicingehalt oft sehr hoch und damit die Dosierung schwieriger, so dass in der Naturheilkunde zumeist die Silberweide (*Salix alba*) angewendet wird.

Salsola kali

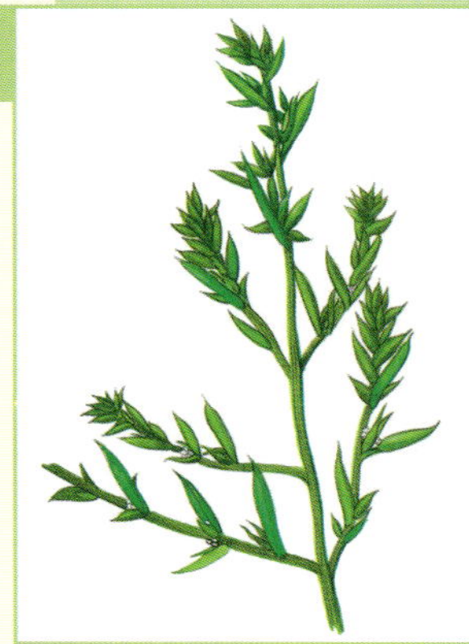

Gewöhnliches Salzkraut

Familie: Chenopodiaceae (Gänsefußgewächse)

Weitere Namen: Kali-Salzkraut

Heimat: Europa, Asien und Nordafrika

Größe: Bis 60 cm hohe, einjährige Pflanze

Typische Kennzeichen: Fleischiger, graugrüner Stängel und dornenartig bespitze Blätter

Das auch in Mitteleuropa vorkommende Gewöhnliche Salzkraut findet man fast nur auf salzreichen Sandböden, also beispielsweise an Meeresküsten. Die Blätter der Pflanze können wie Spinat zubereitet oder auch in Salaten verwendet werden, während sich die salzigen Stängel für Dips eignen. Früher wurde die Art aber auch therapeutisch eingesetzt, denn der Saft besitzt harntreibende Eigenschaften.

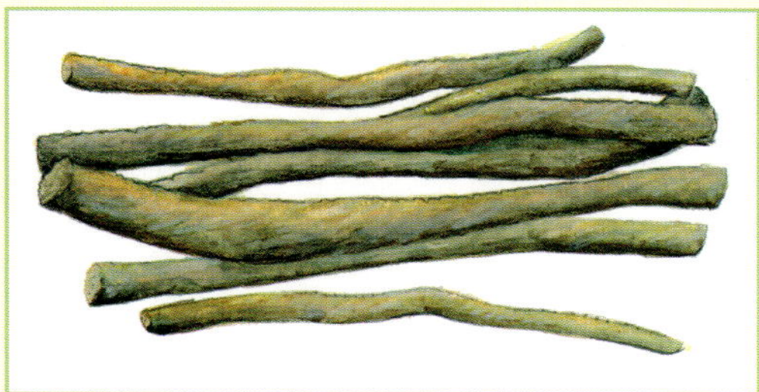

Salvadora persica

Arrakbaum

Familie: Salvadoraceae (Salvadoragewächse)

Weitere Namen: Zahnbürstenbaum

Heimat: Asien und Afrika

Größe: Bis 6 m hoher Strauch oder kleiner Baum

Typische Kennzeichen: Weißgrünliche Blüten und rundliche, rote bis purpurfarbene Früchte

Die Wurzeln und Zweige dieses Strauches werden in Teilen seines Verbreitungsgebiets vor allem zum Reinigen der Zähne verwendet. Dazu wird ein Holzstück so lange gekaut, bis es ausfranst und dann als Zahnbürste benutzt. Dagegen sollen die Blätter adstringierende, harntreibende und schleimlösende Eigenschaften besitzen, während man den Früchten eine verdauungsfördernde Wirkung nachsagt.

Salvia lavandulifolia

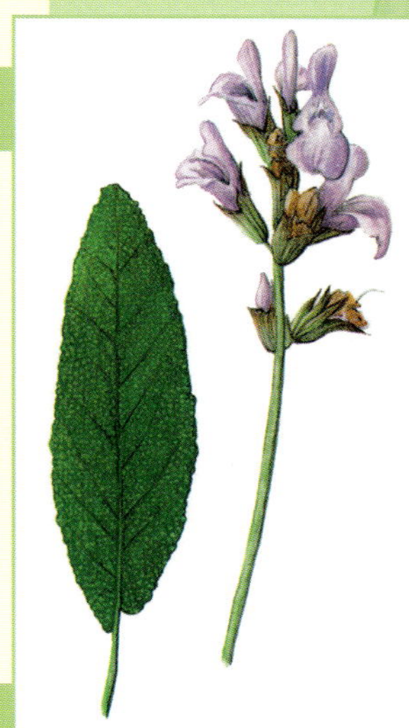

Lavendelblättriger Salbei

Familie: Lamiaceae/Labiatae (Lippenblütler)

Weitere Namen: Spanischer Salbei

Heimat: Südeuropa

Größe: Bis 50 cm hohe, ausdauernde Pflanze

Typische Kennzeichen: Längliche, gekräuselte Blätter und blaue bis violette Blüten

Die Blätter dieser Art werden therapeutisch hauptsächlich zur Förderung der Verdauung eingesetzt, man sagt ihnen aber auch fiebersenkende und schleimlösende Eigenschaften nach. Außerdem wird die Pflanze bei Menstruationsbeschwerden und als antiseptisches Mittel für die Wundbehandlung angewendet, und man benutzt sie zur Parfümherstellung. Während der Schwangerschaft darf die Art nicht benutzt werden.

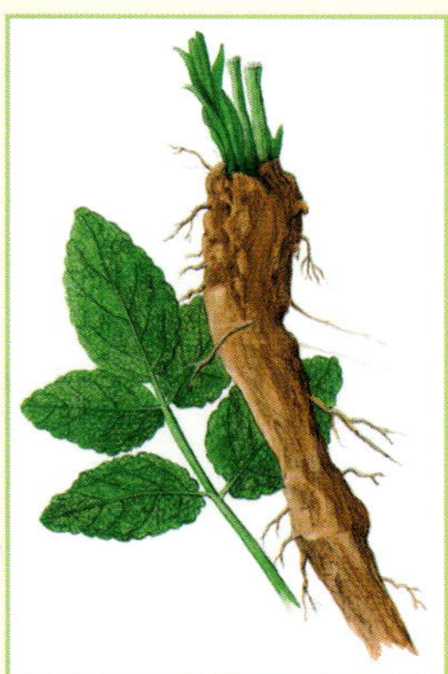

Salvia miltiorrhiza

Rotwurzelsalbei

Familie: Lamiaceae/Labiatae (Lippenblütler)

Weitere Namen: –

Heimat: China

Größe: Bis 80 cm hohe, ausdauernde Pflanze

Typische Kennzeichen: Ovale, gezähnte Blätter und purpurfarbene Blüten

Dieses Kraut wird in seiner chinesischen Heimat gern als Kreislaufmittel verwendet, denn man sagt ihm nach, es würde die Arterien erweitern und dadurch den Blutfluss zum Herzen erleichtern. Aufgrund dieser Eigenschaft verschreibt man es auch häufig zur Behandlung von Herzinfarkten; außerdem gilt es als gutes Beruhigungsmittel, und man nutzt es manchmal auch als entzündungshemmende Arznei.

Salvia officinalis

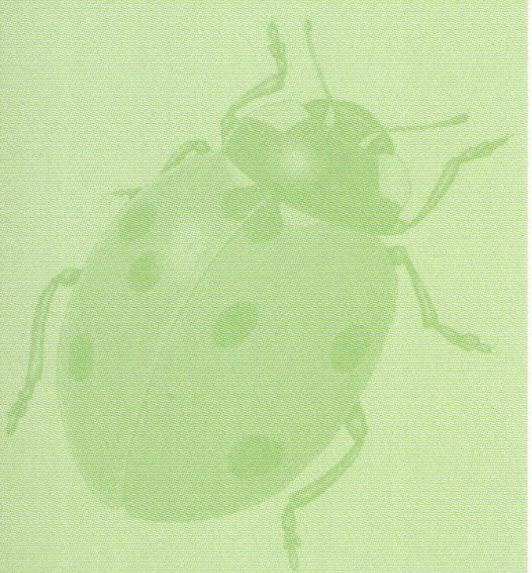

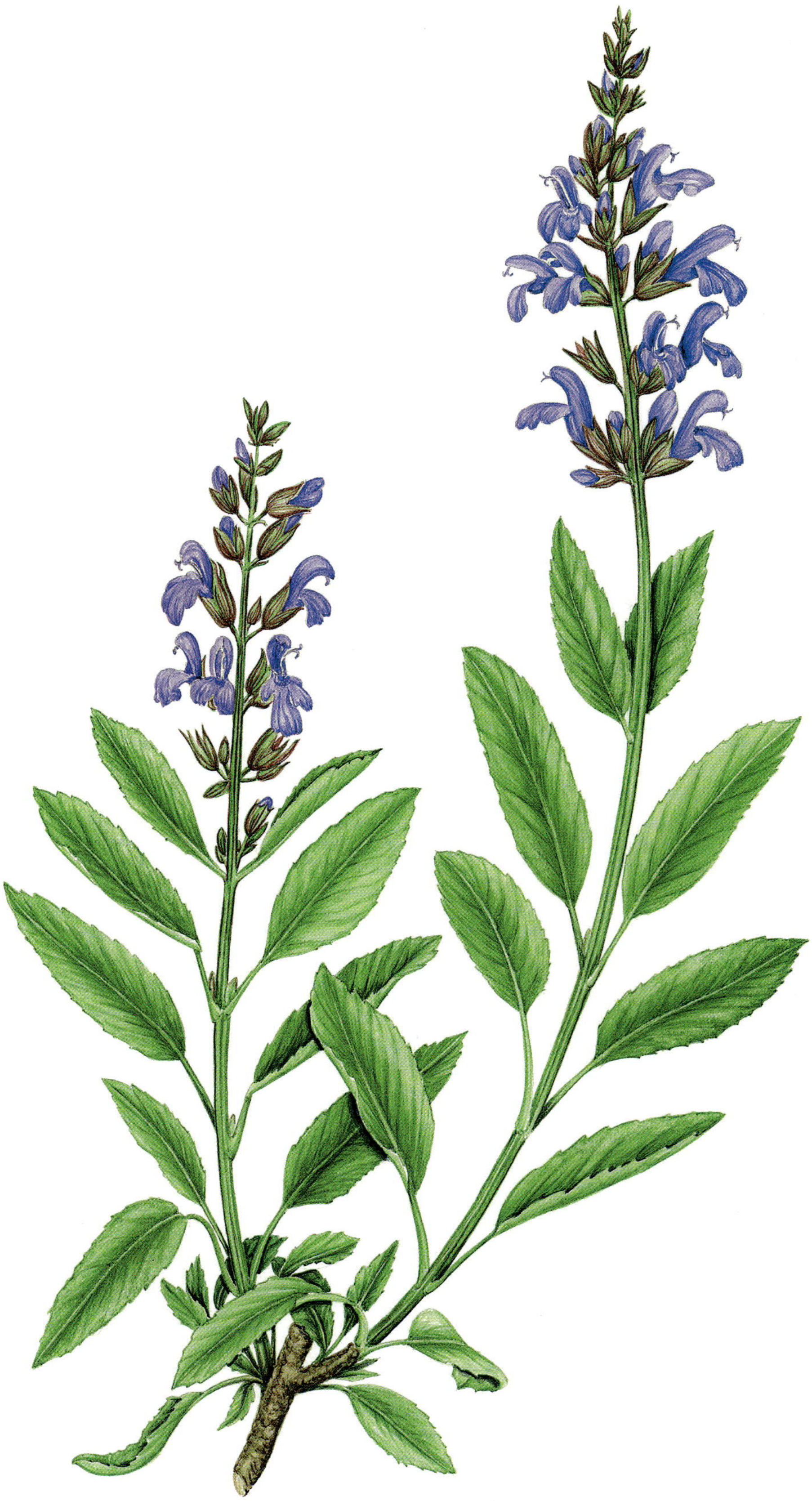

Salvia officinalis

Echter Salbei

Familie:
Lamiaceae/Labiatae (Lippenblütler)

Weitere Namen:
Muskatellerkraut, Griechischer Tee

Heimat:
Mittelmeerraum

Größe:
Bis 80 cm hoher, immergrüner Halbstrauch

Typische Kennzeichen:
Länglich-elliptische, filzig behaarte Blätter

In der Küche wird der Echte Salbei hauptsächlich zum Würzen von Kalb-, Rind- und Schweinefleisch verwendet, man kann ihn aber auch zur Herstellung von Kräuteröl oder Kräuteressig benutzen. Die Naturheilkunde schätzt dagegen die verdauungsfördernden, antiseptischen, entzündungshemmenden, blähungstreibenden, auswurffördernden, schweißhemmenden und tonischen Eigenschaften dieses begehrtes Gartenkrauts.

Salvia sclarea

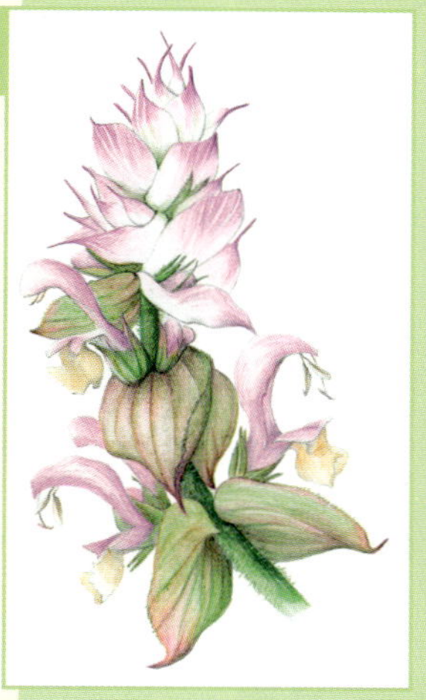

Muskatellersalbei

Familie: Lamiaceae/Labiatae (Lippenblütler)

Weitere Namen: Scharlachsalbei

Heimat: Europa, Asien und Nordafrika

Größe: Bis 1,2 m hohe, zweijährige Pflanze

Typische Kennzeichen: Sehr kleine, eiförmig-ovale Blätter

Der aromatische Muskatellersalbei wird häufig in der Nahrungsmittelindustrie verwendet, etwa zum Aromatisieren von Getränken wie Wermut und Likören, die dadurch nicht nur ein angenehmes, an die Muskatellertraube erinnerndes Aroma bekommen, sondern zusätzlich eine verdauungsfördernde Wirkung haben. Außerdem sagt man den blühenden Sprossspitzen appetitanregende und krampflösende Eigenschaften nach.

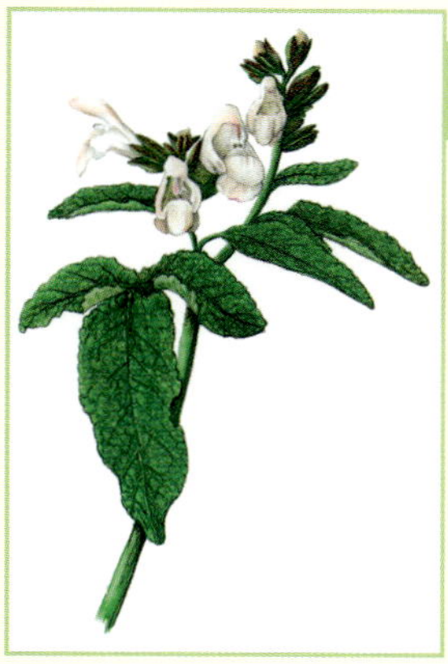

Salvia triloba

Griechischer Salbei

Familie: Lamiaceae/Labiatae (Lippenblütler)

Weitere Namen: –

Heimat: Mittelmeerraum

Größe: Bis 1,5 m hoher Halbstrauch

Typische Kennzeichen: Länglich-eiförmige, drüsig behaarte Blätter

Diese Salbei-Art enthält einen Farbstoff namens Luteolin, so dass man sie in Teilen ihres Verbreitungsgebiets zum Färben benutzt. Verwenden lassen sich sowohl Stängel als auch Blätter, die Stoffen und Wolle bei einer Beizenfärbung einen gelblichen Farbton verleihen. Daneben besitzt die Art aber auch fiebersenkende, adstringierende, krampflösende und blähungstreibende Eigenschaften.

Sambucus ebulus

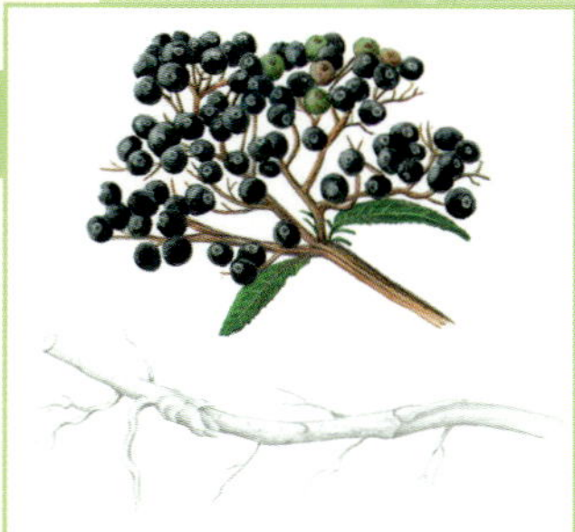

Zwergholunder

Familie: Caprifoliaceae (Geißblattgewächse)

Weitere Namen: Natterbeer, Feldholder

Heimat: Europa

Größe: Bis 1,5 m hohe, ausdauernde Pflanze

Typische Kennzeichen: Die kleine Art besitzt einen kriechenden Wurzelstock und wächst stets in Gruppen

Der Zwergholunder ist weit weniger bekannt als sein größerer Verwandter, der Schwarze Holunder (*Sambucus nigra*), lässt sich aber therapeutisch ähnlich einsetzen, also als harntreibende, abführende, antirheumatische, schweißtreibende oder antineuralgische Arznei. Die Beeren verwendet man am besten frisch, Blüten, Blätter und Wurzeln können getrocknet und so längere Zeit aufbewahrt werden.

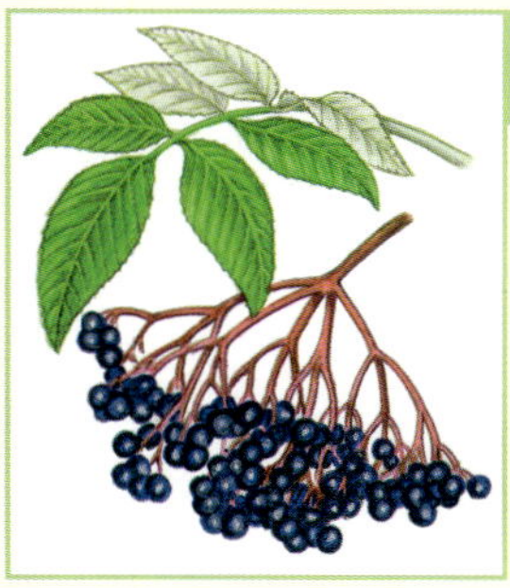

Sambucus nigra

Schwarzer Holunder

Familie: Caprifoliaceae (Geißblattgewächse)

Weitere Namen: Hollerbusch, Deutscher Flieder

Heimat: Europa

Größe: Bis 10 m hoher Strauch oder kleiner Baum

Typische Kennzeichen: Eiförmige Blätter mit gesägtem Rand und schwarze Beeren

Die Blüten des Schwarzen Holunders sind wegen ihrer entspannenden, fiebersenkenden und schweißtreibenden Wirkung ein beliebtes Mittel zur Behandlung von Erkältungskrankheiten, man kann sie aber auch bei antirheumatischen und antineuralgischen Beschwerden nutzen. Die Beeren sind sehr reich an Vitamin C, haben eine leicht abführende Wirkung und können außerdem zum Färben verwendet werden.

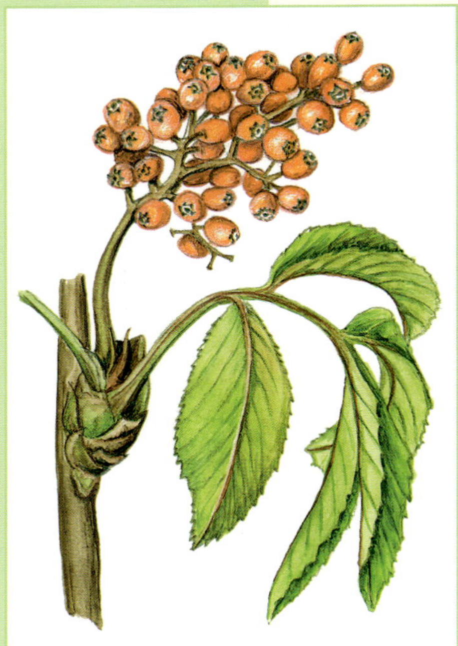

Sambucus racemosa

Traubenholunder

Familie: Caprifoliaceae (Geißblattgewächse)

Weitere Namen: Roter Holunder

Heimat: Europa

Größe: Bis 4 m hoher Strauch oder kleiner Baum

Typische Kennzeichen: Eiförmige Blätter mit gesägtem Rand und rote Beeren

Diese Art, die auch in Mitteleuropa vorkommt, wurde früher als Abführ-, Schmerz- und Brechmittel, zur Behandlung von Erkältungen und Bronchitis sowie äußerlich bei Ekzemen oder Quetschungen angewendet; außerdem stellte man aus den vitaminreichen Früchten Marmelade her. Da die Samen Giftstoffe enthalten, die Übelkeit und Erbrechen verursachen können, wird die Art heute kaum noch genutzt.

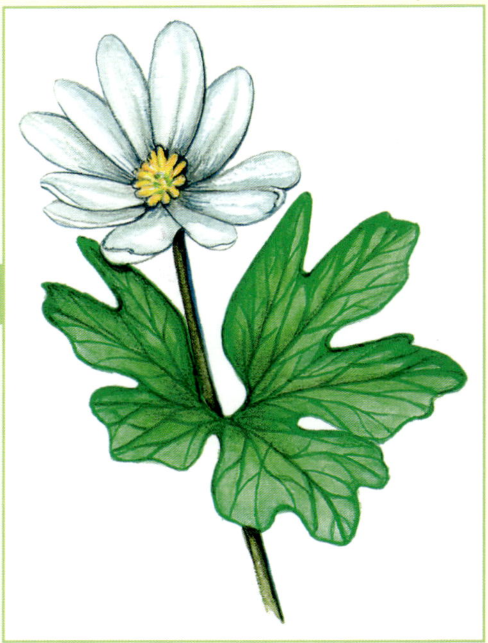

Sanguinaria canadensis

Kanadische Blutwurz

Familie: Papaveraceae (Mohngewächse)

Weitere Namen: –

Heimat: Nordamerika

Größe: Bis 15 cm hohe, ausdauernde Pflanze

Typische Kennzeichen: Handförmige Blätter mit rötlichen Stielen

Die Wurzel dieses Krautes wurde schon von den nordamerikanischen Ureinwohnern bei Rheumatismus, Fieber oder auch als Brechmittel eingesetzt, während man sie heute hauptsächlich bei Husten oder als Gurgelmittel benutzt. Der Name geht auf den roten Saft des Rhizoms zurück, der sich auch zum Rosafärben von Naturfasern eignet. Therapeutisch darf die giftige Art nur unter ärztlicher Kontrolle angewendet werden.

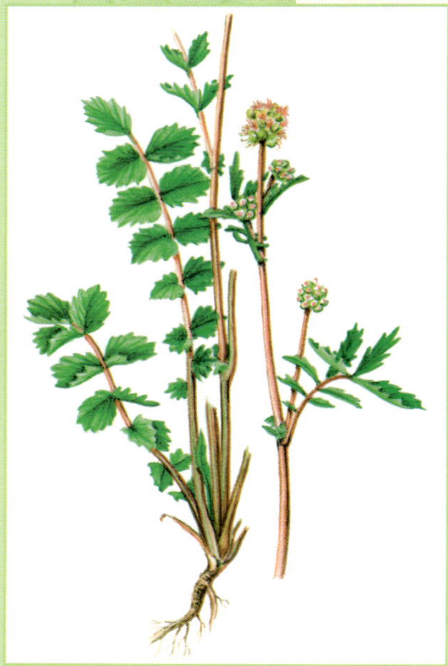

Sanguisorba minor

Kleiner Wiesenknopf

Familie: Rosaceae (Rosengewächse)

Weitere Namen: Pimpernell

Heimat: Europa

Größe: Bis 60 cm hohe, ausdauernde Pflanze

Typische Kennzeichen: Grünliche oder purpurfarbene Blütenstände

Der Wiesenknopf wird in Europa schon seit langem als wertvolle Futterpflanze und zum Bierbrauen verwendet. Außerdem besitzt er aromatische, appetitanregende, verdauungsfördernde und adstringierende Eigenschaften, so dass man ihn beispielsweise bei Appetitlosigkeit oder Magenbeschwerden, aber auch bei leichten Verbrennungen einsetzt. Verwendet wird die gesamte Pflanze ohne die Wurzel.

Sanguisorba officinalis

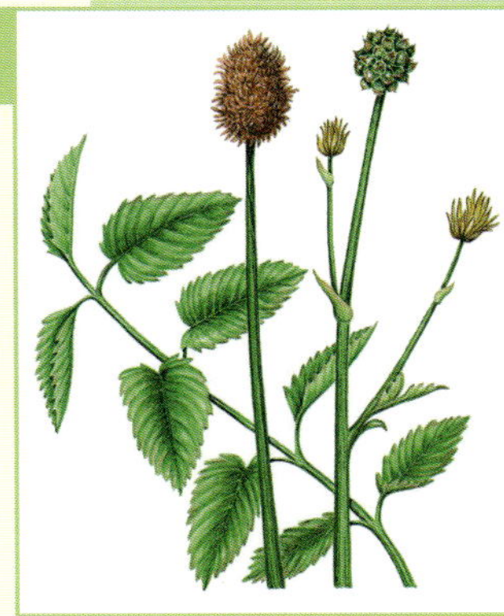

Großer Wiesenknopf

Familie: Rosaceae (Rosengewächse)
Weitere Namen: Bibernelle
Heimat: Europa
Größe: Bis 60 cm hohe, ausdauernde Pflanze
Typische Kennzeichen: Rötliche Blütenstände

Der Große Wiesenknopf besitzt sehr ähnliche therapeutische Eigenschaften wie der nah verwandte Kleine Wiesenknopf (*Sanguisorba minor*), er wurde aber außerdem auch als blutstillendes Kraut eingesetzt, was schon am Gattungsamen der Pflanze erkennbar ist („sanguis" heißt übersetzt Blut, „sorbere" soviel wie einsaugen). In der Küche verwendet man den Wiesenknopf manchmal für Salate und Soßen.

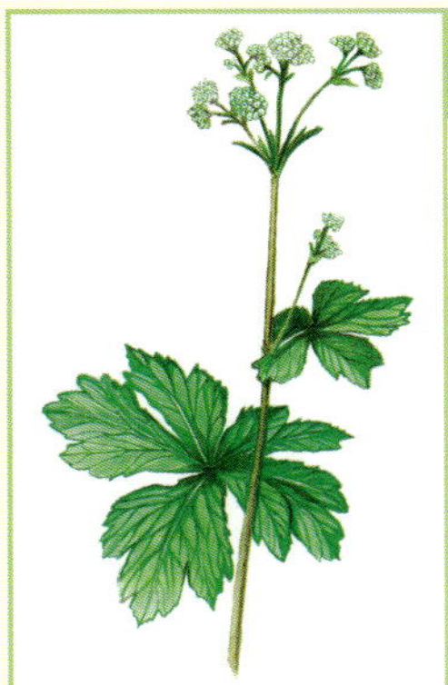

Sanicula europaea

Sanikel

Familie: Apiaceae/Umbelliferaceae (Doldenblütler)
Weitere Namen: Heildolde, Wald-Sanikel, Bauchwehkraut
Heimat: Europa, Asien und Afrika
Größe: Bis 60 cm hohe, ausdauernde Pflanze
Typische Kennzeichen: Handförmig geteilte, grundständige Blätter und weitgehend blattloser Stängel

Dieses Heilkraut wird zwar schon von Hildegard von Bingen erwähnt, erlebte seine Blütezeit aber erst in 15. und 16. Jahrhundert, als man es vor allem zur Wundheilung einsetzte. Heute wendet man die Art noch gelegentlich bei Entzündungen der Mund- und Rachenschleimhäute oder bei Magen- und Darmbeschwerden an, nimmt sie aber auch bei leichten Verbrennungen und zur Behandlung von Hämorrhoiden oder Frostbeulen.

Santalum album

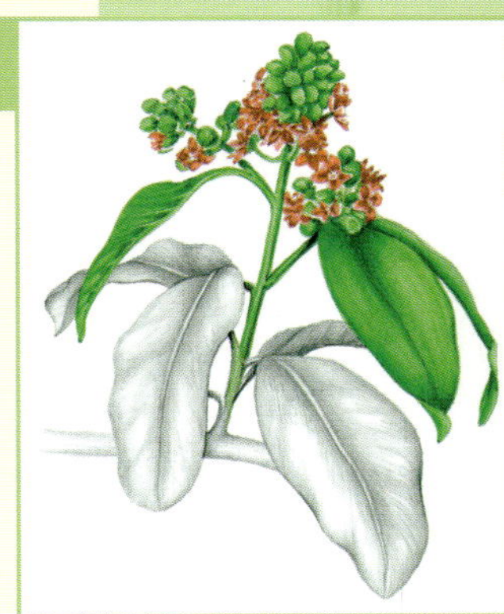

Sandelholzbaum

Familie: Santalaceae (Sandelholzgewächse)
Weitere Namen: Weißes Sandelholz
Heimat: Asien
Größe: Bis 10 m hoher, immergrüner Baum
Typische Kennzeichen: Fleischige Blätter und große, gelbe bis rötliche Blütenrispen

In Indien wird das wohlriechende Kernholz dieser Pflanze, das reich an ätherischen Ölen ist, schon seit Jahrtausenden als Räuchermittel bei religiösen Zeremonien und zur Parfümherstellung benutzt. Die Art besitzt aber auch therapeutische Eigenschaften, so dass man sie früher wegen ihrer antiseptischen Wirkung beispielsweise zur Behandlung von Harnwegsentzündungen eingesetzt hat.

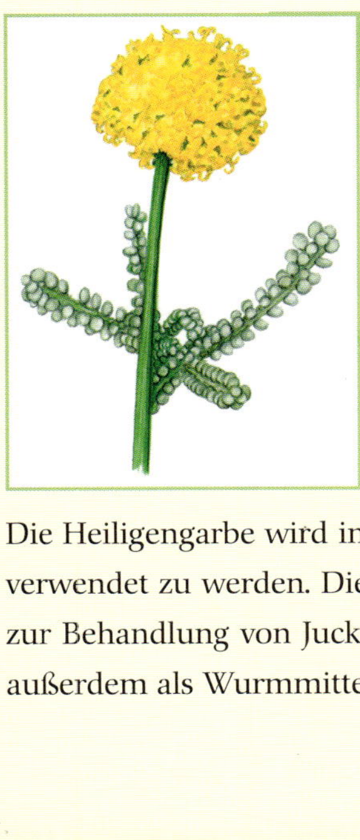

Santolina chamaecyparissus

Heiligengarbe

Familie: Asteraceae/ Compositae (Korbblütler)
Weitere Namen: Zypressenkraut
Heimat: Mittelmeergebiet
Größe: Bis 60 cm hohe, ausdauernde Pflanze
Typische Kennzeichen: Zumeist stark behaarte, aromatisch duftende Art

Die Heiligengarbe wird in Gärten gern als Beeteinfassung gepflanzt, um dann vor allem in Trockensträußen verwendet zu werden. Die Art besitzt aber auch verdauungsfördernde Eigenschaften, und sie lässt sich auch zur Behandlung von Juckreiz und Insektenstichen benutzen. Früher dienten die krautigen Teile der Pflanze außerdem als Wurmmittel und zur Regulierung der Menstruation.

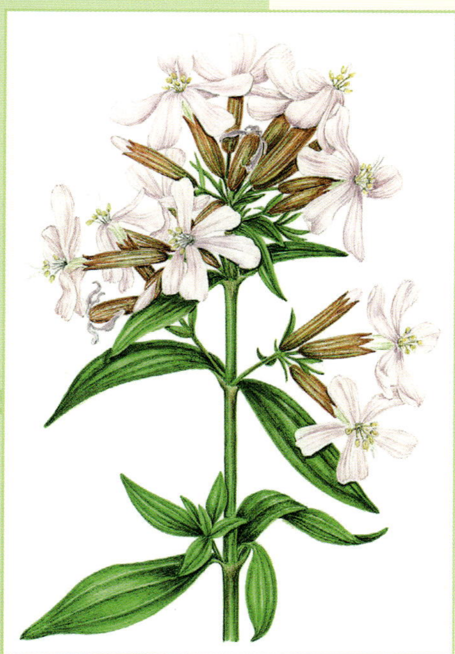

Saponaria officinalis

Gewöhnliches Seifenkraut

Familie: Caryophyllaceae (Nelkengewächse)

Weitere Namen: Echtes Seifenkraut

Heimat: Europa und Westasien

Größe: Bis 1 m hohe, ausdauernde Pflanze

Typische Kennzeichen: Röhrenförmige, fleischrosafarbene Blüten

Wie unschwer zu erraten ist, wurde diese Art früher als Seifenersatz verwendet, wobei man sie vor allem zum Waschen von Kleidung einsetzte. Daneben wird das Seifenkraut aber auch schon lange als Heilpflanze benutzt, beispielsweise zur Linderung von Husten und Bronchitis oder auch rheumatischen und arthritischen Beschwerden sowie zur Behandlung juckender Hautpartien und Ekzeme.

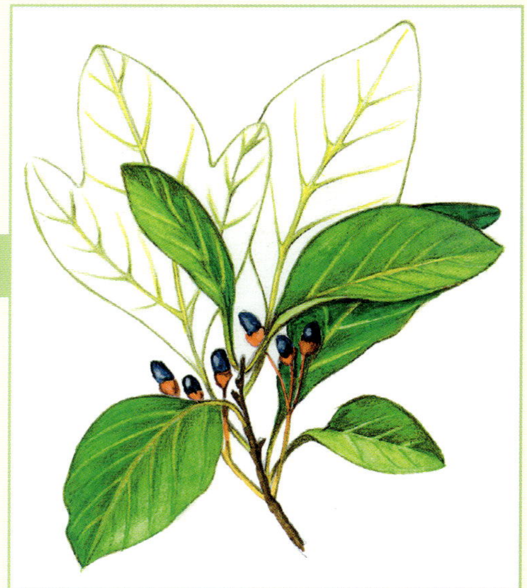

Sassafras albidum

Fenchelholzbaum

Familie: Lauraceae (Lorbeergewächse)

Weitere Namen: Sassafrasbaum, Nelkenzimtbaum

Heimat: Nordamerika

Größe: Bis 30 m hoher Baum

Typische Kennzeichen: Die zahlreichen, gelben Blüten erscheinen vor den Blättern

Diese Art wird vor allem in der kreolischen Küche Louisianas als Gewürz verwendet; man benutzt die Wurzel aber auch als Aromastoff für Zahncreme und Tabak. In der Volksheilkunde wurde die giftige Pflanze früher zur Behandlung von Rheumatismus und Gicht oder als harn- und schweißtreibende Arznei eingesetzt, was aber inzwischen wegen zu befürchtender Nebenwirkungen nicht mehr üblich ist.

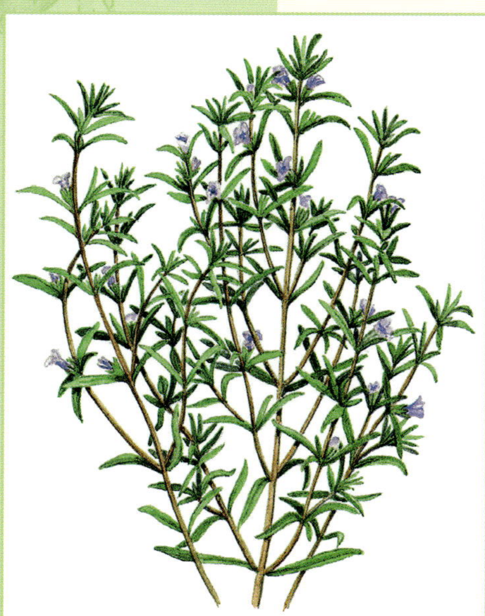

Satureja hortensis

Sommerbohnenkraut

Familie: Lamiaceae/Labiatae (Lippenblütler)

Weitere Namen: Gartenbohnenkraut, Knölle, Fleischkraut

Heimat: Mittelmeergebiet

Größe: Bis 40 cm hohe, einjährige Pflanze

Typische Kennzeichen: Krautige, stark aromatisch duftende Pflanze

Wie schon der Name vermuten lässt, verwendet man dieses Kraut vor allem bei der Zubereitung von Bohnen, es lässt sich aber auch zum Würzen von Fleischgerichten oder beim Einkochen und Einlegen von Gurken benutzen. Außerdem sagt man der Art verdauungsfördernde, krampflösende und anregende Eigenschaften nach, während ein Fußbad eine wohltuende und deodorierende Wirkung auf strapazierte Füße haben soll.

Satureja montana

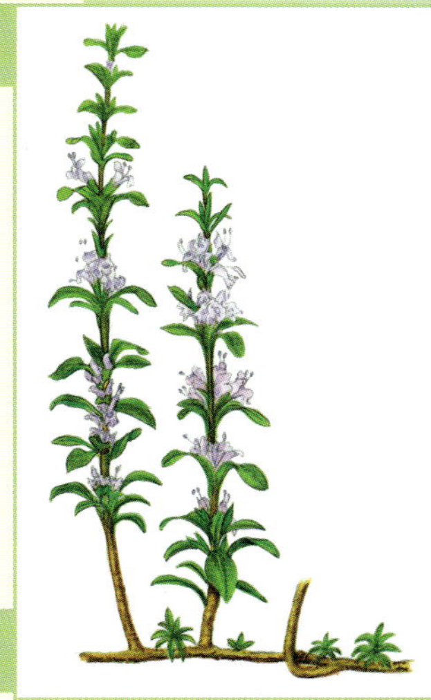

Winterbohnenkraut

Familie: Lamiaceae/Labiatae (Lippenblütler)

Weitere Namen: Bergbohnenkraut

Heimat: Mittelmeergebiet

Größe: Bis 40 cm hoher Halbstrauch

Typische Kennzeichen: Holzige, stark aromatisch duftende Pflanze

Diese Pflanze wurde schon von den Ärzten der Antike für therapeutische Zwecke genutzt, etwa bei Infektionen oder zur Stärkung. Heute verwendet man das Winterbohnenkraut manchmal zur Behandlung von Blähungen und Koliken, aber auch bei Atemwegsproblemen, etwa Bronchitis. Außerdem kann man es in der Küche in gleicher Weise wie das nah verwandte Sommerbohnenkraut (*Satureja hortensis*) einsetzen.

Saussurea costus

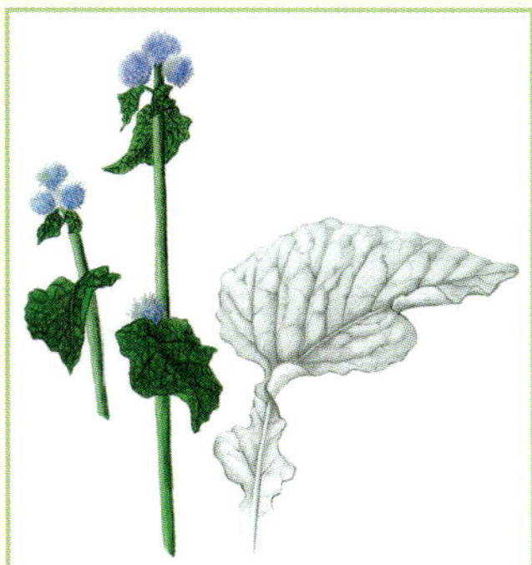

Kostuspflanze

Familie: Asteraceae/Compositae (Korbblütler)

Weitere Namen: –

Heimat: Asien

Größe: Bis 3 m hohe, ausdauernde Pflanze

Typische Kennzeichen: Herzförmige Blätter und bläuliche, distelähnliche Blüten

Die Wurzel dieser Pflanze wird in Indien schon seit über 2000 Jahren als kräftigende und anregende Arznei benutzt, der zusätzlich aphrodisierende Eigenschaften nachgesagt werden. Außerdem kann man die Art dank ihrer antiseptischen Wirkung zur Behandlung von Atemwegserkrankungen einsetzen, also bei Bronchitis, Asthma oder Husten. Allerdings sollte dies stets unter ärztlicher Kontrolle erfolgen.

Saxifraga granulata

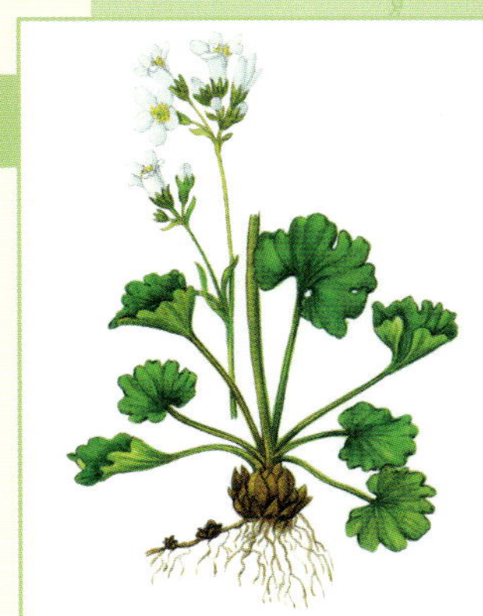

Knöllchensteinbrech

Familie: Saxifragaceae (Steinbrechgewächse)

Weitere Namen: Körnersteinbrech

Heimat: Europa und Nordafrika

Größe: Bis 50 cm hohe, ausdauernde Pflanze

Typische Kennzeichen: Klebrig behaarter Stängel und Brutzwiebeln zwischen den Blättern

Diese Art, die vereinzelt auch in Mitteleuropa vorkommt, etwa an Standorten mit Halbtrockenrasen, wurde in der Naturheilkunde früher hauptsächlich zur Behandlung von Nieren- und Blasensteinen angewendet, was vermutlich auch zu ihrem umgangssprachlichen Namen geführt hat. Da der Knöllchensteinbrech inzwischen unter Naturschutz steht, wird er heute kaum noch genutzt.

Schinus terebinthifolius

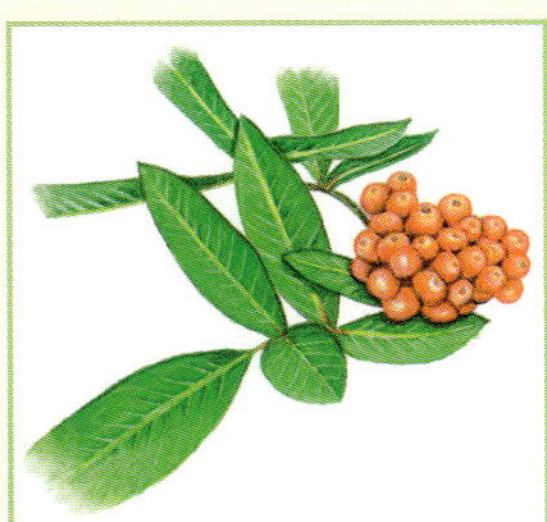

Rosa Pfeffer

Familie: Anacardiaceae (Sumachgewächse)

Weitere Namen: Brasilianischer Pfeffer

Heimat: Südamerika

Größe: Bis 20 m hoher, immergrüner Baum

Typische Kennzeichen: Rispen aus kleinen weißen Blüten und kleine rote Steinfrüchte

Die Früchte dieses südamerikanischen Baumes werden manchmal als Gewürz verwendet, wobei sie aber, ungeachtet ihres umgangssprachlichen Namens, nicht scharf, sondern süß und aromatisch schmecken. Es gibt allerdings (nicht unumstrittene) Untersuchungen, nach denen das Gewürz gesundheitliche Schäden verursachen kann, so dass man es, wenn man nicht ganz darauf verzichten will, nur sparsam verwenden sollte.

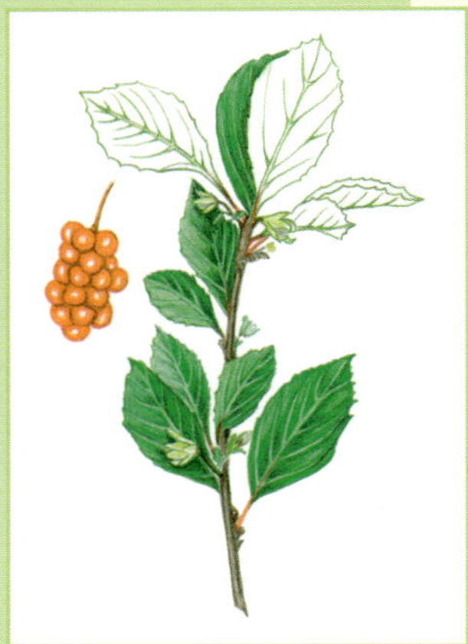

Schisandra chinensis

Chinesisches Spaltköpfchen

Familie: Schisandraceae (Schisandragewächse)
Weitere Namen: Wu wie zi
Heimat: China
Größe: Bis 8 m lange Kletterpflanze
Typische Kennzeichen: Rosafarbene Blüten und rote Früchte

Die Früchte dieser alten chinesischen Heilpflanze werden vor allem zur Steigerung der Vitalität, aber auch zur Behandlung von Leberkrankheiten, etwa Hepatitis oder schwacher Leberfunktion verwendet. Man nimmt die Art in ihrer Heimat aber auch bei Atemwegsproblemen, etwa chronischem Husten und bei Hautbeschwerden; außerdem schätzt man ihre stimulierende Wirkung auf die männliche Libido.

Schoenocaulon officinale

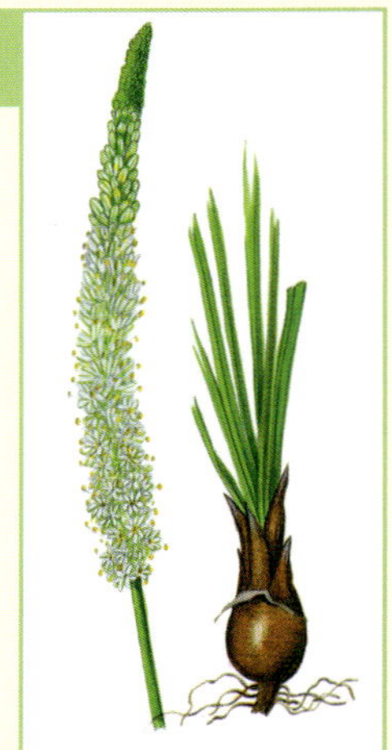

Mexikanisches Läusekraut

Familie: Melanthiaceae (Germergewächse)
Weitere Namen: Sabadilla, Läusesamen
Heimat: Mittelamerika
Größe: Bis 2 m hohe, ausdauernde Pflanze
Typische Kennzeichen: Zwiebelpflanze mit langen Rispen aus kleinen gelben Blüten

Diese stark giftige Art wurde in ihrer Heimat früher zur Bekämpfung von Läusen und Wanzen benutzt, aber auch als Wurmmittel. Später nahm man die Samen manchmal für die Herstellung von Mitteln zur Ungezieferbeseitigung bei Tieren, während die Art heute kaum noch verwendet wird, sieht man einmal von einigen homöopathischen Stoffen zur Behandlung von Heuschnupfen und zur Bekämpfung der Seekrankheit ab.

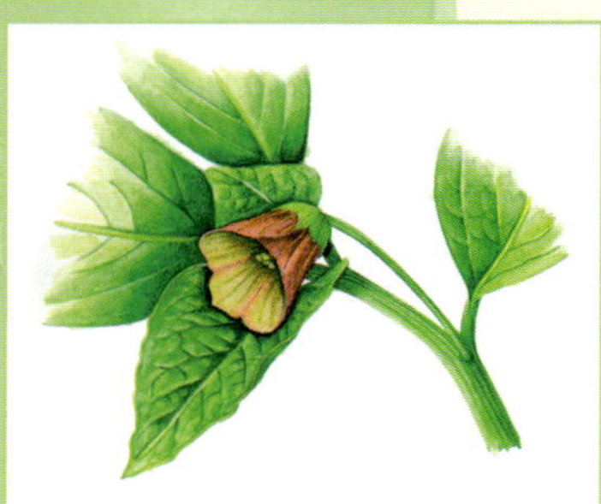

Scopolia carniolica

Krainer Tollkraut

Familie: Solanaceae (Nachtschattengewächse)
Weitere Namen: Glockenbilsenkraut, Walkenkraut
Heimat: Europa
Größe: Bis 60 cm hohe, ausdauernde Pflanze
Typische Kennzeichen: Lang gestielte, glockenförmige Blüten

Die Wurzel dieser tödlich giftigen Pflanze soll früher häufig für Giftmorde benutzt worden sein, sie galt aber auch als Aphrodisiakum, das man vor allem den so genannten „Hexensalben" beimischte. In der Naturheilkunde wurde das Krainer Tollkraut früher manchmal äußerlich bei Rheumatismus oder Zahnschmerzen angewendet, während man die Art heute nur noch für Fertigpräparate nutzt.

Scorzonera hispanica

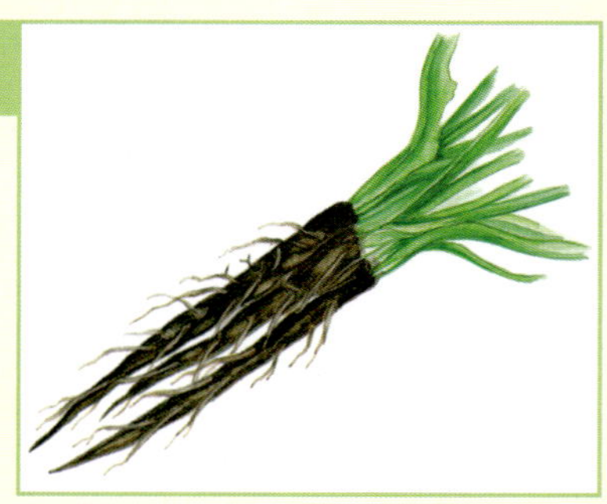

Garten-Schwarzwurzel

Familie: Asteraceae/Compositae (Korbblütler)
Weitere Namen: Winterspargel
Heimat: Südeuropa
Größe: Bis 1,2 m hohe, ausdauernde Pflanze
Typische Kennzeichen: Oft 30 cm lange, außen schwarzbraune, innen helle Wurzel

Die Wurzeln dieser Pflanze, die heute in vielen Gärten kultiviert wird, sind ein beliebtes Gemüse, das wegen des hohen Inulingehalts auch für Diabetiker geeignet ist. Früher wurde die Art ausschließlich als Heilkraut verwendet, etwa als schweiß- und harntreibendes Mittel, aber auch zur Behandlung von Masern. Außerdem nahm man die Wurzel, vor allem in Notzeiten, als Kaffee-Ersatz.

Scrophularia nodosa

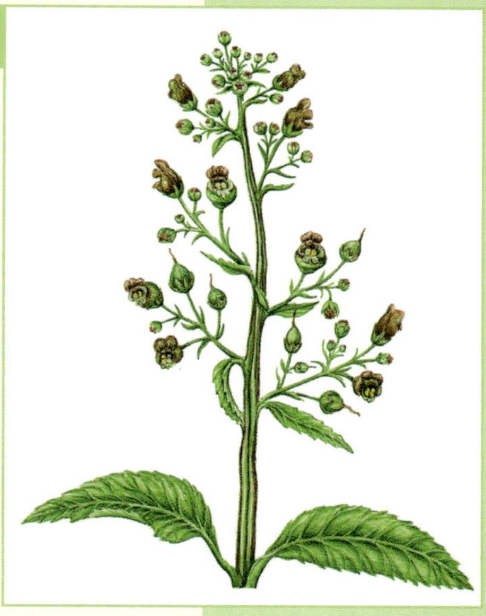

Knotige Braunwurz

Familie: Scrophulariaceae (Braunwurzgewächse/Rachenblütler)

Weitere Namen: –

Heimat: Europa und Asien

Größe: Bis 1,4 m hohe, ausdauernde Pflanze

Typische Kennzeichen: Vierkantiger Stängel und doppelt gesägte Blätter

Die Blätter dieser Art wurden spätestens seit dem Mittelalter als Abführ- und Schmerzmittel, aber auch bei Drüsenerkrankungen, Halsgeschwüren und Hautekzemen oder Akne benutzt. Da die Anwendung jedoch nicht frei von Nebenwirkungen ist, nimmt man die Pflanze heute hauptsächlich für homöopathische Mittel, etwa zur Behandlung von Beschwerden des Magen-Darm-Traktes oder bei Drüsenverhärtung.

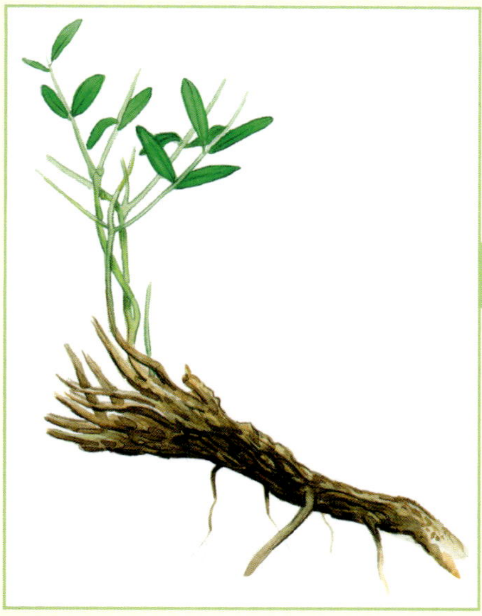

Scutellaria baicalensis

Chinesisches Helmkraut

Familie: Lamiaceae/Labiatae (Lippenblütler)

Weitere Namen: Huang quin

Heimat: Asien

Größe: Bis 1,2 m hohe, ausdauernde Pflanze

Typische Kennzeichen: Lanzettliche Blätter und rotblaue Blüten

Die Wurzel des Chinesisches Helmkrauts schätzt man vor allem wegen ihrer entzündungshemmenden Eigenschaften, die man beispielsweise bei Infektionen des Verdauungstrakts anwenden kann, aber auch bei allergischen Erkrankungen wie Heuschnupfen oder bei Hautbeschwerden, etwa Ekzemen und Nesselausschlag. Außerdem gilt die Art als gutes Mittel zur Unterstützung des Blutkreislaufs.

Scutellaria lateriflora

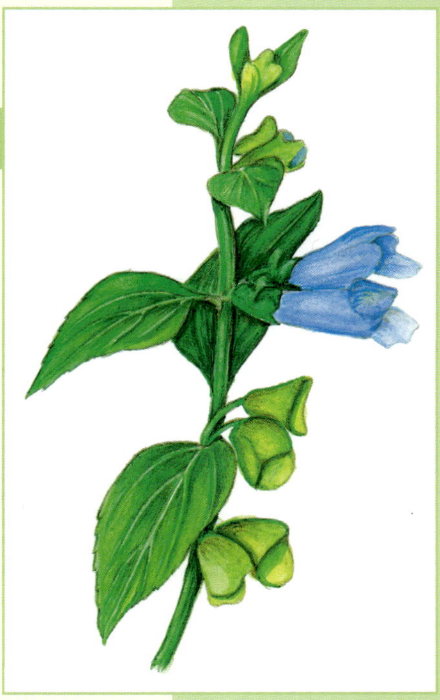

Virginia-Helmkraut

Familie: Lamiaceae/Labiatae (Lippenblütler)

Weitere Namen: –

Heimat: Nordamerika

Größe: Bis 60 cm hohe, ausdauernde Pflanze

Typische Kennzeichen: Paarweise angeordnete rosafarbene bis bläuliche Blüten

Diese Art wurde von den amerikanischen Ureinwohnern besonders bei Menstruationsbeschwerden angewendet; später versuchte man mit diesem Kraut sogar Tollwut oder auch Epilepsie und Schizophrenie zu kurieren. Heute benutzt man das Virginia-Helmkraut manchmal noch als Nerventonikum bei starkem Stress oder als Schlafmittel. Verwendet werden ausschließlich die getrockneten krautigen Teile.

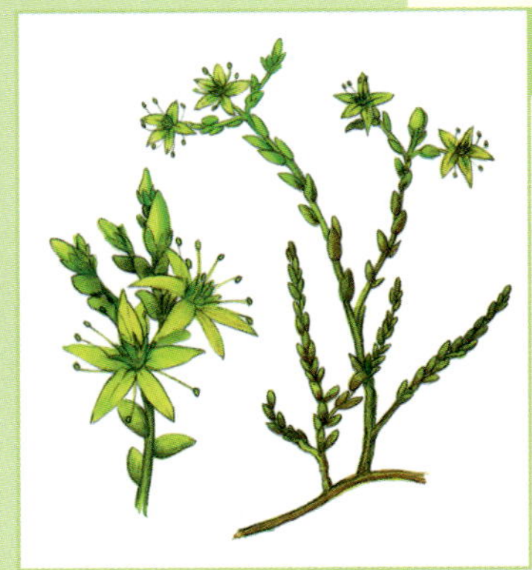

Sedum acre

Scharfer Mauerpfeffer

Familie: Crassulaceae (Dickblattgewächse)
Weitere Namen: Vogelbrot, Warzenkraut
Heimat: Europa
Größe: Bis 10 cm hohe, ausdauernde Pflanze
Typische Kennzeichen: Fleischige Blätter ohne Sporn und gelbe Blüten

Diese Pflanze wächst gern auf Mauern, Dächern oder Felsen, kommt aber manchmal auch auf offenen Sandflächen oder an Bahndämmen vor. Früher wurden die krautigen Teile wegen ihres pikanten, pfefferartigen Geschmacks zum Verfeinern von Salat verwendet, aber da sie unter bestimmten Voraussetzungen schwere Vergiftungen bis hin zum Atemstillstand verursachen kann, wird sie heute nicht mehr benutzt.

Sedum reflexum

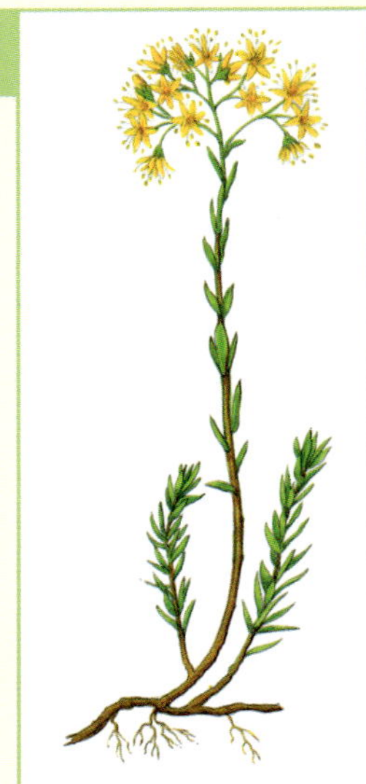

Tripmadam

Familie: Crassulaceae (Dickblattgewächse)
Weitere Namen: Felsenfetthenne
Heimat: Europa
Größe: Bis 30 cm hohe, ausdauernde Pflanze
Typische Kennzeichen: Fleischige Blätter mit einem Sporn und gelbe Blüten

Die säuerlich schmeckende Tripmadam kann zum Verfeinern von Salaten, Suppen, Soßen und Gemüse, aber auch für Säfte oder zur Herstellung von Mixed Pickles benutzt werden. In der Naturheilkunde schätzte man sie früher als blutreinigende, antiseptische und harntreibenden Arznei, nahm sie aber auch zur Behandlung von Hämorrhoiden oder leichten Verbrennungen. Heute wird sie kaum noch benutzt.

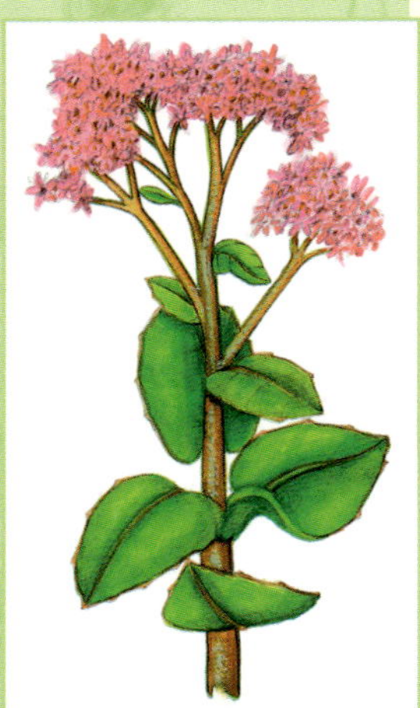

Sedum telephium

Purpurfetthenne

Familie: Crassulaceae (Dickblattgewächse)
Weitere Namen: Große Fetthenne
Heimat: Europa
Größe: Bis 70 cm hohe, ausdauernde Pflanze
Typische Kennzeichen: Fleischige Blätter und rötliche Blüten

Der Saft der hübschen Großen Fetthenne wurde früher als blutstillendes Mittel und zur Wundheilung eingesetzt. Heute verarbeitet man die Pflanze wegen ihrer antiseptischen Eigenschaften manchmal noch in Arzneien zur Behandlung von Hämorrhoiden oder Hautentzündungen; außerdem nutzt man die Art, von der es zahlreiche Sorten gibt, als Steingartenpflanze oder setzt sie zur Dachbegrünung ein.

Selenicereus grandiflorus

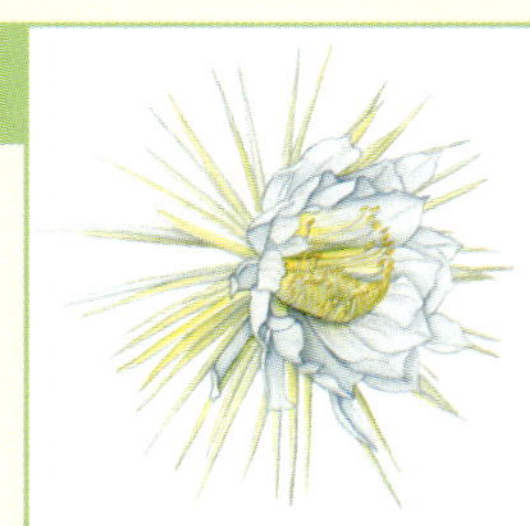

Königin der Nacht

Familie: Cactaceae (Kaktusgewächse)
Weitere Namen: Schlangenkaktus
Heimat: Mexiko
Größe: Bildet bis 10 m lange, schlangenförmig kriechende oder kletternde Triebe
Typische Kennzeichen: Die Blüte öffnet sich nur einen Abend für wenige Stunden

Diese Art wird gern als Zimmerpflanze gepflegt, sie besitzt aber auch therapeutische Eigenschaften, denn man sagt ihr eine harntreibende, beruhigende und kräftigende Wirkung nach. Allerdings handelt es sich um eine Giftpflanze, die bei falscher Dosierung Magenbeschwerden und Halluzinationen verursachen kann, so dass man sie heute fast nur noch in homöopathischen Mitteln verarbeitet.

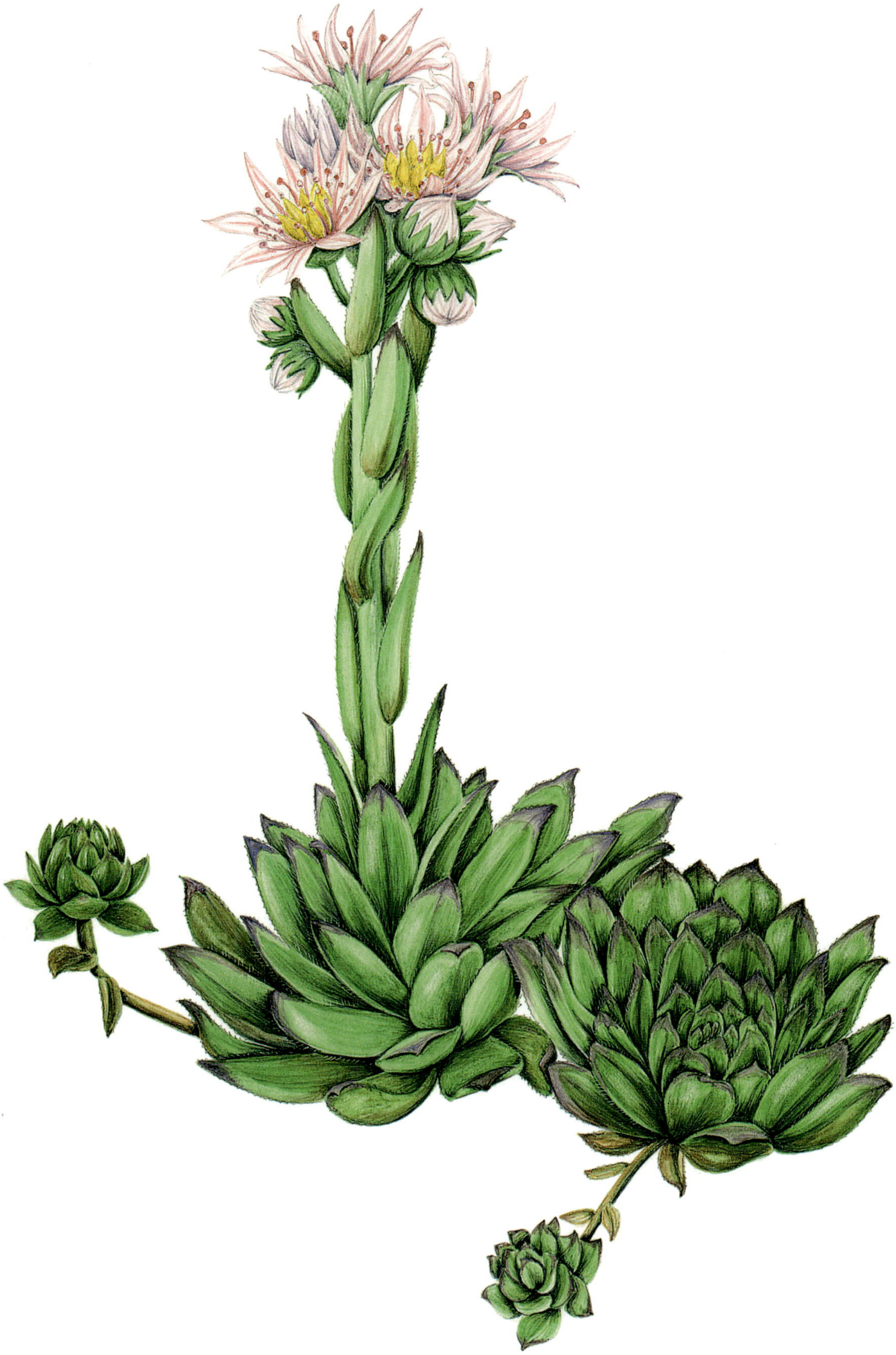

Sempervivum tectorum

Echte Hauswurz

Familie:
Crassulaceae
(Dickblattgewächse)

Weitere Namen:
Dach-Hauswurz,
Dachwurz, Hauslauch

Heimat:
Europa

Größe:
Bis 10 cm hohe, ausdauernde Pflanze

Typische Kennzeichen:
Fleischige, grüne Blätter mit rötlich gefärbter Spitze

Früher pflanzte man die Hauswurz gern auf Dächer, weil es hieß, die Häuser ließen sich auf diese Weise vor Blitzschlag schützen. Mehr Erfolg verspricht allerdings ihr Einsatz als Heilkraut, denn der Saft lässt sich beispielsweise zur Behandlung juckender oder schmerzender Insektenstiche einsetzen, aber auch zum Entfernen von Warzen oder Hühneraugen. Innerlich darf die Art nicht angewendet werden.

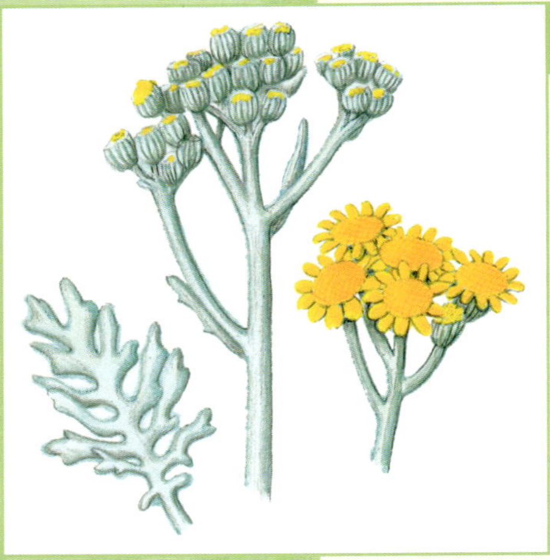

Senecio cineraria

Silber-Greiskraut

Familie: Asteraceae/Compositae (Korbblütler)
Weitere Namen: Graublättriges Aschenkraut
Heimat: Europa
Größe: Bis 80 cm hohe, ausdauernde Pflanze
Typische Kennzeichen: Weißfilzige Triebe und Blätter

Dieser kleine Halbstrauch wurde wegen seiner entzündungshemmenden Eigenschaften manchmal bei Augenerkrankungen eingesetzt, beispielsweise zur Behandlung von Bindehautentzündung, aber auch bei Augenverletzungen oder bei Trübung der Hornhaut. Allerdings handelt es sich beim Silber-Greiskraut um eine Giftpflanze mit vermutlich krebserregenden Inhaltsstoffen, so dass sie heute praktisch nicht mehr angewendet wird.

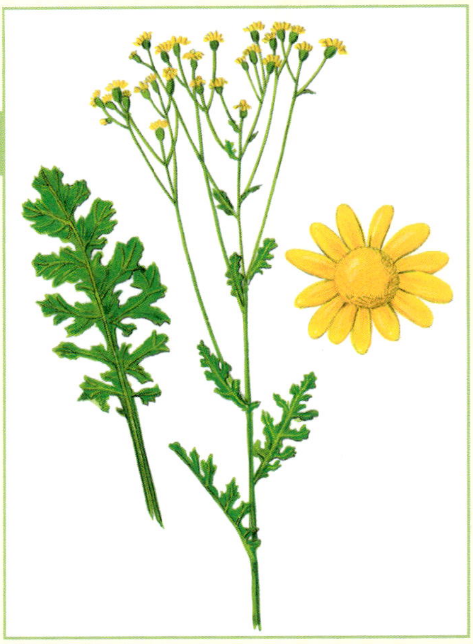

Senecio jacobaea

Jakobs-Greiskraut

Familie: Asteraceae/Compositae (Korbblütler)
Weitere Namen: Jakobs-Kreuzkraut
Heimat: Europa, Asien und Nordafrika
Größe: Bis 1 m hohe, zweijährige bis ausdauernde Pflanze
Typische Kennzeichen: Stark gefiederte Blätter und große, gelbe Blütenköpfe

Früher wurde diese Art manchmal zur Fiebersenkung, zur Einleitung der Menstruation und als Abführmittel eingesetzt, aber da es sich, wie man heute weiß, um eine Giftpflanze handelt, die zudem noch krebserregende Substanzen enthält, wird sie heute nicht mehr angewendet. Allerdings nimmt man das Jakobs-Greiskraut gelegentlich noch als Färbepflanze, denn es färbt Naturfasern gelb bzw. grün.

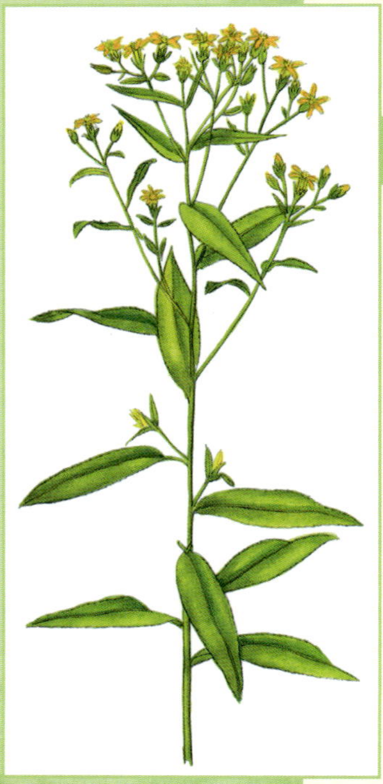

Senecio ovatus

Fuchs' Greiskraut

Familie: Asteraceae/Compositae (Korbblütler)
Weitere Namen: Kreuzkraut
Heimat: Europa und Asien
Größe: Bis 1,5 m hohe, ausdauernde Pflanze
Typische Kennzeichen: Bildet nur wenige (5–7) Zungenblüten

Diese Art, die auch in Mitteleuropa vorkommt, wurde früher zur Behandlung blutender Wunden, etwa nach der Extraktion von Zähnen verwendet; außerdem stellte man aus den Blättern einen Tee für Diabetiker zur Senkung des Blutzuckers her. Da man heute weiß, dass die Pflanze Pyrrolizidinalkaloide enthält, die eine krebserregende Wirkung haben und zudem die Leber schädigen, wird sie nicht mehr angewendet.

Senecio vulgaris

Gewöhnliches Greiskraut

Familie: Asteraceae/Compositae (Korbblütler)

Weitere Namen: Gewöhnliches Kreuzkraut, Würgkraut, Dickkopfskraut

Heimat: Europa, Asien und Nordafrika

Größe: Bis 40 cm hohe, einjährige Pflanze

Typische Kennzeichen: Besitzt nur Röhrenblüten

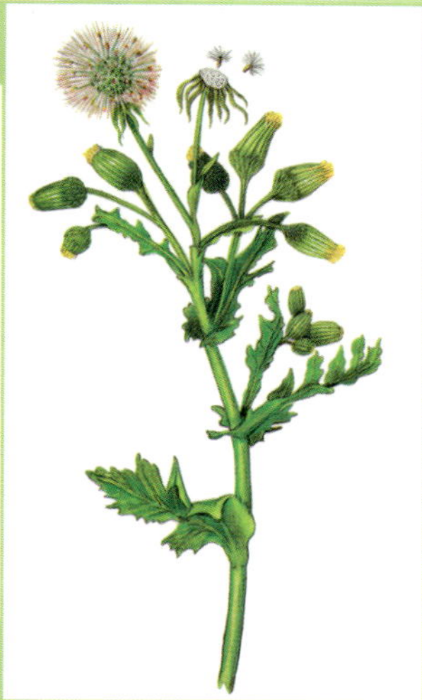

Das Gewöhnliche Greiskraut wurde früher zur Behandlung einer ganzen Reihe von Beschwerden eingesetzt. So nahm man es als Brechmittel, bei Diarrhö und Skorbut, verschiedenen Frauenleiden, Blasenentzündung und zur Behandlung von Gicht, Ischias oder Hämorrhoiden. Wie bei vielen *Senecio*-Arten ließen sich aber auch bei dieser Pflanze krebserregende Substanzen nachweisen, so dass sie heute nicht mehr angewendet wird.

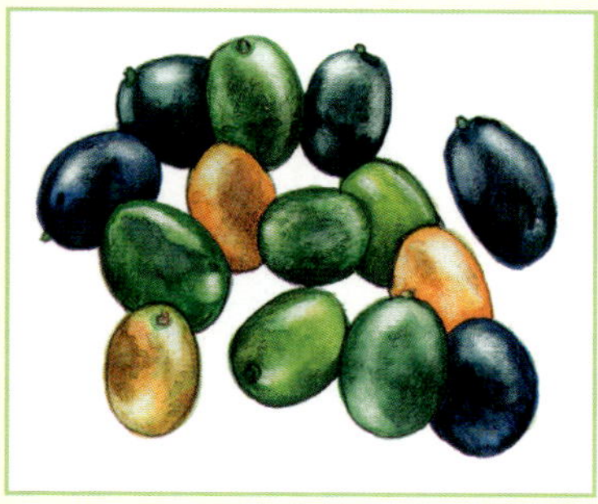

Serenoa repens

Sägepalme

Familie: Arecaceae (Palmengewächse)

Weitere Namen: Sabalpalme, Sägezahnpalme, Strauchpalmettopalme

Heimat: Nordamerika

Größe: Bis 6 m hoher Baum

Typische Kennzeichen: Dunkle Früchte, die in der Mitte der Wedel sitzen

Die Früchte dieser Pflanze wurden schon von den nordamerikanischen Ureinwohnern für medizinische Zwecke genutzt. Häufige Anwendungen waren die Behandlung von Prostata- und anderen Harnwegsbeschwerden, man nahm sie aber auch bei hormonellen Störungen, darunter Impotenz. Heute wird die Art manchmal als Stärkungsmittel verschrieben, etwa bei schlechter Genesung nach einer Krankheit.

Serratula tinctoria

Färberscharte

Familie: Asteraceae/Compositae (Korbblütler)

Weitere Namen: –

Heimat: Europa, Asien und Nordafrika

Größe: Bis 1 m hohe, ausdauernde Pflanze

Typische Kennzeichen: Längliche Früchte mit einem deutlichen Pappus

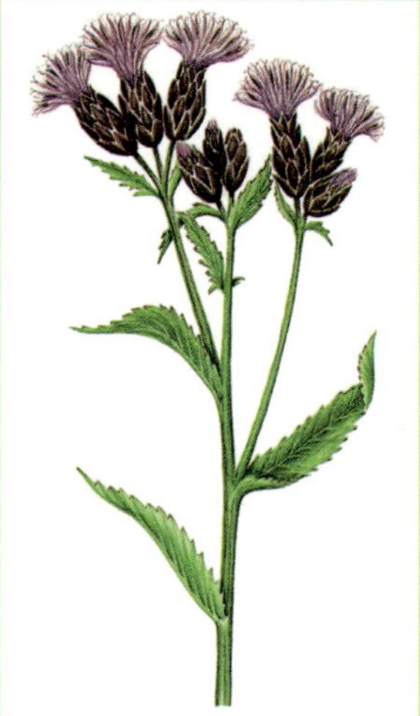

Die Färberscharte, die auch in Mitteleuropa auf feuchten Wiesen und in Wäldern oder Sümpfen vorkommt, enthält eine Substanz namens Serratulan, die beim Trocknen in den gelben Farbstoff Serratulin übergeht und dann zum Färben verwendet werden kann. Allerdings ist die Art inzwischen in vielen Gebieten so selten, dass sie unter Naturschutz steht und daher nicht mehr gesammelt werden darf.

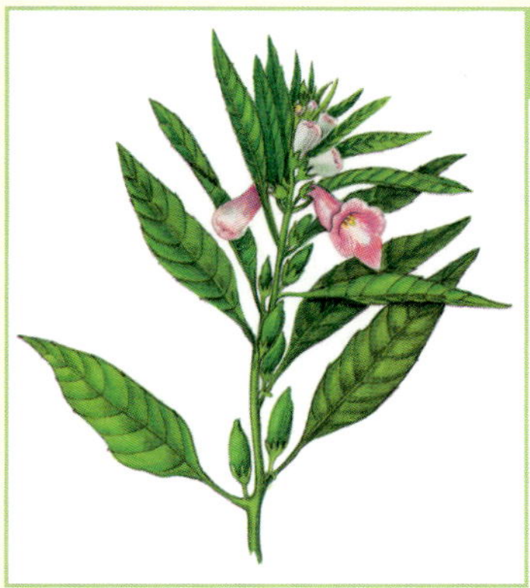

Sesamum indicum

Indischer Sesam

Familie: Pedaliaceae (Sesamgewächse)

Weitere Namen: –

Heimat: Ostafrika oder Indien

Größe: Bis 2 m hohe, einjährige Pflanze

Typische Kennzeichen: Rötliche Blüten, die denen von Fingerhut-Arten (*Digitalis* ssp.) ähneln

Der Sesam gehört zu den uralten Kulturpflanzen. Er wird vor allem in Indien und China in größerem Maß angebaut, um anschließend ein lange haltbares Speiseöl daraus herzustellen oder um ihn als Viehfutter zu nutzen. Die Art besitzt aber auch therapeutische Eigenschaften, denn die Samen lassen sich bei Verstopfung anwenden, während man die Wurzel manchmal bei Husten und Asthma verschreibt.

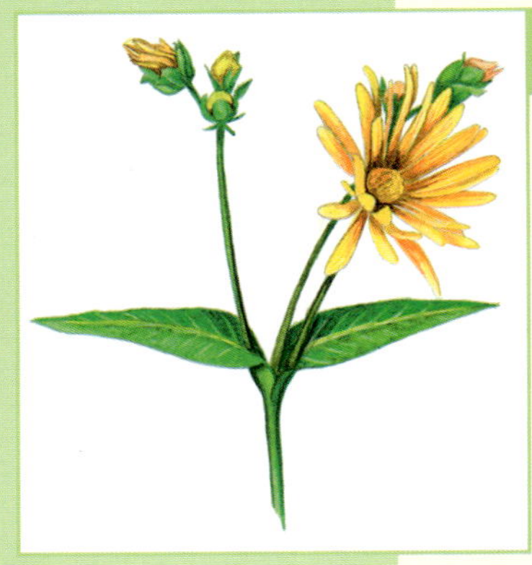

Silphium perfoliatum

Becherpflanze

Familie: Asteraceae/Compositae (Korbblütler)

Weitere Namen: Durchwachsene Silphie

Heimat: Nordamerika

Größe: Bis 2 m hohe, ausdauernde Pflanze

Typische Kennzeichen: Große, gelbe Korbblüten und am Stängel becherförmig zusammengewachsene Blätter

Diese attraktive Pflanze, die man in Europa manchmal in Gärten findet, enthält ein Harz, dass von den nordamerikanischen Ureinwohnern gern gegen Mundgeruch gekaut wurde; außerdem wendete man es als blutstillendes, fiebersenkendes, schweißtreibendes und anregendes Mittel an. Da sehr genau dosiert werden muss, um Nebenwirkungen wie starkes Erbrechen zu vermeiden, wird die Art heute allerdings kaum noch benutzt.

Silybum marianum

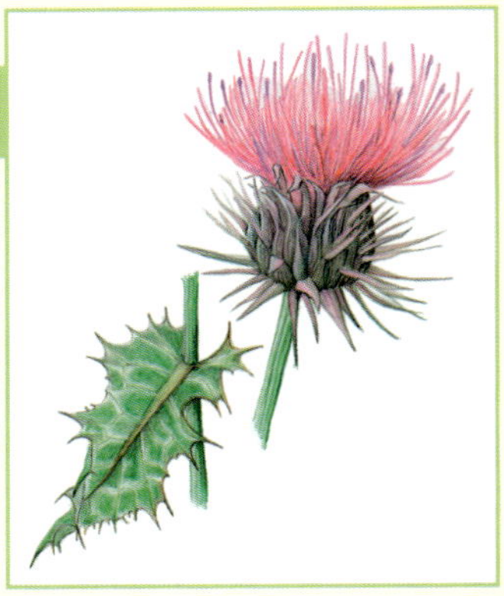

Mariendistel

Familie: Asteraceae/Compositae (Korbblütler)

Weitere Namen: –

Heimat: Mittelmeergebiet

Größe: Bis 1,5 m hohe, ausdauernde Pflanze

Typische Kennzeichen: Weiße Zeichnung auf den Blättern

Ihren Namen verdankt diese Pflanze den typischen weißen Markierungen auf den Blättern, bei denen es sich nach der Überlieferung um die Milch der Jungfrau Maria handeln soll. Medizinisch werden die Samen der Mariendistel vor allem zur Anregung der Gallensekretion und zur Stärkung oder Entgiftung der Leber eingesetzt, man nimmt sie aber auch als fiebersenkende oder appetitanregende Arznei.

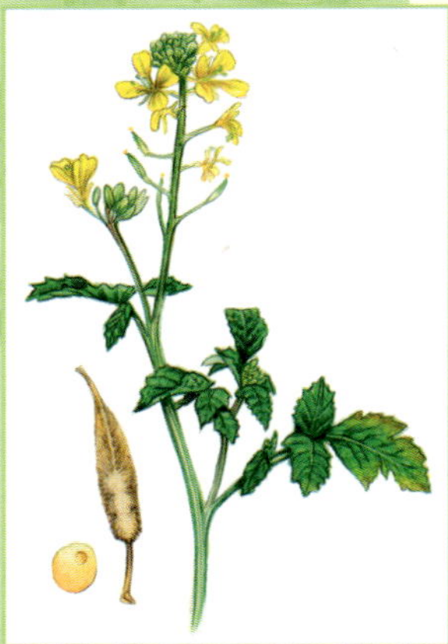

Sinapis alba

Weißer Senf

Familie: Brassicaceae (Kreuzblütler)

Weitere Namen: Gartensenf

Heimat: Mittelmeergebiet

Größe: Bis 1 m hohe, einjährige Pflanze

Typische Kennzeichen: Hellgelbe Samen

In der Antike galt diese Pflanze als Aphrodisiakum; heute schätzt man den Weißen Senf wegen seiner verdauungsfördernden und appetitanregenden Eigenschaften, und man nutzt ihn natürlich zur Senfherstellung, bei der man die Samen zumeist mit denen des etwas schärferen Schwarzen Senfes (*Brassica nigra*) mischt. Personen mit Magen- oder Darmentzündungen dürfen diese Pflanze nicht therapeutisch anwenden.

Sinapis arvensis

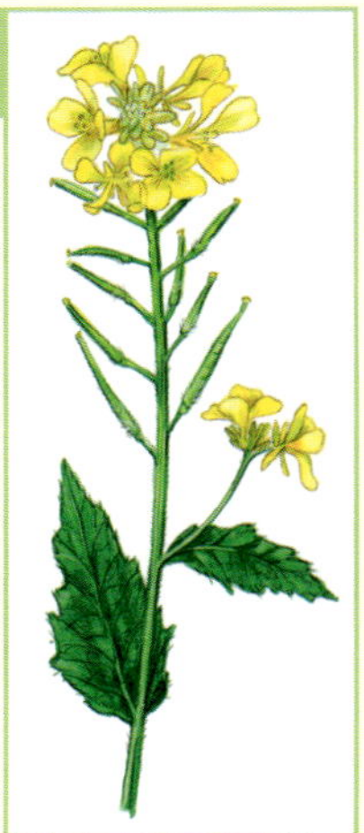

Ackersenf

Familie: Brassicaceae (Kreuzblütler)

Weitere Namen: Gelbsenf

Heimat: Europa

Größe: Bis 60 cm hohe, einjährige Pflanze

Typische Kennzeichen: Schwarzbraune Samen

Der in Mitteleuropa sehr häufige und vor allem von Gartenbesitzern als Unkraut verschriene Ackersenf wurde früher manchmal als verdauungsfördernde Arznei, aber auch zum Würzen von Leberwurst und zur Herstellung von Senf benutzt. Aus den Blütenknospen lässt sich außerdem ein brokkoliartiges Gemüse zubereiten und aus den Blättern eine geschmacklich an Spinat erinnernde Speise.

Sisymbrium officinale

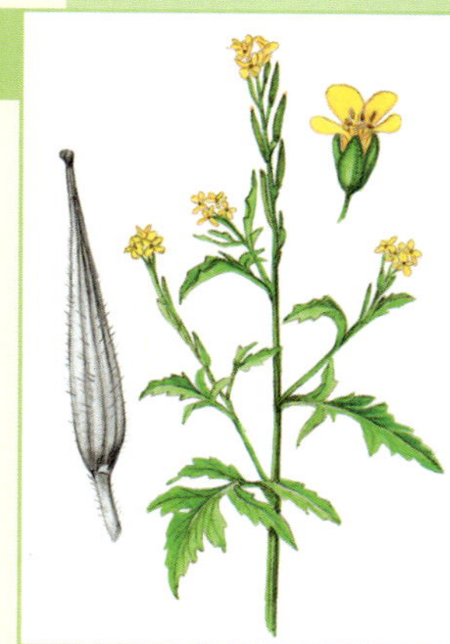

Wegrauke

Familie: Brassicaceae (Kreuzblütler)

Weitere Namen: Wilde Rauke, Raukensenf

Heimat: Europa und Asien

Größe: Bis 70 cm hohe, einjährige Pflanze

Typische Kennzeichen: Spitz zulaufende Schote mit braunen Samen

Die auch in Mitteleuropa häufige Wegrauke wird vor allem wegen ihrer entzündungshemmenden Eigenschaften geschätzt und daher gern bei Entzündungen der Atemwege verschrieben, also etwa bei Husten, Erkältung und grippalen Infekten. Zur Anwendung kommt die gesamte Pflanze ohne die Wurzel und die Samen; da die Art herzwirksame Glykoside enthält, sollte man sie aber nur unter ärztlicher Kontrolle benutzen.

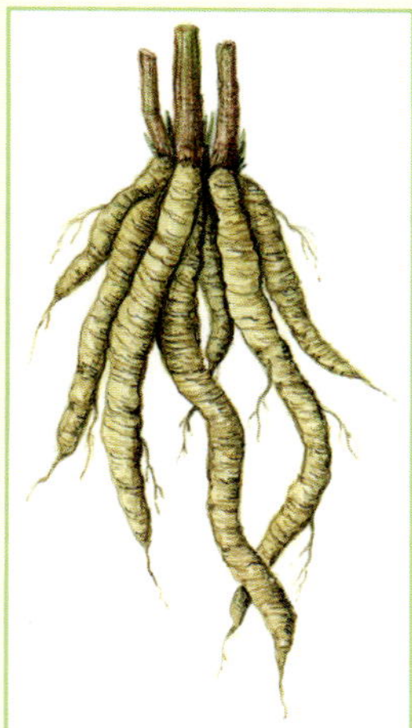

Sium sisarum

Merk

Familie: Apiaceae/Umbelliferaceae (Doldenblütler)

Weitere Namen: Zuckerwurzel, Zuckerwurz

Heimat: Europa und Westasien

Größe: Bis 2 m hohe, ausdauernde Pflanze

Typische Kennzeichen: Gefurchter, an der Basis rötlicher, hohler Stängel

Diese Art wurde früher recht häufig in Gärten angepflanzt, aus denen sie heute aber weitgehend verschwunden ist. Geschätzt wurde sie besonders wegen ihrer essbaren, süßlich schmeckenden Wurzel, die man gedünstet oder gekocht genießen kann. Die Pflanze besitzt aber auch therapeutische Eigenschaften, so dass sie sich als verdauungsfördernde und harntreibende Arznei einsetzen lässt.

Smilax aspera

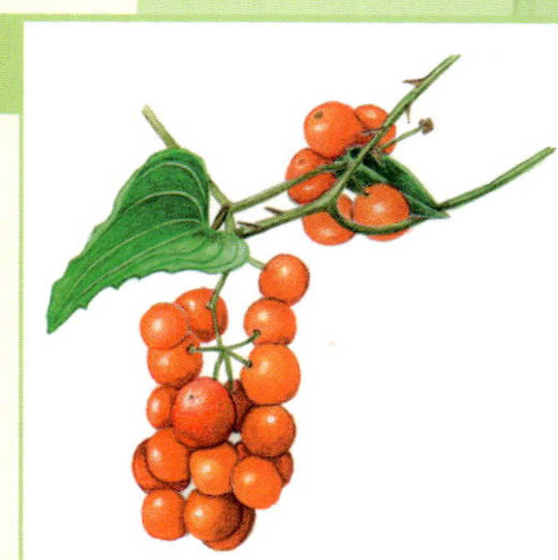

Stachelige Stechwinde

Familie: Smilacaceae (Stechwindengewächse)

Weitere Namen: Sarsaparille, Raue Stechwinde

Heimat: Nord-, Mittel- und Südamerika

Größe: Rebenartiger, immergrüner Halbstrauch mit bis zu 4 m langen Trieben

Typische Kennzeichen: Herzförmige, lederartige Blätter und rötliche Beeren

Die oft sehr lange Wurzel dieser Art wird in ihrer Heimat vor allem als blutreinigende, schweiß- und harntreibende sowie fiebersenkende Arznei genutzt. In der europäischen Naturheilkunde ist die Anwendung dieser Pflanze nicht sehr verbreitet; allerdings nimmt man sie manchmal für die Herstellung homöopathischer Mittel zur Behandlung von Warzen, Furunkeln, Ekzemen oder Milchschorf.

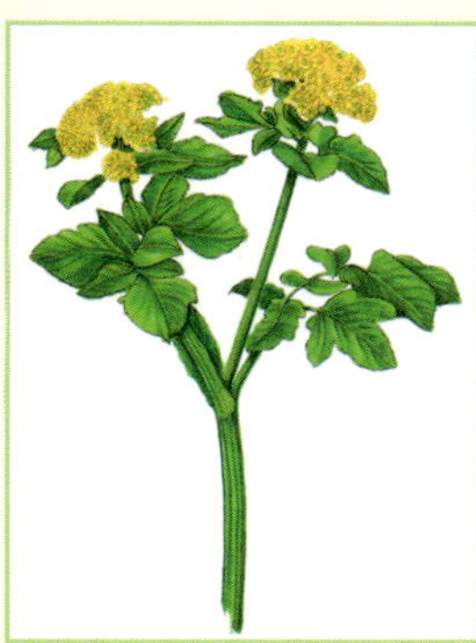

Smyrnium olusatrum

Pferdeeppich

Familie: Apiaceae/Umbelliferaceae (Doldenblütler)

Weitere Namen: Wildpetersilie, Topfkraut, Gespenst-Gelbdolde

Heimat: Mittelmeergebiet

Größe: Bis 1,5 m hohe, zweijährige Pflanze

Typische Kennzeichen: Gefurchter Stängel und grüngelbe Blütendolden

Diese alte Küchenpflanze, die vermutlich mit den Römern nach Mitteleuropa kam, lässt sich sehr vielseitig verwenden. So kann man die Wurzel als Sellerieersatz nehmen, die jungen Stängel und Blätter wie Spinat zubereiten oder als Gemüse nutzen und mit den dunklen Samen eine Reihe verschiedener Speisen würzen. Therapeutisch lässt sich der Pferdeeppich als appetitanregende und verdauungsfördernde Arznei nutzen.

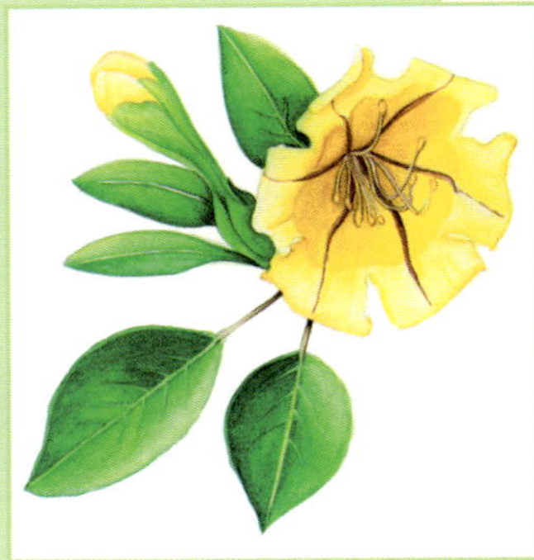

Solandra guttata

Goldkelch

Familie: Solanaceae (Nachtschattengewächse)
Weitere Namen: Windbaum
Heimat: Mittel- und Südamerika
Größe: Bis zu 5 m lange Kletterpflanze
Typische Kennzeichen: Große gelbe Blüten mit brauner Zeichnung

Diese psychoaktive Art spielte früher bei vielen indianischen Völkern Mittel- und Südamerikas eine wichtige Rolle bei rituellen Zeremonien, denn die Einnahme des Saftes aus den Stängeln und Blättern ruft Halluzinationen und Wahnvorstellungen hervor. Daneben nutzte man die giftige Pflanze aber manchmal auch als schmerzstillendes Mittel und die Blüten zur Herstellung von Parfüm.

Solanum dulcamara

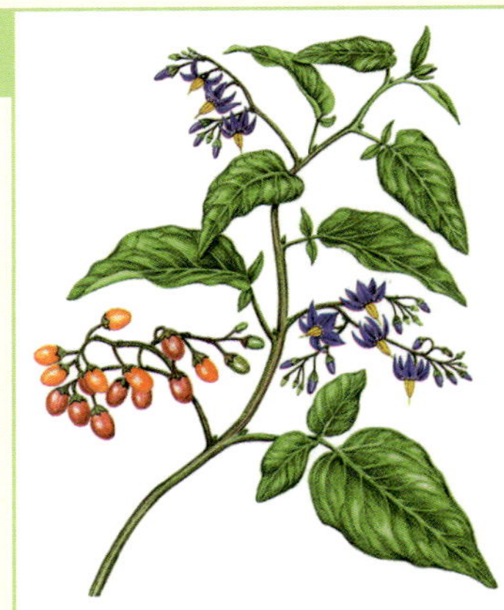

Bittersüßer Nachtschatten

Familie: Solanaceae (Nachtschattengewächse)
Weitere Namen: Bittersüß, Mäuseholz, Rote Hundsbeere
Heimat: Europa, Asien und Nordafrika
Größe: Strauch mit bis zu 3 m langen Ranken
Typische Kennzeichen: Violette Blüten mit schwachem Mäusegeruch

Die auch in Mitteleuropa heimische, stark giftige Art bevorzugt feuchte Standorte, so dass man sie etwa in Auwäldern, aber auch im Uferbereich von Gewässern finden kann. Es handelt sich um eine alte Heilpflanze, die sich als harntreibende, auswurffördernde oder antirheumatische Arznei und zur Behandlung von Hautentzündungen einsetzen lässt, aber nur unter ärztlicher Kontrolle angewendet werden darf.

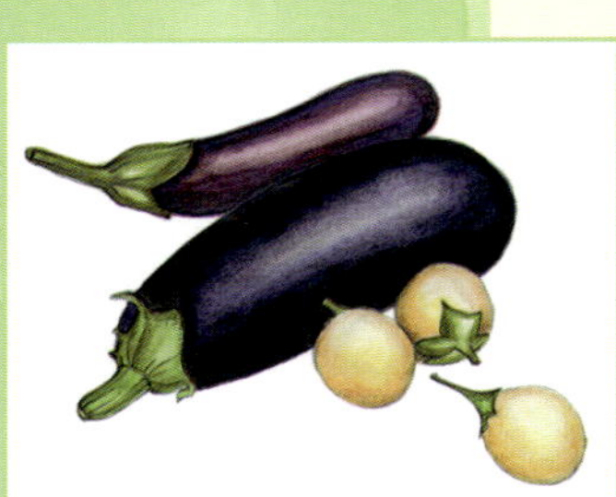

Solanum melongena

Aubergine

Familie: Solanaceae (Nachtschattengewächse)
Weitere Namen: Eierfrucht, Eierpflanze
Heimat: Asien
Größe: Bis 70 cm hohe, einjährige oder ausdauernde Pflanze
Typische Kennzeichen: Hübsche violette Blüten und hühnereigroße, weiße bis violette Früchte

Die vitaminreichen Früchte dieser Pflanze werden in Asien schon seit Jahrhunderten als Gemüse kultiviert, man sagt ihnen aber auch therapeutische Eigenschaften nach. So heißt es, sie würden den Cholesterinspiegel und den Blutdruck senken, man verwendet das Fruchtfleisch aber auch bei Hautentzündungen und Hämorrhoiden, als galletreibende Arznei und als Stärkungsmittel nach einer längeren Krankheit.

Solanum nigrum

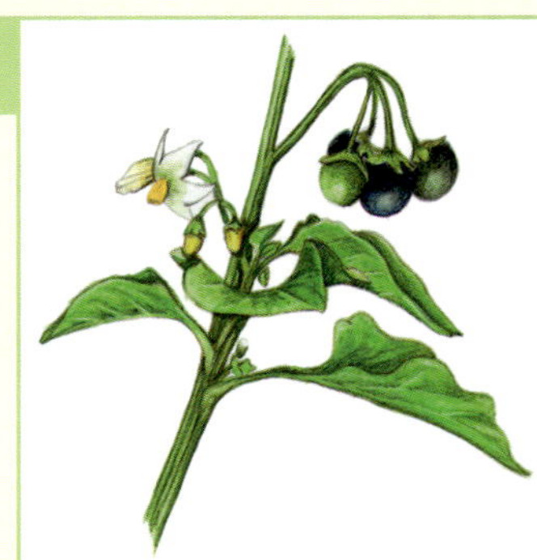

Schwarzer Nachtschatten

Familie: Solanaceae (Nachtschattengewächse)
Weitere Namen: –
Heimat: Europa
Größe: Bis 90 cm hohe, einjährige Pflanze
Typische Kennzeichen: Weiße Blüten und schwarze Beeren

Diese stark giftige Art wurde früher als harntreibende, beruhigende, schweißtreibende und abführende Arznei angewendet, was heute wegen der erheblichen Nebenwirkungen allerdings nicht mehr üblich ist. In der Homöopathie wird die auch in Mitteleuropa weit verbreitete Pflanze aber weiterhin benutzt, vor allem zur Herstellung von Mitteln für die Behandlung von Kopfschmerzen und Krämpfen.

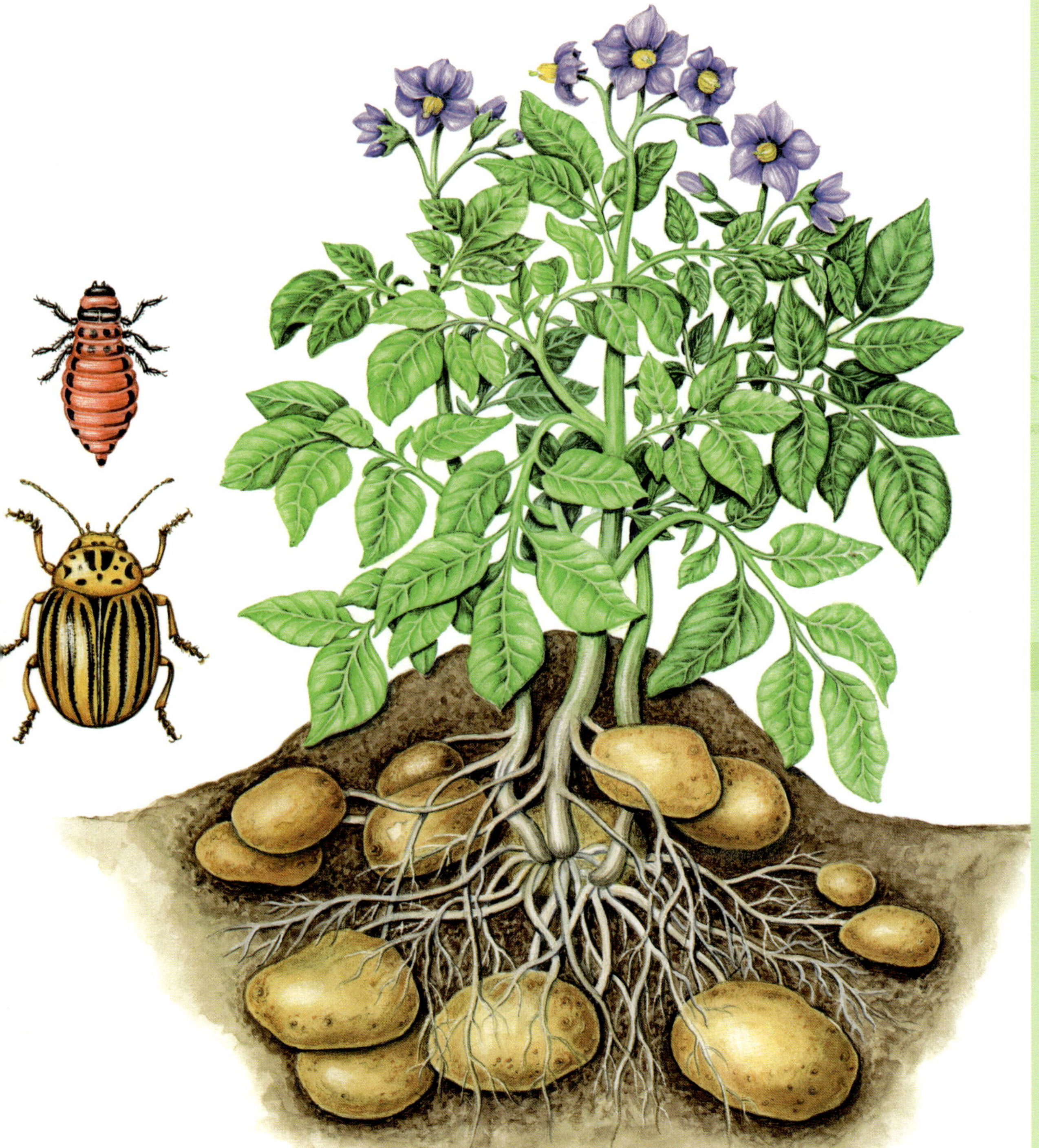

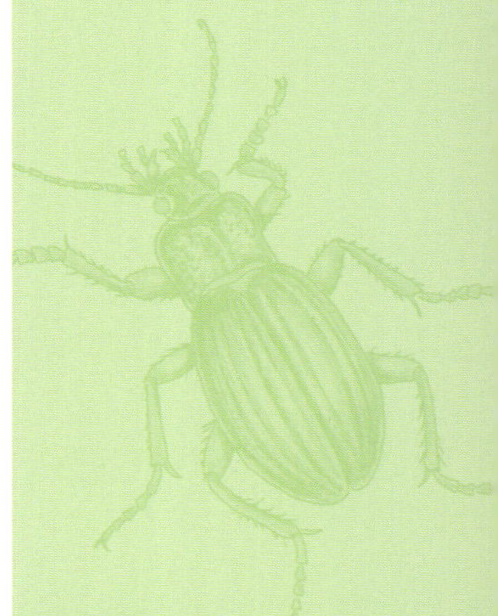

Solanum tuberosum

Kartoffel

Familie:

Solanaceae (Nachtschattengewächse)

Weitere Namen: –

Heimat:

Südamerika

Größe:

Bis 1 m hohe, einjährige oder ausdauernde Pflanze

Typische Kennzeichen:

Dicke unterirdische Knollen (Kartoffeln)

Die stärkereiche Kartoffel, von der weltweit jährlich etwa 300 Millionen Tonnen produziert werden, ist in Europa und Nordamerika das wichtigste Grundnahrungsmittel. Zusätzlich besitzt die Art aber auch therapeutische Eigenschaften, denn die Knollen können etwa bei Kopf-, Gelenk- und Rückenschmerzen angewendet werden, aber auch bei leichten Verbrennungen oder Hautausschlägen.

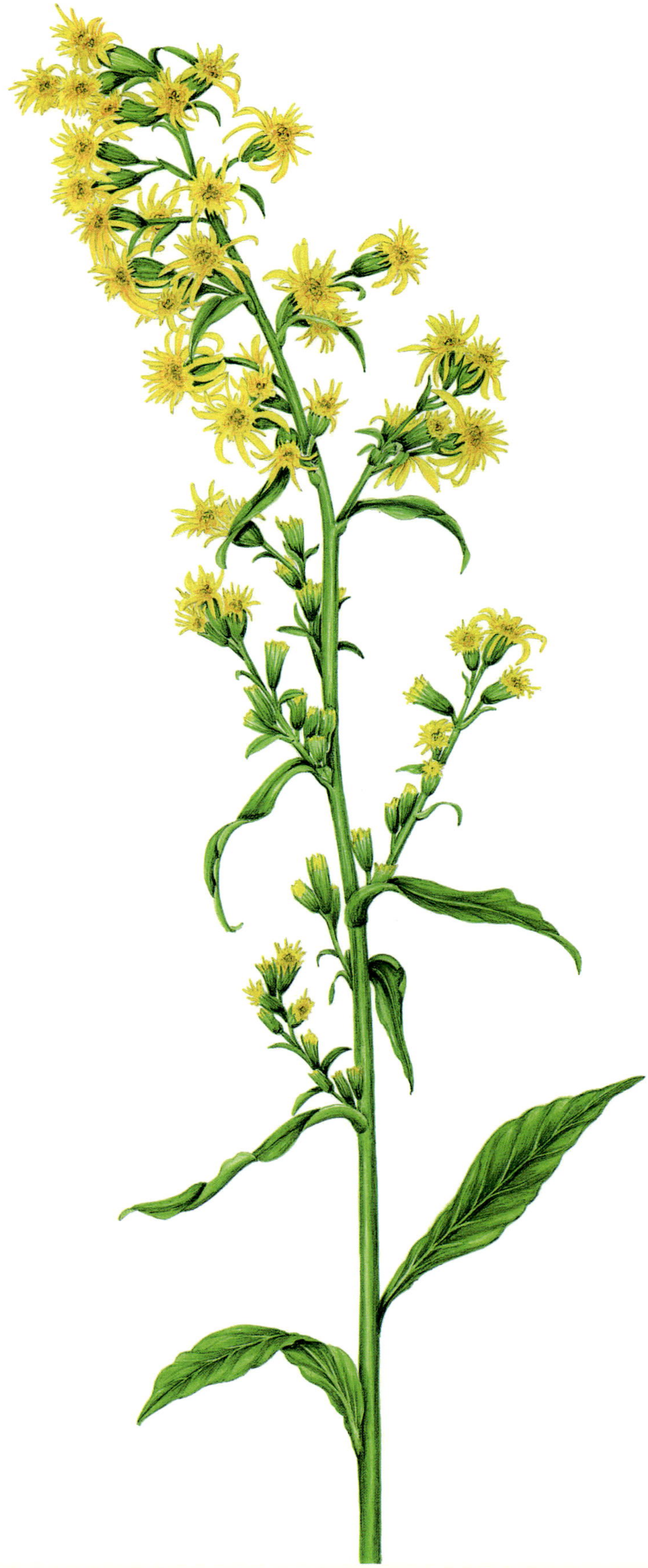

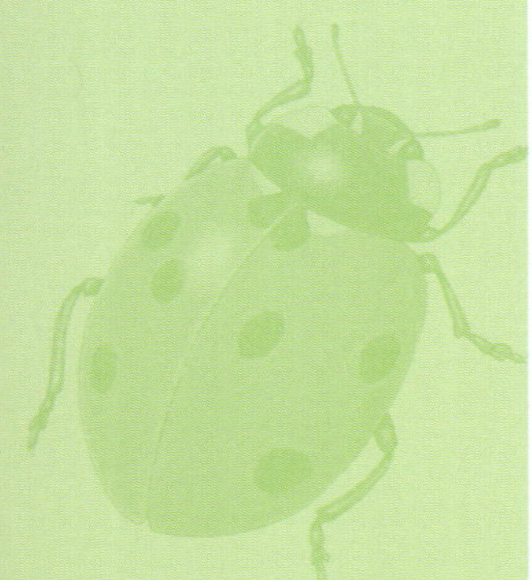

Solidago virgaurea

Echte Goldrute

Familie:
Asteraceae/Compositae (Korbblütler)

Weitere Namen:
Güldenwundkraut

Heimat:
Europa, Asien und Nordafrika

Größe:
Bis 1 m hohe, ausdauernde Pflanze

Typische Kennzeichen:
Stark behaarte, grünliche oder violette Stängel

Die Echte Goldrute wurde schon im Mittelalter zur Wundbehandlung und bei Harnwegsbeschwerden angewendet, und auch heute nutzt man sie noch bei Blasen- oder Nierenentzündung. Außerdem soll sie die Ausscheidung von Nieren- und Blasensteinen fördern, und sie gilt als Mittel zur Behandlung von Magen-Darm-Infekten, aber auch als appetitanregendes Kraut. Zur Anwendung kommen die blühenden Sprossspitzen.

Solidago gigantea

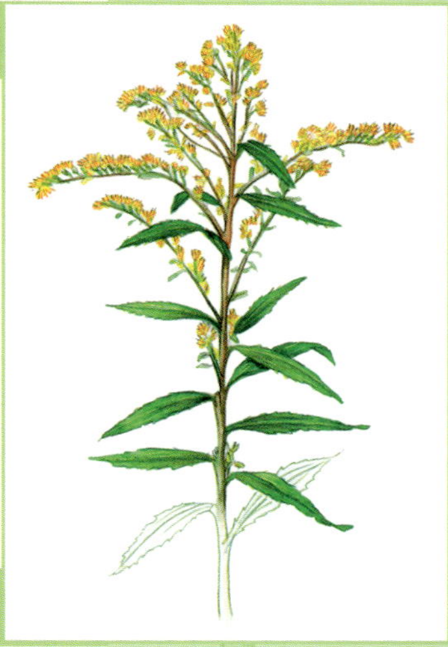

Riesengoldrute

Familie: Asteraceae/Compositae (Korbblütler)
Weitere Namen: Hohe Goldrute
Heimat: Nordamerika
Größe: Bis 1,5 m hohe, ausdauernde Pflanze
Typische Kennzeichen: Unbehaarte, weißlich bereifte Stängel

Diese Art, die eigentlich aus Nordamerika stammt, findet man in Mitteleuropa häufig verwildert, und man kennt sie natürlich aus Gärten. In der Naturheilkunde wird die Hohe Goldrute – ganz ähnlich wie die nah verwandte, einheimische Echte Goldrute (*Solidago virgaurea*) – hauptsächlich zur Behandlung von Harnwegsbeschwerden eingesetzt, wobei der Gehalt an Inhaltsstoffen aber höher sein soll.

Sophora japonica

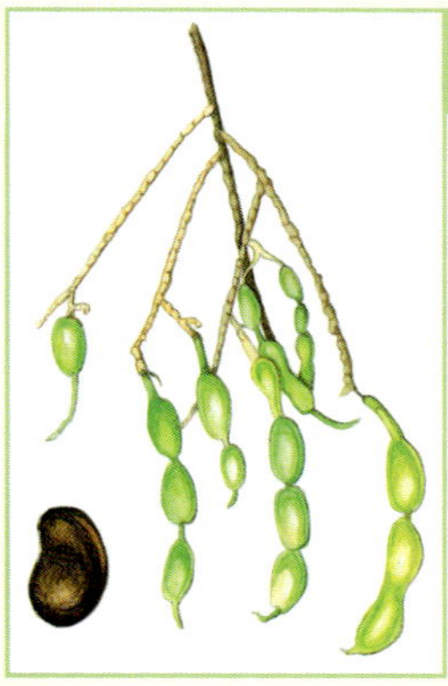

Schnurbaum

Familie: Fabaceae/Leguminosae (Hülsenfrüchtler)
Weitere Namen: Japanischer Pagodenbaum
Heimat: Asien
Größe: Bis 30 m hoher, sommergrüner Baum
Typische Kennzeichen: Lange Hülsen, die zwischen den Samen stark eingeschnürt sind

Dieser attraktive Baum, der auch in Mitteleuropa gern in Parks und an Straßenrändern angepflanzt wird, ist eine stark giftige Pflanze, die früher dennoch therapeutisch angewendet wurde. So benutzte man sie beispielsweise als Abführ- oder Brechmittel und für Abtreibungen, verschrieb sie aber auch als entzündungshemmende, harntreibende, fiebersenkende und krampflösende Arznei. Heute ist der Gebrauch unüblich.

Sorbus aucuparia

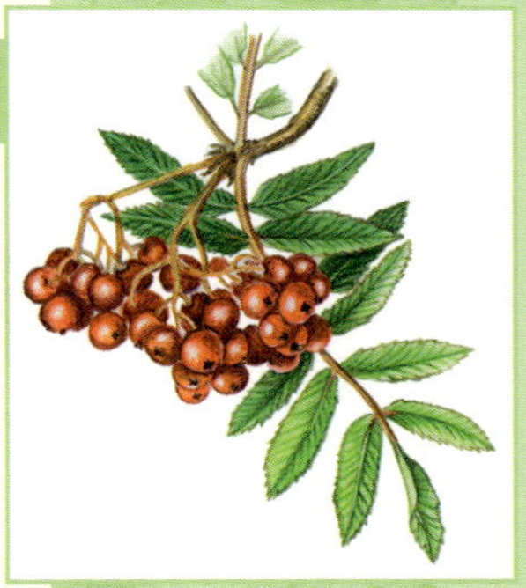

Eberesche

Familie: Rosaceae (Rosengewächse)
Weitere Namen: Vogelbeere, Drosselbeere, Stinkesche
Heimat: Europa und Asien
Größe: Bis 15 m hoher, sommergrüner Baum
Typische Kennzeichen: Bildet endständige Doldentrauben aus weißen Blüten und rötliche Früchte

Die Früchte dieser Art, die auch in Mitteleuropa sehr häufig vorkommt, sind sehr reich an Vitamin C, so dass man sie früher häufig zur Behandlung von Erkältungen und Skorbut verwendet hat. Daneben besitzt die Art aber auch harntreibende und abführende Eigenschaften, und man kann die Früchte zu Marmelade verarbeiten. Die Samen enthalten allerdings etwas Blausäure, die aber beim Kochen zerstört wird.

Sorbus domestica

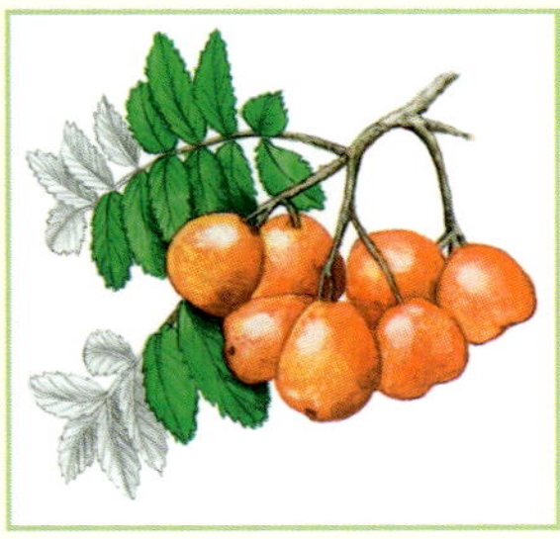

Speierling

Familie: Rosaceae (Rosengewächse)
Weitere Namen: Sperbe
Heimat: Europa, Asien und Nordafrika
Größe: Bis 15 m hoher, sommergrüner Baum
Typische Kennzeichen: Wie kleine Äpfel oder Birnen aussehende, kirschgroße, rötlich grüne Früchte

Der Speierling gehört vor allem in der Region um Frankfurt am Main zu den häufigeren Obstbäumen, denn er wird für die Klärung und Geschmacksverbesserung des in diesem Gebiet häufig produzierten Apfelweins benötigt. Man kann aus den kleinen Früchten aber auch Marmelade herstellen oder ihre schmerzstillenden, entzündungshemmenden und adstringierenden Eigenschaften nutzen.

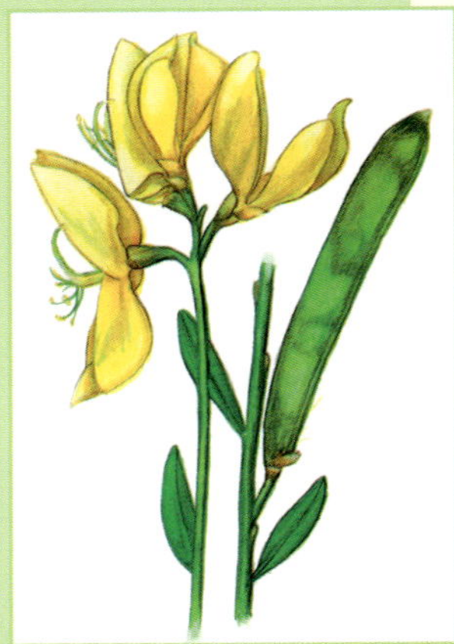

Spartium junceum

Binsenginster

Familie: Fabaceae/Leguminosae (Hülsenfrüchtler)
Weitere Namen: Spanischer Ginster
Heimat: Mittelmeergebiet
Größe: Bis 3 m hoher Strauch
Typische Kennzeichen: Hülse mit gelben bis rötlichen Samen

Den Binsenginster findet man in Mitteleuropa manchmal in Gärten, wo er allerdings einen Winterschutz benötigt, da er nur bedingt frosthart ist. Früher wurde die stark giftige Art gern als Abführ- und Brechmittel oder als harntreibende Arznei und als Färbepflanze verwendet, was wegen des enthaltenen Giftes, das u.a. schwere Nierenschäden verursachen kann, heute aber nicht mehr üblich ist.

Sphagnum palustre

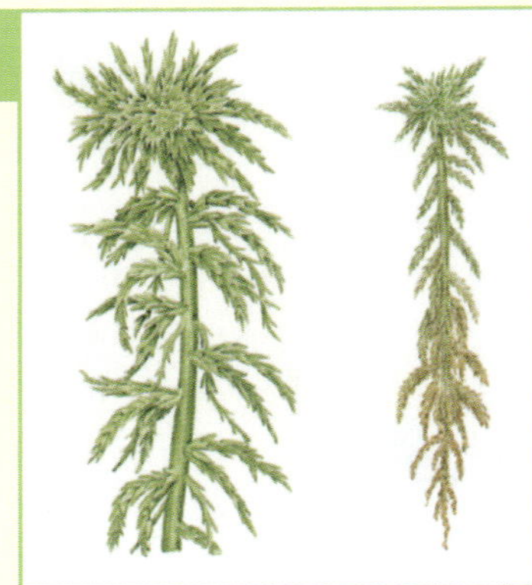

Torfmoos

Familie: Sphagnaceae (Torfmoose)
Weitere Namen: Sumpfmoos
Heimat: Europa, Asien, Nordamerika, Australien und Neuseeland
Größe: Bis 30 cm hohes Moos
Typische Kennzeichen: Hellgrüne bis gelblich braune Pflanze mit dunkelbraunen Fruchtkapseln

Torfmoose wurden wegen ihrer extremen Saugfähigkeit früher während der Menstruation, als Babywindeln und als Streu in Viehställen benutzt. Da einige Arten, darunter *Sphagnum palustre*, aber auch antiseptische Eigenschaften besitzen sollen, nahm man sie außerdem zum Verbinden offener Wunden. Heute ist eine solche Anwendung nicht mehr möglich, denn die meisten Arten stehen unter Naturschutz.

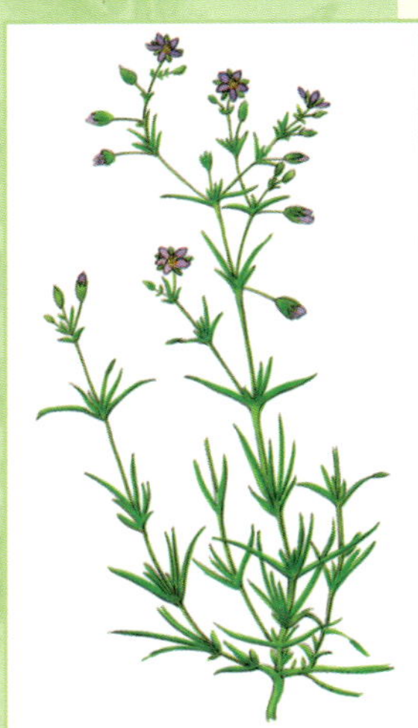

Spergularia rubra

Rote Schuppenmiere

Familie: Caryophyllaceae (Nelkengewächse)
Weitere Namen: Rotes Sandkraut, Roter Spörgel
Heimat: Europa und Asien
Größe: Bis 15 cm hohe, einjährige Pflanze
Typische Kennzeichen: Klebrige, stark behaarte Stängel und Blätter

Die Blätter der Roten Schuppenmiere werden vor allem wegen ihrer harntreibenden Eigenschaften geschätzt, so dass man sie beispielsweise zur Behandlung von Nierensteinen und Blasenentzündungen verschreibt oder bei Gicht und rheumatischen Beschwerden. Die Art kommt vereinzelt auch in Mitteleuropa vor, wird hier allerdings selten angewendet und steht zudem inzwischen in vielen Gebieten unter Schutz.

Spigelia marilandica

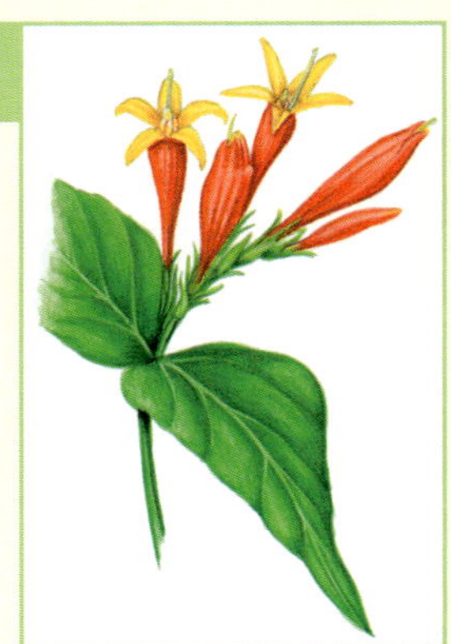

Maryland-Spigelie

Familie: Loganiaceae (Brechnussgewächse)
Weitere Namen: Indianernelkenwurz
Heimat: Nordamerika
Größe: Bis 50 cm hohe, ausdauernde Pflanze
Typische Kennzeichen: Große, rot und gelb gefärbte Blüten

Die Wurzel dieser Pflanze war bei den Ureinwohnern Nordamerikas und den ersten europäischen Siedlern ein beliebtes Mittel zum Entwurmen. Später kam das Kraut auch nach Europa, wo es ebenfalls für diesen Zweck angewendet wurde. Heute wird die stark giftige Art, ebenso wie das nah verwandte und ebenfalls giftige Wurmkraut (*Spigelia anthelmia*), nicht mehr verschrieben.

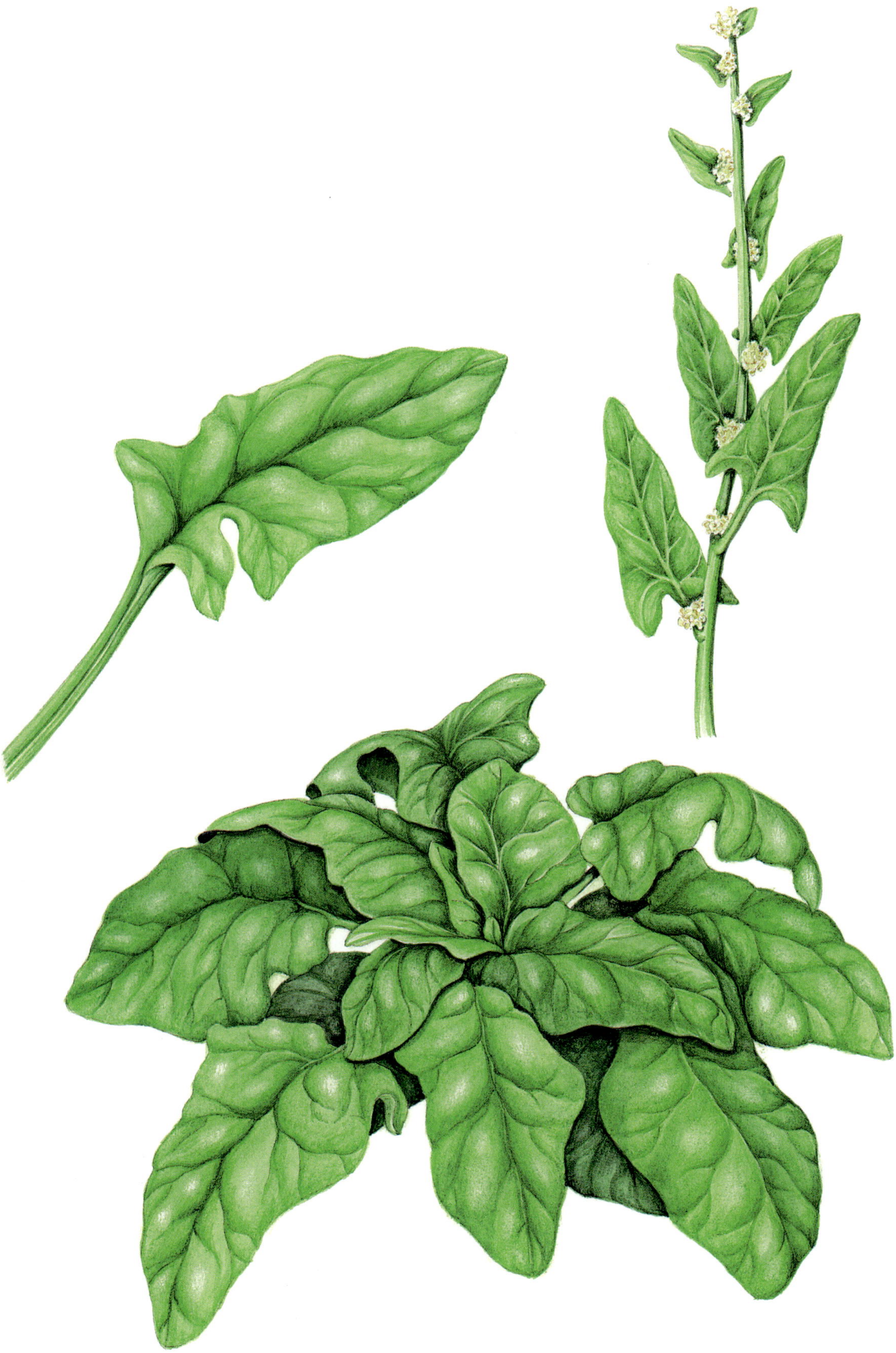

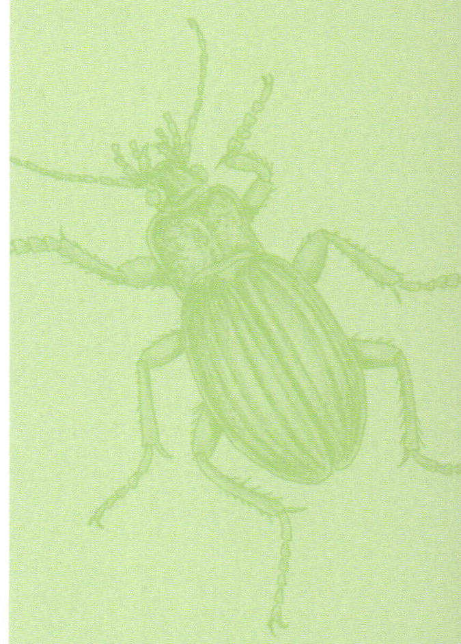

Spinacia oleracea

Spinat

Familie:
Chenopodiaceae (Gänsefußgewächse)

Weitere Namen: –

Heimat:
Stammt vermutlich aus dem Kaukasus

Größe:
Bis 30 cm hohe, einjährige Pflanze

Typische Kennzeichen:
Fleischiges Blattgemüse mit pfeilförmigen Blättern

„Spinat ersetzt die halbe Apotheke", behauptet der Volksmund, und tatsächlich können die vitamin- und mineralstoffreichen Blätter dieser Pflanze viel zu einer gesunden Ernährung beitragen. Normalerweise wird Spinat roh in Form von Salat oder als gegartes Gemüse verzehrt, man kann ihn aber auch als leichtes Abführmittel verwenden, und er soll gegen Fieber und bei Blähungen helfen.

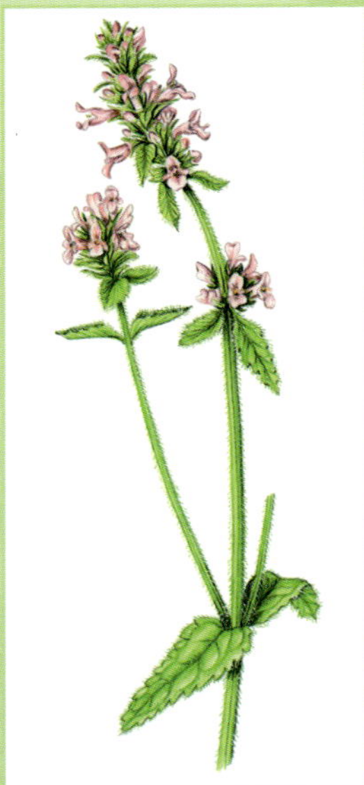

Stachys officinalis

Heilziest

Familie: Lamiaceae/Labiatae (Lippenblütler)

Weitere Namen: Echter Ziest, Betonie, Zahnkraut

Heimat: Europa und Asien

Größe: Bis 70 cm hohe, ausdauernde Pflanze

Typische Kennzeichen: Weich behaarter, vierkantiger Stängel

Der vereinzelt auch in Mitteleuropa vorkommende Heilziest ist ein altes Arzneikraut, dem zahlreiche wohltuende Eigenschaften nachgesagt werden. So sollen die Blätter und blühenden Sprosse das Fieber senken, aber auch eine schmerzlindernde Wirkung haben; außerdem gilt die Pflanze als Mittel zur Behandlung von Atemwegserkrankungen. Äußerlich wendet man die Art manchmal auch zur Reinigung von Wunden an.

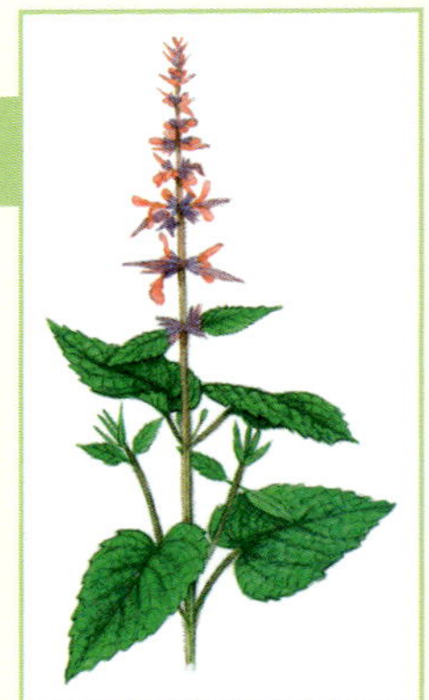

Stachys sylvatica

Waldziest

Familie: Lamiaceae/Labiatae (Lippenblütler)

Weitere Namen: Waldnessel

Heimat: Europa und Nordamerika

Größe: Bis 1,2 m hohe, ausdauernde Pflanze

Typische Kennzeichen: Herzförmige, rau behaarte Blätter mit gesägtem Rand

Im Gegensatz zum nah verwandten Heilziest (*Stachys officinalis*), der in Mitteleuropa nur stellenweise vorkommt, findet man diese Art sehr häufig in vielen unserer Wälder. Therapeutisch wurde der Waldziest früher bei Magen- und Darmbeschwerden, bei Menstruationsproblemen und als harntreibende Arznei angewendet; heute benutzt man die oberirdischen Teile manchmal noch zur Behandlung kleinerer Wunden.

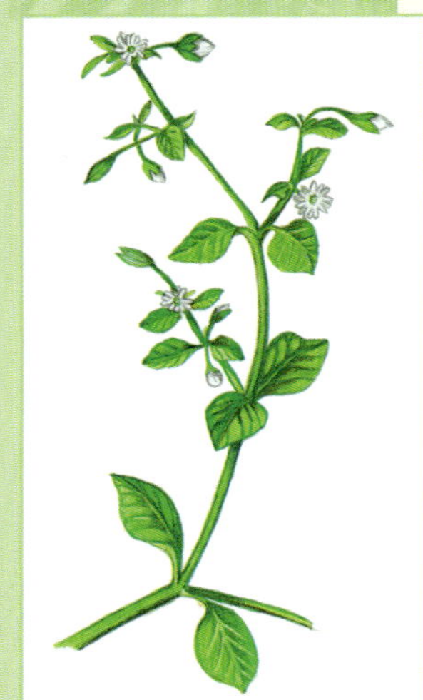

Stellaria media

Gewöhnliche Vogelmiere

Familie: Caryophyllaceae (Nelkengewächse)

Weitere Namen: Vogel-Sternmiere, Hühnerdarm

Heimat: Fast weltweit verbreitet

Größe: Bis 15 cm hohe, normalerweise einjährige Pflanze

Typische Kennzeichen: Sternförmige weiße Blüten

Bei Gartenbesitzern gilt die Vogelmiere als unerwünschtes Unkraut, das sich nur schwer ausrotten lässt, die Pflanze besitzt aber auch eine Reihe von nützlichen Eigenschaften. So kann man die vitamin- und mineralstoffreichen Blätter und Stängel für Salate oder als Gemüse nutzen; außerdem sagt man dem kleinen Kraut schweißtreibende, adstringierende, harntreibende und wundheilende Eigenschaften nach.

Stillingia sylvatica

Stillingie

Familie: Euphorbiaceae (Wolfsmilchgewächse)

Weitere Namen: –

Heimat: Nordamerika

Größe: Bis 1 m hohe, ausdauernde Pflanze

Typische Kennzeichen: Lederartige Blätter und sehr typische, dreigefächerte Früchte

Diese Art war vor allem bei den nordamerikanischen Ureinwohnern ein beliebtes Heilkraut, denn die Wurzeln wurden als Abführmittel, aber auch bei Hautbeschwerden und sogar zur Behandlung von Syphilis verwendet.

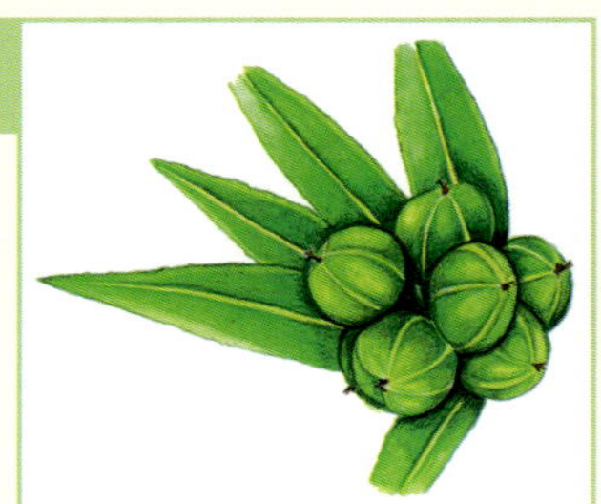

Später nutzte man die Stillingie bei Hämorrhoiden und Schuppenflechte, während die giftige Pflanze heute nur noch vereinzelt und dann unter strenger ärztlicher Kontrolle angewendet wird.

Strophanthus-Arten, von denen viele stark giftig sind, weil sie – genau wie der Fingerhut (*Digitalis* spp.) – herzwirksame Glykoside enthalten, wurden früher als Pfeilgift und zur Behandlung von Schlangenbissen verwendet. Das gilt auch für diese Pflanze, deren Samen man heute manchmal in pharmazeutischen Arzneien und homöopathischen Mitteln zur Behandlung von Herzbeschwerden verarbeitet.

Strophanthus hispidus

Steifhaariger Strophanthus

Familie: Apocynaceae (Hundsgiftgewächse)
Weitere Namen: Strofanto
Heimat: Afrika
Größe: Schlingpflanze mit bis zu 10 m langen Trieben
Typische Kennzeichen: Lederartige Blätter und Milchsaft führende Stängel

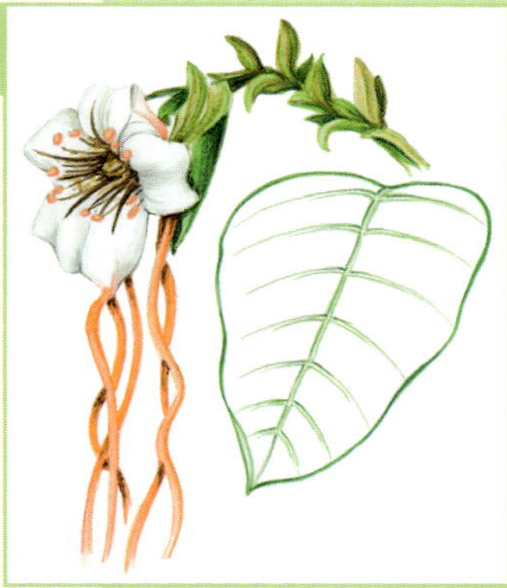

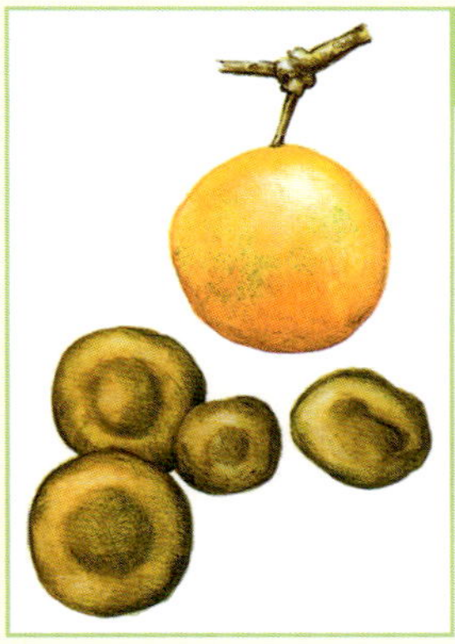

Strychnos nux-vomica

Brechnussbaum

Familie: Loganiaceae (Brechnussgewächse)
Weitere Namen: Krähenaugenbaum
Heimat: Asien
Größe: Bis 15 m hoher, immergrüner Baum
Typische Kennzeichen: Unangenehm riechende, apfelgroße Früchte mit scheibenförmigen Samen

Die Samen dieser Pflanze enthalten das tödlich giftige Strychnin, so dass man sie therapeutisch ausschließlich in homöopathischer Verdünnung benutzen darf. Typische Anwendungsgebiete solcher Mittel sind Magen- oder Darmentzündungen, Durchfall und Verdauungsschwäche, aber auch erhöhte Reizbarkeit, Schlafstörungen und Kopfschmerzen sowie verfrühte Periode mit krampfartigen Schmerzen.

Von dieser Pflanze wird therapeutisch ausschließlich das Harz angewendet, das austritt, wenn die Rinde angeschnitten wird. Dieses kann nach dem Trocknen zur Herstellung von Dampfbädern benutzt werden, mit denen sich Asthma, Bronchitis, Schnupfen und Halsschmerzen bekämpfen lassen, man kann die antiseptisch wirkende Substanz aber auch zur Behandlung von offenen Wunden und Geschwüren verwenden.

Styrax benzoin

Benzoe-Storaxbaum

Familie: Styracaceae (Styraxgewächse)
Weitere Namen: Benzoinbaum
Heimat: Asien
Größe: Bis 10 m hoher, sommergrüner Baum
Typische Kennzeichen: Wechselständige, ovale Blätter und große, glockenförmige Blüten

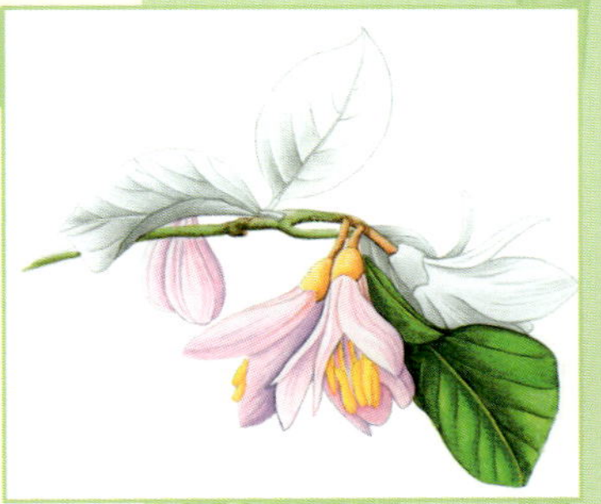

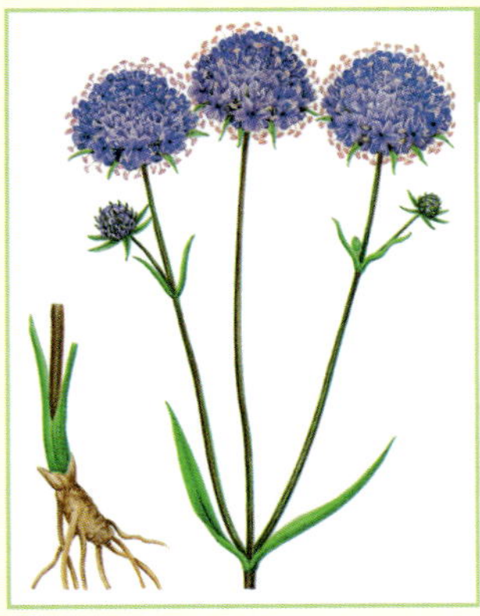

Succisa pratensis

Teufelsabbiss

Familie: Dipsacaceae (Kardengewächse)
Weitere Namen: –
Heimat: Europa und Asien
Größe: Bis 1 m hohe, ausdauernde Pflanze
Typische Kennzeichen: Rundliche, zumeist blauviolette, manchmal auch weiße Blütenköpfe

Diese Pflanze verdankt ihren Namen dem kurzen, wie abgebissen aussehenden Wurzelstock. Und dieser war es auch, der früher therapeutisch angewendet wurde, etwa zur Behandlung von Atemwegsbeschwerden, Schleimhautentzündungen und Ekzemen oder Geschwüren, aber auch als Abführ- und Wurmmittel. Da die Art aber nicht frei von Nebenwirkungen ist, wird sie heute nur noch in homöopathischen Mitteln verarbeitet.

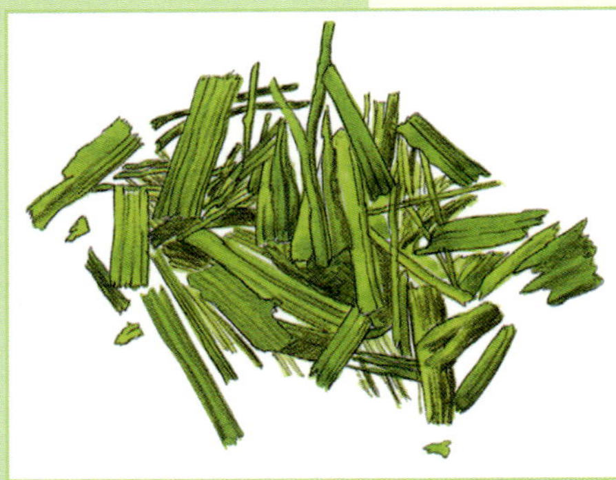

Swertia chirata

Chirettakraut

Familie: Gentianaceae (Enziangewächse)

Weitere Namen: –

Heimat: Nepal und Nordindien

Größe: Bis 1 m hohe, ausdauernde Pflanze

Typische Kennzeichen: Grüne, rötlich überlaufene Blüten

Diese Pflanze wird vor allem in der ayurvedischen Heilkunde bei den unterschiedlichsten Beschwerden angewendet. So gilt sie als gutes Mittel zur Behandlung von Magenbeschwerden, besonders wenn sie mit Völlegefühl oder Übelkeit verbunden sind, man verwendet sie aber auch als fiebersenkende Arznei, Wurmmittel und zur Behandlung von Malaria. Benutzt werden ausschließlich die oberirdischen, krautigen Teile.

Symphoricarpos albus

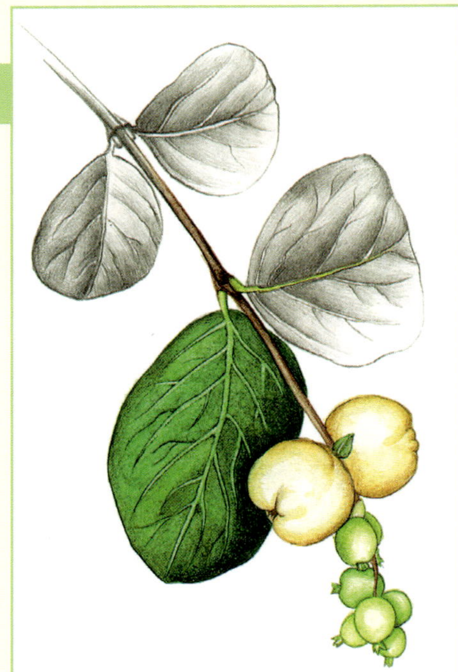

Gewöhnliche Schneebeere

Familie: Caprifoliaceae (Geißblattgewächse)

Weitere Namen: Weiße Schneebeere, Knallerbsenstrauch, Schneeball

Heimat: Nordamerika

Größe: Bis 2,5 m hoher Strauch

Typische Kennzeichen: Elliptische bis rundliche Blätter und weiße Beeren

Die Beeren dieser Art knallen bei Druck und werden daher gern von Kindern zum Spielen benutzt. Allerdings sind die kleinen weißen Früchte, die in ihrer Heimat früher als Abführmittel und zur Behandlung von Geschlechtskrankheiten verwendet wurden, giftig, so dass der Verzehr starkes Erbrechen und Durchfall verursachen kann. Außerdem verursacht der Hautkontakt manchmal Rötungen.

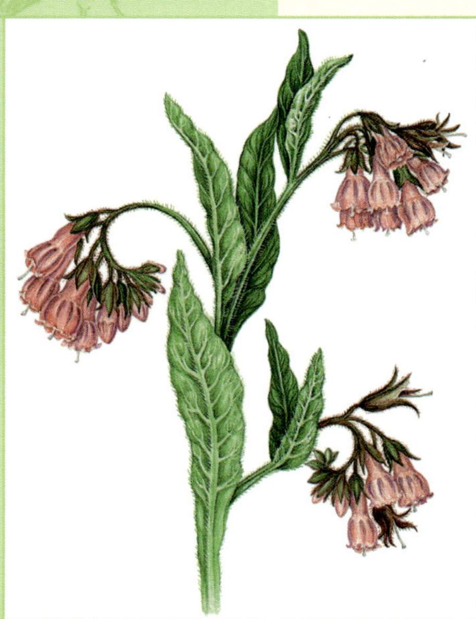

Symphytum officinale

Gewöhnlicher Beinwell

Familie: Boraginaceae (Raublattgewächse)

Weitere Namen: Echte Wallwurz, Milchwurz, Soldatenwurz

Heimat: Europa, Afrika und Nordamerika

Größe: Bis 1 m hohe, ausdauernde Pflanze

Typische Kennzeichen: Hohler Stängel und mit zahlreichen Drüsen besetzte Blätter

Dass der Beinwell früher bei Knochenbrüchen eingesetzt wurde, lässt sich sowohl an seinem umgangssprachlichen als auch an dem wissenschaftlichen Gattungsnamen *Symphytum* erkennen, was übersetzt etwa „zusammenwachsen" bedeutet. Heute nutzt man die Pflanze manchmal noch bei Verstauchungen, aber auch in Cremes zur Behandlung von Akne, Hämorrhoiden, leichten Verbrennungen, Krampfadern und Schuppenflechte.

Symplocarpus foetidus

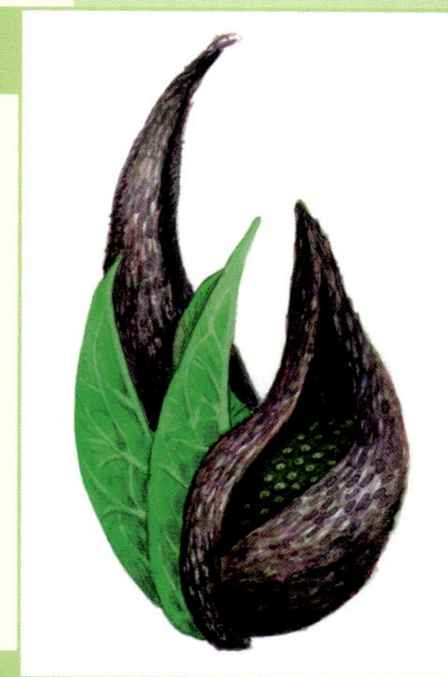

Stinkkohl

Familie: Araceae (Aronstabgewächse)
Weitere Namen: –
Heimat: Nordamerika und Asien
Größe: Bis 15 cm hohe, ausdauernde Pflanze
Typische Kennzeichen: Kolbenartige, sehr unangenehm riechende Blütenstände, die Aasfliegen anlocken sollen

Die Wurzel dieser Art wurde von den nordamerikanischen Ureinwohnern vor allem als krampflösendes und auswurfförderndes Mittel bei Bronchitis oder anderen Atemwegsbeschwerden angewendet, aber auch zur Wundbehandlung und als Brech- und Schmerzmittel. Heute wird die Pflanze, die zahlreiche unerwünschte Nebenwirkungen wie Erbrechen oder Blasenbildung auf der Haut auslösen kann, kaum noch genutzt.

Syringa vulgaris

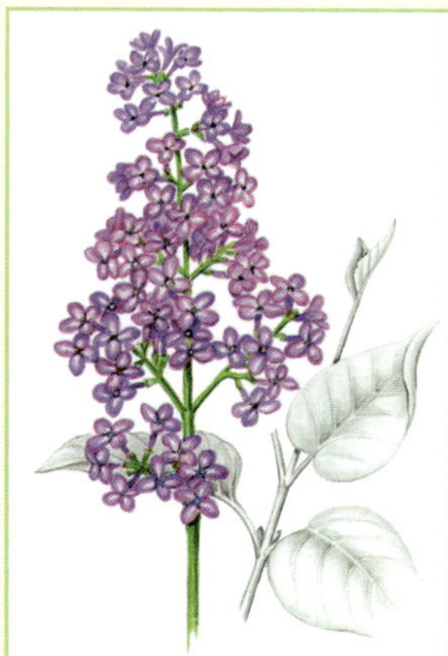

Gewöhnlicher Flieder

Familie: Oleaceae (Ölbaumgewächse)
Weitere Namen: Maibüschel, Gartenflieder
Heimat: Europa
Größe: Bis 4 m hoher, sommergrüner Strauch oder kleiner Baum
Typische Kennzeichen: Bildet große, pyramidenförmige Rispen aus unzähligen kleinen Blüten

Den Fliederstrauch mit seinen großen, attraktiven und angenehm duftenden Blütenständen kennen die meisten Menschen nur als beliebte Gartenpflanze, aber die Art besitzt auch therapeutische Eigenschaften. So lassen sich die Blüten und die Blätter bei Rheumatismus oder Gelenkschmerzen anwenden, während man die Rinde als fiebersenkendes Mittel einsetzen kann.

Syzygium aromaticum

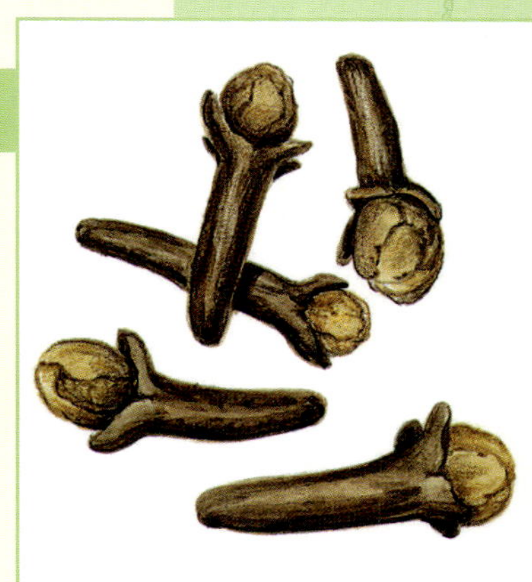

Gewürznelkenbaum

Familie: Myrtaceae (Myrtengewächse)
Weitere Namen: Nägelein, Nelkenkopf, Nelkenbaum
Heimat: Indonesien
Größe: Bis 15 m hoher, immergrüner Baum
Typische Kennzeichen: Stark aromatisch duftende Blätter

Gewürznelken, bei denen es sich um die getrockneten Blütenknospen dieses Baumes handelt, sind ein beliebtes Gewürz für Fleischgerichte, Glühwein und Lebkuchen. Sie werden aber auch für Heilzwecke eingesetzt, etwa zur Behandlung von Akne, kleinen Wunden und Gerstenkörnern oder als Arznei zur Beruhigung des Magens. Außerdem sollen die stark duftenden Gewürznelken die ungeliebten Kleidermotten abschrecken.

Syzygium cumini

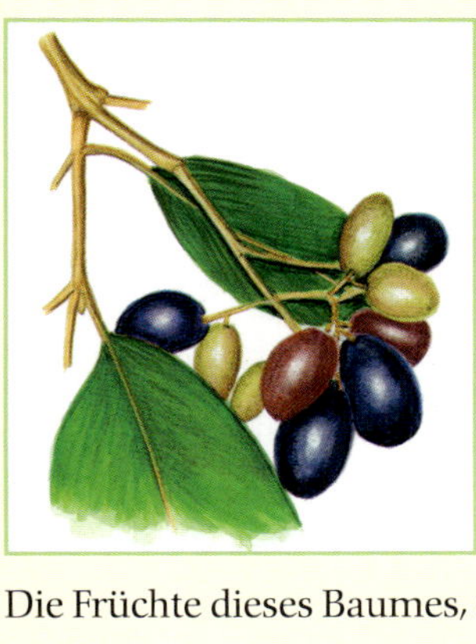

Jambulbaum

Familie: Myrtaceae (Myrtengewächse)
Weitere Namen: Jambolanapflaume, Wachsjambuse
Heimat: Asien und Australien
Größe: Bis 10 m hoher, immergrüner Baum
Typische Kennzeichen: Saftige, purpurfarbene bis schwarze Früchte

Die Früchte dieses Baumes, die ähnlich wie Aprikosen riechen und schmecken, sind in ihrer Heimat ein beliebtes Obst und werden daher in größerem Maßstab kultiviert, aber man kann sie auch für therapeutische Zwecke verwenden. So lassen sie sich wegen ihrer stark blähungstreibenden Eigenschaften bei Verdauungsbeschwerden nutzen, ebenso wie zur Behandlung von Diabetes im frühen Stadium.

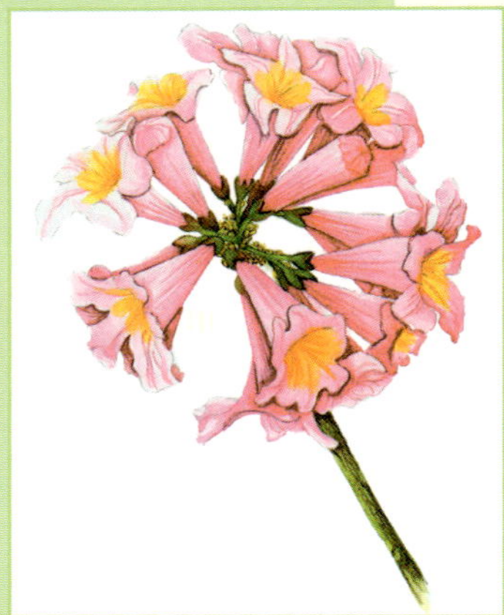

Tabebuia impetiginosa

Lapachobaum

Familie: Bignoniaceae (Bignoniengewächse)
Weitere Namen: Argentinischer Flammenbaum
Heimat: Mittel- und Südamerika
Größe: Bis 30 m hoher Baum
Typische Kennzeichen: Bildet unzählige, magentafarbene Blüten, die vor den Blättern erscheinen

Diesem attraktiven Baum, der vermutlich schon von den Maya für Heilzwecke verwendet wurde, sagt man vor allem entzündungshemmende und fiebersenkende Eigenschaften nach, so dass man ihn zur Behandlung von Geschwüren, Ekzemen, Herpes und Krätze, aber auch bei Rheumatismus und Geschlechtskrankheiten einsetzt. Allerdings dürfen das Holz und die innere Rinde nur unter ärztlicher Kontrolle angewendet werden.

Tabernaemontana divaricata

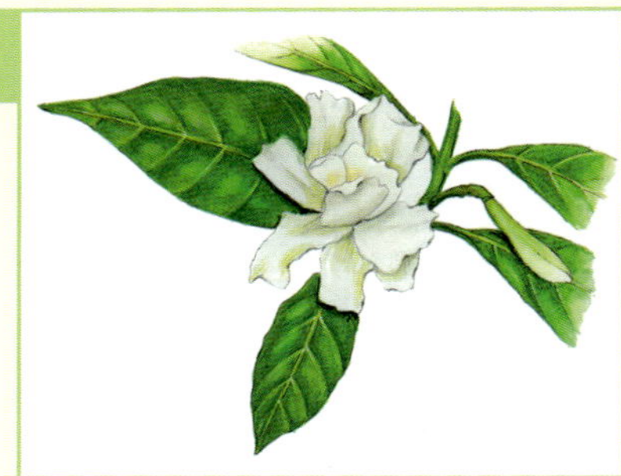

Krepp-Jasmin

Familie: Apocynaceae (Hundsgiftgewächse)
Weitere Namen: Krepp-Gardenie, Ceylon-Jasmin, Milchsunge
Heimat: Asien
Größe: Bis 2 m hoher Strauch
Typische Kennzeichen: Sehr intensiv duftende, große weiße Blüten

Diese Pflanze enthält einen Milchsaft, der früher – ebenso wie die Wurzel – als Wurmmittel verwendet wurde. Letztere kaute man in Indien aber auch bei Zahnschmerzen, während man die Blätter zur Wundbehandlung und das Holz als Fiebermittel nahm. Heute wird die Art kaum noch therapeutisch eingesetzt, aber man findet die attraktive Pflanze wegen ihrer angenehm duftenden Blüten manchmal in Wintergärten.

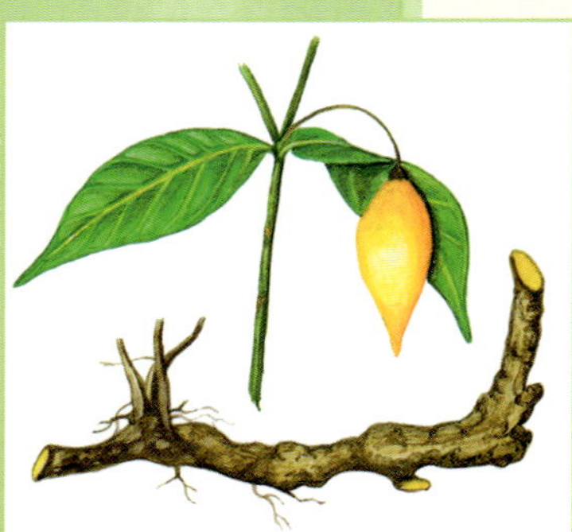

Tabernanthe iboga

Ibogastrauch

Familie: Apocynaceae (Hundsgiftgewächse)
Weitere Namen: Wunderholz
Heimat: Afrika
Größe: Bis 2 m hoher Strauch
Typische Kennzeichen: Stark verzweigte, innen gelb gefärbte Wurzel

In ihrer afrikanischen Heimat wurden die orangegelben Früchte des Ibogastrauchs häufig bei Hunger und Übermüdung gekaut, während man die Wurzel der halluzinogenen Pflanze, die bei falscher Dosierung schwere Vergiftungen verursacht, für magisch-religiöse Zwecke einsetzte. Therapeutisch wird die Art zur Behandlung von Bluthochdruck und bei Fieber angewendet, sie gilt aber auch als Aphrodisiakum.

Tagetes patula

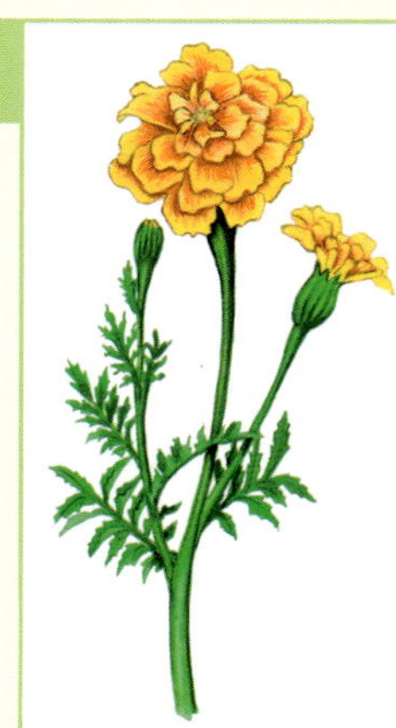

Studentenblume

Familie: Asteraceae/Compositae (Korbblütler)
Weitere Namen: Samtblume
Heimat: Nord-, Mittel- und Südamerika
Größe: Bis 60 cm hohe, einjährige Pflanze
Typische Kennzeichen: Fleischiger Stängel und große, zumeist gefüllte Körbchenblüten

Diese beliebte Gartenblume, von der es unzählige Sorten gibt, wird gern in der Nähe von Tomaten oder Rosen angepflanzt, weil es heißt, diese würden dann von Schädlingen, etwa Fadenwürmern (Nematoden) verschont bleiben. Therapeutisch wurde die fototoxische Pflanze früher manchmal als harntreibende, beruhigende oder verdauungsfördernde Arznei eingesetzt, was aber heute nicht mehr üblich ist.

Tamarindus indica

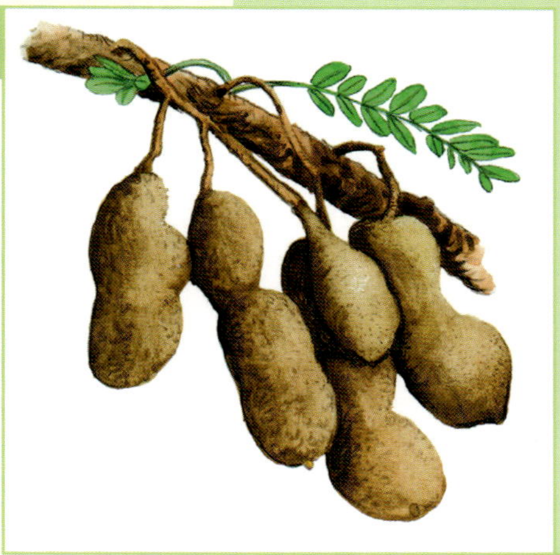

Tamarinde

Familie: Caesalpiniaceae (Johannisbrotgewächse)

Weitere Namen: Tamarindenbaum

Heimat: Ostafrika

Größe: Bis 25 m hoher Baum

Typische Kennzeichen: Attraktive, orchideenähnliche Blüten und graubraune Hülsen

Das leicht saure Fruchtfleisch der Hülsen dieses Baumes kann als Gewürz verwendet werden, etwa zur Verfeinerung von Soßen und Fleischgerichten, es besitzt aber auch therapeutische Eigenschaften. So gilt es als appetitanregendes und verdauungsförderndes Mittel, und es soll Blähungen lindern und abführend wirken. Außerdem setzt man es manchmal bei Halsschmerzen und als herzstärkende Arznei ein.

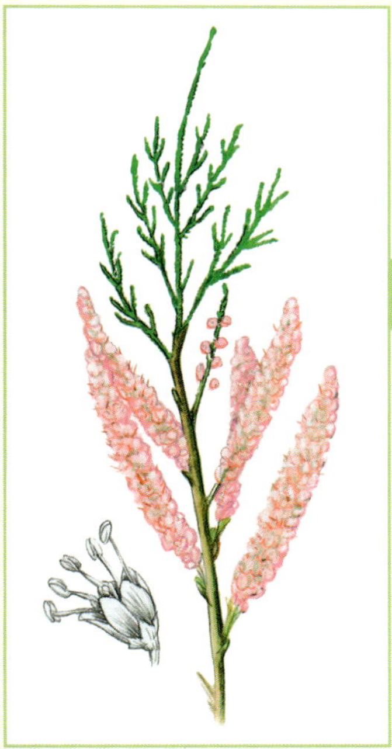

Tamarix gallica

Französische Tamariske

Familie: Tamaricaceae (Tamariskengewächse)

Weitere Namen: Federbusch

Heimat: Europa und Nordafrika

Größe: Bis 5 m hoher, sommergrüner Strauch oder kleiner Baum

Typische Kennzeichen: Die kleinen, fleischigen, dreieckigen Blätter wachsen spiralförmig um die Zweige

Die Französische Tamariske findet man hauptsächlich in südeuropäischen Ländern, wo sie vorzugsweise auf salzhaltigen Böden wächst. In den Regionen, in denen sie natürlicherweise vorkommt, wird sie schon lange als Heilpflanze genutzt, denn die Rinde und Blätter besitzen adstringierende, appetitanregende sowie schweiß- und harntreibende Eigenschaften; außerdem sollen sie sich zur Blutreinigung und Wundheilung eignen.

Tamus communis

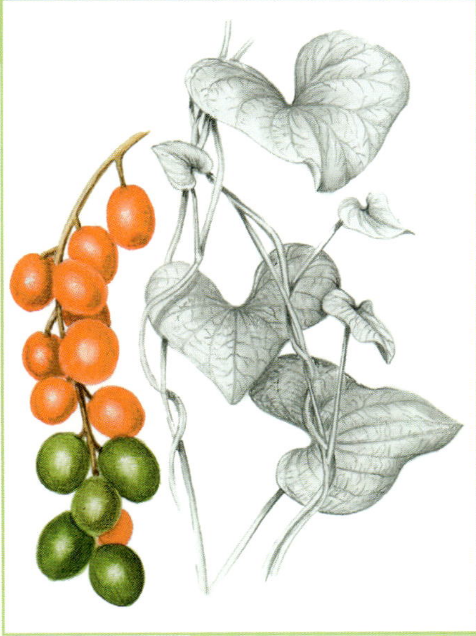

Gewöhnliche Schmerwurz

Familie: Dioscoreaceae (Schmerwurzgewächse)

Weitere Namen: Jungfernwurzel

Heimat: Europa, Asien und Nordafrika

Größe: Schlingpflanze mit bis zu 3 m langen Trieben

Typische Kennzeichen: Herzförmige, an der Basis tief eingeschnittene Blätter und rote Beeren

Die Wurzel der nur im Süden Mitteleuropas vorkommenden, giftigen Schmerwurz wurde in der Vergangenheit häufig als harntreibende Arznei genutzt, man nahm sie aber auch als anregendes Mittel, etwa um den Blutkreislauf zu stimulieren. Da sehr genau dosiert werden muss, um Erbrechen und andere Nebenwirkungen zu vermeiden, sollte man heute besser andere Mittel für die genannten Beschwerden anwenden.

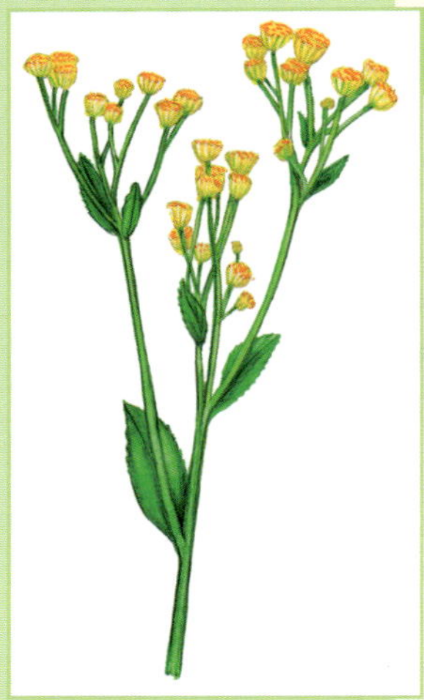

Tanacetum balsamita

Balsamkraut

Familie: Asteraceae/Compositae (Korbblütler)
Weitere Namen: Marienblatt, Frauenminze
Heimat: Asien
Größe: Bis 1,5 m hohe, ausdauernde Pflanze
Typische Kennzeichen: Aromatische Pflanze mit flaumig behaarten Stängeln

Das Balsamkraut wird gern als wohlriechende Duftpflanze in Blumensträußen verwendet, es lässt sich aber auch zum Aromatisieren von Likör benutzen und als Gewürz für Gemüse und Fleisch. In der Naturheilkunde wurde es früher manchmal als verdauungsförderndes und entzündungshemmendes Kraut eingesetzt, aber auch bei Menstruations- und Leberbeschwerden oder äußerlich zur Behandlung von Insektenstichen.

Tanacetum cinerariifolium

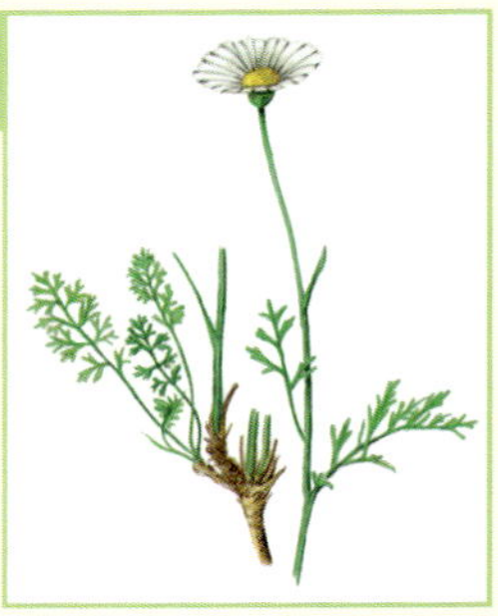

Dalmatinische Insektenblume

Familie: Asteraceae/Compositae (Korbblütler)
Weitere Namen: Pyrethrum, Dalmatiner Insektenblume
Heimat: Mittelmeergebiet
Größe: Bis 1 m hohe, ausdauernde Pflanze
Typische Kennzeichen: Große Blütenköpfe mit weißen Zungenblüten und gelber Mitte

Diese Pflanze wird in wärmeren Regionen häufig kultiviert, weil sich aus ihren Blüten wirksame Insektengifte (Pyrethrine) isolieren lassen, die dann z.B. in Fliegensprays verwendet werden können. Man kann die Blüten aber auch in Blumensträußen verwenden oder in getrockneter Form zur Abwehr von Ameisen, Fliegen und Mücken auslegen. Allerdings verursacht die Art bei empfindlichen Personen manchmal Allergien.

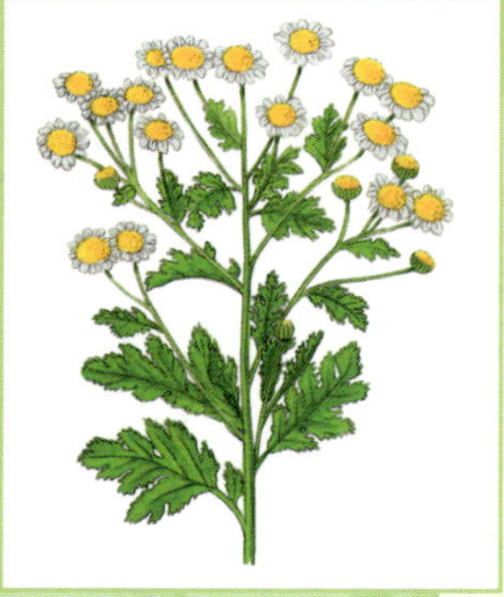

Tanacetum parthenium

Mutterkraut

Familie: Asteraceae/Compositae (Korbblütler)
Weitere Namen: Mutterkamille, Bertram
Heimat: Südöstliches Mittelmeergebiet
Größe: Bis 60 cm hohe, ausdauernde Pflanze
Typische Kennzeichen: Kamilleartiger Geruch

Wie der Name bereits vermuten lässt, wurde diese Pflanze früher hauptsächlich in der Frauenheilkunde verwendet, etwa zur Anregung der Uterusfunktionen. Heute nutzt man sie manchmal als vorbeugende Arznei gegen Migräne, aber auch als beruhigendes und krampflinderndes Mittel. Zusammen mit blutverdünnenden Medikamenten und während der Schwangerschaft darf das Kraut nicht angewendet werden.

Tanacetum vulgare

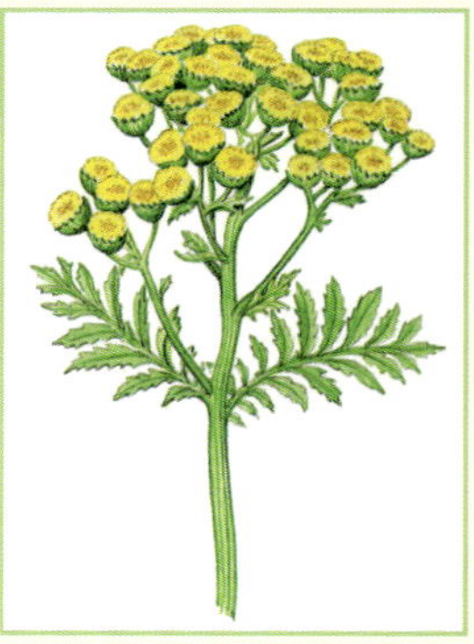

Rainfarn

Familie: Asteraceae/Compositae (Korbblütler)
Weitere Namen: Wurmkraut
Heimat: Europa und Asien
Größe: Bis 1 m hohe, ausdauernde Pflanze
Typische Kennzeichen: Abgeplattete, doldenartige, gelbe Blütenstände

Ein Strauß dieser Pflanzen ins Zimmer gestellt, hält Fliegen und andere Insekten fern, und auch Bienenzüchter benutzen das getrocknete Kraut manchmal in ihren Imkerpfeifen. Früher wurde die Blütensprosse außerdem als Wurmmittel, aber auch zur Behandlung von Kopfschmerzen und als verdauungsfördernde Arznei verwendet. Da die Art bei manchen Menschen Beschwerden hervorruft, ist das heute aber nicht mehr üblich.

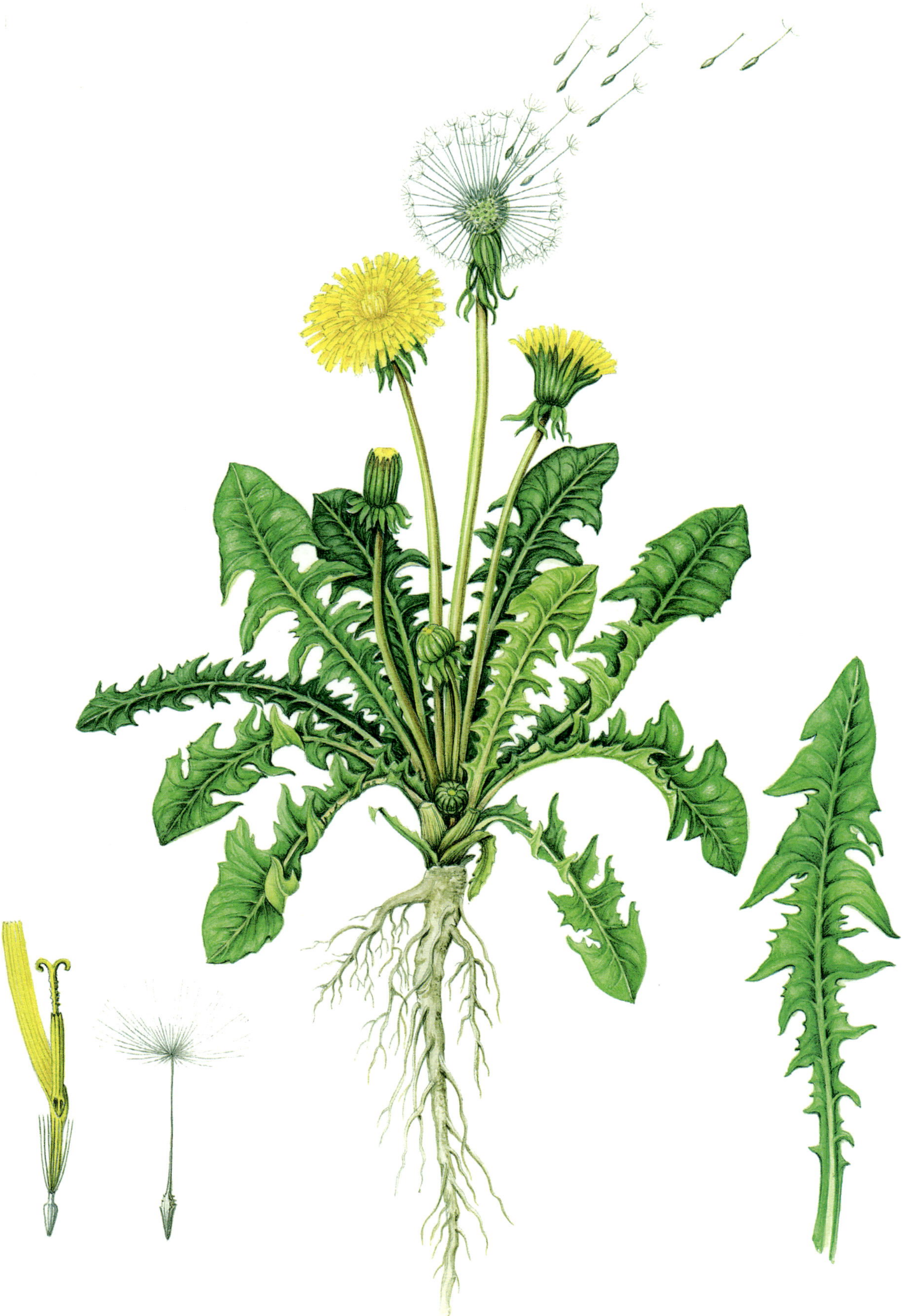

Taraxacum officinale

Löwenzahn

Familie:

Asteraceae/Compositae (Korbblütler)

Weitere Namen:

Kuhblume, Pusteblume, Butterblume

Heimat:

Europa und Westasien

Größe:

Bis 50 cm hohe, ausdauernde Pflanze

Typische Kennzeichen:

Blattloser, hohler Blütenstängel mit Milchsaft

Der Löwenzahn wird schon seit Jahrhunderten zur Behandlung von Galle- und Leberleiden, aber auch bei Verdauungsbeschwerden und Fieber angewendet. Außerdem lassen sich junge Blätter als Salat oder Gemüse zubereiten, und die Wurzel wurde in Notzeiten auch schon als Kaffee-Ersatz benutzt. Der weiße Milchsaft kann – besonders bei Kindern – sehr unangenehme Hautreizungen hervorrufen.

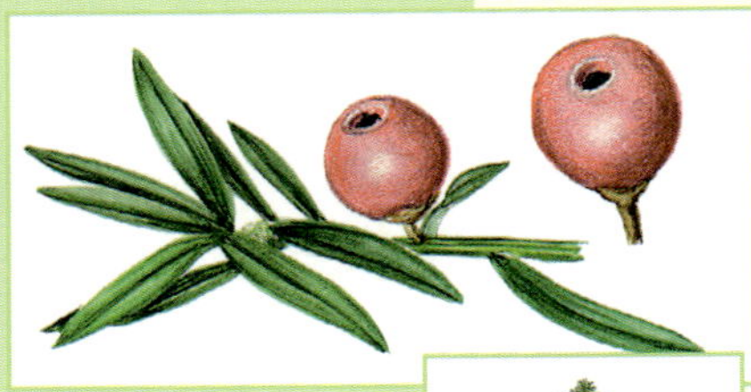

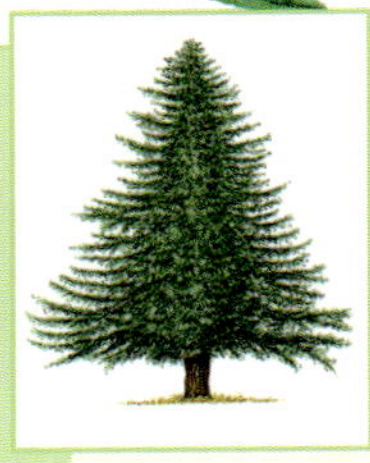

Taxus baccata

Europäische Eibe

Familie: Taxaceae (Eibengewächse)

Weitere Namen: –

Heimat: Europa, Asien und Nordafrika

Größe: Bis 20 m hoher Baum

Typische Kennzeichen: Die Samen besitzen einen fleischigen, roten Mantel

Die Eibe gilt als typischer Friedhofsbaum, man findet sie aber auch in Parks und Gärten. Bei den Kelten galt sie als heilige Pflanze; später benutzte man ihr Holz zur Herstellung von Langbögen. Obwohl die Art tödliche Vergiftungen verursachen kann, hat man die Nadeln früher als Arznei eingesetzt, etwa zur Behandlung von Rheumatismus oder bei Harnwegsbeschwerden, was heute aber nicht mehr üblich ist.

Teucrium chamaedrys

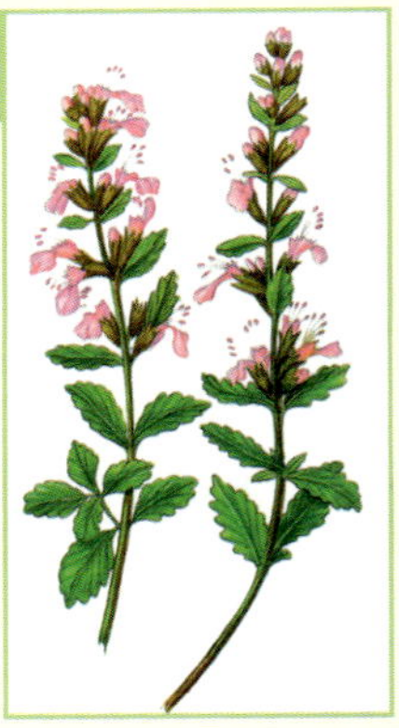

Edelgamander

Familie: Lamiaceae/Labiatae (Lippenblütler)

Weitere Namen: Echter Gamander

Heimat: Europa

Größe: Bis 40 cm hoher Halbstrauch

Typische Kennzeichen: Blätter mit stark gekerbtem Rand und röhrenförmigen, rosa- bis purpurfarbenen Blüten

Die oberirdischen Teile des Edelgamanders wurden früher häufig zum Aromatisieren von Likören verwendet, man nahm sie aber auch zur Behandlung von Rheumatismus und Gicht sowie als appetitanregende und verdauungsfördernde Arznei oder äußerlich bei Hautausschlägen. Da man heute weiß, dass ein häufiger Gebrauch schwere Leberschäden verursachen kann, wird von einer Anwendung abgeraten.

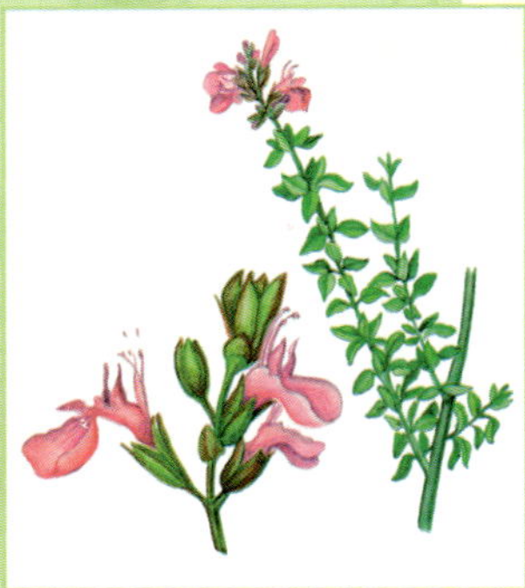

Teucrium marum

Katzengamander

Familie: Lamiaceae/Labiatae (Lippenblütler)

Weitere Namen: Amberkraut, Heidegamander

Heimat: Europa

Größe: Bis 50 cm hoher Halbstrauch

Typische Kennzeichen: Unterseits stark behaarte Blätter und rosafarbene Blüten

Diese Art stammt eigentlich aus dem Mittelmeerraum, wurde früher aber häufig in Apothekergärten kultiviert, weil man die getrockneten, krautigen Teile zur Behandlung von Gallenblasenerkrankungen und bei bestimmten Nervenbeschwerden einsetzte. Heute verwendet man den Katzengamander vor allem für die Herstellung homöopathischer Mittel, die beispielsweise bei Atemwegsbeschwerden verschrieben werden.

Teucrium scorodonia

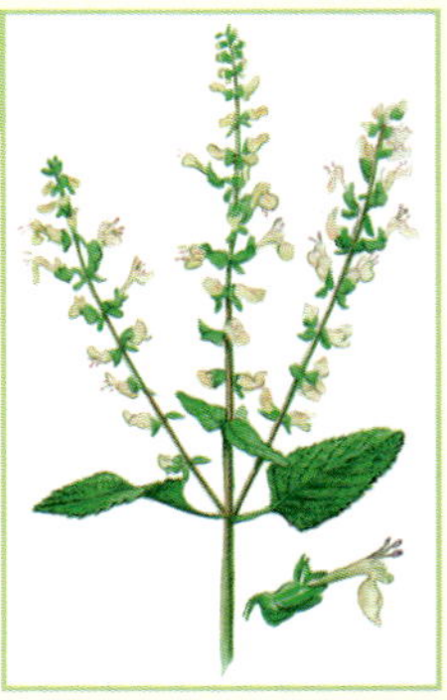

Salbeigamander

Familie: Lamiaceae/Labiatae (Lippenblütler)

Weitere Namen: Waldgamander

Heimat: Europa

Größe: Bis 80 cm hohe, ausdauernde Pflanze

Typische Kennzeichen: Blätter mit stark gerunzelter Oberfläche und gelbliche Blüten

Diese Art, die auch in Teilen Mitteleuropas regelmäßig vorkommt, wurde früher für eine Reihe therapeutischer Anwendungen eingesetzt, etwa bei Appetitlosigkeit, Blähungen, Husten oder Stirnhöhlenentzündung, aber auch zur Wundbehandlung, als schweißtreibende Arznei und zur Einleitung der Menstruation. Heute stellt man häufig homöopathische Mittel daraus her, mit denen sich z.B. Atemwegsbeschwerden wie Bronchitis behandeln lassen.

Thalictrum flavum

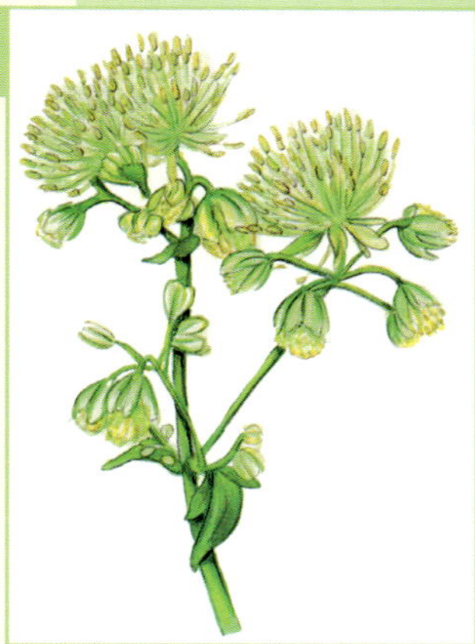

Gelbe Wiesenraute

Familie: Ranunculaceae (Hahnenfußgewächse)

Weitere Namen: –

Heimat: Europa und Asien

Größe: Bis 1,2 m hohe, ausdauernde Pflanze

Typische Kennzeichen: Auffällig gerillter Stängel und große grün-gelbe Blütenrispen

Die Wurzeln dieser Art wurden früher zur Behandlung von Gelbsucht, Verstopfung, Leberbeschwerden und Epilepsie angewendet. Weil man inzwischen weiß, dass die Pflanze auch Giftstoffe enthält, verschreibt man sie heute allerdings kaum noch. Die nah verwandte, ebenfalls in Mitteleuropa vorkommende Akelei-Wiesenraute (*Thalictrum aquilegifolium*) wurde zeitweise als Färbepflanze genutzt.

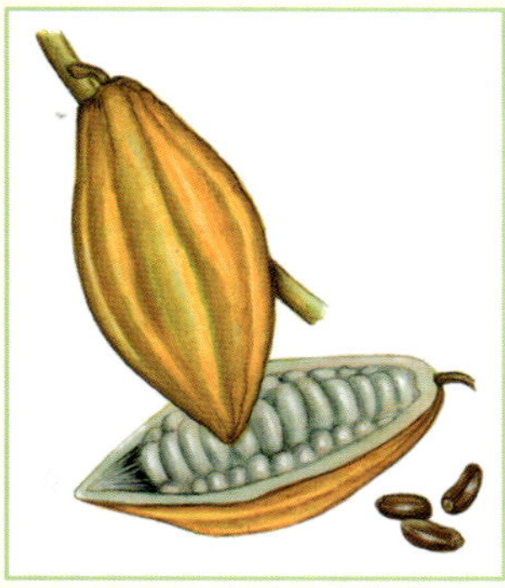

Theobroma cacao

Kakaobaum

Familie: Sterculiaceae (Kakaogewächse)

Weitere Namen: –

Heimat: Mittel- und Südamerika

Größe: Bis 8 m hoher, immergrüner Baum

Typische Kennzeichen: Große, gurkenförmige, gelbliche Beerenfrucht

Der Kakao, der schon von den Maya und Azteken hoch geschätzt wurde, spielt auch heute noch eine wichtige Rolle für die Zubereitung von anregenden und nahrhaften Getränken und die Herstellung von Süßigkeiten. Therapeutisch werden die Samen als harntreibendes Mittel, bei infektiösen Darmerkrankungen oder gegen zu hohen Blutdruck eingesetzt, aber auch äußerlich bei leichten Verbrennungen.

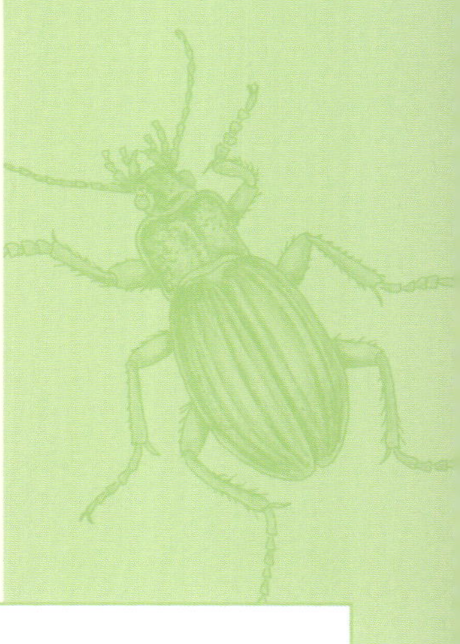

Thuja occidentalis

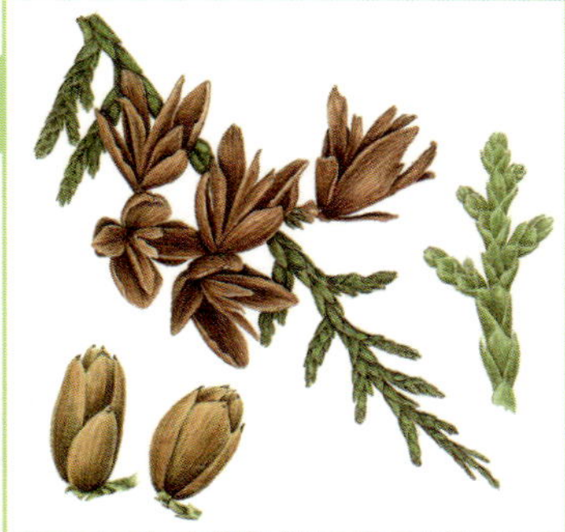

Abendländischer Lebensbaum

Familie: Cupressaceae (Zypressengewächse)

Weitere Namen: Thuja

Heimat: Nordamerika und Asien

Größe: Bis 10 m hoher, immergrüner Nadelbaum

Typische Kennzeichen: Orangebraune Rinde und kleine, schuppenartige Blätter

Diese nordamerikanische Art, die in Mitteleuropa gern für Gartenhecken genutzt wird, ist eine stark giftige Pflanze, die Übelkeit, Krämpfe, Leberschäden oder sogar eine tödliche Lähmung des Nervensystems verursachen kann. Dennoch wird sie unter ärztlicher Kontrolle auch therapeutisch eingesetzt, etwa zur Krebsbehandlung und in homöopathischen Mitteln zur Behandlung von Nierenentzündung.

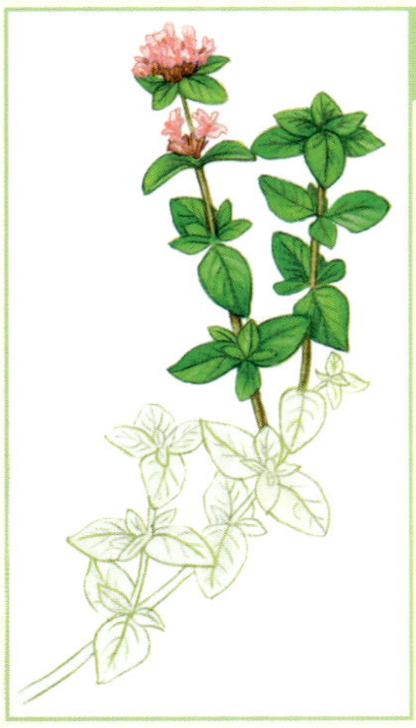

Thymus x citriodorus

Zitronenthymian

Familie: Lamiaceae/Labiatae (Lippenblütler)

Weitere Namen: –

Heimat: Europa

Größe: Bis 40 cm hoher Kleinstrauch

Typische Kennzeichen: Starker Zitronenduft

Die auch natürlich vorkommende Kreuzung aus dem Echten Thymian (*Thymus vulgaris*) und dem Quendel oder Feldthymian (*Thymus pulegioides*) verströmt einen außerordentlich starken Zitronenduft, so dass man sie gern zur Einfassung von Beeten und Gartenwegen verwendet. Außerdem eignet sich die Pflanze gut für Aromasträuße und Duftkissen, aber auch zum Verfeinern von Fischgerichten, Geflügelfüllungen und Gemüse.

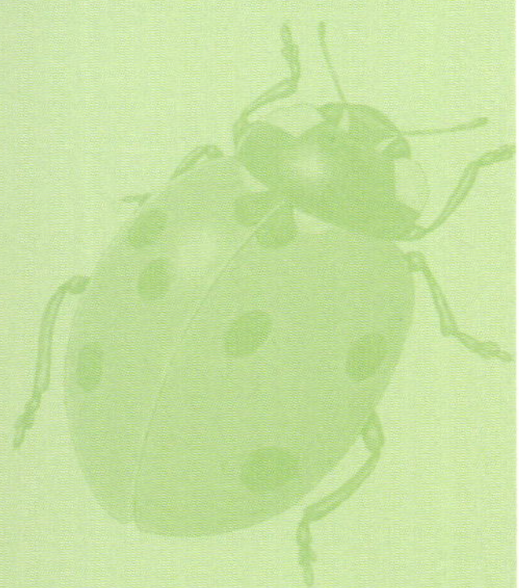

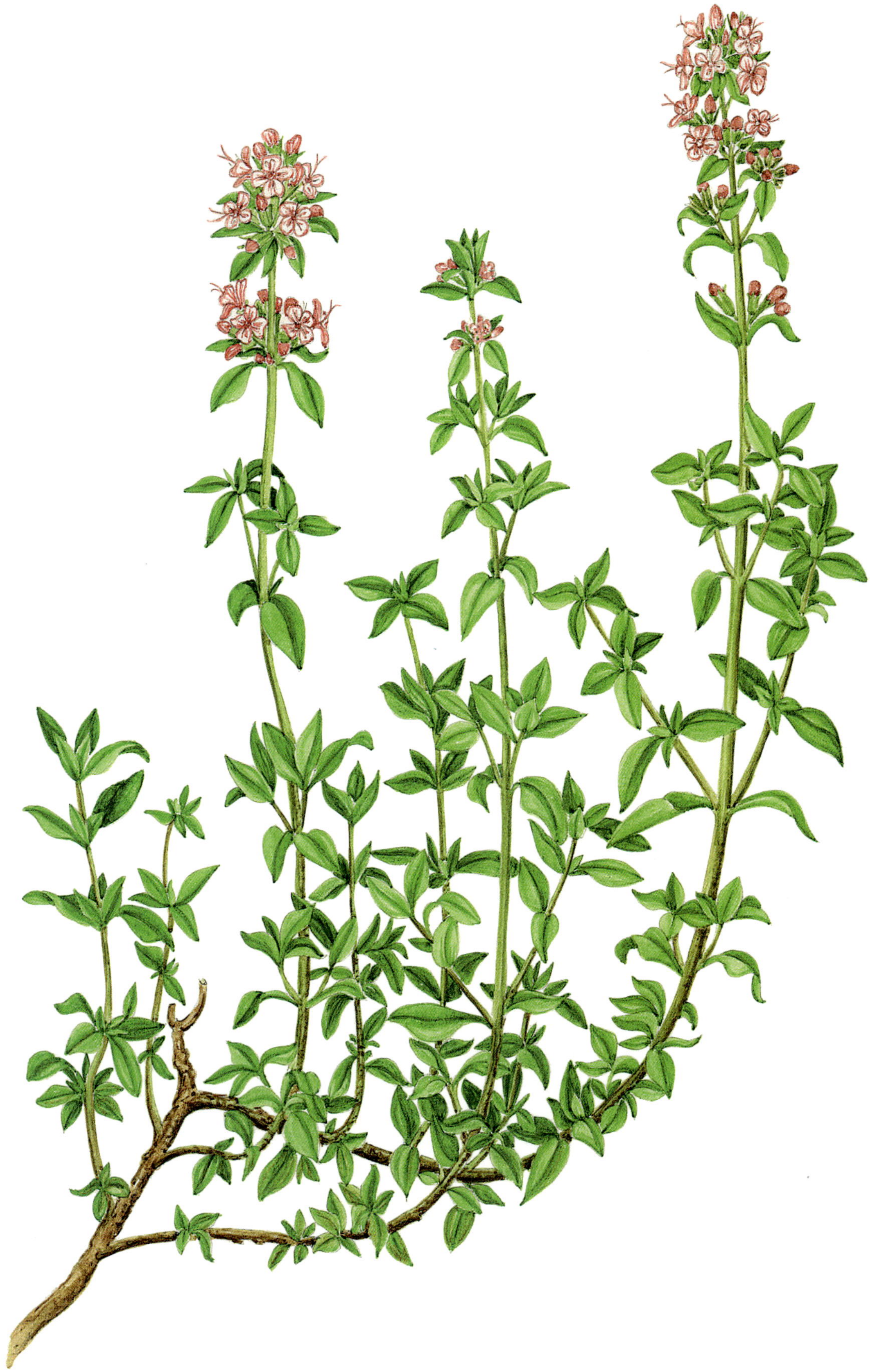

Thymus serpyllum

Sandthymian

Familie:
Lamiaceae/Labiatae (Lippenblütler)

Weitere Namen:
Feldkümmel

Heimat:
Europa

Größe:
Bis 10 cm hoher Kleinstrauch

Typische Kennzeichen:
Blätter mit zahlreichen Drüsen und lang behaartem Stiel

Der auch in Mitteleuropa heimische Sandthymian besitzt zwar aromatische, antiseptische, verdauungsfördernde, tonische, schleimlösende und anregende Eigenschaften, er wird heute aber dennoch nur noch selten verwendet, weil er weniger wirksam sein soll als der nah verwandte Echte Thymian (*Thymus vulgaris*). Während der Schwangerschaft sollte man Thymianarzneien keinesfalls benutzen.

Thymus vulgaris

Echter Thymian

Familie: Lamiaceae/Labiatae (Lippenblütler)

Weitere Namen: Gartenthymian, Orangenthymian

Heimat: Mittelmeerraum

Größe: Bis 10 cm hoher Kleinstrauch

Typische Kennzeichen: Längliche Blätter mit nach unten eingerolltem Rand

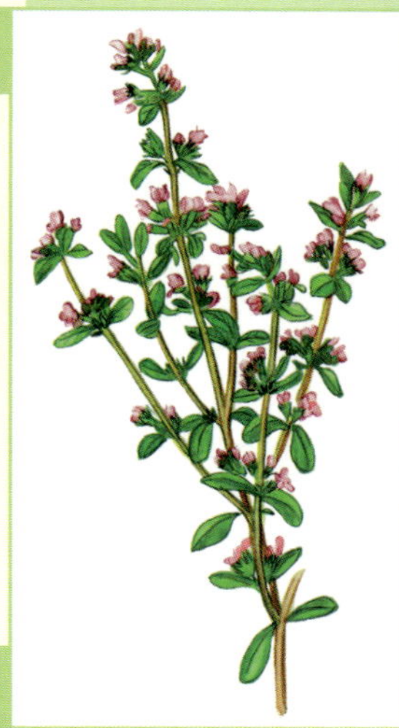

Der Echte Thymian ist ein beliebtes Gewürz, er besitzt aber auch therapeutische Eigenschaften, die denen des Sandthymians (*Thymus serpyllum*) vergleichbar sind. In der Küche wird das appetitanregende Kraut gern zum Würzen von Suppen, Soßen, Lamm- oder Rinderbraten, Geflügel, Eintopfgerichten und natürlich Pizza verwendet. Außerdem nimmt man Thymian für Aromatöpfe, und er soll sogar Motten vertreiben.

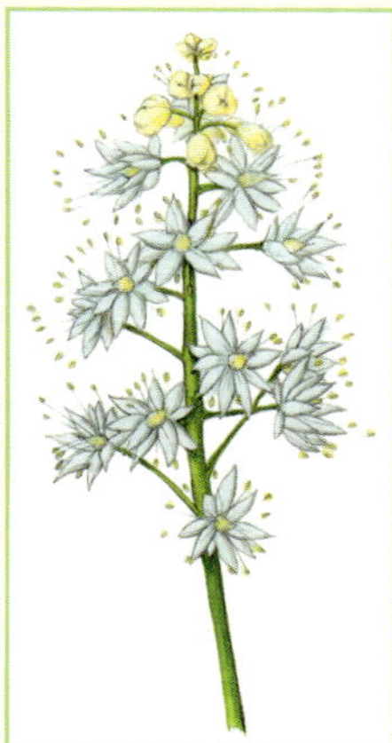

Tiarella cordifolia

Herzblatt-Schaumblüte

Familie: Saxifragaceae (Steinbrechgewächse)

Weitere Namen: Wald-Schaumkraut, Wald-Schaumkerze

Heimat: Nordamerika

Größe: Bis 25 cm hohe, ausdauernde Pflanze

Typische Kennzeichen: Große, weiße Blütentrauben, die oberhalb der Blätter gebildet werden

Die Herzblatt-Schaumblüte ist eine beliebte Zierpflanze, die man auch in vielen mitteleuropäischen Gärten findet, wo sie vor allem als Bodendecker verwendet wird. Zusätzlich besitzt die Art aber auch therapeutische Eigenschaften, denn die Blätter haben eine verdauungsfördernde und harntreibende Wirkung, lassen sich aber auch zur Anregung der Leberfunktion einsetzen.

Tilia cordata

Winterlinde

Familie: Tiliaceae (Lindengewächse)

Weitere Namen: Frühlinde

Heimat: Europa und Asien

Größe: Bis 25 m hoher, sommergrüner Baum

Typische Kennzeichen: Unterseits kahle, herzförmige Blätter und hängende, weiß-gelbe Blüten

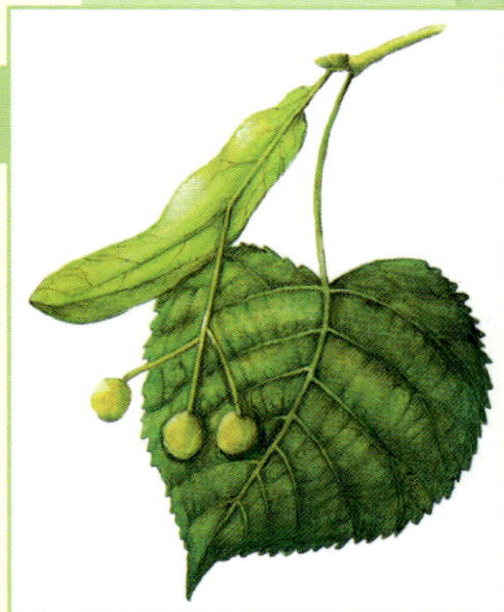

Die stattlichen Linden, die man vor allem als Park- und Alleebaum kennt, können ein Alter von bis zu 1000 Jahren erreichen. Bei unseren Vorfahren hieß es, die Bäume würden Schutz vor Blitzeinschlag und bösen Geistern gewähren, und man pflanzte sie auch gern auf Dorf-, Versammlungs- und Gerichtsplätze. Die therapeutischen Eigenschaften sind bei allen Linden-Arten sehr ähnlich (siehe *Tilia platyphyllos*).

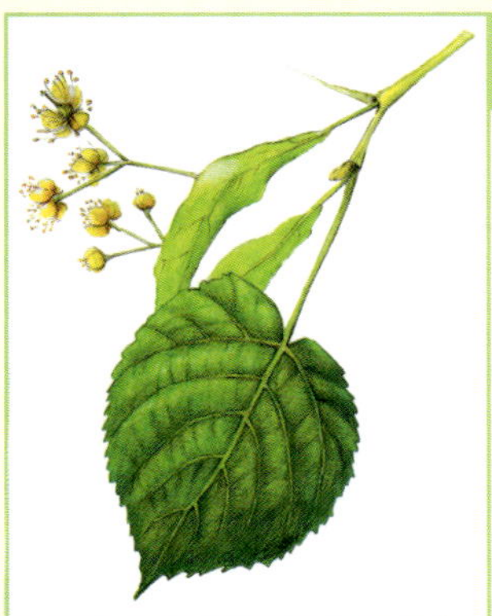

Tilia platyphyllos

Sommerlinde

Familie: Tiliaceae (Lindengewächse)

Weitere Namen: Großblättrige Linde

Heimat: Europa

Größe: Bis 30 m hoher, sommergrüner Baum

Typische Kennzeichen: Unterseits kurz behaarte, herzförmige Blätter und hängende, weiß-gelbe Blüten

Die Blüten der Linden besitzen eine Reihe wertvoller Eigenschaften. So gelten sie als schweißtreibend und werden daher in Form von Tee bei Grippe und Erkältungen verabreicht, man kann sie wegen ihrer beruhigenden Wirkung aber auch bei Schlaflosigkeit anwenden. Außerdem sagt man ihnen blutdrucksenkende, krampflösende und harntreibende, erweichende und schmerzstillende Eigenschaften nach.

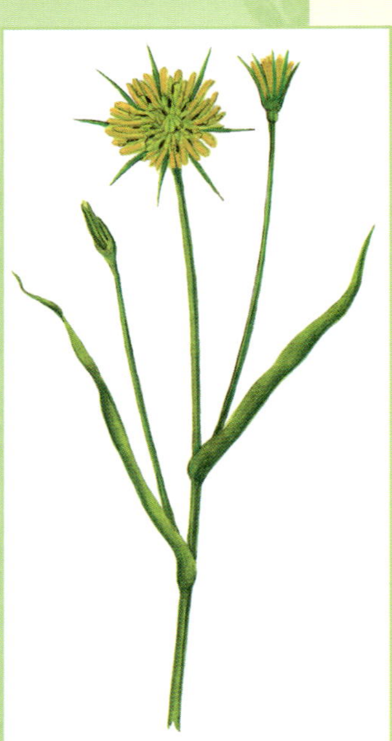

Tragopogon pratensis

Wiesenbocksbart

Familie: Asteraceae/Compositae (Korbblütler)
Weitere Namen: Habermark
Heimat: Europa und Asien
Größe: Bis 60 cm hohe, zweijährige Pflanze
Typische Kennzeichen: Lanzettliche, spitz auslaufende Blätter und große, gelbe Korbblüten

Die langen Wurzeln dieser Pflanze, die auch in Mitteleuropa überall auf nährstoffreichen Wiesen vorkommt, können als Gemüse zubereitet werden, das auch für Diabetiker geeignet ist, während sich die jungen Blütenstiele wie Spargel anrichten lassen. Man sagt der Art aber auch therapeutische Eigenschaften nach, denn der Saft junger Blätter soll eine übermäßige Gallensaftproduktion verhindern.

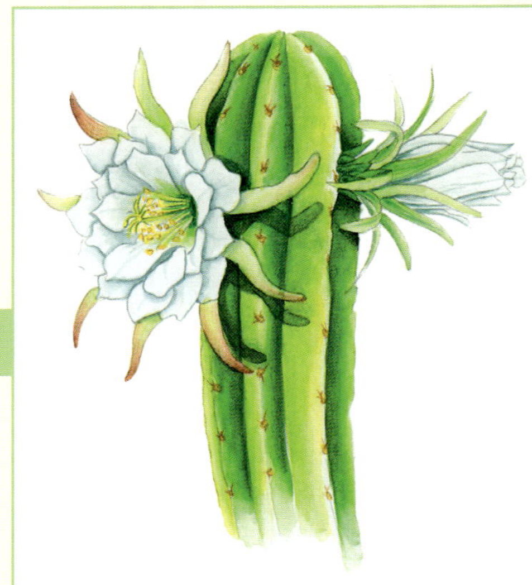

Trichocereus pachanoi

San-Pedro-Kaktus

Familie: Cactaceae (Kaktusgewächse)
Weitere Namen: Borstencerus
Heimat: Südamerika
Größe: Bis 6 m hoher Säulenkaktus
Typische Kennzeichen: Große, trichterförmige, stark duftende Blüten, die sich nur während der Dunkelheit öffnen

Der halluzinogene San-Pedro-Kaktus, dessen Anwendung in den meisten europäischen Ländern gesetzlichen Auflagen unterliegt, wird in seiner Heimat schon seit Jahrtausenden für rituelle Zwecke verwendet, denn er enthält – genau wie der berühmte Peyotlkaktus (*Lophophora williamsii*) – Meskalin, wenn auch in deutlich geringeren Mengen. Gärtner benutzen die robuste Art gern als Unterlage zum Aufpfropfen anderer Kakteen.

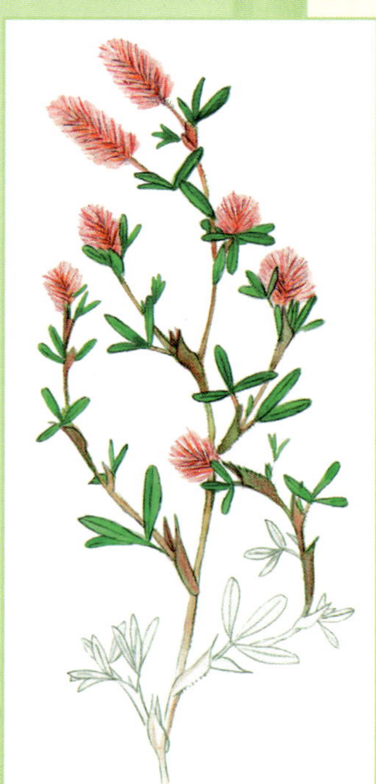

Trifolium arvense

Hasenklee

Familie: Fabaceae/Leguminosae (Hülsenfrüchtler)
Weitere Namen: Ackerklee, Katzenklee, Mäuseklee
Heimat: Europa, Asien und Nordafrika
Größe: Bis 40 cm hohe, ein- oder zweijährige Pflanze
Typische Kennzeichen: Dichte, zylindrische, anfangs weiße, später rötliche Blütenköpfe

Diese Art, die auch in Mitteleuropa häufig auf trockenen, kalkarmen Sandböden zu finden ist, gilt vor allem als gutes Mittel gegen Durchfall, man soll sie aber auch zur Behandlung von Husten, Heiserkeit und schmerzhaftem Harnabgang einsetzen können. In der Homöopathie werden die krautigen Teile manchmal zur Herstellung von Mitten gegen Rheumatismus und Diarrhö benutzt.

Trifolium pratense

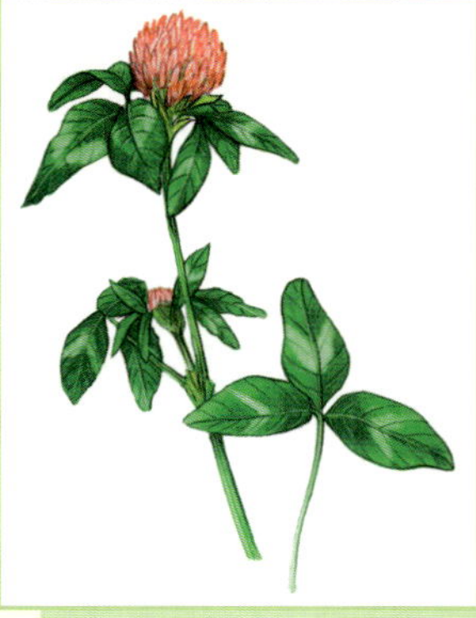

Wiesenklee

Familie: Fabaceae/Leguminosae (Hülsenfrüchtler)

Weitere Namen: Rotklee

Heimat: Europa, Asien, Nordafrika und Nordamerika

Größe: Bis 30 cm hohe, ausdauernde Pflanze

Typische Kennzeichen: Rundliche, zumeist rosa- bis purpurfarbene Blütenköpfchen

Der Wiesenklee wird vor allem als wertvolle Futterpflanze genutzt, er besitzt aber auch medizinische Eigenschaften. So lassen sich die Blütenköpfe als antiseptische Arznei bei Verletzungen der Haut oder leichten Verbrennungen anwenden, man nimmt sie wegen ihrer auswurffördernden Wirkung aber auch bei Keuchhusten. Außerdem lassen sich die Blüten benutzen, um Naturfasern gelblich bis braun zu färben.

Trigonella foenum-graecum

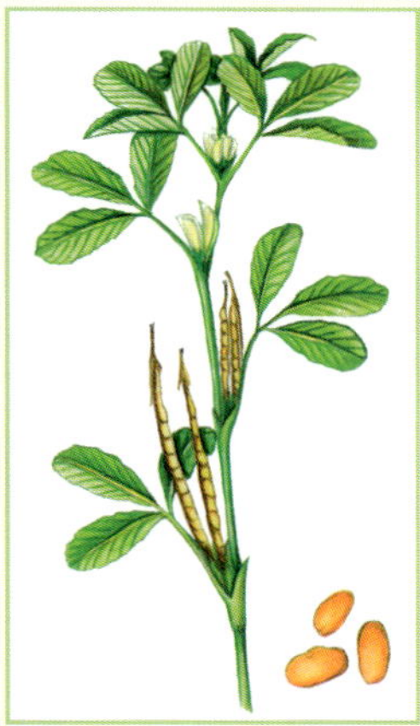

Griechischer Bockshornklee

Familie: Fabaceae/Leguminosae (Hülsenfrüchtler)

Weitere Namen: Griechisches Heu, Kuhhorn

Heimat: Mittelmeerraum

Größe: Bis 80 cm hohe, einjährige Pflanze

Typische Kennzeichen: Schnabelartig gebogene Hülse mit bis zu 20 Samen

Diese Pflanze wurde schon in der Antike als Beruhigungsmittel oder zur Behandlung von Frauenleiden geschätzt, und auch heute verschreibt man die Samen des Bockshornklees in der Naturheilkunde noch manchmal wegen ihrer appetitanregenden, milchtreibenden und fiebersenkenden Eigenschaften. In der Küche lassen sich die zu Pulver gemahlenen Samen zum Würzen von Currygerichten benutzen.

Trillium erectum

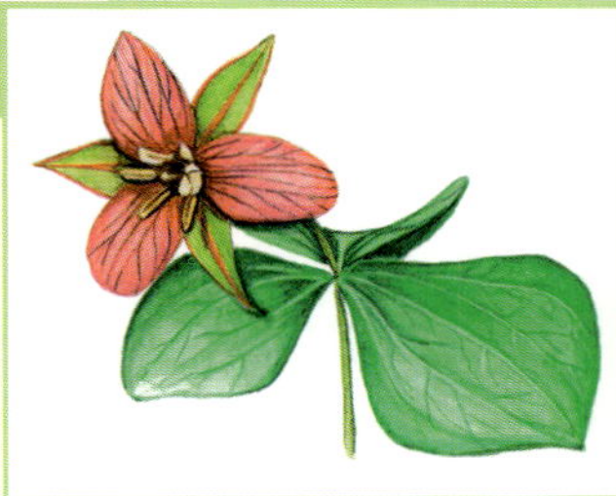

Amerikanische Waldlilie

Familie: Trilliaceae (Dreiblattgewächse)

Weitere Namen: Dreiblatt, Braunrote Dreizipfellilie

Heimat: Nordamerika

Größe: Bis 40 cm hohe, ausdauernde Pflanze

Typische Kennzeichen: Bildet drei eiförmige Blätter mit einer übel riechenden Blüte in der Mitte

Bei den nordamerikanischen Ureinwohnern galt diese Art vor allem als gutes Kraut gegen Frauenleiden, so dass man es häufig zur Behandlung unregelmäßiger Periodenblutungen oder starker Menstruationsschmerzen nahm. Auch heute wird die Pflanze (unter ärztlicher Kontrolle) noch manchmal für solche Beschwerden eingesetzt, man benutzt sie aber auch bei Krampfadern, Hautbeschwerden und Insektenstichen.

Triticum aestivum

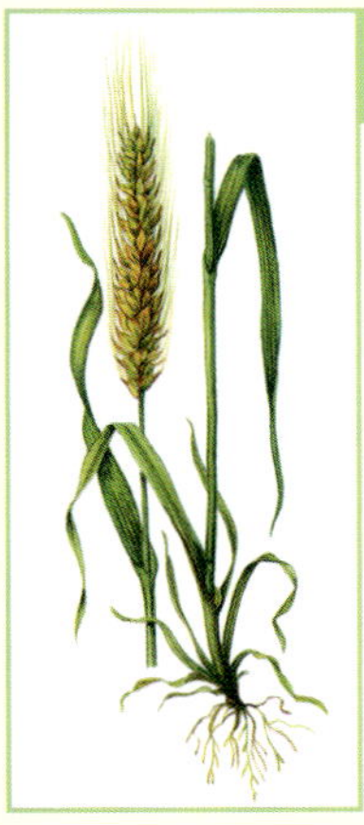

Weizen

Familie: Poaceae (Süßgräser)

Weitere Namen: –

Heimat: Vermutlich schon seit 8000 Jahren in Kultur

Größe: Bis 1,2 m hohes, einjähriges Gras

Typische Kennzeichen: Bildet, im Gegensatz zu den meisten anderen Getreide-Arten, keine Grannen

Der Weizen ist bekanntlich eine unserer wichtigsten Getreidepflanzen, von der jährlich weltweit fast 600 Millionen Tonnen produziert werden. Daneben besitzt die Art aber auch medizinische Eigenschaften, denn man sagt Weizenkeimöl z.B. eine vorbeugende Wirkung gegen Arteriosklerose nach. Außerdem wird es bei Hautbeschwerden verschrieben, während man Weizenkleie als Badewasserzusatz verwendet.

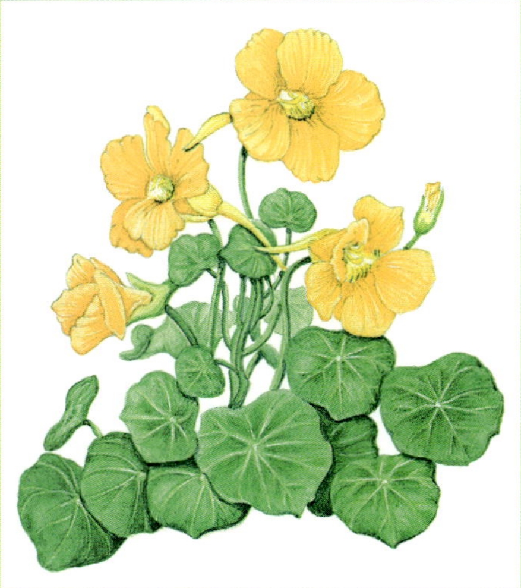

Tropaeolum majus

Kapuzinerkresse

Familie: Tropaeolaceae (Kapuzinerkressengewächse)

Weitere Namen: –

Heimat: Peru

Größe: Einjährige Pflanze mit bis zu 3 m langen, kriechenden oder kletternden Trieben

Typische Kennzeichen: Trompetenförmige Blüten mit langem Sporn

In Südamerika wird die Kapuzinerkresse schon sehr lange als desinfizierendes, wundheilendes und auswurfförderndes Mittel bei Atemwegserkrankungen verwendet, aber auch bei Mangelerscheinungen der Haut und der Haare. In der Küche benutzt man die pikanten, sehr vitaminreichen Blätter manchmal zum Verfeinern von Salaten, Soßen, Quark, Eierspeisen oder Frischkäse und die Blüten zum Garnieren.

Tsuga canadensis

Kanadische Hemlocktanne

Familie: Pinaceae (Kieferngewächse)

Weitere Namen: Schierlingstanne

Heimat: Nordamerika

Größe: Bis 30 m hoher, immergrüner Nadelbaum

Typische Kennzeichen: Rötlich graue, korkartige Rinde und fuchsrot behaarte Triebe

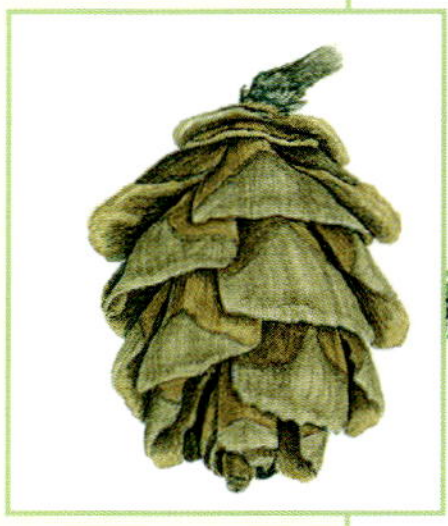

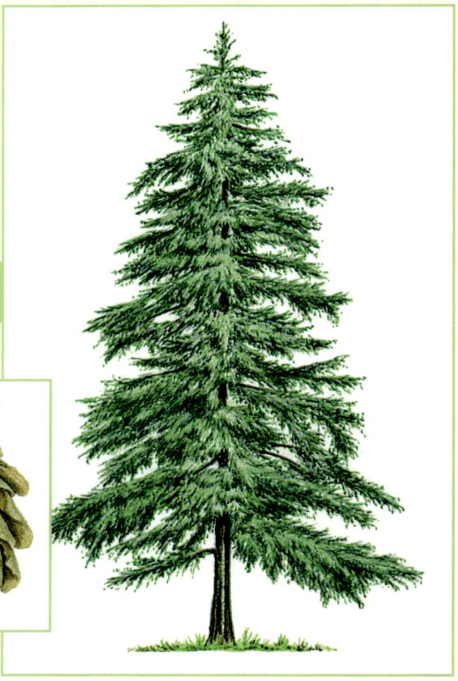

Die Rinde der Kanadischen Hemlocktanne wurde schon von den Ureinwohnern Nordamerikas, ebenso wie von den frühen europäischen Siedlern medizinisch genutzt. So nahm man die Zweige und Nadeln zur Herstellung eines Tees gegen Skorbut oder verwendete sie zur Behandlung von Wunden, und auch heute werden die adstringierenden, antiseptischen und entzündungshemmenden Eigenschaften dieser Art immer noch geschätzt.

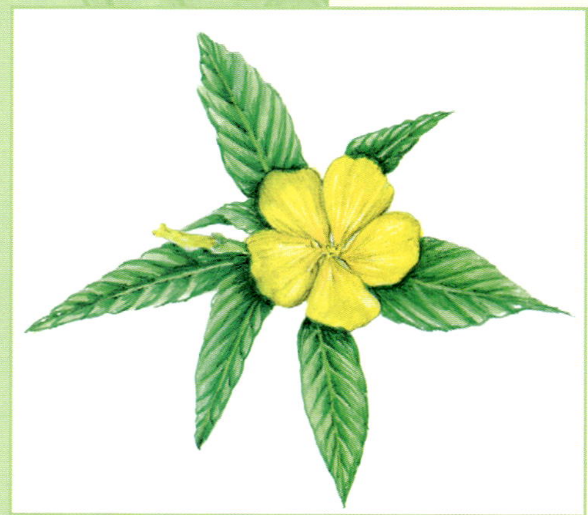

Turnera diffusa

Damiana

Familie: Turneraceae (Turneragewächse)

Weitere Namen: Damianstrauch

Heimat: Mittelamerika

Größe: Bis 2 m hoher Strauch

Typische Kennzeichen: Aromatisch duftende, hellgrüne Blätter

Bei den Maya war die Damiana ein beliebtes Aphrodisiakum, und auch heute wird die Art noch manchmal für diesen Zweck eingesetzt. Viel häufiger verwendet man sie aber zur Behandlung von Menstruationsbeschwerden, als Antiseptikum für die Harnwege, als sanftes Abführmittel und wegen der belebenden und anregenden Eigenschaften auch als Antidepressivum.

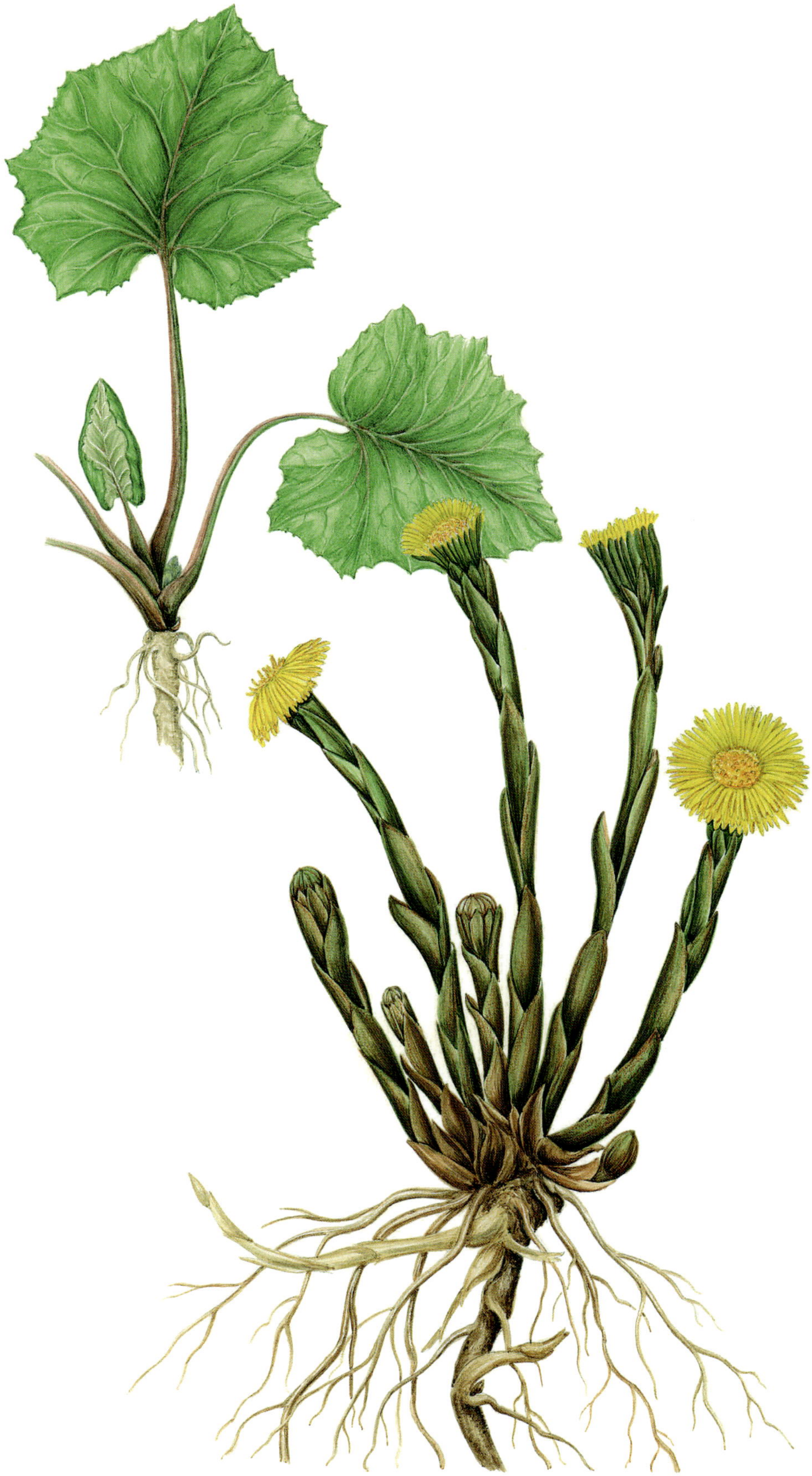

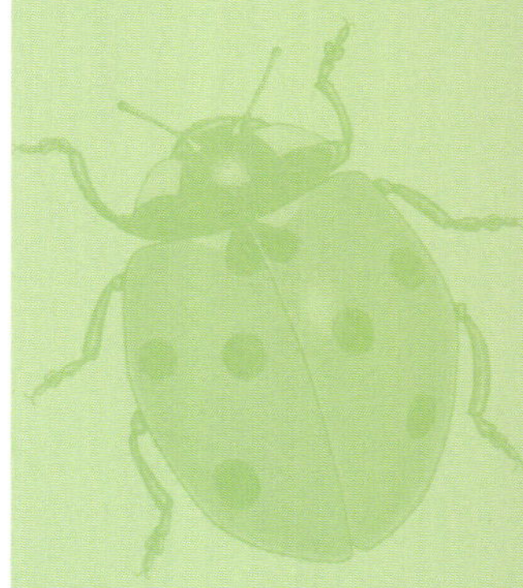

Tussilago farfara

Huflattich

Familie:

Asteraceae/Compositae (Korbblütler)

Weitere Namen:

Eselslattich, Sandblume

Heimat:

Europa und Asien

Größe:

Bis 20 cm hohe, ausdauernde Pflanze

Typische Kennzeichen:

Die Blüten erscheinen vor den Blättern

Der Huflattich war bis vor kurzem ein beliebtes Mittel zur Behandlung von Atemwegserkrankungen, wurde aber auch in Salaten und Suppen oder fein gehackt als Brotbelag verwendet. Inzwischen hat man allerdings entdeckt, dass die Pflanze gesundheitsschädliche Pyrrolizidinalkaloide enthält, so dass von einer Verwendung abgeraten wird.

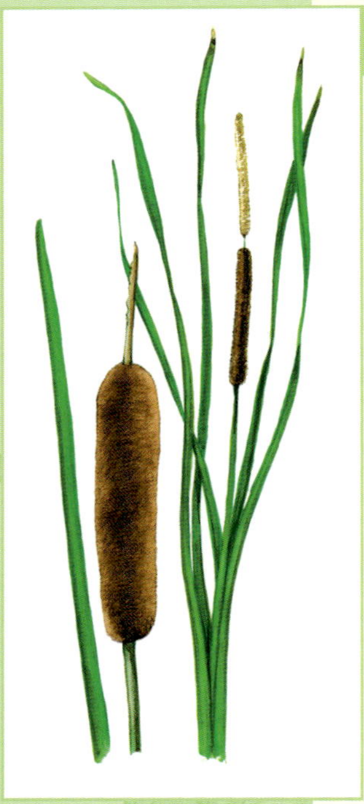

Typha angustifolia

Schmalblättriger Rohrkolben

Familie: Typhaceae (Rohrkolbengewächse)

Weitere Namen: –

Heimat: Europa, Asien, Nordamerika und Australien

Größe: Bis 2,5 m hohe, ausdauernde Pflanze

Typische Kennzeichen: Die unzähligen Blüten sind in getrenntgeschlechtlichen Kolben angeordnet

Mit den schilfartigen Blättern dieser Pflanze dichteten die Küfer früher häufig ihre Fässer ab, aber die Art soll auch therapeutische Eigenschaften besitzen. So sagt man dem Pollen adstringierende, entzündungshemmende und harntreibende Eigenschaften nach, wobei zu beachten ist, dass die Pflanze in den meisten mitteleuropäischen Ländern unter Naturschutz steht und daher nicht gesammelt werden darf.

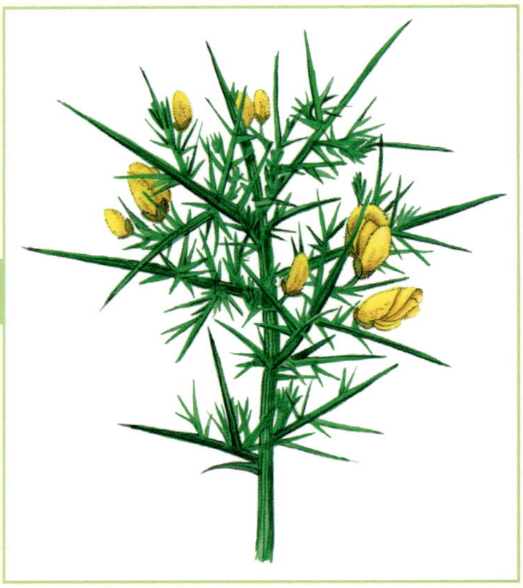

Ulex europaeus

Stechginster

Familie: Fabaceae/Leguminosae (Hülsenfrüchtler)

Weitere Namen: Heckensame, Gaspeldorn

Heimat: Europa

Größe: Bis 1,2 m hoher Strauch

Typische Kennzeichen: Sehr spitze, nadelartige Blätter

Der besonders in Westeuropa häufige Stechginster kommt in Mitteleuropa natürlicherweise nur im äußersten Nordwesten vor, man findet ihn aber oft auch in Gärten. Es handelt sich um einen stark giftigen Strauch, dessen Zweige und Früchte lebensgefährliche Nervenlähmungen hervorrufen können, während die Blüten manchmal in der Bach-Blütentherapie zur Behandlung von Niedergeschlagenheit eingesetzt werden.

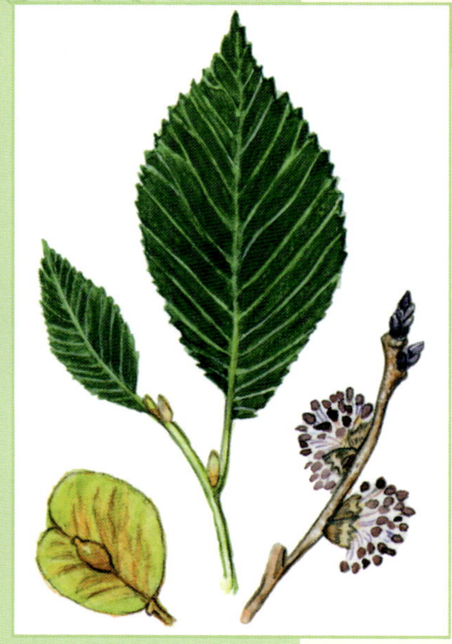

Ulmus minor

Feldulme

Familie: Ulmaceae (Ulmengewächse)

Weitere Namen: Rotrüster

Heimat: Europa, Asien und Nordafrika

Größe: Bis 30 m hoher Baum

Typische Kennzeichen: Gelbliche Flügelfrüchte

Diese Art nahm man in der Antike zur Behandlung von Verletzungen, leichten Verbrennungen oder Haarausfall, und auch heute wird die Feldulme in der Volksheilkunde vor allem äußerlich angewendet, etwa bei Hautbeschwerden wie Juckreiz, Ekzemen, Dermatosen, Furunkeln und Hämorrhoiden oder bei Entzündungen der Haut. Benutzt wird die Rinde des Baumes, die reich an Gerbstoffen und Pflanzenschleim ist.

Ulmus rubra

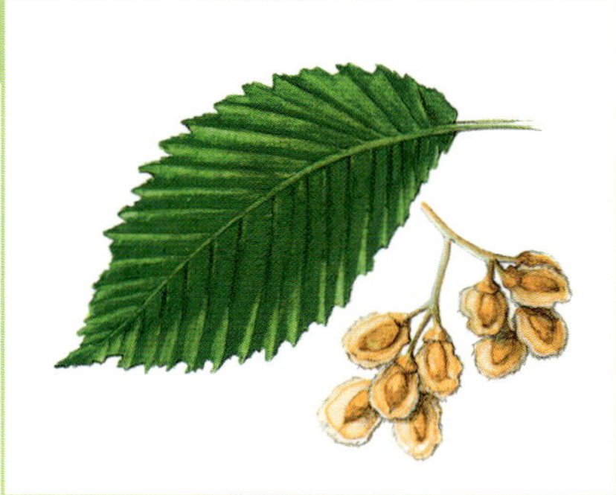

Rotulme

Familie: Ulmaceae (Ulmengewächse)

Weitere Namen: –

Heimat: Nordamerika

Größe: Bis 20 m hoher Baum

Typische Kennzeichen: Rotbraune Flügelfrüchte

Die Rotulme gehörte zu den sehr beliebten Arzneien der amerikanischen Ureinwohner, denn sie benutzten die Rinde bei Verdauungsbeschwerden, Erkältungen und Fieber sowie äußerlich zur Behandlung von Wunden oder Geschwüren und als Abtreibungsmittel. Heute wird die Art manchmal noch für Harnwegs- und Atemwegsbeschwerden oder bei leichten Verbrennungen, Furunkeln, Abszessen und Frostbeulen angewendet.

Umbellularia californica

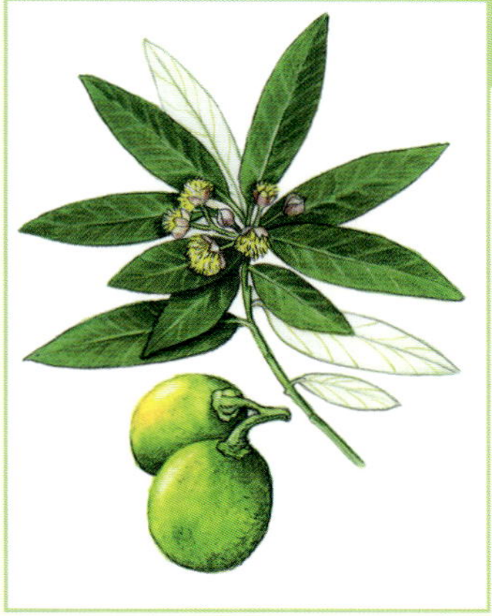

Kalifornischer Berglorbeer

Familie: Lauraceae (Lorbeergewächse)

Weitere Namen: Berglorbeer, Kalifornischer Lorbeer

Heimat: Nordamerika

Größe: Bis 20 m hoher, immergrüner Baum oder Strauch

Typische Kennzeichen: Glänzende, stark aromatische Blätter und birnenähnliche Früchte

Die Blätter dieser Art lassen sich (sehr sparsam) als Gewürz zum Verfeinern von Fleisch verwenden, man sagt ihnen aber auch therapeutische Eigenschaften nach, denn sie sollen die Nerven und den Magen stärken, sich aber auch bei Kopfschmerzen und Rheumatismus einsetzen lassen. Da die nordamerikanische Pflanze nicht völlig winterhart ist, wird sie bei uns kaum angepflanzt und daher auch selten genutzt.

Urginea maritima

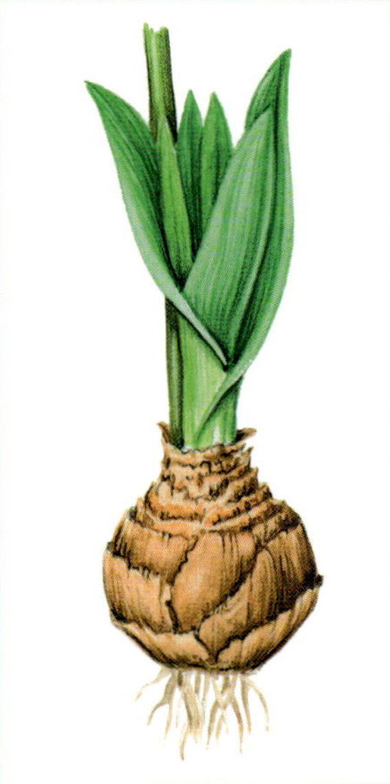

Gewöhnliche Meerzwiebel

Familie: Hyacinthaceae (Hyazinthengewächse)

Weitere Namen: Echte Meerzwiebel

Heimat: Mittelmeerraum

Größe: Bis 1 m hohe, ausdauernde Pflanze

Typische Kennzeichen: Große, mit hellen oder rötlichen Schuppen bedeckte Zwiebel

Die Zwiebel dieser Pflanze, die teilweise aus dem Boden herausschaut, kann bis zu 2,5 kg schwer werden. Sie enthält stark giftige Substanzen, die früher als Rattengift eingesetzt wurden, aber in geringerer Dosierung auch als Brechmittel oder harntreibende und herzstärkende Arznei. Heute wird die Art ausschließlich in der Homöopathie angewendet, etwa bei Bronchitis oder Herzschwäche.

Urtica dioica

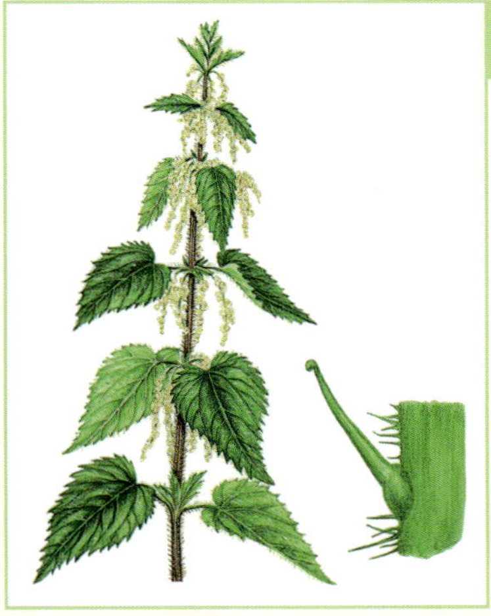

Große Brennnessel

Familie: Urticaceae (Brennnesselgewächse)

Weitere Namen: Hanfnessel, Scharfnessel

Heimat: Nahezu weltweit verbreitet

Größe: Bis 1,5 m hohe, ausdauernde Pflanze

Typische Kennzeichen: Die Pflanze besitzt zahlreiche Brennhaare

Die Brennnessel wird vor allem wegen ihrer reinigenden und entgiftenden Wirkung geschätzt, sie gilt aber auch als harntreibend und soll hilfreich bei verschiedenen Hautbeschwerden oder stark fettenden Haaren und Kopfschuppen sein. Außerdem stillt sie Blutungen und man sagt ihr eine antiallergene Wirkung nach, so dass man sie manchmal zur Behandlung von Heuschnupfen und Asthma einsetzt.

Urtica urens

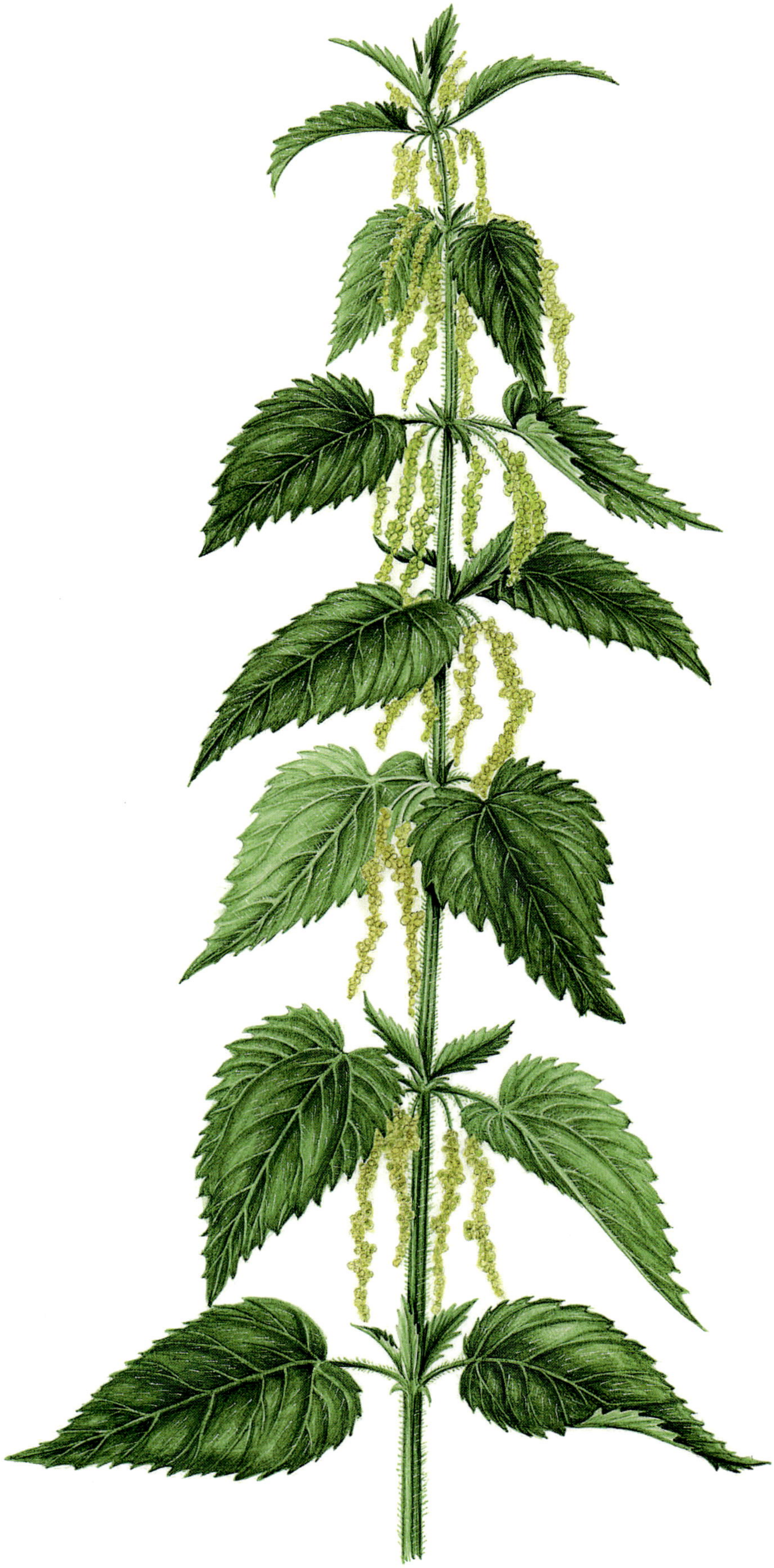

Urtica urens

Kleine Brennnessel

Familie:
Urticaceae (Brennnesselgewächse)

Weitere Namen:
Hanfnessel, Scharfnessel

Heimat:
Nahezu weltweit verbreitet

Größe:
Bis 50 cm hohe, ausdauernde Pflanze

Typische Kennzeichen:
Die Pflanze besitzt zahlreiche Brennhaare

Die in Mitteleuropa ebenfalls überall häufige Kleine Brennnessel wird in der Naturheilkunde in gleicher Weise eingesetzt wie die nah verwandte und sehr ähnlich aussehende, aber etwas höhere Große Brennnessel (*Urtica dioica*). Man kann die sehr eisenhaltigen Brennnesselblätter aber auch als Gemüse zubereiten, das ähnlich wie Spinat schmeckt, oder zusammen mit Karotten und Zwiebeln als Brennnesselsuppe.

Utricularia vulgaris

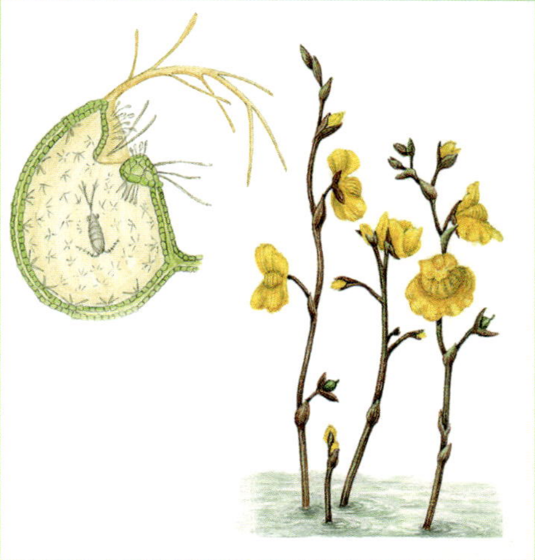

Gewöhnlicher Wasserschlauch

Familie: Lentibulariaceae (Wasserschlauchgewächse)

Weitere Namen: Großer Wasserhelm, Großer Wasserschlauch, Wassergarbe

Heimat: Europa und Asien

Größe: Wurzellose Wasserpflanze mit bis zu 2 m langen Stängeln

Typische Kennzeichen: Mit zahlreichen, kleinen Fangblasen zwischen den fransenartigen Blättern

Diese Art gehört zu den so genannten Insektivoren, also Pflanzen, die sich durch den Fang von kleinen Tieren, etwa Krebschen, zusätzlich mit Stickstoff versorgen. Die Triebe gelten als harntreibend, entzündungshemmend und krampflösend, so dass man sie früher beispielsweise zur Behandlung von Hautentzündungen eingesetzt hat. Heute wird die unter Naturschutz stehende Art nicht mehr angewendet.

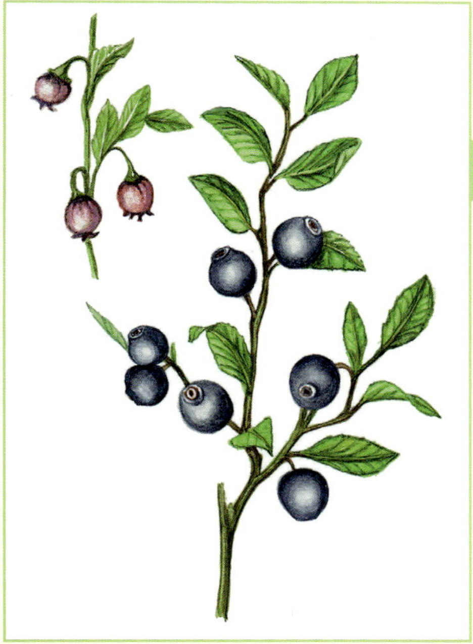

Vaccinium myrtillus

Heidelbeere

Familie: Ericaceae (Heidekrautgewächse)

Weitere Namen: Blaubeere, Schwarzbeere, Bickbeere

Heimat: Europa, Asien und Nordamerika

Größe: Bis 50 cm hohe, ausdauernde Pflanze

Typische Kennzeichen: Bildet blauschwarze Früchte

Die nahrhaften Beeren dieser Pflanze, die zudem reich an Vitamin B und C sind, werden schon seit Jahrtausenden für die menschliche Ernährung genutzt, sie haben aber auch therapeutische Eigenschaften. So wirken sie wegen des hohen Fruchtzuckergehalts leicht abführend, sie werden aber auch zur Behandlung von Zahnfleischentzündungen, Halsschmerzen, Krampfadern und Hämorrhoiden eingesetzt.

Vaccinium vitis-idaea

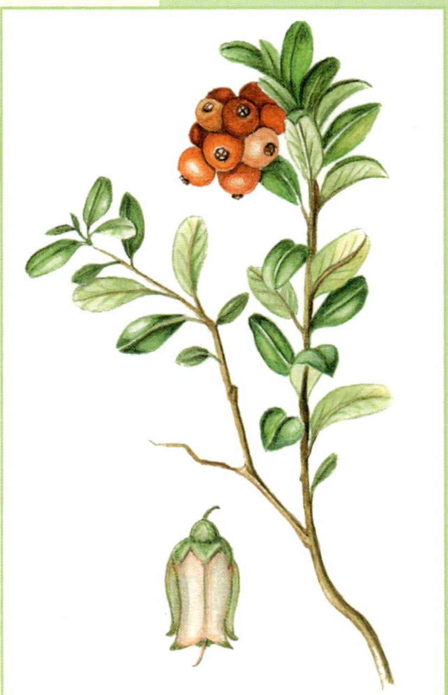

Preiselbeere

Familie: Ericaceae (Heidekrautgewächse)

Weitere Namen: Kronsbeere, Krambeere

Heimat: Europa, Asien und Nordamerika

Größe: Bis 30 cm hohe, ausdauernde Pflanze

Typische Kennzeichen: Glänzend rote Früchte

Die Früchte dieser Pflanze, die reich an organischen Säuren sind, werden gern zu Marmelade oder Kompott verarbeitet. Für therapeutische Zwecke nimmt man dagegen die Blätter – allerdings stets unter ärztlicher Kontrolle. Bevorzugt eingesetzt werden sie wegen ihrer entzündungshemmenden und harntreibenden Eigenschaften, z.B. bei leichten Nieren-, Blasen- oder Harnröhrenentzündungen.

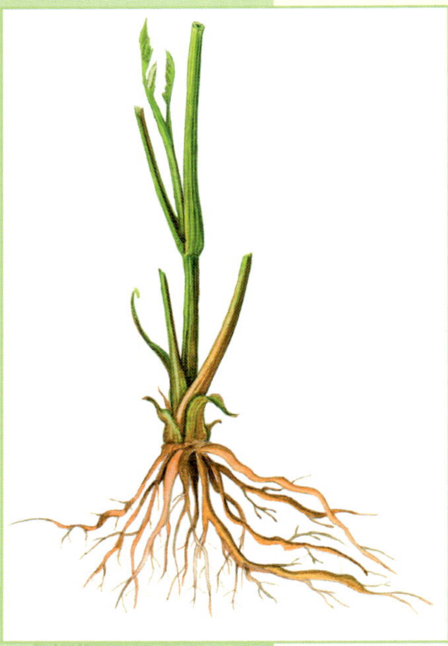

Valeriana officinalis

Großer Baldrian

Familie: Valerianaceae (Baldriangewächse)

Weitere Namen: Arzneibaldrian, Katzenkraut, Augenwurzel

Heimat: Europa und Nordasien

Größe: Bis 1,2 m hohe, ausdauernde Pflanze

Typische Kennzeichen: Aromatische Pflanze mit einem kurzen, gelbbraunen Wurzelstock

Im Mittelalter galt der Baldrian als reinstes Wunderelixier, das nicht nur gegen die Pest helfen sollte, sondern angeblich auch Hexen, Teufel und böse Geister vertrieb. Heute erfreut sich die Pflanze vor allem wegen ihrer beruhigenden Eigenschaften großer Beliebtheit, denn mit ihrer Hilfe lässt sich Stress abbauen und Nervosität lindern; außerdem sorgt die Art für einen ruhigen Schlaf.

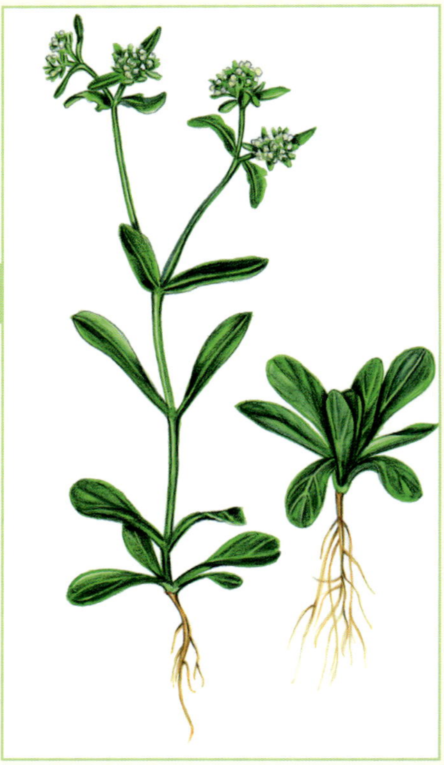

Valerianella locusta

Gewöhnlicher Feldsalat

Familie: Valerianaceae (Baldriangewächse)

Weitere Namen: Rapunzel

Heimat: Europa, Asien und Nordafrika

Größe: Bis 30 cm hohe, einjährige Pflanze

Typische Kennzeichen: Grundständige Blätter mit haselnussartigem Geschmack

Ungeachtet des umgangssprachlichen Namens ist der Feldsalat nicht mit dem Kopfsalat (*Lactuca sativa* var. *capitata*) verwandt, sondern mit dem Baldrian (*Valeriana officinalis*). Seine Blätter, die in der Küche gern für Salate verwendet werden, die man aber auch als Gemüse zubereiten kann, sind reich an Vitaminen und Mineralstoffen; außerdem gelten sie als harntreibend und leicht abführend.

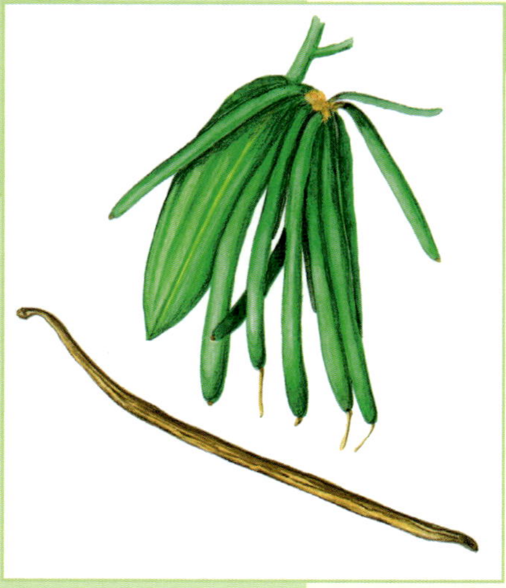

Vanilla planifolia

Echte Vanille

Familie: Orchidaceae (Knabenkrautgewächse)

Weitere Namen: –

Heimat: Mittelamerika

Größe: Bis 10 m lange Kletterpflanze

Typische Kennzeichen: Süßlich, aromatischer Duft

Die verdauungsfördernde Vanille, die immer noch als Königin unter den Gewürzen gilt, wird vor allem zum Verfeinern von Eiscreme, Schokolade, Pudding, Likör, Gebäck oder Kuchen verwendet, wobei man sie oft auch mit anderen Gewürzen kombiniert. Die schon seit Jahrtausenden genutzte Pflanze soll aber auch eine aphrodisierende Wirkung haben, so dass Mönchen der Genuss früher verboten war.

Veratrum album

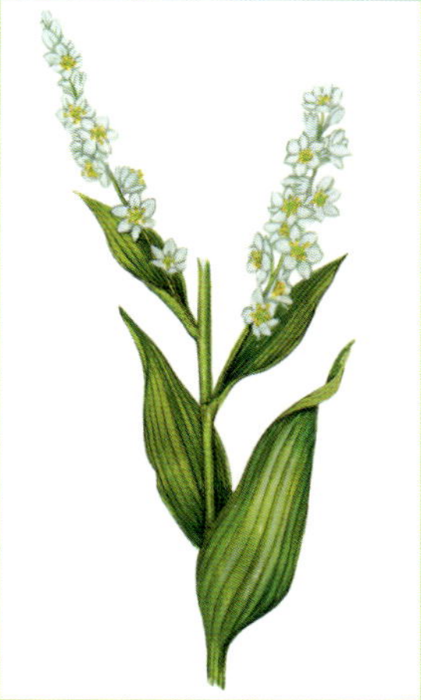

Weißer Germer

Familie: Melanthiaceae (Germergewächse)
Weitere Namen: Europäische Nieswurz
Heimat: Europa und Asien
Größe: Bis 1,5 m hohe, ausdauernde Pflanze
Typische Kennzeichen: Lange Blütentraube mit innen weißen und außen grünlichen Blüten

Der auch in Mitteleuropa vorkommende Weiße Germer ist eine stark giftige Pflanze, die vor allem bei Kindern schon in geringer Dosierung tödliche Unfälle verursachen kann. Früher wurde die Art als Pfeilgift, aber auch zur Vernichtung von Ungeziefer verwendet; heute nimmt man sie manchmal noch zur Herstellung homöopathischer Mittel. Größere Bestände findet man vor allem in den Alpen und im Alpenvorland.

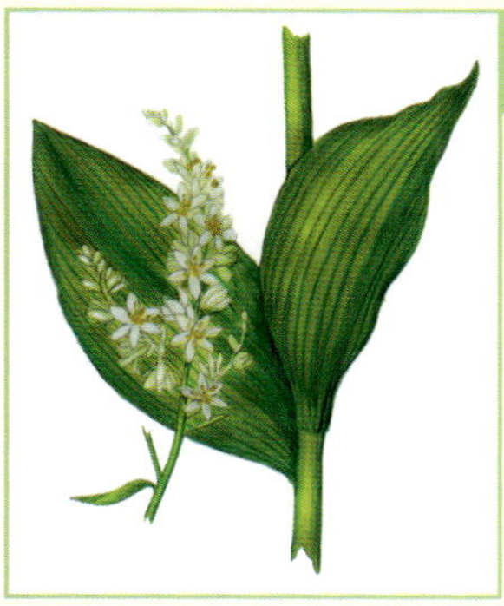

Veratrum viride

Amerikanischer Germer

Familie: Melanthiaceae (Germergewächse)
Weitere Namen: Falsche Grüne Nieswurz, Grüner Germer, Amerikanische Nieswurz
Heimat: Nordamerika
Größe: Bis 2 m hohe, ausdauernde Pflanze
Typische Kennzeichen: Große Blätter und gelbgrüne Blüten

Diese Art ist das nordamerikanische Gegenstück zum Weißen Germer (*Veratrum album*), der in Europa und Asien heimisch ist. Auch ihre Blätter und Stängel enthalten ein starkes Nervengift, das bei oraler Aufnahme eine Kreislauf- und Atemlähmung verursachen kann, aber auch starke Hautbeschwerden und Niesreiz. Wegen ihrer Giftigkeit wird die Art fast nur in homöopathischen Mitteln verarbeitet.

Verbascum densiflorum

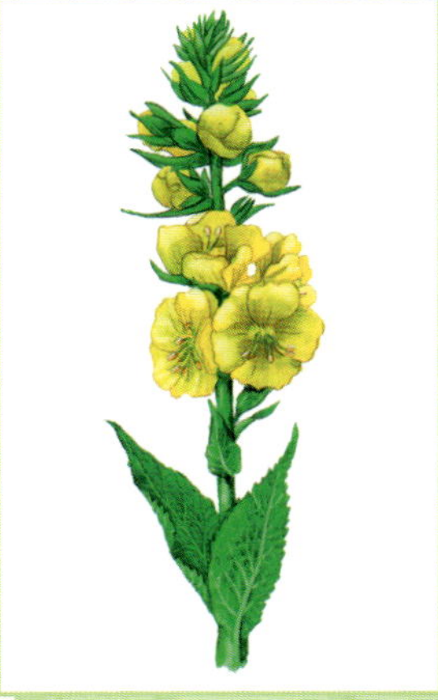

Großblütige Königskerze

Familie: Scrophulariaceae (Braunwurzgewächse/Rachenblütler)
Weitere Namen: Gewöhnliche Königskerze
Heimat: Europa, Asien und Afrika
Größe: Bis 2 m hohe, zweijährige Pflanze
Typische Kennzeichen: Gekerbte Blätter und gelbe Blüten mit einem Durchmesser von etwa 4 cm

Diese Pflanze enthält größere Mengen an Schleimstoffen, so dass man sie gern in Hustenteemischungen verarbeitet, man setzt sie aber auch bei Rheumatismus oder als harntreibende Arznei ein. Außerdem lässt sie sich äußerlich zur Behandlung von Wunden oder zum Einreiben bei Schmerzen benutzen sowie zum Gelb- und Grünfärben von Naturfasern. Angewendet werden die Blüten, Blätter und Samen.

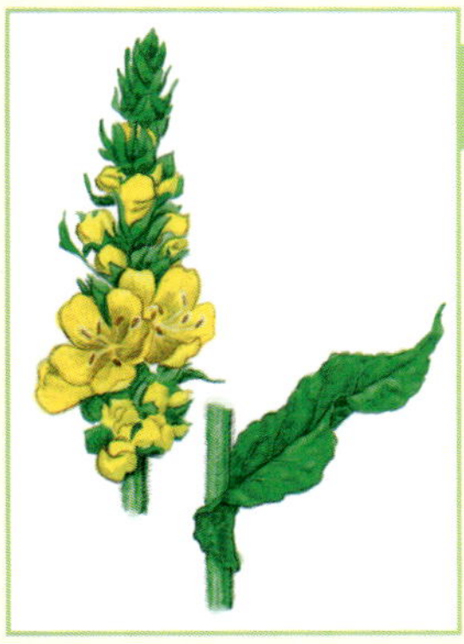

Verbascum phlomoides

Windblumen-Königskerze

Familie: Scrophulariaceae (Braunwurzgewächse/Rachenblütler)
Weitere Namen: Gewöhnliche Königskerze, Filzige Königskerze
Heimat: Europa
Größe: Bis 2 m hohe, zweijährige oder ausdauernde Pflanze
Typische Kennzeichen: Undeutlich gekerbte, kaum herablaufende Blätter

Königskerzen wurden früher gern in spezielle Kräutersträuße eingebunden, die man dann zu Mariä Himmelfahrt (15. August) in der Kirche weihen ließ; man nutzte die stattlichen Pflanzen aber auch als Fackeln, nachdem sie zuvor in Pech getaucht worden waren. Therapeutisch verwendet man diese Art gern als entzündungshemmende Arznei und zur Linderung von Heiserkeit, Husten und Hämorrhoidenbeschwerden.

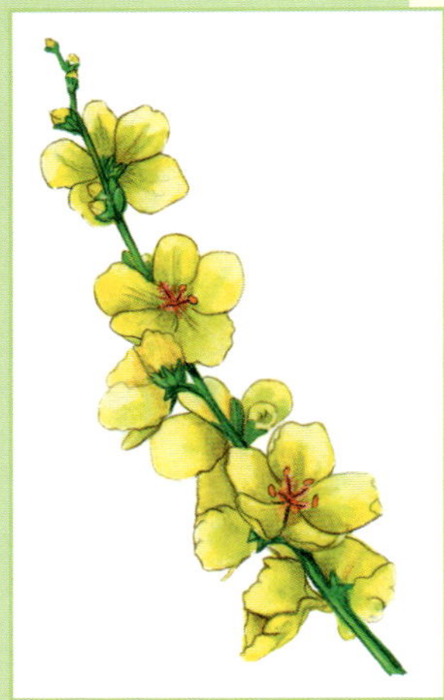

Verbascum sinuatum

Gebuchtete Königskerze

Familie: Scrophulariaceae (Braunwurzgewächse/Rachenblütler)
Weitere Namen: Gewelltblättrige Königskerze
Heimat: Mittelmeergebiet
Größe: Bis 2 m hohe, ausdauernde Pflanze
Typische Kennzeichen: Gebuchtete Blätter und gelbe Blüten

Die Gebuchtete Königskerze benutzte man früher in einigen Regionen ihres Verbreitungsgebiets als Färbepflanze für die unterschiedlichsten Naturfasern. Eingesetzt wurden in erster Linie die Blüten, aber manchmal auch die krautigen Teile, wobei man nach einer Vorbehandlung mit Alaun eine gelbe bis grünliche Farbe erhielt, während bei Verwendung von Chrom senfgelbe Farbtöne entstanden.

Verbascum thapsus

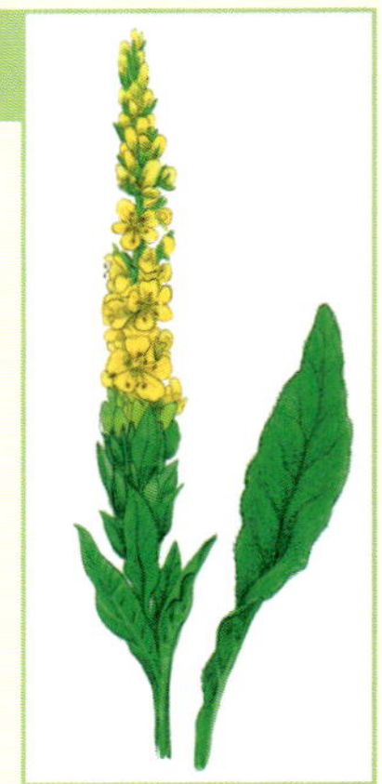

Kleinblütige Königskerze

Familie: Scrophulariaceae (Braunwurzgewächse/Rachenblütler)
Weitere Namen: Marienkerze, Frauenkerze
Heimat: Europa und Asien
Größe: Bis 2 m hohe, zweijährige Pflanze
Typische Kennzeichen: Gekerbte Blätter und gelbe Blüten mit einem Durchmesser von etwa 2 cm

Die Kleinblütige Königskerze wird hauptsächlich als Heilpflanze genutzt, denn ihre Blüten sind reich an Pflanzenschleim, so dass man sie vor allem bei Husten, Atemwegskatarrh, Bronchitis, Mandelentzündung und Erkältung, aber auch bei Nieren- oder Darmentzündungen verschreibt. Die Blätter werden dagegen zumeist äußerlich angewendet, etwa zur Behandlung von Furunkeln oder Hämorrhoiden.

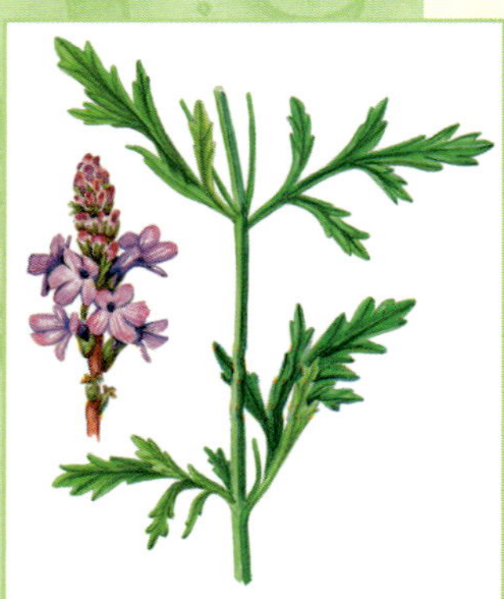

Verbena officinalis

Eisenkraut

Familie: Verbenaceae (Eisenkrautgewächse)
Weitere Namen: Druidenkraut, Opferkraut
Heimat: Europa, Asien und Nordafrika
Größe: Bis 1 m hohe, ausdauernde Pflanze
Typische Kennzeichen: Vierkantige Stängel und rosafarbene bis hellviolette Blüten

Den blühenden Sprossen des Eisenkrauts sagt man harntreibende, antirheumatische, fiebersenkende und entzündungshemmende Eigenschaften nach, sie sollen aber auch die Verdauung stärken und beruhigend wirken. In hohen Dosen kann die Anwendung allerdings zu Übelkeit oder Erbrechen führen, und während der Schwangerschaft sollte man aus dieser Pflanze hergestellte Arzneien überhaupt nicht einnehmen.

Veronica beccabunga

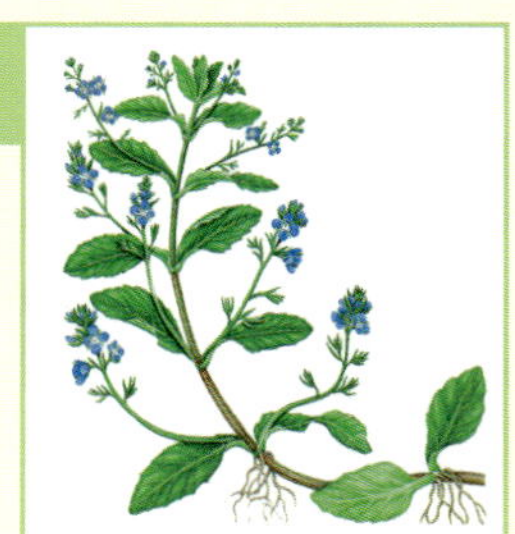

Bachbungen-Ehrenpreis

Familie: Scrophulariaceae (Braunwurzgewächse/Rachenblütler)
Weitere Namen: Bach-Ehrenpreis, Bachbohne, Wassersalat
Heimat: Europa, Asien und Afrika
Größe: Bis 60 cm hohe, ausdauernde Pflanze
Typische Kennzeichen: Fleischige Blätter und zumeist blaue Blüten

Wie der umgangssprachliche Name bereits vermuten lässt, findet man diese auch in Mitteleuropa vorkommende Art besonders häufig im Uferbereich fließender Gewässer. Ihre Blätter lassen sich in der Küche für Salate verwenden, aber auch als Gemüse zubereiten; therapeutisch werden die blühenden Sprosse u.a. als Mittel zur Blutreinigung, für eine bessere Verdauung oder zur Einleitung der Menstruation verwendet.

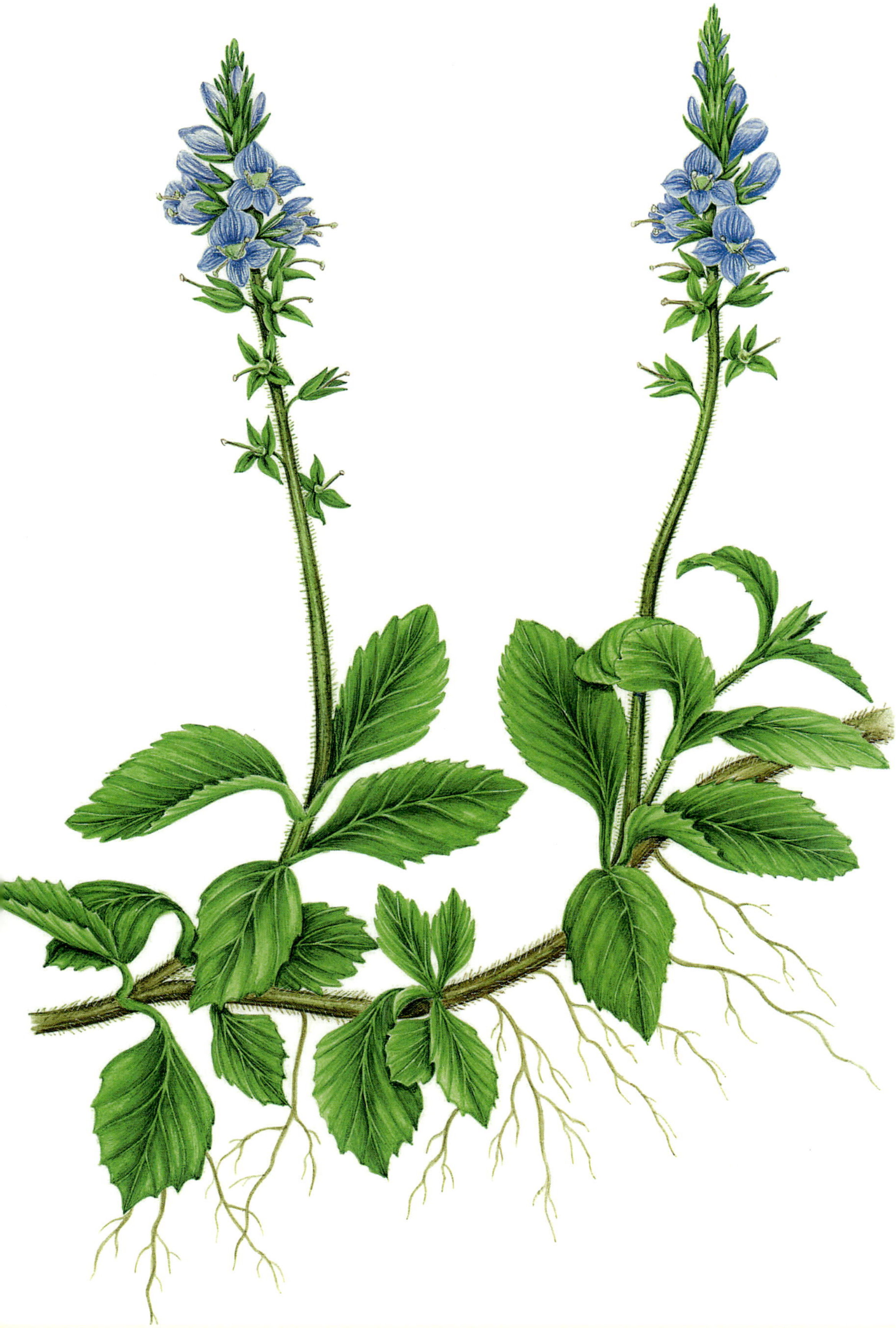

Veronica officinalis

Echter Ehrenpreis

Familie:

Scrophulariaceae (Braunwurzgewächse/Rachenblütler)

Weitere Namen:

Wald-Ehrenpreis, Männertreu, Köhlerkraut

Heimat: Europa und Asien

Größe: Bis 60 cm hohe, ausdauernde Pflanze

Typische Kennzeichen:

Gekerbte Blätter und bläuliche bis hellviolette Blüten

Diese Art, die man auch in Mitteleuropa finden kann, galt früher als Allheilmittel, denn man sagte ihr u.a. aromatische, appetitanregende, verdauungsfördernde, entzündungshemmende, hustenlindernde und schmerzstillende Eigenschaften nach. Wie spätere Untersuchungen gezeigt haben, sind diese Wirkungen aber sehr gering oder überhaupt nicht nachzuweisen, so dass man die Art heute kaum noch anwendet.

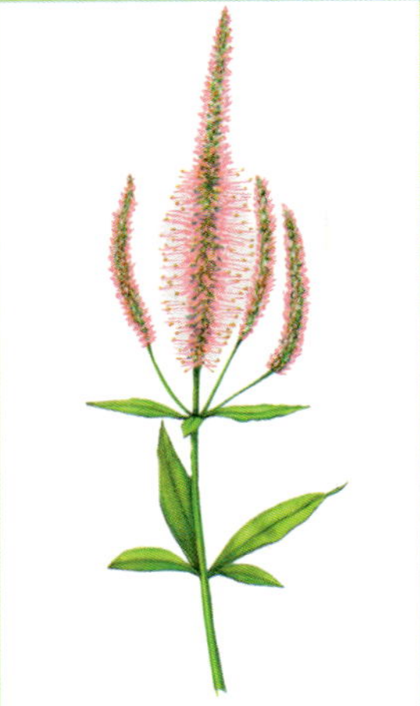

Veronicastrum virginicum

Virginischer Ehrenpreis

Familie: Scrophulariaceae (Braunwurzgewächse/Rachenblütler)
Weitere Namen: Arznei-Ehrenpreis, Kandelaber-Ehrenpreis
Heimat: Nordamerika
Größe: Bis 2 m hohe, ausdauernde Pflanze
Typische Kennzeichen: Schwarze Rhizome und lange, weiße bis rosafarbene Blütenähren

Die nordamerikanischen Ureinwohner nutzten die unterirdischen Teile dieser Pflanze vor allem als Brech- und Abführmittel, und auch heute wendet man die Art unter ärztlicher Aufsicht noch manchmal bei chronischer Verstopfung oder bestimmten Leberbeschwerden an. Außerdem heißt es, die Rhizome würden einen zu starken Gallenfluss verringern und einen sauren Magen beruhigen.

Viburnum opulus

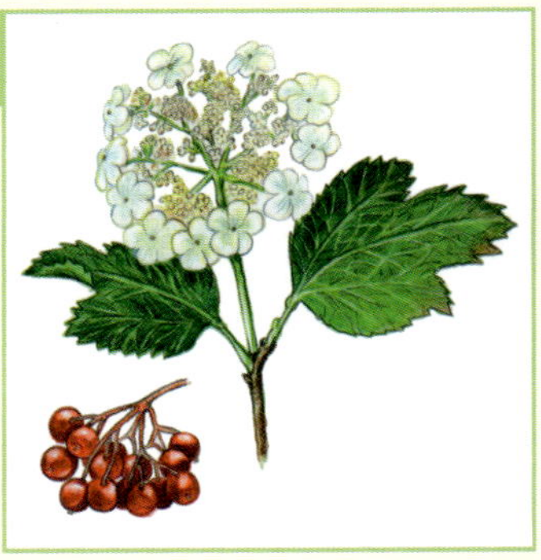

Gewöhnlicher Schneeball

Familie: Caprifoliaceae (Geißblattgewächse)
Weitere Namen: Drosselbeere, Gichtbeere
Heimat: Europa, Asien und Nordamerika
Größe: Bis 4 m hoher, sommergrüner Strauch
Typische Kennzeichen: Bringt leuchtend rote Früchte hervor

Der Gewöhnliche Schneeball wurde früher wegen seiner krampflösenden Eigenschaften bei Muskelverspannungen, Krämpfen, Rückenschmerzen und Menstruationsbeschwerden, aber auch bei Verdauungsproblemen wie Koliken und Reizdarm verwendet; außerdem sagte man ihm beruhigende und adstringierende Eigenschaften nach. Heute benutzt man die stark giftige Art fast nur noch zur Herstellung homöopathischer Mittel.

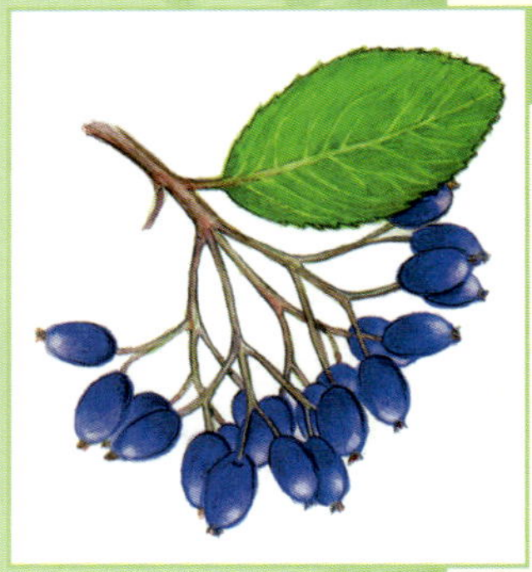

Viburnum prunifolium

Amerikanischer Schneeball

Familie: Caprifoliaceae (Geißblattgewächse)
Weitere Namen: Kirschblättriger Schneeball
Heimat: Nordamerika
Größe: Bis 8 m hoher, sommergrüner Strauch
Typische Kennzeichen: Bringt blaue bis blauschwarze Früchte hervor

Die Stamm- und Wurzelrinde dieser Pflanze wurde in ihrer nordamerikanischen Heimat manchmal für Abtreibungen benutzt, sie galt aber auch als beruhigende, krampflösende und schmerzstillende Arznei. Die Arten der Gattung *Viburnum* dürfen nicht mit der giftigen Gewöhnlichen Schneebeere (*Symphoricarpos albus*) verwechselt werden, die im deutschen Sprachraum manchmal ebenfalls als Schneeball bezeichnet wird.

Vinca major

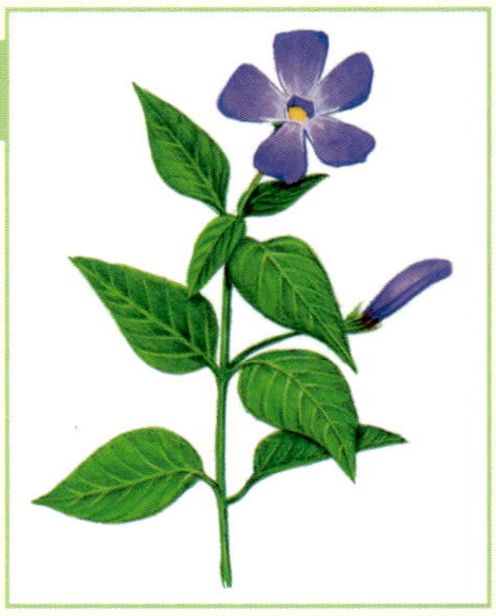

Großes Immergrün

Familie: Apocynaceae (Hundsgiftgewächse)
Weitere Namen: Singgrün
Heimat: Europa und Asien
Größe: Bis 60 cm hohe, ausdauernde Pflanze
Typische Kennzeichen: Unterscheidet sich vom Kleinen Immergrün vor allem durch die Größe

Ähnlich wie das nah verwandte und sehr ähnliche Kleine Immergrün (*Vinca minor*) gibt es auch bei dieser Pflanze immer wieder Berichte über unerwünschte Nebenwirkungen, so dass die Art heute fast nur noch in der Homöopathie angewendet wird. Früher verschrieb man das Kraut dagegen nicht selten auch bei Kopfschmerzen, Nasenbluten oder zur Behandlung von Mundgeschwüren und bei Verstopfung.

Vinca minor

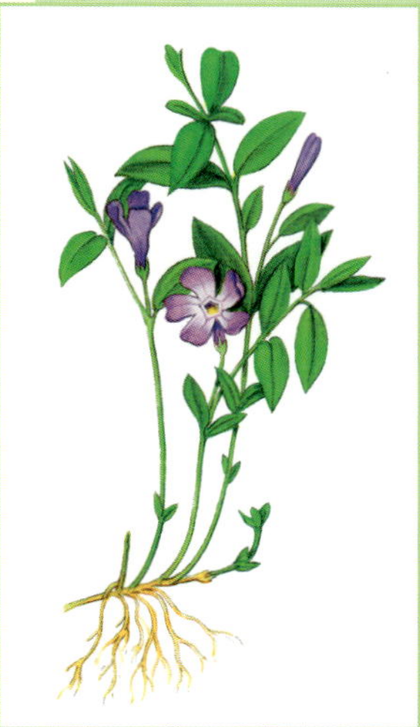

Kleines Immergrün

Familie: Apocynaceae (Hundsgiftgewächse)

Weitere Namen: Wintergrün, Grabmyrte

Heimat: Europa und Asien

Größe: Bis 40 cm hohe, ausdauernde Pflanze

Typische Kennzeichen: Unterscheidet sich vom Großen Immergrün vor allem durch die Höhe

Diese beliebte Garten- und Friedhofspflanze galt früher als Symbol ewiger Treue und wurde daher gern in Liebestränken verwendet; außerdem hieß es, sie würde vor Blitzschlag und sogar Hexen oder Dämonen schützen. Später nahm man die als giftig geltende Art bei Bauch-, Hals- oder Menstruationsschmerzen, während sie heute vor allem zur Herstellung homöopathischer Mittel verwendet wird.

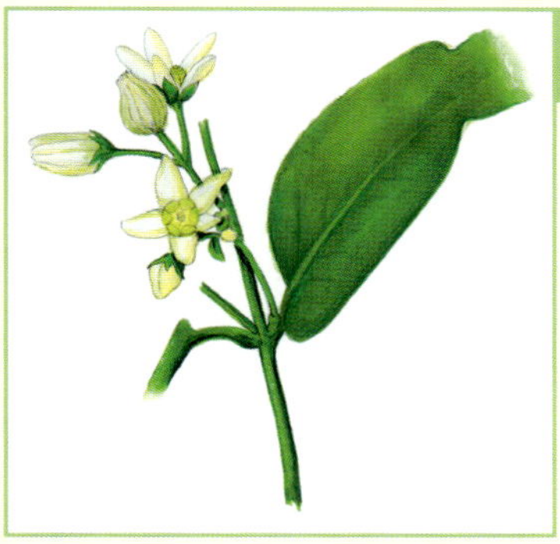

Vincetoxicum hirundinaria

Schwalbenwurz

Familie: Asclepiadaceae (Schwalbenwurzgewächse)

Weitere Namen: Weiße Schwalbenwurz, Sankt-Lorenzkraut

Heimat: Europa, Asien und Nordafrika

Größe: Bis 1,2 m hohe, ausdauernde Pflanze

Typische Kennzeichen: Samen mit einem Schopf langer Haare

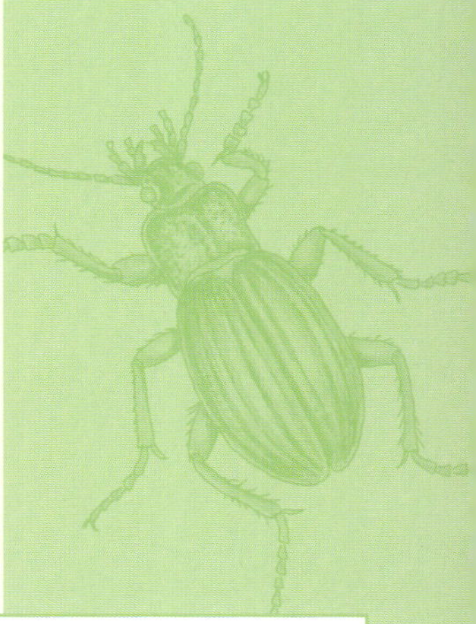

Diese giftige Pflanze, die vereinzelt auch im südlichen Mitteleuropa vorkommt, wurde früher zur Behandlung von Bissen giftiger Tiere benutzt, was einem ein wenig vorkommen mag, als würde man den Teufel mit dem Beelzebub austreiben. Daneben nahm man die Art aber auch als Brechmittel und als harn- oder schweißtreibende Arznei; heute wird sie manchmal noch in homöopathischen Mitteln verarbeitet.

Viola odorata

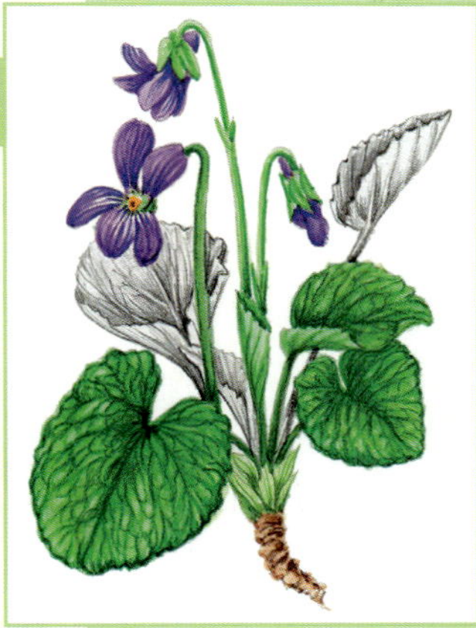

Wohlriechendes Veilchen

Familie: Violaceae (Veilchengewächse)

Weitere Namen: Märzveilchen, Duftveilchen

Heimat: Europa und Asien

Größe: Bis 15 cm hohe, ausdauernde Pflanze

Typische Kennzeichen: Wohlriechende, zumeist blauviolette Blüten

Das Wohlriechende Veilchen wurde bereits in der Antike als Husten- und Magenmittel eingesetzt und im Mittelalter zur Behandlung von Augenentzündungen oder Hauterkrankungen. Aber auch heute nutzt man die Blätter und Blüten dieser uralten Heilpflanze noch manchmal als harntreibende, hustenlindernde, auswurffördernde, schweißtreibende und abführende Arznei sowie zur Herstellung von Parfüm oder Aromastoffen.

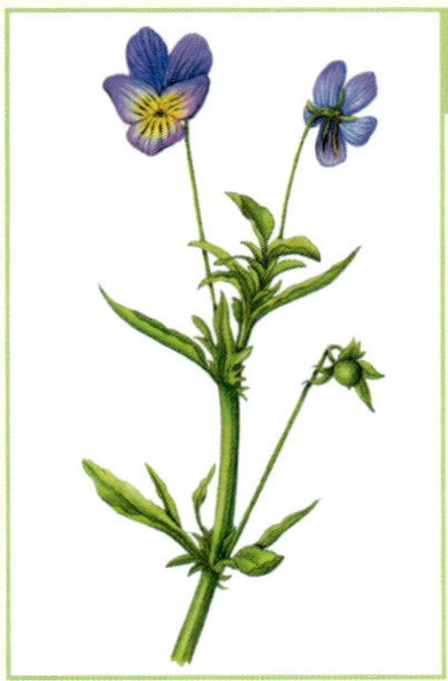

Viola tricolor

Wildes Stiefmütterchen

Familie: Violaceae (Veilchengewächse)

Weitere Namen: Echtes Stiefmütterchen, Acker-Stiefmütterchen, Kleeveilchen

Heimat: Europa und Asien

Größe: Bis 20 cm hohe, ausdauernde Pflanze

Typische Kennzeichen: Zumeist mit weißgelb-violetten Blüten

Den krautigen Teilen dieser Pflanze sagt man hustenlindernde, auswurffördernde, reinigende, harntreibende und entzündungshemmende Eigenschaften nach, so dass man sie beispielsweise bei Bronchitis und Keuchhusten oder nässenden Hautekzemen und stark juckenden Hautpartien einsetzt. Außerdem gilt die Art als gutes Mittel zur Behandlung von Harnwegserkrankungen, etwa Blasenentzündung.

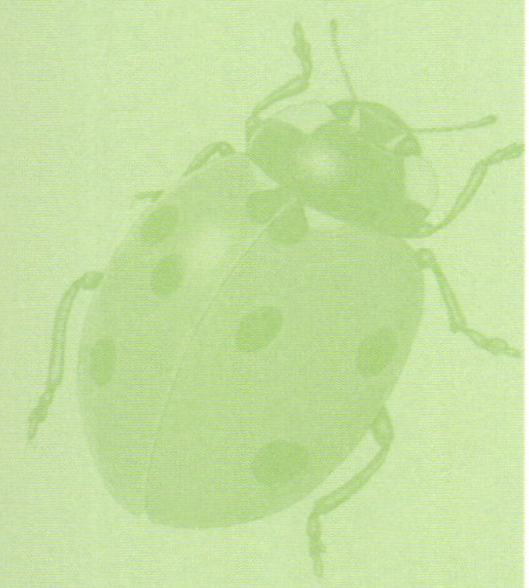

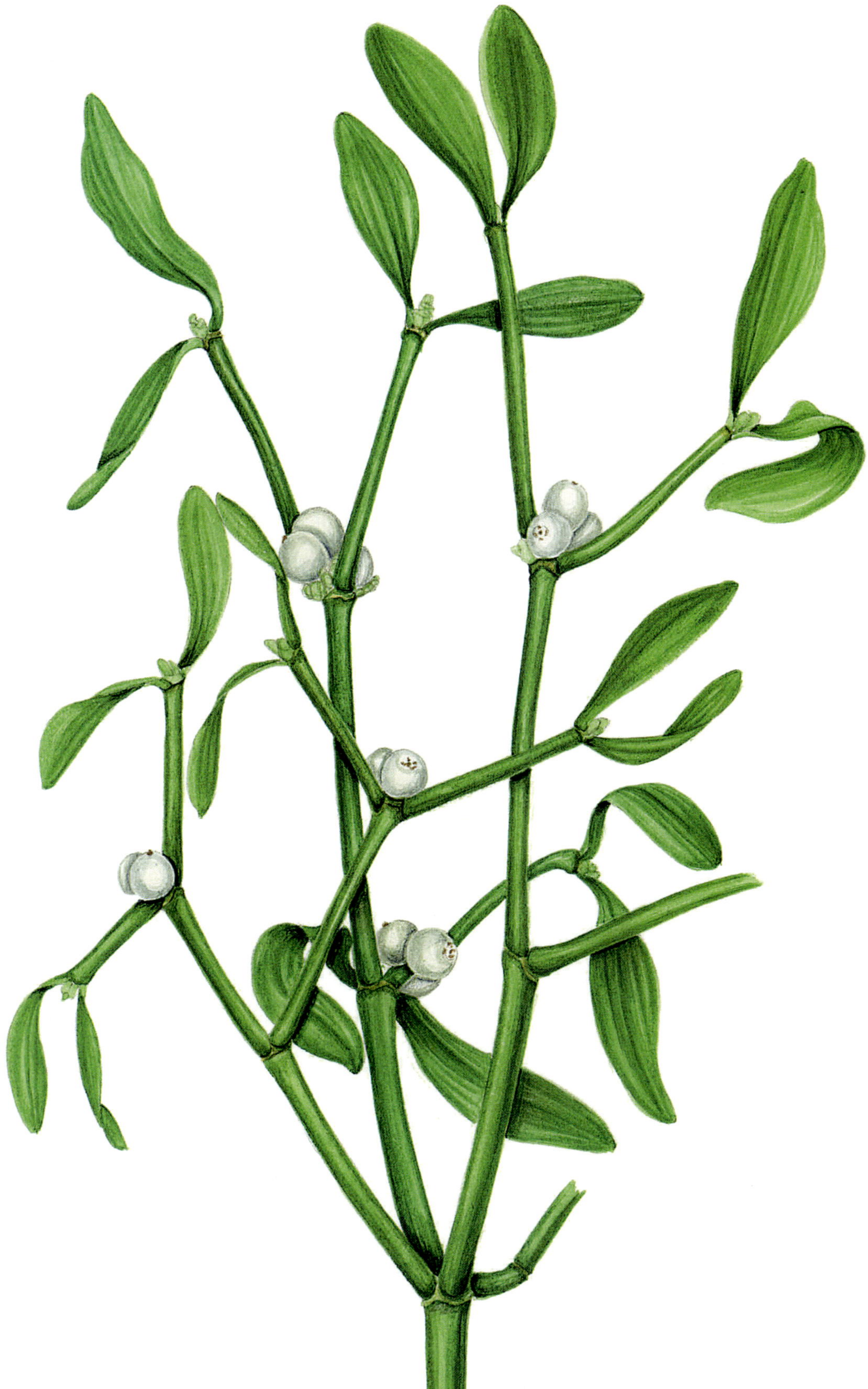

Viscum album

Mistel

Familie:

Loranthaceae (Mistelgewächse)

Weitere Namen:

Hexenkraut, Donnerbesen, Kreuzholz

Heimat:

Europa und Asien

Größe:

Bis 1 m großer, auf Bäumen wachsender, immergrüner Strauch

Typische Kennzeichen:

Lederartige Blätter und weiße Beeren

Die Mistel ist ein Halbschmarotzer, der auf verschiedenen Laub- und Nadelbäumen vorkommen kann. Bekannt ist die Art vor allem als heilige Pflanze der keltischen Druiden, die sie zu bestimmten Mondphasen mit einer goldenen Sichel schnitten. Therapeutisch lässt sich die Art unter ärztlicher Aufsicht bei Bluthochdruck, bestimmten Krebserkrankungen, aber auch in Form homöopathischer Mittel anwenden.

Vitex agnus-castus

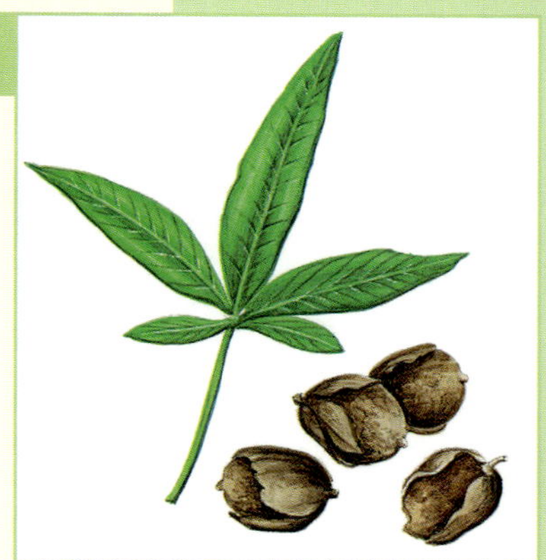

Mönchspfeffer

Familie: Verbenaceae (Eisenkrautgewächse)
Weitere Namen: Keuschlamm
Heimat: Europa und Westasien
Größe: Bis 7 m hoher Laubbaum
Typische Kennzeichen: Aromatisch duftende, palmenähnliche Blätter

In der Antike galt der Mönchspfeffer als Keuschheitssymbol, das angeblich half, sexuelle Begierden zu unterdrücken, was auch den umgangssprachlichen Namen erklärt; außerdem sollte der Besitz vor Schicksalsschlägen schützen. Medizinisch nutzte man die nicht ganz nebenwirkungsfreien Früchte früher außerdem bei Menstruationsproblemen und Beschwerden während der Menopause.

Vitis vinifera

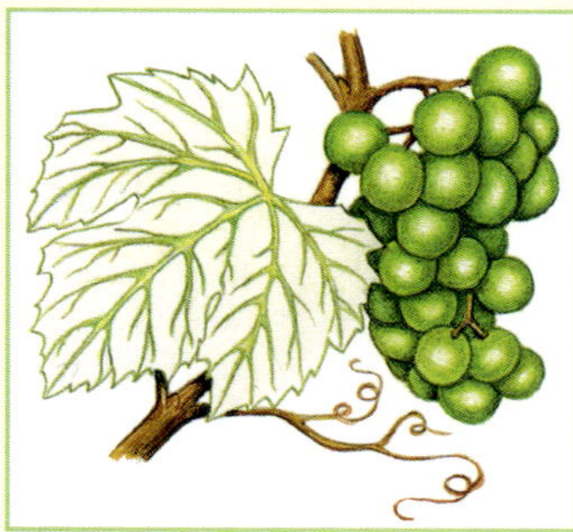

Weinrebe

Familie: Vitaceae (Weinrebengewächse)
Weitere Namen: Weintraube, Weinstock
Heimat: Vermutlich Kleinasien
Größe: Verholzte, sommergrüne Kletterpflanze mit bis zu 30 m langen Trieben
Typische Kennzeichen: Gelbe, grüne, rote oder schwarzviolette Trauben

Diese Pflanze kultiviert man schon seit über 5000 Jahren als Nahrungsmittel und zur Herstellung von Wein. Daneben besitzt sie aber auch therapeutische Eigenschaften, denn man kann die Blätter als adstringierende, harntreibende und entzündungshemmende Arznei einsetzen oder sie zur Behandlung von Kreislaufbeschwerden, Bluthochdruck, Menstruationsbeschwerden und Furunkeln oder Hämorrhoiden nutzen.

Withania somnifera

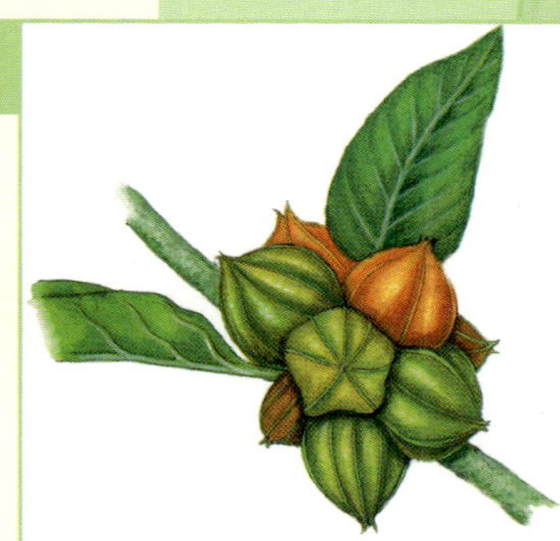

Schlafbeere

Familie: Solanaceae (Nachtschattengewächse)
Weitere Namen: Withania
Heimat: Europa und Asien
Größe: Bis 1,5 m hoher Strauch
Typische Kennzeichen: Leichter Pferdegeruch

Diese Art wird manchmal auch „Indischer Ginseng" genannt, denn man verwendet sie in ähnlicher Weise wie den Echten Ginseng (*Panax ginseng*) in der chinesischen Naturheilkunde, also beispielsweise als Stärkungsmittel nach einer überstandenen Krankheit oder zur Vitalitätssteigerung im Alter. Außerdem benutzt man die Art bei nervlicher Erschöpfung, Schlafstörungen sowie bei Gelenk- und Nervenschmerzen.

Xanthium strumarium

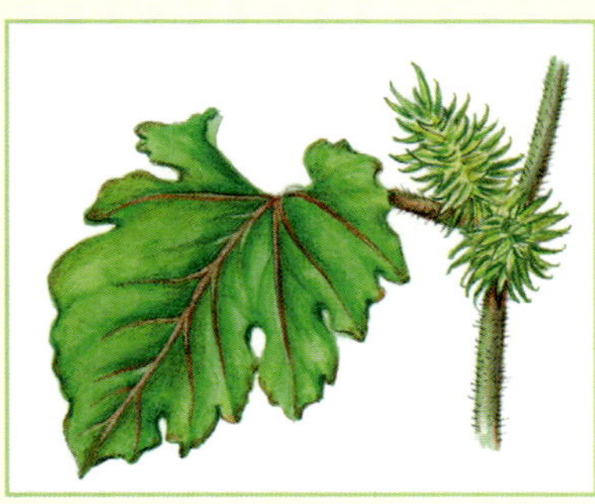

Gewöhnliche Spitzklette

Familie: Asteraceae/Compositae (Korbblütler)
Weitere Namen: Igelklette, Steinklette
Heimat: Europa und Asien
Größe: Bis 80 cm hohe, einjährige Pflanze
Typische Kennzeichen: Holzige Fruchthülle mit zahlreichen Stacheln

Die in Mitteleuropa auf nur vergleichsweise wenigen Standorten vorkommende Art wird vor allem wegen ihrer harntreibenden, adstringierenden, schmerzstillenden, krampflösenden und schweißtreibenden Eigenschaften geschätzt. Typische Anwendungen sind rheumatische Beschwerden und Arthritis, aber auch Hautjucken, übermäßige Talkabsonderung und starke Kopfschuppenbildung. Benutzt werden ausschließlich die Früchte.

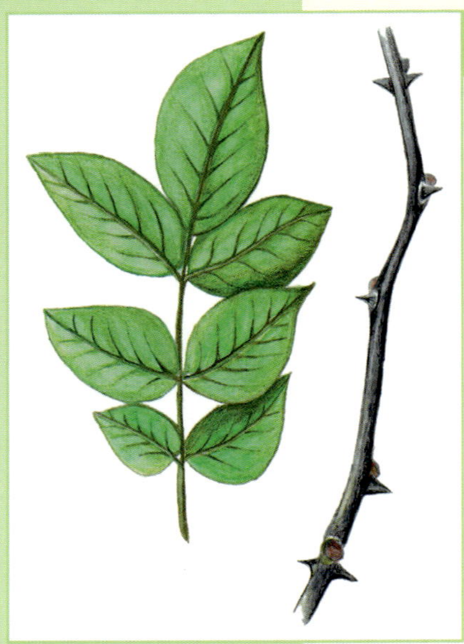

Zanthoxylum americanum

Amerikanische Stachelesche

Familie: Rutaceae (Rautengewächse)

Weitere Namen: Gelbholz, Zahnwehholz

Heimat: Nordamerika

Größe: Bis 3 m hoher, sommergrüner Strauch

Typische Kennzeichen: Bildet graue, stachlige Zweige

Die nordamerikanischen Ureinwohner kauten die Früchte dieser Art vor allem bei Zahnschmerzen, sie benutzten die Rinde und Früchte aber auch zur Behandlung rheumatischer und arthritischer Beschwerden oder bei Hexenschuss. Heute verwendet man die Pflanze manchmal noch bei Verdauungsbeschwerden, etwa Blähungen und Durchfall oder bei Durchblutungsproblemen und chronischen Hautleiden.

Zea mays

Mais

Familie: Poaceae (Süßgräser)

Weitere Namen: Welschkorn

Heimat: Süd- und Mittelamerika

Größe: Bis 3 m hohe, einjährige Pflanze

Typische Kennzeichen: Bildet große, aus gelben Körnern zusammengesetzte Kolben

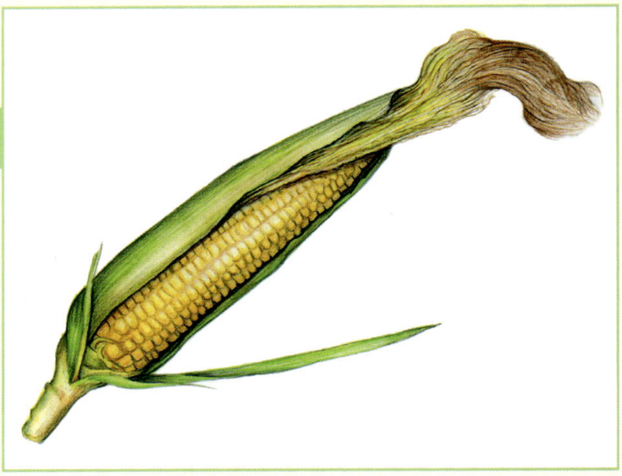

Der Mais war jahrtausendelang das wichtigste Grundnahrungsmittel der mittel- und südamerikanischen Ureinwohner, er wurde aber auch schon immer für therapeutische Zwecke eingesetzt. So benutzte man die Pflanze früher zur Behandlung von Wunden oder Quetschungen, während man sie heute hauptsächlich bei Harnwegsbeschwerden wie Blasen- oder Harnröhrenentzündung verwendet.

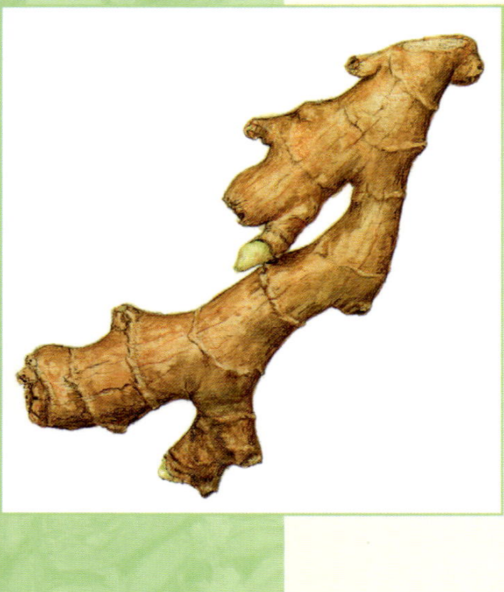

Zingiber officinale

Ingwer

Familie: Zingiberaceae (Ingwergewächse)

Weitere Namen: Immerwurzel, Imber

Heimat: Asien

Größe: Bis 60 cm hohe, ausdauernde Pflanze

Typische Kennzeichen: Gelbgrüne Blüten mit einer purpurfarbenen Lippe

Der Ingwer gehört zu den ältesten und beliebtesten Gewürzpflanzen der indonesischen und chinesischen Küche, wo man ihn vor allem zum Verfeinern von Fleischgerichten, aber auch zum Aromatisieren von Desserts verwendet. Außerdem nutzt man die Rhizome als Naturmedizin, etwa bei Verdauungsbeschwerden oder Schwangerschaftserbrechen und manchmal auch als Kreislaufmittel und verdauungsfördernde Arznei.

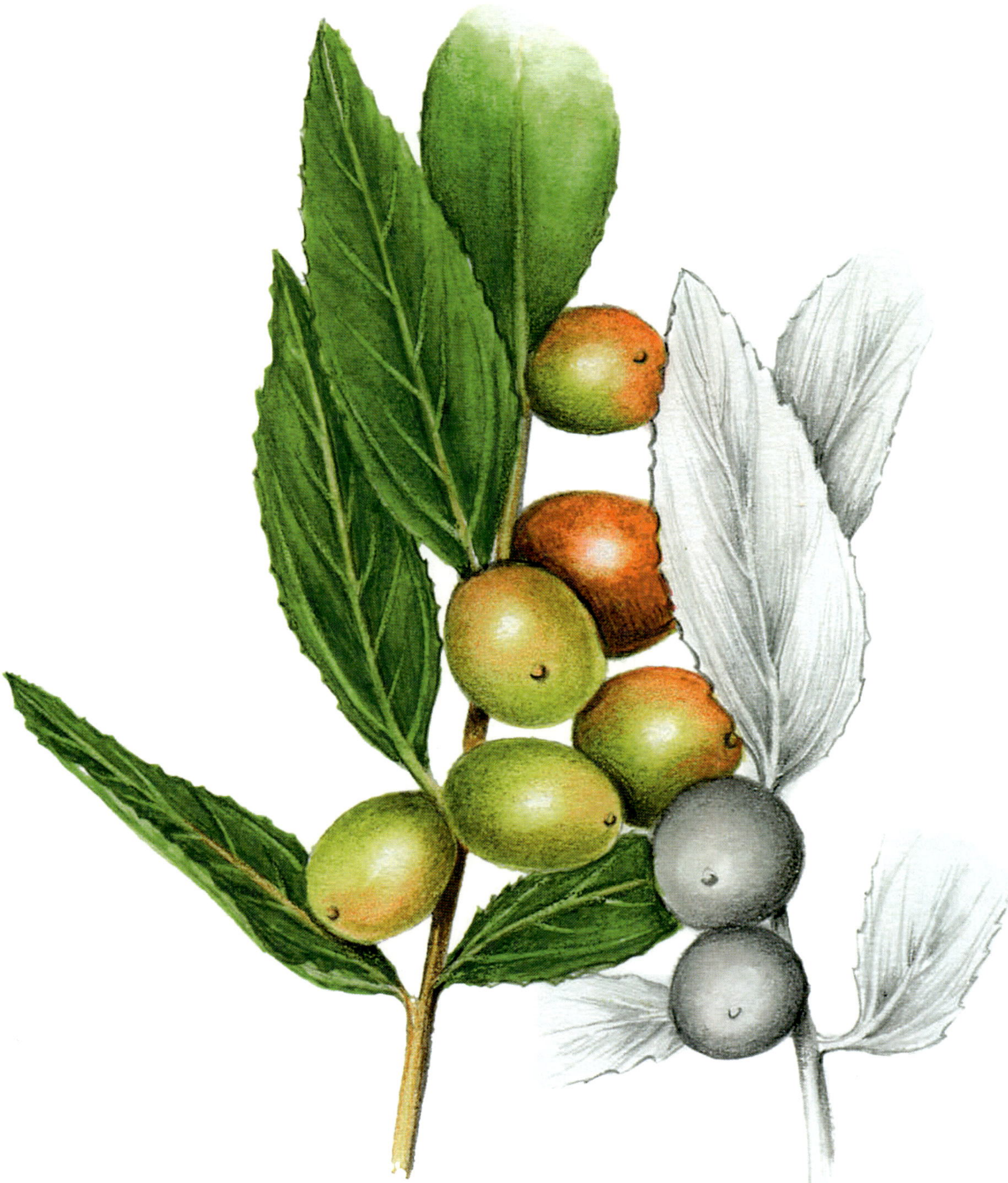

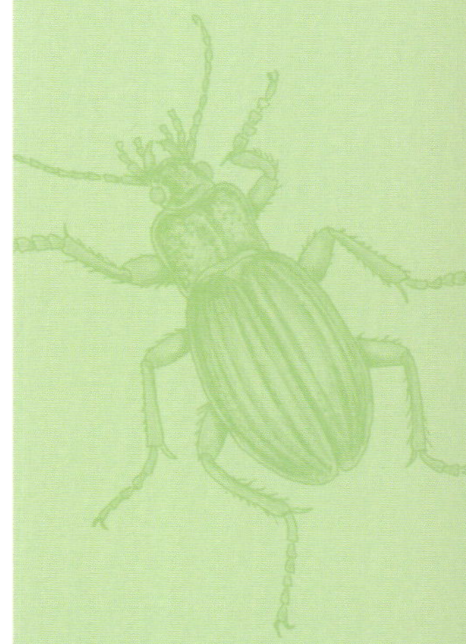

Ziziphus jujuba

Brustbeerbaum

Familie:
Rhamnaceae
(Kreuzdorngewächse)

Weitere Namen:
Dornjujube, Jujube,
Chinesische Dattel,
Da zao

Heimat:
Asien

Größe:
Bis 10 m hoher, sommergrüner Strauch oder kleiner Baum

Typische Kennzeichen:
Stachlige Zweige und dunkelrote bis schwarze Früchte

In China, wo diese Art „Da zao" genannt wird, was soviel wie „große Dattel" bedeutet, werden die wohlschmeckenden Früchte dieses Strauches schon seit über 3000 Jahren als Nahrungsmittel, aber auch für therapeutische Zwecke genutzt. Typische Anwendungen sind die Behandlung von Appetitlosigkeit, Durchfall, nervöser Erschöpfung und Schlafstörungen, außerdem nimmt man die Früchte zum Aromatisieren.

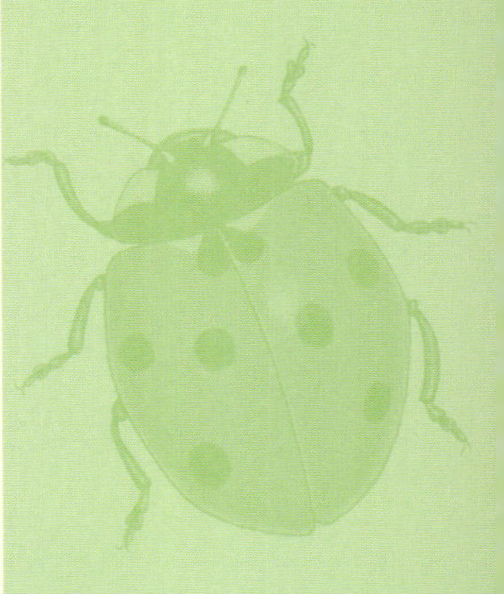

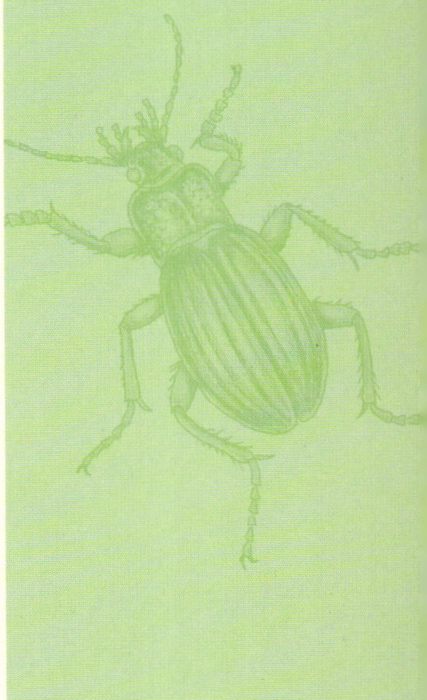